中医执业（助理）医师资格考试
医学综合通关 2000 题（全解析）

上册

懒人医考教研组　编

中国中医药出版社

·北 京·

图书在版编目（CIP）数据

中医执业（助理）医师资格考试医学综合通关2000题：

全解析：全二册 / 懒人医考教研组编 . --北京：中国

中医药出版社，2025.3. -- ISBN 978 - 7 - 5132 - 9172 - 9

Ⅰ. R2

中国国家版本馆 CIP 数据核字第 2024BC7132 号

中国中医药出版社出版

北京经济技术开发区科创十三街 31 号院二区 8 号楼

邮政编码　100176

传真　010 - 64405721

北京盛通印刷股份有限公司印刷

各地新华书店经销

开本 889 × 1194　1/16　印张 28.75　字数 1206 千字

2025 年 3 月第 1 版　2025 年 3 月第 1 次印刷

书号　ISBN 978 - 7 - 5132 - 9172 - 9

定价　120.00 元（上、下册）

网址　www.cptcm.com

服 务 热 线　010 - 64405510

购 书 热 线　010 - 89535836

维 权 打 假　010 - 64405753

微信服务号　zgzyycbs

微商城网址　https://kdt.im/LIdUGr

官 方 微 博　http://e.weibo.com/cptcm

天猫旗舰店网址　https://zgzyycbs.tmall.com

如有印装质量问题请与本社出版部联系（010 - 64405510）

编委会

主　编

徐　蒙　李国刚　刘　波

编　委

韩　涛　李友根　马梅娟　盛琳琳

李国杰　孙梦晨　王　露　左贝贝

宋国鑫　徐　林　徐　莉　赵　晨

前　言

你学医的初衷是什么？

是"上以疗君亲之疾，下以救贫贱之厄，中以保身长全，以养其生"，还是"寻一事业，赖以谋生"？

你热爱中医吗？

是"盼一日能杏林春暖，橘井泉香"，还是"现在流的泪，都是当初报志愿时脑子里进的水"？

你有决心通过考试吗？

是"势在必得，如探囊取物"，还是"战战兢兢，如履薄冰"？

不管是哪一样，是相同的目标让我们相聚在这里：通过考试，取得中医执业（助理）医师证书！只有这样，才能给我们几年的学医生涯交出一份完美的答卷；才能让我们成为法律承认、患者信赖的医生；才能让我们的临床工作如虎添翼！

本书根据各科分值精选考题，除参考答案外，还增设详细解析，并拓展相关考点。让考生通过一道题目，掌握其所涉及的全部常考知识点，从而实现触类旁通、举一反三的目标。

本书专为中医执业考试笔试编写。特点如下：

1. 根据新大纲重点，参考考生回忆版真题，精选每一道题目。
2. 详细题目解析，直击出题人思路。
3. 重新整理相关考点，总结对比记忆，完成知识点串联。

我相信，大家如果选择了我们，定能够助你扭转乾坤，蟾宫折桂！

答疑邮箱：2119671350@ qq. com

答疑电话：13046018017（同微信）

更多考试相关内容及教材勘误，请关注微信订阅号。

免费领取线上习题集，扫码回复"习题"领取。

懒人医考教研组

2025 年 2 月

总目录

试题

答案及解析

上册目录

医学综合考试科目安排

科目类别	分值	
	执业	助理
中医学基础 （中基、中诊、中药、方剂）	140 分	80 分
中医经典 （内经、伤寒、金匮、温病）	20 分	—
中医临床 （中医内、外、妇、儿，针灸）	300 分	150 分
西医综合 （西内、西诊、传染病）	120 分	60 分
医学人文 （伦理、法规）	20 分	10 分

医学综合考试特点及攻略

中医医师资格考试内容按照各科占分比例来说，中医基础 4 科大概平分秋色，中基、中诊、中药和方剂，执业的每科 35 分，助理的每科 20 分左右。这一部分的考题相对简单，题型以 A1 型题和 B 型题为主。但近两年考试强调临床思维，会有部分 A2 型题，知识点不难，只是以病例的形式给出。因为考点比较零碎，可能有几道灵活的题目，所以要求大家在理解的基础上记忆，这是所有考生的拿分项。

中医执业"中医经典"科目，很多同学对此比较陌生，早早就开始复习。但参考考试实际情况，四大经典只占 20 分。基础很好、学有余力的同学，可以借这次考试的机会，督促自己多学些知识。对于其他大部分考生，建议按照考试分值安排复习时间。

中医临床科目，各科累计占到一半的分值，其重要性不言而喻。中医内科 90 分，针灸 60 分左右，中医外科、妇科、儿科大概每科 50 分左右（助理分值减半）。这一部分的重点和难点在于辨证论治，主要以 A2 和 A3 型题的形式考查，侧重点逐渐偏向临床辨证。辨证是一切的基础，除此之外要掌握相应的治法和方药，以及病证附方的考查。中内的证型大家相对比较熟悉；针灸的复习需重点记忆选穴，根据歌诀记主穴，依靠规律选配穴；外科会更侧重于疾病的辨别；妇儿辨证简单，难点在于记忆选方。

西医综合的三科，西内、西诊和传染病，大概占分为 50 分、40 分、30 分（助理分值减半）。这一部分也是囊括了所有题型，题目贴近临床，有一定难度，占分也不少，考生要花费一定时间掌握。尤其对于西医有抵触心理的同学，一定要克服障碍！

最后，伦理和法规各占 10 分，助理的各占 5 分。这两个科目题目不难，甚至有些直接考查你的语文理解能力，切不可弃之不要。花两三天的时间，把相关考点看几遍，就可以拿到大部分的分数了。

本教材由懒人医考教研组精心编写，如有不足，望大家批评指正，发现错别字或者排版错误，请联系微信：zhongyiyikao123，谢谢。

题型示例

答题说明

每一道试题下面有 A、B、C、D、E 五个备选答案。请从中选择一个最佳答案，并在答题卡上将相应题号的字母涂黑，以示正确答案。

1. 下列各项，不属外科疾病发病机理的是
   A. 邪正盛衰
   B. 气血凝滞
   C. 经络阻塞
   D. 湿热内蕴
   E. 脏腑失和

2. 位于腕横纹尺侧端，尺侧腕屈肌腱的桡侧凹陷处的穴位是
   A. 阳溪
   B. 神门
   C. 太渊
   D. 大陵
   E. 后溪

3. 小儿肺炎喘嗽痰热闭肺证的治法是
   A. 清热涤痰，开肺定喘
   B. 清热解毒，泻肺开闭
   C. 清热化痰，宣肺止咳
   D. 清肺化痰，止咳平喘
   E. 辛凉宣肺，清热化痰

4. 特发性血小板减少性紫癜气不摄血证的中医治法是
   A. 清热解毒，凉血止血
   B. 滋阴降火，宁络止血
   C. 理气化瘀，活血止血
   D. 益气摄血，健脾养血
   E. 疏风散邪，清热解毒

二、B1 型题（标准配伍题）

答题说明

两道试题共用 A、B、C、D、E 五个备选答案，备选答案在上，题干在下。每题请从中选择一个最佳答案，并在答题卡上将相应题号的相应字母所属的方框涂黑。每个备选答案可能被选择一次、多次或不被选择。

A. 加味逍遥散
B. 调营敛肝饮
C. 木香顺气散
D. 柴胡疏肝散
E. 失笑散合丹参饮

1. 治疗胃痛瘀血停胃证，应首选的方剂是
2. 治疗胃痛肝气犯胃证，应首选的方剂是

A. 龙胆泻肝汤
B. 天麻钩藤饮
C. 镇肝息风汤
D. 半夏白术天麻汤
E. 地黄饮子

3. 治疗高血压肝阳上亢证，应首选的方剂是
4. 治疗高血压痰湿内盛证，应首选的方剂是

三、A2 型题（病例摘要型最佳选择题）

答题说明

每道试题由两个以上相关因素组成或以一个简要病例形式出现，其下面都有 A、B、C、D、E 五个备选答案。请从中选择一个最佳答案，并在答题卡上将相应题号的相应字母涂黑，以示正确答案。

1. 患者心烦不寐，入睡困难，心悸多梦，伴头晕耳鸣，腰膝酸软，五心烦热，咽干少津，舌红少苔，脉细数。其证候是
   A. 肾阴虚证
   B. 心阴虚证
   C. 肝血虚证

D. 心肾不交证

E. 肺肾阴虚证

2. 患者月经周期延迟、量少、色淡红、质薄，渐至经闭不行，神疲肢倦，头晕眼花，心悸气短，面色萎黄，舌淡苔薄，脉细弱。其治法是

A. 益气养血调经

B. 养阴清热调经

C. 补肾益气，调理冲任

D. 补气摄血，固冲调经

E. 补肾益精，养血调经

四、A3 型题（病例组型最佳选择题）

答题说明

以下提供若干个案例，每个案例下设若干道试题。请根据案例所提供的信息，在每一道试题下面的 A、B、C、D、E 五个备选答案中选择一个最佳答案，并在答题卡上将相应题号的相应字母所属的方框涂黑。

（1~3 题共用题干）

患者，男，24 岁。颜面下肢浮肿 5 个月，加重 1 周。浮肿腰以下为甚，按之凹陷不起，伴脘腹胀满，纳呆便溏，面色不华，神倦肢冷，小便短少，舌淡苔白腻，脉沉弱。

1. 其证是

A. 风水泛滥

B. 湿毒侵淫

C. 水湿浸渍

D. 脾阳虚衰

E. 肾阳衰微

2. 其治法是

A. 分利湿热，行气消肿

B. 温运脾阳，以利水湿

C. 温肾助阳，化气行水

D. 健脾化湿，通阳利水

E. 宣肺解毒，利湿消肿

3. 治疗应首选的方剂是

A. 实脾饮

B. 济生肾气丸合真武汤

C. 疏凿饮子

D. 五皮饮合胃苓汤

E. 越婢加术汤

（4~6 题共用题干）

患者，女，29 岁，已婚。妊娠 2 个多月，1 个月前出现恶心，呕吐，厌食，头晕，近 5 天来呕吐剧烈，食入即吐，甚则呕吐酸苦水，夹带血样物，口渴，尿少，大便秘结，口唇干燥，目眶塌陷，舌红苔光剥，脉滑数细弱。

4. 其证是

A. 脾胃虚弱

B. 肝胃不和

C. 肝脾不和

D. 气阴两虚

E. 阴液亏损

5. 治疗应首选的方剂是

A. 小半夏加茯苓汤

B. 增液汤合生脉散

C. 香砂六君子汤

D. 苏叶黄连汤

E. 六君子汤合增液汤

6. 对患者进行血、尿实验室检查，可发现

A. 红白细胞总数上升

B. 尿蛋白阳性

C. 尿中有红、白细胞

D. 血色素下降

E. 尿酮体呈阳性

中医学基础

中医基础理论

一、A1 型题

1. 中医学整体观念的内容为
   A. 人体是一个有机整体
   B. 人与自然环境的统一性
   C. 人与社会环境的统一性
   D. 五脏一体观,形神一体观
   E. 以上均是

2. 异病同治的实质是
   A. 证同治同　　　　B. 证异治同
   C. 证同治异　　　　D. 病异治同
   E. 病同治同

3. 下列选项中不属于症的是
   A. 口渴　　　　　　B. 恶寒
   C. 感冒　　　　　　D. 舌红
   E. 咳嗽

4. 气的运动形式不包括
   A. 升　　　　　　　B. 降
   C. 聚　　　　　　　D. 散
   E. 化

5. 天地万物之间相互联系的中介是
   A. 精气　　　　　　B. 地气
   C. 天气　　　　　　D. 阴阳
   E. 阳气

6. "孤阴不生,独阳不长",主要说明阴阳之间存在什么关系
   A. 阴阳交感　　　　B. 阴阳互根
   C. 阴阳对立　　　　D. 阴阳自和
   E. 阴阳转化

7. 六淫邪气分阴阳,其中属阳的是
   A. 火、燥　　　　　B. 寒、湿
   C. 风、火　　　　　D. 暑、湿
   E. 风、湿

8. "阴病治阳"的病理基础是
   A. 阴虚　　　　　　B. 阴盛
   C. 阳虚　　　　　　D. 阳盛
   E. 阴阳两虚

9. 根据五行关系确定的治法中,抑木扶土法的原理是
   A. 五行相生　　　　B. 五行相克
   C. 五行制化　　　　D. 五行相乘
   E. 五行相侮

10. 下列关于四时季节的选项中,具有沉降、肃杀、收敛特性的是
    A. 春　　　　　　　B. 夏
    C. 长夏　　　　　　D. 秋
    E. 冬

11. 五行关系中"见肝之病,知肝传脾"指的是
    A. 木生土　　　　　B. 木克土
    C. 木侮土　　　　　D. 木乘土
    E. 木疏土

12. 下列选项中既属于六腑之一,又为奇恒之腑的是
    A. 筋　　　　　　　B. 骨
    C. 髓　　　　　　　D. 脑
    E. 胆

13. 五脏共同的生理特点是
    A. 藏神和血液运行
    B. 受盛和传化水谷
    C. 化生和贮藏精气
    D. 运化和调节血量
    E. 疏泄和防止出血

14. 五脏中,封藏之本是
    A. 肝　　　　　　　B. 心
    C. 脾　　　　　　　D. 肺
    E. 肾

15. 下述与血液化赤有关的脏腑是
    A. 肾　　　　　　　B. 心
    C. 小肠　　　　　　D. 膀胱
    E. 胃

16. 五脏关系中主要体现在气血方面的两脏是
    A. 心与肾　　　　　　　B. 心与肺
    C. 肺与脾　　　　　　　D. 脾与肾
    E. 肺与肾

17. "其体合筋"的脏是
    A. 肝　　　　　　　　　B. 心
    C. 脾　　　　　　　　　D. 肺
    E. 肾

18. "肺为水之上源"指的是
    A. 肺气宣发，布散津液
    B. 蒸腾气化水液
    C. 转输气血津液
    D. 宣发肃降，通调水道
    E. 作为津液输布运行的通道

19. 五脏中，推动和调节脏腑气化的是
    A. 肝的功能　　　　　　B. 心的功能
    C. 脾的功能　　　　　　D. 肺的功能
    E. 肾的功能

20. 下列选项中，具有温煦、推动、兴奋和宣散作用的是
    A. 肾精　　　　　　　　B. 肾气
    C. 肾阴　　　　　　　　D. 肾阳
    E. 肾血

21. "浊气归心，淫精于脉"中"浊气"的运化主要靠哪一个脏腑
    A. 心　　　　　　　　　B. 肺
    C. 脾　　　　　　　　　D. 肾
    E. 大肠

22. 脾为"气血生化之源"的理论基础是
    A. 脾主运化水液
    B. 脾主统摄血液
    C. 脾气主升
    D. 脾主运化水谷
    E. 脾喜燥恶湿

23. 体现藏泄互用关系的两脏是
    A. 心与肺　　　　　　　B. 肺与肾
    C. 肾与肝　　　　　　　D. 肝与脾
    E. 脾与心

24. 下列选项中，错误的是
    A. 胃有"太仓"之称
    B. 胃有"水谷之海"之称
    C. 脾有"五脏六腑之海"之称
    D. 小肠者，受盛之官
    E. 大肠者，传导之官

25. "中焦如沤"指的是
    A. 胃主受纳的功能状态
    B. 脾气散精的功能状态

C. 小肠泌别清浊的功能状态
D. 水谷精微的弥漫布散状态
E. 消化过程中腐熟水谷的状态

26. "中正之官，决断出焉"指的是
    A. 肝　　　　　　　　　B. 胃
    C. 胆　　　　　　　　　D. 脾
    E. 三焦

27. 下列选项中，具有主津作用的是
    A. 大肠　　　　　　　　B. 胃
    C. 小肠　　　　　　　　D. 三焦
    E. 脾

28. 根据"五神脏"理论，脾藏的是
    A. 神　　　　　　　　　B. 魄
    C. 魂　　　　　　　　　D. 意
    E. 志

29. "天癸至，任脉通，太冲脉盛，月事以时下"所指的是
    A. 女子二七　　　　　　B. 女子七七
    C. 女子四七　　　　　　D. 女子五七
    E. 女子六七

30. 与女子胞关系最紧密的是
    A. 冲脉　　　　　　　　B. 肝经
    C. 脾经　　　　　　　　D. 肾经
    E. 阴跷脉

31. 脑主司感觉运动，主要依赖于
    A. 脑髓充养　　　　　　B. 营血充养
    C. 肾精充养　　　　　　D. 肝血充养
    E. 脾精充养

32. 与血生成无关的脏腑是
    A. 心　　　　　　　　　B. 肺
    C. 肝　　　　　　　　　D. 脾胃
    E. 肾

33. 水谷精微之气中精华部分所化生的气是
    A. 元气　　　　　　　　B. 宗气
    C. 营气　　　　　　　　D. 卫气
    E. 脏腑之气

34. 元气运行的道路是
    A. 脉外　　　　　　　　B. 三焦
    C. 心脉　　　　　　　　D. 胸腔
    E. 全身

35. 气的功能中，可防止精液妄加排泄的是
    A. 推动　　　　　　　　B. 温煦
    C. 凉润　　　　　　　　D. 防御
    E. 固摄

36. 下列何种气具有推动和调控各脏腑、经络、形体和官窍生理活动的功能
    A. 宗气　　　　　　　　B. 元气

C. 营气
D. 卫气

E. 脏腑之气

37. 与宗气盛衰有关的因素包括

A. 心与肺的功能活动

B. 肝与肾的功能活动

C. 肺与肾的功能活动

D. 肺与脾的功能活动

E. 肝与脾的功能活动

38. 下列属于营气分布特点的是

A. 上出息道，下走气街

B. 熏于肓膜，散于胸腹

C. 与血同行，环周不休

D. 行于脉外，布散全身

E. 通过三焦，流行全身

39. 所谓"气化"指的是

A. 气的升降出入运动

B. 气的温煦作用使水化成气

C. 气能化水，水又能化成气

D. 气能生血，血又能生气

E. 气的运动所产生的各种变化

40. "夺血者无汗，夺汗者无血"的理论依据是

A. 气能生血
B. 气能化津

C. 气能摄血
D. 津能载气

E. 津血同源

41. 人体生命活动的主宰是

A. 精
B. 气

C. 血
D. 津液

E. 神

42. 下列选项中，属于精的功能的是

A. 濡养脏腑
B. 化血

C. 化气
D. 化神

E. 以上皆是

43. 灌注于骨节、脏腑、脑髓的是

A. 精
B. 气

C. 血
D. 津

E. 液

44. 哪个脏腑的精气盛衰及其生理机能正常与否，可以显露于面部的色泽变化

A. 脾
B. 肝

C. 肾
D. 心

E. 肺

45. 脾的生理特性是

A. 升清
B. 升发

C. 宣发
D. 下降

E. 肃降

46. 素体阴虚阳亢者，受邪后多从

A. 热化
B. 燥化

C. 湿化
D. 寒化

E. 气化

47. 能调控腠理开阖的是

A. 营气
B. 卫气

C. 谷气
D. 元气

E. 宗气

48. 区分五脏、六腑和奇恒之腑最主要的根据是

A. 分布部位的不同
B. 解剖形态的不同

C. 功能特点的不同
D. 阴阳属性的不同

E. 表里联络的不同

49. 不同的体质类型有其潜在的、相对稳定的倾向性，称为

A. 病势
B. 从化

C. 质势
D. 趋向性

E. 可测性

50. （助理不考）决定体质差异的根本因素是

A. 精气血津液
B. 精神状态

C. 脏腑经络
D. 奇恒之腑

E. 神明之府

51. 体质的构成正确的是

A. 社会因素、自然因素、个人因素

B. 社会因素、心理因素、机体状态

C. 先天因素、后天因素、个人因素

D. 形态结构、心理机能、后天因素

E. 形态结构、生理机能、心理状态

52. 下列关于体质的特点错误的是

A. 先天遗传性
B. 差异多样性

C. 不稳定性
D. 群类趋同性

E. 后天可调性

53. 长期高温环境作业者多燥热，反映了六淫致病特点中的哪一项

A. 季节性
B. 地域性

C. 相兼性
D. 转化性

E. 外感性

54. 风邪伤人，见抽搐、颈项强直，体现了

A. 风性轻扬开泄
B. 风邪易袭阳位

C. 风性主动
D. 风为百病之长

E. 风性善行数变

55. 最易导致疼痛的邪气是

A. 热邪
B. 风邪

C. 寒邪
D. 暑邪

E. 燥邪

56. 火邪的致病特点不包括

A. 火热为阳邪，其性燔灼趋上

B. 火热易伤津耗气

C. 火热易生风动血

D. 火热易扰心神

E. 火性干涩，易伤肺卫

57. 下列哪一项不属于疫疠之邪的致病特点
　　A. 发病急、病情重
　　B. 传染性强
　　C. 流行性强
　　D. 症状相似
　　E. 易阻滞气机

58. 思虑过度对气机的影响是
　　A. 气乱　　　　　　　B. 气陷
　　C. 气结　　　　　　　D. 气上
　　E. 气收

59. 七情内伤致病，均会损伤的脏是
　　A. 肝　　　　　　　　B. 心
　　C. 脾　　　　　　　　D. 肺
　　E. 肾

60. 痰浊为病，随气上逆易致
　　A. 流注经络，气机阻滞
　　B. 停滞胃腑，失于和降
　　C. 蒙蔽清窍，扰乱心神
　　D. 阻滞肺气，失于宣降
　　E. 留滞脏腑，升降失常

61. 下列选项中，瘀血所致出血的特点是
　　A. 出血量多　　　　　B. 出血不畅
　　C. 出血夹有血块　　　D. 出血伴有疼痛
　　E. 出血量少

62. 多食酸，则
　　A. 脉凝泣而变色　　　B. 皮槁而毛拔
　　C. 筋急而爪枯　　　　D. 肉胝皱而唇揭
　　E. 骨痛而发落

63. （助理不考）主要决定发病倾向的因素是
　　A. 环境　　　　　　　B. 体质
　　C. 精神状态　　　　　D. 阴阳
　　E. 脏腑

64. 情志剧变的发病类型多为
　　A. 伏而后发　　　　　B. 感邪即发
　　C. 继发　　　　　　　D. 徐发
　　E. 复发

65. 感邪后缓慢发病的发病类型是
　　A. 徐发　　　　　　　B. 合病
　　C. 复发　　　　　　　D. 感邪即发
　　E. 伏而后发

66. 疾病发生的重要条件是
　　A. 阴阳失调　　　　　B. 正气不足
　　C. 邪气　　　　　　　D. 正邪交争
　　E. 邪气损正

67. 小儿食积而致疳积，其发病类型是
　　A. 伏而后发　　　　　B. 徐发

C. 复发　　　　　　　D. 合病
E. 继发

68. 下列邪正盛衰的变化中，使疾病遗留后遗症的是
　　A. 邪正相持　　　　　B. 正虚邪恋
　　C. 邪盛正衰　　　　　D. 邪去正虚
　　E. 正盛邪退

69. 下列《素问·阴阳应象大论》的原文，属于"阴阳转化"病机的是
　　A. 阴胜则寒　　　　　B. 阳杀阴藏
　　C. 重阴必阳　　　　　D. 阴胜则阳病
　　E. 阳长阴消

70. 阳偏衰常见于
　　A. 肝、心、肾　　　　B. 脾、肺、肝
　　C. 肺、心、肾　　　　D. 肝、脾、肾
　　E. 脾、心、肾

71. 阴损及阳指的是
　　A. 阴虚不能制约阳气
　　B. 阴盛于内，格阳于外
　　C. 阴虚阳无以化生，阳亦亏虚
　　D. 阴盛伤阳，阳气受损
　　E. 以上均非

72. 阴盛格阳属于
　　A. 阳偏衰　　　　　　B. 阴偏衰
　　C. 阳损及阴　　　　　D. 真热假寒
　　E. 真寒假热

73. "大实有羸状"所指的证候性质是
　　A. 真实假虚证　　　　B. 实中夹虚证
　　C. 由实转虚证　　　　D. 真虚假实证
　　E. 虚实错杂证

74. 主要表现为生长、发育迟缓、生殖机能障碍以及早衰的病理变化为
　　A. 气血两虚　　　　　B. 精血不足
　　C. 气不摄血　　　　　D. 气随血脱
　　E. 精气两虚

75. 下列脏腑中，津伤化燥多发生在
　　A. 心、肺、胃　　　　B. 肝、脾、肾
　　C. 肝、肾、大肠　　　D. 脾、胃、大肠
　　E. 肺、胃、大肠

76. "寒从中生"的主要机理是
　　A. 肺气不足，寒饮内停
　　B. 胸阳不振，阴寒内盛
　　C. 痰湿内阻，从阴化寒
　　D. 脾肾阳虚，阴寒内盛
　　E. 恣食生冷，寒伤中阳

77. 下列脏腑中易发生气逆的是
　　A. 肺、胃、肾　　　　B. 心、胃、肝

中医基础理论 | 中医学基础 | 试题 9

C. 肝、胃、肾   D. 肺、胃、肝
E. 肝、肺、肾

78. 下列病理变化中，不属于气机失调的是
   A. 气脱   B. 气滞
   C. 气逆   D. 气闭
   E. 气虚

79. 产后大出血，继则冷汗淋漓，甚则晕厥。其病机是
   A. 气滞血瘀   B. 气不摄血
   C. 气随血脱   D. 气血两虚
   E. 气血失和

80. 津液耗损导致血行瘀滞不畅的病理变化称为
   A. 津枯血燥   B. 水停气阻
   C. 津亏血瘀   D. 血瘀水停
   E. 气随津脱

81. 以下哪一项不属于"内生五邪"
   A. 风气内动   B. 寒邪直中
   C. 湿浊内生   D. 津伤化燥
   E. 火热内生

82. 六经由表入里传变的次序是
   A. 太阴→阳明→厥阴→太阳→少阴→少阳
   B. 太阴→少阴→厥阴→太阳→阳明→少阳
   C. 太阴→太阳→少阴→阳明→厥阴→少阳
   D. 太阳→太阴→阳明→少阴→少阳→厥阴
   E. 太阳→阳明→少阳→太阴→少阴→厥阴

83. 下列属于既病防变的是
   A. 调摄精神
   B. 锻炼身体
   C. 虚邪贼风，避之有时
   D. 药物预防
   E. 先安未受邪之地

84. 下列疾病中，符合"急则治其标"的是
   A. 频繁呕吐   B. 脾虚泄泻
   C. 阳虚外寒   D. 阴虚内热
   E. 气血两亏

85. 虚人感受外邪，应采用的是
   A. 治标   B. 治本
   C. 反治   D. 标本兼治
   E. 先治本后治标

86. 塞因塞用适用于
   A. 食滞腹泻   B. 肠热便结
   C. 热结旁流   D. 瘀血闭经
   E. 脾虚腹胀

87. 下列治则中，属于正治的是
   A. 热因热用   B. 以通治通
   C. 热者寒之   D. 用热远热
   E. 以补开塞

88. 下列治则中，属于反治的是
   A. 寒者热之   B. 以寒治寒
   C. 以寒治热   D. 以热治寒
   E. 热者寒之

89. 下列治则中，"用寒远寒，用热远热"属于
   A. 扶正祛邪   B. 因地制宜
   C. 因人制宜   D. 因时制宜
   E. 未病先防

90. 养生方法不包括
   A. 适应自然，避其邪气
   B. 调摄精神，内养真气
   C. 饮食有节，谨和五味
   D. 动静结合，有益养生
   E. 和于术数，适当调补

二、B型题

   A. 阳偏盛   B. 阳偏衰
   C. 阴偏盛   D. 阴偏衰
   E. 阴阳两虚

91. "壮水之主，以制阳光"适用的病证是
92. "益火之源，以消阴翳"适用的病证是

   A. 泪   B. 汗
   C. 涎   D. 涕
   E. 唾

93. 肾在液为
94. 心在液为

   A. 胆   B. 胃
   C. 小肠   D. 三焦
   E. 膀胱

95. "决渎之官"指的是
96. "州都之官"指的是

   A. 心肺关系   B. 肺肝关系
   C. 肝脾关系   D. 肝肾关系
   E. 心肾关系

97. 五脏中，体现"水火既济"关系的是
98. "精血同源"指的是哪两脏之间的关系

   A. 脾与胃的关系
   B. 肺与大肠的关系
   C. 肝与胆的关系
   D. 肾与膀胱的关系
   E. 肺与肾的关系

99. "同司疏泄，共主勇怯"是指哪两个脏腑之间的关系
100. "一运一纳，化生精气"所指的脏腑关系是

A. 元气　　　　　　　B. 宗气
C. 营气　　　　　　　D. 卫气
E. 脏腑之气

101. 与生长发育有关的气是
102. 与语言、声音、呼吸强弱有关的气是

A. 前半夜　　　　　　B. 下午
C. 中午　　　　　　　D. 上午
E. 后半夜

103. 昼夜分阴阳，属于阳中之阴的是
104. 昼夜分阴阳，属于阴中之阳的是

A. 滋补肺肾之阴的治法
B. 温肾阳以补脾阳的治法
C. 疏肝健脾或平肝和胃的治法
D. 泻心火、补肾水的治法
E. 滋肺阴、清肝火的治法

105. 益火补土法所指的是
106. 泻南补北法所指的是

A. 风邪　　　　　　　B. 寒邪
C. 火邪　　　　　　　D. 湿邪
E. 暑邪

107. 上述邪气中，易袭阴位的邪气是
108. 上述邪气中，多夹湿邪的邪气是

A. 热因热用　　　　　B. 寒因寒用
C. 塞因塞用　　　　　D. 寒者热之
E. 热者寒之

109. 治疗妇女久病血虚而致的闭经，符合的治则是
110. 治疗膀胱湿热所致尿频、尿急、尿痛，宜采用的治则是

A. 真实假虚　　　　　B. 真虚假实
C. 虚中夹实　　　　　D. 实中夹虚
E. 因虚致实

111. 患儿神疲困倦、腹胀便溏，食后胀甚，口黏，苔腻，属于
112. 老年患者便秘，但大便不干，排便困难，用力努挣则汗出短气，属于

A. 五脏　　　　　　　B. 六腑
C. 下焦　　　　　　　D. 上焦
E. 中焦

113. 输布气血是什么的主要功能
114. 排泄二便是什么的主要功能

A. 瘰疬痰核　　　　　B. 肢体麻木
C. 恶心呕吐　　　　　D. 胸闷气喘
E. 梅核气

115. 痰饮结于局部，最可能出现
116. 痰饮阻滞经络，最可能出现

中医诊断学

一、A1 型题

1. 中医诊断的基本原则是
   A. 见微知著 　　　 B. 司外揣内
   C. 四诊合参 　　　 D. 以常衡变
   E. 以上都不是

2. 下列属于癫病的临床表现的是
   A. 循衣摸床，撮空理线
   B. 狂躁不安，少寐多梦
   C. 心悸气促，焦虑不安
   D. 哭笑无常，悲观失望
   E. 不省人事，口吐白沫

3. 以下哪项是面色发黑的所属病证
   A. 热证 　　　 B. 失血
   C. 惊风 　　　 D. 湿证
   E. 水饮

4. （助理不考）根据《灵枢·五色》划分法，阙下候
   A. 肝 　　　 B. 心
   C. 脾 　　　 D. 肺
   E. 肾

5. 患者坐而喜仰，但坐不得卧，卧则气逆，多见于
   A. 肝阳化风 　　　 B. 肺实气逆
   C. 体虚气弱 　　　 D. 精神衰败
   E. 药物中毒

6. 患者目赤肿痛，睑缘赤烂，提示下列何种病变
   A. 肺火 　　　 B. 心火
   C. 肝经风热 　　　 D. 脾有湿热
   E. 邪毒侵袭

7. 出现上下口唇紧聚，不能吸吮，可见于小儿脐风的是
   A. 口噤 　　　 B. 口撮
   C. 口㖞 　　　 D. 口振
   E. 口动

8. 斑主要特点是
   A. 高出皮肤 　　　 B. 瘙痒不已
   C. 摸之不碍手 　　　 D. 压之退色
   E. 细小稀疏

9. 新病鼻流浊涕者，多是由于
   A. 湿热蕴阻 　　　 B. 痰热壅肺
   C. 外感风热 　　　 D. 外感风寒
   E. 热毒蕴肺

10. 小儿食指络脉浓滞而增粗主
    A. 表证 　　　 B. 里证
    C. 虚证 　　　 D. 实证

   E. 寒证

11. 下列有关舌诊的注意事项不正确的是
    A. 饮食常使舌象发生变化
    B. 秋天舌苔偏干燥
    C. 老年人舌色多暗红
    D. 夏天舌苔多薄
    E. 裂纹舌可见于先天性者

12. 下列经脉中，连舌本、散舌下的是
    A. 手少阴心经 　　　 B. 足太阴脾经
    C. 手太阴肺经 　　　 D. 足少阴肾经
    E. 足厥阴肝经

13. 舌体小，光红无苔属
    A. 肝经有热 　　　 B. 实热证
    C. 心火上炎 　　　 D. 气血两虚
    E. 虚热证

14. 舌苔剥落不全，剥脱处光滑无苔，余处可见残存舌苔，界限明显者称为
    A. 花剥苔 　　　 B. 地图舌
    C. 镜面舌 　　　 D. 光滑舌
    E. 类剥苔

15. 望舌诊的临床意义是
    A. 判断邪正盛衰 　　　 B. 辨别病位深浅
    C. 推断病势进退 　　　 D. 区别病邪性质
    E. 以上均是

16. 金实不鸣是指
    A. 新病失音 　　　 B. 久病音哑
    C. 肺虚咳嗽 　　　 D. 肾虚作喘
    E. 抑郁太息

17. （助理不考）下列各项中，属于独语的是
    A. 神识不清，语无伦次，声高有力的症状
    B. 神识清楚，语言错乱，语后自知的症状
    C. 自言自语，喃喃不休，见人语止，首尾不续的症状
    D. 精神错乱，语无伦次，狂叫骂詈，登高而歌的症状
    E. 神识不清，语言重复，时断时续，语声低弱模糊的症状

18. 口干欲饮，饮后则吐者多见于
    A. 热伤胃肠 　　　 B. 热扰神明
    C. 脾胃阳虚 　　　 D. 食滞胃脘
    E. 饮邪犯胃

19. 当瘟疫类疾病发生时，病室中气味为
    A. 腐臭气 　　　 B. 臭气触人
    C. 尿臊气 　　　 D. 蒜臭气

E. 烂苹果气

20. 午后潮热，身热不扬者属
A. 日晡潮热　　　　　　B. 骨蒸潮热
C. 湿温潮热　　　　　　D. 瘀血潮热
E. 以上都不是

21. （助理不考）外感病恶寒战栗后汗出热退，脉静身凉者为
A. 表邪入里　　　　　　B. 邪盛正衰
C. 邪去正复　　　　　　D. 汗出亡阳
E. 真热假寒

22. 常见于头部、四肢及腰部的疼痛为
A. 隐痛　　　　　　　　B. 酸痛
C. 灼痛　　　　　　　　D. 重痛
E. 冷痛

23. 后头部连项痛，属于
A. 太阳头痛　　　　　　B. 阳明头痛
C. 少阳头痛　　　　　　D. 厥阴头痛
E. 少阴头痛

24. 下列关于头痛不同性质的内容叙述错误的是
A. 头痛连项，遇风加重者属风寒头痛
B. 头痛怕热，面红目赤者属风热头痛
C. 头痛如裹，肢体困重者属风湿头痛
D. 头痛绵绵，过劳则盛者属肾虚头痛
E. 头痛眩晕，面色苍白者属血虚头痛

25. 胁痛与下列哪项无关
A. 饮停胸胁　　　　　　B. 肝郁气滞
C. 寒滞肝脉　　　　　　D. 肝胆火盛
E. 肝胆湿热

26. 头晕胀痛，头重脚轻的临床意义是
A. 肝阳上亢　　　　　　B. 肝火上炎
C. 痰湿内阻　　　　　　D. 肾精亏虚
E. 气血两亏

27. 渐起耳鸣，声细如蝉，按之可减者属
A. 肾精亏损　　　　　　B. 气血瘀阻
C. 心阳不足　　　　　　D. 风邪上袭
E. 肝胆火盛

28. 大便溏结不调多见于
A. 脾虚　　　　　　　　B. 肾虚
C. 脾肾阳虚　　　　　　D. 肝脾不调
E. 食滞胃肠

29. 湿热蕴结下焦所导致的小便改变是
A. 小便频数短赤　　　　B. 小便频数而清
C. 小便浑浊　　　　　　D. 小便清长量多
E. 小便短赤量少

30. 下列属于月经后期的常见病因的是
A. 脾气亏虚　　　　　　B. 阴虚火旺
C. 寒凝血瘀　　　　　　D. 阳盛血热

E. 肝郁化热

31. 诊脉手法中手指用力较重的是
A. 举法　　　　　　　　B. 寻法
C. 按法　　　　　　　　D. 推循
E. 触指

32. 正常脉象中，脉有胃气的特点是
A. 节律整齐
B. 尺脉有力
C. 从容、和缓、流利
D. 有力柔和
E. 沉取不绝

33. 濡脉与弱脉的主要区别是
A. 脉形粗细　　　　　　B. 脉力强弱
C. 脉位浮沉　　　　　　D. 脉之紧张程度
E. 脉之频率快慢

34. （助理不考）芤脉与革脉的共同点是
A. 浮而不聚　　　　　　B. 浮而中空
C. 浮而无力　　　　　　D. 浮而弦紧
E. 浮而细长

35. 脉来数而时有一止，止无定数，其脉象为
A. 疾脉　　　　　　　　B. 促脉
C. 结脉　　　　　　　　D. 代脉
E. 动脉

36. 代脉的特征是
A. 缓而时止，止无定数
B. 脉来一止，止有定数
C. 数而时止，止无定数
D. 数而时止，止有定数
E. 脉来时止，止无定数

37. （助理不考）以下脉象中具有沉取实大弦长特点的脉象是
A. 革脉　　　　　　　　B. 牢脉
C. 紧脉　　　　　　　　D. 实脉
E. 大脉

38. 三部脉充实有力，其势来去皆盛的脉象是
A. 浮脉　　　　　　　　B. 洪脉
C. 实脉　　　　　　　　D. 数脉
E. 弦脉

39. 形细而行迟，往来艰涩不畅，脉势不匀为
A. 弦脉　　　　　　　　B. 结脉
C. 濡脉　　　　　　　　D. 涩脉
E. 滑脉

40. 痛证与痰饮均可见的脉象是
A. 滑脉　　　　　　　　B. 弦脉
C. 紧脉　　　　　　　　D. 牢脉
E. 动脉

41. （助理不考）外感寒邪之表寒证的脉象是

A. 浮紧　　　　　　　B. 浮数
C. 浮缓　　　　　　　D. 滑数
E. 洪数

42. （助理不考）妇人闭经，痰湿阻于胞宫的脉象是
　　A. 尺脉虚细而涩　　　B. 尺脉弦而涩
　　C. 脉象弦滑　　　　　D. 脉滑数动甚
　　E. 脉洪大

43. 在按诊中，用指掌稍用力寻抚胸腹、腧穴等部位称为
　　A. 触法　　　　　　　B. 按法
　　C. 摸法　　　　　　　D. 直接叩击法
　　E. 间接叩击法

44. 按肌肤尚温，汗出如油，脉躁疾无力者是
　　A. 实热证　　　　　　B. 亡阳证
　　C. 亡阴证　　　　　　D. 阴虚证
　　E. 气虚证

45. 腹部肿块，推之不移，痛有定处者为
　　A. 虫积　　　　　　　B. 气鼓
　　C. 水鼓　　　　　　　D. 聚
　　E. 积

46. （助理不考）虚里按之其动微弱者属于
　　A. 心阳不足　　　　　B. 心肺气绝
　　C. 宗气内虚　　　　　D. 外感热邪
　　E. 惊恐所致

47. 下列不属于八纲辨证所应辨析内容的是
　　A. 病变的吉凶　　　　B. 病性的寒热
　　C. 邪正的盛衰　　　　D. 病情的类别
　　E. 病位的深浅

48. 表证与里证主要区别于
　　A. 寒热是否并见　　　B. 是否有汗
　　C. 舌苔是黄是白　　　D. 是否头身疼痛
　　E. 是否咳嗽有痰

49. 下列不属于寒证与热证的鉴别要点的是
　　A. 身热与身冷　　　　B. 头痛与不痛
　　C. 面赤与面白　　　　D. 舌苔黄与白
　　E. 口渴与不渴

50. 下列属于阳证的是
　　A. 小便清长　　　　　B. 腹痛喜按
　　C. 恶寒畏冷　　　　　D. 大便干硬
　　E. 精神萎靡

51. 下列不属于实证的临床表现是
　　A. 腹痛拒按　　　　　B. 大便秘结
　　C. 小便不通　　　　　D. 痰涎壅盛
　　E. 五心烦热

52. （助理不考）真热假寒证"假寒"最主要的表现部位是

A. 额部　　　　　　　B. 胸部
C. 四肢　　　　　　　D. 腹部
E. 舌象

53. 与气逆证密切相关的脏腑是
　　A. 肺脾胃　　　　　　B. 肺脾肝
　　C. 肺胃肝　　　　　　D. 脾胃肝
　　E. 肺脾肾

54. 下列临床表现中不属于血虚证的是
　　A. 面色淡白　　　　　B. 倦怠乏力
　　C. 心悸多梦　　　　　D. 手足发麻
　　E. 唇甲色淡

55. 燥邪犯肺证与肺阴虚证的共同症状是
　　A. 微恶风寒　　　　　B. 潮热盗汗
　　C. 潮热颧红　　　　　D. 干咳无痰
　　E. 舌红少苔

56. 风寒犯肺证与寒痰阻肺证主要区别的症状是
　　A. 咳嗽　　　　　　　B. 痰白
　　C. 质稀　　　　　　　D. 气喘
　　E. 脉浮紧

57. 脾不统血证的临床表现不包括
　　A. 便血尿血　　　　　B. 月经过多
　　C. 崩漏下血　　　　　D. 鼻衄紫斑
　　E. 舌质紫暗

58. 下列属于寒湿困脾证与湿热蕴脾证的共同症状是
　　A. 身热不扬　　　　　B. 脘腹痞闷
　　C. 面黄不泽　　　　　D. 手足震颤
　　E. 白带量多

59. 下列属于胃阳虚证呕吐的特征是
　　A. 干呕呃逆　　　　　B. 泛吐清水夹食物
　　C. 呕吐黄绿苦水　　　D. 呕吐清水痰涎
　　E. 呕吐酸馊食物

60. 手足蠕动的症状常见于下列何证
　　A. 肝阳上亢证　　　　B. 血虚生风证
　　C. 阴虚动风证　　　　D. 热极生风证
　　E. 肝阳化风证

61. 肾阳虚证的脉象应是
　　A. 脉沉缓无力　　　　B. 脉沉细无力
　　C. 脉沉迟无力　　　　D. 脉细数
　　E. 脉细涩无力

62. （助理不考）下列不属于少阴寒化证的临床表现是
　　A. 下利清谷　　　　　B. 四肢厥冷
　　C. 口燥咽干　　　　　D. 但欲寐
　　E. 无热恶寒

63. （助理不考）病邪自外侵入，逐渐向里发展，由某一经病证转变为另一经病证，称为
　　A. 直中　　　　　　　B. 合病

C. 并病　　　　　　　　D. 传经

E. 以上均非

64.（助理不考）卫气营血证的传变中属于"逆传"的是

A. 卫分到气分

B. 气分到血分

C. 血分到营分

D. 卫分到营分、血分

E. 气分到营分、血分

65.（助理不考）三焦病证的传变中逆传是指

A. 阳明胃传入太阴肺

B. 太阴脾传入太阴肺

C. 从肺卫而传入心包

D. 阳明胃经传入心包

E. 中焦脾胃传入上焦

66.（助理不考）在中医的辨证中作为基础的是

A. 整体思维　　　　　　B. 形象思维

C. 逻辑思维　　　　　　D. 抽象思维

E. 灵感思维

二、A2 型题

67. 患者，男，5岁，一侧腮部以耳垂为中心肿起，边缘不清，局部灼热疼痛。常见于下列何种病证

A. 发颐　　　　　　　　B. 痄腮

C. 面肿　　　　　　　　D. 口僻

E. 乳蛾

68. 患者，男，因呕吐来诊，呕吐物酸腐，夹有不消化的食物，为下列何种原因所致

A. 邪热犯胃　　　　　　B. 胃阳不足

C. 饮食伤胃　　　　　　D. 肝胆湿热

E. 肝火犯胃

69. 患者，男，58岁，视诊见舌苔白如积粉，扪之不燥，多见于下列何种情况

A. 湿浊中阻　　　　　　B. 脾肾阳虚

C. 外感瘟疫　　　　　　D. 风热表证

E. 食积化热

70. 患者，男，65岁，现症见时有低热，兼面白、头晕、舌淡脉细，其病机是

A. 气虚　　　　　　　　B. 血虚

C. 阴虚　　　　　　　　D. 阳虚

E. 气阴两虚

71. 患者，女，70岁，近日睡眠时时惊醒，不易安卧，多是因为

A. 心肾不交　　　　　　B. 食滞内停

C. 胆郁痰扰　　　　　　D. 心脾两虚

E. 以上均不是

72.（助理不考）患者自觉发热，欲脱衣揭被，查体触之胸腹无灼热，下肢厥冷，下利清谷，面色浮红如妆，舌淡苔白，证属

A. 真热假寒证　　　　　B. 里虚寒证

C. 里虚热证　　　　　　D. 真寒假热证

E. 真实假虚证

73.（助理不考）患者，女，近日外出后，恶寒，头身疼痛，无汗，鼻塞流涕，舌苔白，脉浮紧，证属

A. 伤寒证　　　　　　　B. 里寒证

C. 内寒证　　　　　　　D. 中寒证

E. 虚寒证

74.（助理不考）患者，男，55岁，发热恶热，汗出，口渴喜饮，气短，神疲，舌红，苔黄，脉虚数。属于下列何种证型

A. 暑淫证　　　　　　　B. 燥淫证

C. 湿淫证　　　　　　　D. 火淫证

E. 风淫证

75.（助理不考）患者，女，18岁。观看恐怖电影时受到惊吓，其可能表现的脉象是

A. 牢脉　　　　　　　　B. 紧脉

C. 动脉　　　　　　　　D. 滑脉

E. 浮脉

76. 患者，女，48岁，身热夜盛，口渴面赤，心烦，皮肤斑疹显露，舌绛，脉数，证属

A. 血虚证　　　　　　　B. 血寒证

C. 血脱证　　　　　　　D. 血瘀证

E. 血热证

77. 患者，男，因身体疼痛来就诊，现症见：身体局部胀闷走窜疼痛，偶或刺痛，疼痛固定、拒按，证属

A. 气滞血瘀证　　　　　B. 气滞证

C. 血瘀证　　　　　　　D. 气虚血瘀证

E. 气不摄血证

78. 患者面色淡白，神疲气短，食少，面色晦暗，舌有瘀点，脉细涩，属于

A. 气不摄血证　　　　　B. 气虚血瘀证

C. 气血两虚证　　　　　D. 气随血脱证

E. 气滞血瘀证

79.（助理不考）患者，女，55岁，近日胸闷心悸，气短不能平卧，此属

A. 饮留胃肠　　　　　　B. 饮停胸胁

C. 饮溢四肢　　　　　　D. 饮停心肺

E. 肝气郁结

80. 患者见心悸，头晕眼花，失眠，多梦，健忘，面色淡白，舌色淡，脉细无力。应辨证为

A. 心阴虚证　　　　　　B. 心阳虚脱证

C. 心血虚证　　　　　　D. 心气虚证

E. 心阳虚证

81. 李某，男，24岁，发热，口渴，心烦，口舌糜烂，尿赤涩灼痛。属于
    A. 心火亢盛证　　B. 膀胱湿热证
    C. 胃热炽盛证　　D. 肝火上炎证
    E. 肠道湿热证

82. 患者，男，28岁，3天前感胃脘嘈杂，饥不欲食，口燥咽干，便干尿黄，舌红少津，苔黄，脉细数，最宜诊断为
    A. 胃热炽盛证　　B. 胃阴虚证
    C. 大肠热结证　　D. 肝火犯肺证
    E. 胃肠气滞证

83. 张某，男，77岁，头晕目眩，面白无华，视物模糊，或肢体麻木，关节拘急，舌淡脉细，证属
    A. 肝血虚证　　　B. 心血虚证
    C. 心肝血虚证　　D. 心脾气血虚证
    E. 以上都不是

84. 患者，女，47岁，现症见：胁肋胀痛，黄疸，口苦，阴部瘙痒，带下色黄臭秽，脉弦滑数，此为
    A. 肝郁气滞证　　B. 肝火炽盛证
    C. 胆郁痰扰证　　D. 肝胆湿热证
    E. 湿热蕴脾证

85. 患者，女，70岁，腰膝酸软，耳鸣，身体浮肿，腰以下尤甚，畏寒肢冷，舌质淡胖，脉沉迟无力，常见于下列何种证型
    A. 肾虚水泛证　　B. 肾阳虚证
    C. 肾阴虚证　　　D. 肾精不足证
    E. 肾气不固证

86. 赵某，男，51岁，胃脘胁肋胀满疼痛，呃逆嗳气，吞酸嘈杂，情志抑郁，苔薄黄脉弦。属于
    A. 肝脾不调证　　B. 肝胆湿热证
    C. 肝胃不和证　　D. 肝郁气滞证
    E. 胃热炽盛证

87. （助理不考）张某，男，64岁，口苦，咽干，目眩，寒热往来，胸胁苦满，心烦欲呕，脉弦。为下列何种证型
    A. 太阳经证　　　B. 太阳腑证
    C. 少阳病证　　　D. 阳明经证
    E. 阳明腑证

88. （助理不考）孙某，男，44岁，证见腹满而吐，食不下，口不渴，自利，时腹自痛，四肢欠温，脉沉缓而弱，为下列何种证型
    A. 阳明病证　　　B. 少阳病证
    C. 厥阴病证　　　D. 少阴病证
    E. 太阴病证

89. （助理不考）患者，女，32岁，身热夜甚，躁扰不宁，甚或谵语神昏，便血，舌质深绛，脉细数，属于
    A. 血分证　　　　B. 营分证
    C. 厥阴病征　　　D. 少阴病证
    E. 气分证

90. （助理不考）患者，男，40岁，证见身热气粗，面红目赤，腹满便秘，渴欲冷饮，口燥咽干，唇裂舌焦，小便短赤，大便干结，苔黄燥，证属
    A. 血分证　　　　B. 中焦病证
    C. 上焦病证　　　D. 卫分证
    E. 太阴病证

三、B型题
    A. 面色无华，目无光彩
    B. 神昏谵语，躁扰不宁
    C. 四肢抽搐，口吐白沫
    D. 目睛上视，四肢抽搐
    E. 胡言乱语，打人毁物

91. 属于邪盛神乱的临床表现的是

92. 属于精亏神衰的临床表现的是

（助理不考）
    A. 项瘘　　　　　B. 瘰疬
    C. 项痛　　　　　D. 项强
    E. 瘿瘤

93. 颈前结喉处有肿块，或单侧或双侧，可随吞咽上下移动者为

94. 颈侧颌下有肿块如豆，累累如串珠者为

    A. 舌尖　　　　　B. 舌中
    C. 舌根　　　　　D. 舌两侧
    E. 舌底

95. 肺在舌上分属部位是

96. 胆在舌上分属部位是

    A. 气血俱虚　　　B. 风痰阻络
    C. 肝肾阴亏　　　D. 脾胃湿热
    E. 阴虚火旺

97. 舌淡白而痿软可见于

98. 舌红胖大可见于

    A. 滑苔　　　　　B. 糙苔
    C. 腻苔　　　　　D. 腐苔
    E. 无根苔

99. 舌苔苔质粗大疏松而厚，揩之易去为

100. 舌苔苔质颗粒细腻致密，揩之不去为

    A. 短气　　　　　B. 夺气
    C. 少气　　　　　D. 喘
    E. 哮

101. 呼吸急迫困难，张口抬肩，难以平卧的是
102. 呼吸急促困难，喉中痰鸣的是

    A. 肝阳上亢   B. 痰湿内阻
    C. 气血亏虚   D. 肾虚阴亏
    E. 肝火上炎

103. 头晕而胀，烦躁易怒，舌红苔黄多为
104. 头晕耳鸣，腰酸遗精多为

    A. 沉脉   B. 伏脉
    C. 革脉   D. 紧脉
    E. 牢脉

105. 主阴寒内积，疝气癥积的脉象是
106. 主实寒、食积的脉象是

    A. 真热假寒证   B. 真寒假热证
    C. 表热里寒证   D. 里热证
    E. 表热证

107. 身热初按热甚，久按热反转轻者为
108. 身灼热而肢厥者为

    A. 证候相兼   B. 证候错杂
    C. 寒热真假   D. 虚实真假
    E. 证候转化

109. 麻疹麻毒外透属于
110. 寒包火证属于

    A. 恶寒发热，无汗头痛
    B. 发热恶风，头痛汗出
    C. 胸脘痞闷，口腻不渴

    D. 发热汗出，口渴乏力
    E. 干咳少痰，口渴饮水

111. 燥淫证的特点是
112. 湿淫证的特点是

    A. 阴虚动风   B. 血虚生风
    C. 外感风邪   D. 热极生风
    E. 肝阳化风

113. 颈项强直，角弓反张多见于
114. 眩晕欲仆，肢体麻木多见于

    A. 痰蒙心神证   B. 胆郁痰扰证
    C. 痰火扰神证   D. 瘀阻脑络证
    E. 心阴虚证

115. 以狂躁、神昏、哭笑无常，面赤，舌质红为主的证候是
116. 以惊悸不宁、烦躁失眠，善太息，头晕目眩为主的证候是

    A. 太阳中风证   B. 太阳伤寒证
    C. 阳明腑证   D. 少阴热化证
    E. 厥阴病证

117. 以消渴，气上撞心，心中疼热，饥不欲食为主要表现的病证是
118. 以恶风、汗出、脉浮缓为主要表现的病证是

    A. 横目斜视   B. 昏睡露睛
    C. 眼窠凹陷   D. 全目赤肿
    E. 双睑下垂

119. 脾肾亏虚多见
120. 肝风内动多见

中药学

一、A1 型题

1. 确定药物有寒热、温凉的依据是
　A. 神农氏尝百草的体会
　B. 药物作用于人体的反应
　C.《神农本草经》"疗寒以热药，疗热以寒药"
　D.《素问》"寒者热之，热者寒之"
　E. 口尝的滋味

2. 具有敛肺止咳作用的药物大多是何种药味
　A. 辛　　　　　　　B. 甘
　C. 苦　　　　　　　D. 酸
　E. 咸

3. 下列何种药性可用于治疗外感风热
　A. 辛、温　　　　　B. 甘、寒
　C. 苦、寒　　　　　D. 甘、温
　E. 辛、凉

4. 下列药性中作用趋向一般属于升浮的是
　A. 甘、辛、凉　　　B. 酸、咸、热
　C. 辛、甘、温　　　D. 甘、淡、寒
　E. 辛、苦、热

5.（助理不考）下列属于对症治疗功效的是
　A. 安神　　　　　　B. 止血
　C. 开窍　　　　　　D. 助阳
　E. 泻下

6.（助理不考）下列关于副作用的说法错误的是
　A. 对机体危害不大
　B. 一般较轻微
　C. 停药后可消失
　D. 与治疗需求无关
　E. 药物用量过多时产生的不适反应

7.（助理不考）关于药物防病治病的基本作用，下列说法错误的是
　A. 祛邪去因　　　　B. 祛风散寒
　C. 扶正固本　　　　D. 协调脏腑功能
　E. 纠正阴阳盛衰

8. 药物"七情"配伍的内容有
　A. 喜、怒、忧、思、悲、恐、惊
　B. 辛、甘、酸、苦、咸、淡、涩
　C. 相须、相使、相畏、相杀、相恶、相反、单行
　D. 寒、热、温、凉、平、毒性、归经
　E. 以上均不是

9. 下列不属于妊娠禁用药物的是
　A. 牵牛子　　　　　B. 巴豆
　C. 桃仁　　　　　　D. 莪术
　E. 水蛭

10. 下列用药方法错误的是
　A. 薄荷后下　　　　B. 蒲黄包煎
　C. 龙骨先煎　　　　D. 青黛另煎
　E. 阿胶烊化

11. 补养药宜选用的煎煮方法是
　A. 武火久煎　　　　B. 武火慢煎
　C. 文火慢煎　　　　D. 武火急煎
　E. 文火略煎

12. 下列药物的用法错误的是
　A. 旋覆花布包入汤剂
　B. 钩藤入汤剂后下
　C. 琥珀入汤剂
　D. 麝香入丸散剂
　E. 雷丸温开水调服

13. 下列全都适用于麻疹初起，透发不畅的一组药物是
　A. 桑叶、菊花、柴胡
　B. 香薷、紫苏、防风
　C. 升麻、葛根、蝉蜕
　D. 薄荷、葱白、牛蒡子
　E. 葛根、菊花、蔓荆子

14. 解鱼蟹毒最宜用的药物是
　A. 生姜、白芷　　　B. 半夏、紫苏
　C. 生姜、葛根　　　D. 葛根、菊花
　E. 生姜、紫苏

15. 下列药物中，性寒滑肠、气虚便溏者慎用的是
　A. 升麻　　　　　　B. 蝉蜕
　C. 柴胡　　　　　　D. 牛蒡子
　E. 桑叶

16. 柴胡善于治疗的是
　A. 太阳头痛　　　　B. 阳明头痛
　C. 厥阴头痛　　　　D. 少阳头痛
　E. 少阴头痛

17. 下列药物中生用能清热泻火，除烦止渴；煅用能敛疮，生肌，收湿，止血的是
　A. 牛黄　　　　　　B. 石膏
　C. 芒硝　　　　　　D. 青黛
　E. 甘遂

18. 下列药物中能够治疗阴虚发热、骨蒸盗汗及遗精等症，有退虚热、清相火作用的是
　A. 银柴胡　　　　　B. 地骨皮
　C. 黄连　　　　　　D. 黄柏
　E. 牡丹皮

19. 具有止血不留瘀，活血不动血作用的药物是

A. 生地黄　　　　　　B. 紫草

C. 牡丹皮　　　　　　D. 水牛角

E. 荆芥

20. 下列属于大青叶、板蓝根、青黛的共同功效是

A. 清热解毒，燥湿

B. 清热解毒，凉血

C. 清热解毒，利尿

D. 清热解毒，利水消肿

E. 清热解毒，活血止痛

21. 下列除哪项外，均能利咽消肿

A. 马勃　　　　　　　B. 射干

C. 苦参　　　　　　　D. 山豆根

E. 板蓝根

22. 下列药物中既能退虚热，又能除疳热的是

A. 柴胡、银柴胡　　　B. 银柴胡、胡黄连

C. 黄连、胡黄连　　　D. 牡丹皮、赤芍

E. 白薇、秦艽

23. 大黄和虎杖均具有的功效是

A. 活血，通便，解毒，止咳

B. 活血，利湿，解毒，止痛

C. 活血，通便，利湿，止血

D. 活血，止痛，止痉，解毒

E. 活血，解毒，通便，清热

24. （助理不考）既能峻下逐饮，又能杀虫疗疮的药物是

A. 大戟　　　　　　　B. 大黄

C. 芫花　　　　　　　D. 番泻叶

E. 甘遂

25. 有"风药中之润剂"之称的药物是

A. 秦艽　　　　　　　B. 防己

C. 蕲蛇　　　　　　　D. 川乌

E. 威灵仙

26. 下列药物中，可用于养血安胎的是

A. 狗脊　　　　　　　B. 砂仁

C. 乌梢蛇　　　　　　D. 五加皮

E. 桑寄生

27. 下列关于芳香化湿药的论述，错误的是

A. 多辛温，归脾胃经

B. 入汤剂多宜后下

C. 多用治湿阻中焦

D. 多具有利小便作用

E. 易耗气伤阴

28. 下列各项中，为消除脘腹胀满之要药的是

A. 藿香　　　　　　　B. 佩兰

C. 苍术　　　　　　　D. 砂仁

E. 厚朴

29. （助理不考）具有燥湿温中，除痰截疟作用的

药物是

A. 豆蔻　　　　　　　B. 厚朴

C. 草果　　　　　　　D. 藿香

E. 槟榔

30. 脾虚湿盛之食少泄泻、水肿腹胀、脚气浮肿，首选的药物是

A. 猪苓　　　　　　　B. 金钱草

C. 石韦　　　　　　　D. 薏苡仁

E. 车前子

31. （助理不考）可用于热淋涩痛，水肿；口舌生疮，心烦尿赤；经闭乳少；湿热痹证的药物是

A. 泽泻　　　　　　　B. 茯苓

C. 猪苓　　　　　　　D. 车前子

E. 木通

32. 下列属于附子的归经的是

A. 心、肝、脾　　　　B. 心、肝、肾

C. 心、脾、肾　　　　D. 心、脾、肺

E. 心、肾、肺

33. 下列属于吴茱萸的功效是

A. 散寒止痛，降逆止呕，助阳止泻

B. 祛风止痛，温肺化饮，助阳止泻

C. 回阳救逆，温肾助阳，降逆止呕

D. 温中止痛，祛风杀虫，降逆止呕

E. 温中降逆，理气和胃，助阳止泻

34. 香附、乌药、木香共同的功效是

A. 降逆止呃　　　　　B. 疏肝解郁

C. 行气导滞　　　　　D. 行气止痛

E. 消肿散结

35. 鸡内金何种服法效果较好

A. 先煎　　　　　　　B. 研末冲服

C. 后下　　　　　　　D. 包煎

E. 另煎

36. （助理不考）下列药物中，能杀虫消积，润肺止咳的是

A. 使君子　　　　　　B. 苦楝皮

C. 槟榔　　　　　　　D. 雷丸

E. 榧子

37. 下列药物中，为妇科调经之要药的是

A. 茜草　　　　　　　B. 蒲黄

C. 白及　　　　　　　D. 三七

E. 地榆

38. 下列药物中，能收敛止血，止痢，又能截疟，解毒，补虚的是

A. 三七　　　　　　　B. 沙苑子

C. 侧柏叶　　　　　　D. 仙鹤草

E. 苦楝皮

39. 下列头痛类型中，不属于川芎治疗的是

A. 风寒头痛 B. 瘀血头痛
C. 风湿头痛 D. 血虚头痛
E. 肝阳头痛

40. 郁金能治疗的病证是
A. 气滞血瘀痛证
B. 热病神昏、癫痫癫狂
C. 血热出血证
D. 肝胆湿热证
E. 以上均是

41. （助理不考）下列活血药中，不具有行气作用的是
A. 川芎 B. 郁金
C. 延胡索 D. 三棱
E. 五灵脂

42. 下列各项中，功效善于活血祛瘀，能祛瘀生新而不伤正的药物是
A. 红花 B. 川芎
C. 丹参 D. 牛膝
E. 桃仁

43. 牛膝具善下行之性，常不用于治疗的是
A. 齿痛 B. 口舌生疮
C. 气喘咳嗽 D. 阴虚阳亢眩晕
E. 难产、胞衣不下

44. （助理不考）治疗筋骨折伤首选的一组药是
A. 当归、乳香、丹参
B. 桃仁、红花、郁金
C. 大黄、牡丹皮、赤芍
D. 土鳖虫、骨碎补、自然铜
E. 血竭、儿茶、麝香

45. 三棱与莪术的共同作用是
A. 破血行气，利水消肿
B. 活血消痈，通络止痛
C. 活血祛瘀，生肌敛疮
D. 活血调经，凉血安神
E. 破血行气，消积止痛

46. 下列药物中，可燥湿化痰，降逆止呕的是
A. 枳实 B. 半夏
C. 莱菔子 D. 芦根
E. 瓜蒌

47. 下列既能清热化痰，又能除烦止呕的药物是
A. 生姜 B. 陈皮
C. 竹茹 D. 川贝母
E. 旋覆花

48. 下述病证中，可用苦杏仁治疗的是
A. 既能够治疗肠燥便秘，又能够治疗胸痹、结胸
B. 既能够治疗肠燥便秘，又能够治疗咳嗽气喘
C. 既能够治疗肠燥便秘，又能够治疗声音嘶哑
D. 既能够治疗肠燥便秘，又能够治疗水肿
E. 既能够治疗肠燥便秘，又能够治疗目赤肿痛

49. 桑白皮与葶苈子既能泻肺平喘，又能
A. 利水渗湿 B. 利水消肿
C. 利水通淋 D. 利水止泻
E. 利水退黄

50. （助理不考）具有毒性的药物是
A. 桑白皮 B. 葶苈子
C. 白果 D. 紫菀
E. 前胡

51. 下列药物中不具有重镇安神功效的一组是
A. 龙骨、牡蛎 B. 朱砂、磁石
C. 龟甲、鳖甲 D. 珍珠、琥珀
E. 珍珠母、紫贝齿

52. 功效有养心益肝，宁心安神，敛汗，生津的药物为
A. 远志 B. 莲子
C. 酸枣仁 D. 合欢皮
E. 首乌藤

53. 下列药物中，既能平肝潜阳，又能清肝明目的是
A. 刺蒺藜 B. 决明子
C. 石决明 D. 夏枯草
E. 羚羊角

54. 下述药物中，善于治疗肝阳上亢兼血热吐衄的是
A. 珍珠 B. 地龙
C. 代赭石 D. 羚羊角
E. 钩藤

55. 下列药物中，治疗眩晕、头痛之要药是
A. 羚羊角 B. 天麻
C. 钩藤 D. 地龙
E. 蜈蚣

56. 下述药物中，具有开窍醒神，清热止痛功效的是
A. 麝香 B. 冰片
C. 苏合香 D. 石菖蒲
E. 羚羊角

57. 下列不可用石菖蒲治疗的病证是
A. 噤口痢 B. 痰迷心窍
C. 耳鸣耳聋 D. 水火烫伤
E. 健忘失眠

58. 下列不具有安胎作用的药物是
A. 紫苏 B. 白术
C. 山药 D. 桑寄生
E. 菟丝子

59. 补肝肾，行血脉，续筋骨，有补而不滞优点的药物是
    A. 杜仲　　　　　　　B. 狗脊
    C. 续断　　　　　　　D. 桑寄生
    E. 五加皮

60. 下列药物中，制用补益精血，生用截疟、解毒、润肠通便的是
    A. 当归　　　　　　　B. 熟地黄
    C. 何首乌　　　　　　D. 白芍
    E. 阿胶

61. 具有补血滋阴，填精益髓之功效，为养血补虚要药的是
    A. 当归　　　　　　　B. 熟地黄
    C. 何首乌　　　　　　D. 白芍
    E. 阿胶

62. 下列药物中能涩肠止泻，敛肺止咳，降火利咽的是
    A. 诃子　　　　　　　B. 椿皮
    C. 五加皮　　　　　　D. 五倍子
    E. 五味子

63. 下列关于山茱萸的叙述错误的是
    A. 性微温，味酸、涩
    B. 归肝、肾、肺经
    C. 为固精止遗之要药
    D. 为平补阴阳之要药
    E. 为防止元气虚脱之要药

64. （助理不考）下列为莲子与芡实共同功效的是
    A. 固崩止带　　　　　B. 养心安神
    C. 益肾固精　　　　　D. 敛肺止咳
    E. 固表止汗

65. 硫黄的主治病证不包括
    A. 阳痿　　　　　　　B. 湿疹
    C. 虚喘冷哮　　　　　D. 遗精滑精
    E. 虚寒便秘

66. （助理不考）下列不属于升药主治病证的是
    A. 湿疮　　　　　　　B. 梅毒
    C. 顽癣　　　　　　　D. 疟疾
    E. 黄水疮

二、A2 型题

67. 江某，男，34 岁，恶寒发热，无汗，头痛如裹，肢体酸重，小便不利，舌淡苔白腻，脉濡。治疗宜选用
    A. 羌活　　　　　　　B. 独活
    C. 柴胡　　　　　　　D. 川芎
    E. 白芷

68. 患者，男，50 岁，证见足膝红肿热痛，小便短赤，舌苔黄腻，当选用哪组药物治疗
    A. 羌活、独活　　　　B. 白芷、苍耳子
    C. 苦参、茯苓　　　　D. 细辛、防风
    E. 黄柏、苍术

69. 患者，男，43 岁。大便燥结，五六天未解，发热，腹痛胀满，谵语发狂，宜用大黄配伍
    A. 芒硝　　　　　　　B. 甘遂
    C. 番泻叶　　　　　　D. 火麻仁
    E. 生地黄

70. 李某，男，54 岁，大便干燥如羊屎，数日一行，腹胀作痛，近日又兼见身体水肿，腹满。应选用的药物是
    A. 大戟　　　　　　　B. 杏仁
    C. 桃仁　　　　　　　D. 郁李仁
    E. 火麻仁

71. 孙某，女，71 岁，因腰腿疼痛前来就诊，现症见：肢体关节疼痛，腰以下为甚，肌肉酸楚，遇寒加重，舌苔白滑，脉沉紧，最宜选用的药物是
    A. 秦艽　　　　　　　B. 独活
    C. 防己　　　　　　　D. 络石藤
    E. 豨莶草

72. 患者，男，45 岁，肢体关节疼痛，痛势较剧，部位固定，遇寒加重，舌苔薄白，脉弦紧。宜选择药物
    A. 川乌　　　　　　　B. 桑寄生
    C. 络石藤　　　　　　D. 厚朴
    E. 防风

73. 秦某，男，25，昨日与同事聚餐，因进食仓促，导致鱼骨鲠阻于咽喉，现症见咽喉疼痛、吞咽不利，若采用中药治疗，宜用
    A. 山楂　　　　　　　B. 五加皮
    C. 独活　　　　　　　D. 威灵仙
    E. 鸡内金

74. 患者，女，26 岁，妊娠早期，恶心，食入即吐，呕吐清涎，脘腹痞胀，口淡，宜选用下列何种药物治疗
    A. 厚朴　　　　　　　B. 砂仁
    C. 草果　　　　　　　D. 肉豆蔻
    E. 白豆蔻

75. 患者，男，24 岁，小便热涩刺痛，尿色深红，心烦，舌尖红，苔黄，若患者伴有肺热咳嗽，宜选用的药物是
    A. 萹蓄　　　　　　　B. 石韦
    C. 通草　　　　　　　D. 海金沙
    E. 车前子

76. 患者，男，15 岁。吃瓜果后，出现腹痛，下痢赤白脓血，泻痢不爽，舌苔黄腻，脉滑数，宜用下列何种药物

A. 黄连、黄柏　　　　　B. 柴胡、枳壳
C. 木香、黄连　　　　　D. 香附、薤白
E. 苦参、青皮

77. 许某，男，63 岁，咳嗽痰多，色白易咳，恶心呕吐，脘腹痞胀，肢体困重，舌苔白滑，脉滑，宜选用的药物是
A. 檀香　　　　　　　　B. 陈皮
C. 枳实　　　　　　　　D. 香附
E. 乌药

78. 何某，女，49 岁，情志抑郁，善太息，胸胁胀痛，兼见下腹部结块，治宜选用
A. 青皮　　　　　　　　B. 木香
C. 香附　　　　　　　　D. 荔枝核
E. 薤白

79. 冯某，8 岁，手掌不小心触碰到燃烧的火炉，下列药物中，均可用于治疗的是
A. 地榆、槐角、小蓟
B. 地榆、大黄、虎杖
C. 大黄、芒硝、丹参
D. 黄芩、黄连、黄柏
E. 紫草、地榆、郁金

80. 吕某，男，36 岁，吐血色深红，夹有食物残渣，脘腹胀闷，面赤，心烦，舌绛，脉滑数，若患者伴有热淋。治疗首选的药物是
A. 紫草　　　　　　　　B. 苎麻根
C. 竹茹　　　　　　　　D. 白茅根
E. 仙鹤草

81. 患者，女，脱发，兼见身热夜甚，失眠，口渴，面赤，月经量多，治疗宜选用的药物是
A. 小蓟　　　　　　　　B. 三七
C. 侧柏叶　　　　　　　D. 地榆
E. 槐花

82. 陈某，女，36 岁，月经下血不止，腹中冷痛，辨证为下焦虚寒，当选用的药物是
A. 地榆　　　　　　　　B. 艾叶
C. 茜草　　　　　　　　D. 干姜
E. 侧柏叶

83. 张某，女，月经停闭，少腹急结，烦躁谵语，神志如狂，脉沉实而涩，若兼见肠燥便秘，宜选用下列何种药物
A. 益母草　　　　　　　B. 桃仁
C. 牛膝　　　　　　　　D. 鸡血藤
E. 泽兰

84. 沈某，男，47 岁，上山采药时，不慎被毒蛇咬伤后，出现全身骨骼肌强直，痉挛等破伤风症状，宜用下列何种药物治疗
A. 半夏　　　　　　　　B. 白前

C. 旋覆花　　　　　　　D. 天南星
E. 白芥子

85. 孔某，男，79 岁，大便燥结，排便困难，腹胀作痛，伴有心下硬满，按之疼痛等胸痹、结胸病证，治宜选用
A. 瓜蒌　　　　　　　　B. 桃仁
C. 苦杏仁　　　　　　　D. 柏子仁
E. 紫苏子

86. 魏某，女，77 岁，虚烦失眠，心悸不安，头晕目眩，咽干口燥，舌红，脉弦细。应用下列何种药物治疗
A. 龙骨　　　　　　　　B. 合欢皮
C. 石菖蒲　　　　　　　D. 酸枣仁
E. 柏子仁

87. 陶某，男，45 岁，失眠多梦，心悸怔忡，健忘，伴见咳嗽痰多，咳痰不爽。治疗宜选用
A. 麦冬　　　　　　　　B. 远志
C. 竹茹　　　　　　　　D. 桔梗
E. 紫菀

88. 曹某，男，47 岁，突然昏倒，昏不知人，口吐涎沫，肢体抽搐，口中如羊叫，醒后如常人。治疗宜选用
A. 刺蒺藜　　　　　　　B. 牡蛎
C. 代赭石　　　　　　　D. 罗布麻叶
E. 羚羊角

89. 严某，女，38 岁，高热烦躁，神昏谵语，舌謇肢厥，舌红或绛，脉数有力。宜选用下列哪组药物配伍
A. 麝香配伍牛黄
B. 麝香配伍苏合香
C. 人参配伍附子
D. 远志配伍朱砂
E. 郁金配伍石菖蒲

90. 韩某，女，33 岁，咳痰黏稠，劳嗽咯血，舌干口渴，饥不欲食，胃中隐隐灼痛，辨证为肺胃阴虚，宜选用下列何种药物治疗
A. 丹参　　　　　　　　B. 天冬
C. 麦冬　　　　　　　　D. 石斛
E. 郁金

91. （助理不考）患者，男，28 岁，遗精频作，多为无梦而遗，伴见泄泻，食欲不振，心悸，失眠，下列药物中，治疗最宜选用的是
A. 芡实　　　　　　　　B. 莲子
C. 赤石脂　　　　　　　D. 浮小麦
E. 金樱子

92. 金某，女，44 岁，久泻不止，脘腹胀痛，喜温喜按，倦怠食少，舌淡苔白，脉沉迟细。可用下列

何种药物治疗

    A. 椿皮　　　　　　　B. 桑螵蛸
    C. 乌梅　　　　　　　D. 牡蛎
    E. 肉豆蔻

三、B型题

    A. 四气　　　　　　　B. 五味
    C. 升降浮沉　　　　　D. 毒性
    E. 归经

93. 表示药物作用部位的中药性能是
94. 反映药物对人体作用的不同趋向性的中药性能是

    A. 黄芪配茯苓　　　　B. 石膏配知母
    C. 半夏配生姜　　　　D. 人参配莱菔子
    E. 甘草配海藻

95. 属于相须配伍的是
96. 属于相恶配伍的是

    A. 乌头　　　　　　　B. 三棱
    C. 甘草　　　　　　　D. 芒硝
    E. 藜芦

97. 不宜与牙硝同用的药物是
98. 不宜与人参同用的药物是

（助理不考）
    A. 定时服　　　　　　B. 睡前服
    C. 空腹服　　　　　　D. 饭后服
    E. 以上都不是

99. 驱虫药和泻下药的服用时间是
100. 安神药的服用时间是

    A. 蒲公英　　　　　　B. 败酱草
    C. 鱼腥草　　　　　　D. 紫花地丁
    E. 大血藤

101. 杨某，女，26岁，新产后4周，乳房肿痛，皮色微红，伴有恶寒发热，食欲不振，脉滑数，用上述何种药物治疗最佳
102. 苏某，男，26岁，咳吐黄绿色痰，自觉喉间有腥味，胸满作痛，恶寒发热，烦躁不安，脉滑数有力，用上述何种药物治疗最佳

（助理不考）
    A. 蜜制　　　　　　　B. 土炒
    C. 酒制　　　　　　　D. 醋制
    E. 姜制

103. 芫花通过何种炮制可减轻其毒性
104. 大黄活血宜如何炮制

    A. 茵陈　　　　　　　B. 金钱草
    C. 木通　　　　　　　D. 薏苡仁
    E. 萆薢

105. 患者，男，64岁，身目俱黄，黄色鲜明，发热口渴，腹部胀闷，口干而苦，小便短少黄赤，大便秘结，舌苔黄腻，脉象弦数。治疗宜选用
106. 患者，男，64岁，身目俱黄，黄色鲜明，发热口渴，腹部胀闷，口干而苦，尿中夹有砂石，排尿涩痛，舌苔黄腻，脉象滑数。治疗宜选用

    A. 祛风通痹　　　　　B. 温胃止呕
    C. 补火助阳　　　　　D. 发汗平喘
    E. 温中散寒

107. 上述各项中，属于肉桂功效的是
108. 上述各项中，属于干姜功效的是

    A. 莱菔子　　　　　　B. 鸡内金
    C. 山楂　　　　　　　D. 麦芽
    E. 神曲

109. 上述药物中，善消肉食积滞的是
110. 上述药物中，善消食积气滞的是

    A. 泻痢后重　　　　　B. 热结便秘
    C. 消食健脾　　　　　D. 疟疾寒热
    E. 脚气肿痛

111. 槟榔配木瓜治疗
112. 槟榔配木香治疗

（助理不考）
    A. 滋补肝肾，益精明目
    B. 补气健脾，生津润肺
    C. 养阴润燥，清肺生津
    D. 滋阴除烦，养胃生津
    E. 养阴清肺，益胃生津

113. 上述属于北沙参的功效是
114. 上述属于天冬的功效是

    A. 既能补肾阳，又能益精血，强筋骨
    B. 既能补肝肾，又能强筋骨，安胎
    C. 既能补肾阳，又能强筋骨，祛风湿
    D. 既能补肾阳，又能润肠通便
    E. 既能补肾阳，又能温脾止泻

115. 杜仲的功效是
116. 巴戟天的功效是

（助理不考）
    A. 0.5～1g　　　　　　B. 0.05～0.1g

C. 0.015 ~ 0.03g　　　D. 1.5 ~ 3g

E. 2 ~ 10g

117. 雄黄入丸剂、散剂时，成人每次用量是

118. 蟾酥内服每次用量是

（助理不考）

A. 砒石　　　　　　B. 炉甘石

C. 铅丹　　　　　　D. 硼砂

E. 轻粉

119. 上述药物中，能治疗咽喉肿痛，肺热咳嗽的是

120. 上述药物中，能蚀疮去腐，祛痰平喘，截疟的是

方剂学

一、A1 型题

1. 最早归纳并系统论述"八法"的是
A. 汉·张仲景《伤寒杂病论》
B. 明·张介宾《景岳全书》
C. 清·程钟龄《医学心悟》
D. 唐·王焘《外台秘要》
E. 清·汪昂《医方集解》

2. 下列病证中，不宜使用下法治疗的是
A. 宿食　　　　　　B. 结痰
C. 痞块　　　　　　D. 蓄血
E. 积水

3. 决定方剂功用、主治的主要因素是
A. 剂型　　　　　　B. 配伍
C. 剂量　　　　　　D. 药物
E. 用法

4. 下列关于"君药分量最多"的理解正确的是
A. 君药药量在全方药物总量中所占比例最大
B. 方中君药用量最大、作用最强
C. 方中君药针对主证，比臣、佐、使药的用量及功效相应较大
D. 君药必是方中用量最大的药物之一
E. 各君药用量之和在全方总药量中所占比例最大

5. 属于"反佐"范畴的是
A. 热因热用　　　　B. 寒药热服
C. 以泻代清　　　　D. 火郁发之
E. 壮水制火

6. 下列选项中，符合方剂组成原则要求的是
A. 每方必须君、臣、佐、使俱全
B. 方中诸药均须有相应的针对症状
C. 方中必有一药专作引经之用
D. 君药的用量必须在全方总药量中所占比例最大
E. 方中诸药既须主次有序，各司其职，又须密切配合，相与宣摄

7. 丸剂的特点不包括
A. 药力持久　　　　B. 服用方便
C. 吸收缓慢　　　　D. 不会变质
E. 适用于慢性虚弱性病证

8. 解表剂应用时需注意
A. 宜热服，以助汗出
B. 宜久煎，以助充分发挥药力
C. 证属风寒者，宜辛凉解表剂
D. 表里同病者，先治里，后解表
E. 外邪入里者，不宜继续使用解表剂

9. 桂枝汤中哪一对配伍外可解肌发表，内可调和营卫、调和阴阳
A. 桂枝与生姜　　　　B. 桂枝与芍药
C. 大枣与甘草　　　　D. 桂枝与甘草
E. 芍药与大枣

10. 小青龙汤中配伍干姜、细辛的主要作用是
A. 温肺散寒　　　　B. 解表祛邪
C. 散寒解表　　　　D. 温肺化饮
E. 散寒止痛

11. 银翘散中体现去性而取用之法的配伍是
A. 银花、连翘　　　　B. 芦根、芥穗
C. 牛蒡子、薄荷　　　D. 荆芥穗、淡豆豉
E. 竹叶、苦桔梗

12. 人参败毒散中配伍人参的作用是
A. 大补肺脾，以复正气
B. 补脾益肺，培土生金
C. 益气生津，以资汗源
D. 扶助正气，鼓邪外出
E. 益气和中，温阳止痹

13. 泻下剂应用时需注意的是
A. 凡有虚证者，必不可使用泻下剂
B. 邪实而正虚者，治宜攻补兼施
C. 产后可予适量泻下剂，以助祛恶露
D. 泻下剂可用于表证未解，里证已成之时
E. 得效后需酌情再服，务必尽其药力，以防留邪

14.（助理不考）可泻热逐水的方剂是
A. 黄龙汤　　　　　　B. 温脾汤
C. 大承气汤　　　　　D. 大陷胸汤
E. 大黄牡丹汤

15. 温脾汤中大黄配附子意在
A. 泄热逐瘀，下不伤正
B. 通降行气，消痞除满
C. 益气养血，下不伤正
D. 泻结泄热，温中散寒
E. 温阳祛寒，攻下冷积

16. 麻子仁丸适用于
A. 脾约证　　　　　　B. 阴虚便秘
C. 阳虚便秘　　　　　D. 血虚便秘
E. 气虚便秘

17.（助理不考）十枣汤的功用是
A. 润肠行气　　　　　B. 益气补血
C. 养血润燥　　　　　D. 养血安神
E. 攻逐水饮

18. 下列方剂中不含大黄、芒硝的是

A. 大承气汤　　　　　　B. 济川煎
C. 大陷胸汤　　　　　　D. 温脾汤
E. 黄龙汤

19. 和解剂应用时需注意
A. 和解剂仅用于肝脾不和病证
B. 和解剂可用于纯虚证、纯实证
C. 和解剂性质平和，无明显寒热补泻之偏
D. 邪已入里，阳明热盛者，可先以和解剂缓少阳之急
E. 和解剂偏于扶正补中之功

20. 和解少阳的代表方剂是
A. 四逆散　　　　　　　B. 白虎汤
C. 大柴胡汤　　　　　　D. 小柴胡汤
E. 半夏泻心汤

21. （助理不考）痛泻要方主要功用是
A. 止痢　　　　　　　　B. 止痛
C. 燥湿　　　　　　　　D. 止泻
E. 疏风

22. 《伤寒论》原著中，半夏泻心汤证的成因是
A. 麻黄汤证过汗
B. 桂枝汤证误下
C. 小柴胡汤证误下
D. 小柴胡汤证误汗
E. 大承气汤证应下失下

23. 清热剂应用注意事项中错误的是
A. 热邪在气则清气
B. 真寒假热证，不可误投清热剂
C. 清热剂中必要时配醒脾和胃之品，以免伤阳碍胃
D. 采用热药凉服的反佐法
E. 屡用清热之剂而热势不退者，可改用甘寒滋阴壮水之法

24. 白虎汤中石膏与知母相配伍的功效是
A. 清营凉血，透热解毒
B. 清热生津，除烦止渴
C. 益胃生津，理气宽胸
D. 清热凉血，养阴润燥
E. 泻火除湿，滋阴凉血

25. 由犀角、生地黄、芍药、牡丹皮组成的方剂是
A. 凉膈散　　　　　　　B. 清营汤
C. 仙方活命饮　　　　　D. 犀角地黄汤
E. 普济消毒饮

26. （助理不考）普济消毒饮的组成药物中不包括
A. 黄芩、黄连、陈皮
B. 防风、白芍、党参
C. 甘草、桔梗、马勃
D. 升麻、连翘、板蓝根

E. 玄参、柴胡、牛蒡子

27. 青蒿鳖甲汤中青蒿与鳖甲的配伍意义是
A. 除烦坚阴，润燥降火
B. 清热凉血，滋阴养血
C. 滋阴清热，内清外透
D. 益气养血，育阴清热
E. 滋阴退热，泻火除烦

28. 香薷散中用香薷的目的是
A. 清热解表，行气化湿
B. 清热解暑，养阴生津
C. 解表化湿，祛暑生津
D. 解表散寒，祛暑化湿
E. 解表化湿，清热除烦

29. 清暑益气汤主要功用是
A. 益气生津，敛阴止汗
B. 清热生津，益气和胃
C. 清暑益气，养阴生津
D. 益气温阳，滋阴养血
E. 清燥润肺，益气养阴

30. 温里剂适用于
A. 表寒证　　　　　　　B. 里寒证
C. 阴虚证　　　　　　　D. 阳虚证
E. 失血证

31. （助理不考）吴茱萸汤不适宜用于治疗的病证是
A. 肾寒上逆，症见呕吐下利，手足厥冷者
B. 胃中虚冷，症见食谷欲呕者
C. 肝寒上逆，症见头痛、干呕、吐涎沫者
D. 肝寒犯胃，症见脘腹冷痛、呕吐酸水者
E. 脾胃阳虚，阴寒上乘，症见胸满而痛，甚至胸痛彻背者

32. 四逆汤与四逆散二方组成中均含有的药物是
A. 柴胡　　　　　　　　B. 生姜
C. 甘草　　　　　　　　D. 枳实
E. 干姜

33. 四逆汤与当归四逆汤二方组成中均含有的药物是
A. 细辛　　　　　　　　B. 附子
C. 桂枝　　　　　　　　D. 干姜
E. 炙甘草

34. 表里双解剂适用于
A. 表实里虚证　　　　　B. 表虚里实证
C. 表寒里热证　　　　　D. 表里俱热证
E. 以上皆是

35. 下列病证中适用葛根芩连汤的是
A. 大便不解　　　　　　B. 脾虚泄泻
C. 热毒血痢　　　　　　D. 身热下利

E. 湿热痢疾

36. 大柴胡汤的功用是

　A. 和解少阳，内泻热结

　B. 疏风解表，泄热通便

　C. 透解郁热，疏肝理脾

　D. 解肌疏表，清泻里实

　E. 疏肝解郁，健脾和营

37. 下列关于补益剂应用注意事项正确的是

　A. 真虚假实证、真实假虚证均可使用补益剂

　B. 补益剂不易壅中滞气，无须配伍理气醒脾之药

　C. 补益剂多味厚滋腻，宜慢火久煎

　D. 宜饭后服用补益剂，助药物吸收

　E. 补益剂性质温和，适用范围广，虚证实证俱可

38. 下列方剂中，主治劳倦伤脾所致的发热，被称之为"甘温除热法"的是

　A. 归脾汤　　　　　　B. 白虎汤

　C. 竹叶石膏汤　　　　D. 白虎加人参汤

　E. 补中益气汤

39.（助理不考）当归补血汤原方中当归与黄芪的配伍用量比例是

　A. 1∶4　　　　　　　B. 4∶1

　C. 2∶1　　　　　　　D. 1∶5

　E. 5∶1

40. 炙甘草汤的组成药物中含有

　A. 天冬、麻仁、枣仁

　B. 生地黄、玄参、干姜

　C. 阿胶、当归、芍药

　D. 生姜、党参、黄芪

　E. 生地黄、麻仁、麦冬

41.（助理不考）六味地黄丸和大补阴丸两方组成中均不含有的药物是

　A. 泽泻、茯苓

　B. 知母、黄柏

　C. 生地黄、麦冬

　D. 牡丹皮、山茱萸

　E. 炙龟甲、熟地黄

42. 肾气丸原方用量最大的药物是

　A. 桂枝　　　　　　　B. 干地黄

　C. 炮附子　　　　　　D. 牡丹皮

　E. 山萸肉

43. 肾气丸和地黄饮子两方组成药物中均含有

　A. 山茱萸、牛膝、山药

　B. 炮附子、肉桂、枸杞子

　C. 炮附子、山茱萸、茯苓

　D. 枸杞子、菟丝子、山药

E. 鹿角胶、龟甲胶、山茱萸

44. 固涩剂常见临床适用范围有

　A. 自汗、盗汗

　B. 久咳、久泻、久痢

　C. 遗精滑泄

　D. 小便失禁、崩漏、带下

　E. 以上皆是

45. 治疗体虚自汗、盗汗证的方剂是

　A. 牡蛎散　　　　　　B. 四神丸

　C. 固冲汤　　　　　　D. 一贯煎

　E. 真人养脏汤

46.（助理不考）九仙散的组成药物中含有

　A. 乌药、生枳壳、乌梅

　B. 知母、密蒙花、牡丹皮

　C. 山药、五倍子、黄芪

　D. 诃子、炙黄芪、桔梗

　E. 人参、桑白皮、款冬花

47.（助理不考）真人养脏汤的功用是

　A. 温中祛寒，补益脾胃

　B. 温中补虚，降逆止呕

　C. 益气健脾，缓急止痛

　D. 温补脾肾，涩肠止泻

　E. 涩肠固脱，温补脾肾

48. 桑螵蛸散中配伍龙骨、龟甲的意义是

　A. 补养气血，涩精止遗

　B. 滋养肾阴，补心安神

　C. 固涩止遗，补肾益精

　D. 滋阴潜阳，固精缩尿

　E. 收敛固涩，镇心安神

49.（助理不考）易黄汤的功用是

　A. 调补心肾，涩精止遗

　B. 补益脾肾，清热祛湿，收涩止带

　C. 补气健脾，化湿止带

　D. 补肾益气，健脾燥湿，固涩止带

　E. 疏肝健脾，化湿止带

50. 以镇心安神，清热养血为主要功用的方剂是

　A. 归脾汤　　　　　　B. 酸枣仁汤

　C. 天王补心丹　　　　D. 朱砂安神丸

　E. 桂枝甘草龙骨牡蛎汤

51. 天王补心丹中配伍茯苓意在

　A. 宁心　　　　　　　B. 健脾

　C. 滋阴　　　　　　　D. 渗湿

　E. 利水

52. 开窍剂的应用注意事项正确的是

　A. 热闭者宜温开，寒闭者宜凉开

　B. 作丸剂散剂使用时，温火煎煮后服用

　C. 若见汗出肢冷、呼吸气微、口开目合、脉微

欲绝者，急用开窍剂

  D. 阳明腑实证见神昏谵语者，可选用寒下剂合开窍剂

  E. 开窍剂多用于急救，中病即止

53. 具有清热解毒，豁痰开窍，多用于治疗邪热内陷心包证的是

  A. 安宫牛黄丸   B. 紫雪丹

  C. 至宝丹   D. 羚角钩藤汤

  E. 苏合香丸

54. 下列各项中，除哪项外均属半夏厚朴汤主治证的临床表现

  A. 胸膈满闷   B. 恶心呕吐

  C. 脉弦细微数   D. 咽中如有物阻

  E. 咳吐不出，吞咽不下

55. 以降逆化痰，益气和胃为主要功用的方剂是

  A. 半夏厚朴汤   B. 旋覆代赭汤

  C. 半夏泻心汤   D. 橘皮竹茹汤

  E. 苏子降气汤

56. 温经汤中配伍半夏的主要用意是

  A. 和胃降逆而止呕

  B. 燥湿化痰而和胃

  C. 通降胃气而散结

  D. 降逆散结而消痞

  E. 化痰开胃而行津

57. （助理不考）槐花散的功用是

  A. 清肠止血，养阴清热

  B. 养血止血，清肠祛风

  C. 益气健脾，养血止血

  D. 清肠止血，疏风行气

  E. 凉血止血，利水通淋

58. 消风散的君药是

  A. 荆芥、防风、蝉蜕、牛蒡子

  B. 当归、胡麻仁、生地黄、荆芥

  C. 石膏、知母、苍术、防风

  D. 苦参、苍术、木通、蝉蜕

  E. 荆芥、防风、苦参、苍术

59. 羚角钩藤汤中配伍霜桑叶和滁菊花的用意是

  A. 清热平肝   B. 滋阴柔肝

  C. 清肝明目   D. 祛风解痉

  E. 息风止痉

60. 川芎茶调散主治

  A. 痰浊上逆之头痛

  B. 风邪外袭之头痛

  C. 血不上奉之头痛

  D. 肝阳上亢之头痛

  E. 瘀血阻络之头痛

61. 清燥救肺汤原方配伍用量最大的药物是

  A. 石膏   B. 桑叶

  C. 杏仁   D. 麻仁

  E. 麦冬

62. （助理不考）下列方剂中，由细生地、玄参、麦冬组成的方剂是

  A. 生化汤   B. 增液汤

  C. 益胃汤   D. 麦门冬汤

  E. 地黄饮子

63. 平胃散的功用是

  A. 健脾化湿，和中益气

  B. 化湿和胃，理气健脾

  C. 行气化湿，和胃止呕

  D. 燥湿运脾，行气和胃

  E. 疏肝和胃，益气健脾

64. （助理不考）由滑石、黄芩、茵陈、石菖蒲、川贝母、木通、藿香、连翘、白蔻仁、薄荷、射干组成的方剂是

  A. 平胃散   B. 三仁汤

  C. 八正散   D. 藿香正气散

  E. 甘露消毒丹

65. 猪苓汤中配伍阿胶的用意是

  A. 滋阴润燥   B. 滋阴补血

  C. 润肺止咳   D. 养血益气

  E. 补血止血

66. （助理不考）防己黄芪汤中黄芪的主要作用是

  A. 益气祛风   B. 固表止汗

  C. 益气利水   D. 实卫御风

  E. 健脾升阳

67. 不属于真武汤中配伍芍药的用意的是

  A. 利小便行水气   B. 滋阴养血平肝

  C. 缓肝急止腹痛   D. 缓解筋肉瞤动

  E. 防温燥伤耗阴津

68. （助理不考）实脾散的功效是

  A. 利水渗湿，温阳化气

  B. 解表化湿，理气和中

  C. 温中散寒，行气除满

  D. 温中补虚，缓急止痛

  E. 温阳健脾，行气利水

69. 下列各项中，不属于独活寄生汤组成药物的是

  A. 杜仲、防风、川芎

  B. 白术、羌活、泽泻

  C. 细辛、牛膝、秦艽

  D. 肉桂、芍药、甘草

  E. 人参、当归、生地黄

70. 下列关于祛痰剂的应用注意事项正确的是

  A. 先辨病性，热痰宜清，寒痰宜温，风痰宜息

  B. 治痰必治脾，以绝生痰之源

C. 治痰当兼顾阴津

D. 病痰饮者，当以温药和之

E. 以上都是

71. 二陈汤组成中加乌梅一个，主要用意是

    A. 收敛肺气，以助排痰之力

    B. 收敛肺气，以防燥散伤正

    C. 生津润燥，以防辛燥伤阴

    D. 润肺止咳，以增止咳之效

    E. 敛肺涩肠，以防肺气下泄

72. （助理不考）药物组成为黄连、半夏、瓜蒌的方剂是

    A. 半夏泻心汤   B. 大陷胸汤

    C. 小陷胸汤   D. 滚痰丸

    E. 清气化痰丸

73. 应用贝母瓜蒌散的辨证要点是

    A. 胸脘痞闷，按之则痛，舌红苔黄腻，脉滑数

    B. 癫狂惊悸，大便干燥，苔黄厚腻，脉滑数

    C. 咳痰黄稠，胸膈痞闷，舌红苔黄腻，脉滑数

    D. 咳嗽痰多，胸膈痞闷，恶心呕吐，舌苔白腻，脉滑

    E. 咳嗽呛急，咳痰涩而难出，咽喉干燥，苔白而干

74. 下列关于消食剂的描述错误的是

    A. 消食剂治疗各类饮食积滞

    B. 消食剂可长期服用，助运消化

    C. 消食剂以渐消缓散饮食积滞为主

    D. 消食剂对实证以消食为主，虚证以消补为主

    E. 消食剂的适应证多发病较缓，病情较轻

75. 保和丸中配伍莱菔子的主要用意是

    A. 涩肠止泻   B. 消食导滞

    C. 化滞解酒   D. 下气消食

    E. 消积和胃

76. 下列各项中，不属于健脾丸组成药物的是

    A. 白术、木香   B. 黄连、甘草

    C. 神曲、陈皮   D. 半夏、枳实

    E. 人参、茯苓

77. 保和丸与健脾丸的组成药物中均含有

    A. 山楂、神曲、陈皮

    B. 木香、砂仁、甘草

    C. 半夏、茯苓、山楂

    D. 人参、白术、神曲

    E. 陈皮、连翘、白术

二、A2 型题

78. 患者，67 岁，男，症见突然昏倒，牙关紧闭，不省人事，苔白，脉迟，治宜选用的方子是

    A. 苏合香丸   B. 至宝丹

    C. 紫雪   D. 安宫牛黄丸

    E. 牛黄清心丸

79. （助理不考）患者，女，29 岁，带下清稀色白，面色㿠白，倦怠便溏，兼有寒湿，小腹疼痛者，舌淡苔白，脉缓，治疗应在完带汤的基础上加

    A. 干姜、盐茴香

    B. 干姜、杜仲

    C. 炮姜、煅龙骨

    D. 炮姜、盐丁香

    E. 炮姜、盐茴香

80. 患者，男，57 岁，症见咳痰清稀色白，喜唾涎沫，胸满不舒，苔白滑，脉弦滑，治疗宜选用

    A. 苓甘五味姜辛汤

    B. 半夏白术天麻汤

    C. 贝母瓜蒌散

    D. 清气化痰丸

    E. 温胆汤

81. 患者，女，49 岁，近来眩晕，头痛，胸膈痞闷，恶心呕吐，舌苔白腻，脉弦滑，治疗首选方剂为

    A. 二陈汤   B. 温胆汤

    C. 清气化痰丸   D. 半夏白术天麻汤

    E. 贝母瓜蒌散

82. 患儿近来出现脘腹阵痛，烦闷呕吐，时发时止，得食则吐，甚则吐蛔，手足厥冷，治疗应选方为

    A. 四逆汤   B. 四逆散

    C. 乌梅丸   D. 大承气汤

    E. 使君子汤

83. 患者，女，43 岁，症见两胁作痛，头痛目眩，月经不调，乳房作胀，口燥咽干，脉弦而虚者。治宜选用

    A. 小柴胡汤   B. 痛泻要方

    C. 逍遥散   D. 四逆散

    E. 柴胡疏肝散

84. 患者，男，52 岁，症见胁肋胀闷，脘腹疼痛，手足不温，泄利下重，脉弦者。治宜选用

    A. 四逆汤   B. 四逆散

    C. 当归四逆汤   D. 理中丸

    E. 归脾汤

85. 患者咳痰带血，咽喉燥痛，头晕目眩，手足心热，骨蒸盗汗，舌红少苔，脉细数者，治宜用

    A. 六味地黄丸   B. 大补阴丸

    C. 咳血方   D. 百合固金汤

    E. 养阴清肺汤

86. 患者全身瘙痒，疹出色红，抓破后疹处渗出津水，舌苔白而微黄，脉浮数者，治宜用

    A. 龙胆泻肝汤   B. 防风通圣散

    C. 消风散   D. 银翘散

    E. 仙方活命饮

87. 患者惊悸不宁，虚烦少寐，胸脘痞闷，呕吐痰涎，舌苔黄腻，脉弦滑微数者，治宜用
　　A. 酸枣仁汤　　　　　　B. 天王补心丹
　　C. 温胆汤　　　　　　　D. 甘麦大枣汤
　　E. 归脾汤

三、B 型题

　　A. 药味加减的变化
　　B. 药量增减的变化
　　C. 剂型更换的变化
　　D. 药味加减与剂型更换变化的联合运用
　　E. 药味加减与药量增减变化的联合运用

88. 由大承气汤化裁为小承气汤属于
89. 由半夏泻心汤化裁为生姜泻心汤属于

　　A. 益气补虚　　　　　　B. 缓峻护正
　　C. 扶正祛邪　　　　　　D. 实卫和营
　　E. 化痰止咳

90. 麻黄汤中配伍炙甘草的意义是
91. 桂枝汤中配伍炙甘草的意义是

　　A. 当归、厚朴　　　　　B. 芒硝、杏仁
　　C. 芒硝、枳实　　　　　D. 芍药、大黄
　　E. 大黄、桃仁

92. 麻子仁丸的组成药物中含有
93. 大承气汤的组成药物中含有

　　A. 导赤散　　　　　　　B. 玉女煎
　　C. 芍药汤　　　　　　　D. 清胃散
　　E. 凉膈散

94. （助理不考）患者症见头痛，牙痛，齿松牙衄，烦热干渴，舌红苔黄而干者，治宜选用
95. 患者症见牙龈肿痛甚见出血，口气热臭，口干舌燥，舌红苔黄，脉滑数者，治宜选用

　　A. 桂枝汤　　　　　　　B. 逍遥散
　　C. 阳和汤　　　　　　　D. 小建中汤
　　E. 当归四逆汤

96. 方中芍药与桂枝配伍以调和营卫的方剂是
97. 方中芍药与甘草配伍以和里缓急的方剂是

　　A. 鹿角胶、菟丝子
　　B. 山药、山茱萸
　　C. 泽泻、生地黄
　　D. 阿胶、干地黄
　　E. 龟甲胶、茯苓

98. 左归丸和肾气丸两方的组成药物中均含有
99. 右归丸和六味地黄丸的组成药物中均含有

（助理不考）
　　A. 桑菊饮　　　　　　　B. 四神丸
　　C. 右归丸　　　　　　　D. 九仙散
　　E. 止嗽散

100. 功能敛肺止咳的方剂是
101. 功能固肠止泻的方剂是

　　A. 归脾汤　　　　　　　B. 酸枣仁汤
　　C. 朱砂安神丸　　　　　D. 天王补心丹
　　E. 交泰丸

102. 患者症见心悸怔忡，遗忘失眠，盗汗虚热，体倦食少，面色萎黄，舌淡，苔薄白，脉细弱，治疗首选方剂为
103. 患者症见心悸怔忡，虚烦失眠，神疲健忘，手足心热，大便干结，舌红少苔，脉细数，治疗首选方剂为

　　A. 安神定惊，化痰开窍
　　B. 清热开窍，化浊解毒
　　C. 清热解毒，豁痰开窍
　　D. 辟秽解毒，化痰开窍
　　E. 清热解毒，开窍安神

104. 安宫牛黄丸的功用是
105. 至宝丹的功用是

　　A. 痰涎壅盛，上实下虚
　　B. 风邪伤肺，肺失清肃
　　C. 寒阻中焦，肺失清肃
　　D. 外感风寒，内有水饮
　　E. 外感风寒，痰热内蕴

106. 苏子降气汤证的病机是
107. （助理不考）定喘汤证的病机是

　　A. 十灰散　　　　　　　B. 小蓟饮子
　　C. 咳血方　　　　　　　D. 温经汤
　　E. 止嗽散

108. 治疗肝火犯肺所致之咳痰带血，宜选用
109. 治疗下焦瘀热所致之血淋尿血，宜选用

　　A. 消风散　　　　　　　B. 大秦艽汤
　　C. 玉真散　　　　　　　D. 地黄饮子
　　E. 小活络丹

110. 治疗风疹的代表方剂是
111. 治疗暗痱证的代表方剂是

　　A. 痰厥头痛证　　　　　B. 阴虚风动证
　　C. 血虚生风证　　　　　D. 风痰眩晕证

E. 肝热生风证

112. 羚角钩藤汤主治

113. （助理不考）大定风珠主治

    A. 2 : 1   B. 3 : 1
    C. 4 : 1   D. 6 : 1
    E. 7 : 1

114. 麦门冬汤原方中麦冬与半夏的配伍比例是

115. （助理不考）竹叶石膏汤原方中麦冬与半夏的配伍比例是

    A. 益气健脾   B. 健脾助运
    C. 渗湿健脾   D. 发汗祛湿
    E. 燥湿健脾

116. 平胃散中配伍苍术的用意是

117. 九味羌活汤中配伍苍术的用意是

    A. 五淋散   B. 八正散
    C. 六一散   D. 导赤散
    E. 小蓟饮子

118. 患者症见尿频尿急，淋沥不畅，热涩刺痛，尿色浑赤，甚则癃闭不通，苔黄腻，脉滑数者，治宜首选

119. 患者症见尿中带血，小便频数，赤涩热痛，舌红，脉数者，治宜首选

    A. 二陈汤   B. 泻白散
    C. 苏子降气汤   D. 清气化痰丸
    E. 贝母瓜蒌散

120. 患者症见胸膈痞闷，气急呕恶，咳痰不爽，苔黄而腻者，治宜选用

121. 患者症见呛咳气急，咳痰不爽，咽喉干燥，苔白而干者，治宜选用

    A. 健脾丸   B. 保和丸
    C. 枳实消痞丸   D. 枳实导滞丸
    E. 木香槟榔丸

122. 患者昨日聚餐后，症见脘腹痞胀，嗳腐吞酸，恶食呕吐，泄泻，舌苔厚腻，脉滑者，治宜选用

123. （助理不考）患者症见食积内停，脘腹胀痛，下痢泄泻，小便短赤，舌苔黄腻，脉沉而有力者，治宜选用

（助理不考）

    A. 桂枝、附子   B. 当归、甘草
    C. 人参、生姜   D. 细辛、生姜
    E. 干姜、蜀椒

124. 乌梅丸和大建中汤的组成中均含有的药组是

125. 乌梅丸中含有大建中汤中不含有的药组是

中医经典（助理不考）

一、A1 型题

1. 除下列哪一项外，均是《素问·上古天真论》指出的养生的重要原则

    A. 法于阴阳   B. 和于术数

    C. 起居有常   D. 延年益寿

    E. 食饮有节

2. 《素问·四气调神大论》中"不治已病治未病"，体现了

    A. 未病先防的思想

    B. 有病早治的思想

    C. 顺应四时养生防病的思想

    D. 善治者治皮毛的思想

    E. 以上均不是

3. 《素问·阴阳应象大论》中"治病必求于本"的"本"是指

    A. 病因   B. 病机

    C. 病性   D. 病位

    E. 阴阳

4. 《素问·阴阳应象大论》说："壮火之气衰，少火之气壮"，其中"壮火""少火"的本义是

    A. 药食气味纯阳与温和之别

    B. 人体阳气亢盛与平和之别

    C. 病理之火与生理之火的区别

    D. 邪火与正气之别

    E. 相火与君火之别

5. 《素问·经脉别论》"府精神明，留于四脏"之"四脏"是指

    A. 心肺肝脾   B. 心肺肝肾

    C. 心肝脾肾   D. 心肺脾肾

    E. 脾肺肝肾

6. 《素问·太阴阳明论》认为四肢不用的病理是

    A. 肝风动摇

    B. 脾病不能为胃行其津液

    C. 阳气偏阻

    D. 气血不足

    E. 风寒湿袭

7. 据《灵枢·本神》，所以任物者谓之

    A. 意   B. 心

    C. 志   D. 思

    E. 虑

8. 《素问·生气通天论》中"阴者，藏精而起亟

也；阳者，卫外而为固也"说明了阴阳之间的何种关系

    A. 阴阳互补

    B. 阴阳自和

    C. 阴阳交感互藏

    D. 阴阳互根互制

    E. 阴阳消长平衡

9. 《素问·至真要大论》认为"皆属于心"的病证为

    A. 诸热瞀瘛

    B. 诸痛痒疮

    C. 诸躁狂越

    D. 诸禁鼓栗，如丧神守

    E. 诸厥固泄

10. 《素问·热论》中强调伤寒已满三日者方可施用

    A. 发汗法   B. 解表法

    C. 通便法   D. 泄热法

    E. 和解法

11. 《素问·评热病论》中"劳风"的症状是

    A. 强上冥视，唾出若涕，恶风振寒

    B. 汗出烦满，烦满不为汗解，恶风

    C. 汗出辄复热，恶风

    D. 面足俱肿，恶风

    E. 全身浮肿，恶风，口干，溺黄

12. 据《素问·咳论》"五脏各以其时受病，非其时，各传以与之"，冬季肺受邪而病，是从何脏传来

    A. 心   B. 太阳

    C. 肝   D. 脾

    E. 肾

13. 据《素问·痹论》所述，下列哪一项与肝痹无关

    A. 夜卧则惊

    B. 多饮

    C. 小便频数

    D. 腹胀大，如怀妊之状

    E. 色苍黄

14. 《素问·痿论》关于痿证的治疗原则，下列哪一项除外

    A. 独取阳明   B. 补其荥

    C. 通其俞   D. 补益五脏

E. 因时制宜

15. 据《素问·汤液醪醴论》所述，水肿的治疗原则主要是
A. 平治于权衡
B. 缪刺其处，以复其形
C. 微动四极
D. 温衣
E. 开鬼门，洁净府

16. 《灵枢·决气》中"两神相搏，合而成形，常先身生"，"两神"是指
A. 气血 　　　　　　B. 营卫
C. 津液 　　　　　　D. 阴阳之脉
E. 男女生殖之精

17. 据《灵枢·决气》，精脱的主要表现是
A. 目不明 　　　　　B. 头晕目眩
C. 耳数鸣 　　　　　D. 耳聋
E. 腰膝酸软

18. 以下哪项不属于太阳病提纲
A. 头痛 　　　　　　B. 恶寒
C. 项强 　　　　　　D. 脉浮
E. 身体痛

19. 以下哪项不属于太阳中风脉证提纲
A. 恶风 　　　　　　B. 发热
C. 汗出 　　　　　　D. 脉缓
E. 头痛

20. 太阳中风证发热的特点是
A. 蒸蒸发热
B. 翕翕发热
C. 时发热
D. 或已发热，或未发热
E. 往来寒热

21. 小青龙汤证的病因病机是
A. 风寒束表，阳郁化热，表寒里热
B. 风寒束表，水饮内停，表寒里饮
C. 风寒犯表，营卫不和，卫闭营郁
D. 风寒袭表，营卫不和，卫强营弱
E. 素有郁热，复感风寒，外寒内热

22. 小建中汤证"心中悸而烦"，其病机是
A. 心阳虚，脾不运化，水气凌心
B. 心阳虚，神失所养
C. 肾阳虚，水气泛滥
D. 脾虚而气血不足，心火上炎
E. 心脾两虚，气血双亏，复被邪扰

23. 下列汤证除哪项外，均以心下痞为主症
A. 大黄黄连泻心汤证
B. 附子泻心汤证
C. 五苓散证

D. 半夏泻心汤证
E. 甘草泻心汤证

24. 柴胡汤证往来寒热，休作有时的产生机制主要是
A. 血弱气尽，腠理开
B. 脏腑相连，邪高痛下
C. 邪气与正气相搏于胁下
D. 风寒入少阳，少阳气郁
E. 正邪分争于表里之间

25. 下列何证最适宜用生姜泻心汤治疗
A. 发热腹痛，下利肛灼
B. 发热口渴，下利脓血，里急后重
C. 胸胁满而呕，日晡所发潮热，微下利
D. 下利，干噫食臭，腹中雷鸣，心下痞硬
E. 心下痞满，呕吐下利，往来寒热

26. 小陷胸汤的药物组成是
A. 黄连、半夏、贝母
B. 黄芩、半夏、瓜蒌实
C. 黄连、杏仁、瓜蒌实
D. 黄芩、半夏、贝母
E. 黄连、半夏、瓜蒌实

27. 旋覆代赭汤证见"心下痞"是属
A. 痰气痞 　　　　　B. 水痞
C. 寒热错杂痞 　　　D. 热痞
E. 呕利痞

28. 杨某，女，26 岁，患者突然烦躁不安，谵妄，腹泻水样便数次，并高烧，口渴喜饮，大汗不止，舌红少津，苔黄，脉数而虚大无力。应选何方
A. 理中汤
B. 黄芩汤
C. 白虎加人参汤
D. 白虎汤
E. 以上都不是

29. 炙甘草汤证的脉证见
A. 心下悸，头眩，身瞤动
B. 伤寒脉结代，心动悸
C. 伤寒脉浮，自汗出，小便数
D. 发汗，病不解，反恶寒者
E. 太阳病发汗，汗出不解

30. 下列哪项不属于"胃家"的含义
A. 胃 　　　　　　　B. 大肠
C. 小肠 　　　　　　D. 膀胱
E. 阳明经

31. 以下哪项不属于白虎汤证之主症
A. 腹满身重，难以转侧
B. 口不仁，面垢
C. 谵语，遗尿

D. 脉洪大

E. 背微恶寒

32. "小便不利，渴引水浆者，此为瘀热在里，身必发黄"适用

A. 栀子柏皮汤

B. 小柴胡汤

C. 麻黄连轺赤小豆汤

D. 抵当汤

E. 茵陈蒿汤

33. 少阳病是指

A. 表寒里热

B. 表里俱热

C. 表里俱寒

D. 邪入少阳，枢机不利

E. 表热里寒

34. 太阴虚寒腹痛的特点是

A. 时腹自痛　　　　B. 腹满而痛

C. 下腹部疼痛　　　D. 上腹部疼痛

E. 下利腹痛

35. 能反映少阴病病理特征的脉象是

A. 欲吐不吐，心烦但欲寐

B. 下利便脓血

C. 下利清谷，里寒外热，脉微欲绝

D. 脉微细，但欲寐

E. 利不止，厥逆无脉，干呕烦者

36. 关于黄连阿胶汤证治法的论述最确切的一项是

A. 清热祛湿，泻火除烦

B. 滋阴泻火，交通心肾

C. 清热育阴利水

D. 温阳化气利水

E. 和解泄热，养阴生津

37. 下列哪项为通脉四逆汤证的主证

A. 利不止，厥逆无脉，干呕烦者

B. 呕不止，心下急，郁郁微烦

C. 下利清谷，里寒外热，手足厥逆，脉微欲绝

D. 脉微细，但欲寐，手足厥冷，小便色白

E. 昼日烦躁不得眠，夜而安静，不呕不渴，身无大热

38. 真武汤证的主要病机是

A. 肾阳虚衰，寒湿内盛

B. 肾阳亏虚，水气泛滥

C. 脾肾阳虚，关门不利

D. 下元亏虚，气化不利

E. 邪侵少阳，肾失所主

39. 四逆散证之四逆，较合适的解释为

A. 心肾阳虚，阴寒内盛，阳气不达

B. 少阴阳虚，复感寒邪，寒凝气滞

C. 阴阳气不相顺接

D. 气机阻滞，阳气内郁，不达四末

E. 肾虚水停，阳气被遏

40. 厥阴病的提纲证不包括

A. 气上撞心　　　　B. 饥而不欲食

C. 厥逆　　　　　　D. 消渴

E. 心中疼热

41. 患者，男，50岁。患阿米巴痢疾达15年之久，每次发作均见腹胀，纳差，食后胀甚，里急后重，排黏液性血便，伴见低热、心烦、口干欲饮，舌质红，苔黄略腻，脉濡数。临床最佳辨证是

A. 葛根芩连汤证

B. 黄芩汤证

C. 白头翁汤证

D. 乌梅丸证

E. 芍药汤证

42. 补肝之要妙，以下哪种方法正确

A. 补用酸，助用焦苦，益用甘味之药以调之

B. 补用苦，助用焦酸，益用甘味之药以调之

C. 补用辛，助用焦苦，益用甘味之药以调之

D. 补用甘，助用焦苦，益用辛味之药以调之

E. 补用咸，助用焦苦，益用甘味之药以调之

43. "病痼疾，加以卒病"，以下哪种处理方法较为恰当

A. 先治其痼疾，后乃治其卒病

B. 先治其卒病，后乃治其痼疾

C. 先强健身体，后乃治其卒病

D. 先强健身体，后乃治其痼疾

E. 卒病痼疾同时治疗

44. 太阳病，关节疼痛而烦，脉沉而细，此名

A. 湿痹　　　　　　B. 寒痹

C. 风痹　　　　　　D. 热痹

E. 风寒痹

45. 关于防己黄芪汤证的主症，以下哪项不是

A. 脉浮　　　　　　B. 身重

C. 汗出　　　　　　D. 恶风

E. 身体疼烦

46. 百合病的病位在

A. 心　　　　　　　B. 胸膈

C. 心肺　　　　　　D. 心肾

E. 肺肾

47. 关于中风的表述，以下哪项不恰当

A. 邪在于膝，即凛然寒

B. 邪在于络，肌肤不仁

C. 邪在于经，即重不胜

D. 邪在于腑，即不识人

E. 邪在于脏，舌即难言，口吐涎

48. 关于桂枝芍药知母汤证的主症，以下哪项不是
    A. 肢节疼痛　　　　B. 头眩短气
    C. 温温欲吐　　　　D. 脚肿
    E. 口不能言

49. 血痹的主要症状是
    A. 关节疼痛
    B. 肢体局部麻木不仁
    C. 半身不遂
    D. 肢体疼痛
    E. 肢体肿胀

50. 桂枝加龙骨牡蛎汤证的病机是
    A. 阴阳两虚　　　　B. 肝肾阴虚
    C. 心肾阳虚　　　　D. 心脾气虚
    E. 心肺气虚

51. "大逆上气，咽喉不利，止逆下气者，麦门冬汤主之"，本方主治的脏腑是
    A. 心肺　　　　　　B. 肺肾
    C. 肺胃　　　　　　D. 心肾
    E. 脾肾

52. 患者喘息咳唾，胸背痛，短气，右脉沉迟，左脉弦急，治宜
    A. 瓜蒌薤白白酒汤
    B. 瓜蒌薤白半夏汤
    C. 枳实薤白桂枝汤
    D. 橘枳姜汤
    E. 薏苡附子散

53. 关于厚朴七物汤证的临床表现，以下哪项不是
    A. 下利　　　　　　B. 腹满
    C. 发热　　　　　　D. 脉浮数
    E. 饮食如故

54. 关于肾着的临床表现，以下哪项不是
    A. 身体重　　　　　B. 腰中冷
    C. 口渴　　　　　　D. 小便自利
    E. 饮食如故

55. 以下哪种病证久不愈可致痈脓
    A. 皮水　　　　　　B. 风水
    C. 正水　　　　　　D. 石水
    E. 黄汗

56. 治疗黄疸最基本的原则是
    A. 清热　　　　　　B. 化湿
    C. 活血　　　　　　D. 健脾
    E. 疏肝

57. 新产妇有三病，其病因均为
    A. 津血亏虚　　　　B. 感受外邪
    C. 瘀血内阻　　　　D. 津枯肠燥
    E. 气滞肝郁

58. 半夏厚朴汤证的病机是

    A. 气血郁滞　　　　B. 痰凝气滞
    C. 肝气郁结　　　　D. 阴虚火旺
    E. 痰热内扰

59. 叶天士《温热论》中提到，温病辨卫气营血虽与伤寒同，但哪项与伤寒大异
    A. 治则　　　　　　B. 治法
    C. 治方　　　　　　D. 治药
    E. 治气血

60. 叶天士《温热论》认为，温病在表夹湿，在用辛凉轻剂的基础上，其治法为
    A. 透风于热外　　　B. 透湿于风外
    C. 渗湿于热下　　　D. 透湿于热上
    E. 透风于湿外

61. 《温热论》中提到"营分受热"的情况，以下哪项描述不恰当
    A. 胃津受劫　　　　B. 心神不安
    C. 夜甚无寐　　　　D. 斑疹隐隐
    E. 撤去气药

62. 关于叶天士"务在先安未受邪之地"治法的应用，以下哪项不确切
    A. 甘寒之中加入咸寒
    B. 热入心包
    C. 可验之于舌
    D. 温邪尚未及下焦
    E. 肾水素亏

63. 战汗与气脱的区别是
    A. 大汗出　　　　　B. 倦卧不语
    C. 肤冷中　　　　　D. 脉静
    E. 神清

64. 对于素体阳虚的湿热病患者，以下表述不确切的是
    A. 须要顾其阳气，湿盛则阳微
    B. 法当清凉，然到十分之六七，即不可过于寒凉，恐成功反弃
    C. 防其湿热一去，阳亦衰微
    D. 寒热并用是常法
    E. 常见面色白

65. 叶天士所论"三焦不得从外解，必致成里结"的病机是
    A. 湿热积滞，胶结胃肠
    B. 燥热内结，腑气不通
    C. 湿阻肠道，传导失司
    D. 湿热痰浊，内结胃脘
    E. 气机郁滞，痰湿阻遏

66. 以下哪项不是湿热病提纲中的表现
    A. 汗出　　　　　　B. 胸痞
    C. 苔白　　　　　　D. 口渴不引饮

E. 恶寒发热交作

67. "阴湿伤表"和"阳湿伤表"临床主要鉴别点在于

    A. 有无发热   B. 有无恶寒

    C. 有无口渴   D. 有无汗出

    E. 有无头痛

68. 湿热证，湿热阻遏膜原，以下哪组药物最合适

    A. 柴胡、厚朴、槟榔、草果、香薷、六一散、苍术、半夏、干菖蒲

    B. 柴胡、厚朴、槟榔、草果、藿香、六一散、苍术、半夏、干菖蒲

    C. 柴胡、厚朴、槟榔、草果、木香、六一散、苍术、半夏、干菖蒲

    D. 柴胡、厚朴、槟榔、草果、檀香、六一散、苍术、半夏、干菖蒲

    E. 柴胡、厚朴、槟榔、草果、香附、六一散、苍术、半夏、干菖蒲

69. "湿热证，恶寒无汗，身重头痛，湿在表分，宜藿香、香薷、羌活、苍术皮、薄荷、牛蒡子等味"，头不痛者，去

    A. 香薷   B. 羌活

    C. 苍术皮   D. 薄荷

    E. 牛蒡子

70. 温病是多种外感热病的总称，《温病条辨》上焦篇首条列举了多少种常见温病

    A. 5   B. 7

    C. 9   D. 11

    E. 12

71. 邪热入营的清营汤证"反不渴"是因为

    A. 邪热不甚

    B. 兼有痰邪

    C. 兼有瘀血

    D. 邪热蒸腾营阴上泛

    E. 热扰心神而不觉

72. 吴鞠通所谓湿温初期治疗"三禁"是指

    A. 汗、吐、下   B. 汗、下、润

    C. 吐、下、和   D. 温、清、消

    E. 清、养、透

73. "阳明温病，下之不通"，若兼见"神昏舌短，内窍不通，饮不解渴"的表现，说明其病机兼有

    A. 正虚不能运药

    B. 肺气不降

    C. 火腑不通

    D. 邪闭心包

    E. 无水舟停

74. 温病后期邪热留伏阴分的发热表现是

    A. 夜热早凉，热退无汗

B. 日晡潮热，体热肢厥

C. 身热不扬，汗出不解

D. 往来寒热，热多寒少

E. 身热夜甚，天明得汗诸证稍减，但胸腹灼热不除

二、B 型题

    A. 桂枝汤   B. 桂枝加葛根汤

    C. 葛根汤   D. 麻黄汤

    E. 小青龙汤

75. 太阳病，项背强几几，无汗恶风，治疗宜用

76. 太阳病，头痛，发热，身痛，腰痛，骨节疼痛，无汗而喘，脉浮紧，治疗宜用

    A. 湿热蕴结，熏蒸肝胆，兼腑气壅滞

    B. 湿热内合，熏蒸肝胆

    C. 燥热与有形糟粕相结，津伤热伏，腑气不通

    D. 枢机不利，湿热内蕴，胆胃不和

    E. 寒湿内蕴，中阳不足，肝胆失疏

77. 茵陈蒿汤证的病机是

78. 大承气汤证的病机是

    A. 饮停胸胁   B. 饮停胸膈

    C. 饮停肠胃   D. 饮停四肢肌肤

    E. 饮停膀胱

79. 四饮中，痰饮的病机是

80. 四饮中，悬饮的病机是

    A. 胸闷、喘促、呃逆

    B. 心烦、心悸、阵发咳喘

    C. 夜卧惊惕不安，多饮小便频

    D. 腹胀满，身体佝偻不伸

    E. 四肢懈怠无力，咳而呕清水

81. 根据《素问·痹论》，心痹表现为

82. 根据《素问·痹论》，脾痹表现为

    A. 皆属于脾   B. 皆属于肝

    C. 皆属于上   D. 皆属于下

    E. 皆属于火

83.《素问·至真要大论》以为诸厥固泄

84.《素问·至真要大论》以为诸痿喘呕

    A. 大承气汤   B. 小承气汤

    C. 调胃承气汤   D. 白虎汤

    E. 茵陈蒿汤

85. 根据《伤寒论》，辨阳明病脉证并治"手足濈然汗出者"宜

86. 根据《伤寒论》，辨阳明病脉证并治"腹大满不

通者"宜

A. 当实大便   B. 当以温药和之
C. 当利小便   D. 当发汗
E. 当祛湿

87. 师曰：诸有水者，腰以下肿

88. 师曰：诸有水者，腰以上肿

A. 新加黄龙汤   B. 宣白承气汤
C. 导赤承气汤   D. 牛黄承气汤
E. 增液承气汤

89. 阳明温病，下之不通，其证有五：应下失下，正虚不能运药，不运药者死，何主之

90. 阳明温病，下之不通，其证有五：津液不足，无水舟停者，间服增液，再不下者，何主之

中医临床

中医内科学

1. 感冒主要是由于感受何邪所致
   - A. 风
   - B. 寒
   - C. 燥
   - D. 热
   - E. 湿

2. 下列不属于时行感冒特征的是
   - A. 传染性大
   - B. 病情较重
   - C. 发病缓慢
   - D. 易于流行
   - E. 易传变

3. 感冒的发病季节以何者为主
   - A. 秋冬
   - B. 冬春
   - C. 春秋
   - D. 夏秋
   - E. 春夏

4. 咳嗽初起，忌用
   - A. 黄芩、冬花
   - B. 沙参、麦冬
   - C. 双花、连翘
   - D. 半夏、陈皮
   - E. 诃子、五味子

5. 外感咳嗽治疗原则是
   - A. 疏风散寒
   - B. 解表达邪
   - C. 调和营卫
   - D. 解表发汗
   - E. 祛邪利肺

6. 外感咳嗽与内伤咳嗽的鉴别，下列哪项无意义
   - A. 病程的长短
   - B. 起病的缓急
   - C. 咳嗽的多少
   - D. 疾病的新久
   - E. 是否伴恶寒

7. 哮病的宿根是
   - A. 痰
   - B. 热
   - C. 寒
   - D. 气
   - E. 火

8. 哮病久发易伤内脏，一般伤及
   - A. 肺脾肾
   - B. 肺肾
   - C. 脾肾
   - D. 肺脾
   - E. 肺心

9. 哮病与喘证的主要鉴别症状是
   - A. 咳嗽胸闷
   - B. 呼吸不利
   - C. 时作时止
   - D. 喉中哮鸣有声
   - E. 以上均不是

10. （助理不考）喘证之正虚喘脱的病机为
    - A. 心气欲竭，脾肾阳衰
    - B. 肾气欲绝，肺肾阳衰
    - C. 肾气欲竭，心肺阳衰
    - D. 肺气欲绝，心肾阳衰
    - E. 肺气欲竭，肝肾阳衰

11. 下列不属于实喘的表现
    - A. 呼吸深长
    - B. 吸入为快
    - C. 气粗声高
    - D. 痰鸣咳嗽
    - E. 病势多急

12. 肺痈的治疗当以祛邪为原则，采用的治法是
    - A. 清热解毒，活血通络
    - B. 清热解毒，化瘀排脓
    - C. 清热解毒，肃肺化痰
    - D. 清热解毒，凉血止血
    - E. 清热解毒，宣肺平喘

13. 肺痈溃脓期若气虚不能托脓，可在辨证用药的基础上加入
    - A. 党参
    - B. 生黄芪
    - C. 柴胡
    - D. 升麻
    - E. 麦冬

14. 虚劳与肺痨的鉴别要点主要在于
    - A. 有无传染性
    - B. 有无肺虚见证
    - C. 有无五脏虚损证候
    - D. 有无咳血盗汗
    - E. 有无干咳

15. 肺痨虚火灼肺，咳血较著者，在辨证方中宜加入
    - A. 当归、三七、秦艽
    - B. 泽兰、红花、知母
    - C. 牡丹皮、紫珠草、黑山栀
    - D. 冬虫夏草、蛤蚧、白桑皮
    - E. 木蝴蝶、诃子、白薇

16. 肺痨之病理属性以何为主
    - A. 阴虚
    - B. 阳虚
    - C. 气虚
    - D. 血虚
    - E. 阴虚火旺

17. 肺胀的病理因素是
    - A. 痰浊、水饮、外邪
    - B. 痰浊、水饮、血瘀

C. 痰浊、外邪、血瘀

D. 痰浊、气滞、血瘀

E. 痰浊、水饮、气滞

18. （助理不考）下列关于肺痿治疗的各项叙述中，错误的是

    A. 重视调理脾胃

    B. 以补肺生津为原则

    C. 不可妄投燥热，以免助火伤津

    D. 忌苦寒滋腻碍胃

    E. 多用祛痰峻剂

19. 下列不属于心悸诊断依据的是

    A. 劳倦、饱食等因素可诱发

    B. 自觉心中悸动不安，心搏异常

    C. 伴有上下冲逆，发自少腹

    D. 呈阵发性或持续不解

    E. 伴有胸闷不舒，易激动

20. 下列不属于惊悸与怔忡鉴别要点的是

    A. 致病多由外因或内因引起

    B. 诱因常与惊恐、恼怒或劳累有关

    C. 全身情况较好或较差

    D. 发病时阵发性发作或持续性发作

    E. 病位在肝或在心

21. 胸痹总属本虚标实，下列不属于常见标实的是

    A. 气滞　　　　　　B. 痰浊

    C. 水饮　　　　　　D. 血瘀

    E. 寒凝

22. （助理不考）慢性心衰的根本病机为

    A. 心脉瘀阻

    B. 心气不足，心阳亏虚

    C. 气血阴阳亏虚

    D. 心失所养

    E. 邪扰心神

23. 不寐辨证时，应首辨的要点是

    A. 寒热　　　　　　B. 虚实

    C. 病位　　　　　　D. 轻重

    E. 标本

24. 将朱砂安神丸改汤剂治疗失眠时，朱砂用药应

    A. 先下　　　　　　B. 后下

    C. 冲服　　　　　　D. 减去

    E. 同煎

25. 下列不属于外感头痛特征的是

    A. 灼痛　　　　　　B. 掣痛

    C. 重痛　　　　　　D. 空痛

    E. 胀痛

26. 头后部疼痛，下连于项的头痛多为

    A. 太阳头痛　　　　B. 厥阴头痛

    C. 阳明头痛　　　　D. 少阳头痛

    E. 太阴头痛

27. 眩晕的治疗原则是

    A. 滋养肝肾，补气行血

    B. 补虚泻实，调整阴阳

    C. 清肝泻火，降逆化痰

    D. 平肝潜阳，养心安神

    E. 滋阴养血，益肾填精

28. 下列为中风发病之标的是

    A. 风痰气　　　　　B. 风痰瘀

    C. 痰火瘀湿　　　　D. 风火痰气

    E. 风火痰瘀

29. 下列不属于中风中经络主症的是

    A. 半身不遂　　　　B. 猝然昏仆

    C. 口眼㖞斜　　　　D. 语言不利

    E. 手足拘挛

30. 中风阳闭和阴闭的区别在于有无

    A. 痰浊　　　　　　B. 火热

    C. 血瘀　　　　　　D. 气滞

    E. 肝风

31. （助理不考）癫狂的病理因素以何者为先

    A. 气郁　　　　　　B. 痰凝

    C. 火郁　　　　　　D. 血瘀

    E. 痰气郁结

32. （助理不考）狂证的病机是

    A. 痰气郁结，蒙蔽神机

    B. 痰火上扰，神明失主

    C. 气郁化火，炼液为痰

    D. 心脾气结，郁而生痰

    E. 气郁化火，上扰心神

33. 痫病发病中以何邪最为重要

    A. 风　　　　　　　B. 火

    C. 痰　　　　　　　D. 瘀

    E. 湿

34. 以善忘、智能缺损、生活能力下降为主要临床表现的疾病是

    A. 郁病　　　　　　B. 癫病

    C. 健忘　　　　　　D. 痴呆

    E. 狐惑

35. 痴呆的辨证中，应首辨的要点是

    A. 外感内伤　　　　B. 病情轻重

    C. 标本虚实　　　　D. 病变脏腑

    E. 病期

36. 痴呆与健忘的鉴别关键是痴呆有

    A. 善忘前事　　　　B. 善忘后事

    C. 神志恍惚　　　　D. 记忆下降

    E. 沉默寡言

37. 阴虚胃痛的主要病机是

A. 胃失濡养　　　　　B. 胃失温养

C. 气机不畅　　　　　D. 胃腑积滞

E. 瘀血内停

38. 外邪犯胃之胃痛的发病，常见何邪

　　A. 风邪　　　　　　B. 寒邪

　　C. 暑邪　　　　　　D. 湿邪

　　E. 火邪

39. 下列哪项不属于肝气犯胃型胃痛的主症

　　A. 每因情志因素而发病

　　B. 胃脘胀满，痛连两胁

　　C. 嗳气频繁

　　D. 舌苔薄白

　　E. 脉弦数

40. 下列属于胃痞基本病机的是

　　A. 食滞肠胃，痞塞不通

　　B. 外邪内陷，阻塞气机

　　C. 肝气郁滞，横逆犯脾

　　D. 湿盛脾虚，气机阻滞

　　E. 中焦气机不利，脾胃升降失职

41. 鉴别胃痞和胸痹主要依据是

　　A. 病程　　　　　　B. 病位

　　C. 病性　　　　　　D. 诱因

　　E. 转归

42. 呕吐和噎膈的不同点为

　　A. 呕吐进食顺畅

　　B. 呕吐病程较长

　　C. 呕吐多为食入即吐

　　D. 呕吐多因内伤所致

　　E. 呕吐预后欠佳

43. 下列不是实证呕吐特点的是

　　A. 多由外邪及饮食所伤而发

　　B. 病程较短

　　C. 发病较急

　　D. 有邪实之象

　　E. 时发时止

44. 噎膈的发病机制主要是

　　A. 气、痰、食交结

　　B. 气、痰、毒交结

　　C. 气、痰、水交结

　　D. 气、痰、热交结

　　E. 气、痰、瘀交结

45. 下列关于噎膈的预防调护的选项中错误的是

　　A. 避免食用发霉的食物

　　B. 及时治疗食管慢性疾病

　　C. 多食新鲜蔬菜、水果

　　D. 每餐进食后不宜立即喝水

　　E. 戒烟酒

46. 下列不属于呃逆病位的是

　　A. 肝　　　　　　　B. 心

　　C. 肺　　　　　　　D. 胃

　　E. 肾

47. 呃逆以呃声沉缓有力为主症，其辨证属于

　　A. 胃寒气逆　　　　B. 脾胃阳虚

　　C. 肝气郁滞　　　　D. 胃火上逆

　　E. 胃阴不足

48. 脾胃病证的腹痛部位是

　　A. 小腹　　　　　　B. 胁腹

　　C. 少腹　　　　　　D. 大腹

　　E. 脐腹

49. 腹痛绵绵不愈，久痛入络的治法是

　　A. 补益脾胃　　　　B. 温中健脾

　　C. 温补肾阳　　　　D. 疏肝理气

　　E. 辛润活血

50. 下列治法中，治疗久泻，不宜过用的是

　　A. 升提　　　　　　B. 健脾

　　C. 补肾　　　　　　D. 分利

　　E. 固涩

51. 下列不属于痢疾与泄泻的鉴别点的是

　　A. 泻下稀薄或赤白黏冻

　　B. 便下完谷不化

　　C. 泻下次数之多少

　　D. 里急后重之有无

　　E. 泻下有无脓血

52. 下列关于痢疾基本病机的叙述中，不确切的是

　　A. 腐败化为脓血

　　B. 血络受伤

　　C. 邪客肠腑

　　D. 气血壅滞

　　E. 肠道传化失司

53. 下列关于痢疾治疗原则的叙述，错误的是

　　A. 寒热交错者清温并用

　　B. 初痢实则通之，久痢虚则补之

　　C. 热痢清之，寒痢温之

　　D. 忌过早补涩

　　E. 分利小便

54. 痢下白多赤少，一般多重用

　　A. 热药　　　　　　B. 寒药

　　C. 气药　　　　　　D. 血药

　　E. 温药

55. 下列关于便秘的说法中不正确的是

　　A. 大便次数减少

　　B. 排便困难

　　C. 常伴腹胀、腹痛

　　D. 大肠通降受阻

E. 不可单纯用泻下药

56. 胁痛的基本病机为
A. 气滞血瘀
B. 肝络失和
C. 湿热内蕴
D. 肝郁气滞
E. 肝络失养

57. 黄疸的辨证要点首要的是
A. 以虚实为纲
B. 以阴阳为纲
C. 区别湿重与热重
D. 区别热重与寒重
E. 区分疫毒之盛衰

58. 下列不属于黄疸湿重于热证症状特点的是
A. 黄疸不甚鲜明
B. 头重身困
C. 舌苔黄腻
D. 胸脘痞闷
E. 脉濡

59. 下列不属于萎黄主症的是
A. 皮肤淡黄不泽
B. 两目不黄
C. 小便色淡黄
D. 倦怠无力
E. 大便溏薄

60. 积证的基本病机是
A. 湿痰内聚，气血瘀滞
B. 气机阻滞，瘀血内结
C. 气滞血瘀，水停腹中
D. 虫阻脉道，血络受阻
E. 痰湿内阻，瘀血内结

61. 下列不属于聚证特征的是
A. 结块无形
B. 包块聚散无常
C. 痛无定处
D. 病在血分
E. 是为腑病

62. 下列对于鉴别水肿和鼓胀无意义的是
A. 有无胁下癥积坚硬
B. 有无目睛黄染
C. 水肿与腹水出现的先后
D. 有无腹皮青筋显露
E. 有无肢体浮肿

63. （助理不考）下列关于瘿病的说法不正确的是
A. 以颈前喉结两旁结块肿大为其临床特征
B. 多发于男性
C. 早期多无明显的伴随症状
D. 可伴低热、多汗、心悸、眼突、手抖、多食易饥等表现
E. 其病理因素有气滞、痰浊、瘀血

64. （助理不考）下列季节中，好发疟疾的是
A. 春夏
B. 夏秋
C. 秋冬
D. 冬春
E. 四季

65. （助理不考）治疗疟疾时，服药一般在
A. 疟疾发作时
B. 疟发后1小时
C. 疟发后2小时
D. 疟发前1小时
E. 疟发前2小时

66. 水肿的病位主要在
A. 肺、胃、肾
B. 肺、脾、肾
C. 心、脾、肾
D. 肝、脾、肾
E. 心、肝、肾

67. 下列关于水肿阳水的叙述中，不正确的是
A. 可兼有表证
B. 治疗以发汗、利水或攻逐为主
C. 肿处皮肤绷急光亮，按之凹陷即起
D. 水肿多从头面开始，由上而下，继及全身
E. 发病缓，病程长

68. 淋证的病位是
A. 肾
B. 膀胱
C. 肾、膀胱
D. 肾、三焦
E. 脾、肾、膀胱

69. 下列各项，不属于各类淋证共同表现的是
A. 小便频急
B. 腰部酸痛
C. 淋沥涩痛
D. 小腹拘急
E. 尿血而痛

70. 血淋与尿血的主要鉴别在于
A. 小便血色深浅
B. 小便量的多少
C. 小便有无浑浊
D. 小便时有无疼痛
E. 小便是否通畅

71. 癃闭伴小腹坠胀、乏力纳呆，治宜
A. 升清降浊
B. 温补肾阳
C. 通利小便
D. 疏利气机
E. 行瘀散结

72. 下列不会导致癃闭的是
A. 湿热蕴结
B. 肺热气壅
C. 瘀血阻滞
D. 肾气不固
E. 肾阳虚衰

73. （助理不考）下列关于阳痿的叙述中，错误的是
A. 本病有虚有实，亦有虚实夹杂证
B. 实证者宜温阳养精，破气散结
C. 虚实夹杂者需标本兼顾
D. 心脾血虚当调养气血，佐以温补开郁

E. 常有房劳过度、惊悸、郁证等病史

74. 郁证主要的病因是
A. 情志内伤　　B. 外感六淫
C. 饮食所伤　　D. 心失所养
E. 肝气上逆

75. 郁证常六郁相因，互为兼夹，其中以何为先
A. 湿郁　　B. 痰郁
C. 热郁　　D. 气郁
E. 血郁

76. 下列不属于血证病机特点的是
A. 迫血妄行　　B. 气不摄血
C. 肾不纳气　　D. 血不循经
E. 瘀血阻络

77. 狭义的痰饮是指饮邪留于
A. 胁下　　B. 胃肠
C. 肢体　　D. 胸肺
E. 心肺

78. 痰饮的治疗原则是
A. 清热　　B. 化痰
C. 逐饮　　D. 利水
E. 温化

79. 下列各项中，不属于消渴发病主要病机的是
A. 燥热　　B. 水停
C. 阴虚　　D. 血瘀
E. 阳虚

80. "消渴"上消临床症状主要是
A. 消谷善饥　　B. 烦渴引饮
C. 身体消瘦　　D. 烦躁不安
E. 尿频量多

81. 下列关于汗证病机叙述中，错误的是
A. 基本病机为阴阳失调，腠理不固，营卫失和
B. 实证者多由肝火及外感风热所致
C. 自汗多为气虚
D. 盗汗多为阴虚
E. 病理性质虚多实少

82. 自汗、盗汗者，可加用固涩敛汗的药物有
A. 黄芪、白术、防风
B. 麦冬、五味子、牡蛎
C. 秦艽、银柴胡、白薇
D. 五味子、浮小麦、牡蛎
E. 甘草、大枣、酸枣仁

83. 内伤发热的基本病机是
A. 三焦气化失宣
B. 气血阴阳失衡，脏腑功能失调
C. 阴阳盛衰，营卫失和
D. 脏腑亏损，气血阴阳不足
E. 阴津亏损，燥热偏胜

84. 虚劳的病位主要在
A. 肺、脾　　B. 脾、胃
C. 脾、肾　　D. 肝、肾
E. 心、肾

85. （助理不考）癌病临证，应首辨
A. 阴阳　　B. 虚实
C. 病因　　D. 病期
E. 脏腑

86. 下列关于癌病病因的选项中，错误的是
A. 饮食失调　　B. 素体内虚
C. 误治失治　　D. 内伤七情
E. 六淫邪毒

87. 癌病与下列那些脏腑功能失调密切相关
A. 肺、脾、肾　　B. 肝、脾、肾
C. 肺、肝、脾　　D. 肺、心、肾
E. 肝、肾、心

88. （助理不考）下列不属于厥证病因的是
A. 情志内伤　　B. 饮食不节
C. 亡血失津　　D. 体虚劳倦
E. 感受暑热

89. （助理不考）下列不属于厥之实证特点的是
A. 眩晕昏厥　　B. 声高息促
C. 面红气粗　　D. 脉洪大有力
E. 口噤握拳

90. 痹证与痿证鉴别时，首先鉴别
A. 痛与不痛
B. 有无外感
C. 有无肌肉萎缩
D. 肢体活动情况
E. 关节肿与不肿

91. 下列不属于痹证初起症状的是
A. 疼痛　　B. 酸楚
C. 重着　　D. 麻木
E. 屈伸不利

92. 治疗痹证久病入络，抽掣疼痛，肢体拘挛者，主要用何种止痛法
A. 活血化瘀止痛
B. 祛风散寒止痛
C. 清热消肿止痛
D. 补虚止痛
E. 搜风止痛

93. 痿证的证候主症是
A. 手足抽搐
B. 肢体颤抖摇动
C. 手足不自主抖动
D. 肢体软弱无力
E. 肢体关节疼痛

94. 下列药物中，治痿慎用
　　A. 风药　　　　　　　B. 滋阴药
　　C. 清热药　　　　　　D. 健脾药
　　E. 活血药

95. 痿证多属五脏内伤，精血受损，阴虚火旺，临床少见
　　A. 虚证　　　　　　　B. 实证
　　C. 寒证　　　　　　　D. 热证
　　E. 虚实错杂

96. 颤证的病位是
　　A. 脑　　　　　　　　B. 心
　　C. 关节　　　　　　　D. 筋脉
　　E. 肌肉

97. 下列不属于颤证临床特征的是
　　A. 四肢痿软
　　B. 多发生于中老年人
　　C. 头部及肢体颤抖不能自制
　　D. 隐袭起病，逐渐加重
　　E. 动作笨拙，活动减少

98. 腰痛的基本病机是
　　A. 肾精亏虚，腰府失养
　　B. 筋脉痹阻，腰府失养
　　C. 气滞血瘀，不通则痛
　　D. 外邪痹阻经脉，气血运行不畅
　　E. 肾阳不足，不能温煦筋脉

二、A2 型题

99. 张某，男，68 岁，近 1 个月来寒热持续不解，恶寒较甚，发热无汗，咳嗽，咳痰无力，气短懒言，舌淡苔白，脉浮无力。治疗方剂宜首选
　　A. 新加香薷饮　　　　B. 参苏饮
　　C. 银翘散　　　　　　D. 再造散
　　E. 加减葳蕤汤

100. 李某，男，33 岁，干咳，连声作呛，咽喉干痛，唇鼻干燥，痰少而黏，口干，伴身热微寒，舌质红干而少津，苔薄黄，脉浮数。其证候是
　　A. 风热犯肺　　　　　B. 痰热郁肺
　　C. 风燥伤肺　　　　　D. 肝火犯肺
　　E. 肺阴亏耗

101. 王某，男，60 岁，咳喘胸满，但坐不得卧，喉间痰鸣如拽锯，咳痰黏腻难出，舌苔厚浊，脉象滑实。治疗方剂宜首选
　　A. 小青龙汤　　　　　B. 射干麻黄汤
　　C. 三子养亲汤　　　　D. 平喘固本汤
　　E. 二陈平胃散

102. 陈某，男，26 岁，喘逆上气，息粗鼻扇，咳而不爽，痰吐稠黏，形寒身热，身痛无汗，口渴，苔薄黄、质红，脉浮数。治疗方剂宜首选

A. 小青龙汤
B. 小青龙加石膏汤
C. 麻杏石甘汤
D. 桑白皮汤
E. 厚朴麻黄汤

103. 肺痈患者管某，男，27 岁，壮热面赤，咳嗽气急，咳吐浊痰，痰色黄绿，口渴。其治法是
　　A. 清肺化痰，活血排脓
　　B. 排脓解毒
　　C. 养阴清热，益气补肺
　　D. 清热解毒，化痰消痈
　　E. 清肺解毒，化瘀消痈

104. 孙某，男，27 岁。有与肺痨患者接触史。干咳少痰，咳声短促，痰中带血，五心烦热，时有盗汗，形体消瘦，胸部闷痛隐隐，舌红少苔，脉细数。其诊断是
　　A. 内伤咳嗽，肺阴亏耗
　　B. 肺痨，肺阴亏损证
　　C. 肺痨，虚火灼肺证
　　D. 虚劳，肺阴虚
　　E. 哮证，肺虚

105. 患者李某，68 岁，肺胀病史 20 年，呼吸浅促难续，声低气怯，倚息不能平卧，胸闷如窒，心慌，咳痰不爽，腰膝酸软，脉沉数无力。治疗应首选
　　A. 真武汤合五苓散
　　B. 大补元煎
　　C. 金匮肾气丸
　　D. 平喘固本汤合补肺汤
　　E. 七味都气丸

106. （助理不考）王某，男性，75 岁，肺痨病史。现症见咳吐涎沫，清稀量多，气短，头眩，神疲乏力，形寒，小便数，舌质淡，脉虚弱。其治疗应首选
　　A. 麻黄升麻汤　　　　B. 甘草干姜汤
　　C. 补天大造丸　　　　D. 七味都气丸
　　E. 保真汤

107. （助理不考）患者贾某，男，69 岁，心悸易惊，心烦失眠，口干，盗汗，思虑劳心则症状加重，伴耳鸣腰酸，头晕目眩，急躁易怒，舌红少津，脉细数。证机概要为
　　A. 心阳虚衰，无以温养心神
　　B. 心血亏耗，心失所养，心神不宁
　　C. 气血亏损，心虚胆怯，心神失养
　　D. 肝肾阴虚，水不济火，心火内动，扰动心神
　　E. 水不济火，虚热内灼，心失所养，血脉不畅

108. 宋某，男，63 岁，胸闷气短，心悸而痛，甚则胸痛彻背，自汗，面色㿠白，腰酸乏力，畏寒肢冷，

唇甲淡白，舌淡白，脉沉微欲绝。治疗应首选

 A. 参附汤合右归饮

 B. 人参养营汤合左归饮

 C. 炙甘草汤合生脉散

 D. 苓桂术甘汤合左归丸

 E. 当归四逆汤合右归饮

109.（助理不考）孙某，男，78 岁。胸闷气短，喘息，心悸，动则加剧，神疲乏力，五心烦热，两颧潮红，伴腰膝酸软，头晕耳鸣，舌暗红少苔，脉细数无力。此病证的选方是

 A. 保元汤

 B. 生脉散

 C. 真武汤

 D. 葶苈大枣泻肺汤

 E. 四逆加人参汤

110. 潘某，男，51 岁，不寐多梦，甚则彻夜不眠，急躁易怒，伴头晕头胀，目赤耳鸣，口干而苦，便秘溲赤，舌红苔黄，脉弦数。其治法是

 A. 清肝泻火，化痰安神

 B. 补益心脾，养血安神

 C. 疏肝泻火，镇心安神

 D. 清肝利胆，安神定志

 E. 清心凉肝，镇惊宁神

111. 秦某，女，56 岁，头痛而胀，甚则头胀如裂，恶风发热，面红目赤，口渴喜饮，大便不畅，便秘，舌尖红，苔薄黄，脉浮数。证属

 A. 风寒头痛　　　　B. 风热头痛

 C. 风湿头痛　　　　D. 肝阳头痛

 E. 瘀血头痛

112. 吴某，女，49 岁，眩晕日久不愈，精神萎靡，腰酸膝软，少寐多梦，健忘，两目干涩，视力减退，耳鸣齿摇，颧红咽干，舌红少苔，脉细数。治疗应以下列何方为主

 A. 左归丸　　　　　B. 右归丸

 C. 六味地黄丸　　　D. 知柏地黄丸

 E. 黄连阿胶汤

113.（助理不考）刘某，女，29 岁，精神抑郁，表情淡漠，沉默痴呆，语无伦次，多疑多虑，不思饮食，舌苔腻，脉弦滑。其证候是

 A. 肝气郁结　　　　B. 痰气郁结

 C. 痰火上扰　　　　D. 风痰闭阻

 E. 痰浊壅塞

114.（助理不考）痫病休止期频频发作，神思恍惚，面色晦暗，头晕目眩，两目干涩，耳轮焦枯不泽，健忘失眠，腰膝酸软，大便干燥，舌红苔薄黄，脉沉细而数。证属

 A. 肝火痰热　　　　B. 脾虚痰盛

 C. 心脾两虚　　　　D. 肝肾阴虚

 E. 阴痫

115. 患者，女性，36 岁，症见忘失前后，兴趣缺失，智力衰退，词不达意，头晕耳鸣，懒怠思卧，齿枯发焦，腰膝酸软，步履艰难，舌瘦色淡，苔薄白，脉沉细，方药宜用

 A. 洗心汤　　　　　B. 七福饮

 C. 还少丹　　　　　D. 通窍活血汤

 E. 涤痰汤

116. 王某，女，31 岁，胃痛暴作，恶寒喜暖，脘腹得温则痛减，口淡不渴，喜热饮，舌淡苔薄白，脉弦紧。治疗应首选

 A. 一贯煎合芍药甘草汤

 B. 黄芪建中汤

 C. 小建中汤

 D. 香苏散合良附丸

 E. 桂枝汤

117. 吴某，女，33 岁，脘腹满闷，时轻时重，纳呆便溏，神疲乏力，舌质淡，苔薄白，脉细弱。其辨证为

 A. 肝胃不和　　　　B. 脾胃虚弱

 C. 饮食内停　　　　D. 痰湿中阻

 E. 湿热阻胃

118. 刘某，男，49 岁，午后突然出现呕吐，多为清水痰涎，脘闷不食，不思饮食，舌淡，苔白腻，脉滑。治宜选用

 A. 小建中汤

 B. 香砂六君子汤

 C. 温脾汤

 D. 小半夏汤合苓桂术甘汤

 E. 理中汤

119. 贾某，男，38 岁，长期吞咽受阻，饮食不下，面色㿠白，精神疲惫，形寒气短，面浮足肿，泛吐清涎，腹胀便溏，舌淡苔白，脉细弱，应诊断为

 A. 脾胃虚弱型呕吐

 B. 中虚有寒型反胃

 C. 脾阳虚衰型水肿

 D. 气虚阳微型噎膈

 E. 胃阴不足型呕吐

120. 赵某，男，36 岁，平素嗜酒，今晨呃声洪亮，冲逆而出，烦躁口渴，渴喜冷饮，舌苔黄，脉滑数，治宜选用

 A. 丁香柿蒂汤　　　B. 旋覆代赭汤

 C. 竹叶石膏汤　　　D. 五磨饮子

 E. 以上都不是

121. 管某，女，39 岁，腹痛泄泻，恼怒、情绪紧张时加重，伴有胸胁胀闷，嗳气食少，舌淡红，脉弦。治法为

A. 调和脾胃　　　　　B. 抑肝扶脾

C. 疏肝和胃　　　　　D. 解郁疏肝

E. 泄肝除湿

122. 赵某，男，38岁，腹痛，里急后重，下痢赤白相杂，肛门灼热，小便短赤，舌质红苔黄腻，脉滑数。其治法是

A. 清肠化湿，调气和血

B. 清热化湿，理气止痛

C. 清热凉血，和胃利湿

D. 清肠和胃，利湿解毒

E. 清热解毒，凉血止痢

123. 蔡某，女，70岁，临厕大便，努挣乏力，挣则短气汗出，便后疲乏，大便不干结，舌淡苔薄，脉弱。应选治法为

A. 顺气导滞，降逆通便

B. 补脾益肺，润肠通便

C. 补肾温阳，润肠通便

D. 健脾益气，化湿止泻

E. 温里散寒，通便止痛

124. 梁某，女，59岁。患者一年前出现发热伴目黄身黄，诊断为黄疸。经治疗症状基本消退，现症见胁肋隐痛，腹部胀满，饮食减少，口干苦，小便黄赤，苔腻，脉濡数。诊断为

A. 黄疸消退后肝脾不调证

B. 黄疸阳黄之湿重于热证

C. 黄疸消退后湿热留恋证

D. 胁痛之肝胆湿热证

E. 胁痛之肝郁气滞证

125. 吴某，女，38岁。黄疸迁延日久，久治不效，症见身目俱黄，黄色晦暗，食少纳呆，脘闷腹胀，大便不实，神疲畏寒，口淡不渴，舌质淡，苔白腻，脉濡缓。治法宜用

A. 清热利湿，佐以通便

B. 温中化湿，健脾和胃

C. 利湿化浊，佐以清热

D. 疏肝泄热，利胆退黄

E. 健脾养血，利湿退黄

126.（助理不考）谢某，男，39岁，腹内积块明显，硬痛不移，面暗消瘦，纳食减少，时有寒热，舌紫暗苔薄，脉细涩。其证候是

A. 肝气郁滞证　　　　B. 瘀血内结证

C. 气滞血阻证　　　　D. 食滞痰阻证

E. 正虚瘀阻证

127. 吴某，男，37岁，症见腹中气聚，攻窜胀痛，时聚时散，脘闷不适，随情绪变化而增减，苔薄脉弦。治宜选用

A. 柴胡疏肝散　　　　B. 逍遥散

C. 失笑散　　　　　　D. 金铃子散

E. 少腹逐瘀汤

128.（助理不考）霍某，男，47岁。患慢性肝炎十余年。近一周来出现腹胀大，按之不坚，胁下胀满疼痛，纳食减少，食后作胀，嗳气不爽，小便短少，苔白腻，脉弦。治宜选用

A. 调营饮

B. 茵陈蒿汤合中满分消丸

C. 附子理苓汤

D. 柴胡疏肝散合胃苓汤

E. 中满分消丸

129.（助理不考）潘某，女，52岁。颈前喉结两旁肿大，柔软光滑，烦热出汗，性情急躁易怒，眼球突出，手指颤抖，面部烘热，口苦，舌质红，苔薄黄，脉弦数。其证机概要为

A. 痰瘀互结，络脉滞涩

B. 气火内结日久，心肝之阴耗伤

C. 痰气交阻，血脉瘀滞，搏结成瘿

D. 痰气交阻，气郁化火，壅结颈前

E. 气机郁滞，痰浊壅阻，凝结颈前

130.（助理不考）姜某，男，49岁，久居岭南，近来2个月每日发热，头痛，面红目赤，烦渴欲冷饮，神昏，大便秘结，小便热赤，舌质红绛，舌苔黄厚腻，脉弦数。治法宜

A. 解毒除瘴，芳化湿浊

B. 解毒除瘴，清热保津

C. 清热解表，和解祛邪

D. 和解表里，温阳达邪

E. 祛邪截疟，和解表里

131. 江某，男，36岁，皮肤疮疡破溃而引发水肿，肿势自颜面而渐及全身，发热咽红，舌红苔薄黄，脉滑数。其治法为

A. 温运脾阳，以利水湿

B. 健脾化湿，通阳利水

C. 宣肺解毒，利湿消肿

D. 散风清热，宣肺利水

E. 温肾助阳，化气行水

132. 秦某，女，39岁，小便热涩疼痛，尿色深红，或夹有血块。应首先考虑的是

A. 热淋　　　　　　　B. 血淋

C. 气淋　　　　　　　D. 石淋

E. 劳淋

133. 魏某，男，40岁，急性发病，发病半日，尿道窘迫疼痛，少腹拘急，腰部绞痛，大便秘结，曾发作二次排尿突然中断。舌质红，苔黄腻，脉弦紧数。应选用的主方为

A. 石韦散　　　　　　B. 八正散

C. 沉香散　　　　　　D. 四妙丸

E. 小蓟饮子

134. 徐某，男，49 岁，小便不畅，咽干咳嗽，烦渴欲饮，呼吸急促，舌红，苔薄黄，脉数。治疗宜首选

A. 清肺饮　　　　　　B. 代抵当汤

C. 沉香散　　　　　　D. 八正散

E. 补中益气汤合春泽汤

135.（助理不考）李某，男，42 岁。阴茎萎软，阴囊潮湿，睾丸坠胀作痛，尿黄灼痛，胁胀腹闷，肢体困倦，泛恶口苦，舌红苔黄腻，脉滑数。其治法是

A. 利湿去浊　　　　　B. 补益心脾

C. 疏肝解郁　　　　　D. 益肾宁神

E. 清利湿热

136. 张某，女，55 岁，精神恍惚，心神不宁，悲忧善哭，时时欠伸，舌淡苔薄白，脉弦细。其治法是

A. 行气开郁　　　　　B. 补肾宁心

C. 养心安神　　　　　D. 解郁化痰

E. 疏肝解郁

137. 潘某，男，39 岁。有饮酒史，近来脘腹胀闷作痛，吐血紫暗，夹有食物残渣，口苦口臭，尿黄便秘，舌红苔黄腻，脉滑数。辨病为吐血，其证候为

A. 肝火犯胃　　　　　B. 胃热壅盛

C. 气虚血溢　　　　　D. 阴虚火旺

E. 瘀血久留

138. 孙某，女，59 岁，咳唾时胸胁引痛，咳逆喘息不能平卧，右侧肋间饱满，舌苔白，脉弦滑。其诊断为

A. 痰饮，脾阳虚弱

B. 悬饮，邪犯胸肺

C. 支饮，脾肾阳虚

D. 溢饮，水饮泛溢

E. 悬饮，饮停胸胁

139. 娄某，男，55 岁，烦渴多饮 1 月余，口干舌燥，尿频量多，舌边尖红，苔黄，脉洪数有力。治则宜用

A. 清热润肺，生津止渴

B. 滋阴润肺，生津止渴

C. 清胃泻火，养阴保津

D. 滋阴固肾，生津止渴

E. 滋养胃阴，生津止渴

140. 刘某，男，58 岁。有慢性咳喘病史 10 余年，平素易汗出，劳动后尤甚，易外感，体倦乏力，恶风，舌苔薄白，脉细弱。该患者治疗首选

A. 桂枝汤　　　　　　B. 玉屏风散

C. 麻杏石甘汤　　　　D. 当归六黄汤

E. 桂枝甘草龙骨牡蛎汤

141. 方某，女，36 岁，发热，热势较低，头晕眼花，身倦乏力，心悸不宁，面色少华，唇甲色淡，舌质淡，脉细弱。辨证为

A. 阴虚发热证　　　　B. 痰湿郁热证

C. 血瘀发热证　　　　D. 血虚发热证

E. 气郁发热证

142. 孙某，男，67 岁，平素体弱多病，现症见腰酸背痛，小便失禁，畏寒肢冷，下利清谷，舌质淡胖，苔白，脉沉迟。最佳方剂为

A. 左归丸　　　　　　B. 右归丸

C. 四物汤　　　　　　D. 附子理中丸

E. 拯阳理劳汤

143.（助理不考）赵某，男，49 岁，平素多湿多痰，恼怒之后突然昏厥，喉有痰声，或呕吐涎沫，呼吸气粗，苔白腻，脉沉滑。治疗宜选方为

A. 半夏厚朴汤　　　　B. 四味回阳饮

C. 通瘀煎　　　　　　D. 导痰汤

E. 神术散

144.（助理不考）刘某，女，62 岁，由于情志不遂，突然昏倒，不省人事，口噤拳握，四肢厥冷，苔薄白，脉沉弦。治法宜

A. 补气回阳　　　　　B. 行气豁痰

C. 活血顺气　　　　　D. 疏肝解郁

E. 开窍，顺气，解郁

145. 蔡某，男，70 岁，肢体关节疼痛较剧，部位固定，遇寒痛甚，得热则痛缓，关节屈伸不利，舌质淡，苔薄白，脉弦紧，宜选方

A. 防风汤　　　　　　B. 双合汤

C. 独活寄生汤　　　　D. 乌头汤

E. 宣痹汤

146.（助理不考）郭某，男，59 岁，发热 2 天，热退后而见肢体软弱无力，肌肉瘦削，心烦口渴，咽干不利，小便黄赤，大便干燥。舌质红，苔黄，脉细数。宜选用

A. 加味二妙散　　　　B. 清燥救肺汤

C. 胃苓汤　　　　　　D. 益胃汤

E. 桑杏汤

147. 李某，男，73 岁，头摇不止，肢麻震颤，头晕目眩，胸脘痞闷，口苦口黏，舌体胖大，有齿痕，舌质红，舌苔黄腻，脉弦滑数。宜选方

A. 地黄饮子

B. 黄连温胆汤

C. 导痰汤合羚角钩藤汤

D. 龟鹿二仙膏合大定风珠

E. 天麻钩藤饮合镇肝息风汤加减

三、A3型题

(148～150题共用题干)

范某，男，29岁，昨日身热较著，微恶风，汗泄不畅，头胀痛，面赤，咳嗽，痰黏或黄，咽喉肿痛，鼻塞，流黄浊涕，口干欲饮，苔薄白微黄，舌边尖红，脉浮数。根据症状回答下列问题。

148. 根据症状辨病为

A. 感冒－暑湿伤表证

B. 感冒－阴虚感冒

C. 感冒－风热犯表证

D. 咳嗽－风燥犯肺证

E. 咳嗽－痰热郁肺证

149. 治疗宜用方

A. 清金化痰汤　　　B. 桑杏汤

C. 银翘散　　　　　D. 加减葳蕤汤

E. 荆防败毒散

150. 若患者伴有头胀痛较甚，可加

A. 大青叶、蒲公英

B. 桑叶、菊花

C. 石膏、麻黄

D. 蒲公英、菊花

E. 大青叶、麻黄

(151～153题共用题干)

张某，女，59岁，患者喉中痰涎壅盛，声如拽锯，喘急胸满，咳痰黏腻难出，可见白色泡沫痰液，面色青暗，起病多急，常倏忽来去，发前自觉鼻、咽、眼、耳发痒，鼻塞流涕，胸部憋塞，随之发作，舌苔厚浊，脉滑实。根据症状回答下列问题。

151. 根据症状可知患者为

A. 哮病风痰哮证

B. 哮病肺脾气虚证

C. 喘证风寒壅肺证

D. 喘证肺气虚耗证

E. 咳嗽风寒袭肺证

152. 根据症状治疗宜用

A. 补肺汤

B. 麻黄汤合华盖散

C. 麻杏石甘汤

D. 三子养亲汤

E. 平喘固本汤

153. 若患者痰壅喘急，不能平卧，可暂予何方泻肺祛痰

A. 控涎丹　　　　　B. 椒目瓜蒌汤

C. 涤痰汤　　　　　D. 甘遂半夏汤

E. 己椒苈黄丸

(154～156题共用题干)

范某，女，63岁，偶感心痛胸闷遂来就诊。近来心悸而痛，胸闷气短，动则更甚，自汗，面色㿠白，神倦怯寒，四肢肿胀，舌质淡胖，边有齿痕，苔白或腻，脉沉细迟。根据症状回答下列问题。

154. 根据题干可知患者为

A. 胸痹痰浊痹阻证

B. 真心痛寒凝心脉证

C. 胸痹心血瘀阻证

D. 真心痛气虚血瘀证

E. 胸痹心肾阳虚证

155. 治疗宜用下列何方

A. 参附汤合右归饮

B. 人参养营汤合左归饮

C. 保元汤合血府逐瘀汤

D. 苓桂术甘汤合左归丸

E. 当归四逆汤合右归饮

156. 该病的主要病位在

A. 肝　　　　　　　B. 心

C. 脾　　　　　　　D. 肺

E. 肾

(157～159题共用题干)

薛某，女，46岁，近1年来时感头痛，遂就诊，头痛隐隐，时时昏晕，心悸伴有失眠，面色少华，神疲乏力，遇劳加重，舌质淡，苔薄白，脉细弱。根据症状回答下列问题。

157. 根据症状可辨病为

A. 风湿头痛

B. 肾虚头痛

C. 血虚头痛

D. 眩晕气血亏虚证

E. 眩晕瘀血阻窍证

158. 该患者治疗其治法为

A. 养血滋阴，和络止痛

B. 活血化瘀，通窍止痛

C. 健脾燥湿，化痰降逆

D. 补益气血，调养心脾

E. 祛风胜湿通窍

159. 若患者兼见乏力气短，神疲懒言，汗出恶风，治疗可选加

A. 升麻、防风、甘草

B. 炙甘草、葛根、党参

C. 人参、白芷

D. 黄芪、党参、白术

E. 丹参、山萸肉

(160 ~ 162 题共用题干)

患者，女，29 岁，1 天前因贪食饮冷后，晚间突然出现呕吐。现症见呕吐频作，呕吐物清稀无臭，伴胸脘满闷，恶寒微热，头身疼痛，舌苔白腻，脉濡缓。根据症状回答下列问题。

160. 该患者辨病为
    A. 呃逆   B. 呕吐
    C. 泄泻   D. 反胃
    E. 噎膈

161. 根据症状可辨证为
    A. 食滞内停证   B. 痰饮中阻证
    C. 外邪犯胃证   D. 肝气犯胃证
    E. 胃阴不足证

162. 治疗首选方剂为
    A. 麦门冬汤   B. 四七汤
    C. 藿香正气散   D. 保和丸
    E. 葛根芩连汤

(163 ~ 165 题共用题干)

张某，男，49 岁，近 1 周来胁肋隐痛，悠悠不休，遇劳加重，口干咽燥，心中烦热，头晕目眩，舌红少苔，脉细弦而数。根据上述症状回答下列问题。

163. 根据题干可辨证为
    A. 胁痛之肝郁气滞证
    B. 胁痛之肝络失养证
    C. 胸痛之气阴两虚证
    D. 胸痛之心肾阴虚证
    E. 胃痛之胃阴亏耗证

164. 该患者治疗其治法为
    A. 疏肝理气   B. 清热利湿
    C. 祛瘀通络   D. 养阴柔肝
    E. 益气养阴

165. 宜用方为
    A. 沙参麦冬汤   B. 芍药甘草汤
    C. 理中丸   D. 一贯煎
    E. 复元活血汤

(166 ~ 168 题共用题干)

王某，男，31 岁，2 天前因汗出受风，出现头身酸痛、恶寒发热等，遂即出现双下肢水肿，自服退热药，热退肿未消，遂来就诊。颜面及双下肢水肿，尿少色黄赤，咽喉红肿疼痛，舌质红，脉浮滑数。根据上述症状回答下列问题。

166. 根据上述症状，可诊断为
    A. 感冒风热犯表证
    B. 感冒暑湿伤表证

    C. 阳水风水相搏证
    D. 阳水水湿浸渍证
    E. 阴水瘀水互结证

167. 治宜用何方
    A. 麻黄连翘赤小豆汤
    B. 五皮饮合胃苓汤
    C. 五苓散
    D. 越婢加术汤
    E. 疏凿饮子

168. 若患者证见汗出恶风，卫阳已虚，则用
    A. 五皮饮   B. 防己黄芪汤
    C. 玉屏风散   D. 牡蛎散
    E. 疏凿饮子

(169 ~ 171 题共用题干)

周某，男，67 岁，近日来咳嗽阵作，痰中带血，胸胁胀痛，烦躁易怒，口苦，舌质红，苔薄黄，脉弦数。根据上述症状回答下列问题。

169. 根据患者的症状，可辨证为
    A. 咳嗽之痰热郁肺证
    B. 咳血之肝火犯肺证
    C. 咳血之阴虚肺热证
    D. 吐血之肝火犯肺证
    E. 咳血之燥热伤肺证

170. 治疗宜用方
    A. 桑杏散
    B. 百合固金汤
    C. 泻心汤合十灰散
    D. 龙胆泻肝汤
    E. 泻白散合黛蛤散

171. 若肝火较甚，头晕目赤，心烦易怒者可加
    A. 牡丹皮、栀子   B. 百合、柴胡
    C. 桑叶、栀子   D. 连翘、牡丹皮
    E. 牡蛎、柴胡

(172 ~ 174 题共用题干)

王某，男，66 岁，四肢关节游走性疼痛，两膝关节灼热红肿，痛不可触，得冷则舒，四肢有红斑，偶有发热、恶风、汗出、口渴、烦躁不安等症状，苔黄腻，脉滑数。根据上述症状回答下列问题。

172. 根据患者症状可辨证为
    A. 行痹   B. 着痹
    C. 痰瘀痹阻   D. 风湿热痹
    E. 肝肾亏虚

173. 治宜用方
    A. 薏苡仁汤   B. 乌头汤
    C. 宣痹汤   D. 双合汤

E. 防风汤

174. 随着病情发展，热毒炽盛，化火伤津，深入骨节，而见关节灼热红肿，痛如刀割，入夜尤甚，壮热烦渴，舌红少津，脉弦数，治疗可选用

A. 桂枝芍药知母汤

B. 阳和汤合巴戟天

C. 河车大造丸

D. 五味消毒饮合犀黄丸

E. 蠲痹汤

（175～177题共用题干）

（助理不考）齐某，女，久咳症见咳吐浊唾涎沫，质地较黏稠，咳声不扬，气急喘促，口渴咽燥，午后潮热，形体消瘦，皮毛干枯，舌红而干，脉虚数。根据题干回答下列问题。

175. 该患者可诊断为

A. 肺痨   B. 肺胀

C. 肺痿   D. 哮病

E. 喘证

176. 治疗治法为

A. 补肺纳肾，降气平喘

B. 滋阴清热，润肺生津

C. 温肺益气

D. 清热宣肺，化痰定喘

E. 滋阴清热，润肺止咳

177. 该患者治疗首选方为

A. 养阴清肺汤

B. 百合固金汤

C. 平喘固本汤合补肺汤

D. 麦门冬汤合清燥救肺汤

E. 参苓白术散

（178～180题共用题干）

徐某，女，45岁，因工作繁杂情绪不稳定。近半月来，出现入睡困难，心烦不寐，伴有头晕耳鸣，腰膝酸软，潮热盗汗，舌红少苔，脉细数。根据题干回答下列问题。

178. 该患者病位主要在于

A. 肝   B. 心

C. 脾   D. 肺

E. 肾

179. 其治法为

A. 滋阴降火，交通心肾

B. 滋阴清火，养心和络

C. 补益心脾，养血安神

D. 益气养阴，养心安神

E. 疏肝泻火，镇心安神

180. 治疗首选方剂为

A. 黄连温胆汤

B. 归脾汤

C. 六味地黄丸合交泰丸

D. 安神定志丸合酸枣仁汤

E. 龙胆泻肝汤

（181～183题共用题干）

赵某，男，52岁，与人发生争执后，突然昏仆，不省人事，牙关紧闭，口噤不开，肢体抽搐，兼见面红身热，气粗口臭，舌质红，苔黄腻，脉弦滑数有力。根据题干回答下列问题。

181. 该患者可诊断为

A. 眩晕   B. 厥证

C. 痫病   D. 中风中脏腑

E. 中风中经络

182. 治疗首选方剂为

A. 生铁落饮

B. 镇肝息风汤

C. 天麻钩藤饮

D. 涤痰汤合苏合香丸

E. 羚角钩藤汤合安宫牛黄丸

183. 若患者神昏兼有抽搐，可加用

A. 至宝丹   B. 参附汤

C. 紫雪丹   D. 解语丹

E. 白金丸

（184～186题共用题干）

韩某，女，63岁。面色无华，形体消瘦，久病腹痛绵绵，喜温喜按，常在进食生冷后加重，伴有神疲乏力，气短懒言，舌淡苔薄白，脉沉细。根据题干回答下列问题。

184. 该患者辨证为

A. 寒邪内阻证   B. 寒实积滞证

C. 中虚脏寒证   D. 寒积食滞证

E. 脾肾阳虚证

185. 治疗首选方剂为

A. 良附丸合正气天香散

B. 大承气汤

C. 小建中汤

D. 理中汤

E. 参苓白术散

186. 患者若腹痛下利，脉微肢冷，脾肾阳虚者，可用

A. 大建中汤   B. 四逆汤

C. 四逆散   D. 附子理中汤

E. 归脾汤

(187～189 题共用题干)

石某，女，58 岁，患者 2 天前吃麻辣火锅，当晚即作腹痛泄泻，自服黄连素片效果不佳。泻下急迫，粪便色黄而臭，肛门灼热，小便短黄，苔黄腻，脉濡数。根据题干回答下列问题。

187. 该患者诊断为

    A. 湿热痢   B. 疫毒痢

    C. 湿热泄泻   D. 伤食泄泻

    E. 湿热腹痛

188. 其治法为

    A. 消食导滞，和中止泻

    B. 清热利湿，分利止泻

    C. 清肠化湿，调气和血

    D. 消食导滞，理气止痛

    E. 泄热通腑，行气导滞

189. 治疗首选方为

    A. 葛根芩连汤   B. 大承气汤

    C. 枳实导滞丸   D. 芍药汤

    E. 保和丸

(190～192 题共用题干)

（助理不考）何某，男，47 岁。平素嗜酒 10 余年，每天饮酒 400g 左右，近半个月来腹大坚满，脉络怒张，胁腹刺痛，面色暗黑，面颈胸臂有多个血痣，呈丝纹状，手掌赤痕，口渴不欲饮，舌质紫红，脉细涩。根据题干回答下列问题。

190. 该患者可辨证为

    A. 气滞湿阻证   B. 水湿困脾证

    C. 湿热蕴结证   D. 肝脾血瘀证

    E. 肝肾阴虚证

191. 治疗首选方为

    A. 济生肾气丸

    B. 实脾饮

    C. 中满分消丸合茵陈蒿汤

    D. 调营饮

    E. 一贯煎

192. 若患者胁下癥积肿大明显，可加

    A. 郁金、香附   B. 苏子、半夏

    C. 侧柏叶、茜草   D. 地鳖虫、牡蛎

    E. 延胡索、青皮

(193～195 题共用题干)

石某，女，43 岁，近来稍劳作便汗出尤甚，汗出恶风，易于感冒，易体倦乏力，周身酸楚，面白少华，舌苔薄白，脉细弱。根据题干回答下列问题。

193. 根据症状，可辨证为

    A. 心血不足证   B. 阴虚火旺证

    C. 邪热郁蒸证   D. 肺卫不固证

    E. 气阴亏虚证

194. 其治法为

    A. 养血补心   B. 益气固表

    C. 疏风解表   D. 化湿合营

    E. 滋阴降火

195. 治疗首选方剂为

    A. 归脾汤   B. 麻黄汤

    C. 玉屏风散   D. 荆防达表汤

    E. 银翘散

(196～198 题共用题干)

汪某，男，53 岁。近来发现体重减轻，症见尿频量多，浑浊如脂膏，口干舌燥，腰膝酸软，乏力，皮肤干燥，舌红苔少，脉细数。根据题干回答下列问题。

196. 该患者可辨证为

    A. 膏淋

    B. 上消肺热津伤证

    C. 中消胃热炽盛证

    D. 下消肾阴亏虚证

    E. 下消阴阳两虚证

197. 治疗首选方为

    A. 金匮肾气丸

    B. 玉女煎

    C. 六味地黄丸

    D. 程氏萆薢分清饮

    E. 消渴方

198. 随着病情发展，患者并发雀盲，应选

    A. 杞菊地黄丸   B. 五味消毒饮

    C. 知柏地黄丸   D. 玉液汤

    E. 地黄饮子

(199～201 题共用题干)

钱某，男，35 岁，近日胃脘灼痛，痛势急迫，脘闷灼热，纳呆恶心，口干口苦，小便黄，大便不畅，舌红苔黄，脉滑数。根据题干回答下列问题。

199. 其辨证为

    A. 肝气犯胃证   B. 湿热中阻证

    C. 饮食停滞证   D. 瘀血停滞证

    E. 寒邪客胃证

200. 该患者若治疗其治法为

    A. 燥湿健脾，和胃降逆

    B. 消食导滞，和胃止痛

    C. 清化湿热，理气和胃

    D. 养阴益胃，和中止痛

    E. 清热化湿，和胃消痞

201. 治疗首选方为
　　A. 香苏散合良附丸
　　B. 清中汤
　　C. 一贯煎
　　D. 芍药甘草汤
　　E. 平胃散

四、B 型题

　　A. 辛温解表　　　　B. 解表达邪
　　C. 解表化湿　　　　D. 扶正解表
　　E. 辛凉解表
202. 治疗感冒宜
203. 治疗虚人感冒宜

　　A. 疏风清肺，润燥止咳
　　B. 疏风清热，宣肺止咳
　　C. 清肺泻肝，顺气降火
　　D. 清热肃肺，豁痰止咳
　　E. 滋阴润肺，化痰止咳
204. 症见咳嗽咳痰不爽，痰黄或稠黏，喉燥咽痛，常伴恶风身热，头痛肢楚，鼻流黄涕，口渴，舌苔薄黄，脉浮数。其治法是
205. 症见咳嗽，气息粗促，或喉中有痰声，痰多质黏厚，或稠黄，咳吐不爽，或有热腥味，胸胁胀满，或有身热，口中欲饮，舌质红，苔薄黄腻，脉滑数。其治法是

　　A. 风痰哮证　　　　B. 寒包热哮证
　　C. 肺虚证　　　　　D. 脾虚证
　　E. 虚哮证
206. 患者喉中哮鸣有声，胸膈烦闷，呼吸急促，喘咳气逆，咳痰不爽，痰黏色黄，烦躁，发热，恶寒，无汗身痛，口干欲饮，大便偏干，舌边尖红，脉弦紧。证属
207. 患者喘促气短，语声低微，面色㿠白，自汗畏风；咳痰清稀色白，常因气候突变诱发，发前喷嚏频作，鼻塞流涕；舌淡苔白，脉细弱。证属

　　A. 风寒壅肺证　　　B. 表寒肺热证
　　C. 痰热郁肺证　　　D. 痰浊阻肺证
　　E. 肺气郁痹证
208. 喘证患者，喘息咳逆，呼吸急促，胸部胀闷，痰多稀薄而带泡沫，色白质稀，常有头痛，恶寒，口不渴，无汗，苔薄白而滑，脉浮紧。证属
209. 喘证患者，每遇情志刺激而诱发，发时突然呼吸短促，息粗气憋，胸闷胸痛，咽中如窒，但喉中痰鸣不著，平素常多忧思抑郁，失眠，心悸，苔薄，脉弦。证属

　　A. 热伤肺气　　　　B. 热壅血瘀
　　C. 热毒留恋　　　　D. 血败肉腐
　　E. 痰瘀痹阻
210. 肺痈成痈期的病机变化是
211. 肺痈溃脓期的病机变化是

　　A. 月华丸　　　　　B. 麦门冬汤
　　C. 沙参麦冬汤　　　D. 秦艽鳖甲散
　　E. 百合固金汤
212. 咳嗽肺阴亏耗证的代表方首选
213. 肺痨肺阴亏损证的代表方首选

　　A. 滋阴止咳　　　　B. 滋阴降火
　　C. 益气养阴　　　　D. 滋阴补阳
　　E. 滋阴润肺
214. 虚火灼肺型肺痨的治法是
215. 肺阴亏损型肺痨的治法是

　　A. 痰蒙神窍证　　　B. 阳虚水泛证
　　C. 外寒内饮证　　　D. 肺肾气虚证
　　E. 痰浊壅肺证
216. 肺胀宜用真武汤合五苓散治疗的证候是
217. 肺胀宜用苏子降气汤合三子养亲汤治疗的证候是

（助理不考）
　　A. 竹茹、竹叶　　　B. 天花粉、川贝母
　　C. 沙参、玉竹　　　D. 地黄、当归
　　E. 银柴胡、地骨皮
218. 肺痿虚热证，出现虚烦、呕逆者，应加用
219. 肺痿虚热证，出现咳吐浊黏痰，口干欲饮，应加用

　　A. 炙甘草汤
　　B. 黄连温胆汤
　　C. 天王补心丹合朱砂安神丸
　　D. 龙胆泻肝汤合涤痰汤
　　E. 六味地黄丸
220. 心悸阴虚火旺证的代表方宜首选
221. 心悸痰火扰心证的代表方宜首选

　　A. 胸部刺痛，入夜尤甚
　　B. 胸闷隐痛，时作时止
　　C. 胸闷如窒，气短喘促
　　D. 胸痛彻背，感寒痛甚
　　E. 胸闷气短，畏寒肢冷
222. 胸痹心血瘀阻证，其临床特点是

223. 胸痹寒凝心脉证，其临床特点是

（助理不考）

  A. 生脉散

  B. 真武汤

  C. 苏合香丸

  D. 保元汤合血府逐瘀汤

  E. 真武汤合葶苈大枣泻肺汤

224. 心衰气虚血瘀证，治宜选用

225. 心衰阳虚水泛证，治宜选用

  A. 入睡困难   B. 睡眠多梦

  C. 彻夜不寐   D. 醒后不能再睡

  E. 醒后不能消除疲劳

226. 睡眠深度不够常表现为

227. 最严重的睡眠时间不足为

  A. 通窍活血汤   B. 羌活胜湿汤

  C. 川芎茶调散   D. 加味四物汤

  E. 大补元煎

228. 风湿头痛的代表方宜首选

229. 肾虚头痛的代表方宜首选

  A. 痰湿中阻证   B. 气血亏虚证

  C. 肝阳上亢证   D. 肾精不足证

  E. 瘀血阻窍证

230. 眩晕、头痛，兼见健忘，失眠，心悸，耳鸣耳聋，面唇紫暗，舌暗有瘀斑，脉涩或细涩。证属

231. 眩晕动则加剧，劳累即发，面色淡白，神疲倦怠，唇甲不华，发色不泽，心悸少寐，纳少腹胀，舌淡苔薄白，脉细弱。证属

  A. 清肝息风，豁痰开窍

  B. 清肝泻火，息风潜阳

  C. 滋阴潜阳，息风通络

  D. 化痰息风，宣郁开窍

  E. 回阳救阴，益气固脱

232. 中风中脏腑之阳闭证的治法是

233. 中风中经络之风阳上扰证的治法是

（助理不考）

  A. 生铁落饮   B. 顺气导痰汤

  C. 癫狂梦醒汤   D. 天王补心丹

  E. 二阴煎合琥珀养心丹

234. 狂证痰火扰神证的代表方是

235. 狂证痰热瘀结证的代表方是

（助理不考）

  A. 龙胆泻肝汤合涤痰汤

  B. 生铁落饮

  C. 温胆汤

  D. 六君子汤合归脾汤

  E. 黄连解毒汤合定痫丸

236. 患者痫病发作，突然昏仆，四肢抽搐，口吐涎沫，或有吼叫，平日情绪急躁，心烦失眠，口苦而干，便秘尿黄，舌红苔黄腻，脉弦滑数。选方为

237. 患者为痫病休止期，急躁易怒，面红目赤，心烦失眠，咳痰不爽，口苦咽干，便秘溲黄；发作时昏仆抽搐吐涎，舌质红，苔黄腻，脉弦滑数。选方为

  A. 寒邪客胃证   B. 饮食伤胃证

  C. 肝气犯胃证   D. 胃阴亏耗证

  E. 瘀血停胃证

238. 胃痛暴作，恶寒喜暖，得温痛减，遇寒加重，口淡不渴，或喜热饮，舌淡苔薄白，脉弦紧。证属

239. 胃脘隐隐灼痛，似饥而不欲食，口燥咽干，五心烦热，消瘦乏力，口渴思饮，大便干结，舌红少津，脉细数。证属

  A. 枳实消痞丸加减

  B. 补中益气汤加减

  C. 二陈平胃汤加减

  D. 越鞠丸合枳术丸加减

  E. 连朴饮加减

240. 治疗胃痞湿热阻胃证的代表方是

241. 治疗胃痞肝胃不和证的代表方是

  A. 温中健脾，和胃降逆

  B. 温中化饮，和胃降逆

  C. 疏肝理气，和胃降逆

  D. 健脾益气，和胃降逆

  E. 疏邪解表，化浊和中

242. 肝气犯胃型呕吐的治法是

243. 脾胃虚寒型呕吐的治法是

  A. 藿香正气散加荆芥、防风

  B. 藿香正气散加木香、枳壳、焦山楂

  C. 藿香正气散去白术，加鸡内金、神曲

  D. 新加香薷饮

  E. 黄连香薷饮

244. 外邪犯胃之呕吐，若伴见脘痞嗳腐，饮食停滞者，其治疗方宜

245. 外邪犯胃之呕吐，若风寒偏重，寒热无汗，其

治疗方宜

　A. 启膈散　　　　　　B. 通幽汤
　C. 补气运脾汤　　　　D. 沙参麦冬汤
　E. 丁香透膈散

246. 痰气交阻型噎膈选用
247. 气虚阳微型噎膈选用

　A. 胃火上逆　　　　　B. 胃寒气逆
　C. 气机郁滞　　　　　D. 脾胃阳虚
　E. 胃阴不足

248. 呃声洪亮有力，口臭烦渴，多喜冷饮，脘腹满闷，大便秘结，苔黄燥，脉滑数，此证属
249. 呃声短促而不连续，口干舌燥，烦躁不安，舌红而干且有裂纹，脉细数，此证属

　A. 小承气汤　　　　　B. 枳实导滞丸
　C. 大承气汤　　　　　D. 大柴胡汤
　E. 少腹逐瘀汤

250. 湿热壅滞型腹痛，治疗首选
251. 饮食积滞型腹痛，治疗首选

　A. 葛根芩连汤　　　　B. 藿香正气散
　C. 柴胡疏肝散　　　　D. 参苓白术散
　E. 痛泻要方

252. 泄泻湿热伤中证的主方是
253. 泄泻肝气乘脾证的主方是

　A. 不换金正气散
　B. 正气天香散
　C. 香苏散合良附丸
　D. 连理汤
　E. 藿香正气散

254. 治疗寒湿痢的主方是
255. 治疗寒湿泄泻的主方是

　A. 黄芪汤　　　　　　B. 济川煎
　C. 增液汤　　　　　　D. 六磨汤
　E. 温脾汤

256. 气虚型便秘，治疗首选
257. 气秘型便秘，治疗首选

　A. 阴阳　　　　　　　B. 虚实
　C. 脏腑　　　　　　　D. 病情轻重
　E. 寒热

258. 眩晕临证，当首辨
259. 不寐临证，当首辨

　A. 大柴胡汤　　　　　B. 茵陈术附汤
　C. 茵陈蒿汤　　　　　D. 甘露消毒丹
　E. 黄芪建中汤

260. 黄疸胆腑郁热证方选
261. 黄疸脾虚湿滞证方选

（助理不考）

　A. 木香顺气散
　B. 八珍汤合化积丸
　C. 六君子汤合化积丸
　D. 大七气汤
　E. 膈下逐瘀汤合六君子汤

262. 气滞血阻之积证治宜选方
263. 正虚瘀阻之积证治宜选方

（助理不考）

　A. 积证气滞血阻证
　B. 积证正虚瘀结证
　C. 聚证食滞痰阻证
　D. 积证瘀血内结证
　E. 聚证肝郁气滞证

264. 腹胀或痛，腹部时有条索状物聚起，按之胀痛，便秘，舌苔腻，脉弦滑。证属
265. 腹中气聚，时聚时散，攻窜胀痛，脘胁胀闷不适，苔薄，脉弦等。证属

（助理不考）

　A. 气鼓　　　　　　　B. 水鼓
　C. 水肿　　　　　　　D. 积聚
　E. 血鼓

266. 腹部胀满膨大，或状如蛙腹，按之如囊裹水，常伴下肢浮肿，是为
267. 脘腹坚满，青筋显露，腹内积块痛如针刺，面颈部赤丝血缕，是为

（助理不考）

　A. 四妙勇安汤加减
　B. 天王补心丹加减
　C. 海藻玉壶汤加减
　D. 四海舒郁丸加减
　E. 栀子清肝汤合消瘰丸加减

268. 瘿病心肝阴虚证，治宜选方
269. 瘿病气郁痰阻证，治宜选方

（助理不考）

　A. 寒多热少　　　　　B. 热多寒少
　C. 寒热不清　　　　　D. 壮热不寒

E. 但寒不热
270. 热瘅的特点是
271. 温疟的特点是

   A. 五皮饮合胃苓汤
   B. 麻黄连翘赤小豆汤合五味消毒饮
   C. 疏凿饮子
   D. 越婢加术汤
   E. 实脾饮

272. 治疗水肿水湿浸渍证首选
273. 治疗水肿湿热壅盛证首选

   A. 发热，小便赤热，尿时灼痛
   B. 排出砂石，排尿中断，腰酸绞痛
   C. 小便浑浊，白如泔浆，尿道不痛
   D. 小腹胀满，尿涩疼痛，余沥不尽
   E. 小便浑浊，滑如脂膏，尿热涩痛

274. 尿浊的临床特点是
275. 膏淋的临床特点是

   A. 清肺饮合八正散
   B. 清肺饮加黄连、竹叶
   C. 清肺饮加紫苏、荆芥
   D. 清肺饮加黄精、石斛
   E. 清肺饮加薄荷、桔梗

276. 癃闭肺热壅盛证兼有头痛、鼻塞、脉浮，宜选用
277. 癃闭阴不足者，宜选用

（助理不考）
   A. 右归丸   B. 启阳娱心丹
   C. 柴胡疏肝散   D. 赞育丸
   E. 归脾汤

278. 阳痿命门火衰证，治宜选方
279. 阳痿惊恐伤肾证，治宜选方

   A. 柴胡疏肝散   B. 丹栀逍遥散
   C. 半夏厚朴汤   D. 甘麦大枣汤
   E. 龙胆泻肝汤

280. 郁病气郁化火证的治疗宜选用
281. 郁病痰气郁结证的治疗宜选用

   A. 桑菊饮   B. 桑杏汤
   C. 玉女煎   D. 银翘散
   E. 沙参麦冬汤

282. 鼻衄之热邪犯肺证，宜选方
283. 鼻衄之胃热炽盛证，宜选方

   A. 柴枳半夏汤
   B. 香附旋覆花汤
   C. 沙参麦冬汤合泻白散
   D. 椒目瓜蒌汤合十枣汤
   E. 苓桂术甘汤合小半夏加茯苓汤

284. 悬饮之邪犯胸肺证，宜选用
285. 悬饮之饮停胸胁证，宜选用

   A. 肺卫不固证   B. 脾胃虚弱证
   C. 心血不足证   D. 邪热郁蒸证
   E. 阴虚火旺证

286. 汗证，汗出恶风，稍劳汗出尤甚，易于感冒，体倦乏力，面色少华，苔薄白，脉细弱。辨证为
287. 汗证，自汗或盗汗，心悸少寐，神疲气短，面色不华，舌质淡，脉细。辨证为

   A. 归脾汤
   B. 清骨散
   C. 黄连温胆汤合中和汤
   D. 血府逐瘀汤
   E. 丹栀逍遥散

288. 治疗内伤发热阴虚发热证的代表方是
289. 治疗内伤发热痰湿郁热证的代表方是

   A. 心阳虚证   B. 心气虚证
   C. 肾气虚证   D. 肾阳虚证
   E. 脾气虚证

290. 七福饮用于治疗虚劳的证型是
291. 大补元煎用于治疗虚劳的证型是

（助理不考）
   A. 滋肾养肝
   B. 益气养阴，扶正抗癌
   C. 益气养血，扶正抗癌
   D. 滋阴清热，健脾益肾
   E. 健脾益肾，软坚散结

292. 癌病气血两虚证的治法是
293. 癌病气阴两虚证的治法是

（助理不考）
   A. 气厥实证   B. 血厥实证
   C. 气厥虚证   D. 血厥虚证
   E. 痰厥

294. 突然昏倒，不知人事，呼吸气粗，口噤握拳，舌苔薄白，脉伏。其证候是
295. 突然眩晕昏仆，面色苍白，呼吸微弱，汗出肢冷，舌淡，脉沉细微。其证候是

A. 游走性关节疼痛，局部灼热红肿，皮下红斑

B. 肢体关节重着、酸痛，或肿胀

C. 关节疼痛酸楚，游走不定，屈伸不利

D. 关节肿痛，屈伸不利，周围结节，皮肤瘀斑

E. 关节疼痛较剧，痛有定处，得热痛减，遇寒痛增

296. 行痹的主要症状是

297. 着痹的主要症状是

（助理不考）

A. 肢体困重，手足麻木，喜凉恶热

B. 病起发热，咳呛少痰，咽干无力

C. 神疲肢倦，肌肉萎缩，少气懒言

D. 腰膝酸软，眩晕耳鸣，遗精遗尿

E. 手足麻木不仁，四肢青筋显露，舌痿不能伸缩

298. 痿证之湿热浸淫证症见

299. 痿证之脉络瘀阻证症见

A. 皂角、白芥子

B. 地龙、鸡血藤

C. 石菖蒲、远志

D. 僵蚕、全蝎

E. 龙胆草、夏枯草

300. 颤证患者肢体颤动不止，应加用

301. 颤证患者神识呆滞，应加用

A. 腰部隐痛

B. 腰痛如刺，痛有定处

C. 腰部冷痛重着

D. 腰部疼痛，重着而热

E. 腰部酸软无力

302. 寒湿腰痛的特点是

303. 湿热腰痛的特点是

A. 金匮肾气丸 　B. 右归丸

C. 河车大造丸 　D. 青娥丸

E. 杜仲丸

304. 肾阳虚腰痛，治宜选用

305. 肾虚腰痛，无明显阴阳偏盛者，治宜选用

中医外科学

一、A1 型题

1. （助理不考）下列关于痰饮瘀血的叙述，正确的是
   - A. 都仅是病理产物
   - B. 任何情况下都是病因
   - C. 常常痰饮单独为病
   - D. 常常瘀血单独为病
   - E. 既是病理产物，在一定的条件下又为病因

2. （助理不考）饮食不节致病可导致
   - A. 经络阻塞，气血凝滞
   - B. 阴液受损，咽喉干燥
   - C. 脾胃功能失调，胃纳不佳
   - D. 脏腑气血受损，阴阳失和
   - E. 局部气血凝滞，郁久化热，热胜肉腐

3. （助理不考）外科疾病中，情志内伤致病的特点是
   - A. 多循行肝经部位，具有夹郁夹痰的表现
   - B. 可直接伤害人体，引起局部气血凝滞
   - C. 一般发病迅速，有的可具有传染性
   - D. 大多具有一定的季节性
   - E. 以上都不正确

4. （助理不考）下列病因中，不属特殊之毒的是
   - A. 虫毒
   - B. 药毒
   - C. 疯犬毒
   - D. 冻伤
   - E. 疫毒

5. （助理不考）外感六淫致病时，常见的是
   - A. 风、湿
   - B. 暑、湿
   - C. 寒、湿
   - D. 热、火
   - E. 风、火

6. 下列表现中为阴证的是
   - A. 皮肤红活焮赤
   - B. 肿胀范围局限
   - C. 肿胀平坦下陷
   - D. 肿块软硬适度
   - E. 根盘收束

7. 痰肿致病时，临床特点为
   - A. 肿势软如棉，或硬如馒
   - B. 坚硬如石，皮色不变
   - C. 肿势高突，根盘收束
   - D. 肿而不硬，皮色不泽
   - E. 皮肤漫肿，其色青紫

8. 疮疡化脓时，其疼痛性质是
   - A. 阵发痛
   - B. 持续痛
   - C. 烧灼痛
   - D. 鸡啄痛
   - E. 胀裂痛

9. 发于下部的疾病常见的病因是
   - A. 痰湿
   - B. 火郁
   - C. 寒湿
   - D. 风湿
   - E. 血瘀

10. 确认成脓的方法不包括
    - A. 按触法
    - B. 切开法
    - C. 透光法
    - D. 穿刺法
    - E. 点压法

11. 溃疡创面呈半月形，边缘整齐，坚硬削直如凿，略微内凹的溃疡类型是
    - A. 化脓性
    - B. 压迫性
    - C. 疮痨性
    - D. 岩性
    - E. 梅毒性

12. 一切肿疡初起的治法总则是
    - A. 补法
    - B. 和法
    - C. 托法
    - D. 汗法
    - E. 消法

13. 具有腐蚀作用的药物是
    - A. 九黄丹
    - B. 八宝丹
    - C. 白降丹
    - D. 红灵丹
    - E. 五五丹

14. （助理不考）下列不属于清热法适应证的是
    - A. 热毒内传之走黄内陷
    - B. 药物性皮炎皮损色红灼热
    - C. 局部红、肿、热、痛
    - D. 流痰初起，骨骼隐痛，漫肿不显者
    - E. 流痰后期，阴虚火旺，虚热不退者

15. 阳证肿疡的首选外用药物是
    - A. 冲和膏
    - B. 玉露膏
    - C. 红油膏
    - D. 生肌玉红膏
    - E. 回阳玉龙膏

16. 下列关于切开引流的切开方向中，错误的是
    - A. 一般疮疡循经直切
    - B. 乳房部脓肿呈放射状切开
    - C. 面部脓肿沿皮纹切开
    - D. 手指脓肿宜侧面切开
    - E. 关节区脓肿宜纵行切开

17. 溃疡创口过小、脓水不宜排出者或已成瘘管、窦道者，应采用
    - A. 切开法
    - B. 砭镰法
    - C. 药线引流法
    - D. 导管引流法

E. 扩创引流法

18. 发生于体表皮肉之间的急性化脓性疾病是
A. 疖
B. 疔
C. 痈
D. 有头疽
E. 丹毒

19. 下列关于垫棉法的注意事项，错误的是
A. 急性炎症红肿热痛尚未消退时可应用该法
B. 所用棉垫必须比脓腔或窦道稍大
C. 用于黏合皮肉，一般5～7天更换一次
D. 棉垫法无效，宜采取扩创引流手术
E. 若出现发热，局部疼痛加重者，则应立即终
止使用

20. 红丝疔挑刺疗法，操作要点是
A. 沿红线两头针刺出血
B. 梅花针沿红线打刺，微微出血
C. 用三棱针从中挑断红线，微微出血
D. 梅花针沿红线打刺，微令出血并加神灯照法
E. 用三棱针沿红线寸寸挑断，并令微微出血

21. 下列不属于疖的是
A. 有头疖
B. 无头疖
C. 蝼蛄疖
D. 疖病
E. 疔病

22. （助理不考）何部位的有头疽易致内陷
A. 颜面
B. 项后
C. 四肢
D. 膻中
E. 胸腹部

23. 蛇背疔发生于
A. 指端
B. 指甲周围
C. 指甲背
D. 手指关节
E. 手掌中心

24. （助理不考）瘰疬好发于
A. 头面部
B. 骨关节
C. 手足部
D. 项后部
E. 颈部及耳后

25. （助理不考）疔疮走黄的主要病理是
A. 正虚
B. 邪实
C. 阴伤
D. 腑实
E. 表虚

26. 下列部位的丹毒，可用砭镰法放血泄毒的是
A. 头面部
B. 胸腹部
C. 腰胯部
D. 下肢部
E. 新生儿臀部

27. 下列不属于丹毒的临床特点的是
A. 病起缓慢，恶寒发热
B. 局部皮肤焮热肿胀
C. 皮肤发红，色如丹涂
D. 边界清楚，迅速扩大

E. 数日内可逐渐痊愈，容易复发

28. （助理不考）下列不属于发的是
A. 锁喉痈
B. 臀痈
C. 手发背
D. 颈痈
E. 足发背

29. （助理不考）臀痈痰湿凝滞证治宜选方
A. 黄连解毒汤合仙方活命饮
B. 八珍汤
C. 桃红四物汤合仙方活命饮
D. 普济消毒饮
E. 牛蒡解肌汤

30. 乳痈溃后乳汁自疮口流出，久不愈合，继而
形成
A. 乳衄
B. 乳痨
C. 乳溢
D. 乳漏
E. 以上都不是

31. 乳痈热毒炽盛证，治宜选方
A. 瓜蒌牛蒡汤
B. 牛蒡解肌汤
C. 托里消毒散
D. 透脓散
E. 橘叶散

32. 乳痈成脓切开后引起乳漏的主要原因是
A. 恣食肥甘发物
B. 脓毒壅盛
C. 未停止哺乳
D. 脓液引流不畅
E. 手术损伤乳络

33. 乳痈最常见的病因是
A. 胃热壅盛
B. 肝气郁结
C. 乳汁淤积
D. 感受邪毒
E. 产后体虚

34. （助理不考）乳房与经络关系中，男子乳头属
A. 心
B. 肾
C. 脾
D. 肝
E. 任脉

35. （助理不考）下列关于乳房触诊的描述，错误
的是
A. 先检查健侧乳房，再检查患侧
B. 四指并拢，用指腹平放乳上轻柔触摸
C. 按次序触摸乳房四个象限：外上、外下、内
下、内上
D. 检查乳房时间，最好为月经来潮的7～10天
E. 最后需触摸腋窝、锁骨下及锁骨上区域

36. 下列不属于乳癖肿块特点的是
A. 可单侧发生
B. 质地中等
C. 与皮肤粘连
D. 多伴有压痛

E. 活动度好

37. 乳癖相当于西医的

    A. 急性乳腺炎

    B. 乳晕部瘘管

    C. 乳腺纤维腺瘤

    D. 乳腺增生病

    E. 乳房异常发育症

38. （助理不考）以乳腺导管扩张，浆细胞浸润为病变基础的慢性非细菌性感染的乳腺化脓性疾病是

    A. 乳腺癌

    B. 乳晕部痈疖

    C. 导管内乳头状瘤

    D. 粉刺性乳痈

    E. 乳房部瘘管

39. （助理不考）下列不属于乳岩肿块特点的是

    A. 无痛无热   B. 皮色不变

    C. 表面光滑   D. 质地坚硬

    E. 推之不移

40. 乳中结核，形如丸卵，边界清楚，质地坚实，表面光滑，按之有硬像皮球之弹性，活动度大，辨病是

    A. 乳核   B. 乳癖

    C. 乳岩   D. 乳痈

    E. 乳漏

41. （助理不考）石瘿在西医学被称为

    A. 甲状腺炎   B. 甲状腺肿

    C. 甲状腺癌   D. 甲状腺瘤

    E. 甲状腺病

42. （助理不考）石瘿瘀热伤阴证，治宜选方

    A. 海藻玉壶汤合桃红四物汤

    B. 通窍活血汤合养阴清肺汤

    C. 牛蒡解肌汤

    D. 海藻玉壶汤

    E. 逍遥散合海藻玉壶汤

43. 下列不属于肉瘿特点的是

    A. 如肉之团   B. 发展缓慢

    C. 漫肿质软   D. 柔韧而圆

    E. 喉结一侧或两侧结块

44. 下列关于气瘿的说法中，正确的是

    A. 男性发病率高于女性，青春期多发

    B. 肿块固定，不再增大

    C. 自觉沉重感，可压迫气管、食管、血管、神经等

    D. 初起时腺体表面平坦，质软不痛，皮色异常

    E. 颈前喉结处结块，色红灼热，疼痛明显

45. 桥本甲状腺炎患者颈前肿块质硬，咽喉梗阻感，情绪抑郁，胸闷不舒，舌红苔薄黄脉弦滑，其证属

    A. 肝气郁滞   B. 风热痰凝

    C. 血瘀化热   D. 气阴两虚

    E. 气滞痰凝

46. 气瘿漫肿，随喜怒消长，伴急躁易怒，善太息，舌质淡红，苔薄，脉沉弦证属

    A. 气滞血瘀   B. 肝郁气滞

    C. 冲任不调   D. 肝肾不足

    E. 痰浊凝结

47. 下列不属于肉瘿的病因病机是

    A. 忧思郁怒   B. 气滞

    C. 痰浊   D. 风寒

    E. 瘀血

48. （助理不考）脂瘤之痰湿化热证，治法为

    A. 清热化湿，和营解毒

    B. 清热化湿，化痰散结

    C. 理气解郁，化痰散结

    D. 清热化痰，软坚散结

    E. 清肝泻火，化痰散结

49. （助理不考）西医的颈部淋巴结转移癌和原发性恶性肿瘤，即中医

    A. 肉瘤   B. 失荣

    C. 血瘤   D. 颈痈

    E. 瘿痈

50. 下列不属于血瘤特点的是

    A. 软似棉肿似馒，皮色不变

    B. 边界不清

    C. 触之如海绵状

    D. 柔软而局限

    E. 色泽鲜红或暗紫

51. 肉瘤相当于西医的

    A. 脂肪瘤   B. 脂肪肉瘤

    C. 骨骼肌肉瘤   D. 纤维肉瘤

    E. 平滑肌肉瘤

52. （助理不考）下列不属于失荣特点的是

    A. 质地坚硬

    B. 表面光滑

    C. 多见于40岁以上男性

    D. 肿块联结成串

    E. 预后不良

53. 头发突然发生斑块状脱落的慢性皮肤病是

    A. 头癣   B. 油风

    C. 肥疮   D. 疖疮

    E. 白秃疮

54. 油风肝肾不足证治宜选方

    A. 四物汤合六味地黄丸

    B. 通窍活血汤

    C. 八珍汤

D. 七宝美髯丹

E. 消风散合当归饮子

55.　药毒是药物进入人体内所致的急性炎症反应，与其他疾病相比具有什么特点

A. 发病前均有明显的接触某种物质病史

B. 发病前有用药史，有一定的潜伏期，皮损多形性

C. 皮损呈丘疹样风团，上有针尖大小的瘀点、丘疹或水疱，呈散在性分布

D. 皮损主要表现为浅在性脓疱和脓痂，有接触传染和自体接种的特性

E. 对称分布，多形损害，剧烈瘙痒，倾向湿润，反复发作，易转为慢性

56.　下列不属于湿疮特征的是

A. 反复发作

B. 剧烈瘙痒

C. 皮损对称分布

D. 有渗出倾向

E. 急性湿疮以苔藓样变为主

57.　下列哪些经脉的病变与湿疮的发生有密切的关系

A. 心、肝、脾

B. 心、脾、肾

C. 心、肺、肝、肾

D. 心、肺、肝、脾

E. 心、肝、脾、肾

58.　（助理不考）热疮多因感受何邪所致

A. 风湿　　　　　　B. 火毒

C. 风热　　　　　　D. 燥热

E. 暑热

59.　（助理不考）热疮之阴虚内热证，治宜选用

A. 辛夷清肺饮　　　B. 竹叶石膏汤

C. 增液汤　　　　　D. 八珍汤

E. 四妙勇安汤

60.　蛇串疮的皮损特点是

A. 瘙痒性风团，发无定处

B. 皮肤黏膜交界处成群的水疱

C. 皮肤上浅在性脓疱和脓痂

D. 对称分布，多形损害，剧烈瘙痒

E. 带状分布的红斑、成簇的水疱

61.　蛇串疮气滞血瘀证的主要治法是

A. 本病一般不必内服药

B. 理气活血，通络止痛

C. 清解余热

D. 扶正祛邪

E. 以上均不是

62.　下列关于癣的治疗方法，错误的是

A. 灰黄霉素

B. 5%硫黄软膏

C. 肌肉注射抗生素

D. 10%水杨酸软膏

E. 剪发、拔甲、拔发、洗头

63.　下列关于圆癣的描述，错误的是

A. 以青壮年男性多见，多发于夏季

B. 好发于面部、躯干及四肢近端

C. 皮损为环形，边界清楚，中心消退

D. 边缘处可见水疱、鳞屑、结痂

E. 愈后常留有疤痕

64.　下列属于肥疮脱发特点的是

A. 脱发后由于毛囊破坏，成为永久性脱发

B. 脱发呈上粗下细的感叹号状

C. 常在距头皮0.3～0.8cm处折断

D. 脱发处油脂较多

E. 以上均不是

65.　下列哪项不属于粉刺的临床表现

A. 好发于颜面、颈、胸背等处

B. 皮损初起为针头大小的毛囊性丘疹

C. 感染部位较深，会出现紫红色结节、脓肿、囊肿

D. 部分患者青春期后可逐渐痊愈

E. 可挤出臭味的粉渣样物质

66.　慢性淋巴细胞性甲状腺炎的确诊依据是

A. 甲状腺穿刺细胞学检查有大量淋巴细胞浸润

B. 抗甲状腺抗体TPOAb、TGAb明显增高

C. B超示甲状腺弥漫性肿大

D. 甲状腺功能多表现为甲减

E. 甲状腺功能多表现为甲亢

67.　（助理不考）下列哪项不属于颈部淋巴结结核的临床表现

A. 好发于颈部及耳后，起病缓慢

B. 初起时结核如豆，不红不痛，逐渐增大

C. 溃后脓水清稀，夹有败絮样物

D. 结核不红不痛，逐渐增大，融合成串，从不溃破

E. 结核累累如串珠状

68.　痤疮的治疗原则是

A. 清热解毒　　　　B. 清热祛湿

C. 活血化瘀　　　　D. 化痰散结

E. 疏风清肺

69.　湿疮的皮损特点是

A. 躯干部位皮肤瘙痒及血痂

B. 对称分布，多形损害，剧烈瘙痒

C. 皮肤上浅在性脓疱和脓痂，有传染性和自体接种的特性

D. 夜间剧痒，在皮损处有灰白色、浅黑色或普通皮色的隧道

E. 皮肤呈丘疹样风团，上有针头大的瘀点、丘疹或水疱

70. 下列属于淋病临床特点的是

A. 龟头红肿，包皮内有多量脓性分泌物

B. 外生殖器多为单个无痛性溃疡

C. 尿道分泌物少，为黏液状

D. 尿道口红肿、发痒及轻度刺痛，尿道口排出脓性分泌物

E. 外生殖器有多个痛性溃疡，表面有脓性分泌物，尿道口红肿

71. 淋病的病原体是

A. 革兰阴性球菌

B. 革兰阳性球菌

C. 病毒

D. 支原体

E. 螺旋体

72. 牛皮癣的皮损特点为

A. 瘙痒性风团，发无定处，骤起骤退，消退后不留任何痕迹

B. 对称分布，多形损害，剧烈瘙痒

C. 皮损呈圆形或多角形的扁平丘疹融合成片，极易形成苔藓样变

D. 皮损为暗红，淡紫色或皮肤色多角形扁平丘疹，有蜡样光泽，网状纹

E. 皮损为基底淡红色，上覆银白色鳞屑，剥后有薄膜现象和点状出血

73. 下列不属于瘾疹病因病机的是

A. 禀性不耐，卫外不固，风邪乘虚侵袭

B. 风寒、风热客于肌表

C. 肠胃湿热郁于肌表

D. 风湿热邪浸淫肌肤

E. 血虚生风生燥

74. 特殊类型荨麻疹不包括

A. 寒冷性荨麻疹

B. 皮肤划痕症

C. 胆碱能性荨麻疹

D. 压迫性荨麻疹

E. 炎症性荨麻疹

75. 下列选项中，属于淋病中医病因病机的是

A. 湿热秽浊由下焦前阴入侵，阻于膀胱及肝经

B. 湿热秽浊之邪侵及肝经，下注阴部

C. 秽浊之毒酿生湿热，下注皮肤黏膜

D. 淫秽疫毒与湿热，风邪杂合所致

E. 风热毒邪搏于肌肤而生

76. 疣目外治首选

A. 洗涤法

B. 结扎法

C. 推疣法

D. 挑疣法

E. 挖除法

77. 白屑风风热血燥证，治宜选用

A. 当归饮子

B. 四物消风饮

C. 消风散合当归饮子

D. 消风导赤汤

E. 清营汤

78. 下列不属于白疕皮损特点的是

A. 皮损初起为针头大小的丘疹

B. 斑片无明显边界，表面覆盖多层干燥银白色鳞屑

C. 刮除鳞屑则露出发亮的半透明薄膜

D. 头部出现束状发

E. 指甲甲板可呈现顶针状凹陷

79. 下列不属于皮肤病外因的是

A. 风

B. 燥

C. 湿

D. 热

E. 虫

80. 皮肤病的常见自觉症状不包括

A. 瘙痒

B. 疼痛

C. 恶寒

D. 灼热

E. 麻木

81. 皮肤病的内治法不包括

A. 祛风法

B. 清热法

C. 冲洗法

D. 祛湿法

E. 润燥法

82. 下列不属于原发性损害的是

A. 斑疹

B. 风团

C. 结节

D. 鳞屑

E. 疤疹

83. 痔核更大，大便时脱出肛外，甚至行走、喷嚏、咳嗽也会脱出，且不能自行回纳，便血不多或不出血，此为

A. 外痔

B. 脱肛

C. Ⅱ期内痔

D. Ⅲ期内痔

E. Ⅳ期内痔

84. 内痔的好发部位是

A. 膀胱截石位 3、7、11 点

B. 膀胱截石位 6、12 点

C. 膀胱截石位 3、9、11 点

D. 膀胱截石位 3、5、7 点

E. 膀胱截石位 2、5 点

85. 内痔是根据以下哪个症状进行分期的

A. 痔核大小

B. 疼痛程度

C. 脱出

D. 出血

E. 流脓

86. 下列选项中，关于一度直肠脱垂的临床表现错误的是

　　A. 脱出物长5~10cm，呈圆锥状
　　B. 为直肠黏膜脱出，呈淡红色
　　C. 触之柔软，无弹性
　　D. 便后可自行回纳
　　E. 不易出血

87. 脱肛湿热下注证，治宜选方

　　A. 补中益气汤　　　　B. 萆薢渗湿汤
　　C. 槐角地榆丸　　　　D. 脏连丸
　　E. 仙方活命饮

88. 下列何病为肛管皮肤全层纵行裂开且形成感染性溃疡者

　　A. 脱肛　　　　　　　B. 肛裂
　　C. 溃疡　　　　　　　D. 痔
　　E. 肛瘘

89. 肛裂疼痛的特点是

　　A. 搏动性跳痛　　　　B. 持续性刺痛
　　C. 周期性疼痛　　　　D. 持续性钝痛
　　E. 持续性胀痛

90. 陈旧性肛裂伴肛管狭窄者，其手术时多选用

　　A. 肛裂侧切术　　　　B. 纵切横缝法
　　C. 切开疗法　　　　　D. 挂线疗法
　　E. 扩肛法

91. （助理不考）肛痈浅部脓肿切开时，其切口为

　　A. 平行纵切开　　　　B. 放射状
　　C. 十字形　　　　　　D. 弧形
　　E. 梭形

92. 下列疾病单发时多见于儿童的是

　　A. 内痔　　　　　　　B. 息肉痔
　　C. 锁肛痔　　　　　　D. 肛隐窝炎
　　E. 血栓性外痔

93. （助理不考）下列不属于锁肛痔的临床特征的是

　　A. 便血，色鲜红或暗红
　　B. 排便次数增多
　　C. 大便变细、变扁
　　D. 小便不畅，尿频、尿痛
　　E. 病变初期表现为食欲不振、贫血、消瘦

94. 睾丸和附睾的急性化脓性感染称为

　　A. 子痰　　　　　　　B. 子痈
　　C. 精浊　　　　　　　D. 囊痈
　　E. 精癃

95. 子痈气滞痰凝证，治宜选方

　　A. 左归丸　　　　　　B. 小金丸
　　C. 二陈汤　　　　　　D. 橘核丸

E. 抵当丸

96. 下列属于尿石症病机的是

　　A. 风热　　　　　　　B. 湿热
　　C. 血瘀　　　　　　　D. 痰凝
　　E. 气滞

97. 尿石症的病因主要是

　　A. 风热与砂石　　　　B. 血瘀与肾虚
　　C. 痰凝与湿阻　　　　D. 气滞与血瘀
　　E. 肾虚与湿热

98. 精癃的临床症状不包括

　　A. 尿频、尿急、尿痛
　　B. 夜尿次数增多
　　C. 排尿困难
　　D. 慢性尿潴留
　　E. 假性尿失禁

99. 精浊慢性者指诊时，前列腺的特点是

　　A. 前列腺增大，中央沟消失，无压痛
　　B. 前列腺缩小，质坚韧、光滑，有压痛
　　C. 前列腺增大，质不均，无弹性及压痛
　　D. 前列腺肿胀饱满，并有明显压痛
　　E. 前列腺大小正常，或稍大或稍小，硬度增加或有结节，可有压痛

100. 精浊的病机是

　　A. 肾虚、瘀滞、痰浊
　　B. 湿热、瘀滞、血热
　　C. 肾虚、湿热、瘀滞
　　D. 肝郁、湿热、肾虚
　　E. 肾虚、血热、瘀滞

101. 子痰浊痰凝结证，治宜选方

　　A. 半夏厚朴汤
　　B. 滋阴除湿汤合透脓散
　　C. 化坚二陈丸合阳和汤
　　D. 十全大补汤配服小金丹
　　E. 阳和汤配服小金丹

102. 下列属于股肿发病原因的是

　　A. 吸烟　　　　　　　B. 寒冷
　　C. 长期站立　　　　　D. 静脉注射药液
　　E. 创伤或产后长期卧床

103. 股肿气虚湿阻证，其治法是

　　A. 和营活血，清热利湿
　　B. 化痰软坚，利水消肿
　　C. 凉血清热，活血通络
　　D. 益气健脾，祛湿通络
　　E. 清热利湿，活血通络

104. 下列选项中不属于青蛇毒病因的是

　　A. 湿热蕴结　　　　　B. 寒湿凝滞
　　C. 痰浊瘀阻　　　　　D. 脾虚失运

E. 肝肾亏虚

105. 下列易引起肺梗塞的是
A. 臁疮 B. 股肿
C. 脱疽 D. 褥疮
E. 浅静脉炎

106. 治疗筋瘤外伤瘀滞证，选方为
A. 血府逐瘀汤 B. 补中益气汤
C. 暖肝煎 D. 活血散瘀汤
E. 当归四逆汤

107. 臁疮的病因病机是
A. 久病气血亏虚，不能营养肌肤
B. 气血失和，经脉阻滞，气血凝结
C. 湿热下注，瘀血凝滞经络
D. 气血失和，风寒痰浊凝聚
E. 寒湿凝聚经络，闭塞不通，气血运行不畅

108. 臁疮创面流水潮红，周围皮肤红肿痒痛，治宜选方
A. 二妙丸合五神汤
B. 萆薢化毒汤
C. 黄连解毒汤
D. 三妙散
E. 五神汤

109. （助理不考）脱疽最易好发的部位是
A. 上臂上部 B. 面部
C. 小腿中下部 D. 四肢末端
E. 胸背部

110. （助理不考）下列不属于脱疽局部缺血期表现的是
A. 静止痛 B. 患肢发凉
C. 患肢麻木 D. 间歇性跛行
E. 患肢足背动脉搏动减弱

111. 下列症状中，最先见于破伤风发作期的是
A. 手足抽搐 B. 颈项强直
C. 张口困难 D. 角弓反张
E. 苦笑面容

112. 破伤风的潜伏期一般为
A. 24 小时 B. 3~7 天
C. 4~14 天 D. 20~30 天
E. 2~6 个月

113. 水疱性冻疮为冻疮
A. Ⅰ度 B. Ⅱ度
C. Ⅱ度轻型 D. Ⅲ度
E. Ⅳ度

114. 按照中国九分法计算烧伤面积，双上肢占
A. 4.5% B. 9%
C. 18% D. 27%
E. 以上都不是

115. 浅Ⅱ度烧伤创面无感染时，其愈合时间为
A. 2~3 天 B. 3~7 天
C. 7~14 天 D. 21~28 天
E. 以上都不是

116. 毒蛇咬伤后，下列局部处理方法错误的是
A. 早期结扎 B. 扩创排毒
C. 艾灸法 D. 烧灼法
E. 封闭疗法

117. 下列毒蛇种类中，主要含神经毒的是
A. 蝮蛇 B. 银环蛇
C. 眼镜王蛇 D. 尖吻蝮蛇
E. 竹叶青蛇

118. 主要含血循毒的毒蛇是
A. 蝮蛇 B. 银环蛇
C. 眼镜蛇 D. 海蛇
E. 尖吻蝮蛇

119. 有毒蛇咬伤后的牙痕特点是
A. 牙齿呈锯齿状
B. 牙齿呈弧形
C. 牙痕数目多
D. 牙痕粗大而深
E. 牙痕间距密

120. 肠痈的临床分期有
A. 二期 B. 三期
C. 四期 D. 五期
E. 六期

二、A2 型题

121. 周某，男童，10 月上旬，前额部出现 2 个红肿结块，约 2cm×2cm，中央有一个脓头未溃，灼热疼痛拒按，伴口渴便秘，尿短赤。舌苔薄腻，脉滑数，治宜选用
A. 五味消毒饮 B. 牛蒡解肌汤
C. 防风通圣散 D. 清暑汤
E. 黄连解毒汤

122. （助理不考）刘某，男，42 岁，下腹部生疮，初起肿块上有粟粒样脓头，抓破之后肿痛加重，色红灼热，脓头相继增多，溃后如蜂窝状，范围约 12cm×12cm，兼有发热头痛，便秘尿赤，舌红苔黄，应诊断为
A. 疔 B. 疖
C. 脐腹痈 D. 无头疽
E. 有头疽

123. （助理不考）方某，女，41 岁，一侧乳房广泛紧韧肿硬，不易推动，皮色紫红，皮肤呈橘皮样变，全身炎症反应不明显，应首先考虑为
A. 乳岩 B. 乳痨
C. 乳痛 D. 乳发

E. 乳癖

124. 齐某，女，24岁。患者乳中发现肿块，坚硬木实，重坠不适，形如丸卵，边界清楚，表面光滑，推之活动。伴有胸闷，烦闷急躁，月经不调，舌暗红，苔薄腻，脉弦细。治宜选方

    A. 柴胡疏肝散

    B. 二仙汤合四物汤

    C. 八珍汤

    D. 逍遥散合桃红四物汤

    E. 人参养荣汤

125. 刘某，女，28岁，产后两周出现恶寒发热，左乳肿胀疼痛，体温38.4℃，体检见乳房肿大，皮色微红，无波动感，苔薄，脉数。其治法为

    A. 切开引流

    B. 疏肝清胃，通乳消肿

    C. 清热解毒，托里透脓

    D. 益气合营脱毒

    E. 泻火解毒利湿

126. 曹某，女，53岁，颈部肿块柔韧，随吞咽动作上下移动，急躁易怒，汗出心悸，失眠多梦，消谷善饥，形体消瘦，手部震颤。其辨证为

    A. 肝郁气滞证   B. 气阴两虚证

    C. 气滞痰凝证   D. 肝肾不足证

    E. 冲任失调证

127. 赵某，女性，43岁。无意中发现腹部肿块，无自觉症状，经检查，局部皮色不变，肿块触之柔软，呈分叶状，推之可移动，无压痛。根据症状首先考虑的是

    A. 痈   B. 背疽

    C. 血瘤   D. 脂瘤

    E. 肉瘤

128. 王某，男，47岁，左前臂部有一肿块，呈扁平隆起，质地柔软，状如海绵，皮色略紫，按之肿块可缩小，首先考虑的是

    A. 气瘤   B. 脂瘤

    C. 筋瘤   D. 血瘤

    E. 肉瘤

129. 贺某，男，25岁，四肢皮肤初起针头大小的丘疹，逐渐扩大为绿豆大小的鲜红色斑丘疹，表面覆盖多层干燥银白色鳞屑，刮除鳞屑则露出发亮的半透明的薄膜，再刮除薄膜，出现多个筛状出血点，中医诊断为

    A. 风疹   B. 白疕

    C. 白屑风   D. 牛皮癣

    E. 白癜风

130. 李某，男，33岁，白疕初起，皮损遍身，多呈点滴状，颜色鲜红，层层银屑，瘙痒剧烈，抓之有

点状出血，伴口干舌燥，舌质红，苔薄黄，脉弦滑。证属

    A. 血热内蕴证   B. 湿毒蕴阻证

    C. 气血瘀滞证   D. 火毒炽盛证

    E. 以上均不是

131. 张某，女，73岁。素体虚弱，长期服药，突然发病，自觉全身灼热瘙痒，皮疹颜色鲜红，经治疗后趋于稳定，现症可见大片脱屑，同时伴有低热，神疲乏力，精神不振，气短，舌红少苔，脉细数。治宜首选方剂

    A. 清营汤

    B. 化斑消毒汤

    C. 生脉饮合黄芪建中汤

    D. 增液汤合益胃汤

    E. 草薢渗湿汤

132. 齐某，女，42岁，慢性肾病，病程日久，平素头发发白，发病时呈大片均匀脱落；伴头昏，耳鸣，目眩，腰膝酸软；舌淡苔薄，脉细。治宜选用

    A. 四物汤   B. 大补阴丸

    C. 七宝美髯丹   D. 六味地黄汤

    E. 通窍活血汤

133. 何某，男，56岁，反复发作的丘疹、丘疱疹、红斑10年。10年前患者不明诱因双前臂出现红斑、丘疱疹，伴瘙痒，经医治后好转，后皮损反复发作，且累及面积在不断扩大，每年发作2～3次，今夏皮损再次发作，皮损主要为丘疱疹，伴有抓痕，痒甚，抓破后有渗液，可见鳞屑，伴有纳少、腹胀，舌淡胖，苔白腻，脉濡缓。宜选用何方治疗

    A. 草薢渗湿汤加减

    B. 黄连解毒汤加减

    C. 龙胆泻肝汤加减

    D. 除湿胃苓汤加减

    E. 化斑解毒汤合龙胆泻肝汤加减

134.（助理不考）赵某，男，34岁，前日劳累后发为唇缘、口角处见群集的小水疱，灼热痒痛，周身不适，心烦郁闷，大便干，小便黄，舌红，苔黄，脉弦数，治宜选方

    A. 导赤散   B. 五味消毒饮

    C. 黄连解毒汤   D. 普济消毒饮

    E. 辛夷清肺饮合竹叶石膏汤

135. 齐某，男，23岁，晨起跑步时偶遇风后全身泛发风团，色白，伴瘙痒，发无定处，成批发生，用温水清洗后皮损很快消退，口不渴，舌淡，苔白，脉浮紧。宜选用何方治疗

    A. 消风散

    B. 当归饮子

    C. 四物消风散

中医外科学 | 中医临床 | 试题　63

D. 麻黄附子细辛汤

E. 麻黄桂枝各半汤

136. 王某，男，21岁，双手背起结节2年，如豆般大，坚硬粗糙，表面蓬松枯槁，色黄。皮损范围有扩大趋势，无任何不适，舌红，苔薄，脉弦数。诊断为

   A. 线瘊　　　　　　B. 疣目

   C. 鼠乳　　　　　　D. 跖疣

   E. 丝状疣

137. 曹某，男，52岁，3年前腰部因疼痛，外贴膏药后皮肤出现局限性红肿，后起水疱，伴瘙痒，自行治疗后皮损结痂，有色素沉着，3年中病情反复发作，皮损肥厚干燥，有鳞屑，瘙痒剧烈，舌淡红，苔薄，脉弦细。其治疗方药是

   A. 黄连解毒汤加减

   B. 凉膈散加减

   C. 龙胆泻肝汤加减

   D. 当归饮子合消风散加减

   E. 化斑解毒汤合龙胆泻肝汤加减

138. 患者，男，35岁。大便出血，量多，色鲜红，便时肛门内有肿物外脱，便后可自行回缩，肛门烧灼、疼痛，伴小便黄，舌质红，苔黄腻，脉弦数。治宜选方

   A. 脏连丸　　　　　B. 龙胆泻肝汤

   C. 凉血地黄汤　　　D. 止痛如神汤

   E. 补中益气汤

139. 吴某，男，37岁，肛门突然剧烈疼痛，肛门缘周围有暗紫色椭圆形肿块突起，表面水肿，根据症状可诊断为

   A. 肛裂　　　　　　B. 肛管癌

   C. 肛旁脓肿　　　　D. 血栓性外痔

   E. 内痔嵌顿

140. 患者，男，37岁。患急性子痈3天，恶寒发热，左侧睾丸肿大疼痛，疼痛引及子系（精索），舌红苔黄腻，脉滑数。证属湿热下注，气血壅滞，经络阻隔为患。治宜清热解毒，利湿消肿，治宜选方为

   A. 透脓散　　　　　B. 枸橘汤

   C. 滋阴除湿汤　　　D. 柴胡疏肝散

   E. 萆薢化毒汤

141. 患者，男，47岁。患有慢性前列腺炎，尿频，尿急，尿痛，排尿淋沥，腰膝酸痛，阳痿早泄，形寒肢冷。舌淡胖，苔白，脉沉细。可辨证为

   A. 下焦蓄血证　　　B. 湿热下注证

   C. 肾阳虚损证　　　D. 肾阴虚损证

   E. 中气下陷证

142. （助理不考）某男，左足怕冷、疼痛、间歇性跛行年余。月余来足痛转为持续性静止痛，夜间痛剧，不能入睡，足背动脉搏动消失。根据其症状可诊断为

   A. 痹证

   B. 脱疽

   C. 糖尿病坏疽

   D. 闭塞性动脉硬化症

   E. 雷诺病（肢端动脉痉挛症）

143. （助理不考）某男，38岁。吸烟14年，出现右下肢麻木、发凉、间歇性跛行7年。患者初次就诊时，下列最重要的措施是

   A. 嘱患者戒烟

   B. 嘱患者保暖

   C. 使用免疫抑制剂

   D. 使用激素

   E. 使用抗生素

三、A3型题

（144～146题共用题干）

吴某，男，23岁。一周前右上肢突然疼痛，检查局部突然肿胀，光软无头，皮肤焮红，红肿疼痛，范围在7cm左右，且逐渐扩大，伴有恶寒发热，头痛，口渴，舌苔黄腻，脉弦滑。根据题干回答下列问题。

144. 根据症状，该患者可应诊断为

   A. 疖　　　　　　　B. 疔

   C. 痈　　　　　　　D. 发

   E. 有头疽

145. 该患者若治疗其治法为

   A. 和营清热，透脓托毒

   B. 清热解毒，行瘀活血

   C. 益气养血，托毒生肌

   D. 散风清热，化痰解毒

   E. 清热化痰，合营托毒

146. 治疗首选方为

   A. 普济消毒饮

   B. 仙方活命饮

   C. 五味消毒饮

   D. 仙方活命饮合五味消毒饮

   E. 托里消毒散

（147～149题共用题干）

韩某，女，27岁。产后第3周出现恶寒发热，右乳肿胀疼痛，体温38.7℃，体检见乳房肿大，皮色微红，无波动感，苔薄，脉数。根据题干回答下列问题。

147. 该患者可诊断为

   A. 乳癖　　　　　　B. 乳痈

C. 乳岩   D. 乳痨

E. 乳痨

148. 治宜首选

  A. 切开引流

  B. 疏肝理气，化痰散结

  C. 疏肝清胃，通乳消肿

  D. 清热解毒，托里透脓

  E. 泻火解毒利湿

149. 随病情发展，若患者出现皮肤焮红灼热，肿块变软，出现应指感，此时治疗应

  A. 足量应用抗生素

  B. 针刺肩井、胞中、足三里

  C. 金黄散外敷

  D. 局部理疗

  E. 切开引流

(150～152题共用题干)（助理不考)

孟某，男，39岁。症见下肢夜间痛甚难寐，患肢暗红，下垂更甚，皮肤发凉干燥，趺阳脉搏动消失，舌质暗红，苔薄白，脉弦。根据题干回答下列问题。

150. 该患者可诊断为

  A. 筋瘤   B. 青蛇毒

  C. 股肿   D. 脱疽

  E. 丹毒

151. 根据症状，可辨证为

  A. 寒湿阻络证   B. 血脉瘀阻证

  C. 湿热毒盛证   D. 热毒伤阴证

  E. 气阴两虚证

152. 治疗首选方为

  A. 阳和汤   B. 桃红四物汤

  C. 四妙勇安汤   D. 顾步汤

  E. 补阳还五汤

(153～155题共用题干)

李某，男，29岁，2天来全身起红色风团，灼热，剧痒，遇热时皮疹加重，伴有咽喉肿痛，苔薄黄，脉浮数。根据题干回答下列问题。

153. 该患者可辨病为

  A. 药毒   B. 瘾疹

  C. 湿疮   D. 接触性皮炎

  E. 以上都不是

154. 若治疗，其治法为

  A. 疏风散寒止痒

  B. 疏风清热止痒

  C. 疏风解表，通腑泄热

  D. 清热利湿，解毒止痒

E. 益气养阴清热

155. 治疗方剂宜选用

  A. 桂枝汤   B. 麻黄汤

  C. 消风散   D. 麻桂各半汤

  E. 当归饮子

(156～158题共用题干)

常某，男，33岁，自觉阴囊坠胀，附睾有不规则的局限性结节，子系呈串珠状肿硬，无明显全身症状。苔薄，脉滑。根据题干回答下列问题。

156. 该患者可诊断为

  A. 子痈   B. 子痰

  C. 阴茎痰核   D. 精癃

  E. 精浊

157. 治疗采取外治法应选

  A. 切开排脓   B. 外敷冲和膏

  C. 金黄散冷敷   D. 外敷九华膏

  E. 外用生肌白玉膏

158. 内治法治疗应选方剂为

  A. 阳和汤合化坚二陈丸

  B. 滋阴除湿汤合透脓散

  C. 阳和汤配服小金丹

  D. 枸橘汤

  E. 橘核丸

(159～161题共用题干)

一女婴右臂见大小不一肿块，质软如海绵，色泽鲜红，边界不清，按压肿块可缩小，伴有尿黄便干，易口舌生疮，舌质红，苔薄黄，脉细数。根据题干回答下列问题。

159. 该患儿宜诊断为

  A. 气瘤   B. 筋瘤

  C. 血瘤   D. 肉瘤

  E. 脂瘤

160. 该患儿可辨证为

  A. 心肾火毒证   B. 肝经火旺证

  C. 脾统失司证   D. 痰气凝结证

  E. 痰湿化热证

161. 其治法为

  A. 理气化痰散结

  B. 清热化湿，和营解毒

  C. 清心泻火，凉血解毒

  D. 清肝泻火，祛瘀解毒

  E. 健脾益气，化湿解毒

(162～164题共用题干)

杨某，女，42岁，售货员。昨天突然发热恶

寒，头痛，胃纳不佳，自以为感冒，服用感冒药。有足癣，今晨起见左小腿皮肤大片红斑，焮热肿胀，边界清楚，迅速扩大，舌红苔黄，脉数而滑。根据题干回答下列问题。

162. 根据题干该患者可诊断为

A. 青蛇毒　　　　B. 接触性皮炎

C. 痈　　　　　　D. 丹毒

E. 发

163. 该患者可辨证为

A. 风热毒蕴证　　B. 肝脾湿火证

C. 湿热毒蕴证　　D. 胎火蕴毒证

E. 暑湿交阻证

164. 治疗首选方剂为

A. 普济消毒饮

B. 柴胡清肝汤

C. 五神汤合萆薢渗湿汤

D. 犀角地黄汤合黄连解毒汤

E. 仙方活命饮

(165~167 题共用题干)

齐某，女，27 岁，患者半年前热水洗手后突发皮肤剧痒，后遇热或肥皂水烫洗后则皮肤剧痒难忍反复发作。伴有口干不欲饮，纳差，腹胀。患处皮损色暗，粗糙肥厚，对称分布。舌淡，苔白，脉弦细。月经史无异常。根据题干回答下列问题。

165. 根据症状可诊断为

A. 湿疮湿热蕴肤证

B. 湿疮脾虚湿蕴证

C. 湿疮血虚风燥证

D. 接触性皮炎湿热毒蕴证

E. 接触性皮炎血虚风燥证

166. 若治疗，宜选方

A. 除湿胃苓汤　　B. 萆薢渗湿汤

C. 防风通圣散　　D. 五味消毒饮

E. 四物消风饮

167. 该患者采取治法为

A. 清热利湿止痒

B. 健脾利湿止痒

C. 养血润肤，祛风止痒

D. 疏风解表，祛风止痒

E. 清热利湿，解毒止痒

(168~170 题共用题干)

周某，男，55 岁，患者半年前始出现大便时点滴下血，色淡红，有肿物自肛门脱出，不能自行还纳，需用手法还纳，伴有面色少华、神疲乏力、少气懒言、纳少便溏；舌质淡，边有齿痕，苔薄白，

脉弱。根据题干回答下列问题。

168. 根据症状可诊断为

A. 内痔风伤肠络证

B. 内痔湿热下注证

C. 内痔脾虚气陷证

D. 脱肛湿热下注证

E. 脱肛脾虚气陷证

169. 治宜选用何方

A. 脏连丸　　　　B. 槐角丸

C. 补中益气汤　　D. 归脾汤

E. 参苓白术散

170. 该病的好发部位是

A. 截石位 3、7、11

B. 截石位 6、12

C. 截石位 3、9

D. 截石位 5、7

E. 截石位 2、5

(171~173 题共用题干)

赵某，52 岁，男，长期便秘，近 1 周来肛内肿物脱出，长 6cm，色紫暗，表面糜烂，肛门坠痛，肛内指检有灼热感。舌红，苔黄腻，脉滑数。根据症状回答下列问题。

171. 其诊断是

A. 肛痈　　　　　B. 内痔

C. 肛漏　　　　　D. 脱肛

E. 肛裂

172. 治宜选方

A. 参苓白术散　　B. 补中益气汤

C. 萆薢渗湿汤　　D. 脏连丸

E. 凉血地黄汤

173. 其分期为

A. Ⅰ度脱垂　　　B. Ⅱ度脱垂

C. Ⅲ度脱垂　　　D. 内痔一期

E. 内痔二期

四、B 型题

A. 发病较快，结块形如鸡卵，漫肿无头，焮热疼痛

B. 发病较慢，结块初起如豆，串生累累，不红不痛

C. 继发感染，结块初起如豆，压之疼痛，很少化脓

D. 多见老年，结块形如堆粟，按之坚硬，生长迅速

E. 起病较快，初起无头，红肿成片，四周色泽较淡

174.（助理不考）属于发局部表现特点的是

175. 属于颈痈局部表现特点的是

    A. 心肾火毒证   B. 肝经火旺证
    C. 脾统失司证   D. 心火妄动证
    E. 肝郁化火证

176. 血瘤肿块大小不一，色泽鲜红，边界不清，不痛不痒，伴五心烦热，面赤口渴，口舌生疮，属于
177. 血瘤瘤体体积不大，边界不清，表面色红，质地柔软易出血，无疼痛，伴肢软乏力，面色萎黄者属于

    A. 八珍汤   B. 龙胆泻肝汤
    C. 桃红四物汤   D. 通窍活血汤
    E. 四物汤合六味地黄汤

178. 油风气滞血瘀证，治宜选用
179. 油风血热风燥证，治宜选用

    A. 麻黄桂枝各半汤
    B. 消风散
    C. 防风通圣散
    D. 当归饮子
    E. 二仙汤

180. 瘾疹血虚风燥证，治宜首选
181. 瘾疹风寒束表证，治宜首选

    A. 4～14天，短者24小时
    B. 6个月至5年
    C. 10周左右
    D. 2年以上
    E. 2～10天，平均3～5天

182. 淋病的潜伏期是
183. 破伤风的潜伏期是

    A. 内痔   B. 外痔
    C. 肛漏   D. 肛乳头肥大
    E. 锁肛痔

184. 上述适宜硬化注射疗法的是
185. 上述适宜采用挂线疗法的是

    A. 八正散加减
    B. 金匮肾气丸加减
    C. 济生肾气丸加减
    D. 知柏地黄汤加减
    E. 金铃子散合石韦散加减

186. 尿石症气血瘀滞证，治宜选方
187. 尿石症肾气不足证，治宜选方

    A. 寒湿阻络证   B. 血脉瘀阻证
    C. 湿热毒盛证   D. 热毒伤阴证
    E. 气阴两虚证

188. （助理不考）脱疽患者表现为患肢暗红，皮肤发凉干燥，肌肉萎缩，足背动脉搏动消失。患肢疼痛，以夜间为甚，可辨证为
189. （助理不考）脱疽患者表现为面容憔悴，消瘦，五心烦热，渴不欲饮，患肢肌肉萎缩，皮肤干燥脱屑，趾甲干燥肥厚，创面生长缓慢，肉芽淡而不鲜。可辨证为

    A. 小腿下部   B. 四肢末梢
    C. 骶尾部   D. 髋部
    E. 脊背部

190. （助理不考）脱疽好发部位为
191. 臁疮好发部位为

    A. 大黄牡丹汤加减
    B. 仙方活命饮加减
    C. 复方大柴胡汤加减
    D. 黄连解毒汤合五味消毒饮加减
    E. 大黄牡丹汤合透脓散加减

192. 肠痈热毒证，治宜选方
193. 肠痈湿热证，治宜选方

中医妇科学

一、A1 型题

1. （助理不考）我国现存第一部产科专著是
   A. 《女科要旨》
   B. 《经效产宝》
   C. 《妇人大全良方》
   D. 《胎产书》
   E. 《证治准绳女科》

2. （助理不考）书中论不孕，谓"世俗专主妇人，此不通之论也"的医著是
   A. 《金匮要略》
   B. 《女科要旨》
   C. 《证治准绳》
   D. 《叶氏女科证治》
   E. 《经效产宝》

3. 下列选项中，阴户的功能是
   A. 排出月经的出口
   B. 分泌带下的通道
   C. 孕育胎儿的器官
   D. 阴阳交合的器官
   E. 娩出胎儿的路径

4. 下列名称中，哪一项是指解剖学的子宫颈口部位
   A. 子门　　　　　B. 小肠
   C. 玉门　　　　　D. 龙门
   E. 胞门

5. 下列各项关于子宫功能的描述，错误的是
   A. 产生月经　　　B. 排出月经
   C. 孕育胎儿　　　D. 分娩胎儿
   E. 抵御外邪

6. 下列选项中，哪一项为女性青春期到来的重要标志
   A. 具有生育能力
   B. 第二性征发育
   C. 外生殖器官发育渐趋成熟
   D. 体形已渐发育为女性特有的体形
   E. 月经初潮

7. （助理不考）下列著作中，首先提出"经本于肾""经水出诸肾"的是
   A. 《内经》
   B. 《妇人大全良方》
   C. 《女科要旨》
   D. 《景岳全书·妇人规》
   E. 《傅青主女科》

8. 月经产生的主要机理与生殖轴的作用相关，生殖轴顺序正确的是
   A. 肾 – 天癸 – 气血 – 胞宫
   B. 天癸 – 气血 – 冲任 – 胞宫
   C. 脏腑 – 天癸 – 气血 – 冲任 – 胞宫
   D. 天癸 – 肾 – 冲任 – 胞宫
   E. 肾 – 天癸 – 冲任 – 胞宫

9. 下列选项中，天癸的来源是
   A. 肾阳　　　　　B. 先天肾气
   C. 后天谷气　　　D. 肾阴
   E. 肝血

10. 下列关于月经初潮年龄的描述，错误的是
    A. 一般为 13 ~ 15 岁
    B. 平均 14 岁
    C. 可早至 11 ~ 12 岁
    D. 最迟不超过 18 岁
    E. 迟至 16 岁

11. 受孕初期仍能按月经周期有少量出血而无损于胎儿者，称为
    A. 居经　　　　　B. 暗经
    C. 激经　　　　　D. 试胎
    E. 弄胎

12. 下列关于带下的论述，错误的是
    A. 带下生而即有
    B. 带下有周期性月节律
    C. 带下量随妊娠期增多
    D. 带下由肾精所化
    E. 带下于经断后断绝

13. 下列关于妊娠的生理表现，错误的是
    A. 乳房增大　　　B. 妊娠反应
    C. 脉滑　　　　　D. 便溏
    E. 乳晕部着色

14. 某产妇，末次月经的时间为 2020.9.25，其预产期为
    A. 2021.7.1　　　B. 2021.7.2
    C. 2021.6.30　　 D. 2021.6.31
    E. 2021.8.3

15. 分娩结束后，产妇恢复到孕前状态，称"产褥期"，一般持续
    A. 4 ~ 5 周　　　 B. 5 ~ 6 周
    C. 6 ~ 8 周　　　 D. 7 ~ 8 周
    E. 8 ~ 10 周

16. 下列导致妇科疾病的生活因素中，错误的是
    A. 七情内伤　　　B. 房劳多产
    C. 饮食不节　　　D. 劳逸失常
    E. 跌仆损伤

17. 脏腑功能失常导致妇科疾病，关系最密切的脏腑是
  A. 肝、脾、胃　　　　B. 肾、脾、心
  C. 肾、肝、脾　　　　D. 肝、脾、心
  E. 肾、脾、肺

18. 下列妇科病证中，哪项与寒邪无关
  A. 痛经　　　　　　B. 闭经
  C. 带下病　　　　　D. 月经过多
  E. 不孕症

19. 产后过劳可导致的妇科疾病是
  A. 产后血晕　　　　B. 产后发热
  C. 子宫脱垂　　　　D. 产后腹痛
  E. 产后抑郁

20. 下列各项，不属于血瘀所导致的疾病是
  A. 月经过多　　　　B. 崩漏
  C. 月经先期　　　　D. 产后恶露不绝
  E. 胎动不安

21. 问产后史应询问
  A. 乳汁多少
  B. 带下情况
  C. 分娩情况
  D. 产后大便通与不通
  E. 小腹痛与不痛

22. 闻气味时，若月经、带下、恶露秽臭，多为
  A. 热毒　　　　　　B. 瘀热
  C. 气滞血瘀　　　　D. 气阴两虚
  E. 肝肾不足

23. 月经将至或正值月经期，脉象为
  A. 脉数　　　　　　B. 脉细数
  C. 脉沉细　　　　　D. 脉滑数有力
  E. 脉多显滑象

24. 产后乳汁甚少，质稀薄，食少神疲、面色无华，辨证为
  A. 血虚证　　　　　B. 脾虚证
  C. 气虚证　　　　　D. 气血虚弱证
  E. 肝肾亏虚证

25. 寒邪致痛经，宜选用
  A. 香附、郁金　　　B. 牡丹皮、赤芍
  C. 当归、川芎　　　D. 桂枝、吴茱萸
  E. 青皮、川楝子

26. 阳化则风动，急当平肝息风，最常用的代表方是
  A. 三甲复脉汤　　　B. 羚角钩藤汤
  C. 龙胆泻肝汤　　　D. 丹栀逍遥散
  E. 清肝止淋汤

27. 中年妇女调经重在
  A. 治肝　　　　　　B. 益气
  C. 养血　　　　　　D. 治肾
  E. 治脾

28. 月经病的治疗原则重在
  A. 调理冲任　　　　B. 治本调经
  C. 益气养血　　　　D. 疏肝理气
  E. 补肾健脾

29. 月经先期主症是指月经周期
  A. 连续两个周期以上、提前3天以上
  B. 连续两个周期以上、提前5天以上
  C. 连续两个周期以上、提前6天以上
  D. 连续两个周期以上、提前7天以上
  E. 某月月经周期提前5天以上

30. 下列选项中，不属于月经后期常见病机的是
  A. 肾虚　　　　　　B. 血虚
  C. 血寒　　　　　　D. 气虚
  E. 气滞

31. 若患者月经不按期来潮，或提前或延后7天以上，连续3个周期以上者，则可诊断为
  A. 月经先期　　　　B. 月经后期
  C. 月经过少　　　　D. 月经过多
  E. 月经先后无定期

32. 月经过多是指月经量超过
  A. 50mL　　　　　　B. 80mL
  C. 100mL　　　　　D. 120mL
  E. 150mL

33. 虚证月经量少的病机是
  A. 精亏血少，冲任血海亏虚
  B. 脾气虚弱，生化不足
  C. 阳虚气弱，推动无力
  D. 气虚血少，血海不充
  E. 阴虚血亏，血脉无充

34. 月经过少与月经后期共有的证型是
  A. 血虚，虚寒，血瘀
  B. 血寒，痰湿，血瘀
  C. 血瘀，气滞，肾虚
  D. 肾虚，气虚，血瘀
  E. 肾虚，血虚，痰湿

35. 下列哪些疾病应与经间期出血相鉴别
  A. 月经先期、月经过少、赤带
  B. 经期延长、月经过少、赤带
  C. 月经先后无定期
  D. 胎漏、胎动不安
  E. 漏下

36. 下列病机中，为崩漏主要病机的是
  A. 脾虚气不统血
  B. 肾虚封藏失职
  C. 血热迫血妄行

D. 肝肾损伤，气阴两虚

E. 冲任不固，不能制约经血

37. 不属于虚证型闭经的病机是

A. 脾胃虚弱，气血乏源

B. 肾气不足，冲任虚弱

C. 肝肾亏损，精血不足

D. 精亏血少，冲任血海空虚

E. 痰湿流注下焦，冲任受阻

38. 下列属于痛经主要证候表现的是

A. 经行腹痛，起于初潮者，称原发性痛经；经行以后出现腹痛，称继发性痛经

B. 正值经期或行经前后小腹剧痛或隐痛，伴随月经周期发作

C. 经前、经期腹痛属虚；经后腹痛属实

D. 胀甚于痛者为血瘀；痛甚于胀者为气滞

E. 刺痛属寒；绞痛属热

39. 经行感冒的常见病因有

A. 风寒、风热、血瘀证

B. 风寒、风热、邪入少阳

C. 太阳、阳明证、邪入少阳

D. 血瘀、血寒、血虚证

E. 气虚、气阴两虚、气血不足证

40. 经行感冒风寒证，代表方是

A. 参苏饮　　　B. 银翘散

C. 玉屏风散　　D. 荆穗四物汤

E. 荆芩四物汤

41.（助理不考）经行口糜胃热熏蒸证，治宜选方

A. 清胃散　　　B. 凉膈散

C. 一贯煎　　　D. 健脾丸

E. 枳实导滞丸

42.（助理不考）经行风疹块的常见病因为

A. 血虚、风热　　B. 血虚、火郁

C. 血瘀、寒凝　　D. 血瘀、风热

E. 湿滞、风热

43. 经行情志异常何证可用甘麦大枣汤治疗

A. 气血不足证　　B. 心血不足证

C. 痰火上扰证　　D. 肝经郁热证

E. 心肾不交证

44. 肾阴虚绝经前后诸证，治宜选用

A. 右归丸　　　B. 六味地黄丸

C. 左归丸　　　D. 二仙汤

E. 百合地黄汤合甘麦大枣汤

45.（助理不考）下列症状可见于经断复来湿毒瘀结证的是

A. 经血色淡、质稀

B. 色鲜红、质稠

C. 色暗、质稀

D. 色暗、恶臭、杂色带下

E. 经色红、夹白带、质黏、异味

46. 不属于生理性带下的是

A. 妊娠期带下量多

B. 排卵期带下量多

C. 月经期前后带下量多

D. 绝经前后白带减少

E. 带下色黄质黏稠

47. 带下过少，其治疗原则主要是

A. 除湿　　　　B. 疏肝养肝

C. 调理冲任　　D. 益气养血化瘀

E. 滋补肝肾之阴精

48. 下列不属于安胎主要方法的是

A. 健脾　　　　B. 补肾

C. 理气　　　　D. 养心

E. 养血

49. 下列证候中不属妊娠恶阻的是

A. 恶心呕吐　　B. 食入即吐

C. 倦怠　　　　D. 呃逆

E. 头晕

50. 异位妊娠破裂时最主要的症状是

A. 下腹一侧撕裂样剧痛

B. 停经史和早孕反应

C. 不规则阴道出血

D. 急性贫血

E. 休克

51. 下列不属于宫外孕的是

A. 腹腔妊娠　　B. 卵巢妊娠

C. 输卵管妊娠　D. 阔韧带妊娠

E. 子宫残角妊娠

52. 妊娠期腰酸腹痛、胎动下坠，或伴有阴道少量流血者，可诊断为

A. 堕胎　　　　B. 胎漏

C. 小产　　　　D. 异位妊娠

E. 胎动不安

53. 妊娠 28 周内，胎漏、胎动不安相当于西医的

A. 先兆流产　　B. 不全流产

C. 完全流产　　D. 过期流产

E. 难免流产

54. 凡妊娠 12～28 周内，胚胎已成形而自然殒堕者，称为

A. 滑胎　　　　B. 堕胎

C. 小产　　　　D. 胎漏

E. 胎动不安

55. 堕胎、小产其治疗原则是

A. 调养气血　　B. 下胎益母

C. 祛瘀下胎　　D. 补益冲任

E. 治病与安胎并举

56. 滑胎血瘀证治疗首选方为

　　A. 生化汤合寿胎丸

　　B. 大黄䗪虫丸合寿胎丸

　　C. 桂枝茯苓丸合寿胎丸

　　D. 血府逐瘀汤合寿胎丸

　　E. 少腹逐瘀汤合寿胎丸

57. 有滑胎病史的患者，孕后保胎治疗的时间一般需超过既往流产月份多久

　　A. 1周　　　　　　　　B. 2周以上

　　C. 4周以上　　　　　　D. 6周以上

　　E. 2个月

58. （助理不考）胎萎不长气血虚弱证，治宜选方

　　A. 归脾汤　　　　　　B. 四物汤

　　C. 寿胎丸　　　　　　D. 胎元饮

　　E. 长胎白术散

59. 子肿肾虚证，治宜选方

　　A. 寿胎丸　　　　　　B. 左归丸

　　C. 真武汤　　　　　　D. 右归丸

　　E. 防己黄芪汤

60. （助理不考）下列关于子痫的诊断内容，错误的是

　　A. 葡萄胎病史

　　B. 忽然眩晕倒仆

　　C. 双胎、多胎妊娠

　　D. 伴蛋白尿、水肿

　　E. 妊娠20周后血压常不升高到140/90mmHg

61. 妊娠期间出现尿频、尿急、淋沥涩痛等症，此为

　　A. 子烦　　　　　　　B. 子满

　　C. 子悬　　　　　　　D. 子淋

　　E. 胞转

62. （助理不考）妊娠小便不通肾虚证，证见小腹胀满，腰膝酸软，畏寒肢冷，方用肾气丸去牡丹皮、附子，加

　　A. 竹茹、杜仲

　　B. 山萸肉、山药

　　C. 猪苓、车前子

　　D. 肉桂、枸杞子

　　E. 巴戟天、菟丝子

63. 产后三急指的是

　　A. 产后呕吐、泄泻、盗汗

　　B. 产后冲心、冲肺、冲胃

　　C. 产后血晕、产后痉病、产后腹痛

　　D. 产后病痉、产后大便难、产后郁冒

　　E. 产后小便不通、产后恶露不绝、产后小便淋痛

64. "新产妇人有三病，一者病痉，二者病郁冒，三者大便难"语出

　　A.《诸病源候论》

　　B.《金匮要略》

　　C.《经效产宝》

　　D.《景岳全书》

　　E.《妇人大全良方》

65. （助理不考）下列选项为产后血晕与产后子痫鉴别要点的是

　　A. 是否意识清楚

　　B. 是否四肢抽搐

　　C. 是否发生在产后24小时之内

　　D. 既往是否有高血压病史

　　E. 是否有角弓反张

66. 下列不属于产后发热病因病机的是

　　A. 产后胞脉空虚，邪毒乘虚，直犯胞宫，正邪相争

　　B. 产后元气受损，正气较虚，易感外邪

　　C. 阴血骤虚，阳无所附，阳气浮散

　　D. 经脉不通，营卫不和

　　E. 败血停滞，营卫不通

67. 产后身痛血瘀证，治宜选方

　　A. 桃仁红花煎　　　　B. 血府逐瘀汤

　　C. 身痛逐瘀汤　　　　D. 少腹逐瘀汤

　　E. 生化汤

68. （助理不考）产后情志异常血瘀证，治宜选方

　　A. 归脾汤　　　　　　B. 癫狂梦醒汤

　　C. 逍遥散　　　　　　D. 当归补血汤

　　E. 加味逍遥散

69. （助理不考）产后小便不通血瘀证，治宜选方

　　A. 理冲汤　　　　　　B. 小蓟饮子

　　C. 加味五淋散　　　　D. 少腹逐瘀汤

　　E. 益肾调经汤

70. （助理不考）产后小便淋痛湿热蕴结证，其治法是

　　A. 清热利湿止痛

　　B. 清热解毒利湿

　　C. 清热利湿通淋

　　D. 疏肝清热通淋

　　E. 以上皆非

71. 妇人癥瘕的症状，以何为主

　　A. 下腹部胀满　　　　B. 下腹部疼痛

　　C. 下腹部结块　　　　D. 腰腹部疼痛

　　E. 月经过多

72. 盆腔炎性疾病可见高热不退，面部潮红，小腹部疼痛难忍，一般不伴有

　　A. 腹胀　　　　　　　B. 停经

C. 腹泻　　　　　　　D. 尿频

E. 尿急

73. 下列关于盆腔炎性疾病后遗症的叙述，错误的是
A. 既往有盆腔炎等病史
B. 持续发展可引起弥漫性腹膜炎、败血症
C. 瘀血阻滞是根本病机
D. 湿热是主要致病因素
E. 表现为下腹部疼痛，伴有低热起伏，易疲劳等症

74. 妇女阴中有物下坠，突出于阴道口外，其中医诊断为
A. 阴蚀　　　　　　　B. 阴挺
C. 阴肿　　　　　　　D. 阴疮
E. 阴茧

75. 下列选项中，关于宫内节育器的取器时间，错误的是
A. 月经干净3~7天，或绝经后半年至1年为宜
B. 月经干净10天~15天，或绝经后3年为宜
C. 有感染者，取器术前、术后给予抗生素
D. 带器妊娠者，妊娠终止时同时取出
E. 盆腔肿瘤需取出，则随时可取

76. 下列情况中，不适合放置宫内节育器的是
A. 月经干净后3~7天
B. 生殖器官炎症
C. 自然流产转经后
D. 剖宫产后半年
E. 人工流产术后，其经过顺利且宫腔在10cm以内，无感染或出血倾向者

77. 某患者人流术后11天，间断阴道出血。近1天阴道出血大于月经量，夹有黑血块；B超示宫腔内有组织残留，该患者诊断为
A. 人流不全　　　　　B. 子宫穿孔
C. 人流综合征　　　　D. 人流术后感染
E. 宫腔或颈管内口粘连

78. 不属于人流综合征临床表现的选项是
A. 头晕　　　　　　　B. 血压下降
C. 面色苍白　　　　　D. 恶心呕吐
E. 下腹剧烈疼痛

79. 属于人工流产适应证的是
A. 盆腔炎
B. 阴道炎
C. 妊娠剧吐酸中毒尚未纠正者
D. 术前相隔4小时两次体温在37.5℃以上者
E. 妊娠10周内要求终止妊娠而无禁忌证者

80. 属于绝育手术适应证的选项是
A. 腹壁皮肤感染

B. 急、慢性盆腔感染
C. 患有严重全身疾病不宜生育者
D. 全身情况不良不能耐受手术者
E. 24小时内有两次间隔4小时的体温在37.5℃或以上者

81. 下列激素中，能使阴道上皮细胞增生和角化，细胞内糖原增多，保持阴道呈弱酸性的是
A. 促性腺激素释放激素
B. 垂体促性腺激素
C. 促甲状腺激素
D. 孕激素
E. 雌激素

82. 下列选项中，错误的是
A. 卵巢功能受垂体控制
B. 卵巢主要合成雌激素和孕激素
C. 垂体活动受下丘脑的调节
D. 下丘脑受大脑皮层支配
E. 卵巢不分泌雄激素

83. 若卵子未受精，黄体于排卵后多少天开始萎缩
A. 4~5天　　　　　B. 9~10天
C. 11~12天　　　　D. 13~14天
E. 15~16天

84. 卵巢排卵后随黄体的发育，孕激素分泌量显著增加，其高峰为排卵后的
A. 第7~8天
B. 第12~13天
C. 第17~18天
D. 第20~23天
E. 第25~26天

85. 下列各项，可使子宫内膜由增生期变为分泌期的激素是
A. 促性腺激素释放激素
B. 孕激素
C. 雌激素
D. 黄体生成素
E. 促卵泡激素

86. （助理不考）下列不属于诊断性刮宫禁忌证的是
A. 急性或亚急性生殖道炎症
B. 急性或严重的全身性疾病
C. 疑有妊娠要求继续妊娠者
D. 疑有子宫内膜结核者
E. 手术前体温大于37.5℃者

87. （助理不考）宫颈黏液结晶的分类与周期变化分为四型，下列属于Ⅱ型表现的是
A. 典型羊齿状结晶，主梗直而粗硬，分支密而长

B. 类似 I 型，但主梗弯曲较软，分支少而短，似树枝着雪后的形态

C. 不典型结晶，其特点为树枝形象较模糊，分支少而稀疏，呈离散状态

D. 主要为椭圆体或梭形物体，顺同一方向排列成行，比白细胞长 2～3 倍，但稍窄，透光度大

E. 以上选项都不是

88. （助理不考）下列选项中，不属于输卵管通畅检查，子宫输卵管造影术适应证的是

A. 不孕症

B. 习惯性流产

C. 确定生殖器畸形的类别

D. 过敏体质或碘过敏者

E. 以上都不是

89. （助理不考）下列各项，不属于诊断性刮宫适应证的是

A. 子宫异常性出血，需排除或证实子宫内膜癌、宫颈癌者

B. 疑有子宫内膜结核者

C. 月经失调需了解子宫内膜变化及其对性激素的反应者

D. 因宫腔残留组织或子宫内膜脱落不完全导致长时间多量出血者

E. 急性或严重的全身性疾病

二、A2 型题

90. 封某，因输卵管阻塞而致继发不孕，选用外治法为

A. 阴道纳药　　　　　B. 阴道冲洗

C. 宫腔注入　　　　　D. 坐浴

E. 贴敷

91. 张女士，22 岁，素嗜辛辣助热之食，月经两旬一行，量多，色紫红，胸闷心烦，口干溲赤，舌质红，脉数。该患者诊断为

A. 月经先期阳盛血热证

B. 月经先期肝郁血热证

C. 经间期出血湿热证

D. 经间期出血血瘀证

E. 月经先期气虚证

92. 范女士，28 岁，经行量多，色紫黑，有血块，经行小腹疼痛，经前腹胀，舌质紫暗，舌边尖有瘀点，脉涩。治宜选方

A. 失笑散　　　　　　B. 通瘀煎

C. 桃红四物汤　　　　D. 血府逐瘀汤

E. 少腹逐瘀汤

93. 张女士，30 岁，经血过期不净，量多，色淡质稀；倦怠乏力，气短懒言，小腹空坠，面色㿠白；舌淡，苔薄，脉缓弱。治宜选方

A. 安冲汤　　　　　　B. 举元煎

C. 归脾汤　　　　　　D. 补中益气汤

E. 桃红四物汤

94. 吴女士，正值"七七"之年，经乱无期，时而暴下不止，时或淋漓不尽。末次月经已行 20 多日未止，量仍较多，经色淡，质清稀；神疲气短，面浮肢肿，小腹空坠，四肢不温，纳呆便溏；舌质淡胖，苔白，脉细弱。最佳治法是

A. 益气健脾，止血调经

B. 补气健脾，止血养血

C. 补中益气，固冲止血

D. 补气升阳，止血调经

E. 益气摄血调经

95. 小吴，19 岁，月经偶见推后，且经期或经后小腹冷痛拒按，得热痛减，月经量少，经色暗而有瘀块，面色青白，肢冷畏寒，舌暗苔白，脉沉紧，可辨证为

A. 痛经气滞血瘀证

B. 痛经寒凝血瘀证

C. 痛经脾肾阳虚证

D. 痛经气血虚弱证

E. 痛经肾气亏损证

96. 刘女士，43 岁，经行颠顶掣痛，头晕目眩，口苦咽干，烦躁易怒，月经量稍多，色鲜红，舌红苔黄，脉弦细数。治宜选方

A. 一贯煎　　　　　　B. 羚角钩藤汤

C. 天麻钩藤饮　　　　D. 丹栀逍遥散

E. 知柏地黄汤

97. 孟女士，已婚，32 岁，经行面浮肢肿，按之没指，晨起头面肿甚，月经推迟，经量多，色淡质薄，腹胀纳减，腰膝酸软，大便溏薄，舌淡苔白腻，脉沉缓。治宜选方

A. 真武汤　　　　　　B. 肾气丸

C. 白术散　　　　　　D. 八物汤

E. 健固汤

98. （助理不考）盛女士，已婚，34 岁，经期或经后，午后潮热，月经量少，色红；两颧红赤，五心烦热，烦躁少寐；舌红而干，脉细数。其辨证为

A. 脾虚型　　　　　　B. 血瘀型

C. 血气虚弱证　　　　D. 肝肾阴虚证

E. 瘀热壅阻证

99. 齐女士，41 岁，带下量少，甚至全无，阴部干涩灼痛，阴部萎缩，性交疼痛，头晕耳鸣，腰膝酸软，烘热汗出，夜寐不安，小便黄，大便干结，舌红少苔，脉沉弦细。治宜选方

A. 小营煎　　　　　　B. 内补丸

C. 左归丸　　　　　　D. 知柏地黄丸

E. 补肾地黄汤

100. 王女士，孕 11 周，近 5 天出现恶心呕吐，逐渐加剧，呕吐酸水、苦水，口干口苦，头胀而晕，胸胁胀满，喜叹息，舌淡红，苔黄，脉弦滑。治宜选方

 A. 橘皮竹茹汤 B. 香砂六君子汤

 C. 加味温胆汤 D. 青竹茹汤

 E. 小半夏加茯苓汤

101. 钱女士，停经 46 天，阴道出血 5 天，色深红，质稠，口苦，烦渴，失眠，尿黄，便秘，舌红，苔薄黄，脉滑数。B 超提示宫内妊娠 6 周。其治法为

 A. 滋阴清热，养血安胎

 B. 清热柔肝，养血安胎

 C. 清热凉血，养血安胎

 D. 清热凉血，益气安胎

 E. 清热养血，固冲安胎

102. （助理不考）何女士，29 岁，妊娠 8 个月，腹部异常增大，胸膈满闷，呼吸短促，神疲倦怠，小便短少，喘不得卧，舌质淡苔白，脉沉滑。其治法为

 A. 温肾健脾，泻肺利水

 B. 疏肝健脾，逐水消肿

 C. 滋肾健脾，温阳利水

 D. 健脾利水，养血安胎

 E. 逐水消肿，养血安胎

103. 患者孕前常发经行头痛，现孕后眩晕，烦躁易怒，头目胀痛，腰膝酸软，舌红，脉弦。辨证属于

 A. 肝肾阴虚 B. 脾虚肝旺

 C. 肝郁化热 D. 阴虚肝旺

 E. 气血虚弱

104. （助理不考）患者分娩以后，突然头晕眼花，心胸满闷，随后神志昏迷，口噤。其急症处理措施错误的是

 A. 立即将产妇置于头高脚底的仰卧体位

 B. 补充血流量

 C. 针刺印堂、人中、涌泉等穴，强刺激以促速醒

 D. 保持产妇体温

 E. 根据病因，进行中西医结合抢救

105. 江女士，产后 1 周小腹隐隐作痛，数日不止，喜按喜揉，恶露量少，色淡红，质稀无块，面色苍白，头晕，眼花，心悸怔忡；舌质淡，苔薄白，脉细弱。治法宜选用

 A. 补血养血，化瘀止痛

 B. 补血益气，缓急止痛

 C. 补血益气，活血化瘀

 D. 补血活血，暖宫止痛

E. 温经散寒，化瘀止痛

106. 郑女士，33 岁，近来下腹部触及如拳大肿块，小腹胀满不适，经血量多，有块，紫暗，胸闷不舒，脉沉涩；辨证为癥瘕何证

 A. 肾虚血瘀证 B. 气滞血瘀证

 C. 痰湿瘀结证 D. 湿热瘀阻证

 E. 寒湿凝滞证

107. 范女士，31 岁，结婚 5 年未能怀孕，月经或前或后，经量多少不一；经前烦躁易怒，胸胁乳房胀痛，精神抑郁，喜太息，舌尖边有瘀点，质暗红，脉弦细。其诊断为

 A. 不孕症肾虚证

 B. 不孕症肝气郁结证

 C. 不孕症肾虚肝郁证

 D. 不孕症瘀滞胞宫证

 E. 不孕症痰湿内阻证

108. （助理不考）宋女士，45 岁，外阴肌肤肿溃，色晦暗不泽，脓水淋漓，久治未愈，伴畏寒肢冷，疲乏无力，舌淡苔白腻，脉沉缓，其治疗代表方是

 A. 金黄散 B. 托里消毒散

 C. 普济消毒饮 D. 仙方活命饮

 E. 萆薢渗湿汤

109. 曹女士，23 岁，人工流产负压吸引术过程中突感阻力消失，同时吸管进入而无到底的感觉；腹痛剧烈，出汗，面色苍白，血压下降。双合诊子宫体局部有明显压痛。该患者可诊断为

 A. 人流综合征

 B. 子宫穿孔

 C. 人流不全

 D. 宫腔或颈管内口粘连

 E. 人流术后感染

110. 房女士，27 岁，人流术后出现月经过少，伴周期性腹胀痛、肛门坠胀感；妇科检查子宫稍大，压痛明显，宫颈举痛，附件压痛，探针探查宫腔时不能顺利进入，子宫碘油造影宫腔有狭窄。其诊断为

 A. 人流综合征

 B. 子宫穿孔

 C. 人流不全

 D. 宫腔或颈管内口粘连

 E. 人流术后感染

三、A3 型题

(111 ~ 113 题共用题干)

 吴某，38 岁，月经周期提前，经血量多，色淡红，质清晰，神疲体倦，气短懒言，小腹空坠，纳少便溏，舌淡红，苔薄白，脉细弱。根据题干回答下列问题。

111. 该患者宜辨证为

A. 肾气虚证   B. 阴虚血热证

C. 血虚证   D. 脾气虚证

E. 血寒证

112. 宜采用下列何种治法

A. 补脾益气，摄血调经

B. 补血益气调经

C. 补肾益气，固冲调经

D. 扶阳祛寒调经

E. 补血益气调经

113. 治疗的方剂为

A. 温经汤（《金匮要略》）

B. 固阴煎

C. 两地汤

D. 大补元煎

E. 补中益气汤

(114～116题共用题干)

唐女士，36岁，已婚，月经周期延后，量少，色暗淡质稀，腰膝酸软，头晕耳鸣，面色晦暗，舌淡苔薄白，脉沉细。根据题干回答下列问题。

114. 该患者宜辨证为

A. 脾虚证   B. 血虚证

C. 肾虚证   D. 痰湿证

E. 气滞证

115. 宜采用下列何种治法

A. 益精养血，补肾调经

B. 补血填精，益气调经

C. 理气行滞，和血调经

D. 温肾扶阳，活血调经

E. 温经散寒，和血调经

116. 治宜选方为

A. 健固汤   B. 左归丸

C. 当归地黄饮 D. 知柏地黄丸

E. 补肾地黄汤

(117～119题共用题干)

孙女士，30岁，月经先后无定期，经量或多或少，色暗红，经行乳房胀痛，腰膝酸软，精神疲惫，舌淡苔白，脉弦细。根据题干回答下列问题。

117. 下面关于本病病因病机叙述错误的是

A. 肝、肾功能失调

B. 痰湿阻滞，血行不畅

C. 血海蓄溢失常

D. 冲任功能紊乱

E. 病因多为肝郁、肾虚

118. 该患者宜采用何种治法

A. 补肾活血调经

B. 理气活血调经

C. 疏肝理气调经

D. 补肾疏肝调经

E. 活血化瘀调经

119. 该患者可选择治疗的方药为

A. 保阴煎   B. 固阴煎

C. 清经散   D. 定经汤

E. 温经汤

(120～122题共用题干)

许女士，34岁已婚，月经量少，色淡红，质黏腻如痰；形体肥胖，胸闷呕恶，带多黏腻，舌淡，苔白腻，脉滑。根据题干回答下列问题。

120. 一般认为月经量少于多少为月经过少

A. 40mL   B. 30mL

C. 20mL   D. 60mL

E. 50mL

121. 该患者宜诊断为

A. 月经过少血瘀证

B. 月经过少气虚证

C. 月经过少痰湿证

D. 月经过少脾虚证

E. 月经过少血虚证

122. 根据患者证型，宜选择下列何种方剂治疗

A. 归肾汤

B. 苍附导痰丸

C. 二陈加芎归汤

D. 小营煎

E. 通瘀煎

(123～125题共用题干)

蔡女士，34岁，多次发生经间期出血，此次阴道出血量稍多，色深红，质黏腻，无血块，平时带下量多色黄，小腹隐痛，神疲乏力，胸闷烦躁，纳呆腹胀，小便短赤，舌红苔黄腻，脉滑数。根据题干回答下列问题。

123. 该患者宜辨证为

A. 肝郁证   B. 血瘀证

C. 脾虚证   D. 湿热证

E. 血热证

124. 该患者宜采取哪种治法

A. 清热利湿，固冲止血

B. 滋肾养阴，固冲止血

C. 健脾益气，固冲止血

D. 化瘀止血

E. 清热利湿，活血化瘀

125. 该患者宜采用何种方剂加减治疗

A. 逐瘀止血汤　　　　B. 两地汤
C. 二至丸　　　　　　D. 右归丸
E. 清肝止淋汤

（126～128 题共用题干）

陈女士，29 岁，月经数月不行，形体肥胖，胸脘满闷，呕恶痰多，带下量多，舌苔白腻，脉滑。根据题干回答下列问题。

126. 该患者应采用何种治法

A. 燥湿化痰，活血调经
B. 燥湿祛痰，行气通经
C. 健脾除湿，活血调经
D. 理气活血，逐瘀通经
E. 燥湿健脾，消食导滞

127. 宜选用的方剂为

A. 二陈加芎归汤
B. 清热调血汤
C. 四君子汤
D. 苍附导痰丸
E. 四物汤合二陈汤

128. （助理不考）治疗一段时间后，月经来潮，还应建立规律的月经周期，一般以几个周期为准

A. 2　　　　　　　　B. 3
C. 4　　　　　　　　D. 5
E. 6

（129～131 题共用题干）

柳女士，已婚 36 岁，经行或经后两乳胀痛，腰膝酸软，两目干涩，咽干口燥，五心烦热，舌红少苔，脉细数。根据题干回答下列问题。

129. 该患者宜辨证为

A. 肝气郁结证　　　　B. 胃虚痰滞证
C. 肾气亏虚证　　　　D. 阴虚血燥证
E. 肝肾亏虚证

130. 宜采用下列何种治法

A. 养阴清热调经
B. 滋肾养肝，通络止痛
C. 健胃祛痰，活血止痛
D. 疏肝理气，通络止痛
E. 补肾益精，养血止痛

131. 治宜选方

A. 二至丸　　　　　　B. 左归丸
C. 一贯煎　　　　　　D. 丹栀逍遥丸
E. 沙参麦冬汤

（132～134 题共用题干）

蒋女士，27 岁，经行或经后，五更泄泻，经色淡质稀，腰膝酸软，头晕耳鸣，畏寒肢冷，舌淡苔白，脉沉迟。根据题干回答下列问题。

132. 本病的发生，主要责之于

A. 正气不足，营卫失调
B. 脾肾虚弱
C. 气血营卫失调
D. 湿邪伤及任带二脉
E. 心胃之火上炎

133. 该患者宜采取的治法

A. 健脾益气，除湿止泻
B. 健脾渗湿，理气调经
C. 温肾扶阳，暖土固肠
D. 温补脾肾，渗湿止泻
E. 扶脾抑肝，理气止泻

134. 该患者宜采用的方药为

A. 参苓白术散
B. 健固汤合四神丸
C. 肾气丸合苓桂术甘汤
D. 八物汤
E. 当归补血汤

（135～137 题共用题干）

王女士，42 岁，平素头晕耳鸣，手足心热，两颧潮红，潮热咳嗽，咽干口渴，月经量少，经期衄血，色暗红，舌红无苔，脉细数。根据题干回答下列问题。

135. 本病相当于西医的

A. 产后出血　　　　　B. 代偿性月经
C. 经漏　　　　　　　D. 排卵期出血
E. 宫外孕

136. 根据患者证型，宜采用何种治法

A. 清肝调经　　　　　B. 滋阴降火
C. 清胃泄热　　　　　D. 滋阴养肺
E. 疏风清热

137. 治宜选方

A. 玉女煎　　　　　　B. 益阴煎
C. 顺经汤　　　　　　D. 两地汤
E. 知柏地黄汤

（138～140 题共用题干）

周某，女，42 岁，带下量多，色黄质黏稠，秽臭，外阴瘙痒；小腹作痛，口苦口腻，心烦，小便短赤；舌红，苔黄腻，脉滑数。根据题干回答下列问题。

138. 该患者病因和哪些脏腑功能失调密切相关

A. 肺脾肾　　　　　　B. 心肝肾
C. 心肺肾　　　　　　D. 肝脾肾

E. 心肝脾

139. 该患者可辨证为
    A. 肝经湿热   B. 湿热下注
    C. 肝郁化热   D. 阴虚夹湿
    E. 热毒蕴结

140. 若患者伴有烦躁易怒，口苦咽干，头晕头痛，舌边红，苔黄腻，脉弦滑。治宜选用
    A. 止带方   B. 萆薢渗湿汤
    C. 龙胆泻肝汤   D. 完带汤
    E. 易黄汤

（141~143题共用题干）

郑女士，28岁，停经45天，阴道少量出血8天，下腹疼痛3天，但逐渐减轻，或头晕神疲，舌质淡，苔薄白，脉细缓。血压90/65mmHg，腹部有压痛及反跳痛，查阴道少量血污，宫颈抬举痛，子宫稍大于正常，质偏软，子宫左后方可触及界限不清的包块，触痛。可诊断为异位妊娠，根据题干回答下列问题。

141. 该患者辨证为
    A. 未破损型
    B. 已破损型
    C. 已破损休克型
    D. 已破损不稳定型
    E. 包块型

142. 应采用下列何种治法
    A. 活血祛瘀，佐以益气
    B. 活血化瘀，消癥杀胚
    C. 益气固脱，活血祛瘀
    D. 活血祛瘀消癥
    E. 祛瘀消癥，固冲安胎

143. 关于该病的预防调护，下述错误的是
    A. 减少宫腔手术及人工流产术，避免产后和流产后的感染
    B. 积极治疗慢性盆腔炎、盆腔肿瘤等疾病
    C. 对曾有盆腔炎史、不孕史、放置宫内节育器而停经者，应注意异位妊娠的发生
    D. 对有生育要求的异位妊娠术后患者，仍应积极治疗盆腔炎症
    E. 对异位妊娠破损的患者，宜仰卧位，以增加脑血流量及氧的供给

（144~146题共用题干）

吴女士，29岁，结婚三年，孕3产0，自然流产3次，均在孕50天时自然殒堕。现停经7周，尿妊娠试验阳性，伴有恶心，呕吐，夜尿频多等早孕反应，2天前出现阴道少量流血，但无腰酸腹痛。B超提示：宫内早孕。妇科检查：宫口未开，子宫增大，符合停经月份。根据题干回答下列问题。

144. 该患者最适合的诊断为
    A. 堕胎   B. 小产
    C. 滑胎   D. 胎堕不全
    E. 胎动难留

145. 若患者伴有头晕目眩，神疲乏力，面色㿠白，心悸气短；舌质淡，苔薄白，脉细弱。宜采用何种治法
    A. 补肾益精，固冲安胎
    B. 益气养血，固冲安胎
    C. 清热养血，滋肾安胎
    D. 祛瘀消癥，固冲安胎
    E. 补肾健脾，固冲安胎

146. 治宜选用下列何种方药
    A. 补肾固冲汤   B. 肾气丸
    C. 育阴汤   D. 泰山磐石散
    E. 桂枝茯苓丸

（147~149题共用题干）

刘女士，妊娠34周，出现头晕头重目眩，胸闷心烦，呕逆泛恶，面浮肢肿，倦怠嗜睡；苔白腻，脉弦滑。根据题干回答下列问题。

147. 该患者宜诊断为
    A. 子晕   B. 子肿
    C. 子满   D. 子痫
    E. 子冒

148. 该患者宜采用何种治法
    A. 补中益气，平肝潜阳
    B. 健脾化湿，平肝潜阳
    C. 益气养血，升清降浊
    D. 调和肝脾，补益气血
    E. 补气养血，活血通络

149. 治疗可选用的方药为
    A. 杞菊地黄丸   B. 八珍汤
    C. 白术散   D. 肠宁汤
    E. 半夏白术天麻汤

（150~152题共用题干）

王女士，孕6月余，小便频数，艰涩刺痛，尿少色黄，伴面赤心烦，喜冷饮，舌上溃疡，舌红欠润，少苔，脉细数，根据题干回答下列问题。

150. 本病产生的机理为
    A. 湿热蕴结膀胱，气化失司，水道不利
    B. 湿热蕴结下焦，气化不利
    C. 湿热下注，脾肾亏虚

D. 热灼膀胱，气化失司，水道不利

E. 肾气不固而致肾失封藏

151. 宜采用下列何种治法

A. 清热利湿，润燥通淋

B. 滋阴清热，润燥通淋

C. 疏肝清热通淋

D. 清心泻火，润燥通淋

E. 清热利湿通淋

152. 治疗首选

A. 当归散　　　　　B. 保阴煎

C. 导赤散　　　　　D. 龙胆泻肝汤

E. 知柏地黄丸

(153~155 题共用题干)

李女士，31 岁，新产后高热寒战，热势不退，小腹疼痛拒按，恶露较多，色紫暗，心烦口渴，尿少色黄，大便秘结；舌红苔黄，脉数有力。根据题干回答下列问题。

153. 该患者宜采用何种方药

A. 五味消毒饮合大黄牡丹汤

B. 银翘散

C. 五味消毒饮合失笑散

D. 清暑益气汤

E. 荆防四物汤

154. 若持续高热，小腹疼痛剧烈，拒按，恶露排出不畅，秽臭如脓，烦渴引饮，大便燥结；舌紫暗，苔黄燥，脉弦数。治宜选方

A. 清营汤　　　　　B. 解毒活血汤

C. 五味消毒饮　　　D. 大黄牡丹皮汤

E. 清宫汤送服安宫牛黄丸

155. 若有盆腔脓肿，宜

A. 抗炎下清宫

B. 生理盐水静脉滴注

C. 给予足够的抗生素

D. 5% 葡萄糖注射液静脉滴注

E. 切开引流

(156~158 题共用题干)

于女士，产后血性恶露 15 天不尽，量多、色淡、质稀、无气味，神疲懒言，小腹空坠，食少便溏，舌淡苔薄白，脉细弱；根据题干回答下列问题。

156. 本病的常见病因有

A. 血虚、风寒、血瘀、肾虚

B. 气虚、血热、血瘀

C. 血虚、血瘀

D. 感染邪毒、外感、血瘀、血虚

E. 气虚、肾虚、血瘀

157. 根据患者症状可辨证为

A. 气虚　　　　　　B. 血虚

C. 肾虚　　　　　　D. 血热

E. 血瘀

158. 宜采用的方剂为

A. 生化汤　　　　　B. 补中益气汤

C. 保阴煎　　　　　D. 黄芪桂枝五物汤

E. 血府逐瘀汤

(159~161 题共用题干)

钱女士，35 岁，近 4 个月来少腹部胀痛，经行加重，经血量多有块，排出痛减，伴经前情志抑郁，乳房胀痛；舌紫暗，脉弦涩。根据题干回答下列问题。

159. 该患者的证型为

A. 湿热瘀结证　　　B. 寒湿凝滞证

C. 气滞血瘀证　　　D. 气虚血瘀证

E. 热毒炽盛证

160. 治宜选方

A. 大黄牡丹汤　　　B. 膈下逐瘀汤

C. 少腹逐瘀汤　　　D. 血府逐瘀汤

E. 逍遥散

161. 下列预防调护措施错误的是

A. 坚持经期、产后及流产后的卫生保健

B. 急性患者时应彻底治愈，防止转为慢性

C. 急性患者需要卧床休息、半卧位

D. 饮食应清淡为主，减少糖、蛋白质的摄入

E. 要积极锻炼身体，增强体质

(162~164 题共用题干)

齐女士，38 岁，近来阴部干涩，瘙痒灼热，夜间加重，伴眩晕耳鸣，五心烦热，烘热汗出，腰酸腿软，舌红少苔，脉细数无力，根据题干回答下列问题。

162. 该患者的证型为

A. 肝肾阴虚证　　　B. 肝经湿热证

C. 肾阴虚证　　　　D. 肾阳虚证

E. 肝气郁结证

163. 宜采用下列何种治法

A. 燥湿化痰，理气止痒

B. 滋阴养血，杀虫止痒

C. 清热解毒，利湿止痒

D. 清热利湿，杀虫止痒

E. 滋阴补肾，清肝止痒

164. 治宜选方

A. 六味地黄汤　　　B. 龙胆泻肝汤

C. 知柏地黄汤　　　D. 易黄汤

E. 左归丸

四、B 型题

A. 肝　　　　　　　B. 肺
C. 脾　　　　　　　D. 胃
E. 肾

165. 中医认为女子乳头属
166. 中医认为女子乳房属

A. 胎动不安　　　　B. 不孕症
C. 带下过少　　　　D. 经行浮肿
E. 子肿

167. 肾气虚，胎失所系，可发生
168. 肾阳虚，命门火衰，不能暖宫，可发生

A. 血瘀　　　　　　B. 血热
C. 气滞　　　　　　D. 气虚
E. 血寒

169. 经色紫暗有血块，多为
170. 若经量多、色深红、质稠，多为

A. 滋血汤　　　　　B. 两地汤
C. 桃红四物汤　　　D. 补血定痛汤
E. 身痛逐瘀汤

171. 补血养血法的代表方是
172. 活血化瘀法的代表方是

（助理不考）
A. 三七注射液　　　B. 参附注射液
C. 生脉注射液　　　D. 牛膝注射液
E. 丹参注射液

173. 血热而崩者，治宜选方
174. 血瘀而崩者，治宜选方

A. 固阴煎　　　　　B. 圣愈汤
C. 归脾汤　　　　　D. 举元煎
E. 大补元煎

175. 经行量多，色淡红质清稀，神疲肢倦，气短懒言，舌淡，苔薄，脉细弱，其治疗代表方是
176. 月经先期，量多或量少，舌淡暗质稀，腰膝酸软，头晕耳鸣，舌淡暗，苔白润，脉沉细，其治疗代表方是

A. 温经汤（《妇人大全良方》）
B. 温经汤（《金匮要略》）
C. 右归丸
D. 四物汤
E. 理中丸

177. 月经后期虚寒证治宜选用

178. 月经后期实寒证治宜选用

A. 统摄无权，冲任不固
B. 封藏失司，冲任不固
C. 热扰冲任，血海不宁
D. 瘀阻冲任，血不归经
E. 肝脾失调，血蓄失常

179. 月经先期气虚证的病机是
180. 月经先期血热证的病机是

A. 右归丸　　　　　B. 完带汤
C. 白术散　　　　　D. 知柏地黄汤
E. 萆薢渗湿汤

181. 治疗带下过多脾虚证，其代表方是
182. 治疗带下过多阴虚夹湿证，其代表方是

A. 妊娠初期，呕吐酸水、苦水
B. 妊娠初期，恶心欲呕，晨起尤甚
C. 妊娠初期，呕吐痰涎，胸脘满闷
D. 妊娠初期，呕吐不食，或呕吐清涎
E. 妊娠初期，呕吐剧烈，干呕或呕吐苦黄水甚则血水

183. 妊娠恶阻脾胃虚弱证的症状包括
184. 妊娠恶阻肝胃不和证的症状包括

A. 下胎益母
B. 保胎治疗
C. 治病与安胎并举
D. 补肾填精，固冲安胎
E. 未孕前重防，已孕后重早治

185. 滑胎的治疗原则是
186. 堕胎、小产的治疗原则是

A. 异位妊娠已破损稳定型
B. 异位妊娠已破损休克型
C. 异位妊娠已破损腑实证
D. 异位妊娠已破损包块型
E. 异位妊娠已破损不稳定型

187. 宫外孕Ⅰ号方可用于治疗
188. 宫外孕Ⅱ号方可用于治疗

A. 通乳丹　　　　　B. 调经汤
C. 鲫鱼汤　　　　　D. 下乳涌泉散
E. 柴胡疏肝散

189. 缺乳气血虚弱证，治宜选方
190. 缺乳肝郁气滞证，治宜选方

A. 荆防四物汤　　　B. 银翘散

C. 参苏饮　　　　　D. 小柴胡汤

E. 桑菊饮

191. 产后恶寒，发热，鼻流清涕，头痛，肢体酸痛，无汗；舌苔薄白，脉浮紧；治宜选方

192. 产后寒热往来，口苦，咽干，目眩，默默不欲食，脉弦；治宜选方

A. 产后发热感染邪毒证

B. 产后发热血瘀证

C. 产后发热血虚证

D. 产后发热外感证

E. 产后发热阴虚证

193. 产后寒热时作，恶露下亦甚少，色紫暗有块，小腹疼痛拒按；舌质紫暗且有瘀点，脉弦涩；辨证为

194. 产后低热不退，腹痛绵绵，喜按，恶露量多，色淡质稀，自汗，头晕心悸，舌淡苔薄，脉细数；

辨证为

A. 归脾汤　　　　　B. 补肾丸

C. 大补元煎　　　　D. 四君子汤

E. 补中益气汤

195. 气虚型阴挺，治宜选方

196. 肾虚型阴挺，治宜选方

A. 身热腹痛，恶寒或寒战

B. 下腹部胀痛或刺痛，经行加重

C. 下腹部胀满，疼痛拒按，寒热往来

D. 下腹部隐痛，痛连腰骶，低热起伏

E. 高热腹痛，恶寒，带下量多色黄

197. 上述临床表现中属于盆腔炎性疾病热毒炽盛证的是

198. 上述临床表现中属于盆腔炎性疾病湿热蕴结证的是

中医儿科学

一、A1 型题

1. 胎儿期体重增长快的阶段是
    A. 妊娠早期4周
    B. 妊娠早期12周
    C. 妊娠中期10周
    D. 妊娠中期15周
    E. 妊娠晚期13周

2. 新生儿体重约为
    A. 1kg
    B. 2kg
    C. 3kg
    D. 5kg
    E. 7kg

3. 从1周岁至满3周岁，称为
    A. 胎儿期
    B. 围生期
    C. 新生儿期
    D. 婴儿期
    E. 幼儿期

4. 前囟闭合的时间为出生后
    A. 2～4个月
    B. 4～6个月
    C. 6～12个月
    D. 12～18个月
    E. 18～24个月

5. 小儿摄入的食物要软而易消化，饮食有常、有节，否则易出现食积、吐泻，其主要原因是
    A. 肝常有余
    B. 心常有余
    C. 肺常不足
    D. 脾常不足
    E. 肾气不足

6. 小儿"纯阳"之体指的是
    A. 纯阳无阴
    B. 阳常有余
    C. 发育迅速
    D. 肝常有余
    E. 阴亏阳亢

7. 小儿面呈黑色，多属
    A. 实证
    B. 湿证
    C. 热证
    D. 瘀证
    E. 虚证

8. 诊断小儿疾病，特别重要的诊查方法是
    A. 望诊
    B. 闻诊
    C. 问诊
    D. 脉诊
    E. 按诊

9. 肺气闭郁的鼻诊特点是
    A. 鼻塞流涕
    B. 鼻孔出血
    C. 鼻翼扇动
    D. 鼻涕浊臭
    E. 鼻孔干燥

10. 正常小儿脉象平和，较成人脉
    A. 浮而稍数
    B. 弦而稍数
    C. 浮而稍缓
    D. 软而稍数
    E. 浮而稍弦

11. 幼儿用药用量应为成人量的
    A. 1/6
    B. 1/3
    C. 1/2
    D. 2/3
    E. 等量

12. 下列哪味药加黄酒擦洗皮肤可用于麻疹初期透疹
    A. 香薷
    B. 生麻黄
    C. 五倍子
    D. 石榴皮
    E. 香樟木

13. 下列不属于儿科推拿疗法作用的是
    A. 神气安定
    B. 经络畅通
    C. 凉血止血
    D. 气血循行
    E. 脏腑调和

14. （助理不考）关于孕妇饮食，下列说法中可取的是
    A. 大冷之物
    B. 大热之物
    C. 甘肥厚味
    D. 营养丰富
    E. 辛辣炙煿

15. （助理不考）不属于妊娠禁忌药的是
    A. 大戟
    B. 白术
    C. 斑蝥
    D. 麝香
    E. 乌头

16. 小儿正常断奶的季节不包括
    A. 春季
    B. 夏季
    C. 初秋
    D. 深秋
    E. 严冬

17. 预防脐风最重要的措施是
    A. 孕妇勿感风邪
    B. 产妇勿感风邪
    C. 小儿生后避风
    D. 清洁断脐护脐
    E. 脐疮防其走黄

18. 在下列情况中，母亲仍应哺乳的是
    A. 患有传染病
    B. 乳汁数量少
    C. 心功能不全者
    D. 重症肾脏病
    E. 身体过弱

19. （助理不考）胎怯的病变脏腑主要是
    A. 心、肝
    B. 心、肾
    C. 心、脾
    D. 脾、肾
    E. 肝、肾

20. （助理不考）下列关于硬肿症的临床表现，错误的是

A. 可见紧张性水肿

B. 腋温 – 肛温差由正值变为负值

C. 低体温，体温 <35℃，严重者 <30℃

D. 硬肿为对称性，依次为双下肢、臀、面颊、两上肢、背、腹、胸部等

E. 患儿不吃、不哭、少动，严重者可伴有休克、肺出血及多脏器功能衰竭

21. 下列属于病理性黄疸的是

A. 出生后 24h 以内出现黄疸

B. 出生后第 2~3 日出现黄疸，第 4~6 日达高峰

C. 足月儿在生后 2 周消退，早产儿可延迟至 3~4 周消退

D. 足月儿血清总胆红素 ≤221μmol/L，早产儿 ≤257μmol/L

E. 小儿一般情况良好，除偶有轻微食欲不振外，不伴有其他临床症状

22. 小儿感冒后容易出现腹胀纳呆，或伴吐泻的症状，其病机是

A. 肺常不足　　　　　B. 脾常不足

C. 心常有余　　　　　D. 肝常不足

E. 肾常不足

23. 小儿时邪感冒的主要特点是

A. 恶寒发热，鼻塞流涕，舌淡苔薄白

B. 发热头痛，身重困倦，舌红苔黄腻

C. 发热恶风，咽红肿痛，舌红苔薄黄

D. 起病急骤，高热恶寒，肌肉酸痛

E. 恶寒发热，脘腹胀痛，呕吐酸腐

24. 下列关于乳蛾的诊断要点，错误的是

A. 以咽痛为主要症状

B. 急性乳蛾病程短

C. 可伴有吞咽困难

D. 可见扁桃体肿大

E. 一定伴有发热症状

25. 小儿咳嗽的主要内因是

A. 肺肾两虚　　　　　B. 肝肾阴虚

C. 肝脾不和　　　　　D. 肺脾虚弱

E. 心脾两虚

26. 下列临床表现可见于肺炎喘嗽阴虚肺热证的是

A. 发热恶风，咳嗽气急，痰黄而黏，口渴咽红

B. 恶寒发热，呛咳不爽，呼吸气急，痰白而稀

C. 发热烦躁，咳嗽喘促，气急鼻扇，喉间痰鸣

D. 低热盗汗，干咳无痰，面色潮红，舌红少苔

E. 面白少华，动则汗出，咳嗽无力，纳差便溏

27. 小儿肺炎喘嗽的病机关键为

A. 风热闭肺　　　　　B. 风寒闭肺

C. 肺气郁闭　　　　　D. 毒热闭肺

E. 肺脾气虚

28. 下列不属于哮喘临床特征的是

A. 喘息气促　　　　　B. 呼气延长

C. 喉间痰鸣　　　　　D. 甚者紫绀

E. 发热

29. 哮喘发病涉及脏腑包括

A. 肺、心、肝　　　　B. 肺、脾、心

C. 肺、脾、肾　　　　D. 肝、脾、肾

E. 肺、肝、脾

30. 反复呼吸道感染肺脾气虚证的表现不包括

A. 面黄少华　　　　　B. 腰膝酸软

C. 少气懒言　　　　　D. 自汗多汗

E. 脉无力，指纹淡

31. 诊断 5~10 岁的小儿反复呼吸道感染，其中 1 年上呼吸道感染的次数是

A. 5　　　　　　　　　B. 6

C. 7　　　　　　　　　D. 8

E. 9

32. 下列不属于肺炎合并心衰诊断标准的是

A. 肝脏迅速扩大

B. 心率、呼吸突然减慢

C. 突然发生极度烦躁不安

D. 心音低钝，有奔马律，颈静脉怒张

E. 颜面、眼睑或下肢水肿，尿少或无尿

33. 鹅口疮多见于

A. 初生儿　　　　　　B. 幼儿

C. 学龄前儿童　　　　D. 学龄儿童

E. 青春期儿童

34. 小儿泄泻发病率较高的季节是

A. 春夏　　　　　　　B. 夏秋

C. 秋冬　　　　　　　D. 冬春

E. 四季无差异

35. 厌食治疗时，基本原则是

A. 消食导滞　　　　　B. 运脾开胃

C. 健脾助运　　　　　D. 理气醒脾

E. 养胃育阴

36. 疳证的主要的病理改变是

A. 脾胃失和，纳化失健

B. 脾胃虚损，津液耗伤

C. 脾胃气虚，运化无力

D. 脾胃阴虚，精血不足

E. 肾阳虚衰，精髓不充

37. 下列不属小儿腹痛发病原因的是

A. 腹部中寒　　　　　B. 乳食积滞

C. 胃肠热结　　　　　D. 脾胃虚寒

E. 外邪犯肺

38. 小儿便秘应首辨

A. 辨病位　　　　　　B. 辨寒热
C. 辨虚实　　　　　　D. 辨表里
E. 辨气血

39. 若诊断6个月至6岁小儿贫血，其末梢血血红蛋白值应
A. <90g/L　　　　　B. <100g/L
C. <110g/L　　　　D. <120g/L
E. <130g/L

40.（助理不考）小儿夜啼的发病年龄多见于
A. 新生儿及婴儿
B. 1岁
C. 2岁
D. 3岁
E. 4岁

41. 小儿常见汗证为
A. 黄汗，战汗　　　　B. 自汗，盗汗
C. 自汗，黄汗　　　　D. 自汗，战汗
E. 黄汗，脱汗

42. 下列不属于汗证病机的是
A. 肺卫不固　　　　　B. 营卫失调
C. 气阴亏虚　　　　　D. 阴阳失调
E. 湿热迫蒸

43. 病毒性心肌炎的特征不包括
A. 神疲乏力　　　　　B. 面色苍白
C. 心悸气短　　　　　D. 恶寒发热
E. 肢冷多汗

44. 属于注意缺陷多动障碍主要临床特征的是
A. 喜欢玩耍
B. 智力较差
C. 注意力不集中
D. 喜欢看电视
E. 常有不自主的肢体抽动

45. 下列各项，有关多动症的预防与调护，错误的是
A. 关心体谅患儿，对其行为及学习进行耐心的帮助与训练
B. 孕妇应营养均衡，禁烟酒，慎用药物，避免早产、难产及新生儿窒息
C. 训练患儿有规律地生活，起床、吃饭、学习等都要形成规律。不要过于迁就
D. 避免食用有兴奋性和刺激性的饮料和食物，对于高蛋白高热量食物减少摄入
E. 加强管理，及时疏导，防止攻击性、破坏性及危险性行为发生

46. 下列不属于抽动障碍诊断要点的是
A. 起病年龄在2~12岁，可有疾病后及情志失调的诱因或家族史

B. 有固定的肌肉快速收缩，无节律性，以固定方式出现，抽动时伴不自主发声
C. 抽动不受意志控制，随时可能发作
D. 病状呈慢性过程，病程呈明显波动性
E. 脑电图正常或非特异性异常，实验室检查无特殊异常，智力正常

47. 抽动障碍的病因是
A. 脏腑阴阳失调
B. 元气未充，心神怯弱
C. 五志过极，风痰内蕴
D. 肝常有余，肝风内动
E. 脾虚肝旺，肝风扰动

48. 患儿出现抽动障碍的病机与哪项无关
A. 气郁化火，引动肝风
B. 水不涵木，虚风内动
C. 脾肾阳虚，不能温煦筋脉
D. 脾虚痰聚，肝风夹痰上扰
E. 气郁化火，耗伤阴精，筋脉失养

49. 急惊风治疗的基本原则是
A. 疏风、清热、开窍、镇惊
B. 清心、开窍、凉肝、息风
C. 消食、导滞、息风、镇惊
D. 清热、豁痰、镇惊、息风
E. 镇静、安神、化痰、息风

50. 下列不属于慢惊风病因病机的是
A. 脾胃虚弱　　　　　B. 暴受惊恐
C. 阴虚风动　　　　　D. 脾肾阳衰
E. 以上都不属于

51.（助理不考）下列不属于小儿痫病常用治法的是
A. 息风止痉　　　　　B. 柔肝息风
C. 化瘀通窍　　　　　D. 镇惊安神
E. 豁痰开窍

52.（助理不考）不属于小儿痫病的发病原因的是
A. 脾肾阳虚　　　　　B. 顽痰内伏
C. 暴受惊恐　　　　　D. 惊风频发
E. 外伤血瘀

53. 小儿水肿的好发年龄为
A. 0~2岁　　　　　B. 2~7岁
C. 7~12岁　　　　D. 12~14岁
E. 14岁以上

54. 肾病综合征分为单纯型肾病和肾炎型肾病，其中单纯型肾病必备的条件是
A. 血沉明显加快
B. 大量蛋白尿和低白蛋白血症
C. 水肿
D. 血胆固醇增高

E. 持续高血压

55. 小儿急性肾小球肾炎发病前有哪种前驱感染史
A. 病毒感染
B. 金葡菌感染
C. 链球菌感染
D. 支原体感染
E. 原虫感染

56. 有关小儿遗尿描述正确的是
A. 3 周岁以上的小儿小便自遗
B. 5 周岁以上的小儿睡中小便自遗，醒后方觉
C. 3 周岁以上的小儿醒时尿频，入寐消失
D. 10 周岁以下的儿童睡中小便自遗
E. 10 周岁以下小儿睡中小便自遗，醒后方觉

57. （助理不考）语迟、发迟、肌肉软、口软主要是由于何脏腑功能不足
A. 心肾
B. 心脾
C. 肝肾
D. 脾肾
E. 脾肝

58. （助理不考）小儿何时尚不能站立、行走为立迟、行迟
A. 0～1 岁
B. 1～2 岁
C. 2～3 岁
D. 3～4 岁
E. 4～5 岁

59. 麻疹的治疗原则是
A. 清热泻火
B. 清热解毒
C. 辛凉透解
D. 温中健脾
E. 燥湿和胃

60. 麻疹收没期，皮肤可见
A. 无色素沉着及脱屑
B. 无色素沉着，可见脱皮
C. 有色素沉着，可见脱皮
D. 有色素沉着痕，无脱屑
E. 有色素沉着，并有糠麸样脱屑

61. 麻疹典型皮疹开始于
A. 耳后发际及颈部
B. 头面
C. 四肢
D. 胸腹
E. 背部

62. 奶麻的好发季节是
A. 春夏
B. 夏秋
C. 秋冬
D. 冬春
E. 盛夏

63. 孕妇妊娠早期患风疹最易导致
A. 胎儿发育迟缓
B. 妊娠高血压
C. 流产
D. 妊娠水肿
E. 胎死宫内

64. 在风疹易感儿群集的地方，须适当隔离，可隔离至出疹后
A. 3 天
B. 5 天
C. 7 天
D. 9 天
E. 14 天

65. 下列选项中，丹痧典型的舌象是
A. 地图舌
B. 红绛舌
C. 霉酱苔
D. 草莓舌
E. 镜面舌

66. 下列哪项描述不符合猩红热的临床表现
A. 发热，咽喉红肿糜烂
B. 发热数小时至一天出疹
C. 皮疹退后，可见色素沉着
D. 可见环口苍白圈和草莓舌
E. 皮疹退后，可见蜕皮、脱屑

67. 水痘愈后可见
A. 脱皮
B. 脱屑
C. 色素沉着
D. 瘢痕
E. 结痂后不留疤痕

68. 水痘的隔离期是
A. 痘疹出齐后
B. 疱疹与结痂并见时
C. 发热消退后 1 周
D. 疱疹消退后 1 周
E. 痘疹全部结痂后

69. 关于水痘疹出错误的是
A. 发热 1～2 日出疹
B. 疱疹是向心性分布
C. 疹色红润，疱浆清亮
D. 丘疹、疱疹、结痂同时并见
E. 愈后脱屑

70. 手足口病主要侵犯的部位不包括
A. 手
B. 足
C. 口
D. 胸
E. 臀

71. 手足口病的临床特点是
A. 初为疱疹，很快成为脓疱，夏秋季节多发
B. 皮肤黏膜分批出现丘疹、疱疹、结痂
C. 发热 3～4 天后，热退疹出，呈玫瑰色斑疹
D. 疱疹分布于四肢远端、手足及口腔黏膜，不结痂
E. 风团样丘疹，中心有针尖大小水疱，伴瘙痒

72. 流行性腮腺炎的肿胀部位为
A. 耳后
B. 颈前
C. 颌下
D. 以耳垂为中心
E. 面颊部

73. 中医认为，痄腮常证的病位主要在
A. 太阳经脉
B. 阳明经脉
C. 少阳经脉
D. 太阴经脉

E. 少阴经脉

74. （助理不考）顿咳最易发病的年龄是

A. 3个月以内　　　　B. 1岁以内

C. 3岁以内　　　　　D. 5岁以内

E. 7岁以内

75. 下列疾病中，以热退疹出为特征的是

A. 奶麻　　　　　　　B. 丹痧

C. 风痧　　　　　　　D. 麻疹

E. 手足口病

76. 下列诸虫易引起贫血的是

A. 蛔虫　　　　　　　B. 钩虫

C. 绦虫　　　　　　　D. 蛲虫

E. 姜片虫

77. 下列措施中，可以有效预防小儿蛔虫病的是

A. 注意个人卫生，饭前便后洗手，不饮用生水

B. 可食适量使君子

C. 口服食醋60～100mL

D. 饮食宜清淡，少食辛辣

E. 饭后服用驱虫药

78. （助理不考）蛲虫病的主要特征是

A. 夜寐磨牙

B. 阵发性腹痛

C. 腹部有移动包块

D. 夜间肛门奇痒

E. 食欲异常

79. （助理不考）夏季热暑伤肺胃证的病机是

A. 肺胃气虚　　　　　B. 肺胃阴伤

C. 肾阳亏虚　　　　　D. 肺胃气阴两伤

E. 胃津不足

80. （助理不考）下列不属于夏季热临床特征的症状是

A. 发热　　　　　　　B. 口渴

C. 少尿　　　　　　　D. 多饮

E. 少汗

81. 下列不属于过敏性紫癜临床特点的是

A. 紫癜多见于下肢伸侧及臀部、关节周围

B. 多呈对称性分布

C. 抚之不高出皮肤

D. 压之不退色

E. 可伴腹痛及关节痛

82. 小儿紫癜主要病变脏腑是

A. 肺、肝、肾

B. 心、肝、脾

C. 肝、脾、肾

D. 心、肝、脾、肾

E. 心、肺、脾、肾

83. （助理不考）皮肤黏膜淋巴结综合征的治疗原则是

A. 疏风清热，利湿解毒

B. 清热解毒，活血化瘀

C. 滋养胃津，顾护心阴

D. 益气养阴，清解余热

E. 辛凉透表，清热解毒

84. （助理不考）静脉滴注丙种球蛋白的治疗方法，最好应用于皮肤黏膜淋巴结综合征病程

A. 早期　　　　　　　B. 中期

C. 中晚期　　　　　　D. 恢复期

E. 病后

85. 佝偻病初期的服药应是

A. 日服维生素D 1万～2万U

B. 日服维生素D 5000～10000 U

C. 日服维生素D 500 U

D. 日服维生素D 400 U

E. 日服维生素D 100 U

86. 佝偻病的治疗原则是

A. 健脾养血　　　　　B. 益气温阳

C. 固表止汗　　　　　D. 调补脾肾

E. 平肝潜阳

87. 传染性单核细胞增多症多见于

A. 婴儿和幼儿

B. 幼儿和儿童

C. 年长儿和青少年

D. 儿童和成人

E. 青少年和成人

二、A2型题

88. 患儿，3岁。体重11kg，身高96cm。以下诊断中可能性最大的是

A. 佝偻病　　　　　　B. 肥胖症

C. 侏儒症　　　　　　D. 营养不良

E. 解颅

89. 患儿，半岁。骤闻异声后，夜里啼哭1个月，每夜发作3～5分钟。其病因是

A. 感受外邪　　　　　B. 伤乳因素

C. 惊恐因素　　　　　D. 环境污染

E. 胎产因素

90. 患儿，6岁。舌苔花剥，状如"地图"，经久不愈。其病机是

A. 脾之气阳虚弱

B. 肺脾气阴亏虚

C. 乳食积滞内停

D. 胃之气阴不足

E. 寒湿生冷内停

91. 患儿，9个月。大便呈果酱色，伴阵发性哭吵，腹胀。其诊断是

A. 痢疾　　　　　　　　B. 肠炎

C. 虫积　　　　　　　　D. 积滞

E. 肠套叠

92. 患儿，出生 1 天。面目红赤，多啼声响，无胎粪排出。最可能的原因是

A. 胎怯　　　　　　　　B. 胎毒

C. 胎惊　　　　　　　　D. 五硬

E. 胎寒

93. （助理不考）患儿，生后 2 天。全身欠温，四肢发凉，肌肤硬肿，难以捏起，硬肿多局限于臀、小腿、臂、面颊等部位，色暗红、青紫，哭声较低，精神萎靡，呼吸不匀，气息微弱，指纹紫滞。可辨证为

A. 寒凝血涩证　　　　　B. 脾肾虚衰证

C. 阳气虚衰证　　　　　D. 肺脾气虚证

E. 气滞血瘀证

94. 患儿，2 岁。发热 1 天。证见高热，恶寒，无汗，鼻塞，惊惕哭闹，睡卧不宁，大便干结，小便短黄，舌质红，指纹紫达于气关。其治法为

A. 解表兼清心开窍

B. 解表兼清热解毒

C. 解表兼清热镇惊

D. 解表兼清肝息风

E. 解表兼通腑泄热

95. 患儿，9 岁。发热咳嗽 2 天。X 线胸片见炎性阴影，症见发热恶风，咳嗽气急，痰多而黄，口渴咽红，舌质红苔薄白，脉浮数。其治法是

A. 辛温宣肺，化痰止咳

B. 清热解毒，泻肺开闭

C. 清热涤痰，开肺定喘

D. 辛凉宣肺，化痰止咳

E. 养阴清肺，润肺止咳

96. 患儿，4 岁 2 个月。反复外感，面白颧红少华，食少纳呆，口渴，盗汗自汗，手足心热，大便干结，舌质红，苔花剥，脉细数。可辨证为

A. 肺脾气虚证　　　　　B. 气阴两虚证

C. 肺脾阴虚证　　　　　D. 营卫失调证

E. 脾肾两虚证

97. 患儿，22 个月。明显消瘦，面色萎黄，肚腹青筋暴露，毛发稀疏结穗，性情烦躁，夜卧不宁，吮指磨牙，嗜食异物，舌淡苔腻，脉沉细而滑，治宜首选

A. 肥儿丸　　　　　　　B. 八珍汤

C. 四君子汤　　　　　　D. 六味地黄丸

E. 资生健脾丸

98. 患儿，男，3 岁，突然出现神昏惊厥，伴发热头痛，咳嗽流涕，咽红，舌苔薄黄，脉象浮数。治宜

选方

A. 桑菊饮　　　　　　　B. 紫雪丹

C. 银翘散　　　　　　　D. 柴葛解肌汤

E. 银翘散合羚角钩藤汤

99. 患儿，2 岁半，面色潮红，身热消瘦，手足心热，肢体拘挛或强直，时或抽搐，大便干结，舌光无苔，质绛少津，脉象细数。治宜选方

A. 大补阴丸　　　　　　B. 大定风珠

C. 地黄饮子　　　　　　D. 理中汤

E. 四逆汤

100. 患儿，6 岁，每晚尿床多次，睡不安宁，烦躁叫扰，白天多动少静，五心烦热，形体较瘦，舌红，脉沉细而数。治宜选方

A. 六味地黄丸

B. 补中益气汤合缩泉丸

C. 交泰丸合导赤散

D. 补肾地黄丸

E. 桂枝加龙骨牡蛎汤

101. （助理不考）患儿，1 岁，能抬头，不能独坐及站立，牙齿萌出 4 颗，头颅呈方形，囟门宽大，发稀而黄，筋骨痿弱，发育迟缓，头项痿软，天柱骨倒，目无神采，反应迟钝，易惊，夜卧不安，舌质淡，舌苔少，脉沉细无力，指纹淡。治宜选用

A. 虎潜丸

B. 调元散合二陈汤

C. 调元散

D. 加味六味地黄丸

E. 通窍活血汤合二陈汤

102. 奶麻毒透肌肤，治宜选方

A. 清解透表汤　　　　　B. 清燥救肺汤

C. 清瘟败毒饮　　　　　D. 普济消毒饮

E. 银翘散合养阴清肺汤

103. 患儿，男，7 岁。发热，咽痛 1 天后出疹。查体：体温 39.2℃，疹由颈、胸开始，继而弥漫全身，压之退色，见疹后的 1~2 天舌苔黄糙，舌质起红刺，3~4 天后舌苔剥落，舌面光红起刺，状如草莓，脉数有力。可辨证为

A. 麻疹邪犯肺卫证

B. 风疹邪入气营证

C. 丹痧邪侵肺卫证

D. 丹痧毒炽气营证

E. 丹痧疹后阴伤证

104. 患儿，5 岁，轻度发热，烦躁口渴，小便黄赤，大便秘结，四肢、口部、臀部疱疹痛痒剧烈，疱疹色泽紫暗，分布稠密，根盘红晕显著，疱液浑浊，舌质红绛，苔黄腻，脉滑数。根据其证候可辨证为

A. 疱疹性咽峡炎

B. 水痘邪伤肺卫证

C. 猩红热邪侵肺卫证

D. 手足口病邪犯肺脾证

E. 手足口病湿热蒸盛证

105. （助理不考）患儿，4岁，患百日咳后，痉咳缓解，出现低热干咳，盗汗，夜寐不安，舌质红，苔光剥。治宜选方

A. 桑白皮汤　　　B. 沙参麦冬汤

C. 养阴清肺汤　　D. 人参五味子汤

E. 清燥救肺汤

106. （助理不考）患儿，3岁。出现肛门、会阴部瘙痒，夜间尤甚，睡眠不宁，烦躁不安，伴食欲不振，形体消瘦，面色苍黄。舌淡，苔白，脉无力。该患儿治法为

A. 驱蛔杀虫，调理脾胃

B. 散蛔驱虫，调胃定痛

C. 杀虫止痒，结合外治

D. 安蛔定痛，继则驱虫

E. 行气通腑，散蛔驱虫

107. 患儿，12岁，7天前有上呼吸道感染史，1天前始出现臀部及双下肢鲜红色皮疹，呈对称分布，色泽鲜红，大小不一，伴痒感，腹痛时作，双踝肿痛，尿色鲜红，舌红，苔薄黄，脉浮数。治宜首选

A. 麻黄连翘赤小豆汤

B. 犀角地黄汤

C. 银翘散

D. 连翘败毒散

E. 黄连解毒汤

108. 患儿，4岁。诊断为传染性单核细胞增多症。症见壮热口渴，咽喉红肿疼痛，乳蛾肿大，口疮口臭，面红唇赤，红疹显露，便秘尿赤，舌质红，苔黄糙，脉洪数。治宜选方

A. 藿朴夏苓汤　　B. 普济消毒饮

C. 新加香薷饮　　D. 桑菊饮

E. 清瘟败毒饮

三、A3型题

（109～111题共用题干）

（助理不考）患儿，出生10天。经诊断为胎怯。症见气弱声低，皮肤薄嫩，胎毛细软。根据题干回答下列问题。

109. 按照脏腑辨证，此患儿宜辨证为

A. 肝虚　　　　B. 心虚

C. 脾虚　　　　D. 肺虚

E. 肾虚

110. 该病宜采用下列何种治疗原则

A. 益精填髓　　B. 补肾温阳

C. 健脾益肾　　D. 补肾培元

E. 温运脾阳

111. 若患儿啼哭无泪，多卧少动，皮肤干皱，肌肉瘠薄，四肢不温。吮乳乏力，腹胀，指纹淡。宜采用何种方剂治疗

A. 补肾地黄丸　　B. 六味地黄丸

C. 保元汤　　　　D. 归脾汤

E. 附子理中丸

（112～114题共用题干）

患儿，出生28天。黄疸未退，皮肤色黄无光泽，精神萎靡，四肢不温，大便灰白而溏，舌淡苔白腻。根据题干回答下列问题。

112. 其治法是

A. 清热利湿退黄

B. 温中化湿退黄

C. 行气化瘀消积

D. 平肝息风，利湿退黄

E. 大补元气，温阳固脱

113. 治宜选方

A. 茵陈蒿汤　　　B. 茵陈四苓散

C. 茵陈五苓散　　D. 茵陈术附汤

E. 茵陈理中汤

114. 若黄疸迅速加深，嗜睡，神昏，抽搐，舌质红，苔黄腻，宜用

A. 羚角钩藤汤　　B. 天麻钩藤饮

C. 镇肝息风汤　　D. 参附汤

E. 生脉散

（115～117题共用题干）

患儿，5岁。咽痛5天。喉核肿大暗红，咽干咽痒，日久不愈，干咳少痰，大便干结，小便黄少，舌质红，苔少，脉细数。根据题干回答下列问题。

115. 本病的病机为

A. 肺失宣降　　B. 热毒壅结咽喉

C. 肺卫失宣　　D. 肺气郁闭

E. 火热熏蒸口舌

116. 宜辨证为

A. 风热搏结　　B. 热毒炽盛

C. 肺胃阴虚　　D. 阴虚肺热

E. 毒热闭肺

117. 治宜选方

A. 银翘马勃散　　B. 荆防败毒散

C. 普济消毒饮　　D. 牛蒡甘桔汤

E. 养阴清肺汤

（118～120题共用题干）

患儿，7岁。反复咳嗽喘促2年余。证见咳嗽时

作，喘促乏力，咳痰不爽，潮红盗汗，手足心热，大便秘结，小便少，舌质红，苔少，脉细数。根据题干回答下列问题。

118. 患者宜辨证为
 A. 脾肾阳虚　　　　B. 肺脾气虚
 C. 肺实肾虚　　　　D. 肺肾阴虚
 E. 肺胃阴虚

119. 治宜选方
 A. 桑菊饮　　　　　B. 沙参麦冬汤
 C. 麦味地黄丸　　　D. 养阴清肺汤
 E. 麻杏石甘汤

120. 关于该病的预防措施，错误的是
 A. 饮食宜清淡而富有营养，忌进生冷油腻、辛辣酸甜以及海鲜鱼虾等可能引起过敏的食物
 B. 积极治疗和清除感染病灶，避免各种诱发因素
 C. 注意气候影响，做好防寒保暖工作，冬季外出防止受寒
 D. 发病季节，避免活动过度和情绪激动，以防诱发哮喘
 E. 加强自我管理教育，将防治知识教给患儿及家属，调动他们的抗病积极性，配合长期治疗

(121 ~ 123 题共用题干)
　　患儿，1 岁。泄泻时轻时重，已有 2 个月有余，大便清稀无臭，夹不消化食物，有时便后脱肛，形寒肢冷，精神萎靡，指纹色淡。根据题干回答下列问题。

121. 下列何种叙述是本病的基本治疗原则
 A. 运脾化湿　　　　B. 渗湿止泻
 C. 消食化滞　　　　D. 运脾和胃
 E. 健脾温阳

122. 根据患者证型宜采用何种治法
 A. 清肠解热，化湿止泻
 B. 温补脾肾，固涩止泻
 C. 健脾益气，助运止泻
 D. 疏风散寒，化湿和中
 E. 温脾和胃，消食化滞

123. 治宜选用
 A. 异功散合平胃散
 B. 保和丸合二陈汤
 C. 附子理中汤合四神丸
 D. 参苓白术散合理中丸
 E. 金匮肾气丸合人参乌梅汤

(124 ~ 126 题共用题干)
　　患儿，3 岁。体重 14kg，自入秋以来食欲不振，不思进食，食而不化，面色少华，倦怠乏力，大便偏稀，夹有不消化食物，舌淡，苔薄白，脉缓无力。根据题干回答下列问题。

124. 其诊断是
 A. 疳证　　　　　　B. 积滞
 C. 厌食　　　　　　D. 疰夏
 E. 泄泻

125. 宜采用下列何种治法
 A. 健脾助运，消食化滞
 B. 补益气血，佐以助运
 C. 调和脾胃，运脾开胃
 D. 滋脾养胃，佐以助运
 E. 健脾益气，佐以助运

126. 若选择异功散治疗，宜加用下列何种药物
 A. 木香、莱菔子
 B. 山药、薏苡仁
 C. 枳实、槟榔
 D. 炒谷芽、炒麦芽
 E. 黄芪、防风

(127 ~ 129 题共用题干)
　　患儿，7 个月。因一次加食 2 个蛋黄而出现腹胀，拒乳，大便酸臭，烦躁啼哭，手足心热，舌质红，苔厚腻。根据题干回答下列问题。

127. 本病的病位主要在
 A. 大肠　　　　　　B. 胃脾
 C. 小肠　　　　　　D. 脾
 E. 胃

128. 该患儿宜采用哪种治法
 A. 消乳化食，和中导滞
 B. 健脾助运，消食化滞
 C. 健运脾胃
 D. 消积理脾
 E. 消食化积，理气行滞

129. 宜采用下列何种方剂治疗
 A. 保和丸　　　　　B. 消乳丸
 C. 健脾丸　　　　　D. 肥儿丸
 E. 资生健脾丸

(130 ~ 132 题共用题干)
　　患儿，1 岁。面色苍白，神疲乏力，发黄稀疏，消瘦 4 个月，诊断为"营养性缺铁性贫血"。根据题干回答下列问题。

130. 本病的病因不包括
 A. 先天禀赋不足
 B. 后天喂养不当
 C. 肺脾肾功能失调

D. 诸虫耗伤气血

E. 急慢性出血外伤

131. 若患者伴有纳呆，形体消瘦，面色苍黄，唇淡舌白，脉细无力，指纹淡红。治宜选用

　　A. 归脾汤　　　　　　B. 六君子汤

　　C. 左归丸　　　　　　D. 右归丸

　　E. 四君子汤

132. 选用铁剂治疗时，正确的停药时间为

　　A. 血红蛋白开始升高时

　　B. 血红蛋白恢复正常时

　　C. 血红蛋白恢复至正常后1个月左右

　　D. 血红蛋白恢复至正常后2个月左右

　　E. 血红蛋白恢复至正常后4个月左右

(133~135题共用题干)

　　患儿，9岁。罹患心肌炎一年半，症见神疲乏力，畏寒肢冷，面色苍白，头晕多汗，舌质淡胖，脉缓无力。根据题干回答下列问题。

133. 下列何项不是本病的治疗原则

　　A. 固表止汗　　　　　B. 扶正祛邪

　　C. 清热解毒　　　　　D. 活血化瘀

　　E. 养心固本

134. 该患儿适合选择以下哪个方剂

　　A. 银翘散　　　　　　B. 失笑散

　　C. 生脉散　　　　　　D. 葛根芩连汤

　　E. 桂枝甘草龙骨牡蛎汤

135. 若患者心脏扩大并发心力衰竭，应至少卧床休息

　　A. 1~3个月　　　　　B. 3~6周

　　C. 3~4周　　　　　　D. 3~6个月

　　E. 6~12个月

(136~138题共用题干)

　　男孩，10岁。身体消瘦，上课注意力不能集中，多动而不暴躁，言语冒失，做事有头无尾，睡眠不实，记忆力差，伴自汗盗汗，偏食纳少，面色无华，舌质淡，苔薄白，脉虚弱。根据题干回答下列问题。

136. 根据患者症状，宜诊断为

　　A. 抽动障碍

　　B. 注意力缺陷多动障碍

　　C. 风湿性舞蹈病

　　D. 习惯性抽搐

　　E. 慢惊风

137. 该患者证型为

　　A. 肝肾阴虚　　　　　B. 痰火内扰

　　C. 心脾两虚　　　　　D. 阴虚风动

E. 脾虚肝旺

138. 治宜选方

　　A. 八珍汤

　　B. 杞菊地黄丸

　　C. 孔圣枕中丹

　　D. 归脾汤合甘麦大枣汤

　　E. 二陈汤合黄连温胆汤

(139~141题共用题干)

　　患儿，男，4岁。反复浮肿数月余，尿蛋白镜检（+++），尿蛋白定量>300mg/（kg·d），血白蛋白28g/L，血胆固醇10.4mmol/L。证见腰腹下肢肿甚，面白无华，畏寒肢冷，神疲乏力，小便短少，纳少便溏，舌质淡，苔白滑，脉沉无力。根据题干回答下列问题。

139. 可诊断为

　　A. 小儿水肿风水相搏证

　　B. 小儿水肿脾肾阳虚证

　　C. 小儿水肿脾虚湿困证

　　D. 小儿水肿肺脾气虚证

　　E. 小儿水肿气阴两虚证

140. 患者宜采用的方剂为

　　A. 济生肾气丸　　　　B. 肾气丸

　　C. 参苓白术散　　　　D. 六味地黄丸

　　E. 真武汤

141. 下列关于本病的预防调护错误的是

　　A. 发病早期应多活动，病情好转后恢复正常

　　B. 平素锻炼身体，增强体质，提高抗病能力

　　C. 预防感冒，保持皮肤清洁，治疗皮肤疮毒

　　D. 水肿期及血压升高，限制钠盐及水的摄入

　　E. 每日记录尿量、入水量和体重，监测血压

(142~144题共用题干)

　　患儿，女，7岁，突然出现小便频数短赤，尿道灼热疼痛，尿液淋沥浑浊，小腹坠胀，腰部酸痛，伴有发热，烦躁口渴，甚有恶心呕吐，舌质红，苔黄腻，脉数有力。根据题干回答下列问题。

142. 本病的辨证要点关键在于辨

　　A. 表里　　　　　　　B. 阴阳

　　C. 寒热　　　　　　　D. 虚实

　　E. 真假

143. 该患儿宜选择以下哪个方剂治疗

　　A. 龙胆泻肝汤　　　　B. 桑螵蛸散

　　C. 八正散　　　　　　D. 缩泉丸

　　E. 知柏地黄丸

144. 患者兼见恶寒，发热，宜加用

　　A. 麻黄，桂枝　　　　B. 紫苏，生姜

C. 柴胡，黄芩　　　　D. 半夏，吴茱萸

E. 蔓荆子，薄荷

(145~147 题共用题干)

患儿，男，4 岁。麻疹已 6 日，现高热不退，咳嗽气急，鼻翼扇动，口渴烦躁，疹点密集色暗，舌红苔黄，脉数。根据题干回答下列问题。

145. 该患儿可诊断为

A. 麻疹顺证，初热期

B. 麻疹顺证，出疹期

C. 麻疹逆证，邪毒攻喉证

D. 麻疹逆证，邪毒闭肺证

E. 麻疹逆证，邪陷心肝证

146. 宜采用的方剂为

A. 清咽下痰汤　　　B. 麻杏石甘汤

C. 羚角钩藤汤　　　D. 宣毒发表汤

E. 清解透表汤

147. 为预防此病的发生，最佳的措施为

A. 勿去公共场所及流行区域

B. 接种麻疹减毒活疫苗

C. 清淡饮食，补足水分

D. 保持眼睛、鼻腔、口腔、皮肤的清洁卫生

E. 避免过强阳光刺激和直接吹风受寒

(148~150 题共用题干)

患儿，男，6 岁。发热 2 天后出疹，查体：体温 38.8℃，精神尚可，咽红，耳后及枕部淋巴结肿大，颜面、躯干散在淡红色丘疹。现发热恶风，流涕喷嚏，胃纳欠佳，舌质红苔薄白，脉浮数。根据题干回答下列问题。

148. 该患儿宜诊断为

A. 风痧　　　　　　B. 麻疹

C. 丹痧　　　　　　D. 奶麻

E. 水痘

149. 根据症状可辨证为

A. 毒炽气营证　　　B. 邪犯肺卫证

C. 邪犯肺胃证　　　D. 邪入气营证

E. 毒透肌肤证

150. 宜采用的方剂为

A. 凉营清气汤　　　B. 宣毒发表汤

C. 清解透表汤　　　D. 透疹凉解汤

E. 银翘散

(151~153 题共用题干)

患儿，女，6 岁。发热 1 天，颜面、躯干见丘疹及水疱疹。现低热，恶寒，鼻塞流涕，疹色红润，疱浆清亮，疹粒稀疏，舌质红，苔薄白，脉浮数。

根据题干回答下列问题。

151. 该患儿可诊断为

A. 幼儿急疹邪郁肌表证

B. 风疹邪犯肺卫证

C. 水痘邪伤肺卫证

D. 水痘毒炽气营证

E. 麻疹邪犯肺卫证

152. 病变主要在下列何组经脉

A. 心肝　　　　　　B. 胃大肠

C. 脾肾　　　　　　D. 肺脾

E. 肺大肠

153. 患者咳嗽明显宜配用

A. 杏仁、前胡

B. 蝉蜕、地肤子

C. 地骨皮、银柴胡

D. 火麻仁、瓜蒌仁

E. 玄参、芦根

(154~156 题共用题干)

患儿，男，6 岁，因右腮部肿痛 3 天、反复抽搐就诊。现证见发热，耳下腮部漫肿，神昏，嗜睡，项强，呕吐，舌红苔黄，脉弦数。根据题干回答下列问题。

154. 该患儿采取以下哪种治法

A. 清热解毒，息风开窍

B. 清热解毒，宣肺化湿

C. 清热解毒，软坚散结

D. 清热解毒，凉营祛湿

E. 清热解毒，疏风利湿

155. 治宜首选

A. 三仁汤　　　　　B. 普济消毒饮

C. 仙方活命饮　　　D. 清瘟败毒饮

E. 黄连解毒汤

156. 若采用灯火灸法，宜取的穴位为

A. 听会　　　　　　B. 颊车

C. 耳门　　　　　　D. 下关

E. 角孙

(157~159 题共用题干)

患儿，7 岁，腹痛以脐周痛为主，饮食不振，日渐消瘦，大便不调，时吐清涎，恶心、呕吐，甚则吐蛔虫，精神萎靡，睡眠不安，寐中磨牙，爱挖鼻孔，咬衣角，嗜食异物。舌苔薄腻，舌尖红赤，舌体常见红色刺点。根据题干回答下列问题。

157. 该患儿可诊断为

A. 蛔厥证　　　　　B. 蛲虫病

C. 肠虫证　　　　　D. 姜片虫病

E. 绦虫病

158. 最适宜的方剂为

　　A. 使君子散　　　　　B. 乌梅丸

　　C. 驱蛔承气汤　　　　D. 驱虫粉

　　E. 肥儿丸

159. 若患者突然右上腹部绞痛，弯腰曲背，恶心呕吐，呈阵发性，针灸治疗的穴位为

　　A. 阿是穴、合谷、少商、风池、曲池

　　B. 迎香透四白、胆囊、足三里、中脘、人中

　　C. 天枢、足三里、中脘、内关、合谷

　　D. 胆囊、阳陵泉、胆俞、日月、内庭

　　E. 肾俞、膀胱俞、中极、三阴交、阴陵泉

(160~162题共用题干)

　　（助理不考）患儿，3岁，7月10日来诊，现症见：发热2周不退，朝盛暮衰，口渴多饮，无汗或少汗，精神萎靡，面色苍白，下肢清冷，小便清长，频数无度，大便稀薄，舌淡苔薄，脉细数无力。根据题干回答下列问题。

160. 该患儿诊断为

　　A. 疰夏　　　　　　　B. 湿温

　　C. 感冒　　　　　　　D. 夏季热

　　E. 泄泻

161. 治宜选方

　　A. 六一散　　　　　　B. 温下清上汤

　　C. 清暑益气汤　　　　D. 竹叶石膏汤

　　E. 甘露消毒丹

162. 关于本病的预防调护措施错误的是

　　A. 改善居住条件，注意通风，保持凉爽

　　B. 加强体格锻炼，防治各种疾病

　　C. 饮食宜清淡，注意营养物质补充

　　D. 常温水沐浴，注意皮肤清洁

　　E. 多喝白开水，禁用西瓜汁、金银花露代茶

(163~165题共用题干)

　　（助理不考）患儿，3岁。高热6天，昼轻夜重，咽红目赤，唇干赤裂，烦躁不宁，肌肤斑疹，手足硬肿，随后指趾端脱皮，舌质红绛，状如草莓，苔薄黄，脉数有力。根据题干回答下列问题。

163. 本病的西医病名为

　　A. 猩红热

　　B. 幼年类风湿病

　　C. 川崎病

　　D. 免疫性血小板减少症

　　E. 过敏性紫癜

164. 宜辨证为

　　A. 气营两燔证　　　　B. 卫气同病证

C. 气阴两伤证　　　　D. 阴虚火旺证

E. 邪入肺胃证

165. 治宜首选

　　A. 桑杏汤　　　　　　B. 清瘟败毒饮

　　C. 桃花煎　　　　　　D. 沙参麦冬汤

　　E. 银翘散

(166~168题共用题干)

　　患儿，1岁，平素出汗较多，睡时惊醒，烦躁不安，发稀枕秃，囟门增大，形体虚胖，肌肉松软，食欲不振，常易感冒，舌淡苔薄白，脉细软无力。根据题干回答下列问题。

166. 本病病机主要是

　　A. 肾气不足　　　　　B. 脾气虚弱

　　C. 肺气闭塞　　　　　D. 脾肾亏虚

　　E. 心气不足

167. 该患儿治宜选方

　　A. 人参五味子汤

　　B. 济川煎

　　C. 补肾地黄丸

　　D. 六味地黄丸

　　E. 六君子汤

168. 针对睡眠不安宜加用

　　A. 酸枣仁、黄连

　　B. 龙骨、牡蛎

　　C. 桂枝、白芍

　　D. 柴胡、黄芩

　　E. 远志、首乌藤

四、B型题

　　A. 马牙　　　　　　　B. 胎毒

　　C. 胎黄　　　　　　　D. 口疮

　　E. 螳螂子

169. 新生儿上腭中线和齿龈部位有散在黄白色、碎米大小隆起，称为

170. 新生儿两侧颊部各有一脂肪垫隆起，称为

　　A. 腹部中寒证　　　　B. 乳食积滞证

　　C. 胃肠结热证　　　　D. 脾胃虚寒证

　　E. 气滞血瘀证

171. 养脏汤用治腹痛之

172. 少腹逐瘀汤用治腹痛之

　　A. 消积导滞通便

　　B. 清热润肠通便

　　C. 理气导滞通便

　　D. 益气润肠通便

　　E. 养血润肠通便

173. 气滞便秘治以
174. 血虚便秘治以

    A. 脾　　　　　　　　B. 肾
    C. 肺　　　　　　　　D. 大肠
    E. 心肝

175. 感冒夹滞的病位在肺和
176. 感冒夹惊的病位在肺和

    A. 咳嗽反复不已，痰白清稀，气短懒言，自汗畏寒
    B. 咳嗽频作，声重咽痒，咳痰清稀，舌苔薄白
    C. 咳嗽不爽，痰黄黏稠，不易咳出，舌质红，苔薄黄
    D. 咳嗽痰多，色黄黏稠，难以咳出，喉间痰鸣，舌质红，苔黄腻
    E. 咳嗽重浊，痰多壅盛，胸闷纳呆，舌苔白腻

177. 风热咳嗽，可见证候为
178. 痰热咳嗽，可见证候为

    A. 疏风散火，清热解毒
    B. 消食导滞，清热解毒
    C. 清心凉血，泻火解毒
    D. 滋阴降火，引火归原
    E. 疏风解表，泻火解毒

179. 口疮虚火上浮证，其治法是
180. 口疮心火上炎证，其治法是

    A. 面色少华，精神尚好
    B. 脘腹胀满，舌苔厚腻
    C. 神疲肢倦，大便不调
    D. 腹痛拒按，嗳气泛酸
    E. 形体消瘦，精神萎靡

181. 积滞的主症有不思乳食，伴见
182. 疳证的主症有不思乳食，伴见

    A. 黄芪桂枝五物汤
    B. 生脉散
    C. 玉屏风散合牡蛎散
    D. 清营汤
    E. 泻黄散

183. 汗证营卫失调证，治宜选方
184. 汗证湿热迫蒸证，治宜选方

（助理不考）
    A. 六君子汤　　　　　B. 导痰汤
    C. 黄连温胆汤　　　　D. 菖蒲丸

    E. 涤痰汤

185. 小儿痫病脾虚痰盛证，治宜选方
186. 小儿痫病痰痫证，治宜选方

    A. 易于冲动，好动难静，容易发怒，常不能自控
    B. 兴趣多变，做事有头无尾，记忆力差
    C. 脑失精明，学习成绩差，记忆力欠佳，或有遗尿、腰酸乏力
    D. 注意力不集中，情绪不稳定，多梦烦躁
    E. 神思涣散，活动过多，动作笨拙

187. 儿童多动症，其病在肝者，临床证候是
188. 儿童多动症，其病在肾者，临床证候是

    A. 喉中秽语，挤眉弄眼，鼻塞流涕，咽喉肿痛，感冒后加重
    B. 抽动有力，喉中痰鸣，异声秽语，睡眠多梦，喜食肥甘，烦躁易怒
    C. 抽动无力，时轻时重，面色萎黄，食欲不振，夜卧不安，形瘦性急
    D. 摇头耸肩，挤眉弄眼，抽动频繁有力，喊叫声音高亢，急躁易怒
    E. 挤眉弄眼，摇头扭腰，肢体抖动，形体偏瘦，性情急躁，两颧潮红

189. 抽动障碍脾虚肝旺证，证候包括
190. 抽动障碍肝亢风动证，证候包括

（助理不考）
    A. 咳嗽，发热，流涕，经治表证解后，咳嗽渐止
    B. 阵发性痉挛性咳嗽，咳毕有鸡鸣样回声，日轻夜重
    C. 突发阵发性痉咳，有异物吸入史
    D. 发热，咳嗽，痰壅，气喘，肺部闻及中细湿啰音
    E. 咳嗽无定时，夜间较多，喉间哮吼痰鸣

191. 属于百日咳的主证是
192. 属于肺炎喘嗽的主证是

    A. 麻疹　　　　　　　B. 风疹
    C. 猩红热　　　　　　D. 手足口病
    E. 水痘

193. 有口腔黏膜斑体征的疾病是
194. 发病时，口腔及手足有疱疹的是

    A. 心肝　　　　　　　B. 肺
    C. 脾　　　　　　　　D. 胆

E. 肾

195. 流行性腮腺炎出现神昏、头痛、抽搐时为邪陷何经

196. 流行性腮腺炎主要病变经脉是

A. 虚证　　　　　　　B. 实证

C. 寒证　　　　　　　D. 热证

E. 虚实夹杂证

197. 紫癜起病急，病程短，紫癜颜色鲜明者辨证属

198. 紫癜起病缓，病程长，紫癜颜色暗淡者辨证属

针灸学

一、A1 型题

1. 十五络脉除十二经络脉外，还包括
- A. 带脉之络、冲脉之络、脾之大络
- B. 带脉之络、冲脉之络、胃之大络
- C. 任脉络、督脉络、胃之大络
- D. 任脉络、督脉络、脾之大络
- E. 任脉络、督脉络、冲脉之络

2. （助理不考）下列哪一项不是十二经别的作用
- A. 加强了十二经脉的内外联系
- B. 约束骨骼，利于关节屈伸活动
- C. 加强了经脉所属络的脏腑在体腔深部的联系
- D. 补充了十二经脉在体内外循行的不足
- E. 扩大了经穴的主治范围

3. "一源三歧" 指的是
- A. 带脉、督脉、冲脉
- B. 任脉、督脉、冲脉
- C. 任脉、冲脉、带脉
- D. 任脉、督脉、阴跷脉
- E. 任脉、督脉、阴维脉

4. 下列哪一项被称为 "阴脉之海"
- A. 任脉
- B. 冲脉
- C. 带脉
- D. 阴脉
- E. 阴维脉

5. 足三阴经在内踝上 8 寸以下肢体部的分布规律是
- A. 厥阴在前、少阴在中、太阴在后
- B. 少阴在前、厥阴在中、太阴在后
- C. 厥阴在前、太阴在中、少阴在后
- D. 太阴在前、厥阴在中、少阴在后
- E. 太阴在前、少阴在中、厥阴在后

6. 相表里的阴经与阳经在何处交接
- A. 心中
- B. 胸中
- C. 腹中
- D. 头面部
- E. 手足末端

7. 脾经与心经的循行交接部位是
- A. 心中
- B. 肺中
- C. 胸中
- D. 手小指端
- E. 足大趾内端

8. 下列哪项对奇经八脉的叙述是错误的
- A. 阳维脉总督六阳
- B. 阳跷脉调节肢体运动
- C. 冲脉涵蓄十二经气血
- D. 任脉总任六阴经
- E. 跷脉司眼睑开合

9. （助理不考）下列不属于经络作用的是
- A. 联系脏腑
- B. 沟通内外
- C. 营养全身
- D. 抗御病邪
- E. 蓄积渗灌气血

10. （助理不考）下列哪项属于手少阳三焦经的主治特点
- A. 前头、鼻、口、齿病
- B. 前头、口齿、胃肠病
- C. 侧头、胁肋病
- D. 后头、肩胛病、神志病
- E. 后头、背腰病

11. （助理不考）下列哪项是足太阴脾经的络穴
- A. 隐白
- B. 太白
- C. 公孙
- D. 地机
- E. 三阴交

12. （助理不考）下列哪项是手厥阴心包经的经穴
- A. 神门
- B. 郄门
- C. 大陵
- D. 内关
- E. 间使

13. 下列特定穴中，除哪项外均位于肘膝关节以下
- A. 原穴
- B. 十二经络穴
- C. 下合穴
- D. 五输穴
- E. 募穴

14. 下列腧穴中，哪项是肝的募穴
- A. 章门
- B. 期门
- C. 京门
- D. 液门
- E. 郄门

15. （助理不考）对十二皮部描述，下列哪项是不正确的
- A. 是十二经脉功能活动反映于体表的部位
- B. 是络脉之气散布之所在
- C. 其分部是以十二经脉在体表的分布范围而划分
- D. 有保卫机体、抗御外邪和反映病证的作用
- E. 加强了表里两经的联系作用

16. （助理不考）下列哪项是手厥阴心包经的原穴
- A. 巨阙
- B. 神门
- C. 劳宫
- D. 大陵
- E. 曲泽

17. （助理不考）下列选项中，叙述不正确的是
- A. 所根为井
- B. 所溜为荥
- C. 所注为输
- D. 所行为经
- E. 所入为合

18. （助理不考）既是脾经络穴又属于八脉交会穴的是

A. 内关　　　　　　　　B. 公孙

C. 后溪　　　　　　　　D. 列缺

E. 阴陵泉

19. （助理不考）下列五输穴中，属于手太阴肺经之母经母穴的是

A. 太渊　　　　　　　　B. 太白

C. 太冲　　　　　　　　D. 太溪

E. 后溪

20. （助理不考）下列哪一项是手厥阴心包经的郄穴

A. 阴郄　　　　　　　　B. 郄门

C. 孔最　　　　　　　　D. 温溜

E. 间使

21. 八脉交会穴中通于阳跷脉的是

A. 昆仑　　　　　　　　B. 申脉

C. 后溪　　　　　　　　D. 外关

E. 太溪

22. （助理不考）以下哪穴不是八会穴

A. 阴陵泉　　　　　　　B. 阳陵泉

C. 绝骨　　　　　　　　D. 大杼

E. 章门

23. 按照骨度分寸，耳后两乳突之间的距离为

A. 4 寸　　　　　　　　B. 6 寸

C. 8 寸　　　　　　　　D. 9 寸

E. 12 寸

24. 横指同身寸法中，以患者何指何处横纹为标准，将四指的宽度作为 3 寸

A. 食指中节　　　　　　B. 中指中节

C. 无名指中节　　　　　D. 小指末节

E. 小指中节

25. 针刺注意事项中，应避开血管针刺的腧穴是

A. 太渊　　　　　　　　B. 鱼际

C. 列缺　　　　　　　　D. 合谷

E. 血海

26. 下列腧穴中，治疗头项强痛应首选

A. 列缺　　　　　　　　B. 鱼际

C. 中府　　　　　　　　D. 尺泽

E. 合谷

27. （助理不考）偏历穴位于阳溪穴与曲池穴连线上，腕横纹上几寸

A. 1 寸　　　　　　　　B. 3 寸

C. 5 寸　　　　　　　　D. 7 寸

E. 9 寸

28. （助理不考）下列各项中，不正确的是

A. 阳溪属于手太阳小肠经

B. 后溪属于手太阳小肠经

C. 肩髎属于手少阳三焦经

D. 养老属于手太阳小肠经

E. 肩髃属于手阳明大肠经

29. （助理不考）孔最穴位于尺泽穴与太渊穴连线上，肘横纹下几寸

A. 4 寸处　　　　　　　B. 5 寸处

C. 6 寸处　　　　　　　D. 7 寸处

E. 8 寸处

30. 循行"入下齿中"的经脉是

A. 小肠经　　　　　　　B. 大肠经

C. 胃经　　　　　　　　D. 脾经

E. 肝经

31. 臂外展或平举时，肩部出现两个凹陷，前下方凹陷处是哪一腧穴

A. 肩髎　　　　　　　　B. 肩贞

C. 肩髃　　　　　　　　D. 肩中俞

E. 肩外俞

32. （助理不考）厉兑穴位于

A. 第 2 趾内侧趾甲根角旁约 0.1 寸

B. 第 2 趾外侧趾甲根角旁约 0.1 寸

C. 第 4 趾内侧趾甲根角旁约 0.1 寸

D. 第 4 趾外侧趾甲根角旁约 0.1 寸

E. 第 3 趾内侧趾甲根角旁约 0.1 寸

33. （助理不考）下列哪一部位，胃经在循行中未与其发生联系

A. 口　　　　　　　　　B. 目

C. 鼻　　　　　　　　　D. 膈

E. 下齿

34. （助理不考）头维穴属于下列哪条经脉

A. 足少阳胆经

B. 足阳明胃经

C. 足太阳膀胱经

D. 手阳明大肠经

E. 手少阳三焦经

35. 在胸部，距前正中线 4 寸循行的经脉是

A. 足太阴脾经　　　　　B. 手厥阴心包经

C. 足少阴肾经　　　　　D. 足阳明胃经

E. 手太阴肺经

36. 下列经脉中，起于足大指之端，连舌本，散舌下的是

A. 手少阴心经　　　　　B. 足厥阴肝经

C. 足太阴脾经　　　　　D. 足少阴肾经

E. 手厥阴心包经

37. 屈膝，在髌骨内上缘上 2 寸，当股四头肌内侧头的隆起处的腧穴善于治疗

A. 乳痈　　　　　　　　B. 咳嗽

C. 月经不调　　　　　　D. 四肢疼痛

E. 全身疼痛

38. 不是三阴交穴的主治病证的是
    A. 脾胃虚弱证
    B. 妇产科病证
    C. 生殖泌尿系统病证
    D. 心悸、失眠
    E. 阳虚诸证

39. （助理不考）下列选项中，手少阴心经起止穴为
    A. 极泉、少府　　　B. 中府、少冲
    C. 天池、中冲　　　D. 极泉、少冲
    E. 中府、少泽

40. 下列腧穴中，不属于手少阴心经的是
    A. 少冲　　　　　　B. 少泽
    C. 少府　　　　　　D. 少海
    E. 通里

41. （助理不考）位于耳前的耳门、听宫、听会三穴分别归属于下列哪三条经脉
    A. 胆经、三焦经、小肠经
    B. 三焦经、胆经、小肠经
    C. 三焦经、小肠经、胆经
    D. 胆经、小肠经、三焦经
    E. 小肠经、胆经、三焦经

42. 下列经脉中，循行既到目内眦又到目外眦的是
    A. 足太阳膀胱经
    B. 足少阳胆经
    C. 手阳明大肠经
    D. 手太阳小肠经
    E. 手少阳三焦经

43. （助理不考）下列腧穴定位中，秩边穴位于
    A. 平第 1 骶后孔，骶正中嵴旁开 3 寸
    B. 平第 2 骶后孔，骶正中嵴旁开 3 寸
    C. 平第 3 骶后孔，骶正中嵴旁开 3 寸
    D. 平第 4 骶后孔，骶正中嵴旁开 3 寸
    E. 平第 3 骶后孔，骶正中嵴旁开 1.5 寸

44. 循行至头顶并入络脑的经脉是
    A. 足厥阴肝经
    B. 足太阳膀胱经
    C. 手少阳三焦经
    D. 足少阳胆经
    E. 手太阳小肠经

45. 下列腧穴中，与腰阳关穴在同一水平线上的是
    A. 胃俞　　　　　　B. 肾俞
    C. 膀胱俞　　　　　D. 大肠俞
    E. 肝俞

46. （助理不考）下列腧穴定位中，膏肓穴位于
    A. 第 2 胸椎棘突下，旁开 3 寸
    B. 第 3 胸椎棘突下，旁开 3 寸
    C. 第 4 胸椎棘突下，旁开 3 寸
    D. 第 5 胸椎棘突下，旁开 3 寸
    E. 第 6 胸椎棘突下，旁开 3 寸

47. 第 7 胸椎棘突下，后正中线旁开 1.5 寸的腧穴是
    A. 脾俞　　　　　　B. 胃俞
    C. 肝俞　　　　　　D. 胆俞
    E. 膈俞

48. 下列脏腑中，肾经循行时未与其发生联系的是
    A. 肝　　　　　　　B. 肺
    C. 心　　　　　　　D. 心包
    E. 肾

49. 下列哪一条经脉在循行中有"贯脊"的描述
    A. 任脉　　　　　　B. 带脉
    C. 足少阴肾经　　　D. 足太阳膀胱经
    E. 足少阳胆经

50. （助理不考）下列哪一腧穴位于脐旁 0.5 寸
    A. 膏肓　　　　　　B. 气海
    C. 大横　　　　　　D. 肓俞
    E. 天枢

51. 除心胸、神志病外，手厥阴心包经腧穴还可治疗何种病证
    A. 胆病　　　　　　B. 脾病
    C. 胃病　　　　　　D. 肾病
    E. 肝病

52. "其支者，从耳后入耳中，出走耳前，过客主人，前交颊，至目锐眦"，是指以下哪条经脉
    A. 足少阳胆经
    B. 足少阴肾经
    C. 手阳明大肠经
    D. 手少阳三焦经
    E. 手太阳小肠经

53. 下列选项中，哪项不是大椎穴的主治病证
    A. 热病、疟疾
    B. 骨蒸潮热
    C. 癫狂痫、小儿惊风
    D. 腹痛吐泻
    E. 风疹、痤疮

54. 以下选项中，不是督脉腧穴的是
    A. 腰阳关　　　　　B. 上星
    C. 水沟　　　　　　D. 承浆
    E. 素髎

55. 下列部位中，任脉循行未至何处
    A. 口唇　　　　　　B. 面部
    C. 咽喉　　　　　　D. 鼻
    E. 目

56. 华佗夹脊穴位于后正中线旁开 0.5 寸，下列说

法正确的是

A. 第1颈椎至第12胸椎棘突下两侧

B. 第7颈椎至第5腰椎棘突下两侧

C. 第1胸椎至第5腰椎棘突下两侧

D. 第1胸椎至第12胸椎棘突下两侧

E. 第1胸椎至骶管裂孔棘突下两侧

57.（助理不考）关于定喘穴的定位，下列说法正确的是

A. 当第6颈椎棘突下，旁开0.5寸

B. 当第6颈椎棘突下，旁开1寸

C. 当第7颈椎棘突下，旁开0.5寸

D. 当第7颈椎棘突下，旁开1寸

E. 当第7颈椎棘突下，旁开1.5寸

58. 下列属于行针基本手法的是

A. 循法　　　　　B. 弹法

C. 刮法　　　　　D. 捻转法

E. 震颤法

59.（助理不考）下列操作的描述中，属于呼吸补泻中泻法的是

A. 患者吸气时捻转，呼气时提插

B. 患者吸气时提插，呼气时捻转

C. 患者吸气时进针，呼气时出针

D. 患者吸气时进针，呼气时捻转

E. 患者吸气时捻转，呼气时出针

60. 关于得气感觉或反应的描述，下列哪一项不是

A. 针刺部位有酸胀、麻重感

B. 针刺部位出现热、凉、痒、痛、抽搐、蚁行等感觉

C. 患者出现循经性肌肤恫动、震颤

D. 医者刺手体会到针下空松、虚滑

E. 医者刺手体会到针体颤动

61. 下列选项中，哪项是施灸的禁忌证

A. 泄泻　　　　　B. 脱肛

C. 瘿瘤　　　　　D. 乳痈初起

E. 孕妇腹部

62. 下列病证中，隔姜灸多用于治疗

A. 阳痿早泄　　　B. 中风脱证

C. 未溃疮疡　　　D. 肺痨瘰疬

E. 风寒痹痛

63.（助理不考）关于三棱针的常用操作方法不包括下列哪一项

A. 点刺法　　　　B. 散刺法

C. 透刺法　　　　D. 刺络法

E. 挑刺法

64.（助理不考）关于电针配穴方法，下列说法正确的是

A. 身体左右两侧腧穴组成1对，选1~3对穴位

为宜

B. 身体左右两侧腧穴组成1对，选5~6对穴位为宜

C. 身体同侧腧穴组成1对，选1~3对穴位为宜

D. 身体同侧腧穴组成1对，选5~6对穴位为宜

E. 根据病情选择腧穴，不拘左右，穴数不限

65.（助理不考）关于耳针的选穴原则，下列不正确的是

A. 按相应部位选穴

B. 按脏腑辨证选穴

C. 按经络辨证选穴

D. 按标本根结理论选穴

E. 按西医学理论选穴

66. 下列关于针灸选穴原则的叙述，错误的是

A. 辨证选穴　　　B. 对症选穴

C. 近部取穴　　　D. 远部取穴

E. 上下取穴

67.（助理不考）下列选项中，哪一项是针灸的治疗作用

A. 调和阴阳　　　B. 联系脏腑

C. 运行气血　　　D. 抗御病邪

E. 沟通内外

68. 下列各组中，不属于俞募配穴的是

A. 肺俞、中府　　B. 膀胱俞、中极

C. 胃俞、关元　　D. 心俞、巨阙

E. 三焦俞、石门

69.（助理不考）关于针灸治疗瘫闭，下列说法错误的是

A. 可以取足太阳经穴

B. 虚证瘫闭，可用温针灸

C. 实证瘫闭，毫针用泻法

D. 秩边穴针感要向会阴部放射

E. 关元、中极等，宜直刺

二、A2型题

70. 赵某，男，67岁，咳嗽、气喘、咽喉肿痛，鼻衄，若突发中风昏迷，应选肺经的何穴

A. 太渊　　　　　B. 孔最

C. 少商　　　　　D. 鱼际

E. 尺泽

71. 沈某，男，38岁，因皮肤瘙痒来诊。现症见：皮损对称分布，多形损害，剧烈瘙痒。诊断为湿疹，若患者还伴有瘾疹、瘰疬等皮外科疾患，宜选用的是

A. 商阳　　　　　B. 合谷

C. 阳溪　　　　　D. 偏历

E. 曲池

72. 孙某，男，25岁，症见急性腹痛，吐泻不止。

宜选用的腧穴是

  A. 委阳   B. 委中

  C. 承山   D. 飞扬

  E. 昆仑

73. 许某，男，30 岁，因进食仓促，见喉间呃呃连声，声短而频，不能自止，常用于治疗的是

  A. 照海   B. 委阳

  C. 承山   D. 攒竹

  E. 昆仑

74.（助理不考）李某，女，34 岁，盗汗，汗出不止，伴有腹胀腹泻时，应首选哪一腧穴

  A. 复溜   B. 然谷

  C. 太溪   D. 阴谷

  E. 大钟

75. 施某，女，3 岁，齿龈、上颚等处出现黄白色溃疡，疼痛流涎，心痛、烦闷、口臭。针刺应选择的腧穴是

  A. 内关   B. 劳宫

  C. 间使   D. 外关

  E. 曲泽

76. 周某，男，71 岁，大便秘结不通，腹胀腹痛，口干口臭，小便短赤，舌红，苔黄燥。宜选用

  A. 关冲   B. 中渚

  C. 阳池   D. 支沟

  E. 外关

77. 吴某，女，68 岁，下肢痿痹，半身不遂，腰腿痛，若针刺环跳穴，采取何种体位最好

  A. 坐位   B. 站位

  C. 仰卧位   D. 俯卧位

  E. 侧卧位

78. 严某，男，77 岁，气短懒言、语言低微，头昏神疲，形体羸瘦，肢体无力，腹泻、绕脐疼痛、遗尿、舌苔淡白，脉细弱。治疗时宜选用

  A. 下脘   B. 建里

  C. 中极   D. 气海

  E. 归来

79.（助理不考）王某，男，42 岁，外出不慎扭伤腰部，转侧不利，以下腧穴中，常用来治疗的是

  A. 养老   B. 腰阳关

  C. 命门   D. 秩边

  E. 后溪

80. 何某，女，23 岁，大便带血，自觉肛门坠胀、疼痛，有异物感。治疗常取

  A. 次髎   B. 膈俞

  C. 承山   D. 脾俞

  E. 至阳

81. 冯某，女，58 岁，今日在门诊针灸时，因害怕针灸而出现头晕目眩，面色苍白，恶心呕吐，多汗，心慌，下列处理方法，叙述不正确的是

  A. 立即停止针刺，将针全部起出

  B. 使患者平卧，头部抬高 15°

  C. 宽衣解带，注意保暖

  D. 予以饮温开水或糖水

  E. 可刺人中、素髎、内关、足三里等穴

82. 陈某，女，29 岁，妊娠试验阳性，下列关于该患者的针刺方法，叙述不正确的是

  A. 孕期不可以针刺三阴交、合谷

  B. 怀孕 3 个月以内者，不宜针刺小腹部的腧穴

  C. 怀孕 3 个月以上者，腹部腧穴不宜针刺

  D. 怀孕 3 个月以上者，腰骶部腧穴不宜针刺

  E. 可以针刺三阴交、合谷、昆仑、至阴等腧穴

83. 魏某，女，24 岁，突发脸部皮肤麻木、疼痛，不能皱眉、闭目。常选用

  A. 闪罐法   B. 留罐法

  C. 走罐法   D. 刺血拔罐法

  E. 留针拔罐法

84. 秦某，男，42 岁，早上刷牙时突然发作下颌部位闪电样疼痛，伴有面部潮红，流泪，流涕。治疗除主穴外，还宜配用

  A. 承浆、颊车   B. 颧髎、迎香

  C. 阳白、外关   D. 风池、列缺

  E. 行间、内庭

85. 孔某，女，34 岁，腰部疼痛 2 天，转侧不利，静卧病痛不减，寒冷阴雨天加重，舌质淡，苔白腻，脉沉缓而迟。治疗时主穴为

  A. 阿是穴、小肠俞、委中

  B. 阿是穴、足三里、肾俞

  C. 阿是穴、委中、肾俞

  D. 阿是穴、大肠俞、委中

  E. 阿是穴、膈俞、次髎

86. 梅某，女，49 岁，入睡困难，夜寐多梦，易惊善恐，舌淡，苔薄，脉弦细。治疗时宜配用

  A. 足三里、丰隆

  B. 肝俞、肾俞

  C. 关元、肾俞

  D. 心俞、胆俞

  E. 丰隆、中脘

87.（助理不考）戚某，男，61 岁，喉中哮鸣如水鸡声，呼吸急促，胸膈满闷如塞，口不渴，舌苔白滑，脉弦紧。治疗除主穴外，宜配用

  A. 神阙、关元   B. 上脘、胃俞

  C. 气海、膻中   D. 丰隆、曲池

  E. 风门、合谷

88.（助理不考）李某，女，32 岁，体质素弱，近

半年来，呕吐时作时止，食欲不佳，倦怠乏力，舌苔薄白，脉弱。治疗应选用下列哪组腧穴

 A. 内关、足三里、中脘、丰隆、阴陵泉

 B. 内关、足三里、中脘、合谷、内庭

 C. 内关、足三里、中脘、梁门、天枢

 D. 内关、足三里、中脘、太冲、阳陵泉

 E. 内关、足三里、中脘、脾俞、胃俞

89. 杨某，男，22岁，胃痛暴作，恶寒喜暖，口不渴，舌淡苔薄白，脉弦紧。治疗主穴为

 A. 内关、足三里、天枢

 B. 公孙、中极、三阴交

 C. 委中、阴陵泉、水分

 D. 天枢、公孙、足三里

 E. 中脘、足三里、内关

90. （助理不考）尤某，女，36岁，昨日进食寒凉水果后，排便次数增多，粪便稀溏，兼有腹胀腹痛。治疗时宜选用

 A. 天枢、大肠俞、上巨虚

 B. 足三里、上脘、胃俞

 C. 中脘、足三里、内关

 D. 神阙、天枢、足三里、公孙

 E. 天枢、上巨虚、阴陵泉、水分

91. （助理不考）华某，男，58岁，小便闭塞不通，咽干，烦躁欲饮，呼吸急促，咳嗽舌红，苔薄黄，脉数。下列何组针灸选方治疗最佳

 A. 中极、膀胱俞、秩边、阴陵泉、三阴交、委阳

 B. 中极、膀胱俞、秩边、阴陵泉、三阴交、气海

 C. 中极、膀胱俞、秩边、阴陵泉、三阴交、尺泽

 D. 中极、膀胱俞、秩边、阴陵泉、三阴交、足三里

 E. 中极、膀胱俞、秩边、阴陵泉、三阴交、太溪

92. （助理不考）张某，女，57岁，多饮、多食、多尿数年，形体消瘦，现症见善饥烦渴、口干舌燥。治疗除选用肺俞、脾俞、肾俞、胃脘下俞、三阴交、太溪，应配用下列哪组腧穴

 A. 太渊、少府   B. 太渊、中府

 C. 复溜、太冲   D. 内庭、地机

 E. 曲池、合谷

93. （助理不考）韩某，女，45岁，月经周期提前8日，连续2个月经周期，月经量多，色红，面红口干，心胸烦热，舌红，苔黄，脉数。针灸治疗时，除主穴外，还应配用

 A. 太溪   B. 行间

 C. 足三里   D. 侠溪

 E. 血海

94. 曹某，女，35岁，月经前小腹胀痛拒按，经血量少，行而不畅，血色紫暗有块，伴有乳房胀痛，舌质紫暗，有瘀点，脉弦。除主穴外，应加用下述哪组腧穴

 A. 内关、中脘   B. 中脘、气海

 C. 关元、归来   D. 脾俞、足三里

 E. 太冲、血海

95. （助理不考）陶某，女，41岁，带下量多，色黄，质稠，有臭味，阴部瘙痒，脉滑数，治疗除主穴外，宜选用

 A. 气海、足三里、脾俞

 B. 阴陵泉、水道、次髎

 C. 关元、肾俞、照海

 D. 中极、血海、隐白

 E. 中极、阴陵泉、丰隆

96. （助理不考）姜某，男，8岁，上课时注意力不集中，学习成绩较差，好玩耍，情绪不稳定、易冲动，智力正常。治疗时，宜采用

 A. 百会、印堂、四神聪、内关、太溪、悬钟

 B. 内关、神门、郄门、心俞、巨阙、膻中

 C. 印堂、四神聪、太溪、风池、神门、内关

 D. 百会、印堂、水沟、内关、神门、太冲

 E. 百会、安眠、神门、三阴交、照海、申脉

97. （助理不考）金某，女，31岁，一侧乳房疼痛并出现肿块，大小不等，形态不一，边界不清，质地不硬，活动度好，疼痛和肿块与月经周期及情志变化相关。治疗常选用

 A. 足少阳、手少阳经穴

 B. 手阳明、手厥阴经穴

 C. 手太阳、足少阳经穴

 D. 足阳明、足厥阴经穴

 E. 手阳明、足太阴经穴

98. 章某，女，39岁，今早晨起床后，颈肩部疼痛，头歪向右侧，颈肩部压痛明显。宜辨证为

 A. 阳明经证   B. 太阳经证

 C. 少阳经证   D. 太阴经证

 E. 督脉证

99. （助理不考）许某，男，33岁，腰部扭伤1小时，痛在腰部正中，舌质淡红，脉弦，针灸治疗宜选取下列哪组腧穴

 A. 阿是穴、腰痛点、委中、太冲

 B. 阿是穴、腰痛点、委中、阳陵泉

 C. 阿是穴、腰痛点、委中、太溪

 D. 阿是穴、腰痛点、委中、手三里

 E. 阿是穴、腰痛点、委中、大肠俞

100. 俞某，男，肩部疼痛数月余，活动失灵，疼痛逐渐加重，活动受限。针灸治疗时，应选取下述哪组经脉经穴为主

    A. 足阳明、足厥阴经

    B. 足太阴、足太阳经

    C. 手太阳、足少阳经

    D. 手阳明、足太阴经

    E. 局部穴位为主，配合循经远端取穴

101. （助理不考）吕某，男，46 岁，常年进行高尔夫运动，近日肘关节内下方压痛，应辨证为

    A. 手厥阴经证　　　B. 手阳明经证

    C. 手少阳经证　　　D. 手太阳经证

    E. 手少阴经证

102. （助理不考）谢某，女，55 岁，目赤肿痛，怕光，流泪，眵多，治疗主选经脉为

    A. 手阳明、足厥阴经穴

    B. 手太阳、足厥阴经穴

    C. 手少阳、足少阳经穴

    D. 手阳明、足阳明经穴

    E. 手少阴、足阳明经穴

103. 何某，男，30 岁，右下齿痛 2 天，疼痛剧烈，齿龈红肿，无龋齿，身热，舌红，苔薄黄，脉浮数。针灸治疗本病的取穴是

    A. 合谷、颊车、下关、外关、风池

    B. 合谷、颊车、下关、内庭、二间

    C. 合谷、颊车、下关、太溪、行间

    D. 合谷、颊车、下关、风池、侠溪

    E. 合谷、颊车、下关、风池、太冲

104. （助理不考）张某，男，65 岁，突然昏仆，兼面色苍白，四肢厥冷，舌淡，苔薄白，脉细缓无力。治疗时宜选用

    A. 水沟、十二井、太冲、丰隆

    B. 百会、风池、太冲、内关

    C. 水沟、内关、三阴交、极泉

    D. 合谷、太冲、气海、关元

    E. 水沟、百会、内关、足三里

105. （助理不考）侯某，女，59 岁，间发心前区刺痛，心痛彻背，心慌汗出，面色晦暗，唇甲青紫，舌有瘀斑，脉涩，针灸取穴为

    A. 内关、阴郄、郄门、膻中、神阙、关元

    B. 内关、阴郄、郄门、膻中、血海、太冲

    C. 内关、阴郄、郄门、膻中、中脘、丰隆

    D. 内关、阴郄、郄门、膻中、心俞、厥阴俞

    E. 内关、阴郄、郄门、膻中、心俞、脾俞

三、A3 型题

(106~108 题共用题干)

（助理不考）顾某，女，54 岁，有偏头痛病史 3 年，现症见：右侧头胀痛，眩晕，胸胁胀痛，舌红，少苔，脉细数。根据题干回答下列问题。

106. 该病采取下列何种治法

    A. 调和气血，通络止痛

    B. 疏泄肝胆，通经止痛

    C. 舒经通络，祛风止痛

    D. 通经止痛

    E. 通络止痛

107. 针灸时选取

    A. 手足少阳经、足厥阴经穴为主

    B. 手足少阳经、足少阴经穴为主

    C. 手足少阳经、足太阴经穴为主

    D. 手足少阳经、足太阳经穴为主

    E. 手足阳明经、足厥阴经穴为主

108. 根据患者证型，治疗配穴为

    A. 中脘、丰隆　　　B. 血海、膈俞

    C. 百会、行间　　　D. 太溪、太冲

    E. 曲池、大椎

(109~111 题共用题干)

唐某，男，55 岁，腰椎间盘突出病史，近日久坐后出现下肢后侧的烧灼样疼痛，痛势隐隐，喜揉喜按，舌淡，脉细。根据题干回答下列问题。

109. 根据患者症状，宜辨证为

    A. 足少阳经证　　　B. 足阳明经证

    C. 足厥阴经证　　　D. 足太阴经证

    E. 足太阳经证

110. 针灸治疗时，除选用腰夹脊、阿是穴外，还应选用

    A. 秩边、委中、承山、昆仑

    B. 环跳、阳陵泉、悬钟、丘墟

    C. 足三里、上巨虚、条口、丰隆

    D. 隐白、公孙、三阴交、地机

    E. 大敦、行间、太冲、章门

111. 该病的治法是

    A. 通经止痛　　　　B. 舒筋活络

    C. 祛风止痛　　　　D. 活络止痛

    E. 祛风通络

(112~114 题共用题干)

张某，男，63 岁，今晨起突然出现右侧半身不遂，口角㖞斜，语言不利，伴有面红目赤，眩晕头痛，口苦，舌红绛，苔黄，脉弦有力。根据题干回答下列问题。

112. 该病采取针灸治疗，主要以下列哪组经脉腧穴为主

    A. 督脉、手厥阴经

B. 督脉、手厥阴经及足太阴经

C. 督脉、足少阴经

D. 任脉、足太阴经

E. 督脉、手少阴经及足太阴经

113. 该患者治疗除选取水沟、内关外，还应选取下列哪组主穴

  A. 三阴交、极泉、尺泽、委中

  B. 十二井、极泉、劳宫、曲泽

  C. 三阴交、曲泽、神门、涌泉

  D. 极泉、太冲、尺泽、委阳

  E. 心俞、极泉、神门、曲池

114. 该患者治疗除选取上述主穴外，还应加用下列哪组配穴

  A. 曲池、内庭   B. 曲泽、丰隆

  C. 肝俞、太冲   D. 太冲、合谷

  E. 太冲、太溪

(115~117题共用题干)

（助理不考）卫某，女，64岁，肢体软弱无力，筋脉弛缓，以上肢肌肉萎缩为主，根据题干回答下列问题。

115. 针灸治疗宜配合

  A. 背俞穴排刺

  B. 手阳明经排刺

  C. 足阳明经排刺

  D. 手太阳经排刺

  E. 足太阳经排刺

116. 若见发热多汗，热退后突然出现肢体软弱无力，舌红，苔黄，脉细数。针灸治疗时宜配用

  A. 肝俞、肾俞   B. 阴陵泉、内庭

  C. 尺泽、大椎   D. 脾俞、胃俞

  E. 神门、行间

117. 下列关于本病的皮肤针法，叙述正确的是

  A. 背部太阳经及相应夹脊穴反复叩刺

  B. 对侧阳明经及相应夹脊穴反复叩刺

  C. 患肢阳明经及相应夹脊穴反复叩刺

  D. 瘫痪肌肉处选取穴位反复叩刺

  E. 取肩髃、曲池、合谷、外关反复叩刺

(118~120题共用题干)

（助理不考）鲁某，女，28岁。自诉精神抑郁，情绪不宁，胸闷胀痛。大便不调，脉弦。根据题干回答下列问题。

118. 针灸时宜选

  A. 百会、神门、行间、三阴交、安眠

  B. 上星、神门、合谷、后溪、水沟、阿是穴

  C. 水沟、内关、神门、太冲、百会、印堂

D. 率谷、神门、侠溪、百会、风池、阿是穴

E. 合谷、神门、行间、水沟、内关、三阴交

119. 若伴见咽部异物哽塞感明显，宜配用

  A. 膻中、期门

  B. 行间、侠溪

  C. 丰隆、阴陵泉

  D. 天突、照海

  E. 肝俞、肾俞

120. 心俞、内关处，行穴位注射法，宜注射

  A. 维生素 B_1 注射液

  B. 维生素 B_{12} 注射液

  C. 维生素 B_6 注射液

  D. 5%当归注射液

  E. 丹参注射液

(121~123题共用题干)

（助理不考）马某，女，43岁。自觉心跳心慌，时作时息，兼头晕耳鸣，腰膝酸软，五心烦热，舌质红，脉细数。根据题干回答下列问题。

121. 针灸治疗时选

  A. 神门、三阴交、心俞、脾俞

  B. 神门、三阴交、心俞、肾俞、太溪

  C. 神门、三阴交、心俞、胆俞

  D. 神门、三阴交、心俞、丘墟

  E. 神门、心俞、内关、郄门、巨阙

122. 该患者应选取下列哪组配穴治疗

  A. 太溪、肾俞

  B. 脾俞、足三里

  C. 气海、阴陵泉

  D. 膻中、膈俞

  E. 行间、太溪

123. 若患者兼见心痛阵发，唇甲青紫，舌质紫暗，脉细涩。膈俞可采用何种治法

  A. 穴位注射法   B. 皮肤针法

  C. 刺络拔罐法   D. 挑刺法

  E. 散刺法

(124~126题共用题干)

（助理不考）苏某，男，55岁，咳嗽2日，声重，痰稀色白，鼻塞，流清涕，头痛，肢体酸楚，恶寒发热，舌苔薄白，脉浮紧。根据题干回答下列问题。

124. 宜选用下述哪组腧穴

  A. 手太阴、手太阳经穴

  B. 手太阴、足太阴经穴

  C. 手太阴、手阳明经穴

  D. 手太阴、足太阳经穴

  E. 手太阴、手少阳经穴

125. 针灸治疗除主穴外，宜配用
    A. 大椎、曲池
    B. 风门、太渊
    C. 丰隆、阴陵泉
    D. 行间、鱼际
    E. 少商、太溪

126. 若患者咳嗽反复发作，干咳声短，痰中带血，潮热盗汗，舌红，少苔，脉细数。治疗的主穴为
    A. 肺俞、列缺、合谷
    B. 肺俞、肾俞、太渊
    C. 肺俞、太溪、足三里
    D. 肺俞、太渊、三阴交
    E. 肺俞、尺泽、中府

(127~129 题共用题干)
    （助理不考）李某，男，53岁，腹泻2年。晨起腹痛腹泻，腹冷喜暖，精神疲乏，腰酸腿软，四肢发冷，舌淡，苔白，脉沉细。根据题干回答下列问题。

127. 应主要选取下列哪组经脉治疗
    A. 足阳明、足太阴
    B. 任脉、足阳明、足太阴
    C. 任脉、足太阴
    D. 足阳明、足太阴、足少阴
    E. 足少阴、足太阴

128. 治疗选取的主穴为
    A. 神阙、天枢、足三里、公孙
    B. 天枢、上巨虚、阴陵泉、水分
    C. 中脘、足三里、内关、关元
    D. 胃俞、脾俞、公孙、神阙
    E. 三阴交、肾俞、太溪、天枢

129. 该患者应选取下列哪组配穴治疗
    A. 阴陵泉、命门
    B. 阴陵泉、脾俞
    C. 脾俞、太白
    D. 肾俞、关元
    E. 下脘、关元

(130~132 题共用题干)
    （助理不考）云某，女，34岁，月经周期紊乱，行经数月断续不休，患者经血暴下，量多势急，经血色红质稠，根据题干回答下列问题。

130. 该患者的治法为
    A. 清热利湿，固经止血
    B. 养阴清热，固冲止血
    C. 健脾补肾，固冲止血
    D. 活血化瘀，固冲止血
    E. 补气摄血，固经止崩

131. 宜选用的主穴是
    A. 三阴交、足三里、气海、肾俞
    B. 三阴交、肝俞、气海
    C. 隐白、血海、阴陵泉、关元
    D. 关元、隐白、三阴交
    E. 三阴交、足三里、气海、中极

132. 若患者月经时多时少，色紫暗有块，舌暗，脉弦涩。宜配用
    A. 中极、血海   B. 血海、膈俞
    C. 膻中、太冲   D. 百会、脾俞
    E. 肾俞、太溪

(133~135 题共用题干)
    雷某，女，7岁，夜间遗尿，日间尿频而量多，经常感冒，面色少华，神疲乏力，食欲不振，大便溏薄，舌质淡红，苔薄白，脉沉无力。根据题干回答下列问题。

133. 针灸治疗的主穴为
    A. 关元、三阴交、隐白、地机
    B. 中极、膀胱俞、秩边、阴陵泉
    C. 关元、脾俞、肾俞、三焦俞
    D. 中极、三阴交、命门、神阙
    E. 关元、中极、膀胱俞、三阴交

134. 根据患者症状，宜配用
    A. 肺俞、气海
    B. 肾俞、命门、太溪
    C. 行间、阳陵泉
    D. 百会、神门
    E. 心俞、脾俞

135. 针刺关元的临床意义在于
    A. 振奋膀胱气化
    B. 培补元气，固摄下元
    C. 健脾益气
    D. 益肾固本
    E. 通调肝、脾、肾三经

(136~138 题共用题干)
    （助理不考）费某，男，31岁，进食海鲜后，突发皮肤瘙痒不止，见大小不等、形状各异的风团，淡红色，边界清楚。根据题干回答下列问题。

136. 针灸治疗时，应选取下述哪组经脉经穴为主
    A. 足阳明、足厥阴经
    B. 足太阴、足太阳经
    C. 手阳明、足阳明经
    D. 手阳明、足太阴经
    E. 局部阿是穴、相应夹脊穴

137. 针刺治疗一段时间后，症状未缓解，现症见风

疹反复发作，午后或夜间加重，口干，舌红，少苔，脉细数无力。治疗时宜配用

A. 大椎、风门　　　B. 风门、肺俞

C. 脾俞、足三里　　D. 肝俞、内关

E. 三阴交、足三里

138. 患者兼见恶心呕吐，宜配用

A. 天突

B. 膻中

C. 天枢

D. 内关

E. 外关

(139～141题共用题干)

蒋某，男，腰胁部皮肤灼热刺痛、发红，继则出现簇集性粟粒大小丘状疱疹，呈带状分布。根据题干回答下列问题。

139. 针灸治疗时，应选取下述哪组经脉经穴为主

A. 足阳明、足厥阴经

B. 足太阴、足太阳经

C. 手阳明、足阳明经

D. 手阳明、足太阴经

E. 局部阿是穴、相应夹脊穴

140. 针刺治疗时，叙述不正确的是

A. 以局部阿是穴、相应夹脊穴为主

B. 后遗神经痛者可在局部用皮肤针叩刺

C. 出现的疱疹不能用三棱针点刺

D. 毫针刺，泻法，强刺激

E. 疱疹局部阿是穴用围刺法

141. 若患处皮损鲜红，灼热刺痛，疱壁紧张；口苦咽干，心烦易怒，大便干燥，小便黄，舌质红，苔薄黄，脉弦滑数。治疗除主穴外，宜配用

A. 阴陵泉、内庭

B. 血海、三阴交

C. 行间、侠溪

D. 外关、风池

E. 脾俞、三阴交

(142～144题共用题干)

蔡某，男，71岁，自觉耳鸣如蝉，时作时止，劳累时加重，按之鸣声减弱，同时伴有头晕，遗精，腰膝酸软，脉虚细。根据题干回答下列问题。

142. 该病治疗主选经脉为

A. 局部腧穴及手太阴经穴

B. 局部腧穴及足少阳经穴

C. 局部腧穴及手太阳经穴

D. 局部腧穴及足少阴经穴

E. 局部腧穴及足厥阴经穴

143. 采用针灸治疗，应选主穴

A. 听宫、听会、耳门、翳风

B. 听宫、完骨、阳白、风池

C. 听会、角孙、翳风、耳门

D. 听会、翳风、中渚、侠溪

E. 听宫、翳风、太溪、肾俞

144. 若采用穴位注射疗法，应选用

A. 翳风、完骨、肾俞、阳陵泉

B. 大椎、肺俞、膏肓、肾俞

C. 气海、足三里、膻中、中脘

D. 肝俞、肾俞、太溪、阴陵泉

E. 丰隆、膈俞、内关、下关

四、B型题

（助理不考）

A. 从鸠尾分出散布于背部

B. 从鸠尾分出散布于腹部

C. 从鸠尾分出散布于胸部

D. 从长强分出散布于头部

E. 从长强分出散布于腹部

145. 任脉别络的循行分布于

146. 督脉别络的循行分布于

A. 调节全身阴经经气

B. 涵蓄十二经气血

C. 调节六阴经经气

D. 调节肢体运动

E. 约束纵行躯干的诸条经脉

147. 上述选项中，带脉的功能是

148. 上述选项中，冲脉的功能是

A. 手少阳三焦经

B. 十二经筋

C. 十二皮部

D. 十五络脉

E. 阴维脉

149. 上述选项中属于奇经的是

150. 上述选项中属于正经的是

A. 从胸走手　　　　B. 从手走胸

C. 从手走头　　　　D. 从头走足

E. 从胸腹走足

151. 足三阳经的循行规律是

152. 手三阴经的循行规律是

A. 无固定位置

B. 无固定名称

C. 又称为压痛点

D. 又称为天应穴

E. 多数对某些病证有特殊疗效

153. 上述关于阿是穴，叙述不正确的是

154. 上述关于奇穴，叙述正确的是

（助理不考）
    A. 角（头）   B. 頄（面）
    C. 贲（胸）   D. 阴器（腹）
    E. 背、臀

155. 手三阴经筋结于何处

156. 手三阳经筋结于何处

    A. 睛明治疗眼病
    B. 下脘治疗胃痛
    C. 至阴矫正胎位
    D. 合谷治疗五官病
    E. 听宫治疗耳鸣

157. 上述选项中属于腧穴特殊作用的是

158. 上述选项中属于腧穴远治作用的是

    A. 大陵   B. 太渊
    C. 阳溪   D. 神门
    E. 阳池

159. 在腕掌侧远端横纹桡侧，桡动脉的桡侧凹陷中的穴位是

160. （助理不考）在腕背侧远端横纹桡侧，桡骨茎突远端的穴位是

    A. 简便取穴法
    B. 固定标志定位法
    C. 活动标志定位法
    D. 骨度同身寸定位法
    E. 中指同身寸定位法

161. 以腓骨小头为标志，在其前下方凹陷中定阳陵泉，此种取穴方法属

162. 半握拳，当中指端所指处取劳宫，此种取穴方法属

    A. 痰饮病证   B. 妇科病证
    C. 五官热证   D. 出血病证
    E. 肝胆病证

163. 上述选项中，内庭穴的主治是

164. 上述选项中，丰隆穴的主治是

    A. 少海   B. 神门
    C. 通里   D. 少府
    E. 阴郄

165. （助理不考）上述腧穴中，位于腕横纹上 0.5 寸，尺侧腕屈肌腱的桡侧缘的是

166. 上述腧穴中，位于腕横纹上 1 寸，尺侧腕屈肌腱的桡侧缘的是

    A. 足太阳膀胱经
    B. 足阳明胃经
    C. 手阳明大肠经
    D. 手太阳小肠经
    E. 足少阳胆经

167. 起于目内眦的经脉是

168. 起于目锐眦的经脉是

    A. 商丘   B. 丘墟
    C. 照海   D. 申脉
    E. 然谷

169. 上述腧穴中，位于外踝直下方凹陷中的是

170. 上述腧穴中，位于内踝高点正下缘凹陷处的是

    A. 痴呆、半身不遂
    B. 心痛、胸闷
    C. 呕吐、呃逆
    D. 乳痈、疟疾
    E. 难产、胁痛

171. 上述选项中，足临泣常用于治疗

172. 上述选项中，悬钟常用于治疗

    A. 阳溪   B. 肩髎
    C. 照海   D. 中渚
    E. 支正

173. 以上腧穴中，常用于风疹、肩臂疼痛的是

174. 以上腧穴中，常用于治疗耳鸣、耳聋、肘臂酸痛的是

    A. 内踝前下方凹陷中，当舟骨结节与内踝尖连线的中点处
    B. 外踝前下方，趾长伸肌腱的外侧凹陷中
    C. 外踝尖上 3 寸，腓骨前缘
    D. 外踝尖上 4 寸，腓骨前缘
    E. 外踝尖上 5 寸，腓骨前缘

175. 上述选项中，丘墟穴的定位是

176. 上述选项中，悬钟穴的定位是

（助理不考）
    A. 足厥阴、足少阳、足少阴经
    B. 手太阴、足阳明、手厥阴经
    C. 足太阴、手阳明、足厥阴经
    D. 足阳明、手阳明、手厥阴经
    E. 足厥阴、手太阳、足太阴经

177. 以上经脉中，皆与肝联系的是
178. 以上经脉中，皆与胃联系的是

    A. 期门　　　　　　B. 大敦
    C. 隐白　　　　　　D. 章门
    E. 曲泉

179. 常用于治疗疝气、阴中痛、癫痫、善寐的腧穴是
180. （助理不考）常用于治疗阴痒、遗精、小便不利的腧穴是

（助理不考）
    A. 风府　　　　　　B. 上星
    C. 承山　　　　　　D. 命门
    E. 哑门

181. 上述腧穴中，善于治疗中风、癫狂痫等内风为患神志病证的是
182. 上述腧穴中，善于治疗遗精、阳痿、精冷不育等肾阳不足病证的是

    A. 胸胁疼痛
    B. 落枕、脐风
    C. 腕痛、手臂挛痛
    D. 头痛、目疾
    E. 呃逆上气

183. 在头部，当眉梢与目外眦之间，向后约一横指凹陷处的腧穴善于治疗
184. 在手背侧，当第2、3掌骨间，掌指关节后约0.5寸处的腧穴善于治疗

    A. 头部一侧、面颊及耳前后部位的腧穴
    B. 身体侧面腧穴和上、下肢部分腧穴
    C. 脊背、腰骶部、腹部的腧穴
    D. 前头、颜面和颈前等部位的腧穴
    E. 后头和项、背部的腧穴

185. 上述腧穴中，宜采取侧伏坐位取穴的是
186. 上述腧穴中，宜采取侧卧位取穴的是

    A. 指切进针法　　　B. 舒张进针法
    C. 夹持进针法　　　D. 提捏进针法
    E. 单手进针法

187. 上述进针手法中，适用于针刺印堂穴的是
188. 上述进针手法中，适用于针刺环跳穴的是

（助理不考）
    A. 颞前线　　　　　B. 颞后线
    C. 额中线　　　　　D. 顶中线
    E. 顶颞后斜线

189. 在头颞部，胆经颔厌穴与悬厘穴的连线，是哪一条标准头穴线
190. 在头前部，从督脉神庭穴向前引一条长1寸的直线，是哪一条标准头穴线

（助理不考）
    A. 疏密波　　　　　B. 断续波
    C. 锯齿波　　　　　D. 连续波
    E. 密波

191. 上述电针波形中，用于镇静、止痛、缓解肌肉痉挛宜选用
192. 上述电针波形中，治疗痿证、瘫痪宜选用

（助理不考）
    A. 休克、低血压、风湿性关节炎
    B. 胃肠痉挛、心绞痛、胆绞痛
    C. 盆腔炎、附件炎、痛经
    D. 失眠、高血压、戒断综合征
    E. 发热、高血压、急性结膜炎

193. 上述选项中，耳穴"神门"的主治病证是
194. 上述选项中，耳穴"肾上腺"的主治病证是

    A. 头痛取率谷、太冲
    B. 头痛取头维、丰隆
    C. 牙痛取合谷、内庭
    D. 腰痛取命门、肾俞
    E. 腹泻取天枢、尺泽

195. 上述选项中，哪一项属于本经配穴
196. 上述选项中，哪一项属于同名经配穴

    A. 不盛不虚以经取之
    B. 热则疾之
    C. 寒则留之
    D. 标本同治
    E. 三因制宜

197. 以上哪项属于补虚泻实的治疗原则
198. 以上哪项属于治病求本的治疗原则

    A. 印堂、攒竹、合谷
    B. 率谷、外关、足临泣
    C. 天柱、后溪、申脉
    D. 太冲、内关、四神聪
    E. 血海、膈俞、内关

199. 褚某，男，73岁，头痛，颠顶为甚，有时放射至眼部，针灸治疗时，除主穴外，还应配用
200. 褚某，男，73岁，头痛，两侧头部疼痛为甚，针灸治疗时，除主穴外，还应配用

西医综合

诊断学基础

一、A1 型题

1. 重度脑挫伤后出现的高热，其原因主要为
  A. 无菌性坏死物质吸收
  B. 自主神经功能紊乱
  C. 感染性发热
  D. 体温调节中枢功能失常
  E. 内分泌、代谢障碍

2. 引起发热的病因中，属非感染性发热的是
  A. 病毒   B. 变态反应
  C. 螺旋体   D. 肺炎支原体
  E. 立克次体

3. 三叉神经痛的疼痛特点多是
  A. 胀痛   B. 牵拉痛
  C. 紧箍感   D. 电击痛
  E. 放射痛

4. 以下哪种情况的头痛多在下午或傍晚出现
  A. 药物引起的头痛
  B. 紧张性头痛
  C. 肿瘤引起的头痛
  D. 鼻窦炎头痛
  E. 以上都不是

5. 若患者胸痛沿一侧肋间神经分布，呈阵发性灼痛，最可能的疾病为
  A. 心脏神经症   B. 肋软骨炎
  C. 带状疱疹   D. 食管炎症
  E. 肋骨骨折

6. 食管炎的疼痛特点是
  A. 压榨样痛   B. 酸痛
  C. 灼痛   D. 刺痛
  E. 闷痛

7. 下列哪种情况下会有刀割样疼痛
  A. 胃溃疡
  B. 急性胆囊炎发作
  C. 胆道蛔虫梗阻
  D. 急性胰腺炎发作
  E. 急性穿孔

8. 下列各项，可引起腹痛伴急性高热、寒战的是
  A. 急性化脓性胆管炎
  B. 结缔组织病

  C. 急性腹腔内出血
  D. 肠梗阻
  E. 结核性腹膜炎

9. 咳嗽带有鸡鸣样吼声多见于
  A. 急性胸膜炎   B. 结核性肺炎
  C. 急性右心衰   D. 喉头炎症水肿
  E. 百日咳

10. 下列疾病引起痰分层现象的是
  A. 心源性哮喘
  B. 肺炎链球菌肺炎
  C. 慢性支气管炎
  D. 肺脓肿
  E. 肺结核

11. 引起大量咯血的主要疾病有
  A. 二尖瓣狭窄   B. 空洞型肺结核
  C. 肺炎   D. 肺肿瘤
  E. 肺梗死

12. 中等咯血的日咯血量应是
  A. 200～300mL
  B. ＞500mL
  C. 100～200mL
  D. 100～500mL
  E. 300～400mL

13. 临床上反复发作的呼气性呼吸困难的疾病，主要见于
  A. 气胸   B. 支气管哮喘
  C. 大叶性肺炎   D. 肺不张
  E. 气道异物

14. 心源性水肿最常见的病因是
  A. 左心衰竭
  B. 右心衰竭
  C. 渗出性心包炎
  D. 缩窄性心包炎
  E. 心绞痛

15. 可表现为非凹陷性水肿的疾病是
  A. 急性肾炎   B. 肾病综合征
  C. 右心衰竭   D. 肝硬化
  E. 甲状腺功能减退症

16. （助理不考）幽门梗阻时，呕吐物特点是

A. 咖啡色   B. 黄绿色稀薄液

C. 含血液   D. 隔日食物

E. 大量黏液

17. 下列关于呕血与黑便最常见的原因是

     A. 食管－胃底静脉曲张破裂

     B. 消化性溃疡

     C. 慢性胃炎

     D. 急性胃黏膜病变

     E. 十二指肠炎

18. 下列关于咯血与呕血的鉴别要点，正确的是

     A. 咯血多为喷射状

     B. 呕血多为鲜红色

     C. 呕血中常伴有泡沫

     D. 咯血患者必有黑便

     E. 咯血多为碱性

19. 关于黄疸的特点，下列说法正确的是

     A. 胆汁淤积性黄疸尿胆红素阴性

     B. 肝细胞性黄疸尿胆原增多

     C. 胆汁淤积性黄疸尿胆原增多

     D. 肝细胞性黄疸尿胆红素阴性

     E. 溶血性黄疸以结合胆红素增多为主

20. 属于慢性溶血常有的三大特征是

     A. 高热、贫血、呕吐

     B. 头痛、腰痛、呕吐

     C. 黄疸、贫血、脾肿大

     D. 寒战、高热、头痛

     E. 腰痛、呕吐、黄疸

21. 浅昏迷的主要临床特点有

     A. 对声、光刺激仍有反应

     B. 对强烈疼痛刺激无反应

     C. 意识大部分丧失

     D. 角膜、对光反射消失

     E. 吞咽反射消失

22. 正常人血中胆红素主要来自

     A. 骨髓内血红蛋白分解

     B. 骨髓内在红细胞成熟前血红素分解

     C. 骨髓内新生红细胞分解

     D. 由肝、肾内铁卟啉蛋白产生

     E. 周围血中红细胞被裂解

23. 下列符合书写要求的主诉是

     A. 寒战、高热、咳嗽、右胸痛2天

     B. 风心病5年

     C. 2年前开始多饮、多食、多尿

     D. 已患高血压3年

     E. 因慢性腹泻全身乏力1个月

24. 下列哪项触诊方法最适用于触诊肠管或索条状包块

A. 深压触诊法

B. 浅部滑行触诊法

C. 冲击触诊法

D. 双手触诊法

E. 深部滑行触诊法

25. 糖尿病酮症酸中毒患者可出现的呼气味是

     A. 氨味   B. 肝腥味

     C. 血腥味   D. 刺激性蒜味

     E. 烂苹果味

26. 下列可引起血压增高的疾病是

     A. 肢端肥大症

     B. 甲状腺功能减退症

     C. 肾上腺皮质功能减退症

     D. 心包填塞

     E. 休克

27. 下列疾病可见脉压减小的是

     A. 贫血

     B. 甲亢

     C. 缩窄性心包炎

     D. 动脉导管未闭

     E. 主动脉瓣关闭不全

28. 下列选项中，伤寒患者可出现的面容是

     A. 满月病容   B. 水肿病容

     C. 无欲貌   D. 面具面容

     E. 急性热病容

29. 胆绞痛患者常采取的体位是

     A. 强迫俯卧位   B. 强迫侧卧位

     C. 被动体位   D. 辗转体位

     E. 自动体位

30. 醉酒步态可见于

     A. 侏儒症   B. 脑瘫

     C. 小脑疾病   D. 脊髓疾病

     E. 锥体外系疾病

31. 不会出现颈静脉怒张的疾病是

     A. 心包积液

     B. 右心衰竭

     C. 缩窄性心包炎

     D. 上腔静脉梗阻

     E. 左心功能不全

32. 下列哪一项可以使气管移向健侧

     A. 一侧肺不张   B. 一侧肺硬化

     C. 胸膜粘连   D. 气胸

     E. 肺气肿

33. 下列哪一项可出现语颤增强

     A. 肺气肿

     B. 气胸

     C. 腹水

D. 肺炎链球菌肺炎

E. 胸膜肥厚

34. 正常人于下列哪一部位，可听到支气管呼吸音
- A. 胸骨上窝
- B. 右锁骨上窝
- C. 肋脊角周围
- D. 左锁骨上窝
- E. 肩胛间区

35. 下列疾病，哪一项可出现肺内局限性的湿啰音
- A. 急性肺水肿
- B. 肺空洞
- C. 胸腔积液
- D. 肺炎
- E. 支气管痉挛

36. 肺部局部而持久的干啰音常见于
- A. 气管异物
- B. 支气管哮喘
- C. 肺癌早期
- D. 胸腔积液
- E. 大叶性肺炎

37. 心脏触诊时，胸骨左缘第二肋间触及连续性震颤为
- A. 二尖瓣狭窄
- B. 主动脉瓣关闭不全
- C. 动脉导管未闭
- D. 二尖瓣关闭不全
- E. 主动脉瓣狭窄

38. 二尖瓣狭窄时可听到的心脏杂音为
- A. 心底部收缩期吹风样杂音
- B. 心尖部舒张期隆隆样杂音
- C. 主动脉瓣区舒张期叹气样杂音
- D. 胸骨右缘3、4肋间粗糙的收缩期杂音
- E. 肺动脉瓣区收缩期杂音

39. P_2 减弱见于下列哪个选项
- A. 肺动脉高压
- B. 二尖瓣关闭不全
- C. 肺动脉瓣关闭不全
- D. 室间隔缺损
- E. 主动脉瓣关闭不全

40. 下列哪一项可鉴别胸膜摩擦音和心包摩擦音
- A. 声音粗糙的程度
- B. 声音发出的部位
- C. 声音持续时间的长短
- D. 屏住呼吸是否存在
- E. 声音的性质

41. 下列各项，属麻痹性肠梗阻表现的是
- A. 腹部胀痛
- B. 腹部绞痛
- C. 肠型及蠕动波
- D. 肠鸣音呈金属音调
- E. 频繁排气、排便

42. 胃癌发生淋巴结转移时常出现在下列哪一部位
- A. 右锁骨上窝
- B. 左锁骨上窝

C. 颈部

D. 腋窝

E. 滑车上

43. 可引起胆囊肿大、无压痛，伴显著黄疸的疾病是
- A. 胆囊炎
- B. 胆石症
- C. 胰头癌
- D. 肝脓肿
- E. 溶血性贫血

44. 慢性粒细胞白血病时触诊脾脏的表现为
- A. 脾脏轻度肿大，质地柔软
- B. 脾脏中度肿大，质地较硬
- C. 脾脏高度肿大
- D. 脾脏压痛，有摩擦感
- E. 脾脏有囊性感

45. 腰椎间盘突出所致的坐骨神经痛可出现的阳性体征是
- A. 霍夫曼征
- B. 拉塞格征
- C. 查多克征
- D. 戈登征
- E. 布鲁津斯基征

46. 结核性腹膜炎腹部触诊的表现为
- A. 腹壁柔软
- B. 腹部饱满
- C. 板状腹
- D. 揉面感
- E. 腹壁紧张度降低

47. 瞳孔散大见于下列哪项疾病
- A. 阿托品中毒
- B. 有机磷农药中毒
- C. 吗啡中毒
- D. 伤寒
- E. 虹膜炎

48. 单侧上眼睑下垂见于
- A. 动眼神经麻痹
- B. 重症肌无力
- C. 面神经麻痹
- D. 营养不良
- E. 三叉神经麻痹

49. 诊断甲状腺功能亢进，最有意义的体征是
- A. 甲状腺肿大，质地柔软
- B. 甲状腺弥漫、对称性肿大
- C. 甲状腺结节性肿大
- D. 甲状腺可随吞咽上下移动
- E. 甲状腺可触及震颤或能听到连续性血管杂音

50. 门静脉阻塞，有门脉高压时血流方向是
- A. 腹壁静脉血流方向脐以上向上，脐以下向下
- B. 腹壁静脉血流方向脐以上向上，脐以下向上
- C. 腹壁静脉血流方向脐以上向下，脐以下向下
- D. 腹壁静脉血流方向脐以上向下，脐以下向上
- E. 胸壁静脉血流方向向下

51. 肢体可做水平移动但不能抬起，此时的肌力为

A. 1 级　　　　　　　B. 2 级

C. 3 级　　　　　　　D. 4 级

E. 5 级

52. （助理不考）下列关于周围性面瘫的叙述，正确的是

  A. 病灶对侧颜面下部肌肉麻痹

  B. 病灶同侧颜面肌麻痹

  C. 能够皱额、皱眉

  D. 面部无汗

  E. 多因脑血管病引起

53. 直接与间接角膜反射均消失，见于

  A. 受刺激对侧面神经瘫痪

  B. 受刺激侧面神经瘫痪

  C. 受刺激对侧面三叉神经病变

  D. 受刺激侧三叉神经病变

  E. 颈髓 5~6 节病变

54. 判断成年女性贫血的血红蛋白含量应低于

  A. 145　　　　　　　B. 140

  C. 130　　　　　　　D. 120

  E. 115

55. 健康成人白细胞正常值为

  A. （3.5~9.5）×10⁹/L

  B. （4~11）×10⁹/L

  C. （5~10）×10⁹/L

  D. （4.5~10）×10⁹/L

  E. （4.5~11）×10⁹/L

56. 下列选项中不会引起中性粒细胞减少的感染性疾病是

  A. 病毒性肝炎

  B. 肾综合征出血热

  C. 伤寒

  D. 副伤寒

  E. 恙虫病

57. 中性粒细胞核左移常见于

  A. 急性化脓性感染

  B. 肝硬化

  C. 伤寒

  D. 副伤寒

  E. 系统性红斑狼疮

58. 引起网织红细胞减少的贫血是

  A. 巨幼细胞贫血

  B. 缺铁性贫血

  C. 溶血性贫血

  D. 急性失血性贫血

  E. 骨髓病性贫血

59. 下列疾病中，不引起血小板减少的疾病是

  A. 再生障碍性贫血

  B. 原发性血小板减少性紫癜

  C. 慢性粒细胞白血病

  D. 急性白血病

  E. 脾功能亢进

60. 下列各项，不引起血沉增快的疾病是

  A. 活动性结核病

  B. 恶性肿瘤

  C. 多发性骨髓瘤

  D. 心绞痛

  E. 严重贫血

61. （助理不考）下列指标中，监测肝素治疗首选的是

  A. 血浆 D－二聚体测定

  B. 血浆纤维蛋白原（Fg）测定

  C. 血浆凝血酶原时间（PT）测定

  D. 活化部分凝血活酶时间（APTT）测定

  E. 出血时间（BT）测定

62. （助理不考）下列可引起血浆凝血酶原时间延长的疾病是

  A. 心肌梗死

  B. 严重肝病

  C. 多发性骨髓瘤

  D. 脑血栓形成

  E. 深静脉血栓形成

63. （助理不考）成熟红细胞∶有核细胞为 10∶1，有核细胞占 10%~50%，骨髓的增生程度是

  A. 极度活跃　　　　　B. 明显活跃

  C. 活跃　　　　　　　D. 减低

  E. 极度减低

64. 下列与引起血清总蛋白及球蛋白增高无关的疾病是

  A. 慢性肝病

  B. 系统性红斑狼疮

  C. 结核病

  D. 疟疾

  E. 肾病综合征

65. 血清总胆红素为 182μmol/L 通常提示为

  A. 轻度黄疸　　　　　B. 中度黄疸

  C. 高度黄疸　　　　　D. 隐性黄疸

  E. 梗阻性黄疸

66. 下列不属于肝细胞性黄疸实验室检查结果的是

  A. 总胆红素增高

  B. 非结合胆红素增高

  C. 结合胆红素增高

  D. 尿胆红素阴性

  E. 尿胆原增高

67. 引起 γ－谷氨酰转移酶（γ－GT）显著增高的

疾病是

    A. 急性心肌梗死

    B. 肝癌

    C. 恶性贫血

    D. 甲亢

    E. 骨骼疾病

68. 关于碱性磷酸酶（ALP）测定的临床意义错误的是

    A. 阻塞性黄疸患者 ALP 明显增高

    B. 肝细胞性黄疸 ALP 轻度增高

    C. 肝内局限性胆道阻塞 ALP 明显增高

    D. 骨骼疾病时 ALP 不增高

    E. 肝内胆汁淤积 ALP 明显升高

69. 急性病毒性肝炎增高更明显的是

    A. AFP   B. γ – GT

    C. AST   D. ALT

    E. ALP

70. 血清中 HBeAg 阳性时，说明

    A. 病情比较稳定

    B. 无传染性

    C. 具有免疫力

    D. 曾感染乙肝病毒

    E. 具有较大传染性

71. 内生肌酐清除率测定是反映

    A. 近端肾小管排泌功能

    B. 远端肾小管排泌功能

    C. 肾小球滤过功能

    D. 肾脏浓缩稀释功能

    E. 肾血流量

72. 莫氏试验是

    A. 酚红排泌试验

    B. 血清尿素氮、血清肌酐测定

    C. 内生肌酐清除率测定

    D. 浓缩稀释试验

    E. 对氨马尿酸盐清除率试验

73. 下列不可见血尿酸增高的情况是

    A. 急性肾炎

    B. 恶性肿瘤

    C. 肝功能严重损害者

    D. 糖尿病

    E. 痛风

74. 不会出现空腹血糖升高的疾病是

    A. 糖尿病   B. 甲亢

    C. 肝脏疾病   D. 急性酒精中毒

    E. 胰腺疾病

75. 血清总胆固醇增高可见于

    A. 肝硬化   B. 营养不良

    C. 恶性肿瘤   D. 肾病综合征

    E. 甲状腺功能亢进症

76. 高钾血症见于

    A. 代谢性碱中毒

    B. 呼吸性酸中毒

    C. 代谢性酸中毒

    D. 肺心病

    E. 以上均不是

77. （助理不考）作为诊断血色病的可靠指标，血清转铁蛋白饱和度（Tfs）应大于的数值是

    A. 20%   B. 33%

    C. 55%   D. 60%

    E. 70%

78. 诊断急性胰腺炎，其血清淀粉酶的数值应大于

    A. 800U/L   B. 1800U/L

    C. 2800U/L   D. 4000U/L

    E. 5000U/L

79. 诊断原发性肝癌最有意义的指标是

    A. AFP   B. γ – GT

    C. ALT   D. AST

    E. ALP

80. 抗链球菌溶血素"O"升高多见于

    A. 皮肤或软组织感染

    B. 风湿性关节炎

    C. 链球菌感染后急性肾小球肾炎

    D. 急性上呼吸道感染

    E. 以上均是

81. 某患者 24 小时尿量为 3000mL，尿比重为 1.035，诊断应考虑为

    A. 大量饮水后   B. 肾功能不全

    C. 糖尿病   D. 尿崩症

    E. 精神性多尿

82. 乳糜尿常见于

    A. 丝虫病   B. 蚕豆病

    C. 胆石症   D. 肾盂肾炎

    E. 肾癌

83. 可以见于正常人的管型是

    A. 白细胞管型   B. 红细胞管型

    C. 脂肪管型   D. 颗粒管型

    E. 透明管型

84. 腹泻患者，粪便以黏液和脓血为主，镜检发现大量白细胞。最可能的诊断是

    A. 急性胃肠炎

    B. 阿米巴痢疾

    C. 溃疡性结肠炎

    D. 急性阑尾炎

    E. 甲状腺功能亢进症

85. 大便隐血试验持续阳性多提示
    A. 浅表性胃炎
    B. 慢性萎缩性胃炎
    C. 十二指肠球部溃疡
    D. 胃溃疡
    E. 胃癌

86. （助理不考）关于痰液标本收集的内容，说法错误的是
    A. 用力咳出气管深处的痰液
    B. 留痰前应先漱口
    C. 以清晨第一口痰为宜
    D. 可有适量鼻咽分泌物
    E. 注意避免混入唾液

87. 关于浆膜腔积液的说法中，正确的是
    A. 漏出液的形成主要是由风湿性疾病引起
    B. 漏出液为炎性积液，渗出液为非炎性积液
    C. 渗出液的颜色随病因而变化
    D. 渗出液的形成主要是由淋巴管阻塞引起
    E. 漏出液因含有大量细胞、细菌而呈不同程度的浑浊

88. 不属于脑脊液检查的适应证的是
    A. 疑有颅内出血
    B. 有脑膜刺激症状需明确诊断者
    C. 疑有颅内压显著增高
    D. 疑有中枢神经系统恶性肿瘤
    E. 有剧烈头痛、昏迷、抽搐及瘫痪等表现而原因未明者

89. 下列关于心电轴的描述，正确的是
    A. Ⅰ导联主波向下，Ⅲ导联主波向上，电轴右偏
    B. Ⅰ、Ⅲ导联QRS波群的主波方向均向下，则电轴不偏
    C. Ⅰ导联主波向上，Ⅲ导联主波向上，电轴左偏
    D. Ⅰ、Ⅲ导联QRS波群的主波方向均向上，则为心电轴极度右偏
    E. Ⅲ导联主波向下，电轴显著左偏

90. QRS波群代表
    A. 心室肌除极过程
    B. 心室肌复极过程
    C. 心房肌除极过程
    D. 心房肌复极过程
    E. 房室交界区的兴奋性

91. 不符合三度房室传导阻滞心电图特征的是
    A. R－R间期相等
    B. QRS波群形态可正常，也可呈宽大畸形
    C. 心房率＜心室率
    D. P波和QRS波群无固定关系
    E. P－P间期相等

92. 心肌梗死的"损伤型"心电图改变的主要表现为
    A. ST段抬高
    B. T波对称性倒置
    C. R波电压降低
    D. 异常Q波
    E. T波直立高耸

93. 符合左心室肥大的心电图诊断标准的是
    A. $R_{V1} + S_{V5} > 1.2mV$
    B. $R_{V5} + S_{V1} > 4.0mV$
    C. $R_{V5} + S_{V1} > 1.5mV$
    D. $R_{V1} + S_{V5} > 3.5mV$
    E. 心电轴正常

94. 右房肥大的心电图表现为
    A. P波尖锐高耸
    B. P波低平
    C. P波呈双峰状
    D. P波增宽
    E. P波出现切迹

95. 前壁心肌梗死特征性心电图改变出现的导联是
    A. Ⅱ、Ⅲ、aVF
    B. V_1、Ⅰ、aVF
    C. $V_1 \sim V_3$
    D. $V_1 \sim V_5$
    E. $V_3 \sim V_5$

96. 二尖瓣狭窄的M型超声心动图叙述正确的是
    A. 左心房减弱
    B. 二尖瓣曲线变细
    C. 二尖瓣回声减弱
    D. 二尖瓣前叶曲线双峰出现
    E. EF斜率减低

97. 风湿性心脏病单纯二尖瓣狭窄的X线表现为
    A. 心脏呈靴形
    B. 主动脉增宽
    C. 心脏外形呈鸭梨状
    D. 左心室明显增大
    E. 主动脉、主动脉弓普遍扩张

98. 高血压性心脏病的心脏形状是
    A. 二尖瓣型   B. 普大形
    C. 梨形   D. 靴形
    E. 以上都不是

99. 原发性支气管肺癌周围型的X线表现是
    A. 渗出性病变
    B. 纤维索条
    C. 肿块内见到的小圆形或管状低密度影

D. 增殖性病变

E. 实变区密度较低呈毛玻璃样

100. 包裹性胸腔积液 X 线表现为

    A. 胸腔顶部和外侧高度透亮

    B. 胸壁可见密度增高或条状阴影

    C. 气管纵隔移向健侧

    D. 圆形或半圆形密度均匀影，边缘清晰

    E. 肋膈角变钝或消失

101. （助理不考）食管癌 X 线钡剂造影可见

    A. 黏膜皱襞明显增宽、迂曲

    B. 管腔狭窄

    C. 串珠状充盈缺损

    D. 黏膜水肿带

    E. 以上都不是

102. 目前最常用的 X 线检查方法是

    A. 放大摄影   B. 平片

    C. 透视   D. 荧光摄影

    E. 软 X 线摄影

103. （助理不考）检查泌尿系结石首选

    A. X 线平片   B. CT

    C. 泌尿系彩超   D. MRI

    E. 膀胱镜

104. 关于骨肉瘤的描述，错误的是

    A. 好发于长骨的干骺端

    B. 在股骨下端、胫骨上端、肱骨上端多见

    C. 多见于 11～20 岁男性

    D. 均为溶骨性破坏

    E. 疼痛肿块是最常见的临床症状

105. 慢性化脓性骨髓炎的主要 X 线表现是

    A. 骨干增粗   B. 骨膜增厚

    C. 骨皮质增厚   D. 骨质硬化增生

    E. 骨质破坏

106. 脑血管的影像检查方法目前最常用的是

    A. 头颅平片   B. 体层摄影

    C. 造影检查   D. CT 检查

    E. 核磁共振检查

107. 下列关于门诊病历的书写要求，错误的是

    A. 门诊病历首页应逐项填写

    B. 每次诊疗注明日期

    C. 病史内容的书写必须标明"主诉""现病史"等

    D. 写明初步诊断、详细记录体格检查、诊断、药物等

    E. 复诊病历重点记录上次就诊后病情变化、药物疗效、送检结果、处理等

108. 下列选项中，不属于建立正确的诊断步骤的是

    A. 调查研究   B. 搜集资料

    C. 综合分析   D. 循证研究

    E. 初步诊断

二、A2 型题

109. 患者发热 10 天，每天体温最高达 39.6～40.1℃，最低 37.6℃，试问该热型属于

    A. 波状热   B. 稽留热

    C. 弛张热   D. 不规则热

    E. 间歇热

110. 患者有长期吸烟史。近 10 天来出现高调金属样咳嗽，伴杵状指，首先应考虑

    A. 慢性支气管炎

    B. 肺炎

    C. 肺癌

    D. 肺结核

    E. 肺脓肿

111. 一昏迷患者，急诊入院，病史不详。查体：神志不清，多汗，双侧瞳孔缩小，呼吸及汗液发出大蒜味。诊断应考虑

    A. 急性巴比妥类药物中毒

    B. 海洛因中毒

    C. 急性有机磷中毒

    D. 急性乙醇中毒

    E. 糖尿病酮症酸中毒

112. 患者，男，60 岁。夜间突发气促，查体：端坐呼吸，双肺底干湿啰音。心率 120 次/分，可闻心尖区舒张早期奔马律。可诊断为

    A. 支气管哮喘

    B. 支气管肺炎

    C. 急性支气管炎

    D. 左心功能不全

    E. Ⅱ 型肺结核

113. 患者，腹部胀痛腹肌紧张，伴有恶心呕吐、发热，遂前来就诊，查体：急性面容，强迫仰卧位，腹膜刺激征阳性，移动性浊音阳性，肠鸣音减弱。可诊断为

    A. 肠梗阻   B. 急性胰腺炎

    C. 急性阑尾炎   D. 急性腹膜炎

    E. 以上都不对

114. 一水肿患者，查体见：颈静脉怒张，肝颈静脉回流征阳性，肝区明显触痛，双下肢明显肿胀，实验室检查有肝功能异常，总蛋白 15g/L，尿蛋白阳性，该患者最有可能是

    A. 心源性水肿

    B. 肝源性水肿

    C. 肾源性水肿

    D. 营养不良性水肿

    E. 内分泌性水肿

115. 患者吸烟40年，慢性咳嗽，咳痰二十余年，双肺呼吸音减弱，肺下界下移，最可能的诊断是
    A. 肺炎　　　　　　　B. 肺气肿
    C. 胸腔积液　　　　　D. 支气管哮喘
    E. 气胸

116. 患者，男，65岁，皮肤巩膜黄染，伴皮肤瘙痒1周，总胆红素109μmol/L，非结合胆红素7.1μmol/L，结合胆红素101.9μmol/L，该患者最可能的诊断是
    A. 病毒性肝炎　　　　B. 胆石症
    C. 中毒性肝炎　　　　D. 蚕豆病
    E. 误输异型血

三、B型题

    A. 肺水肿　　　　　　B. 心肌梗死
    C. 胸膜炎　　　　　　D. 肺性脑病
    E. 伤寒

117. 呼吸困难伴有意识障碍者，主要见于
118. 呼吸困难伴有发热、胸痛，多见于

    A. 颅内高压　　　　　B. 甲状腺危象
    C. 高血压脑病　　　　D. 脑疝
    E. 败血症

119. 意识障碍伴呼吸缓慢常见的疾病是
120. 意识障碍伴瞳孔散大常见的疾病是

（助理不考）
    A. 破伤风　　　　　　B. 铅中毒
    C. 癫痫大发作　　　　D. 癔症性抽搐
    E. 蛛网膜下腔出血

121. 抽搐伴脑膜刺激征的是
122. 抽搐伴瞳孔散大、意识丧失的是

    A. 急性肾盂肾炎
    B. 急性喉炎
    C. 霍奇金淋巴瘤
    D. 败血症
    E. 伤寒

123. 间歇热可见的疾病是
124. 弛张热可见的疾病是

    A. 支气管扩张症
    B. 胸膜炎
    C. 气管异物
    D. 急性咽炎
    E. 大片肺不张

125. 咯血量大而骤然停止见于
126. 清晨起床或夜间卧下时咳嗽加剧的是

    A. 月经情况　　　　　B. 生育情况
    C. 冶游史　　　　　　D. 家族遗传病史
    E. 预防接种史

127. 属于既往史的是
128. 属于个人史的是

    A. 交替脉　　　　　　B. 水冲脉
    C. 奇脉　　　　　　　D. 颈静脉搏动
    E. 脉搏短绌

129. 主动脉瓣关闭不全多表现为
130. （助理不考）缩窄性心包炎多表现为

    A. 胃肠胀气
    B. 急性肝炎
    C. 急性胃肠穿孔
    D. 右下肺不张
    E. 肺气肿

131. 肝浊音界消失见于
132. 肝浊音界上移见于

    A. 肺脓肿
    B. 肺气肿
    C. 阻塞性肺不张
    D. 气胸
    E. 肺实变

133. 双侧呼吸动度减弱伴叩诊呈过清音，听诊呼气延长，见于
134. 患侧呼吸活动度减弱伴叩诊为鼓音，呼吸音消失者，见于

    A. 胸骨左缘第5肋间锁骨中线内搏动
    B. 负性心尖搏动
    C. 抬举性搏动
    D. 剑突下搏动
    E. 胸骨右缘第2肋间搏动

135. 粘连性心包炎的体征是
136. 高血压性心脏病的体征是

（助理不考）
    A. 静止性震颤　　　　B. 动作性震颤
    C. 扑翼样震颤　　　　D. 老年性震颤
    E. 小舞蹈症

137. 儿童脑风湿病变常出现的体征是
138. 震颤麻痹常出现的体征是

    A. 匙状甲　　　　　　B. 杵状指（趾）
    C. 肢端肥大　　　　　D. 爪形手

E. 指间关节梭形

139. 类风湿关节炎常出现的体征是

140. 支气管扩张常出现的体征是

A. 脓血便　　　　　　B. 鲜血便

C. 柏油样便　　　　　D. 灰白色便

E. 稀糊状便

141. 选项中哪一项符合阻塞性黄疸的表现

142. 选项中哪一项符合上消化道出血的表现

内科学（师承或确有专长人员不测试）

一、A1型题

1. COPD急性加重常见的原因是
- A. 吸烟
- B. 空气污染
- C. 职业粉尘
- D. 细菌感染
- E. 病毒感染

2. 诊断慢阻肺最有意义的辅助检查是
- A. 肺功能检查
- B. 支气管舒张试验
- C. 胸部HRCT
- D. 胸部X线
- E. 动脉血气分析

3. 下列关于COPD患者肺功能分级不正确的是
- A. $FEV_1\% \geqslant 90\%$ 1级：轻度
- B. $60\% \leqslant FEV_1\% < 80\%$ 2级：中度
- C. $50\% \leqslant FEV_1\% < 60\%$ 2级：中度
- D. $FEV_1\% \leqslant 30\%$ 2级：中度
- E. $FEV_1\% \leqslant 15\%$ 4级：极重度

4. 慢性肺心病肺心功能代偿期的临床表现中，下述哪项是不正确的
- A. 颈静脉充盈提示胸腔内压升高，并非都有心衰
- B. 干湿啰音提示支气管内有感染
- C. 三尖瓣区听到收缩期杂音提示右心肥厚
- D. 剑突下出现收缩期搏动提示左心肥厚
- E. P_2亢进提示肺动脉高压

5. 慢性肺心病X线表现，以下不正确的是
- A. 右心室增大征象
- B. 右下肺动脉横径<15mm
- C. 肺动脉段高度≥3mm
- D. 肺动脉圆锥显著凸出
- E. 肺气肿征象

6. 慢性肺心病急性加重期关键性的治疗是
- A. 应用呼吸中枢兴奋剂
- B. 应用利尿药
- C. 应用祛痰药
- D. 应用平喘药物
- E. 正确选用抗生素

7. 支气管哮喘典型发作的表现是
- A. 吸气性呼吸困难
- B. 伴哮鸣音的呼吸困难，粉红色泡沫痰
- C. 伴哮鸣音的混合性呼吸困难
- D. 伴有哮鸣音的呼气性呼吸困难
- E. 发作24小时以上伴咯血

8. 高血压合并支气管哮喘的患者不宜选用
- A. 硝苯地平
- B. 卡托普利
- C. 利血平
- D. 普萘洛尔
- E. 吲达帕胺

9. 典型肺炎链球菌肺炎的痰液性状是
- A. 血性黏液痰
- B. 脓痰
- C. 铁锈色痰
- D. 白色泡沫样痰
- E. 脓臭痰

10. 用于治疗肺炎支原体肺炎的首选抗生素是
- A. 大环内酯类
- B. 青霉素类
- C. 氨基糖苷类
- D. 头孢菌素类
- E. 氟喹诺酮类

11. 早期中央型肺癌的常见症状是
- A. 高热、胸痛
- B. 声音嘶哑
- C. 上肢及颜面部肿胀
- D. 咳嗽、血痰
- E. 胸闷、呼吸困难

12. 判断呼吸衰竭最重要的血气分析指标是
- A. 动脉血氧分压<60mmHg
- B. 动脉血二氧化碳分压>50mmHg
- C. pH<7.35
- D. 二氧化碳结合力>29mmoL/L
- E. BE<−2.3mmol/L

13. Killip分级，心功能Ⅲ级指
- A. 未闻及肺部啰音和第三心音
- B. 肺部有啰音，但啰音的范围<50%
- C. 肺部有啰音，且啰音的范围>50%
- D. 肺部可闻及散在的哮鸣音
- E. 血压<70/40mmHg

14. Ⅱ型呼吸衰竭患者，最适宜的氧流量为
- A. 1～2L/分钟
- B. 4～5L/分钟
- C. 5～6L/分钟
- D. 6～7L/分钟
- E. >8L/分钟

15. 心衰最重要的诱因是
- A. 心律失常
- B. 呼吸道感染
- C. 血容量增加
- D. 过度疲劳
- E. 甲亢

16. 慢性左心衰最早出现的临床症状是
- A. 夜间阵发性呼吸困难
- B. 急性左心衰
- C. 咯血
- D. 劳力性呼吸困难
- E. 端坐呼吸

17. 洋地黄中毒出现室早时应立即停用洋地黄，并给予

A. 硝普钠　　　　　　B. 阿托品

C. 美托洛尔　　　　　D. 苯妥英钠

E. 利多卡因

18. （助理不考）以下属于 Ⅱ 类的抗心律失常药物是

A. 维拉帕米　　　　　B. 苯妥英钠

C. 胺碘酮　　　　　　D. 奎尼丁

E. 阿替洛尔

19. 下列关于室性期前收缩的心电图的描述，错误的是

A. 提前出现的 QRS 波群，主波方向与 T 波相反

B. QRS 波群宽大畸形

C. 代偿间歇完全

D. 联律间期恒定

E. P 波与提前出现的 QRS 波群相关

20. （助理不考）心电图上 P 波与 QRS 波群无关，心室率 36 次/分，心律整。考虑患者为

A. 窦性心动过缓

B. 一度房室传导阻滞

C. 二度 Ⅱ 型房室传导阻滞

D. 三度房室传导阻滞

E. 二度 Ⅰ 型房室传导阻滞

21. 在联合降压治疗方案中，三种不同降压机制的药物联合，除有禁忌证外，必须包含

A. α1 受体阻滞剂　　　B. 钙拮抗剂

C. β 受体阻滞剂　　　D. 利尿剂

E. ACEI

22. 血管痉挛性心绞痛患者首选

A. 硝酸酯类药物　　　B. β 受体阻滞剂

C. 钙通道阻滞剂　　　D. 洋地黄强心剂

E. 抗血小板治疗

23. 变异型心绞痛的特点是

A. ST 段弓背向上抬高，无动态变化

B. ST 段弓背向下抬高

C. ST 段平直压低，伴 T 波动态变化

D. ST 段鱼钩样改变

E. ST 段一过性抬高

24. 高血压急症治疗快速降压应选用的药物是

A. 硝普钠　　　　　　B. 硝酸甘油

C. 硝苯地平　　　　　D. 普萘洛尔

E. 依那普利

25. 我国原发性高血压最常见的并发症是

A. 视网膜出血　　　　B. 心肌梗死

C. 脑血管意外　　　　D. 恶性高血压

E. 尿毒症

26. （助理不考）以下哪项不是冠心病的危险因素

A. 血红蛋白异常

B. 血脂异常

C. 年龄性别

D. 高血压

E. 吸烟

27. 心绞痛发作时的典型部位是

A. 剑突下

B. 心前区

C. 心尖部

D. 胸骨体下段之后

E. 胸骨体中、上段之后

28. 心肌梗死患者最先出现和最突出的临床症状是

A. 发热　　　　　　　B. 剧烈胸痛

C. 心力衰竭　　　　　D. 心律失常

E. 恶心呕吐

29. （助理不考）下列哪项不符合主动脉瓣狭窄的临床表现

A. 心绞痛　　　　　　B. 晕厥

C. 呼吸困难　　　　　D. 周围血管征

E. 胸骨右缘第 2 肋间收缩期喷射性杂音

30. Austin—Flint 杂音的发生与什么有关

A. 血流加速

B. 肺动脉高压

C. 左房巨大血栓形成

D. 主动脉瓣狭窄

E. 主动脉瓣关闭不全

31. 慢性活动性胃炎的主要病因是

A. 口服非甾体抗炎药

B. 患有自身免疫疾病

C. 颅脑外伤长期昏迷

D. 幽门螺杆菌感染

E. 长期不洁饮食

32. 以下对 B 型胃炎的描述，正确的是

A. 常伴有贫血症状

B. 通常伴有胃酸偏高

C. 血清胃泌素会升高

D. 多见于胃体及胃底部

E. 大多数由于幽门螺杆菌感染所致

33. 根治幽门螺杆菌常用的联合用药方案是

A. 铋剂 + PPI + 阿莫西林

B. 铋剂 + PPI + 克拉霉素

C. PPI + 铋剂 + 阿莫西林 + 克拉霉素

D. PPI + 甲硝唑 + 西咪替丁

E. PPI + 甲硝唑 + 阿莫西林 + 多潘立酮

34. 消化性溃疡最主要的症状是

A. 上腹疼痛　　　　　B. 嗳气、反酸

C. 恶心、呕吐　　　　D. 食欲减退

E. 呕血、黑便

35. 关于消化性溃疡的临床症状的描述错误的是
    A. 胃溃疡多为餐后痛
    B. 球后溃疡易发生大出血
    C. 消化性溃疡患者均有上腹痛
    D. 十二指肠溃疡多为空腹疼和夜间痛
    E. 十二指肠溃疡易发展为穿透性溃疡

36. 确诊胃十二指肠溃疡首选的辅助检查是
    A. 胃镜
    B. 腹部超声
    C. 上消化道造影
    D. 腹部增强 CT
    E. 内镜超声

37. 消化性溃疡的手术适应证为
    A. 上消化道出血
    B. 复合溃疡
    C. 胃溃疡疑癌变
    D. 合并不全幽门梗阻
    E. 反复发作的十二指肠球溃疡

38. 下列各项，不属于胃癌癌前疾病的是
    A. 萎缩性胃炎   B. 胃溃疡
    C. 腺瘤型息肉   D. 胃平滑肌瘤
    E. 胃大部切除术后残胃

39. 下列属于胃癌的临床表现的是
    A. 进行性吞咽困难
    B. 餐后上腹部胀痛伴嗳气
    C. 反复反酸、烧心伴胸痛
    D. 腹痛伴体重减轻
    E. 频发恶心呕吐

40. 下列肝硬化的临床表现中，不属于肝脏失代偿期的是
    A. 面色晦暗
    B. 多尿
    C. 肝掌及蜘蛛痣
    D. 黄疸
    E. 食管胃底静脉曲张

41. 以下属于肝硬化最严重的并发症是
    A. 肝肺综合征
    B. 原发性肝细胞癌
    C. 肝性脑病
    D. 门静脉血栓
    E. 肝肾综合征

42. 提示溃疡性结肠炎活动期的重要表现是
    A. 进行性加重的贫血
    B. 黏液血便
    C. 持续存在的腹痛
    D. 腹部压痛
    E. 持续存在的高热

43. 原发性肝癌肝外血行转移最常见的部位是
    A. 脑   B. 肾
    C. 肺   D. 骨髓
    E. 肾上腺

44. 原发性肝癌的特征性表现是
    A. 食欲减退
    B. 肝硬化表现
    C. 进行性肝脏肿大及肝区痛
    D. 血性腹水
    E. 黄疸

45. 肝细胞癌患者普查、诊断、判断疗效和预测复发首选的辅助检查是
    A. PSA   B. PET
    C. CEA   D. AFP
    E. 肝脏 MRI

46. 肝癌患者若手术治疗，其禁忌证不包括
    A. 合并肝硬化
    B. 肝脏广泛种植
    C. 有大量腹水
    D. 有明确肺转移病灶
    E. 已侵犯门脉系统无法彻底切除肿物

47. 我国引起急性胰腺炎最主要的原因是
    A. 酗酒   B. 胆道结石病
    C. 暴饮暴食   D. 胰管阻塞
    E. 胃肠道感染

48. 急性胰腺炎的典型临床症状是
    A. 脐周阵发性疼痛，停止肛门排便和排气
    B. 上腹部剧烈疼痛，向左上臂内侧放射
    C. 上腹部烧灼样疼痛，进食后可缓解
    D. 上腹部持续性剧烈疼痛，向腰背部放射
    E. 阵发上腹部钻顶样疼痛，辗转体位

49. 血清淀粉酶水平是急性胰腺炎的重要检测指标，其升高一般出现在发病后
    A. 6～12 小时   B. 24 小时
    C. 48 小时   D. 72 小时
    E. 10 小时

50. 关于慢性肾炎的临床表现，不正确的是
    A. 水肿   B. 肾绞痛
    C. 蛋白尿   D. 血尿
    E. 高血压

51. 关于慢性肾炎的治疗措施，说法不正确的是
    A. 优质低蛋白饮食及低磷饮食
    B. 应用抗血小板聚集药
    C. 积极应用激素及细胞毒药物
    D. 积极控制血压
    E. 避免有损肾功能的因素

52. 导致尿路感染最常见的致病菌是

A. 金黄色葡萄球菌

B. 大肠埃希菌

C. 流血嗜血杆菌

D. 粪链球菌

E. 沙雷杆菌

53. 下列哪项不属于尿路感染常见的感染途径

A. 血液感染　　　　B. 淋巴道感染

C. 下行感染　　　　D. 上行感染

E. 直接感染

54. 尿中出现白细胞管型，提示

A. 急性肾盂肾炎

B. 急性肾小管坏死

C. 急性膀胱炎

D. 急性尿道炎

E. 急性肾小球肾炎

55. 治疗慢性肾炎高血压应首选的降压药是

A. 血管紧张素转换酶抑制剂

B. 钙拮抗剂

C. 利尿剂

D. α受体阻断剂

E. β受体阻断剂

56. 引起慢性肾功能不全的最常见继发性肾脏病是

A. 乙肝相关性肾炎

B. 淀粉样变肾病

C. 糖尿病肾病

D. 良性肾小动脉硬化

E. 梗阻性肾病

57. 典型慢性肾功能不全时的水电解质紊乱是

A. 代谢性酸中毒、低血钙、高血磷、高血钾

B. 代谢性酸中毒、低血钙、低血磷、高血钾

C. 代谢性酸中毒、高血钙、高血磷、高血钾

D. 代谢性酸中毒、低血钙、低血磷、低血钠

E. 代谢性碱中毒、低血钙、高血磷、高血钠

58. 再生障碍性贫血的主要病因是

A. 骨髓造血功能衰竭

B. 红细胞破坏过多

C. 红细胞寿命缩短

D. 造血原料缺乏

E. 失血过多

59. 下列不符合重症再生障碍性贫血诊断标准的是

A. 脾大

B. 贫血进行性加重

C. 血小板 $< 20 \times 10^9/L$

D. 中性粒细胞 $< 0.5 \times 10^9/L$

E. 网织红细胞绝对值 $< 15 \times 10^9/L$

60. （助理不考）骨髓增生异常综合征最常见的临床表现是

A. 感染　　　　　　B. 出血

C. 黄疸　　　　　　D. 贫血

E. 脾大

61. 成人最常见的急性白血病类型是

A. 急性红细胞性白血病

B. 急性单核细胞性白血病

C. 急性巨细胞性白血病

D. 急性粒细胞性白血病

E. 急性淋巴细胞性白血病

62. 以下哪项不是急性白血病的临床表现

A. 发热

B. 感染

C. 贫血

D. 肝、脾、淋巴结肿大

E. 肾功能不全的表现

63. 成年人缺铁性贫血最主要的病因是

A. 铁摄入不足　　　B. 慢性失血

C. 铁吸收障碍　　　D. 需铁量增加

E. 铁利用障碍

64. 缺铁性贫血早期诊断最有价值的检查是

A. 血清铁减少

B. 红细胞呈小细胞低色素

C. 总铁结合力增高

D. 血红蛋白减少

E. 血清铁蛋白减少

65. NAP 活性明显增高见于

A. 慢粒白血病慢性期

B. 急淋白血病缓解期

C. 恶性淋巴瘤Ⅳ期

D. 类白血病反应

E. 多发性骨髓瘤

66. （助理不考）白细胞减少症的诊断标准是指

A. 外周血白细胞总数低于 $0.2 \times 10^9/L$

B. 外周血白细胞总数低于 $0.5 \times 10^9/L$

C. 外周血白细胞总数低于 $1.0 \times 10^9/L$

D. 外周血白细胞总数低于 $3.0 \times 10^9/L$

E. 外周血白细胞总数低于 $4.0 \times 10^9/L$

67. （助理不考）白细胞减少症控制感染，抗菌效力不依赖粒细胞数量的抗生素是

A. 青霉素　　　　　B. 罗红霉素

C. 羧苄西林　　　　D. 头孢氨苄

E. 红霉素

68. 慢性型 ITP 患者较少出现的临床表现是

A. 严重内脏出血

B. 鼻出血

C. 月经过多

D. 口腔黏膜出血

E. 皮肤瘀点

69. 关于骨髓增生异常综合征的病因，以下哪项叙述错误

A. 原发性 MDS 的病因尚不明确

B. 继发性 MDS 见于烷化剂、放射线、有机毒物等密切接触者

C. MDS 是起源于造血干细胞的克隆性疾病，异常克隆细胞在骨髓中分化、成熟障碍，出现病态造血

D. 原癌基因突变或染色体异常也参与 MDS 的发生和发展

E. 病态造血在骨髓原位或释放入血后长期不被破坏

70. 慢性髓系白血病最突出的体征是

A. 绿色瘤

B. 肝肿大

C. 浅表淋巴结肿大

D. 胸骨压痛

E. 脾肿大

71. 对于 MDS 低危患者，哪项治疗欠妥

A. 支持治疗

B. 促进造血

C. 诱导分化

D. 生物反应调节剂

E. 联合化疗

72. 甲状腺功能亢进最常见的病因是

A. 自主性高功能甲状腺结节

B. Graves 病

C. 甲状腺癌

D. 桥本甲状腺炎

E. 亚急性甲状腺炎

73. 甲亢时最具有诊断意义的体征是

A. 心率加快

B. 弥漫性甲状腺肿伴血管杂音

C. 突眼

D. 脉压差大

E. 心脏增大

74. 不属甲亢手术治疗禁忌证的是

A. 年龄小于 20 岁的甲亢患者

B. 妊娠后 6 个月的甲亢患者

C. 伴有严重 GD 眼眶病的甲亢患者

D. 合并严重肝肾疾病的甲亢患者

E. 妊娠前 3 个月的甲亢患者

75. 甲亢治疗时粒细胞减少多见于

A. 放射性核素^{131}I 治疗

B. 复方碘溶液治疗

C. 抗甲状腺药物治疗

D. 甲状腺次全切除术

E. 甲状腺素治疗

76. （助理不考）关于原发性甲减的病因，错误的是

A. 甲状腺手术

B. 甲状腺功能亢进症碘治疗

C. 桥本甲状腺炎

D. 产后大出血

E. 产后甲状腺炎

77. （助理不考）关于甲减的体征，错误的是

A. 面色苍白，表情呆滞，反应迟钝，声音嘶哑，听力障碍

B. 颜面及眼睑水肿，唇厚，舌大常有齿痕

C. 皮肤干燥、粗糙，皮温低，毛发稀疏干燥，常有水肿

D. 脉率较快，跟腱反射时间缩短

E. 少数患者出现胫前黏液性水肿

78. （助理不考）关于甲减实验室检查的描述，错误的是

A. TSH 增高，TT_4、FT_4 均降低，三者升降的程度与病情严重程度相关

B. 血清总 T_3（TT_3）、游离 T_3（FT_3）早期正常，晚期减低

C. T_3 为诊断原发性甲减的必备指标

D. 亚临床甲减仅有 TSH 增高，TT_4 和 FT_4 正常

E. 甲状腺过氧化物酶抗体（TPOAb）和甲状腺球蛋白抗体（TgAb）是诊断自身免疫甲状腺炎（包括桥本甲状腺炎、萎缩性甲状腺炎）的主要指标

79. 1 型糖尿病患者最常见的死亡原因是

A. 酮症酸中毒   B. 心血管事件

C. 肾功能衰竭   D. 肺部感染

E. 脑血管事件

80. （助理不考）糖尿病酮症酸中毒的临床表现

A. 原有症状加重或首次出现"三多"伴乏力

B. 极度口渴，尿量增多

C. 有代谢性酸中毒症状

D. 有循环衰竭体征

E. 以上都是

81. （助理不考）糖尿病酮症酸中毒的主要治疗是

A. 纠正酸中毒

B. 口服降血糖药物

C. 应用胰岛素

D. 补充体液和电解质，应用胰岛素

E. 应用中枢兴奋剂

82. 磺脲类药物的主要副作用是

A. 恶心、呕吐   B. 低血糖

C. 肝功能损害   D. 乳酸酸中毒

E. 肾功能损害

83. 关于血脂异常的描述，不正确的是

A. 血脂异常是指血浆中脂质的量和质发生异常

B. 血浆胆固醇（CH）和（或）甘油三酯（TG）升高

C. 高密度脂蛋白胆固醇（HDL–C）降低

D. 高胆固醇血症与动脉粥样硬化关系密切

E. 血脂异常就是高脂血症

84. 以下哪项不属主要降低胆固醇的药物

A. 他汀类

B. 肠道胆固醇吸收抑制剂

C. 胆酸螯合剂

D. 普罗布考

E. 贝特类

85. 下列哪类关节炎中晨僵的表现最为突出

A. 感染性关节炎

B. 类风湿关节炎

C. 强直性脊柱炎

D. 骨性关节炎

E. 风湿性关节炎

86. 关于类风湿关节炎疼痛的特点，不正确的是

A. 关节间游走性疼痛

B. 最早出现的表现

C. 腕、掌指关节最常见

D. 持续性但时轻时重

E. 双侧对称性

87. 关于类风湿关节炎的临床特点，不正确的是

A. 早期小关节受累

B. 可致关节畸形与功能障碍

C. 女性多见

D. 起病隐匿

E. 好发于60岁以上老年人

88. （助理不考）下列哪项不是系统性红斑狼疮发病因素

A. 雌激素

B. 病毒感染

C. 紫外线照射

D. 遗传

E. 胰岛素

89. （助理不考）系统性红斑狼疮最常见、最严重的临床表现是

A. 蝶形红斑

B. 多发性关节炎

C. 雷诺现象

D. 狼疮肾炎

E. 脑血管疾病

90. （助理不考）癫痫首选的辅助检查方法是

A. 脑电图

B. PET

C. 脑血管造影

D. 头颅 CT

E. 头颅 MR

91. （助理不考）癫痫大发作合并失神发应选用

A. 卡马西平

B. 地西泮

C. 乙琥胺

D. 丙戊酸钠

E. 苯妥英钠

92. （助理不考）下列不是假性癫痫发作临床表现的是

A. 眼睑紧闭，眼球乱动

B. 面色苍白

C. 巴宾斯基征阴性

D. 发作形式多样

E. 伴瞳孔散大，对光反应消失

93. 脑出血最常见的病因是

A. 脑淀粉样血管病

B. 高血压性脑动脉硬化

C. 动脉粥样硬化

D. 动静脉畸形

E. 高脂血症

94. 不属于高血压脑出血手术治疗适应证的是

A. 合并明显脑积水

B. 小脑出血＜10mL

C. 合并脑血管畸形、动脉瘤等血管病变

D. 重症脑室出血

E. 壳核出血≥30m

95. （助理不考）蛛网膜下腔出血最常见的病因是

A. 烟雾病

B. 血液病

C. 颅内动脉瘤

D. 血管畸形

E. 颅内肿瘤

96. 下列关于判断休克患者补液充分的指标，叙述错误的是

A. 收缩压正常或接近正常

B. 神志恢复，皮肤红润

C. CVP 升高＞12cmH$_2$O

D. 脉压＜30mmHg

E. 尿量≥30mL/h

97. （助理不考）上消化道出血的典型临床表现是

A. 氮质血症

B. 发热

C. 呕血与黑粪

D. 贫血

E. 便血

98. （助理不考）成人出现便隐血阳性时，消化道出血量至少大于

A. 400mL

B. 500mL

C. 100mL

D. 50mL

E. 5mL

99. （助理不考）上消化道出血时，为寻找出血的病因，首选的检查方法是

A. 胃镜检查

B. 上消化道钡餐

C. 胃液分析

D. 大便隐血试验

E. 结肠镜

100. 急性一氧化碳中毒最有价值的诊断指标是
　　A. 血碳氧血红蛋白浓度
　　B. 血气分析
　　C. 脑电图
　　D. 心电图检查
　　E. 头部 CT

101. 以下不属于中暑的病因的是
　　A. 环境温度过高
　　B. 产热增加
　　C. 散热障碍
　　D. 汗腺功能障碍
　　E. 空气干燥

二、A2 型题

102. 男，71 岁，吸烟史数余年，反复咳嗽、咳痰 30 年，气短近 10 年。近 3 天来发热，咳黄痰，夜间不能平卧而入院。查体：BP 160/90mmHg，口唇发绀，桶状胸，双肺叩诊呈过清音，触诊语颤减弱，听诊呼吸音减弱，可闻及干、湿啰音，P_2 亢进，剑突下见心脏搏动，三尖瓣区可闻及收缩期杂音，考虑该患者是
　　A. 冠状动脉硬化性心脏病
　　B. 慢性肺心病
　　C. 先天性心脏病
　　D. 心脏瓣膜病
　　E. 风湿性心脏病

103. 患者青少年男性，19 岁，反复发作性气喘、呼吸困难，每于运动后诱发，医院肺功能检查：一秒钟用力呼气量和最大肺活量均正常。此时最有价值的进一步检查是
　　A. 测量运动后动脉血气变化
　　B. 支气管舒张试验
　　C. 支气管激发试验
　　D. 纤维支气管镜检查
　　E. 运动负荷试验

104. 患者青少年男性，12 岁，既往有反复喘息发作约 5 次。其外祖父患有支气管哮喘。查体：呼吸急促，可见轻度三凹征，呼气相延长，双肺满布哮鸣音。首选的治疗是
　　A. 吸入沙丁胺醇
　　B. 口服白三烯调节剂
　　C. 口服酮替芬
　　D. 口服沙美特罗
　　E. 静脉滴注青霉素

105. 患者男性，64 岁，既往患过肺结核，近 3 个月来有刺激性咳嗽，痰中偶有血丝，有时发热。X 线示：右肺上叶前段有 2cm×2.5cm 的块状阴影，边缘不整呈分叶状，痰查脱落细胞 3 次均阴性，首先考虑的诊断是
　　A. 肺囊肿　　　　B. 肺脓肿
　　C. 肺结核　　　　D. 肺癌
　　E. 肺良性肿瘤

106. 患者男，74 岁。既往陈旧性广泛前壁 MI 数年，活动后胸闷、气短 1 年，近 1 周出现夜间阵发性呼吸困难。体检：端坐呼吸，BP 160/90mmHg，P 120/分，P_2 亢进，心脏各瓣膜区未闻及杂音，双肺底可闻及细湿啰音，双肺散在哮鸣音，腹平软，肝脾肋下未触及，双下肢无水肿，空腹血糖 4.4mmol/L，心电图 V_1～V_6 导联 ST 段压低 0.05～0.1mV，血清肌钙蛋白正常，首先考虑该患者是
　　A. 变异性心绞痛
　　B. 肺动脉栓塞
　　C. 支气管哮喘
　　D. 急性心肌梗死
　　E. 急性左心衰竭

107. 患者男，74 岁。陈旧性前壁心梗 5 年，劳累后心悸、气短 2 年，双下肢浮肿半年，近几天气短加重，体力活动明显受限，从事一般家务活动感喘憋，入院时心电图与 2 个月前相比无变化，该患者的心功能分级为
　　A. NYHA 分级Ⅱ级
　　B. NYHA 分级Ⅲ级
　　C. Killip 分级Ⅱ级
　　D. Killip 分级Ⅲ级
　　E. Killip 分级Ⅳ级

108.（助理不考）女性，25 岁，突然心悸 1 小时，既往无类似发作，无心脏病史，心电图：心率 198 次/分，节律规整，可见逆行 P 波，QRS 波群形态正常。第一步措施应当是
　　A. 机械刺激迷走神经
　　B. 三磷酸腺苷静脉注射
　　C. 维拉帕米静脉注射
　　D. 西地兰静脉注射
　　E. 同步直流电击复律

109. 女，61 岁。既往甲亢 8 年，心房颤动 2 年，1 年前曾发作言语不利伴肢体活动障碍。该患者长期抗栓治疗的药物首选
　　A. 阿司匹林　　　　B. 尿激酶
　　C. 低分子肝素　　　D. 链激酶
　　E. 华法林

110. 患者男，52 岁，阵发性胸闷数余年，持续胸痛 6 小时收入院。入院时 BP 150/90mmHg，P 80 次/分，心电图及相关辅助检查诊断为急性前壁心肌梗死。此时最具特征性的实验室改变是
　　A. 血清肌红蛋白下降

B. 血清 AST 上升

C. 血清 ALT 上升

D. 血清 CK - MB 上升

E. 血清 LDH 上升

111. 患者女，70 岁。持续性胸痛 7 小时。查体 BP 80/55mmHg，P 50 次/分。心电图示：Ⅱ、Ⅲ、aVF 导联 ST 段抬高 0.3mV，其首选治疗是

    A. 硝酸甘油   B. 卡托普利

    C. 地尔硫䓬   D. 美托洛尔

    E. rt - PA

112. 患者男，32 岁，乏力、劳累时胸骨后闷痛 2 个月，BP 100/70mmHg，心界向左下扩大，心尖搏动呈抬举性，P 90 次/分，律齐，胸骨左缘第三肋间可闻高音调递减型叹气样舒张早期杂音，主动脉瓣区第二心音减弱，X 线示左室增大伴升主动脉扩张，最可能的诊断是

    A. 冠心病、心绞痛

    B. 肥厚型梗阻性心肌炎

    C. 主动脉瓣关闭不全

    D. 肺动脉瓣狭窄

    E. 高血压性心脏病

113. 男性，50 岁，上腹间断疼痛 2 年，疼痛发作与情绪、饮食有关。查体：上腹部轻压痛。胃镜：胃黏膜呈白色样变，透见黏膜下血管分布。此病例可诊断为

    A. 消化性溃疡

    B. 食管胃底静脉曲张

    C. 急性胃黏膜病变

    D. 慢性萎缩性胃炎

    E. 胃癌

114. 男性，42 岁。间歇性上腹痛 4 年，近日出现呕吐。吐后自觉舒适，呕吐物为宿食。查体体征：上腹饱满，有振水音。考虑诊断为

    A. 消化性溃疡并幽门梗阻

    B. 十二指肠淤滞症

    C. 神经性呕吐

    D. 急性胃炎

    E. 胃癌

115. 肾衰患者，血肌酐 478μmmol/L，血压 170/90mmHg，下列禁用的药物是

    A. 苯那普利   B. 硝苯地平

    C. 呋塞米   D. 普萘洛尔

    E. 降压灵

116. 患者，男，54 岁，不规则发热 3 个月，伴右腹胀痛。颈部可见蜘蛛痣，肝肋下 4cm，质硬，稍触痛，肝表面可闻及血管杂音，脾肋下 1.5cm。外周血白细胞 5×10^9/L，中性粒细胞 60%，HBsAg 阳性。患者最可能的诊断是

    A. 肝脓肿

    B. 肝硬化后肝癌

    C. 慢性活动性肝炎

    D. 肝炎后肝硬化

    E. 肝豆状核变性

117. 女，29 岁，尿急，尿频，尿痛 2 天。查体：T 36.6℃，双肾区无叩痛。尿沉渣镜检：RBC 5～10/HP，WBC 25～30/HP。最可能的诊断为

    A. 急性膀胱炎

    B. 急性肾小球肾炎

    C. 急性肾盂肾炎

    D. 急进性肾小球肾炎

    E. 肾结石

118. 患者，女，因月经量多 2 年，出现贫血表现，经检查诊断为缺铁性贫血，其首选的治疗方法是

    A. 输血   B. 注射铁剂

    C. 口服叶酸   D. 增加营养

    E. 口服铁剂

119. 患者因贫血、长期低热、反复牙龈出血 2 个月就诊，经检查诊断为非重型再障，首选的治疗药物是

    A. 强的松

    B. 丙酸睾酮

    C. 反复多次输血

    D. 一叶萩碱

    E. EPO

120. （助理不考）患者女性，42 岁。10 年来常出现畏寒、少汗、乏力、纳差，月经不调、便秘，少语少动，表情淡漠，近半年来出现面色苍白，眼睑颊部水肿，反应迟钝，有一过性幻视。考虑该患者最可能的诊断是

    A. 肾上腺皮质功能减退

    B. 肾上腺皮质功能亢进

    C. 精神分裂症

    D. 甲状腺功能低下

    E. 甲状腺功能亢进

121. 患者男性，59 岁，体检发现血糖升高。既往体健。查体：T 36.6℃，P 82 次/分，R 18 次/分，BP 120/80mmHg。BMI 30kg/m²，腹型肥胖。OG-TT 结果如下：2hPG 12mmol/L，糖化血红蛋白 7.9%，ALT 86U/L，AST 34U/L。腹部超声提示中度脂肪肝。患者首选的降糖药物是

    A. 阿卡波糖   B. 格列喹酮

    C. 胰岛素   D. 二甲双胍

    E. 吡格列酮

122. 女，55 岁。吃海鲜后夜间突发左足第一跖趾关

节剧烈疼痛1天。查体：关节局部红肿，压痛明显。既往无类似发作。化验：血尿酸602μmol/L。目前最主要的治疗药物

A. 抗生素　　　　　　B. 别嘌呤醇

C. 苯溴马隆　　　　　D. 非甾体抗炎药

E. 甲氨蝶呤

123.（助理不考）女，54岁。与丈夫发生争吵时突然出现剧烈头痛，颈项强直，伴恶心、呕吐。查体：四肢活动自如，脑膜刺激征阳性。最可能的诊断是

A. 颅内肿瘤

B. 蛛网膜下腔出血

C. 颅内压增高

D. 脑栓塞

E. 脑疝

124. 女，56岁，突然出现言语不清伴右侧肢体无力，既往有心房颤动史，该患者最可能的诊断是

A. 脑血栓形成　　　　B. TIA

C. 脑栓塞　　　　　　D. 脑出血

E. 硬脑膜下出血

125. 患者女性，22岁，被人发现时昏迷，身边有空瓶，瓶内有刺激性气味。查体：P 62次/分，全身大汗，呼吸有蒜臭味，瞳孔针尖大小，两肺满布湿性啰音。考虑该患者最可能的诊断是

A. 乙醇中毒

B. 一氧化碳中毒

C. 巴比妥类药物中毒

D. 苯二氮草类药物中毒

E. 急性有机磷杀虫药中毒

126.（助理不考）男性患者，47岁，慢性肝炎、肝硬化病史，进食较硬的食物后突发上消化道大出血1小时急诊，应首选的止血药是

A. 垂体后叶素　　　　B. 西咪替丁

C. 奥美拉唑　　　　　D. 安络血

E. 氨甲环酸

127. 某男，21岁。早晨被发现意识不清仰面倒在床上，床旁有呕吐物。房间内用煤炉取暖。急送医院。查体：T 36.6℃，P 64次/分，R 24次/分，BP 90/60mmHg。昏迷状态，呼吸困难，面色潮红，口唇呈轻度紫绀，双瞳孔等圆等大，两肺可闻及湿啰音，以右侧为著。SpO_2 85%，目前应立即采取的处理措施是

A. 应用糖皮质激素

B. 高浓度吸氧

C. 立即高压氧舱治疗

D. 强心、利尿

E. 气管插管

128. 患者男性，20岁。在烈日下打篮球1小时，大

汗后出现头痛、头晕、胸闷、心悸、恶心，并有腹肌疼痛。T 38.4℃，P 106次/分，BP 90/60mmHg。神志清楚，面色潮红，双肺未闻及干湿性啰音，心律齐。考虑患者是

A. 脱水　　　　　　　B. 热衰竭

C. 低血糖　　　　　　D. 热射病

E. 热痉挛

三、A3型题

(129～131题共用题干)

患者女性，54岁，COPD患者，几天前受凉后咳嗽、气急加重，咳脓性痰。动脉血气分析：PaO_2 7.3kPa（55mmHg），$PaCO_2$ 10kPa（75mmHg）。

129. 该COPD患者病情发展已出现

A. Ⅰ型呼吸衰竭

B. Ⅱ型呼吸衰竭

C. 低氧血症

D. 呼吸性碱中毒

E. 呼吸性酸中毒

130. 根据动脉血气分析结果，考虑该患者为

A. 通气功能障碍

B. 换气功能障碍

C. 通气和换气功能障碍均有

D. 肺泡膜增厚所致弥散功能降低

E. 通气/血流比例增高

131. 对该患者的最佳治疗措施应为

A. 联合应用抗生素

B. 应用祛痰药和解痉平喘药

C. 持续吸入氧

D. 应用呼吸兴奋剂

E. 控制感染和改善呼吸功能

(132～134题共用题干)

赵某，男，18岁，既往健康，突然受凉后发热，胸痛，寒战，查体T 39.5℃，P 110次/分，R 28次/分，右上肺有支气管呼吸音，X片示右上肺大片密变阴影。WBC $22×10^9$/L，N 90%。根据题干回答下列问题。

132. 最合适的诊断为

A. 病毒性肺炎

B. 肺炎支原体肺炎

C. 原发性支气管肺癌

D. 肺炎链球菌肺炎

E. 慢性肺源性心脏病

133. 下列关于本病临床表现错误的是

A. 患侧呼吸运动减弱

B. 患侧触觉语颤增强

C. 患侧叩诊为浊音

D. 听诊呼吸音减弱或消失

E. 白色浆液泡沫状痰

134. 治疗首选的抗生素是

A. 链霉素　　　　B. 红霉素

C. 氧氟沙星　　　D. 青霉素

E. 庆大霉素

(135～137 题共用题干)

患者男性，66 岁，近来自感生气或劳累时发生左胸前区闷痛，伴左后背部酸痛，有时休息时也发生，心电图未见异常

135. 采集病史时应特别注意询问

A. 胸痛部位、性质、放射部位、诱因及缓解方式

B. 近期心电图

C. 冠心病家族史

D. 吸烟、饮酒史

E. 超声心动图检查情况

136. 下列检查最具有确诊价值的是

A. 动态心电图检查

B. 心脏 X 线检查

C. 超声心动图

D. 冠状动脉造影

E. 放射性核素检查

137. 心电图负荷试验的适应证是

A. 不稳定型心绞痛

B. 梗死后心绞痛

C. 心肌梗死急性期

D. 心肌梗死合并心律失常

E. 稳定心绞痛或胸痛原因未明

(138～140 题共用题干)

女，32 岁。劳累后心悸、气短 5 年，近一周间断咯血，无发热。查体：双颊紫红，口唇轻度发绀，颈静脉无怒张。两肺未闻及干、湿啰音。心浊音界在胸骨左缘第三肋间向左扩大。心尖部可闻及舒张期隆隆样杂音，第一心音亢进。肝脏不大，下肢无水肿。

138. 应首先考虑的诊断是

A. 二尖瓣关闭不全

B. 二尖瓣狭窄

C. 主动脉瓣关闭不全

D. 主动脉瓣狭窄

E. 肺动脉瓣狭窄

139. 最有助于确诊的检查是

A. 心电图

B. 超声心动图

C. 胸部 X 线摄片

D. 心脏核素检查

E. 冠状动脉造影

140. 该患者容易出现心律失常的类型是

A. 早搏

B. 阵发性心动过速

C. 心房颤动

D. 房性心动过速

E. 心房扑动

(141～143 题共用题干)

男，29 岁。慢性腹泻 2 年，大便每天 2～3 次，常带少量黏液，反复粪便致病菌培养阴性，结肠镜检查见直肠、降结肠和横结肠充血、水肿，有少数散在浅溃疡。

141. 患者最合适的诊断为

A. 溃疡性结肠炎

B. 克罗恩病

C. 胃癌

D. 胃溃疡

E. 十二指肠溃疡

142. 首选的治疗方案是

A. 大剂量抗生素静脉注射

B. 口服泼尼松

C. 氢化可的松灌肠

D. 甲硝唑灌肠

E. 氨基水杨酸口服

143. 治疗一段时间后，出现严重出血及肠穿孔，应采取的措施是

A. 择期手术

B. 紧急手术

C. 应用糖皮质激素

D. 环孢素治疗

E. 以上均不对

(144～146 题共用题干)

患者，男，48 岁，酗酒后 6 小时出现中上腹疼痛，放射至两侧腰部，伴恶心、呕吐。体检：腹部有压痛、反跳痛、肌紧张及两侧腰腹部出现蓝棕色斑，血压 75/55mmHg，脉搏 110 次/分。

144. 该患者最可能的诊断是

A. 消化性溃疡急性穿孔

B. 肝细胞性黄疸

C. 急性胰腺炎

D. 急性肠梗阻

E. 急性胆囊炎

145. 确诊应首先选择的是

A. 血、尿常规

B. 尿淀粉酶测定

C. 胸腹部 X 线平片

D. 血清淀粉酶测定

E. 腹部 B 型超声检查

146. 该患者一般治疗原则不包括

A. 液体复苏

B. 减少胰液分泌

C. 维持水电解质平衡

D. 防治感染

E. 尽早手术治疗

（147~149 题共用题干）

患者，男，49 岁。发现血尿、蛋白尿 5 年。查体：BP 150/90mmHg，双下肢轻度凹陷性水肿。实验室检查：尿蛋白 0.8g/d，尿红细胞 7/HP，血肌酐 109μmol/L。

147. 该患者首先考虑的临床诊断是

A. 慢性肾盂肾炎

B. 急性肾小球肾炎

C. 慢性肾小球肾炎

D. 肾病综合征

E. 高血压肾损害

148. 该患者的饮食治疗错误的是

A. 高蛋白饮食

B. 控制磷的摄入

C. 牛奶、瘦肉等优质蛋白

D. 适当增加碳水化合物的摄入

E. 可补充必需氨基酸

149. 理想的血压控制目标是

A. <160/95mmHg

B. <140/90mmHg

C. <140/85mmHg

D. <130/80mmHg

E. <125/75mmHg

（150~152 题共用题干）

患者，女，15 岁，头昏，心悸 1 年余，近 1 年来月经增多，喜吃泥土。查体：面色苍白，毛发干燥无光泽，心率 100 次/分，心尖区有 1~2 级收缩期吹风样杂音，肝脾未扪及，双下肢轻度凹陷性水肿。化验血象：Hb 50g/L，RBC 3.0×10^{12}/L，WBC 4.0×10^{9}/L。

150. 该患者最有可能的诊断是

A. 慢性病性贫血

B. 铁粒幼细胞性贫血

C. 珠蛋白再生障碍性贫血

D. 缺铁性贫血

E. 慢性淋巴细胞白血病

151. 下列关于本病的实验室检查结果，正确的是

A. 血清铁降低、总铁结合力降低、转铁蛋白饱和度降低

B. 血清铁降低、总铁结合力升高、转铁蛋白饱和度降低

C. 血清铁降低、总铁结合力正常、转铁蛋白饱和度降低

D. 血清铁降低、总铁结合力升高、转铁蛋白饱和度正常

E. 血清铁正常、总铁结合力升高、转铁蛋白饱和度降低

152. 经口服给药治疗 1 周后可出现的反应是

A. 网织红细胞计数增加

B. 血红蛋白增加

C. MCV 升高

D. MCH 升高

E. MCHC 升高

（153~155 题共用题干）

患者男，26 岁。乏力、消瘦、腹胀 4 个月。查体：肝肋下 1cm，脾肋下 8cm。实验室检查：血 Hb 110g/L，WBC 19.0×10^{9}/L，Plt 189×10^{9}/L，骨髓细胞 Ph 染色体阳性。

153. 该患者最可能的诊断是

A. 慢性淋巴细胞白血病

B. 急性淋巴细胞白血病

C. 肝硬化门静脉高压症

D. 急性粒细胞白血病

E. 慢性粒细胞白血病

154. 该患者应出现的染色体异常

A. t（9；11）　　　　B. t（15；17）

C. t（9；22）　　　　D. t（8；21）

E. t（8；14）

155. 下列治疗措施中选择

A. 口服苯丁酸氮芥

B. 长春新碱和泼尼松治疗

C. 柔红霉素和阿糖胞苷治疗

D. 脾切除

E. 伊马替尼

（156~158 题共用题干）

患者女性，28 岁，10 天来全身皮肤出血点伴牙龈出血来诊，化验 PLT 33×10^{9}/L，临床诊断为原发免疫性血小板减少症（ITP）。

156. 支持 ITP 诊断的是

A. 巨脾　　　　　　B. 面部蝶形红斑
C. 口腔溃疡　　　　D. 胸骨压痛
E. 皮肤黏膜广泛出血

157. 支持 ITP 诊断的实验室检查是
A. 凝血时间延长
B. 血块收缩良好
C. 抗核抗体阳性
D. 骨髓巨核细胞增多，产板型增多
E. 骨髓巨核细胞增多，幼稚、颗粒型增多

158. 该患者的首选治疗是
A. 糖皮质激素　　　B. 脾切除
C. 血小板输注　　　D. 长春新碱
E. 达那唑

(159~161 题共用题干)

男，72 岁，与儿子争吵过程中出现头痛、反复呕吐和血压升高，随之意识模糊，一侧肢体瘫痪。该患者既往有高血压病史，脑 CT 中见高密度血肿，存在脑组织移位，脑膜刺激征阴性。

159. 该患者最可能的诊断是
A. 颅内压增高
B. 脊髓出血
C. 蛛网膜下腔出血
D. 脑梗死
E. 脑出血

160. 为明确出血部位，应进一步做何检查
A. MRI　　　　　　B. 颅脑 CT
C. 脑血管造影　　　D. 脑脊液检查
E. TCD

161. 对于其治疗方法，错误的是
A. 需要抗脑水肿治疗
B. 给予呋塞米升压
C. 降低颅内压
D. 保持气道通畅
E. 尽可能就近治疗

(162~164 题共用题干)

患者，男，68 岁，既往有高血压、糖尿病病史，今晨起突然出现左侧半身无力，伴有感觉障碍，急送医院。但在路上即恢复正常，在医院测得血压 160/100mmHg。根据题干回答下列问题。

162. 该患者最有可能的诊断是
A. 周期性瘫痪　　　B. 阿－斯综合征
C. 癫痫部分性发作　D. 椎基底动脉系统 TIA
E. 颈内动脉系统 TIA

163. 该患者治疗手段，不恰当的是
A. 积极控制高血压、糖尿病

B. 非心源性病因可口服阿司匹林
C. 心源性病因可应用华法林
D. 无须治疗，定期复查
E. 必要时可行外科手术治疗

164. 该患者最容易并发下列何病
A. 脑出血　　　　　B. 脑梗死
C. 房颤　　　　　　D. 蛛网膜下腔出血
E. 心力衰竭

四、B 型题

A. 脑桥　　　　　　B. 额叶
C. 枕叶　　　　　　D. 壳核
E. 小脑

165. 患者运动中突发眩晕、频繁呕吐、枕部头痛和平衡障碍，无肢体瘫痪。体格检查见眼球震颤、共济失调。初步诊断为脑出血，其出血部位最可能为
166. 一高血压患者，突发昏迷，血压 190/140mmHg，针尖样瞳孔，吐出咖啡样胃内容物。检查有四肢瘫痪。初步诊断为脑出血，其出血部位最可能为

A. 粗乱肺纹理中有多个不规则的环状透亮阴影或沿支气管的卷发状阴影
B. 双肺纹理紊乱、增强
C. X 线胸片见呈段、叶分布的淡薄而均匀影
D. X 线胸片呈椭圆形块影，边缘模糊有毛刺
E. X 线胸片见多形态浸润影，呈节段性斑片状模糊阴影，下叶多见

167. 肺癌的 X 线表现是
168. 肺炎支原体肺炎的 X 线表现是

A. 食欲不振、腹胀
B. 记忆力减退
C. 心悸、胸闷
D. 呼吸困难
E. 乏力、疲倦

169. 慢性左心衰竭最早出现的症状是
170. 慢性右心衰竭最常见的症状是

A. 回盲部　　　　　B. 胃窦小弯
C. 十二指肠　　　　D. 末段回肠
E. 直肠、乙状结肠

171. 溃疡性结肠炎的病变大多位于
172. 胃溃疡最常见于

A. DA 方案　　　　B. VDLP 方案
C. 颅脑照射　　　　D. 维 A 酸
E. 口服别嘌醇

173. AML 常用的诱导缓解治疗方案是

174. ALL 常用的诱导缓解治疗方案是

    A. TSH 受体抗体（TRAb）

    B. 游离甲状腺素（FT$_4$）

    C. 促甲状腺素（TSH）

    D. ^{131}I 摄取率

    E. 游离三碘甲腺原氨酸（FT$_3$）

175. 反映甲状腺功能变化最敏感的指标是

176. 鉴别甲亢病因，诊断弥漫性毒性甲状腺肿（GD）的重要指标之一是

    A. 高血压   B. 颅内动脉瘤

    C. 脑疝   D. 动脉粥样硬化

    E. 糖尿病

177. 蛛网膜下腔出血可能的病因是

178. 脑梗死可能的病因是

    A. 肢体温度、色泽

    B. 精神状态

    C. 心率

    D. 脉搏

    E. 血压

179. 休克时能反映脑组织灌注情况的临床体征是

180. 休克时能反映体表灌注情况的临床体征是

（助理不考）

    A. 抗核抗体

    B. 抗双链 DNA 抗体

    C. 抗 Sm 抗体

    D. 抗磷脂抗体

    E. 抗 SSA 抗体

181. 系统性红斑狼疮，阳性率高但特异性较差的抗体是

182. 系统性红斑狼疮，可作为回顾性诊断依据的是

    A. 毛花苷 C   B. 卡托普利

    C. 呋塞米   D. 吗啡

    E. 硝普钠

183. 急性房颤控制心室律首选

184. 急性心梗合并急性左心衰时禁用

传染病学

一、A1 型题

1. 病原体侵入人体后，引起机体发生免疫应答，同时通过病原体本身的作用或机体的变态反应，导致组织损伤，引起病理改变与临床表现，此种情况是
   A. 隐性感染
   B. 显性感染
   C. 重复感染
   D. 潜伏感染
   E. 病原携带状态

2. 人体同时感染两种或两种以上的病原体，此为
   A. 首发感染
   B. 重复感染
   C. 混合感染
   D. 重叠感染
   E. 以上都不是

3. 传染病流行过程的基本条件是
   A. 患者、病原携带者、受感染的动物
   B. 周围性、地区性、季节性
   C. 散发、流行、暴发
   D. 传染源、传播途径、易感人群
   E. 自然因素、社会因素

4. 感染后早期产生什么抗体，可作为近期感染的标志
   A. IgG
   B. IgA
   C. IgM
   D. IgD
   E. IgE

5. 以下哪项，与病原体致病作用无关
   A. 毒力
   B. 数量
   C. 大小
   D. 侵袭力
   E. 变异性

6. 以下哪项属于传染病的基本特征
   A. 有传染性、免疫性和病原体
   B. 有传染性、免疫性和流行性
   C. 有传染性、病原体、免疫性和流行性
   D. 有传染性、传播途径和传染源
   E. 有传染性、流行性、地方性和季节性

7. 以下哪项药物不属于传染病抗病毒药物
   A. 奥司他韦
   B. 利巴韦林
   C. 更昔洛韦
   D. 阿昔洛韦
   E. 甲硝唑

8. 目前对提高人群免疫力起关键作用的为
   A. 预防服药
   B. 锻炼身体
   C. 加强营养
   D. 预防接种
   E. 注射丙种球蛋白

9. 下列哪项是 HBV 存在和复制最可靠的直接证据
   A. HBeAg
   B. HBV DNA
   C. HBsAg
   D. 抗 HBe
   E. 抗 HBcIgM

10. 戊型肝炎病毒的主要传播途径是
    A. 唾液传播
    B. 蚊虫叮咬传播
    C. 垂直传播
    D. 注射、输血
    E. 粪 – 口传播

11. 诊断肝炎最有价值的是
    A. AST
    B. ALT
    C. AKP
    D. γ – 谷氨酰转肽酶
    E. 乳酸脱氢酶

12. 预防 HBsAg 阳性母亲所生新生儿感染 HBV，最有效的措施是
    A. 注射丙种球蛋白
    B. 注射乙肝免疫球蛋白
    C. 注射乙肝疫苗
    D. 注射乙肝免疫球蛋白加乙肝疫苗
    E. 注射乙肝疫苗加丙种球蛋白

13. 乙型病毒性重症肝炎（肝衰竭）的发病机制是
    A. 机体免疫功能低下
    B. HBV 基因突变逃避免疫清除
    C. 免疫损伤、缺血、缺氧及内毒素损伤
    D. 产生自身免疫反应
    E. 不完全免疫耐受

14. 下列哪项为流行性感冒抗病毒药奥司他韦作用机制
    A. 抑制 RNA 聚合酶
    B. 阻滞离子通道 M2
    C. 抑制血凝素
    D. 激活神经氨酸酶
    E. 抑制神经氨酸酶

15. 下列关于流行性感冒的描述不正确的是
    A. 飞沫传播
    B. 潜伏期短
    C. 传播迅速
    D. 呼吸道症状重
    E. 传染性强

16. 流行性感冒最常见的是
    A. 肺炎型流感
    B. 单纯型流感
    C. 中毒型流感
    D. 胃肠型流感
    E. 脑炎型流感

17. 下列疾病不需要严密隔离的是
    A. 烈性传染病
    B. 传播途径不明的传染病
    C. 接触传播的传染病
    D. 传染性强的疾病
    E. 病死率高的传染病

18. 下列不属于流行性感冒的预防措施的是
    A. 减少公众集会活动
    B. 流感流行前接种流感疫苗
    C. 流感流行前，给所有易感人群使用金刚烷胺进行药物预防
    D. 对流感患者进行隔离及治疗
    E. 给易感的高危人群接种流感疫苗

19. 人感染高致病性禽流感的主要传播途径是
    A. 虫媒   B. 母婴
    C. 消化道   D. 呼吸道
    E. 血液

20. 下列哪项疾病的重症患者胸部 X 线检查可呈"白肺"
    A. 霍乱
    B. 泄泻
    C. 人感染高致病性禽流感
    D. 流感
    E. 慢性阻塞性肺疾病

21. 鼠疫中最常见的类型是
    A. 腺鼠疫   B. 肺鼠疫
    C. 败血症鼠疫   D. 肠鼠疫
    E. 皮肤鼠疫

22. 治疗鼠疫的首选药物是
    A. 青霉素   B. 链霉素
    C. 氯霉素   D. 磺胺嘧啶
    E. 四环素

23. 下列哪项为 HIV 感染导致大量减少的细胞
    A. 粒细胞
    B. CD_8^+T 细胞
    C. NK 细胞
    D. 单核细胞
    E. CD_4^+T 细胞

24. AIDS 急性期最为常见的临床表现是
    A. 皮疹   B. 淋巴结肿大
    C. 头痛   D. 发热
    E. 腹泻

25. 关于 HIV 无症状感染期的描述，下列哪项是正确的
    A. 持续时间较长，可达数年或更长
    B. 血中一般检测不出 HIV
    C. 抗 - HIV 阴性
    D. 无传染性
    E. 常出现口腔毛状白斑

26. 艾滋病的传播途径不包括
    A. 性接触传播
    B. 输血传播
    C. 消化道传播
    D. 器官移植
    E. 母婴垂直传播

27. 流行性出血热的"三痛"是
    A. 头痛、全身痛和腰痛
    B. 头痛、关节痛和腹痛
    C. 头痛、腓肠肌痛和腰痛
    D. 头痛、腰痛和眼眶痛
    E. 头痛、腹痛和腰痛

28. 流行性出血热易发生高血容量综合征的病期是
    A. 少尿期   B. 多尿期
    C. 恢复期   D. 发热期
    E. 低血压休克期

29. 下列哪项为诊断明确的流行性出血热的患者，发热期尿的常规检查中特征性的变化
    A. 大量管型   B. 大量盐类
    C. 大量白细胞   D. 大量蛋白尿
    E. 大量凝血块

30. 流行性出血热低血压期的血常规变化，下列哪项叙述是错误的
    A. 有异型淋巴细胞
    B. 白细胞总数减少
    C. 血小板减少
    D. 血红蛋白增高
    E. 中性粒细胞增多

31. 狂犬病麻痹期的典型表现是
    A. 兴奋期较长   B. 恐水明显
    C. 腱反射亢进   D. 肢体瘫痪
    E. 头痛明显

32. 狂犬病典型病例临床表现分为
    A. 前驱期、兴奋期、麻痹期
    B. 潜伏期、前驱期、兴奋期
    C. 前驱期、兴奋期、恢复期
    D. 兴奋期、麻痹期、恢复期
    E. 潜伏期、前驱期、麻痹期

33. 以下不易使狂犬病毒灭活的是
    A. 甲醛   B. 苯扎溴铵
    C. 紫外线   D. 70% 乙醇
    E. 冰冻干燥

34. 下列关于狂犬病的描述错误的是
    A. 狂犬病毒以侵犯中枢神经系统为主
    B. 传染源主要是病犬，患者一般不是传染源
    C. 具有诊断价值的病变是发现脑组织内基小体
    D. 被病犬咬伤后，应尽快消毒、包扎，并注射免疫血清
    E. 咬伤后及时预防性治疗，发病后对症综合治疗

35. 对于脑型中毒性菌痢和乙脑的鉴别最有意义

的是
- A. 起病急骤
- B. 大便检查有无白细胞
- C. 高热、昏迷、抽搐
- D. 早期休克
- E. 呼吸衰竭

36. 流行性乙型脑炎最主要的传染源是
- A. 人
- B. 鼠类
- C. 蚊虫
- D. 猪
- E. 以上都是

37. 下列哪项为温带和亚热带地区流行性乙型脑炎流行主要集中时间
- A. 3～5 月
- B. 9～11 月
- C. 7～9 月
- D. 5～7 月
- E. 11～1 月

38. 乙脑中枢性呼吸衰竭的治疗，首选的药物是
- A. 山梗菜碱
- B. 20% 甘露醇
- C. 尼可刹米
- D. 二甲弗林
- E. 阿拉明

39. 乙脑最常见和最早出现的症状是
- A. 高热
- B. 头痛
- C. 呕吐
- D. 颈项强直
- E. 意识障碍

40. 流行性乙型脑炎具有诊断意义的症候出现的时期为病程的
- A. 1～2 日
- B. 1～3 日
- C. 7～10 日
- D. 4～10 日
- E. 3～8 日

41. 下列哪项为流行性乙型脑炎患者最主要的死亡原因
- A. 高热
- B. 颅内高压
- C. 惊厥或抽搐
- D. 呼吸衰竭
- E. 意识障碍

42. 流脑普通型败血症期最重要的体征是
- A. 低热
- B. 巴宾斯基征阳性
- C. 咽痛
- D. 轻咳
- E. 皮疹

43. 治疗普通型流脑首选下列哪项抗菌药物
- A. 青霉素
- B. 红霉素
- C. 磺胺药
- D. 庆大霉素
- E. 氨苄西林

44. 引起流脑的脑膜炎球菌特点不包括
- A. 奈瑟球菌
- B. 革兰染色阳性
- C. 多数由 A、B、C 群引起
- D. 13 个血清群
- E. 在体外易自溶而死亡

45. 下列哪项为普通型流脑的典型临床表现
- A. 发热、皮疹、视物模糊
- B. 发热、头痛、呕吐、腹泻
- C. 头痛、呕吐、皮疹、昏睡
- D. 发热、抽搐、呕吐、昏迷
- E. 发热、头痛、皮疹、呕吐

46. 关于暴发型流行性脑脊髓膜炎休克型治疗的说法不正确的是
- A. 保护重要脏器
- B. 控制 DIC
- C. 纠正休克
- D. 控制感染
- E. 禁用肾上腺皮质激素

47. 确诊伤寒最可靠的依据是
- A. 胆汁培养
- B. 血培养
- C. 肥达反应
- D. 粪便培养
- E. 发热、中毒症状、白细胞减少

48. 伤寒主要的病变部位在
- A. 回肠末端
- B. 乙状结肠与直肠
- C. 升结肠
- D. 降结肠
- E. 小肠

49. 下列哪项为能使伤寒不断传播或流行的传染源
- A. 潜伏期末的患者
- B. 缓解期带菌者
- C. 恢复期带菌者
- D. 伤寒的极期患者
- E. 慢性带菌者

50. 下列哪项为伤寒患者解除隔离的标志
- A. 血嗜酸粒细胞恢复正常
- B. 临床症状消失后 2 周
- C. 临床症状消失后粪便培养连续 2 次阴性
- D. 自发病之日起已隔离满 2 周
- E. 体温下降至正常

51. 伤寒最常见的并发症是
- A. 肠穿孔
- B. 中毒性肝炎
- C. 中毒性心肌炎
- D. 肠出血
- E. 胆囊炎

52. 治疗菌痢时，首选药物是
- A. 四环素
- B. 黄连素
- C. 链霉素
- D. 环丙沙星
- E. 磺胺脒

53. 志贺菌的致病性主要取决于
- A. 菌毛
- B. 内毒素

C. 外毒素　　　　　　D. 鞭毛

E. 侵袭性酶类

54. 细菌性痢疾的传播途径是

A. 接触传播　　　　B. 粪-口途径

C. 虫媒传播　　　　D. 血液

E. 呼吸道

55. 霍乱最主要的病理生理改变是

A. 急性肾功能衰竭

B. 微循环障碍

C. 急性心功能不全

D. 脑功能障碍

E. 大量水分及电解质丧失

56. 下列哪项为确诊霍乱的主要依据

A. 霍乱血清凝集反应

B. 无痛性腹泻

C. 痛性肌肉痉挛

D. "米泔水"样泻吐物

E. 吐泻物检查霍乱弧菌

57. O₁群霍乱弧菌所致霍乱症状不包括

A. 剧烈腹泻　　　　B. 米泔水样便

C. 喷射性呕吐　　　D. 里急后重

E. 以上均可见

58. 霍乱治疗的关键是

A. 严密隔离，给予流质饮食

B. 抗菌药物应用

C. 及时足量补液

D. 给予糖皮质激素

E. 给予血管活性药物

59. 关于肺结核病理变化叙述不正确的是

A. 结核病基本病理是炎性渗出、增生和干酪样坏死

B. 病变初期表现为炎性渗出

C. 机体免疫力强而结核菌量少、毒力弱则表现为增殖性病变，形成结核结节

D. 结核菌量多、毒力强而机体抵抗力低下时，形成干酪样坏死组织

E. 结核病的三种病理变化不能同时存在，其病理演变为先后出现

60. 患者3次痰涂片阴性，胸部影像学检查显示与活动性肺结核相符的病变且伴有咳嗽、咯血等可疑症状，判断属于

A. 肺外结核

B. 潜伏性结核感染

C. 肺结核确诊病例

D. 肺结核临床诊断病例

E. 肺结核疑似病例

61. 关于结核，下列说法错误的是

A. 肺结核主要经呼吸道传播

B. 结核可累及多个脏器，以肺结核最为常见

C. 卡介苗是来源于牛结核分枝杆菌的死菌苗

D. 人类对结核杆菌普遍易感

E. 肺结核的传染源主要是结核患者

62. 布鲁菌病的传播途径不包括

A. 呼吸道　　　　　B. 消化道

C. 人传人　　　　　D. 蜱虫

E. 接触

63. 下列针对成人布鲁菌病病原的治疗，哪两种药物联用为首选治疗

A. 多西环素+复方新诺明

B. 多西环素+利福平

C. 链霉素+利福平

D. 复方新诺明+利福平

E. 三代头孢菌素类药物+复方新诺明

64. 下列关于布鲁菌病的说法错误的是

A. 白细胞正常或偏低

B. 淋巴细胞降低

C. 血沉在急性期加快

D. 我国多见于牧区

E. 并发症心内膜炎病死率较高

65. 对于消毒的描述，以下正确的是

A. 对有病原体携带者（没有发病）存在的场所可以不消毒

B. 对传染病死亡患者的尸体按规定的处理也属消毒

C. 消毒是针对有确定传染源存在的场所进行的

D. 饭前便后的洗手不属消毒的范畴

E. 消毒就是使物品完全无菌

66. 对于有关隔离的描述，不正确的是

A. 便于管理传染源

B. 是控制传染病流行的重要措施

C. 某些传染病患者解除隔离后尚应进行追踪观察

D. 根据传染病的平均传染期来确定隔离期限

E. 可防止病原体向外扩散给他人

67. 以下标准预防的描述不正确的是

A. 强调双向防护

B. 所有的患者均被视为具有潜在感染性

C. 要根据疾病的主要传播途径，采取相应的隔离措施

D. 要防止血源性疾病的传播，也要防止非血源性疾病的传播

E. 操作完毕后脱去手套即可

68. 以下描述不是医院感染的是

A. 新生儿经产道时获得的感染

B. 无明显潜伏期的感染，在入院 48 小时后发生的感染

C. 有明确潜伏期的感染，自入院时算起没有超过其平均潜伏期的感染

D. 本次感染直接与上次住院有关

E. 肿瘤患者住院化疗期间出现带状疱疹

69. 下列属于含氯消毒剂的是

A. 碘酊　　　　　　B. 75% 乙醇

C. 过氧化氢　　　　D. 甲醛

E. 次氯酸钠

70. 下列传染病哪个不属于自然疫源性疾病

A. 鼠疫

B. 乙脑

C. 流行性出血热

D. 布氏杆菌病

E. 霍乱

二、A2 型题

71. 男性，25 岁，发热，起病 4 天后自行缓解，高度乏力、腹胀，黄疸进行性加深，病程第 8 天出现躁动，神志不清，重度黄疸，肝界缩小，可诊断为

A. 中毒性肝炎

B. 急性重型肝炎

C. 亚急性重型肝炎

D. 慢性重型肝炎

E. 急性黄疸型肝炎

72. 男，20 岁。近半个月来自觉乏力，食欲不振，厌油，腹胀。检查：巩膜无黄染，肝肋缘下 2cm，有压痛，谷丙转氨酶升高。应首先考虑的是

A. 慢性肝炎　　　　B. 重型肝炎

C. 急性肝炎　　　　D. 淤胆型肝炎

E. 肝炎肝硬化

73. 37 岁女性，既往无肝病，50 天前因手术输血 800mL。近日出现腹胀、乏力，ALT 200U/L，化验甲肝抗体（−），HB−sAg（−），抗 HBc（−），抗 HBs（＋），抗 HCV（＋），诊断应考虑

A. 乙型肝炎

B. 甲型肝炎

C. 输血后肝炎

D. 术后引起中毒性肝炎

E. 急性丙型肝炎，输血所致

74. 男，33 岁。腹泻 4 个月。大便每日 7~10 次，稀便，无脓血黏液，伴乏力，体重减轻 6kg。患者 8 年前曾到东南亚某国打工 4 年。查体：慢性病容，肛门周围有疱疹，疱疹内容物镜检偶见白细胞。最可能的诊断是

A. 艾滋病　　　　　B. 慢性菌痢

C. 结肠癌　　　　　D. 慢性肠炎

E. 溃疡性结肠炎

75. 男，35 岁，来自农村。4 天前出现高热、全身痛，近 2 日少尿，查体可见醉酒貌，猫爪样出血，肾区叩痛，此时首先考虑的疾病是

A. 紫癜

B. 重感冒

C. 流行性出血热

D. 急性肾炎

E. 血液病

76. 女孩，5 岁。发热、头痛、皮疹 11 小时，频繁抽搐、昏迷 1 小时。查体：全身可见大量瘀点瘀斑，双下肢右部分融合成片，血压测不出，右侧瞳孔散大，对光反射消失。该患儿可诊断为

A. 流行性乙型脑炎

B. 流行性脑脊髓膜炎

C. 流行性出血热

D. 伤寒

E. 布鲁菌病

77. 男性，35 岁，患病 5 周，以高热为主，曾确诊伤寒，日前体温开始下降，食欲好转，体力渐增，脾肿大开始回缩时，要特别重视

A. 加强营养　　　　B. 增加活动

C. 限制饮食　　　　D. 充足睡眠

E. 继用足量抗生素

78. 女，30 岁。吃水果后出现腹痛腹泻，伴里急后重，体温 38.5℃，化验血常规白细胞 $10 \times 10^9/L$，N 90%，L 10%。大便常规：脓液（＋＋），红细胞 6 个/HP，白细胞 10 个/HP。下列最可能的诊断是

A. 细菌性痢疾　　　　B. 霍乱

C. 肠伤寒　　　　　　D. 病毒性肠炎

E. 食物中毒

79. 男性，30 岁，2 天前曾与剧烈腹泻患者共同进餐。1 天前突然剧烈腹泻，呕吐，清水样，无腹痛，BP 90/60mmHg，P 100 次/分，体温 36.8℃，脱水外观，腓肠肌痉挛性痛，化验血液浓缩。大便常规：少量黏液和白细胞。最可能的诊断是

A. 急性细菌性痢疾

B. 大肠埃希菌性肠炎

C. 食物中毒性胃肠炎

D. 病毒性肠炎

E. 霍乱

80. 患者女性，28 岁，近 2 个月来常有低热、乏力、干咳、少量咯血、消瘦，使用抗生素和镇咳药物未见明显效果。可初步诊断为

A. 肺脓肿　　　　　B. 肺结核

C. 支气管扩张　　　D. 慢性支气管炎

E. 肺癌

81. 患儿，女，7岁，症见高热、头痛、呕吐，全身皮肤散在瘀点，颈项强直，最可能的诊断是
   A. 流行性脑脊髓膜炎
   B. 流行性乙型脑炎
   C. 结核性脑膜炎
   D. 伤寒
   E. 中毒性细菌性痢疾

82. 患儿，男，5岁。持续发热16天，体温39℃，伴腹泻每日3~5次。体检：神萎，心率76次/分，肝右肋下2cm，脾肋下1.5cm。血常规检查：WBC $3.0×10^9/L$，中性粒细胞60%，淋巴细胞40%，嗜酸粒细胞0，ALT 200U/L，血清抗–HBs阳性。患儿最可能的诊断是
   A. 伤寒
   B. 钩端螺旋体病
   C. 急性乙型肝炎
   D. 急性血吸虫病
   E. 急性细菌性痢疾

83. 男性，突发寒战，体温39.2℃，腹泻10余次，伴里急后重，便为稀便，很快转化为脓血便，大便常规红细胞5个/HP，白细胞10个/HP，脓液（++），下列哪项药物为该患者治疗首选药物
   A. 先锋霉素   B. 环丙沙星
   C. 氯霉素   D. 红霉素
   E. 黄连素

三、B型题

   A. 6小时   B. 30分钟
   C. 2小时   D. 1小时
   E. 24小时

84. 以上哪项为甲类传染病城镇上报的时间
85. 以上哪项为乙类传染病上报的时间

   A. 接触传染   B. 消化道传播
   C. 呼吸道传播   D. 蚊虫叮咬传播
   E. 母婴传播

86. 以上哪项为流脑的传播途径
87. 以上哪项为乙脑的传播途径

   A. 对传染病患者粪便的及时消毒
   B. 传染病患者出院前的更衣
   C. 医院手术室的消毒
   D. 医院传染病室的空气消毒
   E. 对传染病患者床单的定时清洁消毒

88. 以上各项，属于预防性消毒的是
89. 以上各项，属于终末消毒的是

   A. HBsAg阳性
   B. HBeAg阳性
   C. 抗–HBe阳性
   D. 抗–HBc阳性
   E. 抗–HBs阳性

90. 感染HBV后出现保护性抗体的标志是
91. HBV复制活跃的标志是

   A. 肥达反应阳性
   B. 志贺菌培养阳性
   C. 支气管舒张试验阳性
   D. 动力实验阳性
   E. 皮肤瘀点涂片见革兰染色阴性球菌

92. 霍乱可能出现的是
93. 伤寒可能出现的是

   A. 黏液脓血便   B. 柏油便
   C. 米泔样便   D. 蛋花汤样便
   E. 血水样便

94. 急性细菌性痢疾典型的大便性状是
95. 霍乱的大便性状是

   A. 脂肪变   B. 内基小体
   C. 伤寒结节   D. 干酪样坏死
   E. 网状软化灶

96. 以上哪项为狂犬病的特征性病变
97. 以上哪项为伤寒的特征性病变

   A. 发热期   B. 低血压休克期
   C. 少尿期   D. 多尿期
   E. 恢复期

98. 流行性出血热治疗原则是"稳、促、导、透"的时期是
99. 流行性出血热治疗原则是补充血容量，纠正酸中毒，改善微循环的时期是

   A. 肝   B. 脑
   C. 肾   D. 肺
   E. 心

100. 以上哪项是人感染高致病性禽流感病理改变最明显的脏器
101. 以上哪项是流行性出血热病理改变最明显的脏器

   A. 痢疾志贺菌   B. 福氏志贺菌
   C. 鲍氏志贺菌   D. 宋内志贺菌
   E. 舒氏志贺菌

102. 对外界抵抗力最强的痢疾杆菌是

103. 产生外毒素能力最强的痢疾杆菌是

    A. 骨髓培养   B. 痰涂片镜检
    C. 大便培养   D. 皮肤瘀点涂片
    E. 血培养

104. 流脑早期诊断的重要方法是

105. 已用抗菌药的患者为确诊伤寒首选

    A. 不规则热   B. 弛张热
    C. 波状热   D. 回归热

    E. 稽留热

106. 布鲁菌病急性感染发热的典型热型是

107. 伤寒发热的典型热型是

    A. 超声波   B. 洗手
    C. 碘类消毒   D. 电离辐射
    E. 紫外线

108. 属于灭菌法的是

109. 属高效消毒法的是

医学人文

医学伦理学

一、A1 型题

1. 以下哪种医学模式认为心理、社会因素与疾病的发生、发展、转化有着密切联系
    A. 生物医学模式
    B. 机械论医学模式
    C. 神灵主义医学模式
    D. 自然哲学医学模式
    E. 生物 – 心理 – 社会医学模式

2. 孙思邈在《千金要方》中对医德曾有的叙述是
    A. 作为医生，不可能一方面赚钱，一方面从事伟大的艺术——医学
    B. 医病不能"按寸不及尺，握手不及足"
    C. 为了世人的生命和健康，要时刻不忘医德，不要为贪欲、虚荣、名利所干扰而忘却为人类谋幸福的高尚目标
    D. 医生要有一切必要的知识，要洁身自持，要使患者信仰，并尽一切力量为患者服务
    E. 人命至重，贵于千金，一方济之，德逾于此

3. 医德评价的主观形式是
    A. 社会舆论   B. 领导意见
    C. 传统习俗   D. 内心信念
    E. 患者及家属的反馈意见

4. 下列关于医务人员之间道德原则正确的是
    A. 青年医务人员职业素养、知识技能不需要高年资医务人员的指导
    B. 医务人员之间互相监督可以避免疏忽
    C. 医务人员在职务上有上下级之别，下级应绝对服从上级
    D. 无须向他人学习，注意自我提升
    E. 彼此独立，互不干涉

5. 人体试验的知情同意原则主要内容不包括
    A. 告诉受试者实验目的
    B. 告诉受试者属于实验组还是对照组
    C. 告诉受试者实验方法
    D. 告诉受试者预期效益
    E. 告诉受试者可能出现的不适和潜在危险

6. 下列属于医学道德原则内容的是
    A. 帮助原则   B. 仁爱原则
    C. 相互依存   D. 严谨原则
    E. 公正原则

7. 以下哪项为医学伦理学中的医学道德良心
    A. 医学关系中的主体在道义上应履行的职责和使命
    B. 医学关系中的主体在道义上应享有的权利和利益
    C. 医学关系中的主体对自己应尽义务的道德责任感和自我评价能力
    D. 医学关系中的主体在道义上对周围人、事以及自身的内心体验和感受
    E. 医学关系中的主体在表现出行为前的周密思考和行为中的谨慎负责

8. 以下哪项不是医学道德范畴的内容
    A. 荣誉与幸福   B. 责任与信念
    C. 情感与良心   D. 审慎与保密
    E. 权利与义务

9. 以下哪项不是医学道德规范的内容
    A. 一视同仁、平等待患
    B. 救死扶伤、忠于医业
    C. 钻研医术、精益求精
    D. 尊重患者、心正无私
    E. 爱岗敬业、团结协作

10. 下列哪项医患关系模型为 1976 年，美国学者萨斯和荷伦德在《医生 – 病人关系的基本模型》中提出的
    A. 主动 – 被动型、指导 – 合作型、共同参与型
    B. 主导 – 配合型、指导 – 参与型、平等合作型
    C. 主导 – 配合型、指导 – 合作型、共同合作型
    D. 主动 – 合作型、指导 – 配合型、共同合作型
    E. 主动 – 合作型、指导 – 被动型、共同合作型

11. 以下不是临床诊疗的道德原则的是
    A. 最优化原则
    B. 保密原则
    C. 知情同意原则
    D. 生命价值原则
    E. 科学对照原则

12. 下列哪项为中医临床诊断的道德要求中四诊的道德要求
    A. 安神定志   B. 目标明确

C. 认真负责   D. 审慎保密

E. 知情同意

13. 下列哪项不是医学科研道德的基本要求

A. 治学严肃   B. 实事求是

C. 真诚协作   D. 作风严格

E. 客观公正

14. 下列人体实验必须坚持的原则中，错误的是

A. 维护患者利益原则

B. 知情同意原则

C. 伦理审查与科学审查统一原则

D. 经济利益原则

E. 医学目的原则

15. 下列哪项为医学道德评价的标准

A. 疗效标准、社会标准、科学标准

B. 社会标准、价值标准、舆论标准

C. 科学标准、社会标准、舆论标准

D. 科学标准、疗效标准、价值标准

E. 舆论标准、价值标准、疗效标准

16. 以下不属于医务人员之间关系的道德原则的是

A. 互相尊重   B. 互相关爱

C. 互相支持   D. 互相监督

E. 互相学习

17. 下列哪项不是医学道德教育的意义

A. 有助于形成医务人员的内在品质

B. 促进卫生健康事业发展

C. 有助于医疗服务水平的提高

D. 有助于医务人员对患者的尊重、理解、关心，形成良好的医德医风

E. 是确保维护社会公益的原则

18. 以下哪项不是医德修养的途径和方法

A. 见贤思齐

B. 自我反思

C. 以优秀医师为榜样

D. 接受患者监督

E. 在提高医疗水平的过程中提高医德修养

19. 以下哪项为坚决主张科技必须考虑公共利益的伦理学文献

A. 《贝尔蒙报告》

B. 《日内瓦宣言》

C. 《吉汉宣言》

D. 《赫尔辛基宣言》

E. 《国际医德守则》

20. 下列哪项不是《赫尔辛基宣言》中的伦理准则

A. 必须接受伦理审查准则

B. 必须保护受试者准则

C. 必须符合医学目的准则

D. 必须经受试者知情同意准则

E. 必须严防商业化的准则

21. 下列哪项为国家卫生部关于《人类辅助生殖技术和人类精子库伦理原则》的制定时间

A. 2005年   B. 2000年

C. 1995年   D. 2003年

E. 1990年

22. 下列哪项不是人类胚胎干细胞研究和应用伦理原则

A. 知情同意原则

B. 保密原则

C. 尊重原则

D. 安全和有效原则

E. 防止商品化原则

23. 以下哪项不是实施人类辅助生殖技术的伦理原则

A. 伦理督查原则

B. 维护社会公益的原则

C. 安全和有效原则

D. 自愿和知情同意原则

E. 互盲和保密的原则

24. 下列哪项为人体试验中应放在首位的

A. 科学利益   B. 经济利益

C. 社会利益   D. 实验者利益

E. 受试者利益

25. 下列哪项不属于临床诊疗的道德原则

A. 最优化原则

B. 生命价值原则

C. 知情同意原则

D. 保密原则

E. 协作原则

26. 下列属于与患者沟通原则的是

A. 平等原则   B. 无伤原则

C. 和谐原则   D. 信任原则

E. 自律原则

二、B型题

A. 生物医学模式

B. 自然哲学医学模式

C. 机械论医学模式

D. 神灵主义医学模式

E. 生物-心理-社会医学模式

27. 把人比作机器，疾病是机器某部分零件失灵，用机械观解释一切人体现象的医学模式是

28. 以古代朴素的唯物论和辩证法为指导，根据经验、直觉或思辨推理进行医疗活动的医学模式的是

A. 合理配伍，细致观察

B. 防止商品化

C. 躯体康复与心理康复并重
D. 互盲与保密
E. 以照护为主，缓解患者疼痛

29. 以上属于药物治疗的道德要求的是
30. 以上属于康复治疗的道德要求的是

A. 诊治急症患者的道德要求

B. 临终关怀的道德要求
C. 中医治疗的道德要求
D. 手术治疗的道德要求
E. 药物治疗的道德要求

31. 以上需争分夺秒、团队协作的是
32. 以上尊重患者的人格、权力的是

卫生法规

一、A1 型题

1. 下列哪项为全国人民代表大会常务委员会制定的卫生法律
- A. 《宪法》
- B. 《麻醉品单一公约》
- C. 《食品安全法》
- D. 《医师资格考试暂行办法》
- E. 《医疗机构管理条例》

2. 关于卫生法的基本原则不正确的是
- A. 公平原则
- B. 尊重原则
- C. 患者自主原则
- D. 卫生保护原则
- E. 预防为主原则

3. 以下哪项为卫生法所涉及的民事责任主要形式
- A. 损害责任
- B. 行政处罚
- C. 刑事处罚
- D. 赔偿损失
- E. 财产责任

4. 根据医师执业注册制度，以下何种情形应不予注册
- A. 不具有完全民事行为能力的
- B. 因受刑事处罚，自刑罚执行完毕之日起至申请注册之日止不满二年的
- C. 受吊销医师执业证书行政处罚，自处罚决定之日起至申请注册之日止不满二年的
- D. 有国务院卫生行政部门规定不宜从事医疗、预防、保健业务的其他情形的
- E. 以上均是

5. 在取得执业助理医师证书后，具有高等学校医学专业专科学历的，在医疗机构工作满多长时间可报考执业医师
- A. 5 年
- B. 2 年
- C. 4 年
- D. 3 年
- E. 1 年

6. 受吊销医师执业证书行政处罚，自处罚决定之日起至申请注册之日止不满多长时间不给予注册
- A. 36 个月
- B. 18 个月
- C. 12 个月
- D. 24 个月
- E. 6 个月

7. 下列哪项不属于医师的义务
- A. 遵守法律、法规，遵守技术操作规范
- B. 树立敬业精神，遵守职业道德，履行医师职责
- C. 关心、爱护、尊重患者，保护患者隐私
- D. 参加专业培训，接受医学继续教育
- E. 宣传卫生保健知识，对患者进行健康教育

8. 中医师在执业活动中违反了《医师法》规定，违法行为严重的应给予哪项处罚
- A. 承担赔偿责任
- B. 追究刑事责任
- C. 吊销执业证书
- D. 行政处罚
- E. 行政处分

9. 以下哪项按劣药论处
- A. 所含成分与国家药品标准规定的成分不符
- B. 非药品冒充药品
- C. 变质的药品
- D. 药品所表明的适应证超出规定范围
- E. 超过有效期的药品

10. 处方一般不得超过
- A. 5 日用量
- B. 6 日用量
- C. 4 日用量
- D. 3 日用量
- E. 7 日用量

11. 《中华人民共和国药品管理法》规定：执业医师收受药品生产经营企业给予财物或其他利益的，违法行为情节严重的，由卫生行政部门给予的行政处罚为
- A. 吊销执业许可证
- B. 警告、降职
- C. 吊销执业医师证书
- D. 记过、没收违法所得
- E. 处分、没收违法所得

12. 下列乙类传染病中依法采取甲类传染病的预防措施的是
- A. 淋病、艾滋病
- B. 淋病、梅毒
- C. 伤寒、副伤寒
- D. 病毒性肝炎
- E. 肺炭疽、传染性非典型肺炎

13 下列为国家实行预防接种制度的对象的是
- A. 儿童
- B. 成年人
- C. 未成年人
- D. 在校学生
- E. 全体社会公民

14. 发现传染病疫情及时按照规定内容、程序、方式和时限报告的报告疫情应遵循的原则是
- A. 隶属关系原则
- B. 系统通报原则
- C. 属地管理原则
- D. 系统控制原则

E. 直接向上级领导报告

15. 以下哪项不属于突发公共卫生事件应急工作原则

A. 反应及时　　　　　B. 措施果断

C. 分级负责　　　　　D. 依靠科学

E. 预防为主

16. 根据《突发公共卫生事件应急条例》规定，医疗卫生机构应当对传染病做到

A. 早预防、早发现、早治疗、早康复

B. 早发现、早观察、早治疗、早康复

C. 早发现、早报告、早隔离、早治疗

D. 早发现、早报告、早隔离、早康复

E. 早发现、早观察、早隔离、早治疗

17. 下列关于突发公共卫生事件表述正确的是

A. 突然发生的严重影响公共健康的事件

B. 突然发生，造成社会公众健康严重损害的群体性不明原因疾病

C. 突然发生，造成社会公众健康严重损害的重大传染病疫情

D. 突然发生，造成社会公众健康严重损害的重大食物和职业中毒事件

E. 突然发生，造成或者可能造成社会公众健康严重损害的重大传染病疫情、群体性不明原因疾病、重大食物中毒和职业中毒以及其他严重影响公众健康的事件

18. 对患者死因有异议的，应在48小时内进行尸检。具备冻存条件的可以延长至多长时间

A. 6天　　　　　　　B. 4天

C. 5天　　　　　　　D. 3天

E. 7天

19. 医疗机构篡改、伪造、毁灭病历资料，对有关医务人员给予

A. 暂停3年以上执业活动

B. 暂停1~6个月执业活动

C. 暂停6个月~1年执业活动

D. 暂停1~3年执业活动

E. 吊销执业证书

20. 下列哪项为《医疗机构从业人员行为规范》的适用人员

A. 医师　　　　　　　B. 护士

C. 医技人员　　　　　D. 管理人员

E. 以上均是

21. 下列选项中不属于医师行为规范的是

A. 使用适宜诊疗的技术和药物

B. 不违规签署医学证明文件

C. 严格遵循临床诊疗规范和技术操作规范

D. 积极防范和控制医疗责任差错事件

E. 可随意进行试验性医疗

22. 下列关于中医药服务体系和能力建设的论述，错误的是

A. 县级以上人民政府应当将中医医疗机构建设纳入医疗机构设置规划

B. 政府设置的乡镇卫生院，应当设置中医药科室

C. 人民政府举办的中医医疗机构，医务人员的职称评定高于社会力量举办的中医医疗机构

D. 县级以上人民政府应当增强社区卫生服务站提供中医药的能力

E. 合并政府举办的中医医疗机构，应当征求上一级人民政府中医药主管部门的意见

23. 下列不属于制定《中医药法》目的的是

A. 弘扬中医药

B. 继承中医药

C. 保护人体健康

D. 提高中医药服务

E. 保障和促进中医药事业的发展

24. 国家建立基本医疗卫生制度，建立健全医疗卫生服务体系。医疗卫生事业应当坚持的原则是

A. 公平原则　　　　　B. 公益原则

C. 公开原则　　　　　D. 公正原则

E. 以上都不对

二、B型题

A. 管制　　　　　　　B. 赔偿损失

C. 记过　　　　　　　D. 责令停产停业

E. 拘留

25. 以上哪项属于卫生行政处罚

26. 以上哪项属于卫生行政处分

A. 假药　　　　　　　B. 劣药

C. 仿制药品　　　　　D. 残次药品

E. 特殊管理的药品

27. 被污染的药品属于以上哪项

28. 精神药品是国家明文规定实行

A. 以中药制剂为基础研制的中药新药

B. 应用传统工艺配制的中药制剂

C. 医疗机构配制的中药制剂

D. 委托配制的中药制剂

E. 来源于古代经典名方的中药复方制剂

29. 以上哪项在申请药品批准文号时，可以仅提供非临床安全性研究资料

30. 以上哪项为不需要取得制剂批准文号即可配制的中药制剂

中医执业（助理）医师资格考试医学综合通关 2000 题（全解析）

下册

懒人医考教研组　编

中国中医药出版社
·北　京·

图书在版编目（CIP）数据

中医执业（助理）医师资格考试医学综合通关2000题：
全解析：全二册／懒人医考教研组编．--北京：中国
中医药出版社，2025.3． -- ISBN 978 - 7 - 5132 - 9172 - 9

Ⅰ．R2

中国国家版本馆 CIP 数据核字第 2024BC7132 号

中国中医药出版社出版

北京经济技术开发区科创十三街 31 号院二区 8 号楼
邮政编码　100176
传真　010 - 64405721
北京盛通印刷股份有限公司印刷
各地新华书店经销

开本 889×1194　1/16　印张 28.75　字数 1206 千字
2025 年 3 月第 1 版　2025 年 3 月第 1 次印刷
书号　ISBN 978 - 7 - 5132 - 9172 - 9

定价　120.00 元（上、下册）
网址　www.cptcm.com

服 务 热 线　010 - 64405510
购 书 热 线　010 - 89535836
维 权 打 假　010 - 64405753

微信服务号　zgzyycbs
微商城网址　https://kdt.im/LIdUGr
官 方 微 博　http://e.weibo.com/cptcm
天猫旗舰店网址　https://zgzyycbs.tmall.com

如有印装质量问题请与本社出版部联系（010 - 64405510）

总目录

试题

答案及解析

下册目录

答案及解析 ▷▷▷▷

中医学基础

中医基础理论

一、A1型题

1.【参考答案】E

【解析】整体观念：

（1）人体是一个有机整体：①五脏一体观；②形神一体观；③精气神一体观。

（2）人与自然环境的统一性。

（3）人与社会环境的统一性。

2.【参考答案】A

【解析】异病同治：指不同的疾病，相同的病机，相同的证，用相同的治法和方药来治疗，即证同治同，如胃下垂、脱肛都用补中益气汤治疗，故选A。而同病异治：指同一种病，时间、地域、阶段、类型、体质不同，反映的证候不同，因而治法不同，即证异治异，如感冒不同阶段的用药不同。

3.【参考答案】C

【解析】"症"，是指疾病的单个症状，以及舌象、脉象等体征。如发热、畏寒、口渴、口苦、胸闷、便溏、苔黄、脉弦等。而感冒属于病名。

【押题点】中医学的基本特点是整体观念和辨证论治。辨证论治的重点在于区分病、证、症。

病——即疾病，一个完整的异常生命过程，如感冒、咳嗽、头痛、胸痹。

证——即证候，是疾病过程中某一阶段或某一类型的病理概括，如风寒感冒、心血不足；成痈期。

症——即症状和体征的总称，如恶寒、咳嗽、头痛；舌红、苔黄。

4.【参考答案】E

【解析】气的运动，称为气机。气运动的形式多种多样，但主要有升、降、聚、散等几种。

5.【参考答案】A

【解析】精气是天地万物相互联系的中介。天地万物相互联系，相互作用，天地万物之间充斥着无形之精气，并相互作用，且这些无形之精气还能渗入有形的实体，并与已构成有形实体的精气进行着各种形式的交换和感应，因而，精气又是天地万物之间相互联系、相互作用的中介性物质。

【押题点】精气学说

概念	精概念的产生，源于"水地说"。 气的概念源于"云气说"
内容	精气是构成宇宙的本原；精气是天地万物的中介；天地精气化生为人。 气的运动称为气机，主要有升、降、聚、散几种

6.【参考答案】B

【解析】"孤阴不生，独阳不长"体现了阴和阳任何一方都不能脱离另一方而单独存在，每一方都以相对的另一方的存在作为自己存在的前提和条件。此即阴阳互根（阴阳相互依存，互为根本）。此关系遭到了破坏，甚则会发展为"阴阳离决，精气乃绝"而死亡。

【押题点】阴阳学说的基本内容

阴阳的对立制约	"阳胜则阴病，阴胜则阳病"；"寒者热之，热者寒之"；"动极者镇之以静"

续表

阴阳的互根互用	阴阳互根	"孤阴不生，独阳不长"；"阴阳离决，精气乃绝"。 "阴损及阳，阳损及阴"；"阳生阴长，阳杀阴藏"。 "无阳则阴无以生，无阴则阳无以化"
	阴阳互用	"阴在内，阳之守也；阳在外，阴之使也"。 "昼不精，夜不瞑"。 "阴者，藏精而起亟也；阳者，卫外而为固也"
阴阳的交感互藏		"本乎天者亲上，本乎地者亲下"。 "地气上为云，天气下为雨，雨出地气，云出天气"
阴阳的转化		"重阴必阳，重阳必阴"

7.【参考答案】C

【解析】一般而言，六淫属阳邪，饮食居处、情志失调等属阴邪。阴阳之中复有阴阳：六淫之中，风邪、暑邪、火（热）邪属阳，寒邪、湿邪属阴。

【押题点】事物的阴阳属性

四时四季	上午——夏天（太阳）——阳中之阳；下午——秋天（少阴）——阳中之阴。 前半夜——冬天（太阴）——阴中之阴；后半夜——春天（少阳）——阴中之阳
脏腑	心为阳中之阳（太阳）；肺为阳中之阴（少阴）；肝为阴中之阳（少阳）； 肾为阴中之阴（太阴）；脾为阴中之至阴
药物性能	①药性：寒凉属阴，温热属阳。 ②药味：辛、甘、淡三味属阳，酸、苦、咸三味属阴。 ③升降浮沉：升浮药，上升发散，属阳；沉降药，收涩、泻下、重镇，属阴

8.【参考答案】C

【解析】"阴病治阳"指的是阳偏衰产生的是"阳虚则寒"的虚寒证，其病理基础是阳虚，治疗当扶阳抑阴。

【押题点】阴阳学说的应用——确定治疗原则：

①阴阳偏盛——"实则泻之"，即损其有余。

阳偏盛——实热证——"热者寒之"。

阴偏盛——实寒证——"寒者热之"。

②阴阳偏衰——"虚则补之"，即补其不足。

阴偏衰——"阴虚则热"的虚热证，治疗当滋阴制阳——"阳病治阴"——壮水之主以制阳光，也可阳中求阴。

阳偏衰——"阳虚则寒"的虚寒证，治疗当扶阳抑阴——"阴病治阳"——益火之源以消阴翳，也可阴中求阳。

9.【参考答案】B

【解析】运用五行相克规律来治疗疾病，其基本治疗原则是抑强扶弱。抑强，适用于相克太过引起的相乘和相侮。扶弱，适用于相克不及引起的相乘和相侮。依据五行相克规律确定的治法，常用的有抑木扶土法、培土制水法、佐金平木法和泻南补北法四种。

【押题点】根据五行相生规律确定的治法：补母、泻子。具体为滋水涵木法、益火补土法、培土生金法和金水相生法。

10.【参考答案】D

【解析】五行属性，春属木，夏属火，长夏属土，秋属金，冬属水。金曰从革，引申为沉降、肃杀、收敛等特性，故选D。五行特性：①木曰曲直：生长、升发、条达、舒畅；②火曰炎上：温热、上升、光明；③土爰稼穑：承载、生化、受纳；④金曰从革：沉降、肃杀、收敛；⑤水曰润下：滋润、下行、寒凉、闭藏。

【押题点】五行归类表

五行	自然界						
	五音	五味	五色	五化	五气	方位	季节
木	角	酸	青	生	风	东	春
火	徵	苦	赤	长	暑	南	夏
土	宫	甘	黄	化	湿	中	长夏（四时）
金	商	辛	白	收	燥	西	秋
水	羽	咸	黑	藏	寒	北	冬

五行	人体										
	五脏	五腑	五官（开窍）	形体（五体）	情志（五志）	五声	变动	外华	五液	五脉	五神脏
木	肝	胆	目	筋	怒	呼	握	爪	泪	弦	魂
火	心	小肠	舌	脉	喜	笑	忧	面	汗	洪	神
土	脾	胃	口	肉	思	歌	哕	唇	涎	缓	意
金	肺	大肠	鼻	皮	悲	哭	咳	毛	涕	浮	魄
水	肾	膀胱	耳	骨	恐	呻	栗	发	唾	沉	志

11.【参考答案】D

【解析】"见肝之病，知肝传脾，当先实脾"，是指根据五行学说指导控制疾病的传变。肝的病变传及于脾，属于木乘土。

【押题点】五行学说的基本内容

正常生理	相生		顺序：木→火→土→金→水→木（相邻为相生关系）。 生我者，为母；我生者，为子（母子关系）
	相克		顺序：木→土→水→火→金→木（间隔的为相克关系）。 我克者，为我"所胜"；克我者，为我"所不胜"（所胜、所不胜关系）
异常病理	相生异常	母病及子	一行异常，累及其子行，导致母子两行皆异常
		子病及母	子病犯母（即子母两行皆亢盛）、子母俱不足、子盗母气（即子盛母衰）
	相克异常	相乘	对其所胜的克制太过
		相侮	对其所不胜的反向克制

12.【参考答案】E

【解析】六腑：胆、胃、小肠、大肠、膀胱、三焦；奇恒之腑：脑、髓、骨、脉、胆、女子胞。

【押题点】五体：筋、脉、肉、皮、骨。既是五体之一，又为奇恒之腑的是：骨、脉。

13.【参考答案】C

【解析】五脏共同的生理特点是化生和贮藏精气，五脏者，藏精气而不泻也，故满而不能实；六腑共同的生理特点是受盛和传化水谷，六腑者，传化物而不藏，故实而不能满；奇恒之腑，中空有腔与六腑相类，功能上贮藏精气与五脏相同。

14.【参考答案】E

【解析】人体中肾为水脏，有润下之性，藏精而为封藏之本。

【押题点】肾的生理功能与特性

肾	肾者，主蛰，封藏之本，精之处也；肾为作强之官，伎巧出焉；肾藏志	
生理功能	藏精	主生长发育生殖与脏腑气化
	肾主水	肾具有主持和调节水液代谢的功能
	肾主纳气	肾气有摄纳肺所吸入的自然界清气，保持吸气的深度，防止呼吸表浅的作用
生理特性	肾主蛰藏；肾气上升	

15.【参考答案】B

【解析】心有生血的作用，即所谓"奉心化赤"。饮食水谷经脾胃之气的运化，化为水谷之精，水谷之精再化为营气和津液，营气和津液入脉，经心火（即心阳）的作用，化为赤色血液。

【押题点】心的生理机能与特性

心	心者，君主之官也，神明出焉；心者，生之本，神之变也；心藏神	
生理功能	主血脉	心主血和心主脉。 心气充沛，血液充盈，脉道通利为基本条件。 心脏的正常搏动，起着主导作用
	藏神	广义之神，是整个人体生命活动的主宰和总体现。 狭义之神，是指人的意识、思维、情感、性格等精神活动

生理特性	心为阳脏而主通明。 心气下降

16. 【参考答案】B

【解析】心肺同居上焦，心主血而肺主气，心主行血而肺主呼吸。心与肺的关系，主要表现在血液运行与呼吸吐纳之间的协调关系。心肺相互协调，则保证气血正常运行，维持机体各脏腑组织的新陈代谢。故心与肺的关系主要体现在气血上。

17. 【参考答案】A

【解析】肝"在体合筋，其华在爪"。筋有赖于肝血的濡养，若肝血亏虚，筋不得濡养，则会出现肢体震颤等征象。

【押题点】肝的生理功能与特性

肝		肝为罢极之本；肝为将军之官，谋虑出焉；肝藏魂
生理功能	主疏泄	①促进血液与津液的运行输布。 ②促进脾胃运化和胆汁分泌排泄。 ③调畅情志。 ④促进男子排精与女子排卵行经。
	主藏血	贮藏血液、调节血量及防止出血
生理特性		肝为刚脏；肝主升发

18. 【参考答案】D

【解析】肺为水之上源，是指肺气的宣发肃降运动推动和调节全身水液的输布和排泄。A选项太过于片面；B选项为肾的功能；C选项为脾的功能；E选项为三焦的功能。

【押题点】肺的生理机能与特性

肺		肺者气之本；肺者，相傅之官，治节出焉；肺为水之上源；肺藏魄
生理功能	主气司呼吸	主呼吸之气：指肺是气体交换的场所。 主一身之气：①宗气的生成；②对全身气机的调节
	主行水	肺气的宣发肃降运动推动和调节全身水液的输布和排泄
	朝百脉，主治节	肺朝百脉：助心行血。 肺主治节：是对肺主要生理机能的高度概括，包括治理调节呼吸运动、全身气机、血液运行、津液代谢
生理特性		肺为华盖；肺为娇脏，不耐寒热；肺气宣降

19. 【参考答案】E

【解析】脏腑气化，指由脏腑之气的升降出入运动推动和调控着各脏腑形体官窍的生理功能，进而推动和调控着机体精气血津液各自的新陈代谢及其与能量的相互转化的过程。肾精、肾气及其分化的肾阴、肾阳在推动和调控脏腑气化过程中起着极其重要的作用。

【押题点】肾气主要属先天之气，与元气的概念大致相同，故为脏腑之气中最重要者，称为脏腑之气的根本；肾阳为一身阳气之本；肾阴为一身阴气之本。

20. 【参考答案】D

【解析】凡是对人体脏腑组织具有温煦和推动作用者属阳，肾阳具有温煦、推动、兴奋、宣散的特性，为全身诸阳之本，"五脏之阳气，非此不能发"。肾阳充盛，则各脏腑之阳均得到温煦，各形体官窍的功能活动均得以促进和推动，各种生理活动得以正常发挥，同时机体代谢旺盛，产热增加，精神振奋。

21. 【参考答案】C

【解析】饮食水谷经脾之气的运化，化为水谷之精，水谷之精再化为营气和津液，营气和津液入脉，经心阳的作用，化为赤色血液，即《素问·经脉别论》中"浊气归心，淫精于脉"。

【押题点】脾的生理功能与特性

脾		为后天之本，气血生化之源；脾胃为仓廪之官，五味出焉；脾藏意
生理功能	主运化	运化食物和运化水液
	主统血	脾能统摄、控制血液正常地循行于脉内而不溢出于脉外的功能
生理特性		脾气上升；脾喜燥而恶湿；脾为孤脏

22.【参考答案】D

【解析】脾为后天之本，气血生化之源，主要指脾吸收水谷之精生成脾精，脾精之浓厚者化营化血，轻清者化卫化气，故脾为"气血生化之源"。

23.【参考答案】C

【解析】藏泄互用体现的是肝肾之间的关系：肝主疏泄，肾主封藏，二者之间存在着相互为用、相互制约的关系。肝气疏泄可促使肾气封藏有度，肾气闭藏可防肝气疏泄太过。疏泄与封藏，相反相成，从而调节女子的月经来潮、排卵和男子的排精。

24.【参考答案】C

【解析】胃有"五脏六腑之海"之称。胃主腐熟水谷：指胃气将饮食物初步消化，并形成食糜的作用。容纳于胃中的饮食物，经过胃气的磨化和腐熟作用后，精微物质被吸收，并由脾气转输而营养全身，未被消化的食糜则下传于小肠做进一步消化。经过胃的腐熟，水谷才能游溢出人体所需要的精微物质，人的气血才能充盛，脏腑组织才能得到水谷精微的充养而发挥其各自的生理机能，故又称胃为"水谷气血之海""五脏六腑之海也"。

【押题点】"＊＊之海"别称汇总：脑为髓海；肝脏为血海；胃为水谷气血之海、五脏六腑之海；冲脉为十二经脉之海、五脏六腑之海、血海；督脉为阳脉之海；任脉为阴脉之海。

25.【参考答案】E

【解析】中焦如沤，出自《灵枢·营卫生会》。"沤"是形容中焦消化饮食的情况，指脾胃的消化转输作用。中焦胃主消化饮食，吸收精微，蒸化津液，使营养物质通过肺脉的输布以化生营气。除此之外"中焦如沤"指的是脾胃、肝胆等脏腑消化饮食物的作用。"下焦如渎"指的是小肠、大肠、肾和膀胱排泄糟粕的作用。

26.【参考答案】C

【解析】胆主决断，指胆具有判断事物、做出决定的作用。胆的这一作用对于防御和消除某些精神刺激的不良影响，以维持精气血津液的正常运行和代谢，确保脏腑之间的协调关系，有着极为重要的意义。所以《素问·灵兰秘典论》说："胆者，中正之官，决断出焉。"故选A。另外胆汁清静，称为"精汁"，故《灵枢·本输》称胆为"中精之腑"，亦有将其称之为"中清之腑"。

27.【参考答案】A

【解析】大肠主津，指大肠接受食物残渣，吸收津液，使之形成粪便，即所谓燥化作用。大肠吸收食物残渣中的津液，由脾气转输全身，部分津液经三焦下渗于膀胱，成为尿液生成之源。由于大肠参与体内的津液代谢，故说"大肠主津"。

【押题点】六腑的生理功能与特性

六腑	胆	胃	小肠	大肠	膀胱	三焦
职能	中正之官，决断出焉 中精之府 奇恒之腑	"太仓" "水谷之海" 脾胃：仓廪之官，五味出焉	受盛之官，化物出焉	传导之官，变化出焉	州都之官，津液藏焉，气化则能出矣	决渎之官，水道出焉 "孤府"
生理功能	①贮藏和排泄胆汁。 ②主决断	①胃主受纳水谷。 ②主腐熟水谷	①受盛化物。 ②泌别清浊。 （"利小便所以实大便"） ③小肠主液	①传化糟粕。 ②大肠主津	①汇聚水液。 ②贮尿和排尿	①通行诸气（三焦者，原气之别使也） ②运行水液
生理特性	——	①胃气下降。 ②喜润恶燥	——	——	——	上焦如雾，中焦如沤，下焦如渎

28.【参考答案】D

【解析】五神脏：肝、心、脾、肺、肾，对应魂、神、意、魄、志（浑身一破纸）。

29.【参考答案】A

【解析】《素问·上古天真论》说：女子七岁，肾气盛，齿更发长；二七而天癸至，任脉通，太冲脉盛，月事以时下，故有子；三七，肾气平均，故真牙生而长极；四七，筋骨坚，发长极，身体盛壮；五七，阳明脉衰，面始焦，发始堕；六七，三阳脉衰于上，面皆焦，发始白；七七，任脉虚，太冲脉衰少，天癸竭，地道不通，故形坏而无子也。丈夫八岁，肾气实，发长齿更；二八，肾气盛，天癸至，精气溢泻，阴阳和，故能有子；三八，肾气平均，筋骨劲强，故真牙生而长极；四八，筋骨隆盛，肌肉满壮；五八，肾气衰，发堕齿槁；六八，阳气衰竭于上，面焦，发鬓颁白；七八，肝气衰，筋不能动，天癸竭，精少，肾脏衰，形体皆极；八八，则齿发去。速记：一来齿发长，二来天癸至，三来真牙生，四来筋骨盛，五来发始堕，六来阳气衰，七来天癸竭，八来齿发去。

30.【参考答案】A

【解析】女子胞与冲、任、督、带及十二经脉，均有密切关系。其中与冲脉和任脉联系最紧密。冲、任二脉，同起于胞中。冲脉与肾经并行且与阳明脉相通，能调节十二经气血，与女子月经排泄关系密切，有"冲为血海"之称。任脉与足三阴经相会，能调节全身阴经，为"阴脉之海"。任脉又与胎儿孕育密切相关，故有"任主胞胎"之称。

31.【参考答案】A

【解析】人的感官位于头部，与脑相通，依赖脑髓的充养才能发挥感觉运动功能。

【押题点】奇恒之腑押题点

	脑	女子胞
职能	元神之府；脑为髓海	——
生理功能	①主宰生命活动。 ②主司感觉运动。 ③主司精神活动	①主持月经。 ②孕育胎儿
与五脏精气的关系	五神脏：肝藏魂、心藏神、脾藏意、肺藏魄、肾藏志。 生理病理统归于心而分属于五脏	①与天癸的关系。 ②与冲、任、督、带及十二经脉，均有密切关系。其中与冲脉和任脉联系最紧密。冲为血海，任主胞胎。 ③与心、肝、脾、肾的关系尤为密切

32.【参考答案】C

【解析】脾胃是血液生化之源；肺吸入的清气与脾胃化生的营气和津液结合，灌注心脉，在心气的作用下化赤为血；肾藏精，精生髓，精髓是化生血液的基本物质之一。且肾精充足肾气充沛，可促进脾胃运化功能，助生血液。故选 C。肝主藏血，与血的生成无关。

【押题点】血的押题点

血的生成	①水谷之精化血；②肾精化血
与血液生成相关脏腑 （五脏中无肝）	①脾胃：脾胃是气血的化生之源。 ②心肺：脾胃运化水谷精微所化生的营气和津液，与肺吸入的清气相结合，贯注心脉，在心气的作用下变化而成为红色血液。 ③肾：精和血之间还存在着相互资生和转化的关系，有"精血同源"之说
与血液运行相关脏腑 （五脏中无肾）	心主血脉。 肝主疏泄、肝藏血。 脾主统血。 肺朝百脉
血的功能	濡养作用、化神作用

33.【参考答案】C

【解析】营气源于脾胃运化的水谷精微，由其中的精华部分所化生，并进入脉中而运行，荣养于全身。故选 C。除此之外：①元气来源于先天，即在胚胎形成之时，禀受于父母的肾中精气，是元气的先天基础。而后又赖后天水谷之气的充养，以保持元气的充足。②宗气是由肺吸入的自然界清气和由脾吸收转输而来的水谷精气在胸中相结合而生成。③卫气亦源于脾胃运化的水谷精微，其中慓悍滑利的部分化生为卫气。

34.【参考答案】B

【解析】元气由肾精化生，根于命门，通过三焦流于全身。"三焦者，原气之别使也，主通行三气，经历于五脏六腑。"故选 B。

【押题点】部位三焦的总体生理功能：①通行诸气，即部位三焦是一身之气上下运行的通道。肾精化生的元气，自下而上运行至胸中，布散于全身；胸中气海的宗气，自上而下达于脐下，以资先天元气。②运行津液，即部位三焦是全身津液上下输布运行的通道。

35.【参考答案】E

【解析】气的固摄作用表现为：①统摄血液，使其在脉中正常运行，防止其逸出脉外。②固摄汗液、尿液、唾液、胃液、肠液，控制其分泌量、排泄量，使之有度而规律地排泄，防止其过多排出及无故流失。③固摄精液，防止其妄泄。

【押题点】

气的功能	推动与调控作用：推动/抑制人体的生长发育，生理机能以及精神活动。 温煦作用：维持体温恒定。 防御作用：防御外邪入侵，祛除体内病邪。 固摄作用：统摄血液，固摄精液、汗液、尿液等规律排泄。 中介作用：针灸、按摩的作用原理

36.【参考答案】B
【解析】元气的生理功能主要有两个方面：一是推动和调节人体的生长发育和生殖；二是推动和调控各脏腑、经络、形体、官窍的生理活动。元气能推动人体的生长发育。机体生、长、壮、老、已的自然规律与元气的盛衰密切相关。

37.【参考答案】D
【解析】宗气是由水谷精微和自然界的清气所生成的。饮食物经过脾胃的受纳、腐熟，化生为水谷精气，水谷精气赖脾之升清而转输于肺，与由肺从自然界吸入的清气相互结合而化生为宗气。肺和脾胃在宗气的形成过程中起着重要的作用。因此，肺的呼吸功能和脾胃之运化功能正常与否，直接影响着宗气的盛衰。
【押题点】

宗气	生成及分布：积聚于胸中（气海/膻中）。水谷之气和自然界的清气化生。 生理功能：上走息道以行呼吸；贯心脉以行气血；下蓄丹田以资先天

38.【参考答案】C
【解析】①宗气聚于胸中，上走息道行呼吸，下走气街。②营气行于脉中，与血同行，环周不休。③卫气循皮肤之中，分肉之间，熏于肓膜，散于胸腹。行于脉外，布散全身。④元气通过三焦，流行全身。
【押题点】

营气	生成及分布：营气由水谷精微中的精华部分化生，运行于脉内（营血、营阴）。 生理功能：化生血液；营养全身

39.【参考答案】E
【解析】气化指的是气的运动所产生的变化，即体内精气血精液等物质各自的新陈代谢及相互转化。
【押题点】

气的运动 与气化	气的运动，称作"气机"。气的运动形式：升、降、出、入。 气的运动产生的变化称为气化
	气机失调的几种形式： 受阻较甚，局部阻滞不通，称作"气滞"。 气的上升太过或下降不及，称作"气逆"；气的上升不及或下降太过，称作"气陷"。 气的外出太过而不能内守，称作"气脱"；气不能外达而郁结闭塞于内，称作"气闭"

40.【参考答案】E
【解析】血和津液都由饮食水谷精微所化生，都具有滋润濡养作用，二者之间可以相互资生，相互转化，这种关系称为"津血同源"。由于汗由津液化生，故又有"血汗同源"之说，《灵枢·营卫生会》有"夺血者无汗，夺汗者无血"之论。
【押题点】气、血、津液之间的关系

气与津液	气对津液	①气能生津：津液不足时，滋阴药＋补气药。 ②气能行津：水液停滞时，利水药＋行气药。 ③气能摄津：气虚津液流失时，补气药＋固津药
	津液对气	①津能生气；②津能载气：大汗、大吐、大泻等津液大量丢失时，"气随津脱"
气与血	气为血之帅	①气能生血：血虚时，补血药＋补气药。 ②气能行血：血瘀时，活血药＋行气药。 ③气能摄血：气虚出血时，补气药＋止血药
	血为气之母	①血能养气；②血能载气：大出血患者，"气随血脱"
精、气、神	精是生命产生的本原，气是生命维系的动力，神是生命活动的体现及主宰。精气神为人身之"三宝"	
	三者之间的关系：①气能化精、摄精；②精能化气；③精与气化神；④神驭精气	

41.【参考答案】E
【解析】神是人体生命活动的主宰及其外在总体表现的统称。其作用包括调节精气血津液的代谢；调节脏腑的生理功能；

主宰人体的生命活动。

【押题点】神的押题点

生成	①精气血津液是化神、养神的物质基础。 ②脏腑精气对自然环境与社会环境的各种刺激做出应答，便产生了意识、思维、情感等精神活动
分类	五神：即神、魂、魄、意、志。 七情：喜、怒、忧、思、悲、恐、惊；五志：怒、喜、思、悲、恐。 思维：意→志→思→虑→智
作用	（1）调节精气血津液的代谢。 （2）调节脏腑的生理功能。 （3）主宰人体的生命活动

42. 【参考答案】E

【解析】人体之精的功能包括繁衍生命，濡养、化血、化气及化神、抗邪作用。

【押题点】精的押题点

概念	精是人体生命的本原，是构成人体和维持人体生命活动的最基本物质。 狭义之精：生殖之精，是精的本始含义。 广义之精：指一切构成人体和维持人体生命活动的液态精华物质
生成	先天之精禀受于父母，是构成生命的原始物质，主要秘藏于肾。 后天之精来源于水谷，又称"水谷之精"，由脾胃化生。 人体之精血可以相互化生
功能	①繁衍生命；②濡养作用；③化血作用；④化气作用；⑤化神作用；⑥抗邪作用
分类	先天之精与后天之精、生殖之精、脏腑之精

43. 【参考答案】E

【解析】质地较浓稠，流动性较小，灌注于骨节、脏腑、脑、髓等，起濡养作用的，称为液。

【押题点】津液押题点

概念	津：质地清稀为阳，流动性较大，分布于皮肤、肌肉和孔窍，并能渗入血脉之内，起着滋润作用。 液：质地浓稠属阴，流动性较小，灌注于关节、脏腑、脑髓，起着濡养作用
生成输布 与排泄	生成：脾胃的运化；小肠泌别清浊；大肠主津。 输布：①脾气转输布散津液；②肺气宣降以行水；③肾气蒸腾气化水液；④肝气疏泄促水行；⑤三焦决渎利水道。 排泄：尿液和汗液（主要）；呼气和粪便
功能	①滋润濡养全身；②充养血脉，"津血同源"；③维持人体体温相对恒定

44. 【参考答案】D

【解析】心之华在面。心血、心气的盛衰，可从面部的色泽表现出来。由于全身血气皆上注于面，故心的精气盛衰及其生理机能正常与否，可以显露于面部的色泽变化。

45. 【参考答案】A

【解析】脾的生理特性：①脾气上升：脾主升清；升举内脏；②脾喜燥而恶湿。

【押题点】上、下的生理特性总结

心气下降；肾气上升。

肺气宣降（宣发/肃降）；肝主升发。

胃气下降；脾气上升（脾主升清、升举内脏）。

46. 【参考答案】A

【解析】体质因素决定疾病的传变。

一是通过影响正气强弱而决定疾病的传变：体质强者，正气亦强，不易发生传变；体质弱者，正气亦弱，易于发生传变。

二是通过决定病邪的从化而影响传变：体质为阳盛阴虚者，感邪易从阳化热；体质为阴盛阳虚者，感邪多从阴化寒。

47. 【参考答案】B

【解析】卫气的生理功能：防御外邪、温阳全身、调控腠理。

48. 【参考答案】C

【解析】中医学将生理功能特点的不同作为区分脏与腑的主要依据。

49.【参考答案】C

【解析】从化，即病情随体质而变化。由于体质的特殊性，不同的体质类型有其潜在的、相对稳定的倾向性，可称之为"质势"。人体遭受致病因素的作用时，即在体内产生相应的病理变化，而且不同的致病因素具有不同的病变特点，这种病理演变趋势称之为"病势"。病势与质势结合就会使病变性质发生不同的变化。这种病势依附于质势，从体质而发生的转化，称之为"质化"，亦即从化。

【押题点】体质的应用

应用	体质与病因病机： ①体质决定个体对某些病因的易感性。 ②体质决定病变的从化（从化，即病情随体质而变化，也称"质化"）和传变。 体质与诊治： ①指导辨证：体质是辨证的基础，体质决定疾病的证的类型。 ②指导治疗：区别体质特征而治；根据体质特征注意针药宜忌；兼顾体质特征重视善后调理

50.【参考答案】C

【解析】脏腑经络的盛衰偏倾决定体质的差异。脏腑是构成人体，维持正常生命活动的中心，人体的各项生理活动均离不开脏腑，所以，个体体质的差异必然以脏腑为中心，反映出构成身体诸要素的某些或全部的素质特征。

【押题点】

生理学基础 （助理不考）	脏腑经络的盛衰偏倾决定体质的差异。 精气血津液是决定体质特征的重要物质基础，其中精的多少优劣是体质差异的根本
	影响体质的因素： ①先天禀赋；②年龄因素；③性别差异；④饮食因素；⑤劳逸所伤；⑥情志因素；⑦地理因素；⑧疾病针药及其他影响

51.【参考答案】E

【解析】体质由形态结构、生理机能和心理状态三个方面的差异性构成。

52.【参考答案】C

【解析】体质的特点包括：先天遗传性、差异多样性、形神一体性、群类趋同性、相对稳定性、动态可变性、连续可测性和后天可调性。

【押题点】体质的概念及特点

概念及构成	体质是指人体生命过程中，在先天禀赋和后天获得的基础上所形成的形态结构、生理机能和心理状态方面综合的、相对稳定的固有特质
特点	①先天遗传性：是决定体质形成和发展的基础。 ②差异多样性。 ③形神一体性。 ④群类趋同性。 ⑤相对稳定性：先天禀赋决定着个体体质的相对稳定性和个体体质的特异性。 ⑥动态可变性：后天各种环境因素又使得体质具有可变性。 ⑦连续可测性。 ⑧后天可调性

53.【参考答案】B

【解析】六淫致病与生活、工作的区域环境密切相关，体现六淫致病地域性的特点。六淫的共同致病特点包括外感性、季节性、地域性、相兼性。

54.【参考答案】C

【解析】风性主动：风邪致病具有动摇不定的特征。如风邪伤人，常见颜面肌肉抽掣、眩晕、震颤、抽搐、颈项强直、角弓反张、两目上视等。

【押题点】风邪致病的特点

风邪	（1）风性轻扬开泄，易袭阳位：风邪伤人出现汗出，风邪易伤及人体的上部和肌表。 （2）风性善行而数变：行痹，风疹。 （3）风性主动：风邪伤人见颜面肌肉抽掣、眩晕、震颤、抽搐、颈项强直、角弓反张等。 （4）风为百病之长：一指风邪常兼他邪而伤人致病；二指风邪伤人致病最多

55.【参考答案】C

【解析】寒性凝滞：寒邪是最易导致疼痛的外邪，如痛痹，脘腹冷痛等。

【押题点】寒邪致病的特点

寒邪	（1）寒为阴邪，易伤阳气：寒邪可伤及卫阳、损及脾阳或直中少阴。 （2）寒性凝滞：寒邪是最易导致疼痛的外邪，如痛痹，脘腹冷痛等。 （3）寒性收引：寒邪伤人，可见无汗、头身疼痛、脉紧等

56.【参考答案】E

【解析】火邪的致病特点：①火热为阳邪，其性燔灼趋上；②火热易扰心神；③火热易伤津耗气；④火热易生风动血；⑤火邪易致疮痈。

【押题点】火邪、燥邪致病的特点

火邪	（1）火热为阳邪，其性燔灼趋上：火热致病，发为实热性病证，多侵袭人体上部。 （2）火热易扰心神：轻者出现心烦失眠，重者出现狂躁不安、神昏谵语等症。 （3）火热易伤津耗气。 （4）火热易生风动血："生风"可见高热神昏、四肢抽搐、两目上视、角弓反张；"动血"引起各种血证。 （5）火邪易致疮痈
燥邪	（1）燥性干涩，易伤津液。 （2）燥易伤肺

57.【参考答案】E

【解析】疠气的致病特点包括：①发病急骤，病情危笃；②传染性强，易于流行；③一气一病，症状相似。故选E。

58.【参考答案】C

【解析】思虑过度，或所思不遂，最易妨碍脾气运化，致使脾胃之气结滞，脾气不能升清，胃气不能降浊，因而出现不思饮食、脘腹胀闷、头目眩晕等症。《素问·举痛论》曰："思则气结。"

【押题点】七情内伤概念及致病特点

概念	喜、怒、忧、思、悲、恐、惊七种情志变化引发和诱发疾病的情志活动
致病特点	（1）伤及内脏："怒伤肝""喜伤心""思伤脾""忧伤肺""恐伤肾"（数情交织，易伤心肝脾）。 （2）影响脏腑气机：怒则气上、喜则气缓、悲则气消、恐则气下、惊则气乱、思则气结。 （3）多发为情志病。 （4）影响病情变化

59.【参考答案】B

【解析】心主神志，七情皆从心而发，故七情内伤均可作用于心神，导致心神不宁，甚至精神失常。七情发于心而应于五脏。无论何种情志致病，均可影响心神和损伤相应的脏腑。

60.【参考答案】C

【解析】痰饮致病，随气上逆，易于蒙蔽清窍，扰乱心神，致使心神活动失常，出现头晕目眩、精神不振等；或者痰浊上犯，与风、火相合，尤易扰乱神明，出现神昏谵妄，甚或引起癫、狂、痫等疾病。

【押题点】痰饮致病特点

形成	痰饮的形成，多与肺、脾、肾、肝及三焦的功能失常密切相关
致病特点	（1）阻滞气血运行。 （2）影响水液代谢。 （3）易于蒙蔽心神。 （4）致病广泛，变幻多端

61.【参考答案】C

【解析】因瘀血阻滞，损伤血络，血逸脉外而见出血色紫暗，或夹有瘀血块。

【押题点】瘀血

概念	瘀血是指体内因血行滞缓或血液停积而形成的病理产物。 血瘀是指血液运行不畅的病理状态，属于病机学概念；瘀血是指病理产物，属于病因学概念

续表

形成	①血出致瘀：由于内外伤、气虚失摄或血热妄行等原因造成血离经脉，积存于体内而形成瘀血。 ②血行不畅致瘀：因虚、气滞、血寒、血热等原因使血行不畅而凝滞
致病特点	①阻滞气机："血瘀则气滞"，气滞又可加重血瘀。 ②影响血脉运行。 ③影响新血生成："瘀血不去，新血不生。" ④病位固定，病证繁多
瘀血致病的症状特点	①疼痛：多为刺痛，痛处固定不移，拒按，夜间尤甚。 ②肿块：瘀血积于皮下或体内则可见肿块，肿块部位固定。 ③出血：出血色紫暗，夹有血块。 ④色紫暗：一是面色紫暗，口唇、爪甲青紫等；二是舌质紫暗，或舌有瘀斑、瘀点等。 ⑤可出现肌肤甲错，脉涩或脉结代等

62.【参考答案】D

【解析】多食咸，则脉凝泣而变色；多食苦，则皮槁而毛拔；多食辛，则筋急而爪枯；多食酸，则肉胝而唇揭；多食甘，则骨痛而发落。

【押题点】饮食失宜

饮食不节	饥饱失常或饮食规律失常。过饥则营养不良；过饱则损伤肠胃
饮食不洁	进食不洁净的食物，导致疾病的发生
饮食偏嗜	《素问·五脏生成》说： "多食咸，则脉凝泣而变色；多食苦，则皮槁而毛拔；多食辛，则筋急而爪枯；多食酸，则肉胝胎而唇揭；多食甘，则骨痛而发落。" "味过于酸，肝气以津，脾气乃绝；味过于咸，大骨气劳，短肌，心气抑；味过于甘，心气喘满，色黑，肾气不衡；味过于苦，脾气不濡，胃气乃厚；味过于辛，筋脉沮弛，精神乃央"

63.【参考答案】B

【解析】不同的体质：①决定发病倾向，如体质虚弱，则易感邪发病，且发病后易形成虚实夹杂证。②决定对某种病邪的易感性，如阳虚之体，每易感受寒邪；阴虚之质，每易感受热邪等。③决定某些疾病发生的证候类型，如感湿邪，阳盛之体易热化形成温热病变；阳虚者则易寒化为寒湿病变等。

64.【参考答案】B

【解析】感邪即发，又称为卒发、顿发。即感邪后立即发病。多见于：①新感外邪较盛。如感受风寒、风热、温热、暑热、温毒邪气，邪气较盛时，多感邪即发。②情志剧变。剧烈的情绪变化，如暴怒、过度悲伤均可致气机逆乱，气血失调，脏腑功能障碍而顷刻发病。③毒物所伤。误服有毒食品，药物中毒、吸入有毒的秽浊之气，可使人中毒而迅速发病。④外伤。无论何种外伤，伤人后立即发病。⑤感受疠气。由于其性毒烈，致病力强，来势凶猛，感邪后多呈暴发。

65.【参考答案】A

【解析】徐发，又称为缓发，即指感邪后缓慢发病。徐发与致病因素的种类、性质，以及体质因素等密切相关。

【押题点】发病类型

感邪即发	感邪后立即发病
徐发	又称缓发，指感邪后缓慢发病。多见于内伤邪气致病，或外感湿邪
伏而后发	感受邪气后，病邪潜伏一段时间，或在诱因作用下，过时而发病。多见于"伏气温病"以及破伤风、狂犬病等
继发	指在原发疾病的基础上，继而发生新的疾病。如肝阳上亢所致的中风，小儿食积而致的疳积等
合病	指外感病初起时两经同时受邪而发病。如太阳与少阳合病，太阳与阳明合病等，首见于《伤寒论》。（并病：一经病未愈，另一经又起，发病有先后次序）
复发	疾病初愈或在慢性疾病的缓解阶段，在诱因作用下引起疾病的再发或反复发作的一种发病形式

66.【参考答案】C

【解析】邪气是发病的重要条件。

【押题点】发病的机理

概念	正气：人体内具有抗病、祛邪、调节、修复等作用的一类细微物质
	邪气：各种致病因素，包括六淫、疫疠邪气、七情内伤、劳逸损伤及各种病理产物
发病的基本原理	正气不足是发病的基础：正气在发病中起主导作用
	邪气是发病的重要条件
邪正相搏与发病	①邪气伤人，若正胜邪退则不发病；②若邪胜正负则发病

67.【参考答案】E

【解析】继发，是指在原发疾病基础上，继发新的疾病。其特点是新的疾病与原发病的病理上有密切联系。

68.【参考答案】B

【解析】①正胜邪退：疾病好转和痊愈；②邪去正虚：多见于重病恢复期，其最终的转归一般仍是趋向好转，痊愈；③邪胜正衰：疾病趋于恶化、危重，甚至向死亡；④邪正相持：病势处于迁延状态；⑤正虚邪恋：多见于多种疾病由急性转为慢性，或慢性病久治不愈，或遗留后遗症。

【押题点】邪正虚衰病机及变化

虚实基本病机	邪气盛则实，精气夺则虚。实，指以邪气亢盛为主，而正气未衰；虚，指以正气虚损为主，而邪气已退或不明显
虚实变化	①虚实夹杂：虚中夹实——以正虚为主，又兼实邪为患。如脾虚湿滞病变。 实中夹虚——以邪实为主，又兼有正气虚损。如外感热病中，热邪耗伤津液。 ②虚实真假：真实假虚——病机本质为"实"，"虚"为假象。又称"大实有羸状"。如因瘀血内阻而出现的妇女崩漏下血。 真虚假实——病机本质为"虚"，"实"为假象。又称"至虚有盛候"。如脾气虚弱，运化无力之食少脘腹胀满

69.【参考答案】C

【解析】阴阳转化：①由阳转阴：疾病的性质由热转化为寒，即"重阳必阴"；②由阴转阳：疾病的性质则由寒转化为热，即"重阴必阳"。

【押题点】阴阳相互转化

阴阳转化	由阳转阴：①由热转寒：热毒极重，耗伤元气出现阳气暴脱。 ②由实转虚：急性肝炎脾胃湿热迁延成慢性肝炎脾虚不运。 ③由表入里：脑炎初期恶寒发热，失治后出现神昏、惊厥。 由阴转阳：①由寒转热：寒饮中阻，从阳化热。 ②由虚转实：慢性肝炎脾虚不运发展至肝硬化气滞血瘀水停之腹水。 ③由里出表：麻疹患儿，皮疹出透

70.【参考答案】E

【解析】阳气不足可发于五脏六腑，如心阳、脾阳和肾阳等，皆可出现虚衰病变，但一般以肾阳虚衰最为重要。肾阳为人身诸阳之本，所以肾阳虚衰在阳气偏衰的病机中占有极其重要的地位。

【押题点】阴阳偏盛、偏衰

阴阳偏盛 "邪气盛则实"	阳偏盛：实热证（必然会耗阴，导致阴不足）——"阳盛则阴病"。
	阴偏盛：实寒证（必然会损阳，导致阳气虚损）——"阴盛则阳病"
阴阳偏衰 "精气夺则虚"	阳偏衰：即阳虚，表现为阳气不足，阳不制阴，阴气相对偏亢的虚寒证。
	阴偏衰：即阴虚，表现为阴气不足，阴不制阳，阳气相对偏盛的虚热证

71.【参考答案】C

【解析】阴损及阳，是阴液亏虚，累及阳气，使阳气生化不足，或无所依附而耗散，从而在阴虚的基础上又导致了阳虚，形成以阴虚为主的阴阳两虚的病理变化。病机上首先是阴虚，在阴虚的基础上导致阳虚；从主次上讲，是以阴虚为主。

【押题点】阴阳互损

阴阳互损	阴损及阳：以阴虚为主的阴阳两虚。 阳损及阴，以阳虚为主的阴阳两虚

72.【参考答案】E

【解析】阴盛格阳是指阴气偏盛至极，壅闭于里，寒盛于内，逼迫阳气浮越于外的一种病理变化，称为真寒假热证。
【押题点】阴阳格拒

阴阳格拒	阴盛格阳：阴气偏盛至极，壅闭于里，寒盛于内，逼迫阳气浮越于外。 临床表现为在一派寒象的基础上出现面红、烦热、口渴、脉大等假热之象，又称真寒假热证。 阳盛格阴：阳气偏盛至极，深伏于里，热盛于内，格阴于外。 临床表现为在一派热象的基础上出现四肢厥冷、脉象沉伏等假寒之象，又称真热假寒证

73.【参考答案】A
【解析】"大实有羸状"即真实假虚证，是指病机的本质为"实"，但表现出某些"虚"的临床假象。一般是由于邪气亢盛，结聚体内，阻滞经络，气血不能外达所致。如因瘀血内阻而出现的妇女崩漏下血，热结肠胃而见泻下稀水臭秽的"热结旁流"等。

74.【参考答案】E
【解析】生长、发育迟缓、生殖机能障碍以及早衰为肾之精气亏虚的表现。A选项气血两虚主要表现为面色萎黄，少气懒言，神疲乏力，心悸失眠，皮肤干燥，肢体麻木等；B选项精血不足主要表现为面色无华，眩晕耳鸣，毛发稀疏，腰膝酸软，男子不育，女子经少、不孕等。
【押题点】血、精的失调

血的失常	血虚	血液亏少，濡养功能减退。血虚以心、肝两脏多见
	血运失常	血行迟缓，导致血瘀；血行逆乱导致出血
精的失常	精虚	先天禀赋不足或后天脾胃虚弱而致的肾精或水谷精微不足
	施泄失常	失精：指男子生殖之精排泄过度，导致肾精和水谷之精大量丢失。 精瘀：是指男子精滞精道，排精障碍

75.【参考答案】E
【解析】津伤化燥，又称"内燥"，是指津液不足，各组织器官失其濡润而出现干燥枯涩的病理状态。内燥病变可发生于各脏腑组织，但以肺、胃及大肠为多见。常见肌肤干燥不泽，起皮脱屑，甚则皲裂，口燥咽干，舌上无津，大便燥结，小便短赤等症。如以肺燥为主，还兼见干咳无痰，甚则咯血；以胃燥为主时，可见食少、舌光红无苔；若系肠燥，则兼见便秘等症。

76.【参考答案】D
【解析】寒从中生，又称"内寒"，是指机体阳气虚衰，温煦气化功能减退，阳不制阴而虚寒内生的病理状态。内寒的病机多见于心脾肾。
【押题点】内生五邪

风气内动	体内阳气亢逆变动而出现动摇、眩晕、抽搐、震颤的症状。 ①热极生风（实）：高热痉厥、抽搐、鼻翼扇动、目睛上吊、神昏谵语。 ②肝阳化风（虚）：筋惕肉𥆧、肢麻震颤、眩晕欲仆。 ③阴虚风动（虚）：筋挛肉𥆧、手足蠕动。 ④血虚生风（虚）：肢体麻木不仁，筋肉跳动，甚则手足拘挛不伸
寒从中生	机体阳气虚衰，温煦气化功能减退，虚寒内生，或阴寒之邪弥漫的病理状态。 多见于心脾肾阳气虚衰，临床特点为：面色苍白，畏寒喜热，四肢不温，舌质淡胖，苔白滑润，脉沉迟弱或筋脉拘挛，肢节痹痛（冷、白、静、稀、润）
湿浊内生	指体内水液输布排泄障碍而致湿浊停滞的病理状态。 脾气的运化失职是湿浊内生的关键，肾阳虚亦易导致湿浊内生
津伤化燥	又称"内燥"，指机体津液不足，久病耗伤阴津。 内燥以肺、胃及大肠多见
火热内生	（1）实火：①阳气过盛化火的"壮火"，又称为"气有余便是火"。 ②外感六淫病邪，郁而从阳化火。 ③病理性代谢产物和食积、虫积等邪郁化火。 ④因情志刺激，气机郁结，气郁日久化火。 （2）虚火：阴气亏虚，不能制阳，阳气相对亢盛而阳亢化热化火，虚热虚火内生

77.【参考答案】D

【解析】临床上常见的多为肺气上逆，多因感受外邪或痰浊阻肺所致，使肺气失于宣发肃降，上逆而致咳嗽、喘息；胃气上逆，多因寒饮、痰浊、食积停滞于胃，阻碍气机所致，胃气上逆，则见呃逆、嗳气、恶心、呕吐等症；肝气上逆多因郁怒伤肝，肝气升发太过，气火上逆则见头痛、眩晕、昏厥，血随气逆而上涌，可导致呕血。肺主气，胃气宜降，肝主疏泄，调畅气机，因此气逆多见肺、胃、肝脏。

78.【参考答案】E

【解析】气机失调，即气的升降出入运动失常，包括气滞、气逆、气陷、气闭、气脱等病理变化。

【押题点】气的失常

气的失常	气虚	一身之气不足及其功能低下
	气机失调	气的升降出入失常 气滞：气的流通不畅，郁滞不通。脏腑气滞以肺、肝、脾胃多见。 气逆：气升之太过，或降之不及，以致气逆于上。气逆多见于肺、肝、胃等脏腑。 气陷：气的上升不足或下降太过，以气虚升举无力而下陷。"脾气下陷"。 气闭：气机闭阻，外出严重障碍，以致清窍闭塞，出现昏厥。 气脱：气不内守，大量向外亡失，以致功能突然衰竭

79.【参考答案】C

【解析】气血有相互依存的关系，产后大出血，则气无所附，而随之外脱，气脱阳亡，不能温固肌表，则冷汗淋漓，神随气散，神无所主，则为晕厥。

【押题点】精、气、血关系失调

精、气、血关系失调	精与气血：精气两虚；精血不足；气滞精瘀和血瘀精阻
	气与血：气滞血瘀；气虚血瘀；气不摄血；气随血脱；气血两虚

80.【参考答案】C

【解析】津亏血瘀是指津液耗损导致血行瘀滞不畅的病理变化。津液充足是保持血脉充盈，血行通畅的重要条件。若因高热、烧伤，或吐泻、大汗出等因素，致使血中津液大量亏耗，则血液循行滞涩不畅，从而发生血瘀之病变。

【押题点】津液代谢失常

代谢失常	津液不足：一是热邪伤津，二是耗失过多，三是生成不足。 津液输布、排泄障碍：导致痰饮水湿形成，其与肺、脾、肾、肝和三焦等脏腑的生理机能相关
津液与气血关系失调	①水停气阻：津液代谢障碍，水湿痰饮停留导致气机阻滞。 ②气随津脱：津液大量丢失，气失其依附而出现暴脱亡失。 ③津枯血燥：津液亏损，导致血燥虚热内生或血燥生风。 ④津亏血瘀：津液耗损导致血行瘀滞不畅。 ⑤血瘀水停：血瘀则津液不行，从而导致津停为水湿痰饮

81.【参考答案】B

【解析】"内生五邪"，指在疾病过程中，机体自身由于脏腑功能异常而导致化风、化火、化寒、化燥、化湿的病理变化。包括风气内动、寒从中生、湿浊内生、津伤化燥、火热内生，故选B寒邪直中，此为外感六淫。

82.【参考答案】E

【解析】六经由表入里传变，基本形式是由阳入阴，顺次由太阳至阳明、少阳，而后太阴、少阴，最终至厥阴。

【押题点】疾病传变押题点

疾病传变形式	外感病传变	六经传变	由阳入阴：太阳－阳明－少阳－太阴－少阴－厥阴 直中三阴：正虚邪盛，病邪不经三阳直接侵犯阴经
		三焦传变	循上中下三焦进行传变
		卫气营血传变	从卫分、气分再到营分、血分
	内伤病传变	脏腑传变	
病性转化	寒热转化		由寒化热：①实寒转为实热；②虚寒转为虚热，即"阳损及阴"。 由热转寒：①实热转为虚寒，即"壮火食气"；②实热转为实寒；③虚热转为虚寒，即"阴损及阳"
	虚实转化		由实转虚，因虚致实

83.【参考答案】E

【解析】治未病，包括未病先防、既病防变、愈后防复三个方面。其中既病防变包括早期诊治和防止疾病的传变。先安未受邪之地属于防止疾病传变。其余四项属于未病先防。

【押题点】预防押题点

预防	传统称为"治未病"。
未病先防	（1）养生以增强正气：①顺应自然；②养性调神；③护肾保精；④形体锻炼；⑤调理饮食；⑥针推、药物调养。 （2）防止病邪侵害：①避其邪气，"虚邪贼风，避之有时"。②药物预防以防止病邪伤害
既病防变	（1）早期诊治。 （2）防止疾病的传变：①阻截病传途径；②先安未受邪之地
愈后防复	疾病初愈、缓解或痊愈时，要预防疾病复发及病情反复

84.【参考答案】A

【解析】急则治标，适于病情严重，在疾病过程中又出现某些急重症状的情况。这时则应当先治或急治。此时的危重症状已成为疾病矛盾的主要方面时，若不及时解决就要危及生命，或影响本病的治疗，故必须要采取紧急措施先治其标。如病因明确的剧痛，频繁呕吐，二便不通等，可分别采用缓急止痛、降逆止呕、通利二便等治标之法。

【押题点】治则——治标治本

治标与治本	（1）缓则治本：慢性病，如痨病肺肾阴虚之咳嗽。 （2）急则治标：用于病因明确的剧痛，频繁呕吐，二便不通，严重腹水，大出血患者。 （3）标本兼治：用于气虚感冒等

85.【参考答案】D

【解析】病变过程中标本错杂并重时，当标本兼治。如素体气虚，抗病力低下，反复感冒，如单补气则易留邪，只解表则易伤正，当标本兼顾，治宜益气解表等。

86.【参考答案】E

【解析】塞因塞用：是用补益的药物治疗具有闭塞不通症状的病证之法。适用于因虚而致闭塞不通的真虚假实证。如脾胃虚弱，气机升降失司所致的脘腹胀满等症，治疗时应采取补脾益胃的方法，恢复脾升胃降之职，气机升降正常，脘腹胀满自除。这种以补开塞之法，就是塞因塞用。

87.【参考答案】C

【解析】正治指采用与疾病的证候性质相反的方药以治疗的一种原则。适用于疾病的征象与其本质一致的病证。由于采用的方药与疾病证候性质相逆，如热证用寒药，故又称"逆治"。包括寒者热之、热者寒之、虚者补之、实者泻之。

88.【参考答案】B

【解析】反治指顺从病证的外在假象而治的一种治疗原则。适用于疾病的征象与其本质不相符的病证，即病有假者。由于采用的方药性质与病证假象性质相同，故又称为"从治"。究其实质，仍然是针对疾病本质而进行的治疗。包括：①热因热用，即以热治热；②寒因寒用，即以寒治寒；③塞因塞用，即以补开塞；④通因通用，即以通治通。

【押题点】治则——正治、反治

正治——逆治	逆其证候性质而治。适用于疾病征象与其本质一致的病证。 ①寒者热之；②热者寒之；③虚则补之；④实则泻之
反治——从治	顺从疾病的假象而治。适用于病有假象者。 ①热因热用：用于阴盛格阳的真寒假热证；②寒因寒用：用于阳盛格阴的真热假寒证； ③塞因塞用：用于"至虚有盛候"的真虚假实证；④通因通用：用于"大实有羸状"的真实假虚证

89.【参考答案】D

【解析】因时制宜是根据时令气候特点，考虑用药的治则。《素问·六元正纪大论》载："用寒远寒，用凉远凉，用温远温，用热远热，食宜同法。"

90.【参考答案】D

【解析】养生的方法主要包括：①适应自然，避其邪气；②调摄精神，内养真气；③饮食有节，谨和五味；④劳逸结合，不可过劳；⑤和于术数，适当调补。养生原则：①顺应自然；②形神兼养；③调养脾肾；④因人而异。

二、B型题

91~92.【参考答案】D B

【解析】阴阳学说的应用——确定治疗原则：

①阴阳偏盛——"实则泻之"，即损其有余。

阳偏盛——实热证——"热者寒之"。

阴偏盛——实寒证——"寒者热之"。

②阴阳偏衰——"虚则补之"，即补其不足。

阴偏衰——"阴虚则热"的虚热证，治疗当滋阴制阳——"阳病治阴"——壮水之主以制阳光，也可阳中求阴。

阳偏衰——"阳虚则寒"的虚寒证，治疗当扶阳抑阴——"阴病治阳"——益火之源以消阴翳，也可阴中求阳。

93～94. 【参考答案】E B

【解析】肾在液为唾，心在液为汗。

95～96. 【参考答案】D E

【解析】津液自胃肠经三焦下渗膀胱，三焦水道通畅，则津液源源不断渗入膀胱，成为尿液生成之源。《素问·灵兰秘典论》说："三焦者，决渎之官，水道出焉。""膀胱者，州都之官，津液藏焉。"

【押题点】"＊＊之官"总结：

心为君主之官；肺为相傅之官；肝为将军之官；胆为中正之官；肾者，作强之官；脾胃为仓廪之官；大肠为传导之官；小肠为受盛之官；三焦为决渎之官；膀胱为州都之官。

97～98. 【参考答案】E D

【解析】心居上焦属阳，属火，宜降；肾居下焦属阴，属水，宜升，升已而降，降已而升。心位居上，故心火须下降于肾，使肾水不寒；肾位居下，故肾水必须上济于心，使心火不亢。肾无心火之温煦则水寒，心无肾阴之滋润则火炽。心与肾之间的水火升降互济，维持了两脏之间生理功能的协调平衡。故选E。

肝主藏血，肾主藏精，精血同源，即是指肝肾之间的关系，亦同指"肝肾同源""乙癸同源"，故选D。

【押题点】五脏之间的关系

心与肺	血液运行和呼吸吐纳
心与脾	血液生成和运行
心与肝	行血与藏血以及精神调节
心与肾	心肾相交——水火既济、精神互用、君相安位
肺与脾	气的生成、水液代谢
肺与肝	气机升降
肺与肾	水液代谢、呼吸运动、阴阳互资
肝与脾	疏泄与运化；藏血与统血
肝与肾	精血同源（肝肾同源/乙癸同源）、藏泄互用、阴阳互资互制
脾与肾	先天与后天的互促互助、水液代谢

99～100. 【参考答案】C A

【解析】胆附于肝，有经脉互为属络构成表里关系。肝与胆的关系，主要表现在同司疏泄，共主勇怯等方面。

脾主运化，胃主受纳，受纳与运化相辅相成。二者一纳一运，紧密配合，完成饮食物的消化吸收。

【押题点】脏与腑的关系

脏腑属性	五脏属阴，六腑属阳；五脏为里，六腑为表
脏腑关系	①经脉属络；②生理配合；③病理相关
心与小肠	心属火，主血——小肠泌别清浊；心火亢——小肠热
肺与大肠	肺气肃降——大肠传导；肺失肃降——大肠传导不利
脾与胃	纳运相成、升降相因、燥湿相济
肝与胆	共司疏泄（肝气疏泄——胆汁排泄）、共主勇怯
肾与膀胱	肾的气化——膀胱开合

101～102. 【参考答案】A B

【解析】元气的生理功能主要有两个方面：一是推动和调节人体的生长发育和生殖功能；二是推动和调控各脏腑、经络、形体、官窍的生理活动。

宗气的生理功能主要体现在三个方面：①走息道以行呼吸；②贯心脉以行血；③下蓄丹田以资先天。即语言、声音、呼吸的强弱，气血的运行，肢体的寒温和活动能力，视听的感觉能力，心搏的强弱及其节律等，皆与宗气的盛衰有关。

103～104.【参考答案】B E

【解析】上午——夏天（太阳）——阳中之阳；下午——秋天（少阴）——阳中之阴。

前半夜——冬天（太阴）——阴中之阴；后半夜——春天（少阳）——阴中之阳。

105～106.【参考答案】B D

【解析】根据五行生克规律调和脏腑：

（1）补母泻子

滋水涵木法（滋肾养肝）——肾阴亏虚，而致肝阴不足肝阳偏亢。

金水相生法（补肺滋肾）——肺肾阴虚。

培土生金法（补脾益肺）——肺脾气虚。

益火补土法（温肾阳以补脾阳）——脾肾阳虚。

（2）抑强扶弱

抑木扶土法（疏肝健脾）——肝脾不调或肝胃不和。

培土制水法（健脾利水）——脾虚不运、水湿泛溢。

佐金平木法（滋肺清肝）——肝火犯肺。

泻南补北法（泻心火、补肾水）——肾阴不足，心火偏旺，心肾不交。

107～108.【参考答案】D E

【解析】湿性趋下，易袭阴位。湿邪类水属阴，有趋下之势，故湿邪为病，多易伤及人体下部。

暑季气候炎热，且常多雨潮湿，热蒸湿动，故暑邪致病，多夹湿邪为患。

【押题点】湿邪致病的特点

湿邪	（1）湿为阴邪，易伤阳气：湿易损伤脾阳。 （2）湿性重浊：湿邪致病，可见"因于湿，首如裹"，着痹等，也可见分泌物秽浊不清。 （3）湿性黏滞，易阻气机：一是症状黏滞；二是病程缠绵；三是易阻气机。 （4）湿性趋下，易袭阴位："伤于湿者，下先受之"

暑邪致病的特点

暑邪	（1）暑为阳邪，其性炎热。 （2）暑性升散，易扰心神，易伤津耗气：暑邪上扰心神，出现心胸烦闷不宁、头昏目眩等；暑邪伤人可致汗多，出现口渴尿少、气短乏力等症。 （3）暑多夹湿：治暑必兼治湿

109～110.【参考答案】C E

【解析】妇女久病血虚而致闭经属于真虚假实证，应采取塞因塞用的治法；膀胱湿热所致尿频、尿急、尿痛属于热证，宜热者寒之。

111～112.【参考答案】C B

【解析】患儿神疲困倦、腹胀便溏，食后胀甚，口黏，苔腻，是由于脾虚湿滞所致，属于虚中夹实；老年患者便秘，但大便不干，排便困难，用力努挣则汗出短气，是由于气虚导致的便秘排便困难，属于真虚假实。

113～114.【参考答案】D C

【解析】"上焦如雾"是对心肺输布营养至全身的作用和形式的形象描写与概括，喻指上焦宣发卫气，敷布水谷精微和津液，如雾露之灌溉。

"下焦如渎"是对小肠、大肠、肾和膀胱的排泄糟粕的作用和形式的描写与概括，喻指肾、膀胱、大肠等脏腑排泄二便，如沟渠之通导。

115～116.【参考答案】A B

【解析】痰饮阻滞气血运行。若流注经络，可致经络阻滞，气血运行不畅，出现肢体麻木、屈伸不利，甚则半身不遂等。若结于局部，可形成瘰疬痰核、阴疽流注等。若留滞于脏腑，可致脏腑气机失常。如肺失宣降而胸闷气喘、咳嗽吐痰等；胃失和降而恶心呕吐等；痹阻心脉而胸闷心痛等；痰结咽喉形成"梅核气"等。

中医诊断学

一、A1型题

1.【参考答案】C

【解析】中医诊断的基本原则包括：

（1）整体审察：是指诊断疾病时，重视患者整体的病理联系，同时，还要将患者与其所处环境结合起来综合地判断病情。

（2）四诊合参：是指四诊并重，诸法参用，综合收集病情资料。

（3）病证结合：中医诊断包括辨病和辨证，中医的诊断结论由病名和证名组成。病与证是疾病诊断的两个不同的侧重点，辨病是探求病变全过程总的发展规律，认识贯穿疾病始终的基本矛盾；而辨证则是识别疾病某一阶段的主要病理症结，抓住当前疾病的主要矛盾。中医历来既强调辨证，也不忽视辨病，把辨证与辨病结合起来。

【押题点】

| 基本原理（助理不考） | 司外揣内；见微知著；以常衡变 |
| 基本原则 | 整体审察；四诊合参；病证结合 |

2. 【参考答案】D

【解析】淡漠痴呆是指患者表情淡漠，神识痴呆，喃喃自语，哭笑无常，悲观失望的症状。多由痰浊蒙蔽心神，或先天禀赋不足所致，常见于癫病、痴呆等。

【押题点】神乱

	焦虑恐惧	时时恐惧，焦虑不安，心悸气促，不敢独处，多由心胆气虚，心神失养所致	常见于脏躁
神乱	狂躁不安	狂躁不安，胡言乱语，少寐多梦，甚者打人毁物，不避亲疏，多由痰火扰乱心神所致	常见于狂病
	淡漠痴呆	表情淡漠，神识痴呆，喃喃自语，哭笑无常，悲观失望，多由痰浊蒙蔽心神，或先天禀赋不足所致	常见于癫病、痴呆
	猝然昏倒	突然昏倒，口吐白沫，目睛上视，四肢抽搐，移时苏醒，醒后如常，多由于脏气失调，肝风夹痰上逆，蒙蔽清窍所致	常见于痫病

3. 【参考答案】E

【解析】黑色主肾虚、寒证、水饮、瘀血、疼痛。

【押题点】望面色

	赤色	主热证，亦可见于戴阳证	满面通红——实热证 两颧潮红者——虚热证 嫩红如妆，游移不定者——戴阳证
	白色	主虚证（血虚、气虚、阳虚）、寒证、失血、夺气	淡白无华——血虚、失血 面色㿠白者——阳虚 㿠白而虚浮——阳虚水泛 面色苍白——亡阳证；实寒证；大失血
五色主病	黄色	主脾虚、湿证	淡黄，枯槁无华（萎黄）——脾胃气虚 面黄虚浮（黄胖）——湿邪内阻 面目一身俱黄，称黄疸 鲜明如橘（阳黄）——湿热 晦暗如烟熏（阴黄）——寒湿
	青色	主寒证、气滞、血瘀、疼痛、惊风	淡青或青黑——寒盛、痛剧 青灰，口唇青紫，肢凉脉微——心阳暴脱 面与口唇青紫——心气、心阳虚衰 青黄（苍黄）——肝郁脾虚 小儿眉间、鼻柱、唇周色青——惊风或惊风先兆
	黑色	主肾虚、寒证、水饮、瘀血、剧痛	黑暗淡——肾阳虚 黑干焦——肾阴虚 眼眶周围色黑——肾虚水饮或寒湿带下 面色黧黑、肌肤甲错——瘀血

4. 【参考答案】B

【解析】《灵枢·五色》划分法，庭候首面，阙上候咽喉，阙中（印堂）候肺，阙下（下极、山根）候心，下极之下（年寿）候肝，肝部左右候胆，肝下（鼻端、准头、面王）候脾，方上（即鼻翼）候胃，中央（颧下）候大肠，挟大肠（颊部下方）候肾，面王以上（即鼻端两旁上方）候小肠，面王以下（即人中部位）候膀胱、胞宫。

【押题点】《素问·刺热》划分法，左颊候肝，右颊候肺，额候心，鼻候脾，颏候肾。

5. 【参考答案】B

【解析】考查坐形，患者坐而喜仰，但坐不得卧，卧则气逆，多为咳喘肺胀，或水饮停于胸腹等所致肺实气逆。

【押题点】姿态异常

姿态异常	动静姿态	坐形	坐而喜仰，但坐不得卧，卧则气逆——肺实气逆 坐而喜俯——体弱气虚 但卧不得坐，坐则神疲或昏眩——气血俱虚或脱血夺气或肝阳化风
		卧式	卧时常向外，身轻能自转侧，为阳证、热证、实证 卧时喜向里，身重不能转侧，多为阴证、寒证、虚证
		立姿	站立不稳，眩晕——肝风内动 不耐久站，站欲倚靠——气虚血衰
		行态	行走震动不定——肝风内动
	异常动作		患者脸、面、唇、指（趾）不时颤动，多是动风预兆
			猝然昏倒，不省人事，口眼㖞斜，半身不遂，见于中风病 闭证：牙关紧闭，两手握固；脱证：口开目闭，手撒尿遗
			卒倒神昏，口吐涎沫，四肢抽搐，醒后如常，见于痫病
			肢体软弱无力，行动不灵而无痛，见于痿病
			关节疼痛、拘挛，屈伸不利，见于痹证
			四肢抽搐或拘挛，项背强直，角弓反张，见于小儿惊风、痫病、破伤风、子痫、马钱子中毒

6. 【参考答案】D

【解析】考查望目色，目赤肿痛，睑缘赤烂为脾有湿热。

【押题点】望目

望目	脏腑分属	目内眦及外眦——心——"血轮" 黑珠——肝——"风轮" 白睛——肺——"气轮" 瞳仁——肾——"水轮" 眼胞——脾——"肉轮"
	目色	目赤肿痛——实热证；白睛色红——肺火/外感风热；两眦赤痛——心火； 睑缘赤烂——脾有湿热；全目赤肿——肝经风热； 白睛发黄（黄疸）——湿热或寒湿；目眦淡白——血虚、失血；目胞色黑晦暗——肾虚； 黑睛灰白混浊（目生翳）——邪毒侵袭；肝胆实火上攻；湿热熏蒸；阴虚火炎

7. 【参考答案】B

【解析】口撮：上下口唇紧聚，不能吸吮，可见于小儿脐风。

【押题点】望口

望口	形色	口角流涎——（小儿）脾虚湿盛，（成人）中风口歪 口疮——心脾二经积热 口糜——湿热内郁 鹅口疮——感受邪毒，心脾积热
	动态	口张——虚证（若状如鱼口，但出不入，则为肺气将绝） 口噤——实证，见于中风、痫病、惊风、破伤风 口撮——见于小儿脐风 口㖞——风邪中络，或中风病的中经络 口振——温病、伤寒欲作汗时，或疟疾发作时 口动——胃气虚弱 口角掣动不止——热极生风或脾虚生风

8. 【参考答案】C

【解析】斑指皮肤出现深红色或青紫色、片状斑块，平摊于皮肤，摸之不应手，压之不退色的症状。

【押题点】望斑疹

斑疹	斑	深红色或青紫色＋片状斑块＋平铺于皮肤，抚之不碍手＋压之不退色
	疹	红色或紫红色＋粟粒状疹点＋高出皮肤，抚之碍手＋压之退色

9.【参考答案】C

【解析】新病鼻塞流清涕，是外感风寒；鼻流浊涕，是外感风热。

【押题点】望痰、涕

望痰	痰黄黏稠，坚而成块——热痰 痰白而清稀，或有灰黑点——寒痰 痰白滑而量多，易咳出——湿痰 痰少而黏，难于咳出——燥痰 痰中带血，色鲜红——热伤肺络 咳吐脓血腥臭痰——肺痈
望涕	清涕——外感风寒 浊涕——外感风热 阵发性清涕，量多如注，伴喷嚏频作（鼻鼽）——风寒束于肺卫 久流浊涕，质稠、量多、气腥臭（鼻渊）——湿热蕴阻

10.【参考答案】D

【解析】指纹浓滞而增粗者，多属实证。因邪正相争，气血壅滞所致。指纹浅淡而纤细者，多属虚证。因气血不足，脉络不充所致。

【押题点】望小儿指纹

食指络脉病理变化	三关测轻重	风关——邪气入络 气关——邪气入经 命关——邪气入脏腑 指纹直达指端（称透关射甲）——提示病情凶险，预后不良
	浮沉分表里	浮而显露——外感表证 沉隐不显——内伤里证
	红紫辨寒热	鲜红——外感表证、寒证 紫红——里热证 色青——主疼痛、惊风 淡白——脾虚、疳积 紫黑——为血络郁闭，病属重危 色深暗——实证，邪气有余 色浅淡——虚证，正气不足
	淡滞定虚实	浅淡而纤细——虚证 浓滞而增粗——实证

11.【参考答案】D

【解析】考查正常舌象的影响因素，夏天舌苔多厚，秋天舌苔偏干燥，冬天舌常湿润。

【押题点】正常舌象

影响因素	年龄	儿童的舌质多淡嫩，舌苔偏少易剥，老年人的舌色多暗红
	性别	受女性生理特点的影响，在月经期可以出现蕈状乳头充血而舌质偏红，或舌尖边部有明显的红刺。月经过后可以恢复正常
	体质、禀赋	受禀赋体质因素的影响，舌象可以出现一些差异。如裂纹舌、齿痕舌、地图舌等，均有属于先天性者
	气候、环境	夏天舌苔多厚，秋天舌苔偏干燥，冬天舌常湿润

12.【参考答案】B

【解析】舌与脾胃的关系：舌为脾之外候，足太阴脾经连舌本、散舌下，舌居口中司味觉。

【押题点】

舌诊原理	别系舌本：心。 连舌本，散舌下：脾。 挟舌本：肾。 络舌本：肝。 舌质候五脏病变，侧重血分；舌苔候六腑病变，侧重气分。 舌尖反映心肺；舌中反映脾胃；舌根反映肾；舌两侧反映肝胆

13. 【参考答案】E

【解析】舌体小，舌鲜红而少苔，或有裂纹，或光红无苔：属虚热证。

【押题点】

舌色	淡白舌： 气血两虚、阳虚	淡白湿润，舌体胖嫩——阳虚水湿内停 淡白光莹，舌体瘦薄——气血两亏 枯白舌——脱血夺气
	红舌： 实热、阴虚	舌色稍红，或舌边尖略红——外感风热表证初期 舌色鲜红，舌体不小，或兼黄苔——实热证 舌尖红——心火上炎 舌两边红——肝经有热 舌体小，舌鲜红而少苔，或有裂纹，或光红无苔——虚热证
	绛舌： 里热亢盛、阴虚火旺	舌绛有苔，或伴有红点、芒刺——温病热入营血、脏腑内热炽盛 舌绛少苔或无苔，或有裂纹——久病阴虚火旺、热病后期阴液耗损
	青紫舌： 气血瘀滞	全舌青紫——全身性血行瘀滞 舌有紫色斑点——瘀血阻滞在局部 舌色淡红中泛现青紫——肺气壅滞、肝郁血瘀、先心病、药物食物中毒 舌淡紫而湿润——阴寒内盛，或阳气虚衰所致寒凝血瘀 舌紫红或绛紫而干枯少津——热盛伤津，气血壅滞

14. 【参考答案】A

【解析】花剥苔：舌苔剥落不全，剥脱处光滑无苔，余处斑斑驳驳地残存舌苔，界限明显。

【押题点】剥落苔

表现特征	光剥苔——舌苔全部退去，舌面光洁如镜（又称光滑舌或镜面舌） 花剥苔——舌苔剥落不全，剥脱处光滑无苔，余处斑斑驳驳地残存舌苔，界限明显 地图舌——舌苔不规则地大片脱落，边缘厚，界限清楚，形似地图 类剥苔——剥脱处并不光滑，似有新生颗粒 鸡心苔——舌苔周围剥脱，仅留中心一小块
临床意义	镜面舌而舌色红绛——胃阴枯竭 舌色白如镜——营血大虚，阳气虚衰 舌苔部分脱落，未剥处仍有腻苔——正气亏虚，痰浊未化

15. 【参考答案】E

【解析】舌诊的临床意义：①判断邪正盛衰；②区别病邪性质；③辨别病位浅深；④推断病势进退；⑤估计病情预后。

16. 【参考答案】A

【解析】新病音哑或失音者，多属实证，多因外感风寒或风热袭肺，或痰湿壅肺，肺失清肃，邪闭清窍所致，即所谓"金实不鸣"。久病音哑或失音者，多属虚证，多因各种原因导致阴虚火旺，肺肾精气内伤所致，即所谓"金破不鸣"。

17. 【参考答案】C

【解析】独语指自言自语，喃喃不休，见人语止，首尾不续的症状。多因心气虚弱，神气不足，或气郁痰阻，蒙蔽心神所致，属阴证。常见于癫病、郁病。

【押题点】听声音

谵语	神识不清、语无伦次、声高有力	热扰心神
郑声	神识不清，语言重复，时断时续，语声低弱模糊	脏气衰竭，心神散乱
独语	自言自语，喃喃不休，见人语止，首尾不续	心气虚弱；气郁痰阻

错语	神识清楚而语言时有错乱，语后自知言错	虚证：心气虚弱，神气不足 实证：痰湿瘀血、气滞阻碍心窍
狂言	精神错乱，语无伦次，狂叫骂詈	痰火扰神
言謇	神志清楚、思维正常而吐字困难，或吐字不清	每与舌强并见，多因风痰阻络所致，为中风之先兆或后遗症

18.【参考答案】E
【解析】口干欲饮，饮后则吐者，称为水逆，因饮邪停胃，胃气上逆所致。
【押题点】闻诊——呕吐

呕吐	虚寒	吐势徐缓，声音微弱，呕吐物清稀者
	实热	吐势较猛，声音壮厉，呕吐出黏稠黄水
	热扰神明	呕吐呈喷射状
	食滞胃脘	呕吐酸腐味的食糜
	脾胃阳虚	朝食暮吐，暮食朝吐
	水逆	口干欲饮，饮后则吐

19.【参考答案】B
【解析】病室臭气触人，多为瘟疫类疾病。
【押题点】病室气味异常

病室气味	臭气触人	瘟疫类疾病
	血腥味	多患失血
	腐臭气	多患溃腐疮疡
	尸臭	脏腑衰败
	尿臊气（氨气味）	肾衰
	烂苹果样气味（酮体气味）	消渴并发症患者，属危重病证
	蒜臭气味	有机磷中毒

20.【参考答案】C
【解析】考查湿温潮热，午后发热明显，身热不扬，肌肤初扪之不觉很热，扪之稍久即觉灼手，此属湿温，为湿郁热蒸之象。
【押题点】但热不寒

但热不寒 （里热证）	壮热		体温大于39℃，满面通红，口渴饮冷，大汗出，脉洪大，为实热，见于伤寒阳明经证和温病气分阶段
	潮热	日晡（阳明）潮热	热势较高，日晡热甚兼见腹胀便秘，见于阳明腑实证
		骨蒸（阴虚）潮热	午后和夜间有低热，属阴虚火旺
		湿温潮热	身热不扬，属湿郁热蒸
		瘀血潮热	兼见肌肤甲错，舌有瘀点瘀斑，属瘀血
	微热	气虚发热	长期微热，烦劳则甚，少气自汗，倦怠乏力
		阴虚发热	长期低热，兼颧红、五心烦热
		气郁发热	每因情志不舒而时有微热，兼胸闷、急躁易怒
		小儿夏季热（气阴不足）	夏季气候炎热时长期发热，兼见烦躁、口渴、无汗、多尿，至秋凉时不治自愈

21.【参考答案】C

【解析】考查战汗，指患者先恶寒战栗，表情痛苦，几经挣扎，而后汗出的症状。战汗者多属邪盛正馁，邪伏不去。一旦正气来复，邪正剧争，则发战汗。见于温病或伤寒病邪正相争剧烈之时，是疾病发展的转折点。如汗出后热退脉缓，则是邪去正安、疾病好转的表现；如汗出后仍身发高热，脉来急疾，则是邪盛正衰、疾病恶化的表现，故战汗为疾病好转或恶化的转折点。

【押题点】特殊汗出

自汗	醒时经常汗出，活动后尤甚——气虚证和阳虚证	
盗汗	睡时汗出，醒则汗止——阴虚证	
	自汗与盗汗并见——气阴两虚证	
绝汗 （助理不考）	亡阳	冷汗淋漓，面色苍白，四肢厥冷，脉微欲绝
	亡阴	汗出如油，热而黏腻，躁扰烦渴，脉细数疾

22.【参考答案】D

【解析】重痛指疼痛伴有沉重感的症状，多因湿邪困阻气机所致。常见于头部、四肢及腰部。但头部重痛，亦可因肝阳上亢，气血上壅所致。隐痛常见于头、脘腹、胁肋、腰背等部位；冷痛常见于腰脊、脘腹及四肢关节等处；酸痛常见于四肢、腰背的关节、肌肉处；重痛常见于头部、四肢及腰部。

23.【参考答案】A

【解析】根据头痛部位不同，可辨识病在何经：

（1）后头部连项痛：属太阳经头痛。

（2）前额部连眉棱骨痛：属阳明经头痛。

（3）侧头部，痛在两侧太阳穴附近为甚者：属少阳经头痛。

（4）颠顶痛：属厥阴经头痛。

（5）头痛连齿者：属少阴经头痛。

24.【参考答案】D

【解析】根据头痛的不同性质，可辨识病性的寒热虚实：

（1）头痛连项，遇风加重者：属风寒头痛。

（2）头痛怕热，面红目赤者：属风热头痛。

（3）头痛如裹，肢体困重者：属风湿头痛。

（4）头痛绵绵，过劳则盛者：属气虚头痛。

（5）头痛眩晕，面色苍白者：属血虚头痛。

（6）头脑空痛，腰膝酸软者：属肾虚头痛。

25.【参考答案】C

【解析】胁痛是指胁的一侧或两侧疼痛的症状。胁痛多与肝胆病变有关，其病因主要有肝郁气滞、肝胆湿热、肝胆火盛、肝血瘀阻、饮停胸胁等。寒滞肝脉是引起少腹冷痛牵及外阴的原因。

【押题点】问疼痛

胸痛	左胸心前区憋闷作痛，时痛时止——痰、瘀等邪气阻滞心脉
	胸痛＋颧赤盗汗＋午后潮热＋咳痰带血——肺痨
	胸痛＋壮热＋咳吐脓血腥臭痰——肺痈
	胸痛＋壮热面赤＋鼻扇喘促——肺热
	胸痛＋痛剧烈＋面色青灰＋手足清冷——真心痛
胁痛	肝胆病变有关——肝郁气滞、肝胆湿热、肝胆火盛、肝血瘀阻、饮停胸胁
胃脘痛	剧痛暴作＋压痛＋反跳痛——穿孔
	疼痛无规律＋无休止＋消瘦——胃癌
	疼痛进食后缓解为虚；进食后加重为实
腹痛	持续性疼痛＋阵发性加剧＋腹胀、呕吐、便闭——肠痹或肠结
	全腹痛＋有压痛及反跳痛——腹部脏器穿孔
	脐外侧及下腹部突然剧烈绞痛＋向大腿内侧及阴部放射＋尿血——结石

续表

腰痛	腰痛 + 酸软——肾虚
	冷痛 + 阴雨天加重——寒湿痛
	剧痛 + 放射少腹部 + 尿血——结石阻滞
	刺痛 + 或痛连下肢——瘀血阻络
	腰痛连腹 + 绕如带状——带脉损伤

26.【参考答案】A

【解析】头晕是指患者自觉头脑眩晕，轻者闭目自止，重者感觉自身或眼前景物旋转，不能站立的症状。头晕胀痛，头重脚轻，舌红少津，脉弦细者，多因肝阳上亢。

【押题点】问头晕

头晕	头晕而胀，烦躁易怒，舌红苔黄，脉弦数——肝火上炎
	头晕胀痛，头重脚轻，舌红少津，脉弦细——肝阳上亢
	头晕面白，神疲乏力，舌淡，脉细弱——气血亏虚
	头晕且重，如物裹缠，痰多苔腻——痰湿内阻
	头晕耳鸣，腰酸遗精——肾虚精亏
	若外伤后头晕刺痛——瘀血阻络

27.【参考答案】A

【解析】渐起耳鸣，声细如蝉，按之可减，或耳渐失聪而听力减退者，多属虚证。可因肾精亏虚、脾气亏虚、肝阴血不足等引起。若突发耳鸣，声大如潮，按之鸣声不减或加重者多属实证，常因肝胆火盛、肝阳上亢、痰火壅结、气血瘀阻、风邪上袭，或药毒损伤耳窍所致。

28.【参考答案】D

【解析】考查便质异常，溏结不调：即大便时干时稀的症状。多因肝脾不调所致。

【押题点】大便异常——便质

便质	完谷不化——脾肾阳虚或食滞胃肠
	溏结不调——肝郁脾虚；大便先干后溏——多属脾虚
	脓血便——湿热疫毒
	便血——远血：先便后血，血暗红或紫黑，甚至黑如柏油样。脾虚不能摄血或瘀阻胃络。近血：大便带血，血色鲜红，血液附于粪便表面。大肠湿热，或大肠风燥

29.【参考答案】A

【解析】小便短赤，频数急迫者，为淋证，是湿热蕴结下焦，膀胱气化不利所致。

【押题点】小便异常——排尿感

排尿感	小便涩痛（淋证）——湿热蕴结、热灼津伤、结石或瘀血阻塞
	余沥不尽——肾阳虚、肾气不固
	小便失禁、遗尿——肾气不固

30.【参考答案】C

【解析】指月经周期延后7天以上，并连续两个月经周期以上的症状。因营血亏损、肾精不足，或因阳气虚衰，生血不足，使血海空虚所致者，属虚证；因气滞或寒凝血瘀，痰湿阻滞，冲任受阻所致者属实证。

【押题点】

经期异常	月经先期	脾气亏虚、肾气不足，或因阳盛血热、肝郁化热、阴虚火旺
	月经后期	营血亏损、肾精不足，或因阳气虚衰（虚证） 气滞或寒凝血瘀，痰湿阻滞（实证）
	先后不定期	肝气郁滞，或脾肾虚损
经量异常	月经过多	热伤冲任；气虚；瘀阻胞络
	月经过少	虚者：精血亏少 实者：寒凝瘀阻，痰湿阻滞

31.【参考答案】C

【解析】举法：是指医生用较轻的指力，按在寸口脉搏跳动部位，以体察脉搏部位的方法。亦称"轻取"或"浮取"。

寻法：是指切脉时指力从轻到重，或从重到轻，左右推寻，调节最适当指力的方法。

按法：是指医生用较重的指力，甚至按到筋骨体察脉象的方法。此法又称"重取"或"沉取"。

推循（循法）：是指切脉时三指沿寸口脉长轴循行，诊察脉之长短，比较寸关尺三部脉象的特点。医生手指用力适中，按至肌肉以体察脉象的方法称为"中取"。

32.【参考答案】C

【解析】正常脉象的特点是有胃、神、根。脉之胃气主要反映脾胃运化功能的盛衰和营养状况的优劣。脉有胃气的特点是从容、和缓、流利的感觉。

【押题点】常见脉象的特征与临床意义

正常脉象	胃——从容、和缓、流利	脾胃运化功能的盛衰和营养状况
	神——有力柔和、节律整齐	脉搏有力是有神的标志，有胃即有神
	根——尺脉有力、沉取不绝	脉之有根关系到肾

33.【参考答案】C

【解析】濡脉：浮细无力而软，轻取即得。弱脉：沉细无力而软，重按乃得。

【押题点】相似脉宽——细

脉名	特征	临床意义
细脉	脉细如线，应指明显	气血两虚，湿邪
濡脉	脉浮细而软，轻取即得	虚证或湿困
弱脉	脉极沉细而软，重按乃得	阳气虚衰，气血俱虚
微脉	脉极细极软，似有若无	气血大虚，阳气衰微

34.【参考答案】B

【解析】芤脉的脉象特征是浮大中空，如按葱管；革脉的脉象特征是浮而搏指，中空边坚，如按鼓皮。

【押题点】相似部位——脉浮

脉名	特征	临床意义
浮脉	举之有余，重按稍减而不空，脉形不大不小	表证，虚阳浮越
芤脉	浮大中空，有边无中，如按葱管	失血，伤阴
濡脉	浮细无力而软	虚证和湿证
革脉	浮取弦大搏指，外急中空，如按鼓皮	亡血，失精，半产，崩漏
散脉	浮而无根，至数不齐，脉力不匀	元气离散，脏气衰竭

35.【参考答案】B

【解析】考查促脉：脉数而时有一止，止无定数。

【押题点】相似至数——脉数

脉名	特征	临床意义
数脉	一息五至以上，不足七至	热证
疾脉	一息七八至	阳极阴竭，元气欲脱
促脉	不仅脉率每息在五至以上，且有不规则的歇止	阳热亢盛，瘀滞，痰食停积；脏气衰败

36.【参考答案】B

【解析】考查代脉：脉来一止，止有定数，良久方还。

【押题点】相似节律——有间歇

脉名	特征	临床意义
促脉	数而时止，止无定数	阳热亢盛，瘀滞，痰食停积；脏气衰败
结脉	缓而时止，止无定数	阴盛气结、寒痰血瘀，亦可见于气血虚衰
代脉	脉来一止，止有定数，良久方还	脏气衰微、疼痛、惊恐、跌仆损伤

相似节律——无间歇

脉名	特征	临床意义
涩脉	脉律不齐，三五不调，往来艰涩，形态不匀	气滞、血瘀和精伤、血少
散脉	脉律不齐，浮散无根	元气离散，脏腑精气衰败
微脉	极细极软，似有似无	气血大虚，阳气衰微

37.【参考答案】B

【解析】牢脉沉取实大弦长，坚牢不移。其脉象特征是脉位沉长，脉势实大而弦。牢脉轻取、中取均不应，沉取始得，但搏动有力，势大形长，为沉、弦、大、实、长五种脉象的复合脉。

【押题点】相似脉长——长

脉名	特征	临床意义
长脉	脉动应指超逾三部	阳证、热证、实证，亦可见于平人
弦脉	端直以长，如按琴弦	肝胆病、疼痛、痰饮，亦见于老年健康者（实）
牢脉	沉实大弦长	阴寒内盛，疝气癥积

相似脉长——短

脉名	特征	临床意义
短脉	脉动应指不及三部，且常兼迟涩	气虚或气郁
动脉	脉短如豆，滑数有力	惊恐、疼痛

38.【参考答案】C

【解析】实脉：三部脉充实有力，其势来去皆盛。亦为有力脉象的总称。其脉象特征是脉搏搏动力量强，寸、关、尺三部，浮、中、沉三候均有力量，脉管宽大。

【押题点】相似紧张度——硬

脉名	特征	临床意义
弦脉	脉长而坚硬，如按琴弦	肝胆病、疼痛、痰饮
紧脉	紧张有力，如按绳索，在脉势绷急和脉形宽大两方面超过弦脉	实寒证、疼痛和食积
革脉	浮大搏指，弦急中空，如按鼓皮	亡血、失精、半产、崩漏

39.【参考答案】D

【解析】涩脉形细而行迟，往来艰涩不畅，脉势不匀。其脉象特征是脉形较细，脉势滞涩不畅，如"轻刀刮竹"；至数较缓而不匀，脉力大小亦不均，呈三五不调之状。

【押题点】相似流利度

脉名	特征	临床意义
数脉	频率快，一息五至以上而不满七至	热证，亦见于里虚证
滑脉	往来流利圆滑，如珠走盘	痰湿、食积和实热等病证。亦是青壮年的常脉，妇女的孕脉
动脉	短而滑数，厥厥动摇	惊恐、疼痛
涩脉	形细而行迟，往来艰涩不畅，脉势不匀，如轻刀刮竹	气滞、血瘀和精伤、血少

40.【参考答案】B

【解析】痛证与痰饮均可见的脉象是：弦脉。

滑脉见于痰湿、食积、实热；青壮年、孕妇。

弦脉见于肝胆病、疼痛、痰饮；胃气衰败者，老年健康者。

紧脉见于实寒证、疼痛、食积。

牢脉（助理不考）见于阴寒内盛，疝气癥积之实证。

动脉（助理不考）见于惊恐、疼痛。

41.【参考答案】A

【解析】

浮紧脉多见于外感寒邪之表寒证，或风寒痹痛。

浮数脉主风热袭表的表热证。

浮缓脉多见于风邪伤卫，营卫不和的太阳中风证。

滑数脉多见于痰热（火）、湿热或食积内热。

洪数脉多见于阳明经热、气分热盛、外感热病。故此题的最佳选项是 A。

【押题点】其他相兼脉

相兼脉	浮滑脉	表证夹痰
	沉涩脉	血瘀，尤常见于阳虚而寒凝血瘀者
	弦细脉	多见于肝肾阴虚或血虚肝郁，或肝郁脾虚等证
	沉迟脉	多见于里寒证
	沉弦脉	多见于肝郁气滞，或水饮内停
	沉缓脉	多见于脾虚，水湿停留
	沉细数脉	多见于阴虚内热或血虚
	弦紧脉	多见于寒证、痛证，常见于寒滞肝脉或肝郁气滞等所致疼痛等
	弦数脉	多见于肝郁化火或肝胆湿热、肝阳上亢
	弦滑数脉	多见于肝火夹痰，肝胆湿热或肝阳上扰，痰火内蕴等病证

42.【参考答案】C

【解析】妇人脉象弦滑者，多为痰湿阻于胞宫。

【押题点】诊妇人脉（助理不考）

诊妇人脉	诊月经脉	月经将至——左关、尺脉忽洪大于右手 + 口不苦、身不热、腹不胀 月经不利——寸关脉调和，尺脉弱或细涩者 虚闭（精血亏少）——尺脉虚细而涩 实闭（气滞血瘀）——尺脉弦或涩 痰湿阻于胞宫——脉象弦滑
	诊妊娠脉	突然停经 + 脉来滑数冲和，兼饮食偏嗜 两尺脉搏动强于寸脉或左寸脉滑数动甚

43.【参考答案】C

【解析】摸法：是医生用指掌稍用力寻抚局部，探明局部的感觉情况，以辨别病位及病性的虚实。

【押题点】

按诊方法	触法：轻轻接触或轻柔滑动触摸，了解肌肤的凉热、润燥等情况。 摸法：稍用力寻抚局部，探明局部的感觉情况。 按法：重手按压或推寻局部，了解深部有无压痛或肿块。 叩法：直接叩击法、间接叩击法（拳掌叩击法，指指叩击法）

44.【参考答案】C

【解析】汗出如油，四肢肌肤尚温而脉躁疾无力者属亡阴证；临床还可见汗热味咸而黏、如珠如油，身灼肢温，虚烦躁扰，恶热，口渴饮冷，皮肤皱瘪，小便极少，面赤颧红，呼吸急促，唇舌干燥，脉细数疾等。

【押题点】按诊

按肌肤手足	身灼热而肢厥——阳热内盛，格阴于外，属真热假寒证 肌肤初扪之不觉很热，但扪之稍久即感灼手者，称身热不扬——属湿热蕴结 久病肌肤枯涩者——气血两伤；肌肤甲错者——血虚失荣或瘀血所致 热证手足热者——顺候；热证反见手足逆冷——逆候 手足背热甚于手足心——外感发热；手足心热甚于手足背——内伤发热 额上热甚于手心热——表热；手心热甚于额上热——里热

45. 【参考答案】E

【解析】痛有定处，按之有形而不移者为积，病属血分。痛无定处，按之无形，聚散不定者为聚，病属气分。

【押题点】

按腹部	腹痛	局部肿胀拒按——内痈 按之疼痛，固定不移——内有瘀血 按之胀痛，病处按此连彼者——在气分，多为气滞气闭
	腹部压痛	左少腹作痛，按之累累有硬块——肠中有宿粪 右少腹作痛而拒按，或出现"反跳痛"或按之有包块应手——常见于肠痈等病
	辨痞满	按之较硬而疼痛——实证 按之濡软而无疼痛——虚证 饱满充实而有弹性、有压痛——实满 虽膨满，但按虚软而缺乏弹性，无压痛者——虚满 腹部高度胀大，如鼓之状——膨胀
	辨积聚	肿块推之不移，肿块痛有定处——癥积，病属血分 肿块推之可移，或痛无定处，聚散不定——瘕聚，病属气分

46. 【参考答案】C

【解析】虚里按之其动微弱者为宗气内虚，或饮停心包之支饮。

【押题点】按虚里

异常征象	虚里按之其动微弱者为不及——宗气内虚之征，或为饮停心包之支饮 搏动迟弱，或久病体虚而动数——心阳不足 按之弹手，洪大而搏，或绝而不应——心肺气绝，属于危候 孕妇胎前产后，虚里动高——恶候 虚损劳瘵之病，虚里日渐动高——病进 虚里搏动数急而时有一止——宗气不守 胸高而喘，虚里搏动散漫而数——心肺气绝之兆 虚里动高，聚而不散者，为热甚——见于外感热邪、小儿食滞或痘疹将发之时

47. 【参考答案】A

【解析】八纲：指表、里、寒、热、虚、实、阴、阳八个纲领。

根据病情资料，运用八纲进行分析综合，从而辨别疾病现阶段病变部位的浅深、病情性质的寒热、邪正斗争的盛衰和病证类别的阴阳，以作为辨证纲领的方法，称为八纲辨证。故在此只有A不是八纲辨证的内容。

48. 【参考答案】A

【解析】恶寒发热是表证的特征性症状，故可作为表里证的主要鉴别点。外感病中，发热恶寒同时并见者属表证；但热不寒或但寒不热者属里证；寒热往来者属半表半里证。

【押题点】

表里	表证	发热恶寒并见，头身疼痛，鼻塞打喷嚏（内脏证候不明显）
	里证	但热不寒或但寒不热，咳喘、心悸、腹痛、呕泻（内脏证候为主）
	半表半里	寒热往来，胸胁苦满

49. 【参考答案】B

【解析】寒证与热证的鉴别，应对疾病的全部表现进行综合观察，尤其是恶寒发热、对寒热的喜恶、口渴与否、面色的赤白、四肢的温凉、二便、舌象、脉象等，是辨别寒证与热证的重要依据。

【押题点】寒证与热证鉴别

	寒证	热证
寒热喜恶	恶寒喜温	恶热喜凉
口渴	不渴	渴喜冷饮
面色	白	红
四肢	冷	热
大便	稀溏	秘结
小便	清长	短赤
舌象	舌淡苔白润	舌红苔黄
脉象	迟或紧	数

50. 【参考答案】D

【解析】阳证是指凡有兴奋、躁动、亢进、明亮等表现的表证、热证、实证，以及症状表现于外的、上的、容易发现的，或病邪性质为阳邪致病、病情变化较快等，均属阳证范畴。

凡见抑制、沉静、衰退、晦暗等表现的里证、寒证、虚证，以及症状表现于内的、向下的、不易发现的，或病邪性质为阴邪致病、病情变化较慢等，均属阴证范畴。

【押题点】阴证与阳证的鉴别

四诊	阴证	阳证
问	恶寒畏冷，喜温，食少乏味，不渴或喜热饮，小便清长或短少，大便溏泄气腥	身热，恶热，喜凉，恶食，心烦，口渴引饮，小便短赤涩痛，大便干硬，或秘结不通，或有奇臭
望	面色苍白或暗淡，身重蜷卧，倦怠无力，精神萎靡，舌淡胖嫩，舌苔润滑	面色潮红或通红，狂躁不安，口唇燥裂，舌红绛，苔黄燥或黑而生芒刺
闻	语声低微，静而少言，呼吸怯弱，气短	语声壮厉，烦而多言，呼吸气粗，喘促痰鸣
切	腹痛喜按，肢凉，脉沉、迟、细、无力等	腹痛拒按，肌肤灼热，脉浮、洪、数、大、滑、有力等

51. 【参考答案】E

【解析】对于实证而言其发热是蒸蒸壮热，而五心烦热是虚证的发热表现。

【押题点】虚证与实证鉴别

	虚证	实证
病程	长（久病）	短（新病）
体质	多虚弱	多壮实
精神	萎靡	兴奋
声息	声低息微	声高气粗
疼痛	喜按	拒按
胸腹胀满	按之不痛，胀满时减	按之疼痛，胀满不减
发热	五心烦热，午后微热	蒸蒸壮热
恶寒	畏寒，得衣进火则减	恶寒，添衣加被不减
舌象	质嫩，苔少或无苔	质老，苔厚
脉象	无力	有力

52. 【参考答案】C

【解析】真热假寒指内有真热而外见某些假寒的"热极似寒"证候。其临床表现有四肢凉甚至厥冷，神识昏沉，面色紫暗，脉沉迟等假寒之象的同时，又有身热、胸腔灼热、口鼻气灼、咽干口臭、烦渴饮冷、小便短黄、舌红苔黄而干、脉重按有力等一派热象。

寒热真假鉴别要点：真——内部、中心（胸腹冷热最关键，胸腹部灼热为热证，胸腹部冷而不灼热为寒证）；假——四肢末端、外部。

【押题点】

证候真假 （出现在疾病危重阶段）	"真"——与疾病内在本质相符的证候 "假"——不符合常规认识的假象
	真热假寒（阳盛格阴）——胸腹灼热，口渴，便黄，舌红苔黄，脉有力；四肢厥冷，面色紫暗，脉沉迟
	真寒假热（阴盛格阳）——自觉发热，触胸腹无灼热；面红如妆，非满面通红；口渴但不欲饮；便秘但质不燥
	真实假虚：大实有羸状
	真虚假实：至虚有盛候

53.【参考答案】C

【解析】气逆证有肺气上逆、胃气上逆、肝气上逆的不同，故可表现出不同的证候。肺气上逆以咳喘为主症；胃气上逆以呃逆、呕恶、嗳气等为主症；肝气上逆以头痛眩晕、昏厥、呕血或咯血等为主症。

【押题点】气病辨证

气虚	神疲乏力＋气短脉虚＋动则加重；"劳则耗气"
气陷	虚而无力升举；下坠、下垂等（由气虚发展而来）
气不固	气失其固摄而自汗、乏力、气短、脉虚、遗精、二便不固
气滞	闷痛、胀痛、窜痛
气逆	气机失调上而冲逆——咳喘、呕吐、呃逆、眩晕等
气闭、气脱 （助理不考）	气闭：突然昏厥或绞痛＋息粗＋二便闭塞——实性危重病候
	气脱：亏虚至极而息微＋汗出不止＋二便失禁＋神识朦胧＋手撒——病情危重

54.【参考答案】B

【解析】血虚证：临床表现面色淡白或萎黄，眼睑、口唇、舌质、爪甲的颜色淡白，头晕，或见眼花、两目干涩，心悸、多梦，健忘，神疲，手足发麻，或妇女月经量少、色淡、延期甚或经闭，脉细无力等。倦怠乏力一般是气虚的表现。

【押题点】血病辨证

血虚	耗血或生血不足，面、睑、唇、舌、甲色白无华
血脱（助理不考）	失血过多而面色苍白、心悸脉微，病情危重
血瘀	刺痛＋肿块＋色紫暗＋肌肤甲错＋面色黧黑＋涩脉
血热	热入血分而烦渴＋斑疹＋谵语＋出血深红
血寒	冷痛＋畏寒＋唇舌青紫＋经色暗有血块

55.【参考答案】D

【解析】肺阴虚证临床表现：干咳无痰，或痰少而黏、不易咳出，或痰中带血，声音嘶哑，口燥咽干，形体消瘦，五心烦热，潮热盗汗，两颧潮红，舌红少苔乏津，脉细数。

燥邪犯肺证临床表现：干咳无痰，或痰少而黏、不易咳出，甚则胸痛，痰中带血，或见鼻衄，口、唇、鼻、咽、皮肤干燥，尿少，大便干结，舌苔薄而干燥少津。或微有发热恶风寒，无汗或少汗，脉浮数或浮紧。

56.【参考答案】E

【解析】风寒犯肺证临床表现：咳嗽，咳少量稀白痰，气喘，微有恶寒发热，鼻塞，流清涕，喉痒，或见身痛无汗，舌苔薄白，脉浮紧。

寒痰阻肺证临床表现：咳嗽，痰多、色白、质稠或清稀、易咳，胸闷，气喘，或喉间有哮鸣声，恶寒，肢冷，舌质淡，苔白腻或白滑，脉弦或滑。二者最主要的区别是脉象的不同。

【押题点】脏腑辨证——肺

证型	相同症状	不同症状
风寒犯肺		伴风寒表证，苔薄白，脉浮紧
寒痰阻肺	咳嗽、咳痰，痰色白	伴寒象，舌淡，苔白腻或白滑，脉弦或滑
饮停胸胁		伴有胸廓饱满，胸胁胀闷或痛，苔白滑，脉沉弦
风热犯肺		痰黄稠，兼风热表证
肺热炽盛		咳喘气粗，鼻翼扇动
痰热壅肺	咳嗽	痰黄稠量多，苔黄腻，脉滑数
燥邪犯肺		痰少质黏兼燥邪犯表证

57.【参考答案】E

【解析】 脾不统血证临床表现：各种慢性出血，如便血、尿血、吐血、鼻衄、紫斑，妇女月经过多、崩漏，食少便溏，神疲乏力，气短懒言，面色萎黄，舌淡，脉细无力。

【押题点】 脾气虚、脾阳虚、脾虚气陷、脾不统血证

证型	共同症状	不同症状
脾气虚		浮肿或消瘦，舌淡或胖嫩有齿痕，苔白润，脉缓弱或沉细弱或虚大
脾阳虚	均以脾气虚为基础，共见纳呆腹胀，食后尤甚，便溏肢倦，食少懒言，神疲乏力，面色萎黄	腹痛喜温喜按，肢冷尿少，舌淡胖或边有齿痕，苔白滑，脉沉迟无力
脾虚气陷		脘腹坠胀，或便意频数，肛门坠重，甚则脱肛，或子宫下垂等脏器脱垂，舌淡，苔薄白，脉缓弱
脾不统血		便血，尿血，鼻衄，或妇女月经过多，崩漏等各种出血证，舌淡苔白，脉细弱

58.【参考答案】B

【解析】 寒湿困脾证与湿热蕴脾证均因湿邪困脾，脾胃纳运失职所致，可见脘腹痞闷，纳呆呕恶，便溏，肢体困重，面目发黄，苔腻，脉濡等。

【押题点】 湿热蕴脾、寒湿困脾证

证型	相同症状	不同症状
湿热蕴脾	脘腹痞闷，纳呆，恶心呕吐，便溏，肢体困重	身热起伏，汗出热不解，肌肤发黄色泽鲜明，皮肤发痒，小便短赤，舌红苔黄腻，脉濡数
寒湿困脾		口淡不渴，肢体浮肿，小便不利，舌淡苔白腻，脉濡缓

59.【参考答案】B

【解析】 胃阳虚证临床表现：胃脘冷痛，绵绵不已，时发时止，喜温喜按，食后缓解，泛吐清水或夹有不消化食物，食少脘痞，口淡不渴，倦怠乏力，畏寒肢冷，舌淡胖嫩，脉沉迟无力。

【押题点】 胃病证型

证型	相同症状	不同症状	舌象	脉象
胃气虚证		胃部按之觉舒，气短懒言，神疲乏力	舌质淡，苔薄白	脉弱
胃阳虚证		胃脘冷痛，喜温喜按，畏寒肢冷	舌淡胖嫩	脉沉迟无力
胃阴虚证		胃脘嘈杂，饥不欲食，或痞胀不舒，隐隐灼痛，干呕，呃逆，口燥咽干	舌红少苔乏津	脉细数
胃热炽盛证	胃痛痞胀	胃部灼痛，渴喜冷饮，口臭，牙龈肿痛溃烂	舌红苔黄	脉滑数
寒饮停胃证		胃脘痞胀，呕吐清水痰涎，口淡不渴	舌苔白滑	脉沉弦
寒滞胃肠证		胃脘部冷痛，痛势剧烈，得温则减	舌苔白润	脉弦紧或沉紧
食滞胃肠证		脘腹痞胀疼痛，呕泻酸馊腐臭	舌苔厚腻	脉滑或沉实
胃肠气滞证		脘腹胀痛走窜，肠鸣嗳气	苔厚	脉弦

60.【参考答案】C

【解析】阴虚动风证临床表现：手足震颤、蠕动，或肢体抽搐，眩晕耳鸣，口燥咽干，形体消瘦，五心烦热，潮热颧红，舌红少津，脉弦细数。

【押题点】肝阳上亢与肝风内动四证

证候	性质	主症	兼症	舌象	脉象
肝阳上亢	上实下虚	头晕胀痛，口苦口干，急躁易怒	面红目赤，耳鸣失眠，头重脚轻、腰膝酸软	舌红少津	脉弦有力或弦细数
肝阳化风	上实下虚	眩晕欲仆，头摇肢颤，语言謇涩或舌强不语	手足麻木，步履不稳	舌红苔白或腻	弦而有力
热极生风	热邪	颈项强直，两目上视，手足抽搐，角弓反张，牙关紧闭	高热，烦躁谵语或神昏	舌质红绛，苔黄燥	脉弦数
阴虚动风	阴虚	手足震颤、蠕动，或肢体抽搐	五心烦热，潮热颧红，口燥咽干，眩晕耳鸣，形体消瘦	舌红少津	弦细数
血虚生风	血虚	肢体震颤，麻木，手足拘急，肌肉眴动	眩晕，爪甲不荣，面白无华，皮肤瘙痒	舌淡苔白	细或弱

61.【参考答案】B

【解析】肾阳虚证临床表现：头目眩晕，面色㿠白或黧黑，腰膝酸冷疼痛，畏冷肢凉，下肢尤甚，精神萎靡，性欲减退，男子阳痿早泄、滑精精冷，女子宫寒不孕，或久泄不止，完谷不化，五更泄泻，或小便频数清长，夜尿频多，舌淡，苔白，脉沉细无力，尺脉尤甚。

【押题点】肾与膀胱病辨证

证候	辨证要点
肾阳虚	腰膝酸冷、性欲减退、夜尿多与虚寒症状共见
肾阴虚	腰酸而痛、遗精、经少、头晕耳鸣等与虚热症状共见
肾精不足	先天不足有关，以生长发育迟缓、早衰、生育机能低下
肾气不固	腰膝酸软，小便、精液、经带、胎气不固与气虚症状共见
肾虚水泛	水肿下肢为甚，尿少，畏冷肢凉
膀胱湿热	小便频数，排尿灼热涩痛，小便短赤，尿血或有砂石，小腹胀痛，腰痛，发热口渴，舌红苔黄腻，脉濡数

62.【参考答案】C

【解析】少阴寒化证是指病邪深入少阴，心肾阳气虚衰，从阴化寒，阴寒独盛所表现的虚寒证候。证见无热恶寒，但欲寐，四肢厥冷，下利清谷，呕不能食，或食入即吐，脉微细甚或欲绝，或见身热反不恶寒，甚则面赤。辨证要点：本证以无热恶寒、四肢厥冷、下利清谷、脉微细为辨证要点。

63.【参考答案】D

【解析】病邪自外侵入，逐渐向里发展，由某一经病证转变为另一经病证，称为"传经"。

【押题点】六经病证的传变

传经	循经传	太阳病证→阳明病证→少阳病证→太阴病证→少阴病证→厥阴病证
	越经传	隔一经或两经以上相传者
	表里传	相互表里的两经相传者
直中		伤寒病初起不从阳经传入，而病邪直中于三阴者
合病		伤寒病不经过传变，两经或三经同时出现的病证
并病		伤寒病凡一经病证未罢，又见他经病证者

64.【参考答案】D

【解析】逆传是指邪入卫分后，不经过气分阶段而直接深入营、血分。实际上"逆传"只是顺传规律中的一种特殊类型，病情更加急剧、重笃。

【押题点】卫气营血证的传变

顺传	卫—气—营—血，提示温病由浅入深
逆传	邪入卫分后，直入营、血。提示病情急、重

65.【参考答案】C

【解析】病邪从肺卫而传入心包者，称为逆传，说明邪热炽盛，病情重笃。

【押题点】三焦病证及传变

传变	顺传：上焦手太阴肺经—中焦—下焦	提示病情由浅入深，由轻到重
	逆传：肺卫—心包	提示病情热盛病重

66.【参考答案】A

【解析】辨证是中医临床的核心环节，中医的辨证是以整体思维作为基础的。

【押题点】中医诊断思维方法及其应用

基本思维方法	比较法；类比法；分类法；归纳法；演绎法；反证法；模糊判断法
思维过程	四诊信息的采集与分析；辨证方法的综合应用
诊断思维应用	辨病：病有中西、病有因果、病有善恶、病有新久 辨证：证的有无、证的轻重、证的缓急、证的兼杂、证的演变、证的真假 辨症：症的有无、症的轻重、症的真假、症的偏全

二、A2型题

67.【参考答案】B

【解析】痄腮是指一侧或两侧腮部以耳垂为中心肿起，边缘不清，局部灼热疼痛的症状。为外感温毒之邪所致，多见于儿童，属传染病。

【押题点】望面口

面口	面肿	面肿发病迅速（阳水）——外感风邪，肺失宣降 面肿兼见面色㿠白，发病缓慢（阴水）——脾肾阳虚，水湿泛滥 面肿兼见面唇青紫，心悸气喘，不能平卧——心肾阳虚，血行瘀滞，水气凌心
	腮肿	一侧或两侧腮部以耳垂为中心肿起，边缘不清，局部灼热疼痛（痄腮）——外感温毒之邪 颧下颌上耳前发红肿起，伴有寒热、疼痛（发颐）——阳明热毒上攻
	口眼㖞斜	单见口眼㖞斜，肌肤不仁，面部肌肉患侧偏缓、健侧紧急，患侧目不能合，口不能闭，不能皱眉鼓腮，饮食言语皆不利（口僻）——风邪中络 口眼㖞斜兼半身不遂——中风病

68.【参考答案】C

【解析】考查呕吐物的内容及其临床意义，呕吐物酸腐夹杂不化食物（伤食）多见于暴饮暴食，损伤脾胃，宿食不化，胃气上逆。

【押题点】望呕吐物

呕吐物	清稀无臭——胃阳不足；寒邪犯胃 呕吐物秽浊酸臭——邪热犯胃，胃失和降 呕吐清水痰涎，伴胃脘振水声——饮停胃脘，胃失和降 呕吐物酸腐夹杂不化食物——暴饮暴食，损伤脾胃，宿食不化，胃气上逆 呕吐黄绿苦水——肝胆湿热或郁热 吐血色暗红或紫暗有块，夹杂食物残渣——胃有积热；肝火犯胃；胃腑素有瘀血

69.【参考答案】C

【解析】考查苔色的临床意义，苔白如积粉，扪之不燥（"积粉苔"）：常见于外感瘟疫和内痈等病，因外感秽浊不正之气与热毒相结而成。

【押题点】

苔色	白苔：表证、寒证、湿证、特殊情况下见于热证	薄白苔——正常舌象，或见于表证初期、里证病轻、阳虚内寒 苔薄白而滑——外感寒湿，或脾肾阳虚，水湿内停 苔薄白而干——外感风热 苔白厚腻——湿浊内停，或为痰饮、食积 苔白厚而干——痰浊湿热内蕴 苔白如积粉，扪之不燥（积粉苔）——见于瘟疫或内痈等病，系秽浊时邪与热毒相结而成 苔白燥裂如砂石，扪之粗糙（糙裂苔）——内热暴起，津液暴伤
	黄苔：里证、热证	薄黄苔——外感风热表证或风寒化热 苔淡黄而滑润多津（黄滑苔）——阳虚寒湿之体，痰饮聚久化热，或为气血亏虚，复感湿热之邪 苔黄而干燥，甚至干裂——邪热伤津，燥结腑实之证 苔黄而腻——湿热或痰热内蕴，或食积化腐
	灰黑苔：阴寒内盛，或里热炽盛	苔灰黑而湿润——阳虚寒湿内盛，或痰饮内停 苔灰黑而干燥——热极津伤 苔黄黑（霉酱苔）——胃肠素有湿浊宿食，积久化热，或湿热夹痰

70.【参考答案】B

【解析】血虚发热时有低热，兼面白、头晕、舌淡脉细等症；阴虚发热是长期午后低热，兼有颧红、盗汗、五心烦热等症状；气虚发热是长期微热，烦劳则甚，兼见有少气自汗、倦怠乏力等症。

71.【参考答案】C

【解析】睡眠时时惊醒，不易安卧者，多见于胆郁痰扰。

【押题点】问睡眠

失眠	不易入睡 + 彻夜不眠 + 心烦不寐——心肾不交（难眠心烦为心肾）
	睡后易醒 + 不易再睡——心脾两虚（易醒考虑心脾虚）
	时时惊醒 + 不易安卧——胆郁痰扰（惊醒不安胆郁扰）
	夜卧不安 + 嗳气酸腐——食滞内停
嗜睡	困倦嗜睡 + 头目昏沉，胸闷脘痞，肢体困重——痰湿困脾
	饭后嗜睡 + 神疲倦怠，食少纳呆——脾失健运
	大病之后 + 精神疲乏而嗜睡——正气未复
	精神极度疲惫 + 神识朦胧，困倦欲睡，肢冷脉微——心肾阳衰

72.【参考答案】D

【解析】真寒假热指内有真寒而外见某些假热的"寒极似热"证候。其临床表现有自觉发热，欲脱衣揭被，触之胸腹无灼热、下肢厥冷；面色浮红如妆，非满面通红；神志躁扰不宁，疲乏无力；口渴但不欲饮；咽痛而不红肿；脉浮大或数，按之无力；便秘而便质不燥，或下利清谷；小便清长（或尿少浮肿），舌淡，苔白。

73.【参考答案】A

【解析】伤寒证是指寒邪外袭于肌表，阻遏卫阳，阳气抗邪于外所表现的表实寒证，又称外寒证、表寒证、寒邪束表证、太阳表实证、太阳伤寒证等。寒邪袭表，郁闭肌肤，阳气失却温煦，故见恶寒、头身疼痛、无汗、苔白、脉浮紧等症。

中寒证是指寒邪直接内侵脏腑、气血，遏制及损伤阳气，阻滞脏腑气机和血液运行所表现的里实寒证，又称内寒证、里寒证等。寒邪客于体内，阻遏阳气，故畏寒喜暖；阴寒凝聚，经脉不通，不通则痛，故见脘腹冷痛；寒邪困扰中阳，运化失职，故肠鸣腹泻；苔白脉紧是寒凝血行迟滞的现象。

74.【参考答案】A

【解析】暑淫证指感受暑热之邪，耗气伤津，以发热口渴、神疲气短、心烦头晕、汗出、小便短黄、舌红苔黄干等为主要表现的证候。临床表现为发热恶热，汗出，口渴喜饮，气短，神疲，肢体困倦，小便短黄，舌红，苔白或黄，脉虚数。或发热，猝然昏倒，汗出不止，气喘，甚至昏迷、惊厥、抽搐等；或见高热，神昏，胸闷，腹痛，呕恶，无汗等。

【押题点】六淫辨证——暑淫证

	暑性炎热升散——发热恶热，汗出多
暑淫证 （具有严格季节性）	暑邪耗气伤津——口渴喜饮，气短神疲，尿短黄
	暑夹湿邪——肢体困倦，苔白或黄
	暑闭心神——神昏，甚至猝然昏倒、昏迷、惊厥、抽搐
	暑闭气机——胸闷
	脾胃运化失司——腹痛、呕恶
	肺气闭阻——无汗、气喘

75.【参考答案】C

【解析】动脉常见于惊恐、疼痛等。

牢脉常见于阴寒内盛，疝气癥积之实证。

紧脉常见于实寒证、疼痛、食积。

滑脉多见于痰湿、食积和实热等病证。亦是青壮年的常脉，妇女的孕脉。

浮脉一般见于表证，亦见于虚阳浮越证。

76.【参考答案】E

【解析】血热证以身热夜甚，或潮热，口渴，面赤，心烦，失眠，躁扰不宁，甚或狂乱、神昏谵语，或见各种出血、色深红，或斑疹显露，或为疮痈，舌绛，脉数疾等为主要临床表现。

77.【参考答案】A

【解析】气滞血瘀证的辨证要点：身体局部胀闷走窜疼痛，甚或刺痛，疼痛固定、拒按；或有肿块坚硬，局部青紫肿胀；或有情志抑郁，性急易怒；或有面色紫暗，皮肤青筋暴露；妇女可见经闭或痛经，经色紫暗或夹血块，或乳房胀痛；舌质紫暗或有斑点，脉弦涩等为辨证依据。

78.【参考答案】B

【解析】

（1）气虚血瘀证：面色淡白，神疲乏力，气短懒言，食少纳呆；面色晦滞，局部青紫、肿胀、刺痛不移而拒按，或肢体瘫痪、麻木。或可触及肿块，舌淡紫或有瘀点瘀斑，脉细涩。

（2）气不摄血证：吐血、便血、崩漏、皮下瘀斑、鼻衄，神疲乏力，气短懒言，面色淡白，舌淡，脉弱。

（3）气血两虚证：头晕目眩，少气懒言，神疲乏力，自汗，面色淡白或萎黄，唇甲淡白，心悸失眠，形体消瘦，舌淡而嫩，脉细弱。

（4）气随血脱证：大出血时，突然面色苍白，大汗淋漓，四肢厥冷，呼吸微弱，甚至晕厥，舌淡，脉微欲绝或见芤脉。

（5）气滞血瘀证：胸胁胀满疼痛，乳房胀痛，情志抑郁或易怒，兼见痞块刺痛、拒按，妇女痛经，经血紫暗有块，或闭经，舌紫暗或有瘀点瘀斑，脉弦涩。

79.【参考答案】D

【解析】饮证：

痰饮——饮留胃肠：脘腹痞胀，呕吐清涎，胃中振水音，肠间水声辘辘。

悬饮——饮停胸胁：胸胁饱满、胀痛，咳嗽、转侧则痛增，脉弦。

支饮——饮停心肺：胸闷心悸，气短不能平卧。

溢饮——饮溢四肢：肢体沉重、酸痛，或浮肿，小便不利。

【押题点】津液病辨证

痰证	痰质黏＋胸脘痞闷＋肥胖＋神志错乱＋舌苔腻，脉滑
水停证	以肢体浮肿、小便不利，或腹大胀满、舌质淡胖为特征，有阳水、阴水之分
	阳水——实、急、势猛，肿由颜面开始，上半身肿甚
	阴水——虚、缓、势徐，肿由足部开始，腰以下肿甚
津液亏虚	口、鼻、唇、舌、咽喉、皮肤、大便等干燥，皮肤枯瘪而缺乏弹性，眼球深陷，口渴欲饮水，小便短少而黄，舌红，脉细数无力等

80.【参考答案】C

【解析】心血虚证临床表现：心悸，头晕眼花，失眠，多梦，健忘，面色淡白或萎黄，舌色淡，脉细无力。本证多有久病、失血等病史，以心悸、失眠、多梦与血虚症状共见为辨证的主要依据。

【押题点】心气虚、心阳虚、心阳虚脱证、心血虚、心阴虚证

证型	联系	共同症状	不同症状
心气虚	——	心悸、胸闷、气短	气虚
心阳虚	心气虚发展而来		阳虚（虚寒证）
心阳虚脱（助理不考）	阳虚及至		亡阳
心血虚	——	心悸、失眠、多梦	血虚（色白无热象）
心阴虚	日久及阴		阴虚（色赤有热象）

81.【参考答案】A

【解析】心火亢盛证临床表现：发热，口渴，心烦，失眠，便秘，尿黄，面红，舌尖红绛，苔黄，脉数有力。甚或口舌生疮、溃烂疼痛；或见小便短赤、灼热涩痛；或见吐血、衄血；或见狂躁谵语、神识不清。

【押题点】心火亢盛证

	心火炽盛	心烦失眠
心烦失眠、舌赤生疮、吐衄、尿赤 + 实热	心火上炎	口舌生疮、赤烂疼痛
	心火下移小肠	小便赤、涩、灼、痛
	火热迫血妄行	吐血、衄血
	热扰心神或热闭心神	狂躁谵语、神识不清

82.【参考答案】B

【解析】胃阴虚以胃脘嘈杂，饥不欲食，或痞胀不舒，隐隐灼痛，干呕，呃逆，口燥咽干，大便干结，小便短少，舌红少苔乏津，脉细数为主要临床表现。本证以胃脘嘈杂、灼痛，饥不欲食与虚热症状共见为辨证的主要依据。

83.【参考答案】A

【解析】肝血虚证临床表现：头晕眼花，视力减退或夜盲，或肢体麻木，关节拘急，手足震颤，肌肉瞤动，或为妇女月经量少、色淡，甚则闭经，爪甲不荣，面白无华，舌淡，脉细。

【押题点】肝血虚证、肝阴虚证、肝火炽盛证

证型	共同症状	不同症状
肝血虚	头晕	血虚，无热象，眩晕、视物模糊、经少、肢麻手颤
肝阴虚		阴虚，虚热表现明显，眼干涩、潮热、颧红、手足蠕动
肝火炽盛（实热）	眩晕耳鸣，面红目赤，急躁易怒，失眠多梦，舌红脉数	口苦口干，胁肋灼痛，吐血，小便短黄、大便秘结，舌红苔黄，脉弦数

84.【参考答案】D

【解析】肝胆湿热证病位主要在肝胆（疏泄功能失职），故以胁肋胀痛、胁下痞块、黄疸、口苦等肝胆疏泄失常症状为主，尚可出现寒热往来及阴部瘙痒，妇女带下黄臭等症。

【押题点】

证候	辨证要点
寒滞肝脉	少腹、前阴、颠顶冷痛与实寒症状共见
肝胆湿热	胁肋胀痛、身目发黄，或阴部瘙痒、带下黄臭等与湿热症状共见
胆郁痰扰	胆怯、惊悸、烦躁、失眠、眩晕、呕恶
肝郁气滞	情志抑郁 + 胸胁、少腹胀痛 + 咽部异物感、颈部瘿瘤、瘰疬、乳房胀痛、月经不调等与情志变化息息相关的表现

85.【参考答案】A

【解析】肾虚水泛以腰膝酸软，耳鸣，身体浮肿，腰以下尤甚，按之没指，小便短少，畏冷肢凉，腹部胀满，或见心悸，气短，咳喘痰鸣，舌质淡胖，苔白滑，脉沉迟无力为主要临床表现。

86.【参考答案】C

【解析】肝胃不和证临床表现：胃脘、胁肋胀满疼痛，走窜不定，嗳气，吞酸嘈杂，呃逆，不思饮食，情绪抑郁，善太息，或烦躁易怒，舌淡红，苔薄黄，脉弦。

【押题点】

肝火犯肺	胸胁胀痛、急躁易怒	肝火炽盛，可见灼痛、面红目赤、口苦口干。 上逆犯肺，可见咳嗽痰黄稠黏
肝胃不和		肝气犯胃，肝胃气滞，为肝郁而胃失和降。 临床见胀痛、嗳气、呃逆等
肝脾不调		窜痛、食少、腹胀便溏、腹痛欲便、泻后痛减、大便溏结不调等

87.【参考答案】C

【解析】少阳病证临床表现：口苦，咽干，目眩，寒热往来，胸胁苦满，默默不欲饮食，心烦欲呕，脉弦。

辨证要点：本证是以寒热往来、胸胁苦满等为辨证要点。

【押题点】六经辨证要点

太阳病证	太阳经证	太阳中风证	恶风，汗出，脉浮缓（表虚证）
		太阳伤寒证	恶寒，无汗，头身疼痛，脉浮紧（表实证）
	太阳腑证	太阳蓄水证	小腹满，小便不利与太阳经证症状共见
		太阳蓄血证	少腹急硬，小便自利，便黑
阳明病证	阳明经证		壮热，汗出，口渴，脉洪大
	阳明腑证		潮热汗出，腹满硬痛，大便秘结，苔黄燥，脉沉实
少阳病证	寒热往来，胸胁苦满，口苦，咽干，目眩，脉弦		
太阴病证	腹满时痛，自利，口不渴与虚寒症状共见		
少阴病证	少阴寒化证		无热恶寒，四肢厥冷，下利清谷，脉微细
	少阴热化证		心烦不得眠，口燥咽干，舌尖红，脉细数
厥阴病证	消渴，心中疼热，饥而不欲食		

88.【参考答案】E

【解析】太阴病证以腹满而吐，食不下，口不渴，自利，时腹自痛，四肢欠温，脉沉缓而弱为主要临床表现。本证以腹满时痛、自利、口不渴与虚寒症状共见为辨证要点。

89.【参考答案】A

【解析】血分证临床表现：身热夜甚，躁扰不宁，甚或谵语神昏，斑疹显露、色紫黑，吐血、衄血、便血、尿血，舌质深绛，脉细数；或见抽搐，颈项强直，角弓反张，目睛上视，牙关紧闭，脉弦数；或见手足蠕动、瘛疭等；或见持续低热，暮热早凉，五心烦热，或见口干咽燥，形体干瘦，神疲耳聋，舌干，少苔，脉虚细。

【押题点】卫气营血鉴别要点

卫分证	发热而微恶风寒，舌边尖红，脉浮数
气分证	发热不恶寒，舌红苔黄，脉数有力
营分证	身热夜甚，心烦不寐，舌绛，脉细数
血分证	身热夜甚，昏狂谵妄，斑疹紫暗，出血动风，舌深绛，脉细数

90.【参考答案】B

【解析】中焦病证临床表现：身热气粗，面红目赤，腹满便秘，渴欲饮冷，口燥咽干，唇裂舌焦，小便短赤，大便干结，苔黄燥或焦黑，甚则神昏谵语，脉沉实有力；或身热不扬，头身困重，胸脘痞闷，泛恶欲呕，小便不利，大便不爽或溏泄，舌苔黄腻，脉细而濡数。

【押题点】上中下三焦辨证要点

上焦	邪犯肺卫，以发热、微恶风寒，舌边尖红，脉浮数为主要表现。 邪热壅肺，以但热不寒，咳喘痰黄，脉数为主要表现。 邪陷心包，以高热神昏，肢厥，舌质红绛为主要表现
中焦	阳明燥热以发热口渴，腹满便秘，苔黄燥，脉沉实为主要表现。 太阴湿热以身热不扬，呕恶脘痞，便溏，苔黄腻，脉濡数为辨证要点
下焦	身热颧红，手足蠕动或瘛疭，舌绛苔少

三、B 型题

91~92.【参考答案】B A

【解析】考查望神：邪盛神乱的临床表现为神昏谵语，躁扰不宁，循衣摸床，撮空理线；或猝然昏倒，两手握固，牙关紧闭等。而 E 选项胡言乱语，打人毁物为神乱狂躁不安的表现。

【押题点】望神

失神	精亏神衰	精神萎靡，意识模糊，反应迟钝，目无光彩，眼球呆滞，呼吸微弱，或喘促无力，肉削著骨，动作艰难等。提示脏腑精气亏虚已极，正气大伤，功能衰竭	多见于慢性久病、重病
	邪盛神乱	神昏谵语，躁扰不宁，循衣摸床，撮空理线；或猝然昏倒，两手握固，牙关紧闭等。提示邪热扰神，邪陷心包，或肝风夹痰，蒙蔽清窍，闭阻经络	多见于急性患者，病重

93~94.【参考答案】E B

【解析】瘿瘤指颈部结喉处有肿块突起，或大或小，或单侧或双侧，可随吞咽而上下移动。多因肝郁气结痰凝，或水土失调，痰气搏结所致。

瘰疬指颈侧颌下有肿块如豆，累累如串珠。多由肺肾阴虚，虚火内灼，炼液为痰，结于颈部，或外感风火时毒，夹痰结于颈部所致。

【押题点】望颈项

望颈项	①瘿瘤：颈部结喉处有肿块突起，随吞咽而上下移动。为肝郁气结痰凝，或水土失调，痰气搏结。 ②瘰疬：颈侧颌下有肿块如豆，累累如串珠。为肺肾阴虚，虚火内灼，炼液为痰，结于颈部，或外感风火时毒，痰结于颈部。 ③颈痈：颈部痈肿、瘰疬溃破后，久不收口，形成管道。病名曰鼠瘘。因痰火久结，气血凝滞，疮孔不收而成。 ④项痈、颈痈：项部或颈部两侧焮红漫肿，疼痛灼热，甚至溃烂流脓。多由风热邪毒蕴蒸，气血壅滞，痰毒互结于颈项所致。 ⑤项强兼有恶寒、发热——风寒侵袭太阳经脉，经气不利 项强，兼壮热、神昏、抽搐——温病火邪上攻，或脑髓有病 项强不适，兼头晕——阴虚阳亢，或经气不利所致 睡眠之后，项强而痛，并无他苦者，为落枕 ⑥小儿项软——先天不足，后天失养，可见于佝偻病患儿 久病、重病颈项软弱——脏腑精气衰竭之象，属病危 ⑦颈脉搏动——肝阳上亢或血虚重证等患者 ⑧颈脉怒张——心血瘀阻，肺气壅滞及心肾阳衰、水气凌心的患者

95~96.【参考答案】A D

【解析】舌面的脏腑分部：

（1）舌质多候五脏病变，侧重血分。

（2）舌苔多候六腑病变，侧重气分。

（3）舌尖多反映上焦心肺的病变。

（4）舌中部多反映中焦脾胃的病变。

（5）舌根部多反映下焦肾的病变。

（6）舌两侧多反映肝胆的病变。

97~98.【参考答案】A D

【解析】考查舌形与舌态，舌淡白而痿软多为气血俱虚；舌红胖大多属脾胃湿热或痰热内蕴。

【押题点】望舌

胖大舌： 水湿内停、痰湿热毒上泛 肿胀舌：湿热，热毒上壅	舌淡胖大——脾肾阳虚，水湿内停
	舌红胖大——脾胃湿热或痰热内蕴
	舌红绛肿胀——心脾热盛，热毒上壅
	舌青紫肿胀——可见于先天性舌血管瘤患者
瘦薄舌： 气血两虚，阴虚火旺	舌体瘦薄而色淡——气血两虚
	舌体瘦薄而色红绛干燥——阴虚火旺，津液耗伤
齿痕舌： 脾虚、水湿内停	舌淡胖大润而有齿痕——寒湿壅盛，或阳虚水湿内停
	舌淡红而有齿痕——脾虚或气虚
	舌红肿胀而有齿痕——湿热痰浊壅滞
	舌淡红而嫩，舌体不大而边有轻微齿痕——先天性齿痕，也见于小儿或气血不足者

99~100.【参考答案】D C

【解析】考查腻腐苔。腐苔：表现为苔质颗粒疏松，粗大而厚，形如豆腐渣堆积舌面，揩之可去。若舌上黏厚一层，有如疮脓，则称"脓腐苔"。腻苔：苔质颗粒细腻致密，揩之不去，刮之不脱，如涂有油腻之状，中间厚边周薄者。

【押题点】

薄、厚苔：邪正的盛衰和病位深浅	舌苔由薄转厚——病进
	舌苔由厚转薄——病退
润、燥苔：体内津液的盈亏和输布	润苔——津液未伤，多见于风寒表证、湿证初起、食滞、瘀血等
	滑苔——水湿之邪内聚，主寒证、主湿证、主痰饮
	燥苔——津液已伤（高热、大汗、吐泻、久不饮水或过服温燥药物）
	糙苔——热盛伤津之重症
腻苔：湿浊内蕴，阳气被遏	舌苔薄腻——食积、脾虚湿困
	舌苔白腻而滑——痰浊、寒湿内阻
	舌苔黏腻而厚，口中发甜——脾胃湿热
	舌苔黄腻而厚——痰热、湿热、暑湿等邪内蕴
腐苔：痰浊、食积	脓腐苔——内痈、邪毒内结
	病中腐苔渐退，续生薄白新苔——病邪消散
	病中腐苔脱落，不能续生新苔——胃气衰败

101~102.【参考答案】D E

【解析】喘即气喘，指呼吸困难、急迫，张口抬肩，甚至鼻翼扇动，难以平卧；哮是指呼吸急促似喘，声高断续，喉间有哮鸣音的症状。

【押题点】咳嗽、哮、喘

咳嗽	咳声重浊沉闷——寒痰湿浊停聚于肺
	咳声轻清低微——肺气虚损
	咳声不扬，痰稠色黄，不易咳出——热邪犯肺
	咳有痰声，痰多易咳——痰湿阻肺
	干咳，无痰或少痰——燥邪犯肺或阴虚肺燥
	百日咳（顿咳）：咳声短促，连续不断，咳后有鸡鸣样回声，反复发作——风邪与痰热搏结
	白喉：咳声如犬吠，伴有声音嘶哑，吸气困难——时行疫毒攻喉
喘与哮	喘	呼吸困难、急迫，张口抬肩，甚至鼻翼扇动，难以平卧。 急、深、粗、高（实喘）——风寒袭肺、痰热壅肺、痰饮停肺，或水气凌心 慢、浅、低、深吸为快，动则喘甚（虚喘）——肺肾亏虚、气失摄纳、心阳气虚
	哮	呼吸急促似喘，喉间有哮鸣音

103~104.【参考答案】E D

【解析】

头晕胀痛，头重脚轻，舌红少津，脉弦细者，多因肝阳上亢。

头晕且重，如物裹缠，痰多苔腻者，多因痰湿内阻所致。

头晕目眩，过劳加重，面白倦怠，舌淡，脉细弱者多为气血亏虚。

头晕耳鸣，腰酸遗精者，多因肾虚精亏。

头晕而胀，烦躁易怒，舌红苔黄，脉弦数者多因肝火上炎。

105～106.【参考答案】E D

【解析】牢脉多见于阴寒内盛，疝气癥积之实证；沉脉多见于里证，有力为里实，无力为里虚，亦可见于正常人；伏脉常见于邪闭、厥病和痛极；革脉多见于亡血、失精、半产、漏下等病证；紧脉见于实寒证、疼痛和食积等。

107～108.【参考答案】E A

【解析】身热初按热甚，久按反转轻者为热在表；身灼热而肢厥者属真热假寒证，为阳热壅盛，格阴于外所致。

109～110.【参考答案】E B

【解析】八纲证候间的关系：

①证候相兼：没有矛盾。如表实寒证、表实热证、里实寒证、里虚热证等。

②证候错杂：存在矛盾。表现为表里同时受病，呈现寒、热、虚、实的性质相反。寒包火证，即"表实寒里实热证"。

③证候转化：包括表里出入、寒热转化、虚实转化。麻疹麻毒外透属于由里出表。

④证候真假：寒热真假（真热假寒、真寒假热）；虚实真假（真实假虚、真虚假实）。

111～112.【参考答案】E C

【解析】燥淫证临床表现为皮肤干燥甚至皲裂、脱屑，口唇、鼻孔、咽喉干燥，口渴饮水，舌苔干燥，大便干燥，或见干咳少痰，痰黏难咳，小便短黄，脉象偏浮等。

湿淫证临床表现为头昏沉如裹，嗜睡，身体困重，胸闷脘痞，口腻不渴，纳呆，恶心，肢体关节、肌肉酸痛，大便稀，小便浑浊。或为局部渗漏湿液，或皮肤出现湿疹、瘙痒，妇女可见带下量多，面色晦垢，舌苔滑腻，脉濡缓或细等。

113～114.【参考答案】D E

【解析】热极生风证临床表现：高热口渴，烦躁谵语或神昏，颈项强直，两目上视，手足抽搐，角弓反张，牙关紧闭，舌质红绛，苔黄燥，脉弦数。

肝阳化风证临床表现：眩晕欲仆，步履不稳，头胀头痛，急躁易怒，耳鸣，项强，头摇，肢体震颤，手足麻木，语言謇涩，面赤，舌红，或有苔腻，脉弦细有力。甚至突然昏仆，口眼㖞斜，半身不遂，舌强语謇。

115～116.【参考答案】C B

【解析】痰火扰神证：发热，口渴，胸闷，气粗，咳吐黄痰，喉间痰鸣，心烦，失眠，甚则神昏谵语，或狂躁妄动，打人毁物，不避亲疏，胡言乱语，哭笑无常，面赤，舌质红，苔黄腻，脉滑数。

胆郁痰扰证：胆怯易惊，惊悸不宁，失眠多梦，烦躁不安，胸胁胀闷，善太息，头晕目眩，口苦呕恶，舌淡红或红，苔白腻或黄滑，脉弦缓或弦数。

117～118.【参考答案】E A

【解析】

太阳中风证：以恶风、汗出、脉浮缓为主要表现。

太阳伤寒证：以恶寒、无汗、头身痛、脉浮紧为主要表现。

阳明腑证：潮热汗出，腹满痛，便秘，脉沉实。

少阴热化证：心烦不得眠，口燥咽干，舌尖红，脉细数。

厥阴病证：消渴，气上撞心，心中疼热，饥而不欲食，食则吐蛔。

119～120.【参考答案】E A

【解析】

目睛凝视（瞪目直视、戴眼反折、横目斜视）——肝风内动。

睡眠露睛——脾气虚弱，气血不足，胞睑失养。常见于吐泻伤津和慢脾风的患儿。

眼窠凹陷——吐泻伤津或气血不足。

全目赤肿——肝经风热上攻。

双睑下垂——先天不足、脾肾亏虚。

中药学

一、A1型题

1.【参考答案】B

【解析】药物的寒热温凉是由药物作用于人体所产生的不同反应和所获得的不同疗效而总结出来的，它与所治疗疾病的性质是相对而言的。C选项"疗寒以热药，疗热以寒药"反映了药物对人体阴阳盛衰、寒热变化的作用倾向，是对药物治疗寒热病证作用的概括。

【押题点】

四气	寒凉	清热泻火、凉血解毒、滋阴除蒸、泄热通便、清热利尿、清化热痰、清心开窍、凉肝息风
	温热	温里散寒、暖肝散结、补火助阳、温阳利水、温经通络、引火归原、回阳救逆

2.【参考答案】D

【解析】酸：有收敛、固涩的作用。一般固表止汗、敛肺止咳、涩肠止泻、固精缩尿、固崩止带的药物多具有酸味。

【押题点】

五味	辛	"能散、能行"，即发散、行气、行血	多用治表证及气血阻滞之证
	甘	"能补、能和、能缓"，即补益、和中、调和药性和缓急止痛	多用治正气虚弱、脘腹挛急疼痛，及调和药性、中毒解救等
	酸	"能收、能涩"，即收敛、固涩	多用治体虚多汗、肺虚久咳、久泻滑肠、遗精滑精、遗尿尿频、崩带不止等
	苦	"能泄、能燥、能坚"，即清泄火热、泄降气逆、通泄大便、燥湿、坚阴（泻火存阴）	多用治火热证、喘证、呕恶、便秘、湿证、阴虚火旺等证
	咸	"能下、能软"，即泻下通便、软坚散结	多用治大便燥结、痰核、瘰疬、瘿瘤、癥瘕痞块等
	淡	"能渗、能利"，即渗湿利小便	多用治水肿、脚气、小便不利等证
	涩	与酸味药的作用相似，有收敛固涩的作用	多用治虚汗、泄泻、尿频、遗精、滑精、出血等证

3.【参考答案】E

【解析】辛：有发散、行气、行血等作用。一般来讲，解表药、行气药、活血药多具有辛味。多用治表证及气血阻滞之证。外感风热表证还需配用寒凉药性的药物发挥解热的作用。

4.【参考答案】C

【解析】一般来讲，味属辛、甘，气属温、热的药物，大都是升浮药，如麻黄、升麻、黄芪等药；味属苦、酸、咸，性属寒、凉的药物，大都是沉降药，如大黄、芒硝、山楂等。

【押题点】

升降浮沉	升浮	发表、透疹、升阳、涌吐、开窍等
	沉降	收敛固涩、泻下、利水、潜阳、镇惊安神、止咳平喘、止呕等

5.【参考答案】B

【解析】对症治疗包括：麻黄之平喘；生姜之止呕；三七之止血。也有现代检查指标对症：如天麻、地龙降压；五味子降转氨酶；山楂、玉竹降脂。

6.【参考答案】E

【解析】副作用：是指在常用剂量即治疗剂量时出现与治疗需要无关的不适反应，一般都较轻微，对机体危害不大，停药后能消失。

【押题点】

副作用的产生固然与药物的偏性有关，更重要的是因为一味中药往往有多种作用，治疗时利用其一种或一部分作用，其他作用便成了副作用。因而中药的治疗作用和副作用是相对的，在一定条件下是可以相互转化的。

正确利用中药的治疗作用，尽量避免不良反应发生，确保用药安全、有效，这是临床用药的一条基本原则。

7.【参考答案】B

【解析】药物防病治病的基本作用，不外是祛邪去因，扶正固本，协调脏腑经络机能，从而纠正阴阳偏盛偏衰，使机体恢复到阴平阳秘的正常状态。

【押题点】中药的作用包括治疗作用和不良作用（不良反应）。中药的治疗作用又称为中药的功效，中药的不良作用包括副作用和毒性反应。

8.【参考答案】C

【解析】药物单独或配合应用主要有单行、相须、相使、相畏、相杀、相恶、相反七种情况，称中药的"七情"配伍。

【押题点】

单行	单用一味药来治疗某种病情单一的疾病。如独参汤
相须	A＋B，增强原有药物的功效，如麻黄配桂枝
相使	A 为主，B 为辅，B 提高 A 的功效，如黄芪与茯苓
相畏	A 毒副作用被 B 所抑制，如生半夏畏生姜
相杀	A 消除 B 的毒副作用，如生姜杀生半夏毒

相恶	A 能破坏 B 的功效，如人参恶莱菔子
相反	A＋B 产生剧烈的毒副作用，如十八反

9.【参考答案】C

【解析】妊娠禁忌药的分类与使用原则：

（1）禁用药物：指毒性较强或药性猛烈的药物，如巴豆、牵牛子、大戟、商陆、麝香、三棱、莪术、水蛭、斑蝥、雄黄、砒霜等。禁用的药物绝对不能使用。

（2）慎用的药物：包括通经祛瘀、行气破滞及辛热滑利之品，如桃仁、红花、牛膝、大黄、枳实、附子、肉桂、干姜、木通、冬葵子、瞿麦等。可以根据病情需要酌情使用。

【押题点】

用药禁忌主要包括：配伍禁忌（十八反、十九畏）、证候禁忌（寒证忌用寒药，热证忌用热药，邪盛而正不虚者忌用补虚药，正虚而无邪者忌用攻邪药）、妊娠用药禁忌（禁用药物、慎用药物）、服药饮食禁忌（忌食生冷、辛热、油腻、腥膻、有刺激性的食物）。

10.【参考答案】D

【解析】青黛应为包煎。包煎：主要指那些黏性强、粉末状及带有绒毛的药物，宜先用纱布袋装好，再与其他药物同煎，以防止药液混浊或刺激咽喉引起咳嗽及沉于锅底，加热时引起焦化或煳化。如蛤粉、滑石、青黛、旋覆花、车前子、蒲黄及灶心土等。

【押题点】中药煎煮方法

先煎	有效成分难溶于水的金石、矿物、介壳类药：磁石、代赭石、生铁落、龙骨、牡蛎、石决明等；宜先煎 20～30 分钟。 毒副作用较强的药物：附子、乌头等；宜先煎 45～60 分钟
后下	气味芳香的药物：薄荷、青蒿、砂仁等 久煎破坏其有效成分：钩藤、大黄、番泻叶等
包煎	黏性强、粉末状、有绒毛的药物：滑石、旋覆花、车前子、蒲黄等
另煎	另炖，贵重药：人参、西洋参、羚羊角、鹿茸等；宜另炖 2～3 小时
溶化	烊化，胶类及黏性大、易溶的药物：如阿胶、鹿角胶等
泡服	有效成分易溶于水或久煎容易破坏药效的药物：如藏红花、番泻叶、胖大海等
冲服	贵重药，用量较轻：如麝香、牛黄、珍珠、羚羊角、西洋参、鹿茸、人参等。 高温容易破坏药效或有效成分难溶于水：如雷丸、鹤草芽、朱砂等
煎汤代水	防止某些药物与其他药物同煎使煎液混浊，难于服用：如灶心土等 体积大，吸水量大：如玉米须、丝瓜络、金钱草等
其他	巴豆制霜，甘遂醋制，升药只外用不内服等

11.【参考答案】C

【解析】一般来讲，解表药、清热药宜武火煎煮，时间宜短，煮沸后煎 10～20 分钟即可。

补养药需用文火慢煎，时间宜长，煮沸后再续煎 30～60 分钟。

先煎一般先入煎 20～30 分钟或 45～60 分钟再纳入其他药同煎。

后下一般须在其他药物煎沸 5～10 分钟后放入。

另煎一般需要另炖 2～3 小时。

12.【参考答案】C

【解析】琥珀用法用量：研末冲服，或入丸、散，每次 1.5～3g。外用适量。不入煎剂。

13.【参考答案】C

【解析】升麻、葛根、蝉蜕都可用于治疗麻疹不透。

升麻功效：发表透疹，清热解毒，升举阳气。

葛根功效：解肌退热，透疹，生津止渴，升阳止泻，通经活络，解酒毒。

蝉蜕功效：疏散风热，利咽开音，透疹，明目退翳，息风止痉。

【押题点】

透疹药物总结：荆芥、薄荷、牛蒡子、蝉蜕、升麻、葛根、紫草

续表

荆芥：透疹＋炒炭止血	升麻：透疹＋升阳解毒
薄荷：透疹＋疏肝	葛根：透疹＋生津止渴、升阳止泻、通经活络，解酒毒
牛蒡子：透疹＋解毒消肿	紫草：透疹＋凉血解毒
蝉蜕：透疹＋明目退翳、息风止痉	牛蒡子、升麻、紫草：透疹＋解毒

14.【参考答案】E

【解析】

紫苏功效：解表散寒，行气宽中，解鱼蟹毒。用于治疗脾胃气滞，胸闷呕吐。还可用于妊娠呕吐，常与砂仁、陈皮同用。此外，能解鱼蟹之毒。

生姜功效：解表散寒，温中止呕，温肺止咳，解鱼蟹毒。用于治疗风寒感冒，脾胃寒证，胃寒呕吐，肺寒咳嗽。生姜能解生半夏、生南星和鱼蟹之毒，有"呕家圣药"之称。

15.【参考答案】D

【解析】牛蒡子药性：辛、苦，寒。归肺、胃经。辛苦性寒，于升浮之中又有清降之性，能外散风热，内解热毒，有清热解毒，消肿利咽之效，故可用治痈肿疮毒，丹毒，痄腮喉痹等热毒病证。因其性偏滑利，兼滑肠通便，故上述病证兼有大便热结不通者尤为适宜。本品性寒，滑肠通便，脾虚便溏者慎用。

16.【参考答案】D

【解析】柴胡主治：表证发热，少阳证。善于疏解半表半里之邪，为治少阳证要药。

【押题点】

头痛引经药： 太阳——羌活、蔓荆子	阳明——白芷、葛根、知母
少阳——柴胡、黄芩、川芎	太阴——苍术
少阴——细辛	厥阴——藁本、吴茱萸

17.【参考答案】B

【解析】生石膏：生用可清热泻火，除烦止渴；煅用可敛疮，生肌，收湿，止血。

【押题点】清热泻火药

石膏	清热泻火，除烦止渴，相须为用：气分实热、肺热咳喘	生用：清解力强，清泻肺胃气分实热要药——肺热咳喘、胃火牙痛、头痛 煅用：敛疮生肌，收湿，止血——溃疮不敛、湿疹瘙痒、水火烫伤、外伤出血
知母		滋阴润燥——肠燥便秘，骨蒸潮热，内热消渴
天花粉	清热泻火，生津止渴——热病伤津、烦热口渴，肺热咳嗽，消渴	消肿排脓——疮疡肿毒；不宜与乌头类药材同用
芦根		止呕——胃热呕哕，肺痈吐脓。 利尿——热淋涩痛
淡竹叶	清热泻火，除烦止渴，利尿通淋	热病烦渴；口疮尿赤、热淋涩痛
栀子	泻火除烦，清热利湿，凉血解毒。 焦栀子：凉血止血	热病心烦；湿热黄疸；血淋涩痛；血热吐衄；目赤肿痛；火毒疮疡
夏枯草	清热泻火，明目，散结消肿	目赤肿痛；头痛眩晕；目珠夜痛、瘰疬、瘿瘤；乳痈肿痛
决明子	清热明目，润肠通便	目赤肿痛，羞明多泪，目暗不明；头痛，眩晕；肠燥便秘

18.【参考答案】D

【解析】黄柏主治：骨蒸劳热，盗汗，遗精。本品入肾经长于清相火，退虚热，用治阴虚火旺，潮热盗汗、腰酸遗精，常与知母相须为用。

【押题点】清热燥湿药

黄芩	共有：清热燥湿，泻火解毒。 记忆：湿热火毒用黄连，黄柏除蒸芩血安	善清肺热——肺热咳嗽；止血，炒用安胎
黄连		善清中焦热邪心胃之火，湿热泻痢要药
黄柏		善清下焦热邪，兼退虚热；解毒疗疮

龙胆草	清热燥湿，泻肝胆火	善清肝胆实火、湿热
苦参	清热燥湿，杀虫，利尿	记忆：苦参清早撒尿
秦皮（助理不考）	清热燥湿，收涩止痢，止带，明目	
白鲜皮（助理不考）	清热燥湿，祛风解毒	

19.【参考答案】C

【解析】牡丹皮与赤芍，均味苦性微寒，均具有清热凉血、活血散瘀的功效，具有止血不留瘀，活血不动血的特点，血热、血瘀所致的病证常相须为用。同可用于治疗热入营血，斑疹吐衄；血滞经闭，痛经癥瘕，跌打瘀肿，痈肿疮毒等证。

【押题点】清热凉血药

生地黄	清热凉血，养阴生津相须为用：热入营血，热病伤阴，阴虚内热等证	清热凉血力强：血热出血，内热消渴
玄参		泻火解毒力强：咽喉肿痛，痰火瘰疬，痈肿疮毒等
牡丹皮	清热凉血，活血祛瘀——血热血瘀。	清热凉血力强，兼退虚热，治阴虚发热，治无汗骨蒸
赤芍	记忆：牡丹皮凉活瘀，赤芍凉，散瘀痛	活血化瘀力强，兼泻肝火，治目赤肿痛
紫草	清热凉血，活血消斑，解毒透疹	温病血热毒盛，麻疹不透，疮疡，湿疹，水火烫伤
水牛角	清热凉血，解毒，定惊	高热、神昏，血热妄行，痈肿疮疡

20.【参考答案】B

【解析】大青叶功效：清热解毒，凉血消斑。

板蓝根功效：清热解毒，凉血，利咽。

青黛功效：清热解毒，凉血消斑，泻火定惊。

【押题点】清热解毒药

金银花	清热解毒，疏散风热，相须为用	疏散风热力强，兼凉血止痢，治内、外痈要药
连翘		疮家圣药；消肿散结
穿心莲	泻火解毒，清热燥湿，凉血，消肿	煎剂易致呕吐，故多作丸、散、片剂
大青叶	同出一源，功效相近——清热解毒，凉血消斑	长于凉血消斑
板蓝根		长于解毒利咽
青黛		长于泻火定惊
贯众	清热解毒，止血，杀虫	风热感冒，温毒发斑，血热出血，虫疾
蒲公英	清热解毒，消肿散结，利尿通淋	为治疗乳痈之要药
野菊花（助理不考）	清热解毒，泻火平肝	与菊花比较： 野菊花苦寒尤胜，长于解毒消痈，疮痈疔毒肿痛多用 菊花辛散之力强，长于疏风清热，上焦头目风热多用
紫花地丁	清热解毒，凉血消肿	
鱼腥草	清热解毒，消痈排脓，利尿通淋	肺痈吐脓（治肺痈要药），肺热咳嗽；热毒疮毒；湿热淋证；湿热泻痢
败酱草	清热解毒，祛瘀止痛	兼消痈排脓
大血藤		兼祛风，活血
白头翁	清热解毒，凉血止痢	
马齿苋	清热解毒，凉血止血，止痢	
鸦胆子	清热解毒，止痢，截疟，腐蚀赘疣	
白花蛇舌草	清热解毒消痈，利湿通淋	毒蛇咬伤，各种癌症
熊胆粉（助理不考）	清热解毒，息风止痉，清肝明目	

续表

射干		兼祛痰——痰盛咳喘
山豆根	清热解毒，利咽——咽喉肿痛	兼消肿——牙龈肿痛，小毒，多服恶心、呕吐
马勃 （助理不考）		兼止血
土茯苓	解毒除湿，通利关节	
山慈菇 （助理不考）	清热解毒，化痰散结	
漏芦 （助理不考）	清热解毒，消痈下乳，舒筋通脉	

21.【参考答案】C

【解析】苦参功效：清热燥湿，杀虫，利尿。

马勃功效：清热解毒，利咽，止血。

山豆根功效：清热解毒，利咽消肿。

射干功效：清热解毒，消痰，利咽。

板蓝根功效：清热解毒，凉血，利咽。

22.【参考答案】B

【解析】银柴胡功效：清虚热，除疳热。

胡黄连功效：退虚热，除疳热，清湿热。

【押题点】清虚热药

青蒿	清透虚热，凉血除蒸，解暑，截疟		不宜久煎
地骨皮		凉血除蒸，清肺降火，生津止渴	治疗有汗骨蒸
银柴胡	清虚热， 退骨蒸	除疳热	
胡黄连			清湿热
白薇	清虚热、凉血，利尿通淋，解毒疗疮		

23.【参考答案】E

【解析】大黄与虎杖均具有活血散瘀、清热解毒、利胆退黄、泻下通便的功效，治疗瘀血诸证、痈肿疮毒、水火烫伤、湿热黄疸、淋证、热结便秘等。

大黄功效：泻下攻积，清热泻火，凉血解毒，逐瘀通经，湿热退黄。

虎杖功效：利湿退黄，清热解毒，散瘀止痛，化痰止咳。此外虎杖还有泄热通便的作用，可用于热结便秘。

【押题点】攻下药

大黄	清热泻下通便相须为用： 肠燥便秘	泻下力强：热结便秘要药。入汤剂后下 （大黄下攻积热火凉毒，逐瘀通经，除湿退黄）
芒硝		善于除燥屎坚结。外用清热消肿。冲服或开水熔化服
番泻叶	泄热行滞，通便，利水	温开水泡服，宜后下
芦荟 （助理不考）	泻下通便，清肝，杀虫	入丸散，脾胃虚弱，食少便溏及孕妇忌用

24.【参考答案】C

【解析】芫花功效：泄水逐饮，外用杀虫疗疮。

大戟功效：泄水逐饮，消肿散结。

甘遂功效：泄水逐饮，消肿散结。

番泻叶功效：泄热行滞，通便，利水。

大黄功效：泻下攻积，清热泻火，凉血解毒，逐瘀通经，除湿退黄。

【押题点】峻下逐水药

甘遂	泄水逐饮——水肿、膨胀、胸胁停饮	消肿散结——疮痈肿毒	入丸散，每次0.5~1g，反甘草
大戟（助理不考）			煎服1.5~3g；入丸散每次1g
芫花（助理不考）		外用杀虫疗疮	煎服1.5~3g；入丸散每次0.6~0.9g
牵牛子	泄水通便，消痰涤饮，杀虫攻积		煎服，3~6g。入丸散剂，每次1.5~3g
巴豆霜	峻下冷积，逐水退肿，豁痰利咽，外用蚀疮		寒积便秘；不宜与牵牛子同用；制霜

25.【参考答案】A

【解析】秦艽辛散苦泄，质偏润而不燥，为风药中之润剂。风湿痹痛，筋脉拘挛，骨节酸痛，无论寒热新久均可配伍应用。其性偏寒，兼有清热作用，故对热痹尤为适宜，多配防己、牡丹皮、络石藤等；若配天麻、羌活、当归等，可治风寒湿痹，如秦艽天麻汤。

【押题点】祛风湿热药

秦艽	祛风湿，止痛——风湿痹痛	退虚热，清湿热——骨蒸潮热，疳积发热；为治虚热要药。湿热黄疸。风药之润剂
防己		利水消肿——水肿，小便不利，脚气；湿疹疮毒
豨莶草	祛风湿，利关节，解毒	
络石藤	祛风通络，凉血消肿	
桑枝（助理不考）	祛风湿，利关节	
雷公藤（助理不考）	祛风除湿，活血通络，消肿止痛，杀虫解毒	

26.【参考答案】E

【解析】桑寄生功效：祛风湿，补肝肾，强筋骨，安胎元。用于治疗崩漏经多，妊娠漏血，胎动不安。能补肝肾，养血而固冲任，安胎。

【押题点】祛风湿强筋骨药

桑寄生	祛风湿，补肝肾，强筋骨——风湿痹证	固冲任安胎，治崩漏经多、妊娠漏血、胎动不安
五加皮		温补，治小儿行迟，体虚乏力。利水，治水肿、脚气
狗脊	祛风湿，补肝肾，强腰膝	

27.【参考答案】D

【解析】化湿药：气味芳香，多含挥发油，一般以作为散剂服用疗效较好，如入汤剂宜后下，不宜久煎，以免降低疗效。本类药多辛温香燥，易于耗气伤阴，故阴虚、血虚及气虚者宜慎用。性辛香温燥，主入脾、胃经，能促进脾胃运化，消除湿浊，解除因湿浊引起的脾胃气滞，主治湿浊内阻，脾为湿困，运化失常所致的脘腹痞满、呕吐泛酸、大便溏薄、食少体倦、舌苔白腻等症；此外，有芳香解暑之功，也可用于湿温、暑湿等证。并无利小便作用。

28.【参考答案】E

【解析】厚朴功效：燥湿消痰，下气除满。应用：①湿阻中焦，脘腹胀满。为消除胀满之要药。②食积气滞，腹胀便秘。③痰饮喘咳。④梅核气。

【押题点】化湿药

藿香	芳香化湿，发表解暑——湿滞中焦	和中止呕，暑湿证首选
佩兰		醒脾开胃
苍术	燥湿——湿阻中焦	健脾，祛风散寒，明目——风寒湿痹；风寒夹湿表证；夜盲症及眼目昏涩
厚朴		消痰，下气除满——食积气滞、腹胀便秘；痰饮咳嗽；梅核气
砂仁	化湿行气，温中止呕——湿阻中焦、脾胃气滞（打碎后下）	作用偏于中下焦——止泻，行气，理气安胎
白豆蔻		作用偏于中上焦——止呕，开胃消食
草果（助理不考）	燥湿温中，除痰截疟	

29. 【参考答案】C

【解析】草果功效：燥湿温中，除痰截疟。

30. 【参考答案】D

【解析】薏苡仁

性味归经：甘、淡、凉。归脾、胃、肺经。

功效：利水渗湿，健脾止泻，除痹，排脓。

应用：（1）水肿，小便不利，脚气浮肿。本品利湿健脾，功似茯苓。

（2）脾虚泄泻。尤宜治脾虚湿盛的泄泻，常与人参、茯苓等合用，如参苓白术散。

（3）湿痹拘挛。本品渗湿除痹，又能舒筋脉，缓和拘挛。

（4）肺痈，肠痈。本品能清肺肠之热，排脓消痈。

【押题点】利水消肿药

茯苓	利水渗湿，健脾——脾虚湿盛		利水消肿要药，性平，宁心安神
薏苡仁			性寒凉，水肿，小便不利，脚气；湿痹拘挛；肺痈，肠痈
猪苓	利水消肿，渗湿	水湿诸证	利水作用强
泽泻	利水渗湿，泄热		淋证；遗精
香加皮（助理不考）	利水消肿，祛风湿，强筋骨		有毒
冬瓜皮（助理不考）	利水消肿，清热解暑		

31. 【参考答案】E

【解析】木通，功效利尿通淋，清心除烦，通经下乳。

主治病证：热淋涩痛，水肿；口舌生疮，心烦尿赤；经闭乳少；湿热痹证。

32. 【参考答案】C

【解析】附子性能：辛、甘，大热。有毒。归心、肾、脾经。本品上助心阳、中温脾阳、下补肾阳，为"回阳救逆第一品药"，主治亡阳证，常与干姜、甘草同用，如四逆汤。若治亡阳气脱者，可配人参回阳固脱，如参附汤。

【押题点】温里药

干姜	回阳，温中散寒——亡阳，脾胃虚寒证	——	长于温中散寒——中焦寒证温肺化饮——寒饮喘咳
附子		补火助阳，散寒止痛——阳痿，宫冷，腹痛，寒疝	回阳救逆第一品药。长于补火助阳，散寒——阳虚证；寒痹证
肉桂	——		引火归原，温经通脉——阴疽，虚阳上浮诸证
吴茱萸	散寒止痛，降逆止呕，助阳止泻		寒凝疼痛；呕吐吞酸；虚寒泄泻
小茴香	散寒止痛，理气和胃		寒疝腹痛，睾丸偏坠胀痛，少腹冷痛，痛经；中焦虚寒气滞证
丁香	温中降逆，散寒止痛，温肾助阳		胃寒呕吐、呃逆，为治胃寒呕逆之要药。脘腹冷痛。阳痿，宫冷。
高良姜	散寒止痛，温中止呕		
花椒	温中止痛，杀虫止痒		中寒腹痛，寒湿吐泻，虫积腹痛，湿疹，阴痒

33. 【参考答案】A

【解析】吴茱萸功效：散寒止痛，降逆止呕，助阳止泻。

吴茱萸辛散苦泄，性热祛寒，主入肝经，既散肝之寒邪，又疏肝气之郁滞，为治肝寒气滞诸痛之要药。吴茱萸用于治疗虚寒泄泻，为治脾肾阳虚，五更泄泻之常用药，如四神丸；还用于治疗厥阴头痛，如吴茱萸汤。

34. 【参考答案】D

【解析】木香、香附与乌药均能行气止痛，可治气滞腹痛。但木香善行脾胃、大肠气滞，兼消食健胃，可用于脾胃气滞之脘腹胀满，痢疾里急后重等证；香附药性平和，并长于疏肝解郁，调经止痛，为调经之要药，多用于肝郁气滞胸胁胀痛、月经不调、痛经等证；乌药上入脾肺，下达肾与膀胱，长于散寒止痛，并能温肾，长于治寒凝气滞的胸胁脘腹诸痛、寒疝腹痛以及肾阳不足的小便频数与遗尿。

35.【参考答案】B

【解析】鸡内金用法：煎服。研末服。研末服效果比煎服好。

鸡内金主治：①饮食积滞，小儿疳积。本品有较强的消食化积作用，并能健运脾胃。故广泛用于米面薯蓣乳肉等各种食积证。单用研末服，或入复方。②肾虚遗精、遗尿。配入复方运用。

【押题点】消食药

山楂	三药炒用，消食导滞——食积不化证	消食健胃，化浊降脂——为消化油腻肉食积滞之要药 行气散瘀，炒用兼能止泻止痢——泻痢腹痛，疝气痛；产后瘀阻腹痛、痛经
神曲		消食和胃
麦芽		行气消食，健脾开胃。 治米面薯蓣类积滞不化；回乳（炒用）——哺乳期妇女不宜使用
莱菔子	消食除胀，降气化痰	食积气滞证；咳喘痰多，胸闷食少。人参恶莱菔子
鸡内金	消食健胃，固精止遗，通淋化石	饮食积滞，小儿疳积。肾虚遗精、遗尿。可固精缩尿止遗。石淋证，胆结石。有化坚消石之功

36.【参考答案】E

【解析】榧子：杀虫消积，润肠通便，润肺止咳。

【押题点】驱虫药

使君子（助理不考）	杀虫消积；一日总量不超过20粒，空腹服用
苦楝皮（助理不考）	杀虫，疗癣
槟榔	杀虫消积，行气，利水，截疟。 主治肠道寄生虫病。食积气滞，泻痢后重。善行胃肠之气，消积导滞，兼能缓泻通便。水肿，脚气肿痛。既能利水，又能行气，气行则助水运。疟疾。 煎服，3～10g，驱绦虫、姜片虫30～60g。生用力佳，炒用力缓；鲜者优于陈久者
雷丸（助理不考）	杀虫消积；入丸、散剂
榧子（助理不考）	杀虫消积，润肠通便，润肺止咳

37.【参考答案】A

【解析】茜草主治：①出血证。本品既能凉血止血，又能活血行血，故可用于血热妄行或血瘀脉络之出血证，对血热夹瘀的各种出血证，尤为适宜。②血瘀经闭，跌打损伤，风湿痹痛。本品活血祛瘀，通经络，行瘀滞，故可用于上述病证，尤为妇科调经要药。

【押题点】化瘀止血药

三七	化瘀止血——出血兼瘀滞证	散瘀止血，活血定痛，止血要药，伤科要药
茜草		凉血止血，通经——血热夹瘀血证，妇科调经要药
蒲黄		通淋——血淋尿血。包煎

38.【参考答案】D

【解析】仙鹤草功效：收敛止血，止痢，截疟，解毒，补虚。

苦楝皮功效：杀虫，疗癣。

沙苑子功效：补肾助阳，固精缩尿，养肝明目。

侧柏叶功效：凉血止血，化痰止咳，生发乌发。

三七功效：散瘀止血，消肿定痛。

【押题点】收敛止血药

白及	收敛止血——出血证	消肿生肌——痈肿疮疡、手足皲裂、水火烫伤
仙鹤草		止痢，截疟，补虚，解毒
血余炭		化瘀利尿
棕榈炭（助理不考）		——

39. 【参考答案】E

【解析】川芎能"上行头目",为治头痛要药,前人有"头痛不离川芎"之说。治头痛,无论风寒、风热、风湿、血虚、血瘀均可随证配伍用之。在此,只有E选项不是川芎治疗的头痛范畴。

40. 【参考答案】E

【解析】郁金功效:活血止痛,行气解郁,清心凉血,利胆退黄。

主治:①气滞血瘀痛证。②热病神昏,癫痫癫狂。③血热出血证:吐血,衄血,倒经,尿血,血淋。④肝胆湿热证,黄疸、胆石症。

41. 【参考答案】E

【解析】川芎功效:活血行气,祛风止痛。

延胡索功效:活血,行气,止痛。

三棱功效:破血行气,消积止痛。

郁金功效:活血止痛,行气解郁,清心凉血,利胆退黄。

五灵脂功效:活血止痛,化瘀止血。但无行气作用。

【押题点】活血止痛药

川芎	活血行气,祛风止痛	血中之气药;上行头目,为治头痛要药
延胡索	活血,行气,止痛	气血瘀滞之痛证。能行血中之气滞,气中血滞,故能专治一身上下诸痛
郁金	活血化瘀,行气止痛——气滞血瘀痛证	苦、寒,行气解郁,清心凉血,利胆退黄——热病神昏,湿热黄疸
姜黄		辛、温,祛瘀力强——寒凝气滞血瘀证,并用于风寒湿痹
乳香	活血行气止痛,消肿生肌	气滞血瘀痛证;跌打损伤、疮疡痈肿。为伤科要药
没药 (助理不考)		
五灵脂 (助理不考)	活血止痛,化瘀止血	宜包煎,人参畏五灵脂

42. 【参考答案】C

【解析】丹参功善活血祛瘀,能祛瘀生新而不伤正,善调经水,为妇科调经常用药。

【押题点】活血调经药

红花	活血祛瘀——瘀血证	长于通利血脉,治血脉瘀滞证;活血化滞消斑,治瘀滞斑疹色暗
桃仁		活血作用较强,治下焦瘀血,寒热均可;润肠通便,止咳平喘
丹参	活血调经,祛瘀止痛——血瘀,跌打损伤证	凉血消痈,清心除烦——疮痈肿毒,热病神昏
益母草		利尿消肿——水肿,小便不利 清热解毒——疮痈肿毒,皮肤瘾疹 妇产科要药
牛膝	逐瘀通经,补肝肾,强筋骨,利水通淋,引火(血)下行。补肝肾、强筋骨宜酒炙用	
泽兰 (助理不考)	活血调经,利水消肿,祛瘀消痈	
鸡血藤	行血补血,调经止痛,舒筋活络	
王不留行 (助理不考)	活血通经,下乳消痈,利尿通淋	

43. 【参考答案】C

【解析】牛膝逐瘀通经,补肝肾,强筋骨,利水通淋,引火(血)下行。

主治:(1)瘀血阻滞的经闭、痛经、经行腹痛、胞衣不下、跌打伤痛。

(2)腰膝酸痛,下肢痿软。本品能补肝肾,强筋骨。治肝肾不足,腰膝酸软,常配杜仲、续断等;若痹证日久腰膝酸痛者,常配桑寄生、独活等,如独活寄生汤;本品还可用治湿热成痿,足膝痿软,多与苍术、黄柏同用。

(3)淋证,水肿,小便不利。本品性善下行,能利水通淋,又能活血祛瘀。治淋证,常配冬葵子、瞿麦、石韦等;治水肿,常配车前子、泽泻等。

(4)头痛,眩晕,齿痛,口舌生疮,吐血,衄血。本品苦泄下行,能引火(血)下行,以降上亢之阳和上炎之火。治肝阳上亢的眩晕、头痛，常配代赭石、牡蛎等，如镇肝息风汤；治胃火上炎的齿痛、口疮，常配石膏、知母等。

44.【参考答案】D

【解析】土鳖虫功效：破血逐瘀，续筋接骨。

自然铜功效：散瘀止痛，续筋接骨。

骨碎补功效：活血止痛，补肾强骨，外用消风祛斑。

【押题点】活血疗伤药

土鳖虫	破血逐瘀，续筋接骨
自然铜（助理不考）	散瘀止痛，续筋接骨
苏木（助理不考）	活血祛瘀，消肿止痛
血竭（助理不考）	活血定痛，化瘀止血，敛疮生肌
骨碎补	活血止痛，补肾强骨，外用消风祛斑

45.【参考答案】E

【解析】三棱和莪术均具有破血行气，消积止痛之功效。

【押题点】破血消癥药

莪术	破血行气，消积止痛——血瘀证，食积腹痛，跌打损伤	偏于破气
三棱		偏于破血
水蛭	破血通经，逐瘀消癥	——
穿山甲（助理不考）	活血消癥，通经，下乳，消肿排脓	——

46.【参考答案】B

【解析】半夏功效：燥湿化痰，降逆止呕，消痞散结；外用消肿止痛。

枳实功效：破气消积，化痰除痞。

莱菔子功效：消食除胀，降气化痰。

芦根功效：清热泻火，生津止渴，除烦，止呕，利尿。

瓜蒌功效：清热涤痰，宽胸散结，润燥滑肠。

【押题点】

姜半夏：长于降逆止呕；法半夏：长于燥湿且温性较弱；半夏曲：有化痰消食之功；竹沥半夏：清化热痰，主治热痰、风痰之证。

47.【参考答案】C

【解析】竹茹功效：清热化痰，除烦，止呕。

生姜功效：解表散寒，温中止呕，温肺止咳，解鱼蟹毒。

陈皮功效：理气健脾，燥湿化痰。

旋覆花功效：降气消痰，行水止呕。

川贝母功效：清热化痰，润肺止咳，散结消痈。

【押题点】清化热痰药

川贝母	清热化痰止咳，散结消痈——热痰、瘰疬、乳痈、肺痈	润肺止咳，偏于润，虚劳咳嗽，肺热燥咳
浙贝母		偏于泄，风热、痰热咳嗽；解毒
瓜蒌	清热涤痰，宽胸散结，润燥滑肠	痰热咳喘。胸痹，结胸。肺痈，肠痈，乳痈。肠燥便秘 瓜蒌皮长于清热化痰，宽胸散结 瓜蒌仁长于润肺化痰，润肠通便
竹茹		除烦止呕
天竺黄	清热化痰——痰热咳喘	凉心定惊
竹沥		定惊利窍——中风痰迷，惊痫癫狂
桔梗	宣肺，祛痰，利咽，排脓	咳嗽痰多，无论寒热皆可；咽喉肿痛，失音；肺痈吐脓

前胡	降气化痰，疏风清热
海藻	消痰软坚散结，利水消肿
昆布 （助理不考）	
海蛤壳 （助理不考）	清热化痰，软坚散结，制酸止痛；外用收湿敛疮

48.【参考答案】B

【解析】苦杏仁：降气止咳平喘，润肠通便。

主治：①咳嗽气喘。本品降肺气之中兼有宣肺之功，为治咳喘要药。随证配伍，可用于多种咳喘病证。②肠燥便秘。常与柏子仁、郁李仁等同用，如五仁丸。

【押题点】

桃仁功效：活血祛瘀，润肠通便，止咳平喘。

苦杏仁功效：降气止咳平喘，润肠通便。

柏子仁功效：养心安神，润肠通便，止汗。

紫苏子功效：降气化痰，止咳平喘，润肠通便。

49.【参考答案】B

【解析】桑白皮与葶苈子二药均有泻肺平喘和利水消肿作用，治疗肺热咳喘及水肿、小便不利等常相须为用。桑白皮甘寒，药性较缓，长于清肺热，降肺火，多用于肺热咳喘，痰黄及皮肤水肿；葶苈子力峻，重在泻肺中水气、痰涎，邪盛喘满不得卧者尤宜，其利水作用较强，可兼治鼓胀、胸腹积水等证。

【押题点】止咳平喘药

苦杏仁	降气止咳平喘，润肠通便	咳嗽气喘。肠燥便秘。蛲虫病，外阴瘙痒
紫苏子	降气化痰，止咳平喘，润肠通便	
百部		新久咳嗽；杀虫灭虱
紫菀 （助理不考）	润肺下气止咳——咳嗽气喘	化痰
款冬花 （助理不考）		下气化痰
桑白皮	泻肺平喘，利水消肿——肺热咳喘；水肿	甘寒性缓，长于清肺热，降肺火，善治肺热咳喘、水肿
葶苈子		力峻，重在泻肺中水气、痰涎，善治喘满不得卧，利水较强，兼治鼓胀、胸腹积水等证
枇杷叶 （助理不考）	清肺止咳，降逆止呕	肺热咳嗽，气逆喘急。清胃热，降胃气而止呕吐、呃逆。止咳宜炙用，止呕宜生用
白果 （助理不考）	敛肺定喘，止带缩尿	本品有毒，不宜多用

50.【参考答案】C

【解析】白果使用注意：本品有毒，不宜多用，小儿尤当注意。过食白果可致中毒，出现腹痛、吐泻、发热、紫绀以及昏迷、抽搐，严重者可致呼吸麻痹而死亡。

白果功效：敛肺定喘，止带缩尿。主治：哮喘痰嗽；带下，白浊，尿频遗尿。

51.【参考答案】C

【解析】龟甲：滋阴潜阳，益肾强骨，养血补心，固经止崩；鳖甲功效：滋阴潜阳，退热除蒸，软坚散结。二者都不具有重镇安神的功效。

【押题点】重镇安神药

朱砂	清心，镇惊安神——惊悸，惊风，癫痫	清心镇惊——心火亢盛之心神不安 明目解毒——疮疡肿毒，咽喉肿痛，口舌生疮 内服，只宜入丸、散服，每次 0.1～0.5g。本品有毒
磁石		平肝潜阳，聪耳明目，纳气平喘——肾虚气喘，肝阳上亢，耳鸣耳聋

续表

龙骨	镇惊安神，平肝潜阳，收敛固涩	
琥珀	镇惊安神，活血散瘀，利尿通淋	不入煎剂。忌火煅

52.【参考答案】C
【解析】酸枣仁功效：养心益肝，宁心安神，敛汗，生津。
【押题点】养心安神药

酸枣仁	养心安神——阴血不足，心悸，失眠	益肝，敛汗，生津。为养心安神要药
柏子仁		润肠通便，止汗
合欢皮	解郁安神，活血消肿	
首乌藤（助理不考）	养血安神，祛风通络	
远志	安神益智，交通心肾，祛痰，消肿	失眠多梦，心悸怔忡，健忘；癫痫，惊狂；咳嗽痰多；痈疽疮毒

53.【参考答案】C
【解析】石决明功效：平肝潜阳，清肝明目。
夏枯草功效：清热泻火，明目，散结消肿。
刺蒺藜功效：平肝解郁，活血祛风，明目，止痒。
决明子功效：清热明目，润肠通便。
羚羊角功效：平肝息风，清肝明目，散血解毒。
【押题点】平抑肝阳药

石决明	平肝潜阳，清肝明目——肝阳上亢，目赤，翳障。	凉肝镇肝，滋养肝阴——血虚肝热，阴虚阳亢
珍珠母	打碎先煎	镇惊安神
牡蛎	安神，平肝，固涩——心神不安，肝阳上亢，滑脱诸证。	生牡蛎软坚散结，治痰核瘰疬等证。煅牡蛎多用治滑脱证。收敛固涩，制酸止痛，潜阳补阴
龙骨	先煎	煅后治湿疹湿疮等病证
代赭石	平肝潜阳，重镇降逆，凉血止血	重镇降逆要药，尤善降上逆之胃气。亦能降上逆之肺气而平喘。打碎先煎
刺蒺藜	平肝解郁，活血祛风，明目，止痒	——
罗布麻叶（助理不考）	平肝安神，清热利水	不宜过量或长期服用，以免中毒

54.【参考答案】C
【解析】代赭石：苦，寒。功效：平肝潜阳，重镇降逆，凉血止血。
应用：①肝阳上亢，头晕目眩。②呕吐，呃逆，噫气。③气逆喘息。④血热吐衄，崩漏。
55.【参考答案】B
【解析】天麻为治眩晕、头痛之要药。天麻既能用于寒性慢惊，也能用于热性急惊抽搐。
【押题点】息风止痉药

羚羊角	凉肝息风，清热解毒——热病神昏。肝风内动，惊痫抽搐	清肝明目，散血解毒，长于清肝火、平肝阳、明目解毒。1～3g，单煎2小时以上
牛黄		清心豁痰，开窍醒神，长于清心火、化痰开窍醒神，解毒消肿。入丸散，0.15～0.35g
珍珠（助理不考）	安神定惊，明目消翳，解毒生肌，润肤养颜	内服入丸、散用，0.1～0.3g

续表

钩藤	息风止痉，平抑肝阳——肝风内动，眩晕，头痛	清热，善治热极动风及肝热病证
天麻		祛风通络，寒热虚实皆可，祛风湿，止痹痛，治风湿痹痛及肢体麻木，手足不遂等证
地龙	清热定惊，通络，平喘，利尿	长于清肺平喘；能清热结而利水道
全蝎	息风镇痉，攻毒散结，通络止痛	有毒，煎服，3~6g
蜈蚣		有毒，煎服，3~5g
僵蚕	息风止痉，祛风止痛，化痰散结	惊风、癫痫而夹痰热者尤为适宜

56.【参考答案】B

【解析】冰片：开窍醒神，清热止痛。

【押题点】开窍药

麝香	开窍醒神，止痛	辛温，气极香，醒神回苏之要药。寒闭、热闭，用之皆有效。 活血通经，消肿止痛，催生下胎。 入丸散，0.03~0.1g，不入煎剂，孕妇禁用
冰片		微寒，治疗热闭。清热止痛，消肿生肌。 入丸散，0.15~0.3g，不入煎剂，孕妇慎用
苏合香		辟秽，温散。入丸、散，0.3~1g。不入煎剂
石菖蒲	开窍豁痰，醒神益智，化湿开胃（石菖蒲、远志的共同作用是开窍宁神）	

57.【参考答案】D

【解析】石菖蒲主治病证：①痰迷心窍，神昏，癫痫；②湿阻中焦，脘痞不饥；噤口下痢；③健忘，失眠，耳鸣，耳聋。

石菖蒲功效：开窍豁痰，醒神益智，化湿开胃。

石菖蒲主治噤口痢；本品芳香化湿、燥湿，又行胃肠之气，治疗噤口痢，如开噤散。

58.【参考答案】C

【解析】山药功效：补脾养胃，生津益肺，补肾涩精。

紫苏功效：解表散寒，行气宽中，解鱼蟹毒。本品味辛能行，能行气以宽中除胀，和胃止呕，兼有理气安胎之功，可用治中焦气机郁滞之胸脘胀满，恶心呕吐。

白术功效：健脾益气，燥湿利水，止汗，安胎。为补气健脾要药，被前人誉为"脾脏补气健脾第一要药"。

菟丝子功效：补益肝肾，固精缩尿，安胎，明目，止泻，外用消风祛斑。

桑寄生功效：祛风湿，补肝肾，强筋骨，安胎元。

59.【参考答案】C

【解析】杜仲与续断二药均归肝肾经，药性偏温，均能补肝肾、强筋骨，安胎，治肾虚腰痛脚弱、筋骨无力、胎动不安常相须为用。续断，补肝肾、强腰膝、安胎作用虽不及杜仲，但能行血通脉、续筋骨，为补而不滞之品，又为妇科崩漏、伤科跌打损伤所常用。

【押题点】补阳药

鹿茸	壮肾阳，益精血，强筋骨，调冲任，托疮毒	本品宜从小剂量开始
淫羊藿	补肾阳，强筋骨，祛风湿	
巴戟天		
仙茅 （助理不考）	温肾阳，强筋骨，祛除湿	
杜仲	补肝肾，强筋骨，安胎——肾虚腰痛，胎动不安	降压——高血压，肝肾不足或肝阳上亢
续断		续折伤，止崩漏——崩漏、跌打损伤
肉苁蓉	补肾阳，益精血，润肠通便	
锁阳 （助理不考）		

续表

补骨脂	温肾暖脾，固精缩尿，止泻——	纳气平喘，外用消风祛斑
益智仁	肾虚阳痿，遗尿滑精	摄唾
菟丝子	补益肝肾，固精缩尿，安胎，明目，止泻，外用消风祛斑	
沙苑子（助理不考）	补肾助阳，固精缩尿，养肝明目	
蛤蚧（助理不考）		补肺益肾，纳气平喘，助阳益精
冬虫夏草（助理不考）	补肾益精	补肾益肺，止血化痰
紫河车		养血益气

60.【参考答案】C

【解析】何首乌功效：制用可补肝肾，益精血，乌须发，强筋骨，化浊降脂。生用可解毒，消痈，截疟，润肠通便。

【押题点】补血药

当归	补血——血虚诸证	活血，调经止痛——血虚血瘀，虚寒性腹痛 润肠通便——血虚肠燥便秘 妇科调经要药
熟地黄		归肝、肾经。补血滋阴，填精益髓——肝肾精血亏虚。补益肝肾精血要药
白芍	养血调经，敛阴止汗，柔肝止痛，平抑肝阳	归肝、脾经。主治肝血亏虚，月经不调。肝脾不和，肝阳上亢，调和营卫（与赤芍对比：白补赤泻，白收赤散）
阿胶	补血，滋阴，润燥，止血	出血证。为止血要药。入汤剂宜烊化
何首乌	制用：补肝肾，益精血，乌须发，强筋骨，化浊降脂。生用：解毒，消痈，截疟，润肠通便	
龙眼肉（助理不考）	补益心脾，养血安神	

61.【参考答案】B

【解析】熟地黄功效：补血滋阴，填精益髓。

应用：（1）血虚诸证。为养血补虚之要药。用于血虚萎黄、眩晕、心悸失眠、月经不调、崩漏等证，常与当归、白芍同用，如四物汤。

（2）肝肾阴虚诸证。为补肾阴之要药。用于肝肾不足的腰膝酸软、盗汗、遗精、消渴等，常与山萸肉、山药等同用，如六味地黄丸。

【押题点】生地黄和熟地黄对比

熟地黄	滋阴——阴虚证	性温，滋阴力强，长于补血滋阴，益精髓——血虚及肝肾亏损证
生地黄		性凉，长于清热凉血，养阴生津——热入营血，热病伤阴，阴虚发热

62.【参考答案】A

【解析】诃子功效：涩肠止泻，敛肺止咳，降火利咽。

【押题点】敛肺涩肠药

五味子	敛肺止咳，涩肠止泻——久咳，久泻，津伤	益气生津，补肾宁心——遗精、滑精。心悸，失眠，多梦
乌梅		生津，安蛔止痛，炒炭止血，外用消疮毒
五倍子（助理不考）	敛肺降火，涩肠止泻，敛汗止血，收湿敛疮	
诃子	涩肠止泻，敛肺止咳，降火利咽	
肉豆蔻	涩肠止泻，温中行气	治疗虚寒性泻痢之要药。内服须煨熟去油用
赤石脂	涩肠止血，敛疮生肌	

63. 【参考答案】B
【解析】山茱萸性能：酸、涩，微温。归肝、肾经。功效：补益肝肾，收敛固脱。
应用：（1）腰膝酸软，眩晕耳鸣，阳痿。为平补阴阳之要药。
（2）遗精滑精，遗尿尿频。为固精止遗的要药。
（3）崩漏，月经过多。
（4）大汗不止，体虚欲脱。为防止元气虚脱之要药。此外，本品亦治消渴。
【押题点】固精缩尿止带药

山茱萸	补益肝肾，收敛固涩	腰膝酸软，头晕耳鸣，阳痿。遗精滑精，遗尿尿频。崩漏，月经过多。大汗不止，体虚欲脱。消渴证。
桑螵蛸	固精缩尿，补肾助阳	
海螵蛸	涩精止带，收敛止血，制酸止痛，收湿敛疮	
莲子（助理不考）	益肾固精，补脾止泻止带——遗精滑精，带下，脾虚泄泻	养心安神——心悸，失眠
芡实		——
金樱子	固精缩尿，固崩止带，涩肠止泻	
椿皮（助理不考）	清热燥湿，收湿止带，止泻，止血	

64. 【参考答案】C
【解析】莲子与芡实，二药均补中有涩，能益肾固精，补脾止泻，止带，常用治肾虚遗精、遗尿、脾虚泄泻、肾虚带下等证。但莲子兼能养心，可治虚烦、心悸、失眠等证；芡实能除湿止带，为治虚、实带下的常用药。

65. 【参考答案】D
【解析】硫黄功效：外用解毒杀虫止痒，内服补火助阳通便。
主治病证：外用治疥癣，湿疹，阴疽疮疡；内服治阳痿足冷，虚喘冷哮，虚寒便秘。
【押题点】攻毒杀虫止痒药

雄黄（助理不考）	解毒杀虫，燥湿祛痰，截疟	内服 0.05 ~ 0.1g，入丸散用，切忌火煅
硫黄	外用解毒杀虫疗疮，内服补火助阳通便	
蛇床子（助理不考）	杀虫止痒，燥湿祛风，温肾壮阳	
蟾酥（助理不考）	解毒，止痛，开窍醒神	内服 0.015 ~ 0.03g，研细，多入丸、散用。有毒
蜂房（助理不考）	攻毒杀虫，祛风止痛	

66. 【参考答案】D
【解析】升药主治病证：痈疽恶疮，脓出不畅，腐肉不去，新肉难生；湿疮、黄水疮、顽癣及梅毒等。
升药功效：拔毒，去腐。升药使用注意：本品有大毒，外用不可过量或持续使用。外疡腐肉已去或脓水已尽者，不宜用。
【押题点】拔毒化腐生肌药（助理不考）

升药	拔毒，去腐	有大毒，只供外用，不能内服
砒石	外用攻毒杀虫，蚀疮去腐；内服祛痰平喘，截疟	内服一次 0.002 ~ 0.004g，入丸、散。忌火煅
炉甘石	解毒明目退翳，收湿止痒敛疮	
硼砂	外用清热解毒，内服清肺化痰	

二、A2型题

67. 【参考答案】A
【解析】羌活辛温发散，气味雄烈，善于升散发表，有较强的解表散寒、祛风胜湿、止痛之功。故外感风寒夹湿，恶寒发热、肌表无汗、头痛项强、肢体酸痛较重者，尤为适宜，常与防风、细辛、川芎等祛风解表止痛药同用，如九味羌活汤。

68.【参考答案】E

【解析】黄柏＋苍术就是二妙散，为治疗湿热下注之基础方。湿热下注，流于下肢，使筋脉弛缓，则两足痿软无力，而成痿证。湿热痹阻筋脉，以致筋骨疼痛、足膝红肿，或为脚气；湿热下注于带脉与前阴，则为带下臭秽或下部湿疮；小便短赤，舌苔黄腻是为湿热之征。治宜清热燥湿。方中黄柏为君，取其苦为燥湿，寒以清热，其性沉降，长于清下焦湿热。臣以苍术，辛散苦燥，长于健湿燥脾。二药相伍，清热燥湿，标本兼顾。入姜汁调服，取其辛散以助药力，增强通络止痛之功。

69.【参考答案】A

【解析】根据患者症状，应辨证为肠热腑实证，宜用大黄配伍芒硝泄热导滞，攻下破积。用于实热积滞，大便燥结。

【押题点】大黄与芒硝鉴别

二药均能泄热通便，外用均能清热消肿，常相须为用治疗肠燥便秘，并可治痈疮肿毒。但大黄味苦，泻下力强，有荡涤肠胃之功，为治疗热结便秘之主药；另清热泻火力强，并能止血，解毒，活血祛瘀，清利湿热，可用于温病热毒、血热出血、瘀血证、湿热黄疸与淋证等。芒硝味咸，可软坚泻下，善除燥屎坚结；外用治疗咽喉肿痛、疮疡、目赤等。

70.【参考答案】D

【解析】郁李仁功效：润肠通便，下气利水。主治病证：肠燥便秘；水肿胀满，脚气浮肿。

【押题点】润下药

火麻仁	润肠通便用于肠燥便秘 （麻仁补虚，李仁利水，松仁止咳又润肺）	滋养补虚
郁李仁		下气利水
松子仁		润肺止咳

71.【参考答案】B

【解析】独活主治：风寒湿痹。本品辛散苦燥，气香温通，功善祛风湿，止痹痛，为治风湿痹痛主药，凡风寒湿邪所致之痹证，无论新久，均可应用；因其主入肾经，性善下行，尤以腰膝、腿足关节疼痛属下部寒湿者为宜。

【押题点】祛风湿药

独活	祛风湿，止痛	解表；羌活解表治上部风寒湿痹痛；独活治下部风寒湿痹痛
威灵仙		通络，消骨鲠
川乌	祛风除湿，温经止痛	有大毒，对比附子，属于同一植物的不同部位
蕲蛇（有毒）	祛风，通络，止痉	风湿顽痹，中风半身不遂；小儿惊风，破伤风；麻风、疥癣
乌梢蛇		
木瓜	舒筋活络，和胃化湿	风湿痹痛；脚气水肿；吐泻转筋
青风藤 （助理不考）	祛风湿，通经络，利小便	风湿痹证；水肿，脚气

72.【参考答案】A

【解析】川乌：祛风除湿，温经止痛。

主治病证：本品治风寒湿痹之寒邪偏盛、历节疼痛、不可屈伸，常与麻黄、芍药、甘草等同用，如乌头汤。治寒湿瘀血留滞经络、肢体筋脉挛痛、关节屈伸不利、日久不愈，常与草乌、地龙、乳香等同用，如活络丹。

73.【参考答案】D

【解析】威灵仙：祛风湿，通经止痛，消骨鲠。可用于治疗风湿痹痛，骨鲠咽喉。

74.【参考答案】B

【解析】砂仁功效：化湿开胃，温脾止泻，理气安胎。

主治病证：湿阻中焦及脾胃气滞证；脾胃虚寒吐泻；气滞妊娠恶阻及胎动不安。

75.【参考答案】B

【解析】石韦功效：利尿通淋，清肺止咳，凉血止血。

主治：淋证，肺热咳嗽，血热出血。

【押题点】利尿通淋药

车前子	清热利尿通淋——淋证，包煎	渗湿止泻，明目，清肺祛痰——泄泻；目赤肿痛，目暗昏花，翳障；痰热咳嗽；热淋
滑石		清热解暑，收湿敛疮——暑湿，湿温；湿疮。热淋、石淋

木通 （助理不考）	利尿通淋，下乳	清心火——口舌生疮，心烦尿赤 通经——经闭
通草 （助理不考）		——
瞿麦	利尿通淋，破血通经	
萹蓄 （助理不考）	利尿通淋，杀虫止痒	
地肤子	清热利湿，止痒	
海金沙	清热利湿，通淋止痛	
石韦	利尿通淋，清肺止咳，凉血止血	
萆薢	利湿去浊，祛风除痹	治膏淋要药

76.【参考答案】C

【解析】木香治疗泻痢里急后重。本品辛行苦降，善行大肠之滞气，为治湿热泻痢里急后重之要药。常与黄连配伍，如香连丸；若治饮食积滞之脘腹胀满、大便秘结或泻而不爽，可与槟榔、青皮、大黄等同用，如木香槟榔丸。

【押题点】

木香性能：辛、苦，温。归脾、胃、大肠、胆、三焦经。

主治：（1）脾胃气滞证。本品善行脾胃之气滞，既为行气止痛之要药，又为健脾消食之佳品。治脾胃气滞及脾虚气滞证，可与枳实、白术等药同用。

（2）泻痢里急后重。本品善行大肠之滞气，为治疗湿热泻痢里急后重之要药，常与黄连配伍，如香连丸。

（3）腹痛胁痛，黄疸，疝气疼痛。本品既能行气健脾，又能疏利肝胆，治气机阻滞腹痛胁痛、黄疸，可与柴胡、郁金、大黄、茵陈等同用。

（4）胸痹。

77.【参考答案】B

【解析】陈皮功效：理气健脾，燥湿化痰。

主治：可治湿痰、寒痰咳喘。本品既能燥湿化痰，又能温化寒痰，且辛行苦泄而能宣畅肺气，为治痰湿咳喘之要药。治湿痰咳嗽，多与半夏、茯苓等同用，如二陈汤；若治寒痰咳喘，多与干姜、细辛、五味子等同用；若脾虚失运而致痰湿犯肺者，可配党参、白术同用，如六君子汤。

78.【参考答案】A

【解析】青皮功效：疏肝破气，消积化滞。

主治：肝郁气滞，胸胁胀痛，疝气疼痛，乳癖；食积气滞，脘腹胀痛；癥瘕积聚，久疟痞块。

【押题点】陈皮与青皮二药，均能行气消滞，用于食积气滞，脘腹胀痛。但陈皮性较平和，归脾肺经，主理脾肺气滞，并能燥湿化痰，主要治疗脾胃气滞之脘腹胀满及湿痰、寒痰壅肺之咳嗽、胸闷等证；青皮主归肝、胆、胃经，善于疏肝破气，常用于肝气郁结、食积气滞及癥瘕积聚等证。

79.【参考答案】B

【解析】地榆苦寒能泻火解毒，味酸涩能敛疮，为治水火烫伤之要药，可单味研末麻油调敷，或配大黄粉，或配黄连、冰片研末调敷；用治湿疹及皮肤溃烂，可以浓煎外洗，或用纱布浸药外敷，亦可配煅石膏、枯矾研末外掺患处；本品入血分，有凉血清热解毒作用。

大黄治烧烫伤，可单用粉，或配地榆粉，用麻油调敷患处。

虎杖治水火烫伤，痈肿疮毒，毒蛇咬伤。

【押题点】凉血止血药

小蓟	凉血止血，散瘀解毒消痈——血热出血证；热毒痈肿	利尿——尿血、血淋
大蓟		凉血止血，散瘀消痈力强
地榆		为治水火烫伤之要药 善治下焦下血，兼解毒敛疮——湿疹、疮疡痈肿
槐花	凉血止血——血热出血证	清肝泻火——肝火上炎所导致的目赤、头胀头痛
侧柏叶		化痰止咳，生发乌发——脱发、须发早白
白茅根		清热利尿，清肺胃热

80.【参考答案】D

【解析】白茅根：凉血止血，清热利尿。

主治：血热出血证；水肿，热淋，黄疸；胃热呕吐，肺热咳嗽。

【押题点】白茅根与芦根对比

白茅根	清泄肺胃壅热而利尿——肺热咳嗽、胃热呕吐、小便淋痛	偏入血分，凉血止血
芦根		偏入气分，清热生津

81.【参考答案】C

【解析】侧柏叶：凉血止血，化痰止咳，生发乌发。

主治病证：血热出血证；肺热咳嗽；血热脱发，须发早白。

82.【参考答案】B

【解析】艾叶主治少腹冷痛，经寒不调，宫冷不孕。本品能温经脉，逐寒湿，止冷痛，尤善调经，为治妇科下焦虚寒或寒客胞宫之要药。常用于下焦虚寒、月经不调、经行腹痛、宫寒不孕及带下清稀等证，每与香附、川芎、白芍等同用，若虚冷较甚者，再配伍吴茱萸、肉桂等，如艾附暖宫丸。

【押题点】温经止血药

艾叶	温经止血，散寒调经；外用祛湿止痒	温经止血、下焦虚寒之要药
炮姜	温经止血，温中止痛	出血证；腹痛、腹泻

83.【参考答案】B

【解析】桃仁功效：活血祛瘀，润肠通便，止咳平喘。

主治：（1）瘀血阻滞诸证。本品味苦，入心肝血分，善泄血滞，祛瘀力强，又称破血药，为治疗多种瘀血阻滞病证的常用药。治瘀血经闭、痛经，常与红花相须为用，并配当归、川芎、赤芍等，如桃红四物汤；治产后瘀滞腹痛，常配伍炮姜、川芎等，如生化汤；治瘀血蓄积之癥瘕痞块，常配桂枝、牡丹皮、赤芍等药用，如桂枝茯苓丸，或配三棱、莪术等药；若瘀滞较重，须破血逐瘀，可配伍大黄、芒硝、桂枝等药用，如桃核承气汤；治跌打损伤，瘀肿疼痛，常配当归、红花、大黄等药用，如复元活血汤。

（2）肠燥便秘。本品富含油脂，能润燥滑肠，故可用于肠燥便秘证。常配伍当归、火麻仁、瓜蒌仁等药，如润肠丸。

84.【参考答案】D

【解析】天南星：燥湿化痰，祛风止痉；外用散结消肿。

主治病证：顽痰咳嗽，湿痰，寒痰证；风痰眩晕，中风，癫痫，破伤风；痈疽肿痛，痰核瘰疬，蛇虫咬伤。

【押题点】温化寒痰药

半夏	辛温有毒。燥湿化痰——湿痰，寒痰证 炮制后——热痰、风痰 外用散结消肿	降逆止呕，为止呕要药；消痞散结，善治脏腑湿痰。 姜半夏长于降逆止呕，法半夏长于燥湿且温性较弱，半夏曲则有化痰消食之功
天南星		祛风解痉
白芥子	温肺豁痰，利气散结，通络止痛	
旋覆花	降气消痰，行气止呕	
白前	降气，祛痰，止咳	

85.【参考答案】A

【解析】瓜蒌清热涤痰，宽胸散结，润燥滑肠

主治：（1）痰热咳喘。本品善于清肺润燥，常用治肺热咳嗽或燥热伤肺之干咳无痰或痰少难咳。

（2）胸痹、结胸。本品能利气散结宽胸。治胸痹，常与薤白、半夏等同用，如瓜蒌薤白半夏汤；治痰热结胸，与半夏、黄连同用，如小陷胸汤。

（3）肺痈，肠痈，乳痈。常配伍清热解毒药以治疗痈证。

（4）肠燥便秘。瓜蒌仁能润肠通便，可与火麻仁、郁李仁等同用。

86.【参考答案】D

【解析】酸枣仁功效：养心益肝，宁心安神，敛汗，生津。

本品用治虚烦不眠，惊悸多梦。味甘，入心、肝经，能养心阴、益肝血而有安神之效，为养心安神要药。主治心肝阴血亏虚、心失所养、神不守舍之心悸、怔忡、健忘、失眠、多梦、眩晕等证，常与当归、白芍、何首乌等补血、补阴药配伍；若治

肝虚有热之虚烦不眠，常与知母、茯苓、川芎等同用，如酸枣仁汤。

87.【参考答案】B

【解析】远志功效：安神益智，交通心肾，祛痰，消肿。

主治病证：失眠多梦，心悸怔忡、健忘；咳嗽痰多，咳痰不爽；痈疽疮毒，乳房肿痛。

88.【参考答案】E

【解析】羚羊角功效：平肝息风，清肝明目，散血解毒。

主治：肝风内动，惊痫抽搐。本品入心、肝经，咸寒质重，善能清泄肝热，平肝息风，镇惊解痉。故为治惊痫抽搐之要药；用治癫痫、惊悸等，可与钩藤、天竺黄、郁金等同用。

89.【参考答案】A

【解析】麝香辛温，气极香，走窜之性甚烈，有极强的开窍通闭醒神作用，为醒神回苏之要药，无论寒闭、热闭，用之皆效。常配伍牛黄、冰片，组成凉开之剂，如安宫牛黄丸、至宝丹；配伍苏合香，组成温开之剂，如苏合香丸。

90.【参考答案】C

【解析】麦冬功效：养阴生津，润肺清心。

主治：（1）津伤口渴，内热消渴，肠燥便秘。本品长于滋养胃阴，生津止渴，兼清胃热。用于胃阴不足，舌干口渴。常配伍沙参、生地黄、玉竹等。

（2）肺燥干咳，阴虚劳嗽，喉痹咽痛。本品善养肺阴，清肺热。可配伍桑叶、阿胶、生石膏等，如清燥救肺汤。

（3）心烦失眠。本品养心阴，清心热，略具除烦安神作用。治邪热入心，身热烦躁，配伍生地黄、玄参、黄连等，如清营汤；治阴虚有热，心烦失眠，配伍酸枣仁、生地黄等，如天王补心丹。

【押题点】补阴药

北沙参	养阴清肺，益胃生津——肺胃阴虚证	养阴、清热生津力强
南沙参 （助理不考）		补气，化痰
百合		清心安神——阴虚有热之失眠心悸及百合病心肺阴虚内热证
玉竹	养阴润肺——肺阴虚证	生津止渴——热伤心阴之烦热多汗、惊悸等证
黄精		补气，健脾，益肾
麦冬	养阴润肺，生津——阴虚证	归胃、肺、心经，益胃，清心除烦，作用偏上
天冬		入肺、肾经，清火润燥力强，滋肾阴，作用偏下
枸杞子		益精明目
女贞子	滋补肝肾——肝肾阴虚证	乌须明目
墨旱莲		凉血止血
龟甲	滋阴潜阳，退热——阴虚阳亢，阴虚内热，阴虚风动	益肾健骨，养血补心——肾虚骨痿，囟门不合。阴血亏虚，惊悸，失眠，健忘 固崩止带——阴虚血热，冲任不固之崩漏、月经过多
鳖甲		退虚热除蒸，软坚散结——癥瘕积聚
石斛	益胃生津，滋阴清热	胃阴虚及热病伤津证。肾阴虚证
楮实子 （助理不考）	补肾清肝，明目，利尿	

龟甲与鳖甲，二药均能滋阴清热，潜阳息风，常相须为用，治疗阴虚发热、阴虚阳亢、阴虚风动等证。但龟甲滋阴之力较强，并能益肾健骨、养血补心，可用于肾虚骨弱、心血不足以及阴虚有热的崩漏等证；鳖甲则长于清虚热，并善于软坚散结，常用于阴虚发热、癥瘕、疟母等证。

91.【参考答案】B

【解析】莲子功效：补脾止泻，止带，益肾固精，养心安神。

应用：（1）脾虚泄泻。本品甘可补脾，涩能止泻。治疗脾虚泄泻，食欲不振者，常与党参、白术、茯苓等同用，如参苓白术散。

（2）带下。本品为治疗脾虚、肾虚带下常用药，常与茯苓、白术等同用。

（3）遗精滑精。本品味甘而涩，入肾经能益肾固精。常与芡实、龙骨等同用，如金锁固精丸。

（4）心悸、失眠。本品养心益肾而交通心肾，治疗心肾不交之虚烦、心悸、失眠者，常与酸枣仁、茯神、远志等同用。

92.【参考答案】E

【解析】肉豆蔻功效：温中行气，涩肠止泻。

主治：虚寒泻痢，脘腹胀痛，食少呕吐。

【押题点】肉豆蔻与豆蔻鉴别

二药均能温中散寒、行气消胀、开胃，可治寒湿中阻及脾胃气滞的脘腹胀满，不思饮食以及呕吐等。但肉豆蔻长于涩肠止泻，多用于脾胃虚寒的久泻久痢；豆蔻长于芳香化湿，多用于湿浊中阻的脘腹胀满，有呕吐者更宜。

三、B 型题

93~94.【参考答案】E C

【解析】归经：指药物对于机体某部分的选择性作用，即某药对某些脏腑经络有特殊的亲和作用，因而对这些部位的病变起着主要的或特殊的治疗作用，药物归经不同，其治疗作用也不同。如心经的病变多见心悸失眠；肺经病变常见胸闷喘咳；肝经病变每见胁痛抽搐等。而朱砂、远志能治疗心悸失眠，说明它们归心经；桔梗、杏仁能治愈胸闷、咳喘，说明它们归肺经；而选用白芍、钩藤能治愈胁痛抽搐则说明它们归肝经。

升降浮沉：是指药物对人体作用的不同趋向性，是指药物对机体有向上、向下、向外、向内四种作用趋向。它与疾病所表现的趋向性是相对而言的。一般来讲，味属辛、甘，气属温、热的药物，大都是升浮药，如麻黄、升麻、黄芪等药；味属苦、酸、咸，性属寒、凉的药物，大都是沉降药，如大黄、芒硝、山楂等。

毒性：指药物对机体所产生的不良影响及损害性。毒性反应与副作用不同，它对人体的危害性较大，甚至可危及生命。

【押题点】归经理论的形成是在中医基本理论指导下以脏腑经络为基础，以药物所治疗的具体病证为依据，经过长期临床实践总结出来的用药理论。

95~96.【参考答案】B D

【解析】相须：就是两种功效相似的药物配合应用，可以增强原有药物的疗效。如麻黄配桂枝，能增强发汗解表、祛风散寒的作用；石膏与知母配合，能明显增强清热泻火的治疗效果。

相恶：就是两药合用，一种药物能破坏另一种药物的功效。如人参恶莱菔子，莱菔子能削弱人参的补气作用。

97~98.【参考答案】B E

【解析】十九畏：硫黄畏朴硝，水银畏砒霜，狼毒畏密陀僧，巴豆畏牵牛，丁香畏郁金，川乌、草乌畏犀角，牙硝畏三棱，官桂畏赤石脂，人参畏五灵脂。（"硫黄原是火中精，朴硝一见便相争，水银莫与砒霜见，狼毒最怕密陀僧，巴豆性烈最为上，偏与牵牛不顺情，丁香莫与郁金见，牙硝难合京三棱，川乌草乌不顺犀，人参最怕五灵脂，官桂善能调冷气，若逢石脂便相欺，大凡修合看顺逆，炮爁炙煿莫相依。"）

十八反：甘草反甘遂、大戟、海藻、芫花；乌头反贝母、瓜蒌、半夏、白蔹、白及；藜芦反人参、西洋参、党参、沙参、丹参、玄参、细辛、芍药。（"本草明言十八反，半蒌贝蔹及攻乌，藻戟遂芫俱战草，诸参辛芍叛藜芦。"）

99~100.【参考答案】C B

【解析】驱虫药、泻下药宜空腹服。安神药宜睡前服。

【押题点】服药时间（助理不考）

饭后服	病在胸膈以上者，如眩晕、头痛、目疾、咽痛等；对胃肠有刺激性的
饭前服	病在胸膈以下，如胃、肝、肾等脏腑疾患
空腹服	补益药、驱虫药、泻下药
发作前的2小时	治疟药
睡前服	安神药
定时服	慢性病
不定时服	急性病、呕吐、惊厥及石淋、咽喉病须煎汤代茶饮者

101~102.【参考答案】A C

【解析】蒲公英主治：痈肿疔毒，乳痈内痈。为清热解毒、消痈散结之佳品，为治疗乳痈要药。

鱼腥草主治：肺痈吐脓，肺热咳嗽。本品以清肺热见长，又具消痈排脓之功，故为治疗肺痈之要药。

【押题点】败酱草主治：肠痈腹痛，为治疗肠痈之要药。

103~104.【参考答案】D C

【解析】芫花用法用量：煎服，1.5~3g。入丸散剂，每次0.6~0.9g。外用适量。内服醋制用，以降低毒性。

大黄活血时用酒制的方法来进行炮制。

【押题点】大黄的几种炮制

生大黄攻下力强，又可清热泻火、凉血、利湿，常用于热结便秘、热毒疮疡、湿热蕴结等。

熟大黄泻下力较缓，泻火解毒，用于热毒疮痈。

酒大黄善清上焦血分热毒，用于目赤咽肿、齿龈肿痛，亦可活血，用于瘀血病证。

大黄炭凉血化瘀止血，用于血热有瘀出血证。

105～106.【参考答案】A B

【解析】茵陈功效：专清利脾胃肝胆湿热而退黄疸，为治湿热黄疸要药。主治：黄疸；暑湿、湿温；湿疮瘙痒。

金钱草功效：利湿退黄，利尿通淋，解毒消肿。主治：湿热黄疸，石淋、热淋，痈肿疔疮、虫蛇咬伤。

【押题点】利湿退黄药

茵陈	清利湿热，利湿退黄	治黄疸要药
金钱草	利湿退黄，利尿通淋，解毒消肿	宜于治疗石淋
虎杖	利湿退黄，清热解毒，活血散瘀	化痰止咳——肺热咳嗽
大黄		泄热通便，泻下攻积，清热凉血——积滞便秘，目赤，吐衄，咽肿，湿热痢疾

107～108.【参考答案】C E

【解析】

肉桂功效：补火助阳，散寒止痛，温通经脉，引火归原。肉桂补火助阳，益阳消阴，为治命门火衰之要药，常与附子相须为用，如肾气丸。久病体虚气血不足者，在补益气血方中加入少量肉桂，可鼓舞气血生长。肉桂用法用量：煎服，1～5g，宜后下或焗服；研末冲服，每次1～2g。

干姜功效：温中散寒，回阳通脉，温肺化饮。长于温中散寒，健运脾阳，为温暖中焦之主药。

【押题点】各种姜对比

生姜	发汗解表，温中止呕，温肺止咳
干姜	温中散寒，回阳通脉，温肺化饮
高良姜	散寒止痛，温中止呕
炮姜	温经止血，温中止痛

109～110.【参考答案】C A

【解析】山楂能治各种饮食积滞，尤为消化油腻肉食积滞之要药。

莱菔子功效：消食化积，降气化痰。主治食积气滞。本品尤善消食、行气除胀。

神曲消食力强，还能助金石、贝壳类药物的消化，凡丸剂中有金石、贝壳类难以消化的药物者，常用本品糊丸，既助消化，又可作为黏合剂。

麦芽功效：行气消食，健脾开胃，回乳。尤善消米面薯蓣食滞。生麦芽功偏消食健胃；炒麦芽多用于回乳消胀。

111～112.【参考答案】E A

【解析】槟榔主治水肿，脚气肿痛。常与商陆、泽泻、木通等同用，治水肿实证，如疏凿饮子；与木瓜、吴茱萸、陈皮等配伍，用治寒湿脚气肿痛，如鸡鸣散。

槟榔主治食积气滞，泻痢后重。善行胃肠之气，消积导滞。常与木香、大黄等同用，如木香槟榔丸。

113～114.【参考答案】E C

【解析】北沙参：养阴清肺，益胃生津。

天冬：养阴润燥，清肺生津。

麦冬：养阴生津，润肺清心。

枸杞子：滋补肝肾，益精明目。

太子参：益气健脾，生津润肺。

115～116.【参考答案】B C

【解析】鹿茸功效：壮肾阳，益精血，强筋骨，调冲任，托疮毒。

杜仲功效：补肝肾，强筋骨，安胎。

巴戟天功效：补肾阳，强筋骨，祛风湿。

肉苁蓉功效：补肾阳，益精血，润肠通便。

补骨脂功效：补肾助阳，温脾止泻，纳气平喘；外用消风祛斑。

117～118.【参考答案】B C

【解析】雄黄用法用量：外用适量，熏涂患处。内服0.05～0.1g，入丸、散用。雄黄使用注意：内服宜慎，不可久服。外用不宜大面积涂擦及长期持续使用。孕妇禁用。切忌火煅，烧煅后有剧毒，会分解为砒霜。

蟾酥用法用量：内服。0.015～0.03g，研细，多入丸、散用。外用适量。

119~120.【参考答案】D A

【解析】硼砂功效：外用清热解毒，内服清肺化痰。

砒石功效：外用攻毒杀虫，蚀疮去腐；内服祛痰平喘，截疟。

方剂学

一、A1型题

1.【参考答案】C

【解析】清代医家程钟龄在《医学心悟·医门八法》中概括总结汗、吐、下、和、温、清、消、补八法。

【押题点】

汗法	是通过开泄腠理、调畅营卫、宣发肺气等方法，使在表的外感六淫之邪随汗而解的一类治法。汗法可分为辛温发汗、辛凉发汗
吐法	是通过涌吐的方法，使停留在咽喉、胸膈、胃脘的痰涎、宿食或毒物从口中吐出的一类治法；适用于中风痰壅，宿食壅阻胃脘，毒物尚在胃中；或痰涎壅盛之癫狂、喉痹，以及干霍乱吐泻不得等属于病位居上、病势急暴、内蓄实邪、体质壮实者
下法	是通过泻下、荡涤、攻逐等方法使停留于胃肠的宿食、燥屎、冷积、瘀血、结痰、停水等从下窍而出，以祛邪除病的一类治法。下法又有寒下、温下、润下、逐水、攻补兼施之别
和法	是通过和解或调和的方法，使半表半里之邪，或脏腑、阴阳、表里失和之证得以解除的一类治法。和法适用于邪犯少阳、肝脾不和、肠胃不和、气血营卫失和等证。和法主要有和解少阳、调和肝脾、调和寒热等
温法	是通过温里祛寒的方法，以治疗里寒证的一类治法。温法又有温中祛寒、回阳救逆和温经散寒的区别
清法	是通过清热、泻火、解毒、凉血等方法，以清除里热之邪的一类治法。适用于里热证、火证、热毒证，以及虚热证等。清法又有清气分热、清营凉血、清热解毒、清脏腑热、清虚热等不同
消法	是通过消食导滞、行气活血、化痰利水、驱虫等方法，使气、血、痰、食、水、虫等有形之邪渐消缓散的一类治法。适用于饮食停滞、气滞血瘀、癥瘕积聚、水湿内停、痰饮不化、疳积虫积，以及疮疡痈肿等病证
补法	是通过补益人体气血阴阳，以治疗各种虚弱证候的一类治法。补法可进一步分为补气、补血、补阴、补阳等，在这些治法中又包括分补五脏之法

2.【参考答案】C

【解析】痞块用消法。消法与下法均可消除有形之邪，但两者作用不同，下法作用于胃肠的宿食、燥屎、冷积、瘀血、结痰、停水等。下法是猛攻急下，消法是渐消缓散。

3.【参考答案】D

【解析】药物是决定方剂功用、主治的主要因素。当方剂中的药物增加或减少时，必然要使方剂组成的配伍关系发生变化，并由此导致方剂功用的改变。这种变化主要用于临床选用成方，其目的是使之更加适合变化了的病情需要。在主病、主证、基本病机，以及君药不变的前提下，改变方中的次要药物，以适应变化了的病情需要，即我们常说的"随症加减"。

4.【参考答案】C

【解析】所谓君药，李东垣《脾胃论》曰："君药分量最多，臣药次之，佐使药又次之，不可令臣过于君。君臣有序，相与宣摄，则可以御邪除病矣。"君药是针对主病、主证起主要治疗作用的药物，是方剂组成中不可缺少的药物。单味药治病用量较大方可见效，君药用量较大方可突出在方中的主导作用。

【押题点】

君药		针对主病或主证起主要治疗作用
臣药		辅助君药加强对主病或主证的治疗作用。 针对主要兼病或兼证起主要治疗作用
佐药	佐助药	配合君、臣药以加强治疗作用，或直接治疗次要兼证，或针对某一症状发挥治疗作用
	佐制药	消除或减弱君、臣药的毒性，或制约君、臣药峻烈之性的药物
	反佐药	病重邪甚时，为防止拒药，配用的与君药性质相反而又能在治疗中起相成作用的药物
使药		引经药；调和药

5.【参考答案】B

【解析】患者如果对药物产生格拒反应，我们就需要用和疾病性质相类似特性的药物，使药物能顺利进入到体内，发挥应有的治疗作用，这种方法，在中医上就称为"反佐"。

①疾病的性质是寒证，本来应该用热药进行治疗，但如果寒邪较重，它就会对热药产生格拒，使热药无法发挥应有的作用，这时我们就可以通过"反佐"的方法（在大量热药中加入少量的寒凉药）来进行治疗。

②"热药冷服，寒药热服"也属于反佐的范畴，正常情况下是"热药热服，寒药冷服"，当患者拒药时，采用"热药冷服，寒药热服"。

6.【参考答案】E

【解析】方剂不是药物的随意堆砌，它是依据辨证与治法的需要，将药物有原则、有目的地配合在一起。在遣药组方时并没有固定的程式，既不是每一种意义的臣、佐、使药都必须具备，也不是每味药只任一职。任何方剂组成中，君药不可缺少，君药的药味较少，且不论何药在作为君药时，其用量比之作为臣、佐、使药应用时要大。

7.【参考答案】D

【解析】丸剂是将药物研成细粉或药材提取物，加入适宜的黏合剂制成球形的固体剂型。丸剂吸收较慢，药效持久，节省药材，便于患者服用与携带。一般说来，丸剂适用于慢性、虚弱性疾病。但也有丸剂药性比较峻猛者，多为芳香类药物与剧毒药物，不宜作汤剂煎服。若存放方式不恰当，或者超出保质期限，丸剂也会发生变质。

【押题点】不同剂型优点

汤剂	吸收快，变化灵活
丸剂	吸收缓慢，药力持久，体积小，服用、携带方便
散剂	吸收较快，制作简便，节约药材，不易变质，便于使用和携带
膏剂	内服膏剂分煎膏剂、流浸膏剂和浸膏剂。 外用膏剂分软膏剂和硬膏剂

8.【参考答案】E

【解析】解表剂使用时需注意：

（1）表证属风寒者，当用辛温解表剂；表证属风热者，当用辛凉解表剂；若兼见气、血、阴、阳等不足者，还须结合补益法使用，以扶正祛邪。

（2）解表剂多以辛散轻扬药物为主组方，不宜久煎，以免药性耗散，作用减弱。

（3）解表剂一般宜温服，服后应避风寒，或增衣被，或辅之以粥，以助汗出。取汗程度，以遍身持续微微汗出为佳。若汗出不彻则病邪不解，汗出太过则耗气伤津。汗出病瘥，即当停服，不必尽剂。

（4）禁食生冷油腻，以免影响药物的吸收和药效的发挥。

（5）表里同病者，一般应先解表，后治里；若表里并重，则当表里双解；若外邪已入于里，或麻疹已透，或疮疡已溃等，则不宜继续使用解表剂。

9.【参考答案】B

【解析】桂枝与芍药配伍是本方外可解肌发表，内可调和营卫、调和阴阳的基本结构。

桂枝汤中桂枝与芍药用量相等（1:1），一为针对营卫失调病机，体现营卫同治，祛邪扶正，邪正兼顾之意；二为相辅相成，桂枝得芍药相助则汗出有源，芍药得桂枝相助则滋而能化；三为相制相成，散中有收，汗中寓补。

【押题点】辛温解表

麻黄汤	麻黄　桂枝　杏仁 炙甘草	发汗解表，宣肺平喘。 外感风寒表实证，无汗而喘	麻黄配桂枝，开腠畅营，发汗解表力强。 杏仁与麻黄相配，宣降并用，以增强宣肺平喘
桂枝汤	桂枝　芍药　生姜 大枣　炙甘草	解肌发表，调和营卫。 外感风寒表虚证，汗出	炙甘草益气和中，合桂枝辛甘化阳以助卫，合芍药酸甘化阴以益营，兼调和诸药为使
	服法：温服、温覆。啜热粥，微汗出。 发中有补，散中有收，邪正兼顾，祛邪扶正，阴阳并调		
小青龙汤	麻黄　芍药　细辛 干姜　炙甘草　桂枝 半夏　五味子	解表散寒，温肺化饮。 外寒里饮证，痰多而稀，浮肿	辛散与酸收相配，散中有收；开中有合。 五味子敛肺止咳，芍药和营养血。 温化寒饮的固定配伍：姜辛五味法
大青龙汤 （助理不考）	麻黄　桂枝　炙甘草 杏仁　石膏　生姜 大枣	发汗解表，兼清郁热。 外感风寒，兼有郁热证	麻黄用量为麻黄汤中的一倍，为发汗峻剂
	记忆：麻黄汤 + 石膏、姜枣；大青龙汤与小青龙汤均含有麻、桂		
九味羌活汤	羌活　防风　苍术 细辛　川芎　白芷 生地黄　黄芩　甘草	发汗祛湿，兼清里热。 外感风寒湿邪，内有蕴热证，酸楚疼痛，口苦微渴	羌活—太阳、苍术—太阴、白芷—阳明、细辛—少阴、川芎—厥阴、黄芩—少阳

续表

止嗽散 （助理不考）	桔梗 荆芥 紫菀 百部 白前 甘草 陈皮	宣利肺气，疏风止咳。 风邪犯肺之咳嗽证。咳嗽咽痒，咳痰不爽

10.【参考答案】D

【解析】小青龙汤主治"外寒里饮"之证，方中以麻黄、桂枝配伍，相须为君，发汗散寒以解表邪，且麻黄又能宣发肺气而平喘咳，桂枝又能化气行水以利于里饮之化。以干姜、细辛为辛温之品，二者为臣药，温肺化饮，兼助麻、桂以解表祛邪。患者素有痰饮，脾肺本虚，若纯用辛温发散，恐更耗伤肺气，故佐以五味子敛肺止咳、芍药和营养血，此二药与辛散之品相配伍，散收并用，既可增强止咳平喘之功，又可制约诸药辛散温燥太过之弊。更佐以半夏燥湿化痰，和胃降逆。炙甘草是为佐使之药，既可益气和中，又能调和辛散酸收之品。全方配伍特点：辛散与酸收相配，散中有收；温化与敛肺相伍，开中有合。

11.【参考答案】D

【解析】银翘散中用荆芥穗与淡豆豉，解表散邪。二药虽属辛温，但辛而不烈，温而不燥，配入辛凉解表方中，增强了辛散透表之力，是去其性而取其用之法。因此选 D。《温病条辨》称本方为"辛凉平剂"，临床应用以发热，微恶寒，咽痛，口渴，脉浮数为辨证要点。

【押题点】辛凉解表剂

银翘散 辛凉平剂	连翘 银花 苦桔梗 薄荷 牛蒡子 竹叶 生甘草 芥穗 淡豆豉 鲜苇根	辛凉透表，清热解毒。 温病初起。无汗或有汗不畅，咽痛	辛凉与辛温相伍，主以辛凉； 疏散与清解相配，疏清兼顾
桑菊饮 辛凉轻剂	桑叶 菊花 连翘 薄荷 杏仁 苦桔梗 生甘草 苇根	疏风清热，宣肺止咳。 风温初起，表热轻证。 咳，身热不甚	杏仁苦降 + 桔梗辛散 （助理不考）
麻杏石甘汤	石膏用量倍麻黄。 与越婢汤均含麻黄、 石膏、甘草	辛凉疏表，清肺平喘。 外感风邪，邪热壅肺证。身热，喘逆气急	
柴葛解肌汤 （助理不考）	柴胡 葛根 羌活 白芷 芍药 桔梗 生姜 大枣 甘草 黄芩 石膏	解肌清热。 外感风寒，郁而化热证。恶寒渐轻，身热增盛，无汗头痛，眼眶痛	

12.【参考答案】D

【解析】人参败毒散以人参为佐药，益气扶正。一来助正气以鼓邪外出；二来令全方散中有补，不致耗伤真元。

【押题点】扶正解表剂

人参败毒散	柴胡 前胡 川芎 枳壳 羌活 独活 桔梗 茯苓 人参 甘草（生姜 薄荷）	散寒祛湿，益气解表。 气虚，外感风寒湿表证。 憎寒壮热，头项强痛，无汗	人参，扶正以助祛邪不伤正
参苏饮 （助理不考）	人参 紫苏叶 干葛 陈皮 半夏 姜汁 前胡 茯苓 桔梗 枳壳 木香 炙甘草 （生姜 枣）	益气解表，理气化痰。 气虚外感风寒，内有痰湿证。咳痰，倦怠无力	

13.【参考答案】B

【解析】泻下剂使用时需注意：

（1）临证首当辨别里实证的性质及患者体质的虚实，分别选用相应治法方剂。热结者，宜寒下；寒结者，宜温下；燥结者，宜润下；水结者，宜逐水；邪实而正虚者，又当攻补兼施。

（2）泻下剂是为里实证而设，用于表证已解，里实已成之时。若患者表证未解，里实虽成，亦不可纯用泻下剂，以防表邪随泻下内陷而变生他证，应权衡表里证之轻重缓急，或先解表后攻里，或表里双解。

（3）里实证若兼瘀血、虫积、痰浊等，应酌情与活血祛瘀、驱虫、化痰等法配合使用。

（4）年老体弱、孕妇、产后或正值经期、病后伤津或亡血者，均应慎用或禁用泻下剂。必须使用时，也宜配伍补益扶正之品，祛邪不忘扶正。

（5）泻下剂易伤胃气，得效即止，慎勿过剂。服药期间应注意调理饮食，少食或忌食油腻或不易消化的食物，以免重伤胃气。

14.【参考答案】D

【解析】大陷胸汤功专泄热逐水，主治水热互结之结胸证。临床可见心下疼痛，拒按，按之硬，或从心下至少腹硬满疼痛，手不可近；伴见短气烦躁，大便秘结，舌上燥而渴，日晡小有潮热，舌红，苔黄腻或兼水滑，脉沉紧或沉迟有力。

【押题点】寒下剂

大承气汤	大黄　厚朴　枳实 芒硝	峻下热结。 阳明腑实证；热结旁流证；热厥、痉病或发狂。 痞、满、燥、实四证及苔黄、脉实	泻下 + 行气并重 寒因寒用：热厥 通因通用：热结旁流
大陷胸汤 （助理不考）	甘遂　大黄　芒硝	泄热逐水。水热互结之结胸证。 心下疼痛，拒按，脉沉紧或沉迟有力	大黄先煎：治上者治宜缓

15.【参考答案】E

【解析】温脾汤以附子配大黄为君药，用附子大辛大热之性，温壮脾阳，解散寒凝；以大黄泻下已成之冷积。共奏温阳祛寒、攻下冷积之用。臣以芒硝润肠软坚，助大黄泻下攻积；干姜温中助阳，助附子温中散寒。佐以人参、当归益气养血，使下不伤正。佐使甘草既助人参益气，又可调和诸药。本方由温补脾阳药与寒下攻积药配伍组成，温通、泻下、补益三法兼备，温阳以祛寒、攻下不伤正，共奏攻下寒积、温补脾阳之功。

【押题点】温下剂

温脾汤	大黄　附子　干姜　人参 芒硝　当归　甘草	攻下冷积，温补脾阳。 阳虚寒积证。脐下绞结，手足不温，脉沉弦而迟

16.【参考答案】A

【解析】麻子仁丸功效：润肠泄热，行气通便。主治：脾约证。

【押题点】润下剂

麻子仁丸	麻子仁　芍药　杏仁 枳实　厚朴　大黄 （蜂蜜）	润肠泄热，行气通便。 脾约证。大便干结，小便频数。	润肠与攻下药并用，不伤正
济川煎 （助理不考）	当归　牛膝　肉苁蓉 泽泻　升麻　枳壳	温肾益精，润肠通便。 肾阳虚弱，精津不足证。 大便秘结，小便清长，腰膝酸软	补中有泻，降中有升

17.【参考答案】E

【解析】十枣汤的功用是攻逐水饮。主治：①悬饮。咳唾胸胁引痛，心下痞硬，干呕短气，头痛目眩，胸背掣痛不得息，舌苔滑，脉沉弦。②水肿。一身悉肿，尤以身半以下肿甚，腹胀喘满，二便不利。

【押题点】逐水

十枣汤 （助理不考）	芫花　甘遂　大戟　大枣	攻逐水饮。 悬饮，胸背掣痛不得息。 水肿、一身悉肿，尤以身半以下为重

18.【参考答案】B

【解析】大黄配伍芒硝泄热导滞，攻下破积，增强通便除坚之力。用于实热积滞，大便燥结。其中大承气汤、大陷胸汤、温脾汤、黄龙汤均含有大黄、芒硝。济川煎主要用于肾虚便秘，药物组成包括当归、牛膝、肉苁蓉、泽泻、升麻、枳壳。

19.【参考答案】C

【解析】和解剂使用时需注意：

（1）临床依据病证不同，应分别选用和解少阳、调和肝脾、调和肠胃的治法与方剂。

（2）和解剂组方配伍较为独特，既祛邪又扶正，既透表又清里，既疏肝又治脾，无明显寒热补泻之偏，性质平和，作用和缓，照顾全面，所以应用范围较广，主治病证较为复杂。然而，该法毕竟以祛邪为主，纯虚证不宜使用，纯实证者亦不可选用，以免贻误病情。

（3）凡外邪在表，未入少阳者；邪已入里，阳明热盛者，均不宜使用和解剂。

20.【参考答案】D

【解析】小柴胡汤是治疗伤寒少阳证的基础方，又是和解少阳法的代表方。临床以往来寒热，胸胁苦满，默默不欲饮食，心烦喜呕，口苦，咽干，苔白，脉弦为辨证要点。

【押题点】和解少阳

小柴胡汤	柴胡　黄芩　半夏 生姜　人参　炙甘草 大枣	和解少阳。 伤寒少阳证；妇人中风，热入血室证；黄疸、疟疾。往来寒热，胸胁苦满，默默不欲饮食，心烦喜呕，口苦，咽干，目眩，苔白，脉弦	柴胡疏透半表半里之邪为君； 黄芩清泄半表半里之热为臣。 透散清泄以和解，升清降浊兼扶正
蒿芩清胆汤 （助理不考）	青蒿　黄芩　竹茹 半夏　茯苓　枳壳 陈皮　碧玉散（滑石甘草青黛）	清胆利湿，和胃化痰。 少阳湿热痰浊证。 寒热如疟，吐酸苦水，或呕黄涎而黏，甚则干呕呃逆	青蒿：清透少阳邪热 黄芩：清泄胆热

21.【参考答案】D

【解析】痛泻要方功用：补脾柔肝，祛湿止泻。治疗脾虚肝旺之痛泻。

【押题点】调和肝脾

四逆散	枳实　柴胡　芍药 炙甘草	透邪解郁，疏肝理脾。 阳郁厥逆证；肝脾不和证	柴胡＋枳实，一升一降，以疏理肝脾气机。 柴胡＋芍药，泻木扶土而和肝脾。 枳实＋芍药，理气和血而止腹痛。 芍药＋炙甘草，益阴缓急，制肝和脾
		区别四逆汤：少阴寒化证，心肾阳虚，阴寒内盛。 四逆散：少阳阳郁致厥证，枢机不利，阳气内郁	
逍遥散	柴胡　当归　白芍药 白术　茯苓　炙甘草 烧生姜　薄荷	疏肝解郁，养血健脾。 肝郁血虚脾弱证。 两胁作痛，头痛目眩；月经不调，乳房胀痛	肝脾均调；气血兼顾

22.【参考答案】C

【解析】半夏泻心汤证的形成，在于少阳证（小柴胡汤证）误用下法，损伤脾胃之气，少阳邪热乘虚内犯，以致寒热错杂，气机痞塞而成，表现为"但满而不痛"。半夏泻心汤主治寒热错杂之痞证，症见心下痞，但满而不痛，或呕吐，肠鸣下利，舌苔腻而微黄。

【押题点】调和肠胃

半夏泻心汤	半夏　干姜　黄芩 黄连　人参　炙甘草 大枣	寒热平调，散结除痞。 寒热错杂之痞证。心下痞，肠鸣下利	寒热并用，辛开苦降，补泻兼施

23.【参考答案】D

【解析】清热剂适用于里热证。一般是在表证已解，热已入里，或里热已盛而尚未结实的情况下使用。

清热剂使用时需注意：

（1）邪热在气则清气，入营血则清营凉血，热盛于脏腑则需结合脏腑所在的部位选择方药。若热在气而治血，则将引邪深入；若热在血而治气，则无济于事。

（2）辨明热证真假，勿被假象所迷惑。如为真寒假热之证，不可误投清热剂。

（3）辨明热证的虚实。应注意屡用清热泻火之剂而热仍不退者，当改用甘寒滋阴壮水之法，阴复则其热自退。

（4）权衡轻重，量证投药。热盛而药轻，无异于杯水车薪；热微而药重，势必热去寒生；对于平素阳气不足，脾胃虚弱，外感之邪虽已入里化热，亦应慎用，必要时配伍护中醒脾和胃之品，以免伤阳碍胃。

（5）对于热邪炽盛，服清热剂入口即吐者，可于清热剂中少佐温热之品，或采用凉药热服的反佐法。

24.【参考答案】B

【解析】白虎汤中石膏与知母相须为用，石膏辛甘大寒入肺胃二经，清解透热，除阳明气分之热；知母苦寒质润，助石膏清肺胃之热，并可滋阴润燥，救已伤之阴津。二药合用，清热生津，除烦止渴之功益强。

【押题点】清气分热

白虎汤	石膏　知母　炙甘草　粳米	清热生津。 气分热盛证；大热、大渴、大汗、脉洪大（白虎四证）

续表

| 竹叶石膏汤（助理不考） | 竹叶　石膏　半夏　麦门冬
人参　甘草　粳米 | 清热生津，益气和胃。
伤寒、温热、暑病后期，余热未清，气津两伤证。
气逆欲呕 |

25.【参考答案】D

【解析】犀角地黄汤组成是犀角（水牛角代）、生地黄、芍药、牡丹皮。

方歌：犀角地黄芍药丹，血热妄行吐衄斑；蓄血发狂舌质绛，凉血散瘀病可痊。

凉膈散组成是川大黄、朴硝、炙甘草、山栀子仁、薄荷、黄芩、连翘、竹叶。

方歌：凉膈硝黄栀子翘，黄芩甘草薄荷饶；竹叶蜜煎疗膈热，中焦燥实服之消。

清营汤组成是犀角（水牛角代）、生地黄、玄参、竹叶心、麦冬、丹参、黄连、银花、连翘。

方歌：清营汤治热传营，身热夜甚神不宁；角地银翘玄连竹，丹麦清热更护阴。

仙方活命饮组成是白芷、贝母、防风、赤芍、当归尾、甘草、皂角刺、穿山甲、天花粉、乳香、没药、金银花、陈皮。

方歌：仙方活命金银花，防芷陈皮皂山甲；贝母花粉及乳没，赤芍甘草酒煎佳。

普济消毒饮组成是黄芩酒炒、黄连酒炒、陈皮、生甘草、玄参、柴胡、桔梗、连翘、板蓝根、马勃、牛蒡子、人参、僵蚕、升麻。（20 版去薄荷加人参）

方歌：普济消毒蒡芩连，甘桔蓝根勃翘玄；升柴陈参僵蚕入，大头瘟毒服之痊。

【押题点】清营凉血

清营汤	犀角（水牛角代） 生地黄　麦冬　元参 黄连　银花　连翘 竹叶心　丹参	清营解毒，透热养阴。 热入营分证。身热夜甚，神烦少寐，斑疹隐隐，舌绛而干	银花、连翘、竹叶清热解毒，轻宣透泄，为"透热转气"的代表药
犀角地黄汤	犀角（水牛角代）生地黄　芍药　牡丹皮	清热解毒，凉血散瘀。 热入血分证。热扰心神；热伤血络；蓄血瘀热，舌绛起刺	
两方对比：都可清热解毒。前者养阴为主，后者用于血热、血瘀造成的疾病。 都含有犀角、生地黄。前者用丹参，后者用牡丹皮			

26.【参考答案】B

【解析】普济消毒饮组成是黄芩酒炒、黄连酒炒、陈皮、生甘草、玄参、柴胡、桔梗、连翘、板蓝根、马勃、牛蒡子、人参、僵蚕、升麻。

方歌：普济消毒蒡芩连，甘桔蓝根勃翘玄；升柴陈参僵蚕入，大头瘟毒服之痊。

【押题点】清热解毒

黄连解毒汤	黄连　黄芩　黄柏　栀子 记忆：三黄＋栀子	泻火解毒。三焦火毒证。 口燥咽干，身热下利，小便黄赤 苦寒直折代表方	黄连为君，泻心与中焦之火。 黄芩清肺火，泻上焦火热。 黄柏泻下焦火。 栀子通泻三焦火
凉膈散（助理不考）	川大黄　芒硝　甘草 山栀子仁　黄芩　连翘 竹叶　薄荷	泻火通便，清上泄下。 上中二焦火热证。 胸膈烦热，口舌生疮，便秘溲赤	大黄、芒硝通便泻下之意不在治疗便秘，而在清泄胸膈之热，是"以泻代清"
普济消毒饮（助理不考）	黄芩　黄连　连翘　牛蒡子 人参　僵蚕　板蓝根　马勃 玄参　升麻　柴胡　陈皮 桔梗　甘草	清热解毒，疏风散邪。 大头瘟。恶寒发热，头面红肿焮痛，目不能开，咽喉不利	升麻、柴胡，既助疏风清热之效，又寓"火郁发之"之义，兼可引诸药上达头面，功兼佐使

27.【参考答案】C

【解析】青蒿鳖甲汤中，鳖甲咸寒，直入阴分，入络搜邪，滋阴退热；青蒿苦辛而寒，其气芳香，清中有透散之力，清热透络，引邪外出。两药相配，滋阴清热，内清外透，使阴分伏热而有外达之机，共为君药。即如吴瑭自释："此方有先入后出之妙，青蒿不能直入阴分，有鳖甲领之入也；鳖甲不能独出阳分，有青蒿领之出也。"

【押题点】清虚热剂

青蒿鳖甲汤	青蒿　鳖甲　生地黄 知母　牡丹皮	养阴透热。 温病后期，邪伏阴分证。 夜热早凉，热退无汗	养阴不恋邪，祛邪不伤正
当归六黄汤 （助理不考）	当归　生地黄　熟地黄 黄芩　黄柏　黄连　黄芪 （无大黄）	滋阴泻火，固表止汗。 阴虚火旺之盗汗。发热 盗汗，面赤心烦	养血育阴，泻火除热，固表益气

28.【参考答案】D

【解析】香薷辛温芳香，在香薷散中解表散寒，祛暑化湿，具有祛在表之寒湿之功，是夏月解表祛暑之要药。

【押题点】祛暑剂

祛暑解表	香薷散	香薷　白扁豆　厚朴　酒	祛暑解表，化湿和中。 阴暑。恶寒发热，头重身痛，无汗
祛暑利湿	六一散	滑石　甘草	清暑利湿。 暑湿证。身热烦渴，小便不利，或泄泻
祛暑益气	清暑益气汤	西洋参　石斛　麦冬　黄连 竹叶　荷梗　知母　甘草 粳米　西瓜翠衣	清暑益气，养阴生津。 暑热气津两伤证。身热汗多，口渴心烦，小便短赤

29.【参考答案】C

【解析】清暑益气汤中西瓜翠衣清解暑热，生津止渴；西洋参甘苦性凉，益气生津，养阴清热，共为君药。荷梗助西瓜翠衣清热解暑；石斛、麦冬助西洋参养阴生津清热，三药共为臣药。黄连苦寒泻火，助清热祛暑之力；知母苦寒质润，泻火滋阴；竹叶甘淡，清热除烦，共为佐药。甘草、粳米益胃和中，为使药。诸药合用，共奏清暑益气、养阴生津之效。

30.【参考答案】B

【解析】温里剂适用于里寒证。凡因素体阳虚，寒从中生；或因外寒直中三阴，深入脏腑；或因过服寒冷，损伤阳气之时，见畏寒肢凉、喜温蜷卧、面色苍白、口淡不渴、小便清长、舌淡苔白、脉沉迟或缓等里寒证者，均可使用温里剂治疗。

【押题点】温里剂应用时需注意：

（1）辨清寒证所在的部位，有针对性地选择方剂。

（2）辨清寒热的真假，真热假寒证不可误用。

（3）因人、因地、因时制宜，斟酌药量大小。

（4）阴寒太盛，服药入口即吐者，可于本类方剂之中反佐少许寒凉之品，或采用热药冷服的方法，避免寒热格拒。

（5）素体阴虚或失血之人应慎用温里剂，以免温燥药物重伤阴血。

（6）寒为阴邪，易伤阳气，故本类方剂多配伍补气药物，以使阳气得复。

31.【参考答案】E

【解析】吴茱萸汤证因肝胃肾三经虚寒、浊阴上逆所致。主治：胃寒呕吐证；肝寒上逆证；肾寒上逆证。E选项为中阳虚衰阴寒内盛的大建中汤证。

【押题点】温中祛寒剂

理中丸	人参　干姜　白术　炙甘草 记忆：草人赶猪	温中祛寒，补气健脾。 脾胃虚寒证。阳虚失血证。脾胃虚寒所致的胸痹；或病后多涎唾；或小儿慢惊或霍乱	
小建中汤	芍药　桂枝　炙甘草　生姜 大枣　饴糖	温中补虚，和里缓急。 中焦虚寒，肝脾失调，阴阳不和证。腹中拘急疼痛，喜温喜按	
大建中汤 （助理不考）	蜀椒　干姜　人参　胶饴	温中补虚，缓急止痛。 中阳衰弱，阴寒内盛之脘腹剧痛证。腹痛连及胸脘，痛势剧烈，其痛上下走窜无定处	
	小建中汤与大建中汤均可补脾胃阳气，都含胶饴。小建中汤又补脾胃之阴气，主治阴虚内热之手足烦热，咽干口燥，含生姜。大建中汤用干姜。两者均含有的药物是胶饴		
吴茱萸汤 （助理不考）	吴茱萸　人参　大枣　生姜	温中补虚，降逆止呕。 胃寒呕吐证；肝寒上逆证；肾寒上逆证	温中与降逆并用

32.【参考答案】C

【解析】四逆汤的组成是炙甘草、干姜、生附子。

方歌：四逆汤中附草姜，四肢厥逆急煎尝；脉微吐利阴寒盛，救逆回阳赖此方。

四逆散的组成是炙甘草、枳实、柴胡、芍药。

方歌：四逆散里用柴胡，芍药枳实甘草须；此是阳郁成厥逆，疏和抑郁厥自除。

【押题点】回阳救逆

四逆汤	生附子　干姜　炙甘草	回阳救逆。 少阴病，心肾阳衰寒厥证。四肢厥逆，恶寒蜷卧，神衰欲寐。 太阳病误汗亡阳者	附子 + 干姜：温先天以生后天，温后天以养先天
	四逆汤用生附子，用于太阴少阴之寒。当归四逆汤温厥阴之寒。 理中丸与四逆汤均有干姜。四逆汤与四逆散均有甘草		

33.【参考答案】E

【解析】四逆汤组成为炙甘草、干姜、生附子。

方歌：四逆汤中附草姜，四肢厥逆急煎尝；脉微吐利阴寒盛，救逆回阳赖此方。

当归四逆汤组成为当归、桂枝、芍药、细辛、炙甘草、通草、大枣。

方歌：当归四逆芍桂枝，细辛甘草通枣施；血虚寒厥四末冷，温经通脉最相宜。

【押题点】温经散寒剂

当归四逆汤	当归　桂枝　芍药　细辛 炙甘草　通草　大枣	温经散寒，养血通脉。 血虚寒厥证。手足厥寒，脉沉细或细而欲绝	温阳与散寒并用，养血与通脉兼施。 通草：通经脉，畅血行
暖肝煎 （助理不考）	小茴香　乌药　肉桂　当归 枸杞子　沉香　茯苓　生姜	温补肝肾，行气止痛。 肝肾不足，寒滞肝脉证。睾丸冷痛，或小腹疼痛，疝气痛	

34.【参考答案】E

【解析】表里双解剂适用于表证未除，里证又急之表里同病的病证。表里同病证的临床表现比较复杂，从八纲来分，凡表实里虚、表虚里实、表寒里热、表热里寒，以及表里俱热、表里俱寒、表里俱虚、表里俱实等证，均可用表里双解剂治疗。

【押题点】表里双解剂的应用注意事项：

（1）必须既有表证，又有里证者，方可应用，否则即不相宜。

（2）辨别表证与里证的寒、热、虚、实，然后针对病情选择适当的方剂。

（3）分清表证与里证的轻重主次，而后权衡表药与里药的比例，方无太过或不及之弊。

35.【参考答案】D

【解析】葛根芩连汤功兼解表清里，主治表证未解，邪热入里证，临床可见身热下利、胸脘烦热、口干作渴，喘而汗出，舌红苔黄，脉数或促。葛根黄芩黄连汤中，黄连、黄芩苦寒，可清热燥湿，厚肠止利。

【押题点】解表清里

葛根黄芩黄连汤	葛根　黄芩 黄连　炙甘草	解表清里。 表证未解，邪热入里证。身热下利，胸脘烦热，口干作渴
	大柴胡中用黄芩：和解清热，除少阳之邪。 此方中用黄芩：清热燥湿，厚肠止利	

36.【参考答案】A

【解析】大柴胡汤功用和解少阳、内泻热结，主治少阳阳明合病。

【押题点】解表攻里剂

大柴胡汤	柴胡　黄芩　半夏　生姜 大黄　枳实　芍药　大枣 （无甘草）	和解少阳，内泻热结。 少阳阳明合病。往来寒热，胸胁苦满，呕不止，郁郁微烦，大便不解或协热下利
防风通圣散	防风　荆芥　连翘　麻黄 薄荷　川芎　当归　白芍 白术　山栀　大黄　芒硝 石膏　黄芩　桔梗　甘草 滑石　生姜	疏风解表，泄热通便。 风热壅盛，表里俱实。憎寒壮热，胸膈痞闷，大便秘结。亦可用治疮疡肿毒，肠风痔漏，鼻赤，瘾疹

37. 【参考答案】C

【解析】补益剂主要用于虚证。应用时需注意：

（1）要辨清病证的虚实真假。"大实有羸状，至虚有盛候"，真虚假实证可以使用补益剂；若为真实假虚证，误用补益之剂，则实者更实，且贻误病情。

（2）要辨清虚证的实质和具体的病位。虚证有气血阴阳虚损的不同，并有心肝脾肺肾等脏腑部位的区别，要区分清楚，予以合适的补益剂。

（3）注意脾胃功能。补益药性多滋腻，容易壅中滞气，故在补益剂中须适当配伍理气醒脾之品，以资运化，使之补而不滞。

（4）补益药大多味厚滋腻，故宜慢火久煎，以使药力尽出。

（5）补益剂多以空腹或饭前服用为佳，有利于药物的吸收。

38. 【参考答案】E

【解析】补中益气汤补中益气，升阳举陷，所治病证因饮食劳倦、损伤脾胃，以致脾胃气虚、清阳下陷所致。李东垣《脾胃论》提出："惟当以甘温之剂，补其中而升其阳，甘寒以泻其火则愈。"即因烦劳则虚而生热，采用甘温之品以补元气，而虚热自退，为"甘温除热"法，补中益气汤为"甘温除热"法的代表方剂。

【押题点】补气

四君子汤	人参　白术　茯苓　炙甘草	益气健脾。 脾胃气虚证。面色萎白，气短乏力	
参苓白术散	莲子肉　山药　薏苡仁 白扁豆　人参　甘草　白术 茯苓　砂仁　桔梗　大枣	益气健脾，渗湿止泻。 脾虚湿盛证。饮食不化，胸脘痞闷，肠鸣泄泻，面色萎黄。肺脾气虚，痰湿咳嗽	桔梗，开宣肺气，通调水道，以利渗湿；又作舟楫之用，载药上行，有"培土生金"之意
补中益气汤	黄芪　人参　白术　当归 橘皮　炙甘草　升麻 柴胡（无茯苓）	补中益气，升阳举陷。 脾胃气虚证；气虚下陷证，气虚发热证。 甘温除热代表方	升麻、柴胡升举清阳，协黄芪升提下陷之中气，以助升阳举陷。 补中兼行，补而不滞
生脉散	人参　麦冬　五味子	益气生津，敛阴止汗。 温热、暑热，耗气伤阴证。 久咳伤肺，气阴两虚证	人参——补 麦冬——润 五味子——敛
玉屏风散	炙黄芪　防风　白术 大枣	益气固表止汗。 表虚自汗。汗出恶风，面色㿠白	

39. 【参考答案】D

【解析】当归补血汤方中以黄芪为君药，其用量是当归的5倍。方中重用黄芪，其意义有二：一来方中重用黄芪，量大力宏，急固欲散亡之阳气，即"有形之血不能速生，无形之气所当急固"；二来黄芪大补脾肺之气，以资化源，使气旺血生。

【押题点】补血

四物汤	当归　川芎　白芍　熟地黄	补血调血。营血虚滞证	——
当归补血汤 （助理不考）	黄芪　当归	补气生血。血虚阳浮发热证。肌热面红，烦渴欲饮，脉洪大而虚，重按无力	黄芪用量五倍于当归，实则重在补气
归脾汤	黄芪　人参　白术　茯苓 炙甘草　龙眼肉　酸枣仁 当归　木香　远志　生姜 大枣	益气补血，健脾养心。 心脾气血两虚证。 脾不统血证	心脾同治，重在补脾。气血并补，重在补气。补行结合，补而不滞 （助理不考）

40. 【参考答案】E

【解析】炙甘草汤的组成是炙甘草、生姜、桂枝、人参、生地黄、阿胶、麦门冬、麻仁、大枣、清酒。

方歌：炙甘草汤参桂姜，麦冬生地麻仁襄；大枣阿胶加酒服，通阳复脉第一方。

【押题点】气血双补

炙甘草汤	炙甘草　生姜　人参　生地黄　桂枝 阿胶　麦冬　麻仁　大枣　（清酒）	滋阴养血，益气温阳，复脉定悸。 阴血不足，阳气虚弱证，脉结代，心动悸，舌光少苔。虚劳肺痿

41.【参考答案】C

【解析】六味地黄丸组成是熟地黄、山茱萸、干山药、泽泻、牡丹皮、茯苓。其中重用熟地黄，性温味甘，主入肾经，滋阴补肾，填精益髓，为君药。

大补阴丸的组成是熟地黄、龟甲、黄柏、知母、猪脊髓、蜂蜜。

方歌：大补阴丸知柏黄，龟板脊髓蜜成方；咳嗽咯血骨蒸热，阴虚火旺制亢阳。

【押题点】补阴

六味地黄丸	熟地黄　山茱萸　山药　泽泻　茯苓　牡丹皮	填精滋阴补肾。 肾阴精不足证。腰膝酸软，头晕目眩，耳鸣耳聋	
左归丸	怀熟地　炒山药　枸杞子　山茱萸　川牛膝 鹿角胶　龟甲胶　菟丝子	滋阴补肾，填精益髓。 真阴不足证。头晕目眩，腰酸腿软，遗精滑泄，自汗盗汗	
大补阴丸 （助理不考）	熟地黄　龟甲　猪脊髓　黄柏　知母　蜜	滋阴降火。阴虚火旺证。 骨蒸潮热，心烦易怒，足膝疼热和酸软，尺脉数而有力	
	大补阴丸：肝肾阴虚之咳血。百合固金汤：肺肾阴虚之咳血		
一贯煎 （助理不考）	沙参　麦冬　当归身　生地黄　枸杞子　川楝子 （无白芍、柴胡）	滋阴疏肝。肝肾阴虚，肝气郁滞证。胸脘胁痛，吞酸吐苦	沙参、麦冬：佐金平木、扶土抑木
	一贯煎：肝肾阴虚之胁痛。逍遥散：肝郁血虚之胁痛。二者都疏肝解郁理气，治疗肝郁胁痛		

42.【参考答案】B

【解析】金匮肾气丸组成是：干地黄8两，山药、山茱萸各4两，泽泻、牡丹皮、茯苓各3两，桂枝、附子（炮）各1两。

主治：肾阳气不足证。

【押题点】补阳

肾气丸	干地黄　山药　山茱萸　泽泻 茯苓　牡丹皮　桂枝　炮附子	补肾助阳。肾阳不足证。腰痛脚软，身半以下常有冷感	补阳中配伍滋阴之品，阴中求阳，使阳有所化
右归丸	熟地黄　山药　山茱萸 枸杞子　菟丝子　鹿角胶 杜仲　肉桂　当归　制附子	温补肾阳，填精益髓。 肾阳不足，命门火衰证。畏寒肢冷，腰膝软弱	阴中求阳

43.【参考答案】C

【解析】肾气丸组成是干地黄、山萸肉、山药、泽泻、牡丹皮、茯苓、桂枝、炮附子。

方歌：金匮肾气治肾虚，地黄怀药及山萸；丹皮苓泽加桂附，引火归原热下趋。

地黄饮子的组成是熟干地黄、巴戟天、炒山茱萸、石斛、肉苁蓉、炮附子、五味子、官桂、白茯苓、麦门冬、菖蒲、远志、生姜、大枣。

方歌：地黄饮子山茱斛，麦味菖蒲远志茯；苁蓉桂附巴戟天，少入薄荷姜枣服。

【押题点】阴阳双补

地黄饮子	熟干地黄　山茱萸　石斛 麦门冬　五味子　巴戟天 肉苁蓉　炮附子　官桂 茯苓　石菖蒲　远志 生姜　大枣　薄荷	滋肾阴，补肾阳，开窍化痰。喑痱证。舌强不能言，足废不能用，口干不欲饮，足冷面赤	石斛、麦冬、五味子滋养肺肾，有金水相生之意。薄荷助解郁开窍

44.【参考答案】E

【解析】固涩剂主要适用于气、血、精、津耗散滑脱之证。凡是气、血、精、津滑脱不禁，散失不收，表现为自汗、盗汗、久咳不止、久泻久痢、遗精滑泄、小便失禁、崩漏、带下等均可使用固涩剂治疗。

【押题点】固涩剂使用时需注意：

（1）固涩剂治疗耗散滑脱之证，皆因正气亏虚而致，故应根据病情配伍相应的补益药，使之标本兼顾。

（2）若为元气大虚，亡阳欲脱所致的大汗淋漓、小便失禁或崩中不止者，须急用大剂参附之类回阳固脱，而非单纯固涩剂所能治疗。

（3）固涩剂为正虚无邪者而设，故凡外邪未去，误用固涩，则有"闭门留寇"之弊。此外，对于热病多汗，痰饮咳嗽，火扰遗泄，热痢初起，伤食泄泻，实热崩带等，均非本类方剂所适用。

45.【参考答案】A

【解析】牡蛎散主治：体虚自汗、盗汗证。常自汗出，夜卧更甚，心悸惊惕，短气烦倦，舌淡红，脉细弱。

功用：敛阴止汗，益气固表。

【押题点】固表止汗

牡蛎散	黄芪　麻黄根　煅牡蛎　小麦	敛阴止汗，益气固表。 自汗、盗汗证。自汗出，夜卧尤甚
	玉屏风散：益气固表。牡蛎散：敛阴固表。都可以固表止汗，治疗自汗	

46. 【参考答案】E

【解析】九仙散的组成：人参、款冬花、桑白皮、桔梗、五味子、阿胶、乌梅、贝母、罂粟壳。

方歌：九仙散中罂粟君，五味乌梅共为臣，参胶款桑贝桔梗，敛肺止咳益气阴。

【押题点】敛肺止咳

九仙散 （助理不考）	罂粟壳　乌梅　五味子　款冬花　桑白皮 贝母　桔梗　人参　阿胶	敛肺止咳，益气养阴。 久咳肺虚证

47. 【参考答案】E

【解析】真人养脏汤主治：久泻久痢，脾肾虚寒证。泻利无度，滑脱不禁，甚至脱肛坠下，脐腹疼痛，喜温喜按，倦怠食少，舌淡苔白，脉迟细。有涩肠固脱，温补脾肾之功。

【押题点】涩肠固脱

真人养脏汤 （助理不考）	诃子　罂粟壳　人参　白术 炙甘草　木香　当归　白芍 肉豆蔻　肉桂	涩肠固脱，温补脾肾。 久泻久痢，脾肾虚寒证	罂粟壳涩肠止泻，豆蔻温中涩肠。体现急则治标，滑者涩之
四神丸	肉豆蔻　补骨脂　五味子 吴茱萸（生姜　大枣）	温肾暖脾，固肠止泻。 脾肾阳虚之肾泄证。五更泄泻，不思饮食，食不消化	全方使火旺土强，肾泄可自愈
四神丸重用补骨脂为君，温肾为主，兼以暖脾涩肠，主治命门火衰、火不暖土所致的肾泄。 真人养脏汤重用罂粟壳为君，固涩为主，兼以温补脾肾，主治泻痢日久、脾肾虚寒而以脾虚为主的大便失禁			

48. 【参考答案】C

【解析】桑螵蛸散中，龙骨、龟甲共为臣药，龙骨收敛固涩，且镇心安神；龟甲滋养肾阴，补心安神。桑螵蛸得龙骨则固涩止遗之力增，得龟甲则补肾益精之功著。

【押题点】涩精止遗

桑螵蛸散	桑螵蛸　远志　菖蒲　龙骨 炙龟甲　茯神　人参　当归	调补心肾，涩精止遗。 心肾两虚之尿频、遗尿证。小便频数，或尿如米泔色，或遗尿，或遗精

49. 【参考答案】B

【解析】易黄汤主治脾肾虚弱，湿热带下，有补益脾肾，清热祛湿，收涩止带之功。

【押题点】固崩止带

固冲汤	炒白术　生黄芪　煅龙骨　煅牡蛎 黄肉　生杭芍　海螵蛸　茜草 棕边炭　五倍子	固冲摄血，益气健脾。 脾肾亏虚，冲脉不固证。猝然血崩或月经过多
固经丸 （助理不考）	炒黄芩　白芍　炙龟甲　炒黄柏 椿树根皮　香附	滋阴清热，固经止血。 阴虚血热之崩漏。月经过多，或崩中漏下
	固经丸：阴虚火旺，破血妄行之崩漏。固冲汤：脾肾两虚，冲脉不固之血崩	
易黄汤 （助理不考）	炒山药　炒芡实　黄柏　车前子 白果	补益脾肾，清热祛湿，收涩止带。 脾肾虚弱，湿热带下。带下黏稠量多，色黄如浓茶汁，其气腥秽，舌红，苔黄腻

50. 【参考答案】D

【解析】朱砂安神丸：镇心安神，清热养血，主治心火亢盛、阴血不足证。主要应用于心火亢盛，阴血不足而失眠多梦、惊悸怔忡、心神烦乱、舌尖红脉细数者。

【押题点】重镇安神

朱砂安神丸	朱砂　黄连　生地黄　当归　炙甘草	镇心安神，清热养血。 心火亢盛，阴血不足证。失眠多梦，惊悸怔忡

51. 【参考答案】A

【解析】天王补心丹：滋阴养血，补心安神。主治阴虚血少，神志不安证。

茯苓甘、淡、平，归心脾肾经，可利水渗湿、健脾、宁心，用于此处配伍主要是养心安神之用。

【押题点】滋养安神

天王补心丹	生地黄　天门冬　麦门冬　玄参　人参　丹参　茯苓　五味子　远志　桔梗　当归　柏子仁　炒酸枣仁　朱砂　竹叶	滋阴养血，补心安神。 阴虚血少，神志不安证。心悸怔忡，虚烦失眠	桔梗为舟楫，载药上行。 全方重用甘寒，补中寓清，心肾并治，重在养心
天王补心丹重滋阴清热，归脾汤重益气补血，补益心脾。二者均能补血养心安神，治疗心悸失眠
酸枣仁汤	炒酸枣仁　知母　茯苓　川芎　甘草	养血安神，清热除烦。 肝血不足，虚热内扰之虚烦不眠证。虚烦失眠，心悸不安，头目眩晕，咽干口燥	茯苓益心脾而宁心安神

52. 【参考答案】E

【解析】使用开窍剂时需注意：

（1）应用开窍剂时，应首先辨别闭证和脱证。凡邪盛气实而见神志昏迷、口噤不开、两手握固、二便不通、脉实有力的闭证可以使用开窍剂治疗。而对正气衰竭之汗出肢冷、呼吸气微、手撒遗尿、口开目合、神识不清、脉象虚弱无力或脉微欲绝的脱证，不得使用开窍剂。

（2）辨别闭证之属热属寒，热闭者治以凉开，寒闭者治以温开。

（3）对于阳明腑实证而见神昏谵语者，只宜寒下，不宜用开窍剂。至于阳明腑实而兼有邪陷心包之证，则应该根据病情缓急，或先予开窍，或先投寒下，或开窍与寒下并用。

（4）开窍剂大多为芳香药物，善于辛散走窜，只宜暂用，不宜久服，久服则易伤元气，故临床多用于急救，中病即止，待患者神志清醒后，应根据不同表现进行辨证施治。

（5）开窍剂中的麝香等药有碍胎元，孕妇慎用。

（6）本类方剂多制成丸、散剂或注射剂。丸剂、散剂使用时，宜温开水化服或鼻饲，不宜加热煎煮，以免药性挥发，影响疗效。

【押题点】开窍剂的适用范围：开窍剂适用于窍闭神昏证。窍闭神昏证，也简称闭证，多由邪气壅盛，蒙蔽心窍所致。其中因温热邪毒内陷心包，痰热蒙蔽心窍所致者，称之为热闭；因寒湿痰浊之邪或秽浊之气蒙蔽心窍所致者，称之为寒闭，均是开窍剂的适用范围。

53. 【参考答案】A

【解析】安宫牛黄丸为开窍剂中凉开剂。其功用为清热解毒，豁痰开窍；主治邪热内陷心包证。高热烦躁，神昏谵语，舌謇肢厥，舌红或绛，脉数有力。亦治中风昏迷，小儿惊厥属邪热内闭者。

【押题点】开窍剂

凉开	安宫牛黄丸	清热解毒，豁痰开窍	邪热内陷心包证
	紫雪	清热开窍，息风止痉	温热病，热闭心包及热盛动风证
	至宝丹	清热开窍，化浊解毒	痰热内闭心包证
温开	苏合香丸	温通开窍，行气止痛	寒闭证。突然昏倒，牙关紧闭，不省人事

54. 【参考答案】C

【解析】半夏厚朴汤行气散结，降逆化痰。主治梅核气。临床可见咽中如有物阻，咳吐不出，吞咽不下，胸膈满闷，或咳或呕，舌苔白润或白滑，脉弦缓或弦滑。故C项"脉弦细微数"不是半夏厚朴汤主治证的临床表现。

【押题点】行气

越鞠丸	苍术　川芎　神曲　香附 栀子 记忆：父子唱川曲	行气解郁。 气、血、痰、火、湿、食 六郁证	香附：治气郁；入肝经。 川芎：治血郁；入肝胆经。 栀子：治火郁。 苍术：治湿郁。 神曲：治食郁。 气行则湿化，痰自除
柴胡疏肝散	柴胡　陈皮　川芎　香附 芍药　枳壳　炙甘草	疏肝行气，活血止痛。 肝气郁滞证。胁肋疼痛，胸闷喜太息	
瓜蒌薤白 白酒汤	瓜蒌实　薤白　白酒	通阳散结，行气祛痰。 胸阳不振，痰气互结之胸痹轻证。胸部满痛，甚至胸痛彻背，喘息咳唾	
半夏厚朴汤	半夏　厚朴　茯苓　生姜 苏叶	行气散结，降逆化痰。 梅核气。咽中如有物阻	辛苦并用，辛散苦燥
厚朴温中汤 （助理不考）	厚朴　陈皮　炙甘草　茯苓 草豆蔻仁　木香　干姜 生姜	行气除满，温中燥湿。 脾胃寒湿气滞证。脘腹胀满或疼痛	厚朴行气除胀，燥湿除满为君药
天台乌药散 （助理不考）	乌药　小茴香　高良姜 木香　槟榔　青皮 川楝子　巴豆　酒	行气疏肝，散寒止痛。 气滞寒凝证。小肠疝气，少腹控引睾丸而痛	乌药行气疏肝，散寒止痛为君

55.【参考答案】B
【解析】旋覆代赭汤擅长降逆化痰，益气和胃，主治胃虚痰阻气逆证。
【押题点】降气

苏子降气汤	紫苏子　苏叶　半夏 厚朴　生姜　前胡　大枣 川当归　肉桂　炙甘草	降气平喘，祛痰止咳。 上实下虚喘咳证。痰涎壅盛，胸膈满闷；腰疼脚弱，肢体倦息	"上实"是指痰涎壅肺，气逆不降。"下虚"是指肾阳不足，肾不纳气。 降以平上实，温以助下虚，肺肾兼顾，主以治上
定喘汤 （助理不考）	白果　麻黄　苏子 款冬花　杏仁　半夏 甘草　桑白皮　炒黄芩	宣降肺气，清热化痰。 风寒外束，痰热内蕴证。咳喘痰多气急，微恶风寒，舌苔黄腻	散收并用
定喘汤：麻黄、白果与黄芩、苏子配伍，宣肺散寒，清热化痰，降气平喘。 苏子降气汤：苏子为君，肉桂温肾纳气，治上实下虚之喘咳，以上实为主			
旋覆代赭汤	旋覆花　代赭石　生姜 半夏　人参　炙甘草 大枣	降逆化痰，益气和胃。 胃虚痰阻气逆证。胃脘痞闷或胀满，按之不痛，频频嗳气，舌苔白腻，脉缓或滑	旋覆花、代赭石比例为3：1。 生姜用量最大

56.【参考答案】C
【解析】温经汤中半夏辛开以通降胃气，不仅和胃安中、散结，而且与人参、甘草相伍，健脾和胃，以助祛瘀调经。
【押题点】活血祛瘀

桃核承气汤	桃仁　桂枝　大黄　炙甘草 芒硝	逐瘀泄热。下焦蓄血证	——
血府逐瘀汤	桃仁　红花　当归　生地黄 川芎　赤芍　牛膝　桔梗 柴胡　枳壳　甘草	活血祛瘀，行气止痛。 胸中血瘀证。胸痛，头痛，痛如针刺，内热瞀闷，入暮潮热。	活血与行气相伍，祛瘀与养血同施，升降兼顾，气血同调
通窍活血汤——瘀阻头面证——活血通窍。 膈下逐瘀汤——瘀血阻滞膈下证——活血祛瘀，行气止痛。 少腹逐瘀汤——寒凝血瘀证——活血祛瘀，温经止痛。 身痛逐瘀汤——瘀血痹阻经络证——活血行气，祛风除湿，通痹止痛			

续表

补阳还五汤	生黄芪 当归尾 赤芍 川芎 红花 桃仁 地龙	补气，活血，通络。中风之气虚血瘀证。半身不遂，口眼㖞斜	重用生黄芪为君，大补肺脾之气，意在补气行血。使气旺而血行，瘀去则络通。当归尾活血通络而不伤血，为臣。黄芪与当归尾比为20：1
复元活血汤（助理不考）	柴胡 酒大黄 瓜蒌根 当归 酒桃仁 红花 甘草 穿山甲	活血祛瘀，疏肝通络。跌打损伤，瘀血阻滞证	大黄、桃仁酒制：活血通络功效增加。大黄：荡涤凝瘀败血，导瘀下行，推陈致新
温经汤	吴茱萸 桂枝 当归 芍药 川芎 麦冬 阿胶 牡丹皮 半夏 生姜 人参 甘草（无地黄）	温经散寒，养血祛瘀。冲任虚寒，瘀血阻滞证。漏下不止；少腹里急，腹满，傍晚发热	吴茱萸、桂枝为君，行气散寒止痛
生化汤	全当归 川芎 桃仁 炮干姜 炙甘草 黄酒 童便	养血祛瘀，温经止痛。血虚寒凝，瘀血阻滞证。产后恶露不行，小腹冷痛	
失笑散（助理不考）	五灵脂与炒蒲黄用量比为1：1	活血祛瘀，散结止痛。瘀血停滞证。心腹刺痛，或产后恶露不行	
桂枝茯苓丸	桂枝 茯苓 牡丹皮 桃仁 芍药 蜜	活血化瘀，缓消癥块。瘀阻胞宫证。妇人素有癥块，妊娠漏下不止	行血治漏下：通因通用

生化汤与失笑散均治疗产后恶露不行，生化汤有血虚寒凝之证，小腹冷痛。失笑散则为实证，有心腹刺痛等症状。考题中出现胞宫癥块则考虑桂枝茯苓丸

57. 【参考答案】D

【解析】槐花散组成：槐花、柏叶、荆芥穗、枳壳。

功用：清肠止血，疏风行气。主治：风热湿毒，壅遏肠道，损伤血络便血证。

【押题点】止血

十灰散（助理不考）	大蓟 小蓟 荷叶 侧柏叶 茅根 茜根 山栀 大黄 牡丹皮 棕榈皮 各等分（白藕汁 萝卜汁 京墨）	凉血止血。血热妄行之上部出血证。呕血、吐血、咯血、嗽血、衄血等
咳血方	青黛 炒山栀子 瓜蒌仁 海粉 诃子（蜜、姜汁）	清肝宁肺，凉血止血。肝火犯肺之咳血证。咳嗽痰稠带血，胸胁作痛，咽干口苦
小蓟饮子	小蓟 生地黄 木通 淡竹叶 滑石 蒲黄 藕节 当归 山栀子 甘草	凉血止血，利水通淋。热结下焦之血淋、尿血。尿中带血，小便频数，赤涩热痛
槐花散（助理不考）	槐花 侧柏叶 荆芥穗 枳壳	清肠止血，疏风行气。风热湿毒，壅遏肠道，损伤血络证。肠风、脏毒，或便前出血，或便后出血，或粪中带血，以及痔疮出血，血色鲜红或晦暗，舌红苔黄，脉数
黄土汤	干地黄（生地黄） 灶心土 炮附子 白术 阿胶 黄芩 甘草	温阳健脾，养血止血。脾阳不足，脾不统血证。大便下血，先便后血

58. 【参考答案】A

【解析】消风散主治风疹、湿疹。方中荆芥、防风、蝉蜕、牛蒡子，疏风散邪，疏风止痒，使风邪从肌肤外透，共为君药。湿热浸淫，以苦参清热燥湿，苍术祛风燥湿，木通渗利湿热，共为臣药。治风必治血，血行风自灭，以当归、胡麻仁、生地黄补血活血，凉血止痒，石膏、知母清热泻火，共为佐药。甘草清热解毒，调和药性，为佐使药。诸药配伍，以奏疏风除湿，清热养血之效。

【押题点】疏散外风

川芎茶调散	川芎 荆芥 防风 白芷 羌活 细辛 炙甘草 薄荷 清茶	疏风止痛。外感风邪头痛	羌活：太阳 白芷：阳明 细辛：少阴 川芎：少阳、厥阴

续表

消风散	荆芥　防风　蝉蜕　牛蒡子 苦参　木通　苍术　当归 生地黄　胡麻　石膏　知母 甘草	疏风除湿，清热养血。 风疹，湿疹。皮肤瘙 痒，疹出色红	治风先治血，血行风自灭
牵正散	白附子　白僵蚕　全蝎　热酒	祛风化痰，通络止痉。 风中头面经络。口眼㖞斜，或面肌抽动	

川芎茶调散：外感风邪之证。消风散：有湿热之邪，皮肤多见风疹湿疹。
牵正散：口眼㖞斜，外风引起。镇肝息风汤：内风引起

| 大秦艽汤
（助理不考） | 秦艽　防风　川羌活　独活
细辛　白芷　熟地黄　川芎
当归　白芍　生地黄　黄芩
石膏　白术　茯苓　甘草 | 疏风清热，养血活血。
风邪初中经络证。口眼㖞斜，舌强不能言语，手足不能运动 | |
| 小活络丹 | 川乌　草乌　地龙　天南星
乳香　没药 | 祛风除湿，化痰通络，活血止痛。
风寒湿痹。肢体筋脉疼痛，麻木拘挛，关节屈伸不利，疼痛游走不定 | |

59.【参考答案】A
【解析】羚角钩藤汤主治肝热生风证，风盛于内，桑、菊既能清热平肝，又兼疏散风热，使肝热从外疏散，共为臣药。
【押题点】平息内风

羚角钩藤汤	羚羊角　双钩藤　霜桑叶 滁菊花　鲜生地　生白芍 淡竹茹　京川贝　茯神木 生甘草	凉肝息风，增液舒筋。 肝热生风证。高热不退，手 足抽搐	凉肝息风兼辛凉透散 （助理不考）
镇肝息风汤	怀牛膝　生赭石　生龙骨 生牡蛎　生龟甲　生白芍 玄参　天冬　川楝子　生麦芽 茵陈　甘草	镇肝息风，滋阴潜阳。 类中风。头目眩晕，目胀耳 鸣，口眼渐形㖞斜	潜镇下行兼滋阴清疏。 牛膝：引血下行 （助理不考）
天麻钩藤饮	天麻　钩藤　石决明　山栀 黄芩　川牛膝　益母草　杜仲 桑寄生　夜交藤　朱茯神	平肝息风，清热活血，补益 肝肾。 肝阳偏亢，肝风上扰证。头 痛，眩晕，失眠多梦	天麻、钩藤为君，清热平肝。 牛膝：引血下行

羚角钩藤汤：肝热生风，一派热象。镇肝息风汤：肝肾阴虚导致的肝阳化风，肝风内动。
天麻钩藤汤：肝肾不足，肝阳上亢

大定风珠 （助理不考）	鸡子黄　干地黄　生白芍　麦冬 生龟甲　生鳖甲　生牡蛎　麻仁 阿胶　五味子　炙甘草	滋阴息风。 阴虚风动证。温病后期手足 瘛疭，形瘦神倦，舌绛少苔， 脉气虚弱，时时欲脱	血肉有情之品与滋养潜镇之药合方，寓 息风于滋养之中，共成"酸甘咸法"

60.【参考答案】B
【解析】川芎茶调散：主治外感风邪头痛。
天麻钩藤饮：主治肝阳偏亢，肝风上扰证之头痛。
半夏白术天麻汤：主治痰浊上逆之头痛。
加味四物汤：主治血不上奉之血虚头痛。
通窍活血汤：主治瘀血阻络之瘀血头痛。

61.【参考答案】B
【解析】清燥救肺汤所治之证乃温燥伤肺，气阴两伤所致。治当清肺润燥，益气养阴。方中重用桑叶为君药，桑叶质轻性寒，轻宣肺燥，透邪外出。
【押题点】轻宣外燥

杏苏散	苏叶　半夏　茯苓　前胡 桔梗　枳壳　甘草　生姜 橘皮　杏仁　大枣	轻宣凉燥，理肺化痰。 外感凉燥证。咳嗽痰稀	杏苏为君，升降结合

续表

桑杏汤 （助理不考）	桑叶　杏仁　香豉　栀皮 沙参　梨皮　象贝	清宣温燥，润肺止咳。 外感温燥证。头痛，身热不甚，微恶风寒，口渴，咽干鼻燥，干咳无痰或痰少而黏	
清燥救肺汤	桑叶　杏仁　石膏　枇杷叶 胡麻仁　阿胶　麦门冬　人参 甘草	清燥润肺，益气养阴。 温燥伤肺，气阴两伤证。干咳无痰，气逆而喘，咽喉干燥，鼻燥，胸满胁痛	桑叶为君，清燥热

62.【参考答案】B

【解析】增液汤的组成是玄参一两，麦冬八钱，细生地八钱。

【押题点】滋阴润燥

麦门冬汤	麦门冬　半夏　人参　甘草 粳米　大枣 记忆：精干人卖夏枣 麦冬半夏比7：1	清养肺胃，降逆下气。 虚热肺痿。胃阴不足证	半夏一则降逆以止咳喘，二则开胃行津以润肺，三则防大量麦冬之滋腻壅滞
玉液汤	山药　生黄芪　知母　生鸡内金 葛根　五味子　天花粉	益气滋阴，固肾止渴。 消渴气阴两虚证	
百合固金汤	生地黄　熟地黄　麦冬　百合 白芍　当归　贝母　玄参 桔梗　甘草	滋润肺肾，止咳化痰。 肺肾阴亏，虚火上炎证。痰中带血，咽喉燥痛，午后潮热	生熟地黄为君，滋阴养血以金水相生。滋肾保肺，金水并调
增液汤 （助理不考）	玄参　麦冬　生地黄	增液润燥。 阳明温病，津亏肠燥便秘证。大便秘结，口渴，舌干红，脉细数或沉而无力	

63.【参考答案】D

【解析】平胃散的功用是燥湿运脾，行气和胃。

【押题点】燥湿和胃

平胃散	苍术　厚朴　陈皮　炙甘草 生姜　大枣	燥湿运脾，行气和胃。 湿滞脾胃证。脘腹胀满，不思饮食，口淡无味	
藿香正气散	藿香　白芷　紫苏　厚朴 半夏曲　茯苓　白术　大腹皮 陈皮　桔梗　炙甘草　生姜 大枣	解表化湿，理气和中。 外感风寒，内伤湿滞证。恶寒发热，胸膈满闷，舌苔白腻	表里同治，治里为主。 脾胃同调，以升清降浊为要
两方均含厚朴、陈皮、甘草、生姜、大枣，有芳香化湿、理气和胃的功效。治疗脘腹痞满、呕吐泄泻、食少体倦等。 平胃散用苍术：燥湿运脾。九味羌活汤用苍术：发汗祛湿			

64.【参考答案】E

【解析】甘露消毒丹组成：滑石十五两，黄芩十两，茵陈十一两，石菖蒲六两，川贝母、木通各五两，藿香，连翘，白蔻仁，薄荷，射干各四两。

方歌：甘露消毒蔻藿香，茵陈滑石木通菖；芩翘贝母射干薄，湿温时疫是主方。

【押题点】清热祛湿

茵陈蒿汤	茵陈蒿　栀子　大黄	清热，利湿，退黄。 湿热黄疸证。一身面目俱黄，黄色鲜明，发热，无汗或但头汗出	主以苦寒清利，佐以通腑泄热，分消退黄
三仁汤	杏仁　白蔻仁　生薏苡仁　厚朴　半夏　滑石　白通草　竹叶	宣畅气机，清利湿热。 湿温初起及暑温夹湿之湿重于热证	杏仁宣上；白蔻仁畅中；薏苡仁利下。滑石为君
八正散	瞿麦　萹蓄　车前子　滑石 木通　山栀子　大黄　灯心草 炙甘草	清热泻火，利水通淋。 湿热淋证。尿频尿急，溺时涩痛，舌苔黄腻，脉滑数	
八正散与小蓟饮子均含滑石、木通、山栀、炙甘草，治疗淋证。 八正散：热淋。小蓟饮子：尿血、血淋			

甘露消毒丹（助理不考）	茵陈　黄芩　石菖蒲　川贝母 木通　滑石　藿香　连翘 白豆蔻　薄荷　射干	利湿化浊，清热解毒。 湿温时疫，邪在气分，湿热并重证
连朴饮（助理不考）	制厚朴　制半夏　炒川连 香豉　焦栀　石菖蒲　芦根	清热化湿，理气和中。 湿热霍乱。上吐下泻，胸脘痞闷，心烦躁扰，小便短赤
当归拈痛汤（助理不考）	羌活　防风　升麻　葛根 白术　苍术　当归　人参 苦参　甘草　黄芩　知母 茵陈　猪苓　泽泻	利湿清热，疏风止痛。 湿热相搏，外受风邪证
二妙散	黄柏　苍术　姜汁	清热燥湿。 湿热下注证。湿热带下，或下部湿疮、湿疹，小便短赤，舌苔黄腻

65.【参考答案】A

【解析】猪苓汤证主因伤寒之邪传入于里，化而为热，与水相搏，水热互结，热伤阴津所致。治宜利水清热养阴。方中阿胶滋阴润燥，用于猪苓汤证中，既益已伤之阴，又防诸药渗利重伤阴血。

【押题点】利水渗湿

五苓散	猪苓　泽泻　白术　茯苓 桂枝	利水渗湿，温阳化气。 蓄水证。小便不利，水入则吐。 痰饮，脐下动悸，吐涎沫。 水湿内停证，水肿，泄泻
猪苓汤	猪苓　茯苓　泽泻　滑石 阿胶	利水渗湿，养阴清热。 水热互结伤阴证
两方均含猪苓、茯苓、泽泻。五苓散：太阳病。猪苓汤：太阳转阳明或者少阴证，有湿热表现，此外大便干结不可用五苓散		
防己黄芪汤（助理不考）	防己　黄芪　甘草　白术 （生姜　大枣）	益气祛风，健脾利水。 表虚不固之风水或风湿证。汗出恶风，身重微肿，或肢节疼痛，小便不利

66.【参考答案】C

【解析】本方所治风水或风湿，乃因表虚卫气不固，风湿之邪伤于肌表，水湿郁于肌腠所致。风湿在表，当从汗解，表气不足，又不可单行解表除湿，只宜益气固表与祛风行水并施。方中以黄芪配防己共为君药，防己祛风行水，黄芪益气固表，兼可利水，两者相合，祛风除湿而不伤正，益气固表而不恋邪，使风湿俱去，表虚得固。

67.【参考答案】B

【解析】真武汤中配伍芍药的用意：一者利小便以行水；二者柔肝缓急以止腹痛；三者敛阴舒筋以治筋肉瞤动；四者防止温燥药物伤耗阴津，以利久服缓治。

【押题点】温化寒湿

苓桂术甘汤	茯苓　桂枝　白术　炙甘草	温阳化饮，健脾利湿。 中阳不足之痰饮
	五苓散用桂枝：温阳化气，解表散邪。苓桂术甘汤用桂枝：温阳化气，平冲降逆	
真武汤	茯苓　芍药　白术　生姜 炮附子	温阳利水。 阳虚水泛证。畏寒肢厥。 太阳病发汗太过，阳虚水泛证。身体筋肉瞤动，浮肿
实脾散（助理不考）	厚朴　木香　草果　大腹子 炮附子　炮干姜　生姜 茯苓　白术　木瓜　甘草 大枣	温阳健脾，行气利水。 脾肾阳虚，水气内停之阴水。身半以下肿甚
真武汤与实脾散均含白术、附子、茯苓、生姜，均可治疗阳虚水停证。 真武汤：肾阳衰微导致的水停。实脾散：脾阳不足导致的水停		

68.【参考答案】E

【解析】实脾散功用为温阳健脾，行气利水。主治脾肾阳虚，水气内停之阴水。身半以下肿甚，手足不温，口中不渴，胸腹胀满，大便溏薄，舌苔白腻，脉沉弦而迟者。

69. 【参考答案】B

【解析】独活寄生汤的组成：独活、桑寄生、杜仲、牛膝、细辛、秦艽、茯苓、肉桂心、防风、川芎、人参、甘草、当归、芍药、干地黄。

方歌：独活寄生艽防辛，芎归地芍桂苓均；杜仲牛膝人参草，风湿顽痹屈能伸。

【押题点】祛风胜湿

羌活胜湿汤	羌活　独活　防风　川芎 蔓荆子　藁本　炙甘草	祛风，胜湿，止痛。 风湿在表之痹证	羌活独活：辛苦温燥共为君
独活寄生汤	独活　桑寄生　防风　细辛 秦艽　川芎　杜仲　牛膝 肉桂心　人参　茯苓　甘草 当归　芍药　干地黄	祛风湿，止痹痛，益肝肾， 补气血。 痹证日久，肝肾两虚，气血 不足证	邪正兼顾，祛邪不伤正，扶正不留邪

70. 【参考答案】E

【解析】祛痰剂的应用注意事项：

（1）应辨清病变属性，热痰宜清，寒痰宜温，风痰宜息等。

（2）辨治痰病，治痰必治脾，治脾以绝生痰之源。

（3）治痰药多伤津，治痰应当兼顾阴津，以免化痰伤津。

（4）治热宜清，但治痰必用温，必须酌情配伍温药，即"病痰饮者，当以温药和之"。

71. 【参考答案】B

【解析】二陈汤中少佐用乌梅，收敛肺气，与半夏、橘红相伍，散中兼收，防其燥散伤正。

【押题点】燥湿化痰

二陈汤	半夏　橘红　茯苓　炙甘草 生姜　乌梅	燥湿化痰，理气和中。 湿痰证	
温胆汤	半夏　竹茹　枳实　陈皮 炙甘草　茯苓　生姜　大枣	理气化痰，和胃利胆。 胆郁痰扰证。胆怯易惊	陈皮枳实一温一凉，理气化痰

72. 【参考答案】C

【解析】小陷胸汤的组成是黄连、半夏、瓜蒌。

【押题点】清热化痰

清气化痰丸	陈皮　杏仁　枳实　黄芩　瓜蒌仁　茯苓 胆南星　半夏　姜汁	清热化痰，理气止咳。 热痰咳嗽。咳嗽气喘，咳痰黄稠
小陷胸汤 （助理不考）	黄连　半夏　瓜蒌实	清热化痰，宽胸散结。 痰热互结证

73. 【参考答案】E

【解析】贝母瓜蒌散润肺清热，理气化痰。主治燥痰咳嗽。临床以咳嗽呛急，咳痰不爽，涩而难出，咽喉干燥，苔白而干为辨证要点。

【押题点】润燥化痰

贝母瓜蒌散	贝母　瓜蒌　天花粉　茯苓　橘红　桔梗	润肺清热，理气化痰。 燥痰咳嗽

74. 【参考答案】B

【解析】消食剂的适用范围：主要适用于饮食积滞。消食剂适应证比较缓、病情比较轻，治疗取"渐消渐缓"之意，以缓缓消除饮食积滞为主。

消食剂的应用注意事项：

（1）应辨清病变属性，实证以消食为主，虚证以消补为主。

（2）应用消食剂，不宜长期服用，避免损伤脾胃之气。

75. 【参考答案】D

【解析】保和丸方中以山楂为君，消一切饮食积滞，尤善消肉食油腻之积；臣以神曲消食健脾，善化酒食陈腐油腻之积；莱菔子下气消食祛痰，善于消谷面之积。三药共用，可消各种饮食积滞。

【押题点】消食化滞

保和丸	山楂　神曲　半夏　茯苓 陈皮　连翘　莱菔子	消食和胃。 食滞胃脘证。脘腹痞满胀痛，嗳腐吞酸，恶食呕逆	山楂消肉食，神曲化酒食油腻，莱菔子化谷面。连翘清热而散结
枳实导滞丸 （助理不考）	大黄　枳实　神曲　茯苓 黄芩　黄连　白术　泽泻	消导化积，清热利湿。 湿热食积证。脘腹胀痛，下痢泄泻，或大便秘结	

76.【参考答案】D
【解析】健脾丸组成为白术、木香、酒炒黄连、甘草、茯苓、人参、神曲、陈皮、砂仁、炒麦芽、山楂、山药、肉豆蔻。
方歌：健脾参术苓草陈，肉蔻香连合砂仁；楂肉山药曲麦炒，消补兼施此方寻。
【押题点】健脾消食

健脾丸	白术　木香　酒炒黄连 甘草　茯苓　人参　神曲 陈皮　砂仁　炒麦芽 山楂　山药　肉豆蔻	健脾和胃，消食止泻。 脾虚食积证	消补兼施，补重于消，补而不滞，消中寓清

77.【参考答案】A
【解析】保和丸组成为山楂、神曲、半夏、茯苓、陈皮、连翘、莱菔子。
方歌：保和神曲与山楂，陈翘莱菔苓半夏；炊饼为丸白汤下，消食和胃效堪夸。
健脾丸组成为白术、木香、黄连、甘草、茯苓、人参、神曲、陈皮、砂仁、炒麦芽、山楂、山药、肉豆蔻。
方歌：健脾参术苓草陈，肉蔻香连合砂仁；楂肉山药曲麦炒，消补兼施此方寻。

二、A2型题

78.【参考答案】A
【解析】苏合香丸，温通开窍，行气止痛，主治寒闭证。突然昏倒，牙关紧闭，不省人事，苔白，脉迟。亦治心腹卒痛，甚则昏厥，属寒凝气滞者。其余选项均为凉开剂。

79.【参考答案】E
【解析】完带汤证兼有寒湿，小腹疼痛者，加炮姜、盐茴香以温中散寒。若兼湿热，带下兼黄色者，加黄柏、龙胆草以清热燥湿；腰膝酸软者，加杜仲、续断以补益肝肾；日久病滑脱者，加龙骨、牡蛎以固涩止带。
【押题点】祛湿化浊

完带汤	白术　山药　人参　苍术 车前子　白芍　柴胡 黑荆芥　陈皮　甘草	补脾疏肝，化湿止带。 脾虚肝郁，湿浊带下。带下色白，清稀如涕，面色㿠白	肝脾同治，培土抑木 （助理不考）
萆薢分清饮 （助理不考）	川萆薢　石菖蒲　益智 乌药　盐	温肾利湿，分清化浊。 下焦虚寒之膏淋、白浊	

80.【参考答案】A
【解析】苓甘五味姜辛汤：温肺化饮，主治寒饮咳嗽，临床可见咳嗽量多，清稀色白，或喜唾涎沫，胸满不舒，舌苔白滑，脉弦滑。
【押题点】温化寒痰

苓甘五味姜辛汤	茯苓　甘草　干姜　细辛　五味子 （助理不考）	温肺化饮。寒饮咳嗽
三子养亲汤 （助理不考）	紫苏子　白芥子　莱菔子	温肺化痰，降气消食。痰壅气逆食滞证

81.【参考答案】D
【解析】半夏白术天麻汤：化痰息风，健脾祛湿。主治风痰上扰证，临床以眩晕头痛，胸膈痞闷，恶心呕吐，舌苔白腻，脉弦滑为辨证要点。
【押题点】化痰息风

半夏白术天麻汤	半夏　天麻　茯苓　橘红　白术 甘草　生姜　大枣	化痰息风，健脾祛湿。 风痰上扰证。眩晕，头痛，胸膈痞闷，舌苔白腻，脉弦滑

82.【参考答案】C

【解析】乌梅丸功用为温脏安蛔，主治蛔厥证，症见脘腹阵痛，烦闷呕吐，时发时止，得食则吐，甚则吐蛔，手足厥冷，或久泻久痢。乌梅丸所治的久泻久痢，实属脾胃虚寒，肠滑失禁，气血不足而湿热积滞未去之寒热虚实错杂证候。方中重用乌梅，酸收涩肠；人参、当归、桂枝、附子、干姜、细辛、蜀椒温阳散寒，补虚扶正；黄连、黄柏清热燥湿。诸药合用，切中病机，故可奏效。全方配伍特点：酸苦辛并进，使蛔虫静伏而下；寒热佐甘温，则和肠胃扶正。

【押题点】驱虫剂

乌梅丸	乌梅　细辛　干姜　黄连 当归　炮附子　蜀椒 桂枝　人参　黄柏　蜜	温脏安蛔。 脏寒蛔厥证。脘腹阵痛，烦闷呕吐，时发时止，得食则吐，甚则吐蛔，手足厥冷；或久泻久痢	酸苦辛并用，使蛔虫得酸则静，得辛则伏，得苦则下。寒热并用，邪正兼顾

83.【参考答案】C

【解析】逍遥散疏肝解郁，养血健脾。主治：肝郁血虚脾弱证，见两胁作痛，头痛目眩，口燥咽干，神疲食少，或月经不调，乳房胀痛，脉弦而虚。除此需了解，逍遥散所治病证主因肝郁不疏，营血不足，脾气虚弱所致。治宜疏肝解郁，养血健脾之法。逍遥散中配少许薄荷，疏散肝经郁遏之气，透达肝经郁遏之热。

84.【参考答案】B

【解析】四逆散透邪解郁，疏肝理脾。主治：①阳郁厥逆证。手足不温，或腹痛，或泄利下重，脉弦。②肝脾不和证。胁肋胀闷，脘腹疼痛，脉弦。选项中的症状表现考虑为肝郁厥逆证，方选四逆散。四逆散病证，因外邪传经入里，气机为之郁遏不疏，阳气内郁，不能达于四末所致。治宜透邪解郁，调畅气机为法。

85.【参考答案】D

【解析】百合固金汤功用为滋润肺肾，止咳化痰；主治肺肾阴亏，虚火上炎证。咳嗽气喘，痰中带血，咽喉燥痛，头晕目眩，午后潮热，舌红少苔，脉细数。故该题选D。

86.【参考答案】C

【解析】消风散功用为疏风除湿，清热养血。主治风疹，湿疹。皮肤瘙痒，疹出色红，或遍身云片斑点，抓破后渗出津水，苔白或黄，脉浮数。

87.【参考答案】C

【解析】温胆汤功用为理气化痰，清胆和胃。主治胆胃不和，痰热内扰证。胆怯易惊，头眩心悸，心烦不眠，夜多易梦，或呕恶呃逆，眩晕，癫痫。苔白腻，脉弦滑。

二、B型题

88～89.【参考答案】E E

【解析】小承气汤与大承气汤相比不用芒硝，且三味同煎，枳、朴用量亦减，故为药味加减与药量增减变化的联合运用。

生姜泻心汤即半夏泻心汤减干姜二两，加生姜四两而成，为药味加减与药量增减变化的联合运用。意在和胃而降逆，宣散水气而消痞满，配合辛开苦降、补益脾胃之品，适于水热互结于中焦，脾胃升降失常之痞证。

【押题点】

方剂变化	药味加减	运用前提：主证不变，君药不变
	药量增减	运用前提：组成方剂的药物不变

90～91.【参考答案】B D

【解析】炙甘草在麻黄汤中调和诸药药性，既助麻、杏宣降，又缓麻、桂峻烈，使汗出不至过猛而耗伤正气，是使药而兼佐药之用。

炙甘草在桂枝汤中调和诸药药性，合桂枝辛甘化阳以实卫，合芍药酸甘化阴以和营，功兼佐使之用。

92～93.【参考答案】D C

【解析】麻子仁丸的组成为麻子仁、芍药、枳实、大黄、厚朴、杏仁。

大承气汤的组成包括大黄、厚朴、枳实、芒硝。

94～95.【参考答案】B D

【解析】

（1）94题症状考虑为胃热阴虚牙痛，治宜清胃热、滋肾阴，选用玉女煎。

（2）95题该症状考虑为胃火牙痛。治宜清胃凉血，用清胃散。

【押题点】清脏腑热

导赤散	生地黄　木通　生甘草梢　竹叶	清心利水养阴。心经火热证。口渴面赤，小便赤涩刺痛	
	与小蓟饮子对比：二者都能清热利水通淋。导赤散上清心火，下利小便，用治心火上炎或心火下移小肠之溺赤涩痛		
龙胆泻肝汤	龙胆草　黄芩　栀子　泽泻　木通　车前子　当归　生地黄　柴胡　生甘草	清泻肝胆实火，清利肝经湿热。肝胆实火上炎证。肝经湿热下注证	苦寒清利，泻中寓补，降中寓升，以适肝性
左金丸	黄连　吴茱萸　剂量6：1	清泻肝火，降逆止呕。肝火犯胃证。胁肋胀痛，嘈杂吞酸，呕吐口苦	辛开苦降，肝胃同治，寒热并用，主以苦寒。（助理不考）
泻白散	地骨皮　桑白皮　甘草　粳米	清泻肺热，止咳平喘。肺热喘咳证。皮肤蒸热，日晡尤甚	
	泻白散：内生之热。麻杏石甘汤：外邪入里化热，有无表证均可		
清胃散	生地黄　黄连　当归身　牡丹皮　升麻	清胃凉血。胃火牙痛。牙痛牵引头疼，牙龈红肿溃烂	黄连、升麻君臣相配，清胃解毒，又寓"火郁发之"之义，以除胃腑积热及炎蒸之火
玉女煎（助理不考）	石膏　熟地黄　麦冬　知母　牛膝	清胃热，滋肾阴。胃热阴虚证。头痛，牙痛，齿松牙衄	
清胃散和玉女煎均可治疗牙痛。清胃散重在清胃火，治足阳明经热所致牙痛。玉女煎主治阳明气火有余，少阴经阴精不足所致牙痛			

96～97.【参考答案】A D

【解析】

（1）桂枝汤中桂枝与芍药等量为用，针对营卫失调病机，体现营卫同治，祛邪扶正，邪正兼顾之意。桂枝与芍药配伍，是桂枝汤外可解肌发表，内可调和营卫、调和阴阳的基本结构。

（2）小建中汤中甘草甘温益气和中，调和诸药，合芍药酸甘化阴而益肝滋脾，和中缓急。

98～99.【参考答案】B B

【解析】

（1）左归丸组成是怀熟地、炒山药、枸杞子、山茱萸、川牛膝、鹿角胶、龟甲胶、菟丝子。

方歌：左归丸内山药地，萸肉枸杞与牛膝；菟丝龟鹿二胶合，壮水之主第一方。

（2）肾气丸组成是干地黄、山萸肉、山药、泽泻、牡丹皮、茯苓、桂枝、炮附子。

方歌：金匮肾气治肾虚，地黄淮药及山萸；丹皮苓泽加桂附，水中生火在温煦。

（3）右归丸组成是熟地黄、山药、山茱萸、枸杞子、菟丝子、鹿角胶、杜仲、肉桂、当归、制附子。

方歌：右归丸中地附桂，山药茱萸菟丝归；杜仲鹿胶枸杞子，益火之源此方魁。

（4）六味地黄丸组成是熟地黄、山萸、干山药、泽泻、牡丹皮、茯苓。

方歌：六味地黄益肾肝，山药丹泽萸苓掺。

100～101.【参考答案】D B

【解析】九仙散敛肺止咳，益气养阴，治疗久咳伤肺，气阴两伤证。

四神丸温肾暖脾，固肠止泻，主治脾肾阳虚之肾泄证。

102～103.【参考答案】A D

【解析】归脾汤功用为益气补血，健脾养心。主治心脾气血两虚证。心悸怔忡，健忘失眠，盗汗虚热，体倦食少，面色萎黄，舌淡，苔薄白，脉细弱。

天王补心丹功用为滋阴清热，养血安神。主治阴虚血少，神志不安证。心悸怔忡，虚烦失眠，神疲健忘，或梦遗，手足心热，口舌生疮，大便干结，舌红少苔，脉细数。

【押题点】

朱砂安神丸	镇心安神，清热养血	心火亢盛，阴血不足证
天王补心丹	滋阴养血，补心安神	阴虚血少，神志不安证
酸枣仁汤	养血安神，清热除烦	肝血不足、虚热内扰之虚烦不眠证
归脾汤	益气补血，健脾养心	心脾气血两虚证；脾不统血证

104～105.【参考答案】C B

【解析】安宫牛黄丸的功用是清热解毒,豁痰开窍。至宝丹的功用是清热开窍,化浊解毒。

106～107.【参考答案】A E

【解析】苏子降气汤擅长降气平喘,祛痰止咳,治疗上实下虚喘咳证。本证是由痰涎壅盛在肺,肾阳不足所致,具有上实下虚,以上实为主的病机特点。

定喘汤擅长宣降肺气,清热化痰,治疗风寒外束,痰热内蕴证。本证是因素体多痰,又感风寒,肺气壅闭,不得宣降,郁而化热所致。

108～109.【参考答案】C B

【解析】因肝火犯肺,灼伤肺络所致的咳血证,治疗宜选用擅长清肝宁肺,凉血止血的咳血方。

血淋尿血由下焦瘀热损伤膀胱血络,气化失司所致者,治宜凉血止血,利水通淋,选用小蓟饮子。

110～111.【参考答案】A D

【解析】消风散擅长疏风除湿,清热养血,主治风疹、湿疹,是治疗风疹的代表方。

地黄饮子擅长滋肾阴,补肾阳,开窍化痰,是治疗下元虚衰,痰浊上泛之喑痱证的代表方。

112～113.【参考答案】E B

【解析】羚角钩藤汤凉肝息风,增液舒筋,主治肝热生风证。临床可见高热不退,烦闷躁扰,手足抽搐,发为痉厥;甚则神昏,舌绛而干,或舌焦起刺,脉弦而数;以及肝热风阳上逆,头晕胀痛,耳鸣心悸,面红如醉,或手足躁扰,甚则瘛疭,舌红,脉弦数。

大定风珠滋阴息风,主治阴虚风动证。临床见手足瘛疭,形瘦神倦,舌绛少苔,脉气虚弱,时时欲脱者。

114～115.【参考答案】E A

【解析】麦门冬汤原方中,麦门冬七升,半夏一升,故比例为7:1。

竹叶石膏汤中麦门冬一升、半夏半升,故其比例为2:1。

116～117.【参考答案】E D

【解析】平胃散中用苍术燥湿健脾,使湿祛而脾运有权,脾健则湿邪得化。

九味羌活汤用苍术辛苦而温,发汗祛湿,助君药羌活除湿止痛,为祛太阴寒湿的主要药物。

118～119.【参考答案】B E

【解析】患者湿热下注,症见尿频尿急,热涩刺痛,尿色浑赤,苔黄腻,脉滑数,辨证为湿热淋证。宜选用八正散以清热泻火,利水通淋。

患者下焦瘀热,症见尿中带血,小便频数,赤涩热痛,舌红,脉数,辨证为热结下焦之血淋。宜选用小蓟饮子以凉血止血,利水通淋。

120～121.【参考答案】D E

【解析】清气化痰丸功用为清热化痰,理气止咳,主治痰热咳嗽。临床见咳嗽气喘,咳痰黄稠,胸膈痞闷,甚则气急呕恶,烦躁不宁,舌质红,苔黄腻,脉滑数。

贝母瓜蒌散功用为润肺清热,理气化痰,主治燥痰咳嗽。临床可见咳嗽呛急,咳痰不爽,涩而难出,咽喉干燥,苔白而干。

122～123.【参考答案】B D

【解析】保和丸主治食滞胃脘证,症见脘腹痞满胀痛,嗳腐吞酸,恶食呕逆,或大便泄泻,舌苔厚腻,脉滑。

枳实导滞丸主治湿热食积证,症见脘腹胀痛,下痢泄泻,或大便秘结,小便短赤,舌苔黄腻,脉沉有力。

124～125.【参考答案】E A

【解析】乌梅丸的组成是乌梅、细辛、干姜、黄连、当归、炮附子、蜀椒、桂枝、人参、黄柏、(蜜)。

大建中汤的组成是蜀椒、干姜、人参、胶饴。

两方剂均含有的药物为干姜、蜀椒、人参,故选E。乌梅丸中含有而大建中汤中不含有的药组选A桂枝、附子。

中医经典

一、A1型题

1.【参考答案】D

【解析】考查原文:上古之人,其知道者,法于阴阳,和于术数,食饮有节,起居有常,不妄作劳,故能形与神俱,而尽终其天年,度百岁乃去。

【押题点】

①法于阴阳：效法自然界寒暑往来的阴阳变化规律；和于术数：恰当地运用各种修身养性的方法。

②养生方法包括法于阴阳、和于术数、食饮有节、起居有常、不妄作劳。

③形神统一是人体健康长寿的基本保证。"形为神之宅，神乃形之主"。

2.【参考答案】A

【解析】"不治已病治未病"体现了未病先防的思想。

【押题点】"是故圣人不治已病治未病，不治已乱治未乱，此之谓也。夫病已成而后药之，乱已成而后治之，譬犹渴而穿井，斗而铸锥，不亦晚乎！"

"治未病"意义有二：一是未病先防，强调养生，以预防疾病的发生。二是已病防变，强调早期诊断和早期治疗，及时控制疾病的发展传变。

3.【参考答案】E

【解析】"本"指阴阳。治病必求于本，意为诊治疾病必须要推求阴阳的盛衰。

【押题点】"阴阳者，天地之道也，万物之纲纪，变化之父母，生杀之本始，神明之府也，治病必求于本。"

①"道"的含义是规律；"本"的含义是阴阳。

②疾病的发生实质是由于阴阳失衡，而调治阴阳是治病的根本大法。

③"治病必求于本"是临床诊治的基本原则。

4.【参考答案】A

【解析】"壮火""少火"，本指药食气味的阴阳性能而言，药食气味纯阳者为壮火，药食气味温和者为少火。故选A。

【押题点】"阴味出下窍；阳气出上窍。味厚者为阴，薄为阴之阳。气厚者为阳，薄为阳之阴。味厚则泄，薄则通。气薄则发泄，厚则发热。壮火之气衰，少火之气壮。壮火食气，气食［sì］少火。壮火散气，少火生气。"

①"壮火散气"，气是指正气。

②壮火是指药物饮食气味纯阳者，引申为病理之火；少火是指药物饮食气味温和者，引申为生理之火。

5.【参考答案】C

【解析】经脉中的精气运行正常而不乱，输布于心、肝、脾、肾四脏。姚止庵注："脏本五而此言四者，盖指心肝脾肾言。以肺为诸脏之盖，经气归肺，肺朝百脉，而行气于心肝脾肾，故云留于四脏也。"

【押题点】"食气入胃，散精于肝，淫气于筋。食气入胃，浊气归心，淫精于脉。脉气流经，经气归于肺，肺朝百脉，输精于皮毛。毛脉合精，行气于府，府精神明，留于四脏，气归于权衡，权衡以平，气口成寸，以决死生。饮入于胃，游溢精气，上输于脾，脾气散精，上归于肺，通调水道，下输膀胱。水精四布，五经并行。合于四时五脏阴阳，揆度以为常也。"

①"府精神明，留于四脏"，四脏是指心肝脾肾；"食气入胃，浊气归心"，浊气是指谷食之气中的浓稠部分。

②"毛脉合精，行气于府"：毛脉合精指气血相合；府指经脉。

6.【参考答案】B

【解析】"脾病而四肢不用"。脾病，指脾的运化功能失常，不能为胃行其津液，不能将胃腐熟消化而产生的水谷精气转输至四肢，以致四肢失于充养，日久痿而不用。

【押题点】"帝曰：脾病而四支不用，何也？岐伯曰：四支皆禀气于胃，而不得至经，必因于脾，乃得禀也。今脾病不能为胃行其津液，四支不得禀水谷气，气日以衰，脉道不利，筋骨肌肉，皆无气以生，故不用焉。"

①四肢不用的病理是脾病不能为胃行其津液。

②脾的主要生理功能是为胃行其津液。

③其机理是：脾病不能运化水谷精气达于四肢，使四肢失养，筋骨肌肉萎缩，而从产生四肢不能随意运动的病变。

④其临床意义是：对于四肢痿软，不能随意运动的病证，治法为调治脾胃，《素问·痿论》提出"治痿者独取阳明"为临床治疗痿证的治则。

7.【参考答案】B

【解析】考查原文："所以任物者谓之心，心有所忆谓之意，意之所存谓之志，因志而存变谓之思，因思而远慕谓之虑，因虑而处物谓之智。"

【押题点】

①人的认知思维过程从感性到理性、由低级到高级经历了从心、意、志、思、虑、智的过程。

②心感知事物后，根据记忆产生意念但尚未决定之时的思维称意；意念不断积累之后形成的认识称为志；对已形成的认识又反复思考的过程称为思；在反复思考的基础上，又多方论证与推理的过程称为虑；在深思远虑后而对事物有正确的判断和处理，称为智。

8.【参考答案】D

【解析】阴精和阳气的作用分别是"藏精"和"卫外"。阴藏精于内，不断地为阳气的功能活动提供物质基础；阳主卫外，固护并推动阴精的气化。从而保持阴阳协调，维持正常生命活动。

【押题点】"阴者，藏精而起亟［qì］也；阳者，卫外而为固也。"

①该条文主要是说明阴阳互根互制的关系。

②起亟是指阴精不断地给予阳气之所需，说明阴为阳之基；为固是指阳气为阴精固密于外，说明阳为阴之用。

9. 【参考答案】B

【解析】考查原文："诸风掉眩，皆属于肝。诸寒收引，皆属于肾。诸气膹郁，皆属于肺。诸湿肿满，皆属于脾。诸热瞀瘛，皆属于火。诸痛痒疮，皆属于心。"

【押题点】"诸风掉眩，皆属于肝。诸寒收引，皆属于肾。诸气膹 [fèn] 郁，皆属于肺。诸湿肿满，皆属于脾。诸热瞀 [mào] 瘛 [chì]，皆属于火。诸痛痒疮，皆属于心。诸厥固泄，皆属于下。诸痿喘呕，皆属于上。诸禁鼓栗，如丧神守，皆属于火。诸痉项强，皆属于湿。诸逆冲上，皆属于火。诸胀腹大，皆属于热。诸躁狂越，皆属于火。诸暴强直，皆属于风。诸病有声，鼓之如鼓，皆属于热。诸病胕肿，疼酸惊骇，皆属于火。诸转反戾，水液浑浊，皆属于热。诸病水液，澄澈清冷，皆属于寒。诸呕吐酸，暴注下迫，皆属于热。"

掌握原文病机十九条。

10. 【参考答案】D

【解析】考查原文理解："治之各通其脏脉，病日衰已矣。其未满三日者，可汗而已；其满三日者，可泄而已。"外感热病，未满三日者，其邪尚在表，可用发汗的方法，去除邪气，使病痊愈。已满三日者，其邪气已传入里，故可用泄法。

11. 【参考答案】A

【解析】劳风的主要症状为恶风振寒，强上冥视，唾出若涕，甚则咳出青黄痰块。

【押题点】"劳风法在肺下。其为病也，使人强上冥视，唾出若涕，恶风而振寒，此为劳风之病。帝曰：治之奈何？岐伯曰：以救俯仰，巨阳引。精者三日，中年者五日，不精者七日。咳出青黄涕，其状如脓，大如弹丸，从口中若鼻中出，不出则伤肺，伤肺则死也。"

劳风：病位在肺；症状有强上冥视，唾出若涕，恶风振寒；治法为以救俯仰。

12. 【参考答案】E

【解析】考查原文："乘秋则肺先受邪，乘春则肝先受之，乘夏则心先受之，乘至阴则脾先受之，乘冬则肾先受之。"

【押题点】"黄帝问曰：肺之令人咳，何也？岐伯对曰：五脏六腑皆令人咳，非独肺也。帝曰：愿闻其状。岐伯曰：皮毛者，肺之合也，皮毛先受邪气，邪气以从其合也。其寒饮食入胃，从肺脉上至于肺，则肺寒，肺寒则外内合邪，因而客之，则为肺咳。五脏各以其时受病，非其时，各传以与之，人与天地相参，故五脏各以治时，感于寒则受病，微则为咳，甚者为泄为痛。乘秋则肺先受邪，乘春则肝先受之，乘夏则心先受之，乘至阴则脾先受之，乘冬则肾先受之。"

①五脏六腑皆令人咳，非独肺也。临床意义是：咳虽为肺的病变，但其他脏腑功能失常，也会影响到肺而发生咳嗽。如脾虚生痰，痰湿上犯于肺；肝火上冲，气逆犯肺；肾虚水泛，寒水射肺等。

②咳的病因病机：外有风寒所伤，内有寒饮停聚。

③五脏之久咳，可传之六腑。

④五脏各以治时感邪发病：五脏在其所主时令而感邪受病。

13. 【参考答案】E

【解析】考查原文："肝痹者，夜卧则惊，多饮，数小便，上为引如怀。"

【押题点】"凡痹之客五脏者，肺痹者，烦满，喘而呕。心痹者，脉不通，烦则心下鼓，暴上气而喘，嗌干，善噫，厥气上则恐。肝痹者，夜卧则惊，多饮，数小便，上为引如怀。肾痹者，善胀，尻 [kāo] 以代踵 [zhǒng]，脊以代头。脾痹者，四肢解堕，发咳，呕汁，上为大塞。肠痹者，数饮而出不得，中气喘争，时发飧泄。胞痹者，少腹膀胱按之内痛，若沃以汤，涩于小便，上为清涕。"

14. 【参考答案】D

【解析】痿证的治疗原则为"治痿独取阳明"，而并非仅取阳明。原文还提出"补荣而通其俞"的针刺治则，即针对有关脏腑经络，补其荣穴，通其俞穴，调补虚实，疏通气血；还要配以"各以其时受月"的针刺治则。体现了因时制宜，辨证论治的思想。

【押题点】"阳明者，五脏六腑之海，主润宗筋，宗筋主束骨而利机关也。冲脉者，经脉之海也，主渗灌溪谷，与阳明合于宗筋，阴阳揔 [zǒng] 宗筋之会，会于气街，而阳明为之长，皆属于带脉，而络于督脉。故阳明虚，则宗筋纵，带脉不引，故足痿不用也。"

①主束骨而利机关作用的是宗筋。

②主渗灌溪谷，为经脉之海的是冲脉。

15. 【参考答案】A

【解析】水肿的治则是"平治于权衡""去宛陈莝"，即平调阴阳，祛除水邪瘀血，体现了扶正祛邪的治疗原则。

【押题点】"平治于权衡，去宛陈莝，微动四极，温衣，缪刺其处，以复其形。开鬼门，洁净府，精以时服；五阳已布，疏涤五脏。"

①本条文指出水肿病的治疗原则是：平治于权衡、去宛陈莝。

②具体治法有四：一为"开鬼门，洁净府"；二为"缪刺其处"；三为："微动四极"；四为："温衣"。

16. 【参考答案】E

【解析】"两神相搏"指的是男女媾合。而两神指的是男女生殖之精。

【押题点】"黄帝曰：余闻人有精、气、津、液、血、脉，余意以为一气耳，今乃辨为六名，余不知其所以然。岐伯曰：两神相搏，合而成形，常先身生，是谓精。何谓气？岐伯曰：上焦开发，宣五谷味，熏肤，充身，泽毛，若雾露之溉，是谓气。何谓津？岐伯曰：腠理发泄，汗出溱溱，是谓津。何谓液？岐伯曰：谷入气满，淖泽注于骨，骨属屈伸，泄泽补益脑髓，皮肤润泽，是谓液。何谓血？岐伯曰：中焦受气取汁，变化而赤，是谓血。何谓脉？岐伯曰：壅遏营气，令无所避，是谓脉。"

①"两神相搏"，两神是指男女生殖之精。

②掌握精、气、津、液、血、脉的生成及作用。如血的生成是中焦受气取汁，变化而赤；脉的作用是壅遏营气，令无所避。

17.【参考答案】D

【解析】考查原文："精脱者，耳聋；气脱者，目不明……"

【押题点】"精脱者，耳聋；气脱者，目不明；津脱者，腠理开，汗大泄；液脱者，骨属屈伸不利，色夭，脑髓消，胫酸，耳数鸣；血脱者，色白，夭然不泽；［脉脱者］，其脉空虚，此其候也。"

①掌握六气耗脱的证候特点。

②六气耗脱多为虚证，临床治疗六气耗脱的病证，以调补六气所主之脏为主，相关脏为辅。

18.【参考答案】E

【解析】"太阳之为病，脉浮，头项强痛而恶寒。"即太阳病主症包括脉浮，头痛，项强，恶寒。

【押题点】①掌握太阳病提纲：脉浮，头痛，项强，恶寒。②太阳经证其性质为表证。

19.【参考答案】E

【解析】"太阳中风，阳浮而阴弱。阳浮者，热自发，阴弱者，汗自出，啬啬恶寒，淅淅恶风，翕翕发热，鼻鸣干呕者，桂枝汤主之。"太阳中风证（桂枝汤证）主症特点包括自汗出，翕翕发热，恶寒恶风，鼻塞，干呕，脉浮缓。

20.【参考答案】B

【解析】"太阳中风，阳浮而阴弱。阳浮者，热自发，阴弱者，汗自出，啬啬恶寒，淅淅恶风，翕翕发热，鼻鸣干呕者，桂枝汤主之。"太阳中风证（桂枝汤证）主症特点包括自汗出，翕翕发热，恶寒恶风，鼻塞，干呕，脉浮缓。故其发热特点为翕翕发热，选B。

21.【参考答案】B

【解析】小青龙汤证的病机为表寒里饮，乃因风寒外束，内有水饮停蓄心下胃脘所致。即其病因病机为风寒束表，水饮内停，表寒里饮。

【押题点】"伤寒表不解，心下有水气，干呕发热而咳，或渴，或利，或噎［yē］，或小便不利、少腹满，或喘者，小青龙汤主之。"

①小青龙汤证主症：发热恶寒，无汗，干呕，喘咳，痰白清稀量多，或渴，或利，或噎，或小便不利，少腹满，或喘，脉浮弦，苔白滑。

②病机：风寒束表，水饮内停，表寒里饮。

③小青龙汤功效：发汗解表，温化水饮。

22.【参考答案】E

【解析】患者属心脾不足，气血双亏之体，兼有外感，故心悸、心烦。

【押题点】"伤寒二三日，心中悸而烦者，小建中汤主之。"小建中汤治疗外感病所体现的治疗原则是培土生金法。

23.【参考答案】C

【解析】五苓散证是太阳之腑膀胱受邪，气化不利的证治，即太阳蓄水证。而其他四个选项均可见心下痞。

【押题点】"太阳病，发汗后，大汗出，胃中干，烦躁不得眠，欲得饮水者，少少与饮之，令胃气和则愈。若脉浮，小便不利，微热消渴者，五苓散主之。"

①"五苓散证之消渴"的病机是水停下焦，气不化津，津不上承。

②五苓散证主症：发热恶风，汗出口渴，小便不利，少腹满，渴欲引饮。水入即吐，或小便多。舌苔白滑，脉浮或数。

24.【参考答案】E

【解析】邪犯少阳，正邪分争，消长变化，互有胜负。正胜则热，邪盛则寒，因而表现为寒热交替，休作有时。即其产生机制主要是正邪分争于表里之间。

【押题点】"伤寒五六日，中风，往来寒热，胸胁苦满，嘿嘿［mò］不欲饮食，心烦喜呕，或胸中烦而不呕，或渴，或腹中痛，或胁下痞硬，或心下悸、小便不利，或不渴、身有微热，或咳者，小柴胡汤主之。"

①柴胡四症：即往来寒热，胸胁苦满，嘿嘿［mò］不欲饮食，心烦喜呕。

②柴胡证往来寒热，休作有时的产生机制主要是正邪分争于表里之间。

25.【参考答案】D

【解析】考查原文："伤寒汗出解之后，胃中不和，心下痞硬，干噫食臭，胁下有水气，腹中雷鸣，下利者，生姜泻心汤主之。"

【押题点】
①生姜泻心汤证主症：下利，干噫食臭，腹中雷鸣，心下痞硬。
②病机：脾胃不和，寒热错杂，水饮食滞。
③生姜泻心汤功效：散水和胃消痞。

26.【参考答案】E
【解析】小陷胸汤由黄连、半夏、瓜蒌实三味药物组成。
【押题点】"小结胸病，正在心下，按之则痛，脉浮滑者，小陷胸汤主之。"
①小结胸证（小陷胸汤证）主症：脉浮滑，痛处范围局限于脘腹，以心下痞塞为主。
②小陷胸汤功效：清热化痰开结。

27.【参考答案】A
【解析】旋覆代赭汤主要是胃虚痰阻气逆致痞的证治。伤寒发汗，若吐若下，解后，脾胃之气已伤，中虚不运，痰气交阻，升降失常则心下痞硬。该心下痞即指痰气痞。
【押题点】
①旋覆代赭汤证见"心下痞"是属痰气痞，病机是胃虚痰阻，肝胃气逆致痞。
②旋覆代赭汤证的主症：心下痞硬，噫气不除。
③旋覆代赭汤功效：降气化痰，益气和胃。

28.【参考答案】C
【解析】原文："伤寒若吐若下后，七八日不解，热结在里，表里俱热，时时恶风，大渴，舌上干燥而烦，欲饮水数升者，白虎加人参汤主之。"白虎加人参汤证辨证要点为高热不退，汗出不止，烦渴不解，时时恶风或微恶寒，气短神疲，甚则微喘鼻扇，舌苔黄燥，脉浮芤或洪大无力，甚则散大。故根据患者症状可辨证为白虎加人参汤证。
【押题点】
①白虎加人参汤证主症：高热不退，汗出不止，烦躁，渴欲饮水，口干舌燥，脉浮芤。
②病机：阳明邪热炽盛，津气两伤。

29.【参考答案】B
【解析】考查原文："伤寒脉结代，心动悸，炙甘草汤主之。"
【押题点】
①炙甘草汤证的脉证见伤寒脉结代，心动悸。
②病机：心阴阳两虚，心失所养，脉气不得接续。
③炙甘草汤功效：通阳复脉，养血滋阴。

30.【参考答案】D
【解析】胃家指胃、大肠、小肠。而阳明经属胃。故选D。
【押题点】"阳明之为病，胃家实是也。"
①"胃家"的含义是包括胃与大小肠。
②"胃家实"是对阳明病胃肠燥热亢盛，正气抗邪有力的高度概括。

31.【参考答案】E
【解析】考查原文："三阳合病，腹满身重，难以转侧，口不仁而面垢，谵语遗尿。发汗则谵语，下之则额上生汗，手足逆冷。若自汗出者，白虎汤主之。"故选E。
【押题点】
①白虎汤证主症：大热、大汗、大渴、脉洪大。
②病机：阳明燥热炽盛，邪热充斥表里。
③治疗禁忌：禁发汗，禁温针，禁攻下，禁利小便。

32.【参考答案】E
【解析】考查原文："阳明病，发热汗出者，此为热越，不能发黄也。但头汗出，身无汗，剂颈而还，小便不利，渴引水浆者，此为瘀热在里，身必发黄，茵陈蒿汤主之。"
【押题点】
①茵陈蒿汤证主症：身黄如橘，腹微满，大便秘结，头汗出，至颈而止，小便不利。
②茵陈蒿汤证（阳明湿热发黄证）病机：湿热郁蒸，腑气壅滞。

33.【参考答案】D
【解析】外邪侵袭少阳，气机郁滞，导致胆火上炎，出现口苦，咽干，目眩等症。若邪入而正邪分争，枢机不利，进而影响脾胃功能，出现往来寒热，胸胁苦满，嘿嘿不欲饮食，心烦喜呕，脉弦细者，称为少阳病。
【押题点】"少阳之为病，口苦，咽干，目眩也。"
少阳病是指邪入少阳，枢机不利。主症为口苦，咽干，目眩。

34.【参考答案】A

【解析】腹满时痛是脾虚不运，寒湿凝滞，阳气不通所致。因其脾阳有自复之时，故腹满，疼痛时作时止，这是太阴病的特征。故选A。

【押题点】"太阴之为病，腹满而吐，食不下，自利益甚，时腹自痛。若下之，必胸下结硬。"

①太阴病主要病机是脾阳亏虚，寒湿内盛。

②太阴虚寒腹痛特点为时腹自痛。

35.【参考答案】D

【解析】脉微是阳气虚鼓动无力，脉细是阴血虚不能充盈脉道。故脉微细提示阴阳两虚，心肾不足。心阴阳亏虚，神衰不振则精神萎靡，肾阴阳亏虚则体力疲惫，致似睡非睡状态。故少阴病全身阴阳气血不足可见脉微细，但欲寐。

【押题点】"少阴之为病，脉微细，但欲寐也。"

①少阴病提纲是脉微细，但欲寐。

②少阴病病机是邪入少阴，心肾虚衰，气血不足。

36.【参考答案】B

【解析】黄连阿胶汤证既有肾阴亏虚，又有心火亢旺，治以滋补肾阴，清泻心火。故选B滋阴泻火，交通心肾。

【押题点】"少阴病，得之二三日以上，心中烦，不得卧，黄连阿胶汤主之。"

①本条主要论治心肾不交之失眠。而黄连阿胶汤主要体现中医治法中泻南补北法。

②黄连阿胶汤证中的"不得眠"是心中烦，不得卧，口干咽燥，舌红少苔，脉细数。

③黄连阿胶汤证病机是心火亢旺，肾水不足。

37.【参考答案】C

【解析】考查原文："少阴病，下利清谷，里寒外热，手足厥逆，脉微欲绝，身反不恶寒，其人面色赤，或腹痛，或干呕，或咽痛，或利止脉不出者，通脉四逆汤主之。"

【押题点】

①本条论述少阴阳衰阴盛，虚阳外越证治。

②通脉四逆汤证辨证关键是身反不恶寒，其人面色赤。

③何谓格阳证：阴寒内盛，格阳于外，出现"里寒外热"证（内真寒外假热），临床以身热反不恶寒为主要特征。

38.【参考答案】B

【解析】真武汤证病机是肾阳虚衰，水气泛滥。治以温阳化气行水。

【押题点】"少阴病，二三日不已，至四五日，腹痛，小便不利，四肢沉重疼痛，自下利者，此为有水气。其人或咳，或小便利，或下利，或呕者，真武汤主之。"

①少阴病阳虚水停证（真武汤证）症状特点：头眩，心下悸，身瞤动，振振欲擗地，小便不利，四肢沉重疼痛。

②真武汤证的病理机制：肾阳虚衰，水气泛滥。

39.【参考答案】D

【解析】四逆散证因阳气郁遏于里，不能透达四末导致手足厥冷。

【押题点】"少阴病，四逆，其人或咳，或悸，或小便不利，或腹中痛，或泄利下重者，四逆散主之。"

①"四逆"是指肝胃气滞，阳气内郁，不达四末。

②四逆散证主症：泄利下重，临床表现是手足厥冷，脘腹胸胁胀闷疼痛，泄利下重，或兼咳嗽，心悸，小便不利，苔少或薄而不腻，脉弦。

③病机：阳气郁滞，不达四末。

40.【参考答案】C

【解析】考查原文："厥阴之为病，消渴，气上撞心，心中疼热，饥而不欲食，食则吐蛔，下之利不止。"厥阴病以消渴、烦热，饥不欲食和吐蛔作为辨证提纲。本提纲反映厥阴上热下寒，虚实夹杂的病机特点。

41.【参考答案】C

【解析】"热利下重者，白头翁汤主之。"白头翁汤证主症发热，口渴欲饮水，下痢脓血，腹痛，里急后重，肛门灼热，小便短赤，舌红苔黄，脉滑数。患者症状符合，辨证为白头翁汤证。

42.【参考答案】A

【解析】考查原文："夫肝之病，补用酸，助用焦苦，益用甘味之药调之。"

【押题点】原文："问曰：上工治未病，何也？师曰：夫治未病者，见肝之病，知肝传脾，当先实脾。四季脾王不受邪，即勿补之。中工不晓相传，见肝之病，不解实脾，惟治肝也。

夫肝之病，补用酸，助用焦苦，益用甘味之药调之。酸入肝，焦苦入心，甘入脾。脾能伤肾，肾气微弱，则水不行；水不行，则心火气盛，则伤肺；肺被伤，则金气不行；金气不行，则肝气盛。故实脾，则肝自愈。此治肝补脾之要妙也。肝虚则用此法，实则不在用之。经曰：虚虚实实，补不足，损有余，是其义也。余脏准此。"

①《金匮要略》中的预防思想包括未病先防，既病防变。

②"治肝补脾"是治未病思想的一种体现。

③掌握肝虚之病的具体治法及虚实异治原则。肝虚证补用酸,助用焦苦。

43.【参考答案】B

【解析】考查原文:"夫病痼疾,加以卒病,当先治其卒病,后乃治其痼疾也。"

【押题点】

①痼疾指的是难治的慢性久病;卒病指的是突然发生的新病。

②新久同病时遵循先后缓急的治疗原则。先治新病,后治痼疾。

44.【参考答案】A

【解析】考查原文:"太阳病,关节疼痛而烦,脉沉而细者,此名湿痹。湿痹之候,小便不利,大便反快,但当利其小便。"

【押题点】

①内湿的基本治法是利小便。"利小便所以实大便"。

②湿痹的主脉是脉沉而细。

45.【参考答案】E

【解析】考查原文:"风湿,脉浮,身重,汗出,恶风者,防己黄芪汤主之。"

【押题点】本条文论述了素体气虚,外感风湿的证治。辨证要点是脉浮,身重,汗出,恶风。

46.【参考答案】C

【解析】百合病是一种心肺阴虚内热而致的疾病。病位在心肺,病机是心肺阴虚内热。

【押题点】"论曰:百合病者,百脉一宗,悉致其病也。意欲食复不能食,常默默,欲卧不能卧,欲行不能行,饮食或有美时,或有不用闻食臭时,如寒无寒,如热无热,口苦,小便赤,诸药不能治,得药则剧吐利,如有神灵者,身形如和,其脉微数。每溺时头痛者,六十日乃愈;若溺时头不痛,淅然者,四十日愈;若溺快然,但头眩者,二十日愈。其证或未病而预见,或病四五日而出,或病二十日,或一月微见者,各随证治之。"

①百合病的病位在心肺。百合病的病机是心肺阴虚内热。

②百合病的主要症状是阴血不足,神志恍惚,行、卧不能,饮食失调,寒热皆见,形如常人。阴虚生内热,出现口苦、小便短赤、脉微数等。

47.【参考答案】A

【解析】考查原文:"邪在于络,肌肤不仁;邪在于经,即重不胜;邪入于腑,即不识人;邪入于脏,舌即难言,口吐涎。"

【押题点】"寸口脉浮而紧,紧则为寒,浮则为虚,寒虚相搏,邪在皮肤;浮者血虚,络脉空虚;贼邪不泻,或左或右;邪气反缓,正气即急,正气引邪,喎僻〔pì〕不遂。邪在于络,肌肤不仁;邪在于经,即重不胜;邪入于腑,即不识人;邪入于脏,舌即难言,口吐涎。"

根据邪气停留部位不同,将中风分为四类:中络、中经、中腑、中脏。邪中于络脉,部位表浅,病情轻浅,而见肌肤麻木不仁;邪中于经脉,肢体经脉气血阻滞,而见肢体沉重不易举动;邪中于腑,邪蒙清窍,而见昏不知人;邪中于脏,蒙蔽心窍,而见言语不利、口角流涎。

48.【参考答案】E

【解析】考查原文:"诸肢节疼痛,身体魁羸,脚肿如脱,头眩短气,温温欲吐,桂枝芍药知母汤主之。"

【押题点】

①本条文论述了风湿历节的证治。本证辨证要点在于关节的肿大变形,身体消瘦。

②桂枝芍药知母汤证的病机是风湿流注关节。

③历节病的症状:周身关节肿胀疼痛,身体消瘦,足部关节肿大,麻木不仁,头晕目眩,胸闷短气,呕恶。

49.【参考答案】B

【解析】考查原文:"血痹阴阳俱微,寸口关上微,尺中小紧,外证身体不仁,如风痹状,黄芪桂枝五物汤主之。"

【押题点】

①血痹病主症:肢体局部麻木不仁、脉涩。

②病机:由于素体气血不足,血行涩滞致使身体肌肤失于濡养,而出现身体麻木不仁,甚则或有疼痛的症状。

50.【参考答案】A

【解析】桂枝龙骨牡蛎汤证病机为虚劳失精,阴阳两虚,致使虚阳上浮,阴精下泄。故选A。

【押题点】"夫失精家,少腹弦急,阴头寒,目眩(一作目眶痛)发落,脉极虚芤迟,为清谷、亡血、失精。脉得诸芤动微紧,男子失精,女子梦交,桂枝加龙骨牡蛎汤主之。"

①桂枝加龙骨牡蛎汤证主症:目眩、脱发、遗精或梦交、少腹弦急。

②病机:阴损及阳的虚劳病,属阴阳两虚之证。

51.【参考答案】C

【解析】本条文论述了虚热肺痿的证治;而麦门冬汤主治的脏腑是肺胃。

【押题点】"大逆上气，咽喉不利，止逆下气者，麦门冬汤主之。"

①本条论述了虚热肺痿的证治，病因病机为肺胃阴虚。

②麦冬与半夏用药比例是7∶1。

52. 【参考答案】A

【解析】考查原文："胸痹之病，喘息咳唾，胸背痛，短气，寸口脉沉而迟，关上小紧数，栝蒌薤白白酒汤主之。"

【押题点】胸痹病的主症是"喘息咳唾、胸背痛、短气"，其诊断关键是"胸背痛、短气"。

53. 【参考答案】A

【解析】考查原文："病腹满，发热十日，脉浮而数，饮食如故，厚朴七物汤主之。"厚朴七物汤证的辨证要点是腹胀满，兼有发热、脉浮数等表证。

【押题点】本条论述了腑实兼表证的证治，属表证未罢，邪热入里，壅滞于肠。辨证要点为腹胀满，兼有发热、脉浮数等表证。

54. 【参考答案】C

【解析】考查原文："肾着之病，其人身体重，腰中冷，如坐水中，形如水状，反不渴，小便自利，饮食如故，病属下焦，身劳汗出，衣（一作表）里冷湿，久久得之，腰以下冷痛，腹重如带五千钱，甘姜苓术汤主之。"

【押题点】

①肾着乃寒湿痹着于腰部。

②肾着病主症：身体沉重，腰中冷，腰以下冷痛，口不渴。

55. 【参考答案】E

【解析】考查原文："黄汗，其脉沉迟，身发热，胸满，四肢头面肿，久不愈，必致痈脓。"

【押题点】"师曰：病有风水、有皮水、有正水、有石水、有黄汗。风水，其脉自浮，外证骨节疼痛，恶风；皮水，其脉亦浮，外证胕肿，按之没指，不恶风，其腹如鼓，不渴，当发其汗；正水，其脉沉迟，外证自喘；石水，其脉自沉，外证腹满不喘；黄汗，其脉沉迟，身发热，胸满，四肢头面肿，久不愈，必致痈脓。"

①掌握风水、皮水、正水、石水、黄汗的临床表现。

②风水与皮水的鉴别诊断要点是恶风与否。

56. 【参考答案】B

【解析】治疗黄疸最基本的原则是化湿邪、利小便。

【押题点】"寸口脉浮而缓，浮则为风，缓则为痹，痹非中风，四肢苦烦，脾色必黄，瘀热以行。"

产生"四肢苦烦"的原因是湿热内蕴，阻于四肢。

57. 【参考答案】A

【解析】新产妇人好发三大病：痉病、郁冒、大便难，三病虽临床表现各不相同，但追本溯源，病因均为津血亏虚。

【押题点】"问曰：新产妇人有三病：一者病痉，二者病郁冒，三者大便难，何谓也？师曰：新产血虚，多出汗，喜中风，故令病痉；亡血复汗，寒多，故令郁冒；亡津液，胃燥，故大便难。"

①新产妇人有三病（病痉，病郁冒，大便难），其病因均为津血亏虚，治疗应养血护津；掌握其主症。

②郁冒：指头晕眼花，郁闷不舒。

58. 【参考答案】B

【解析】"妇人咽中如有炙脔，半夏厚朴汤主之。"本条文论述妇人情志疾病梅核气的证治。其病机是痰凝气滞；治疗主方为半夏厚朴汤。

【押题点】梅核气表现为以咽中异物梗塞感，咳之不出，吞之不下为主症，但饮食及吞咽正常。

59. 【参考答案】B

【解析】考查原文："温邪上受，首先犯肺，逆传心包。肺主气属卫，心主血属营，辨营卫气血虽与伤寒同，若论治法则与伤寒大异也。"

【押题点】

①"顺传"是指温邪由肺卫传至气分，由浅入深；逆传是指温邪由肺卫直接内陷心包。

②反映温邪表里深浅的标志是卫气营血。

60. 【参考答案】C

【解析】考查原文："盖伤寒之邪留恋在表，然后化热入里，温邪则热变最速，未传心包，邪尚在肺，肺主气，其合皮毛，故云在表。在表初用辛凉轻剂。挟风则加入薄荷、牛蒡子之属，挟湿加芦根、滑石之流。或透风于热外，或渗湿于热下，不与热相搏，势必孤矣。"

【押题点】伤寒易"留恋在表"；温邪"热变最速"。

61. 【参考答案】A

【解析】考查原文："营分受热，则血液受劫，心神不安，夜甚无寐，或斑点隐隐，即撤去气药。"故选A。

【押题点】"前言辛凉散风，甘淡祛湿，若病仍不解，是渐欲入营也。营分受热，则血液受劫，心神不安，夜甚无寐，或斑点隐隐，即撤去气药。如从风热陷入者，用犀角、竹叶之属；如从湿热陷入者，犀角、花露之品，参入凉血清热方中。若加烦躁，大便不通，金汁亦可加入，老年或平素有寒者，以人中黄代之，急急透斑为要。"

①"血液受劫"的临床表现为心神不安，无寐，斑点隐隐。

②邪热传入营分的主要病机变化是"血液受劫，心神不安"。心主血属营，热入营分必会耗伤营阴，而营气为化血之源，营阴不足会导致阴血受损。故邪入营分，血分亦受波及。营气通于心，心营有热，心神受扰，临床可见心神不安，夜甚无寐。营血同行脉中，营分受热，热窜血络，则见斑点隐隐。

③营分受热，从风热陷入则用犀角、竹叶等清营凉血透热；从湿热陷入则用凉血清热方配犀角、花露等清泄芳化。

62. 【参考答案】B

【解析】考查原文理解："若斑出热不解者，胃津亡也，主以甘寒，重则如玉女煎，轻则如梨皮、蔗浆之类。或其人肾水素亏，虽未及下焦，先自彷徨矣，必验之于舌，如甘寒之中加入咸寒，务在先安未受邪之地，恐其陷入易易耳。"

"先安未受邪之地"指在治疗已病脏腑之时，根据传变的趋势，预先扶助未病的脏腑，以防传变。热入心包是指卫分邪热直接内陷心包所致，病情发展已较为严重，不适用该治法。

【押题点】

①温病发斑多因阳明胃热内迫营血所致。"斑出热不解者"的病机是胃津亡；治宜甘寒清热生津，轻者可选用梨皮、蔗浆，重者可用玉女煎。

②"先安未受邪之地"从而达到防病的目的，如舌质干绛甚至枯萎，虽未出现肾阴亏虚的症状，也应甘寒佐以咸寒之药以补益肾阴。

63. 【参考答案】D

【解析】战汗后如见热势减退，脉静身凉，甚至肌肤冰冷，蜷卧少语，但神情安详，病痛大减，非气脱之证，而是病情好转的现象。战汗之后也可能发生脱证，鉴别关键在于脉象和神志的表现。若脉静，神情安卧，为邪去正虚的表现；若脉急疾，且神志不清，烦躁不安，则是正气外脱的表现。故战汗与气脱的区别是脉静。

【押题点】"若其邪始终在气分流连者，可冀其战汗透邪，法宜益胃，令邪与汗并，热达腠开，邪从汗出。解后胃气空虚，当肤冷一昼夜，待其还自温暖如常矣。盖战汗而解，邪退正虚，阳从汗泄，故渐肤冷，未必即成脱证。此时宜令病者，安舒静卧，以养阳气来复，旁人切勿惊惶，频频呼唤，扰其元神，使其烦躁。但诊其脉，若虚软而缓，虽倦卧不语，汗出肤冷，却非脱；若脉急疾，躁扰不卧，肤冷汗出，便为气脱之证矣。更有邪盛正虚，不能一战而解，停一二日再战汗而愈者，不可不知。"

①最易流连气分的病邪是湿热病邪。

②温邪流连于气分者，可通过战汗来使气分邪热外透而解，可用"益胃法"，即运用轻清宣透之品，宣通气机，清气生津，补足津液，使正气振奋，腠理得开，邪热随汗而解。

③战汗是邪正交争的表现。其机理是热邪逗留气分，正气奋起鼓邪外出。临床上可见全身战栗，甚或肢冷爪青，脉沉伏，而后全身大汗淋漓。

64. 【参考答案】D

【解析】考查原文理解："且吾吴湿邪害人最广，如面色白者，须要顾其阳气，湿胜则阳微也，法应清凉，然到十分之六七，即不可过于寒凉，恐成功反弃，何以故耶？湿热一去，阳亦衰微也！面色苍者，须要顾其津液，清凉到十分之六七，往往热减身寒者，不可就云虚寒，而投补剂，恐炉烟虽熄，灰中有火也，须细察精详，方少少与之，慎不可直率而往也。又有酒客里湿素盛，外邪入里，里湿为合。在阳旺之躯，胃湿恒多；在阴盛之体，脾湿亦不少，然其化热则一。热病救阴犹易，通阳最难，救阴不在血，而在津与汗，通阳不在温，而在利小便，然较之杂证，则有不同也。"

【押题点】

①湿热病证者若其人"面色白者"，治疗需顾其阳气；"面色苍者"需顾其津液。

②胃湿是指素体阳盛者湿邪多从热化，而归于阳明胃，表现为热重于湿；脾湿是指素体阴盛者邪从寒化，病多归于太阴脾，表现为湿重于热。

65. 【参考答案】A

【解析】"三焦不得从外解，必致成里结"的病机是：湿热不能分消走泄，透邪外解，而留于三焦者，可胶结于阳明胃和肠，形成里结证。即湿热积滞，胶结胃肠。

【押题点】"再论三焦不得从外解，必致成里结。里结于何？在阳明胃与肠也。亦须用下法，不可以气血之分，就不可下也。但伤寒邪热在里，劫烁津液，下之宜猛；此多湿邪内搏，下之宜轻。伤寒大便溏为邪已尽，不可再下；湿温病大便溏为邪未尽，必大便硬，慎不可再攻也，以粪燥为无湿矣。"

①湿热不能分消走泄、透邪外解，而留于三焦者，可胶结于阳明胃和肠，形成里结证。

②如何理解"以粪燥为无湿矣"：湿热类温病之里结，大便溏为湿滞未尽，因湿性黏腻重浊，非能速化，可轻法频下，必见大便成形是为邪尽，不可再下。

66. 【参考答案】E

【解析】考查原文："湿热证，始恶寒，后但热不寒，汗出胸痞，舌白，口渴不引饮。"

【押题点】《湿热病篇》的作者是薛生白。

67.【参考答案】D

【解析】"见汗之有无"是区别阴湿和阳湿的关键，一般认为阴湿者无汗，阳湿者有汗。

【押题点】"湿热证，恶寒发热，身重，关节疼痛，湿在肌肉，不为汗解。宜滑石、大豆黄卷、茯苓皮、苍术皮、藿香叶、鲜荷叶、白通草、桔梗等味。不恶寒者，去苍术皮。"

①本条主要阐述了"阳湿"伤表的证治，掌握其用药。

②"阴湿伤表"和"阳湿伤表"临床主要鉴别点在于有无汗出。

③"阳湿伤表之候"：恶寒发热，身重关节疼痛，不为汗解。治宜利湿泄热，芳香化湿；若不恶寒者，则去苍术皮。

68.【参考答案】B

【解析】考查原文：湿热证，寒热如疟，湿热阻遏膜原，宜柴胡、厚朴、槟榔、草果、藿香、苍术、半夏、干菖蒲、六一散等味。

【押题点】

①薛生白认为膜原为外通肌肉，内近胃腑，即三焦之门户，实一身之半表半里。

②掌握治疗"湿热阻遏膜原"之用药。

③"湿热阻遏膜原证"表现寒热如疟，病位近于中焦，但不似疟发有定时，而是寒热交替或寒热起伏，可见到舌苔白腻甚或满布垢浊，苔如积粉，脘腹满闷等湿浊内盛的症状。治以宣透膜原，辟秽化浊。

69.【参考答案】B

【解析】考查原文："湿热证，恶寒无汗，身重头痛，湿在表分。宜藿香、香薷、羌活、苍术皮、薄荷、牛蒡子等味。头不痛者，去羌活。"

【押题点】

①本条主要阐述了"阴湿"伤表的证治，掌握其用药。

②"阴湿伤表之候"：恶寒无汗，身重头痛。治宜芳香辛散，透表化湿之法。

③头痛多夹风邪，羌活可祛风胜湿，头不痛者，说明夹风之象不明显，故去羌活。

70.【参考答案】C

【解析】"温病者：有风温、有温热、有温疫、有温毒、有暑温、有湿温、有秋燥、有冬温、有温疟。"共九种。

【押题点】

①《温病条辨》的作者是吴鞠通。

②《温病条辨》首条列举9种常见温病。

71.【参考答案】D

【解析】邪热入营的清营汤证"反不渴"是因为热入营分、热邪蒸腾营气上注咽喉。

【押题点】"太阴温病，寸脉大，舌绛而干，法当渴，今反不渴者，热在营中也，清营汤去黄连主之。"

72.【参考答案】B

【解析】治疗湿温初起，有三大禁忌。一为禁汗：不可见头痛发热，身体疼痛就误以为是伤寒而使用汗法；二为禁下：不可见中满不饥就误以为是腑实停滞而使用下法；三为禁润：不可见午后身热就误以为是阴虚而使用滋阴之法。即治疗三禁为"汗、下、润"。

【押题点】"头痛恶寒，身重疼痛，舌白不渴，脉弦细而濡，面色淡黄，胸闷不饥，午后身热，状若阴虚，病难速已，名曰湿温，汗之则神昏耳聋，甚则目瞑不欲言，下之则洞泄，润之则病深不解，长夏深秋冬日同法，三仁汤主之。"

①湿温初起三大禁忌：一则禁汗；二则禁下；三则禁润。

②湿温初起的主要表现是身热不扬，身重肢倦，恶寒少汗，胸闷脘痞。

③掌握湿温初期主症及用方。三仁汤的"三仁"是指苡仁、蔻仁、杏仁。

④治疗原则是分利湿热，湿热同治，湿去则热自清。

73.【参考答案】D

【解析】考查原文："阳明温病，下之不通，其证有五：应下失下，正虚不能运药，不运药者死，新加黄龙汤主之。喘促不宁，痰涎壅滞，右寸实大，肺气不降者，宜白承气汤主之。左尺牢坚，小便赤痛，时烦渴甚，导赤承气汤主之。邪闭心包，神昏舌短，内窍不通，饮不解渴者，牛黄承气汤主之。津液不足，无水舟停者，间服增液，再不下者，增液承气汤主之。"

74.【参考答案】A

【解析】温病后期阴虚发热，能食消瘦，舌红苔少，脉沉细数，其发热特点为"夜热早凉，热退无汗"，治宜青蒿鳖甲汤。

【押题点】"夜热早凉，热退无汗，热自阴来者，青蒿鳖甲汤主之。"

本条阐述了温病后期，邪入阴分的证治。

二、B型题

75～76.【参考答案】C D

【解析】考查原文："太阳病，项背强几几，无汗，恶风者，葛根汤主之。"

"太阳病，头痛发热，身疼腰痛，骨节疼痛，恶风，无汗而喘者，麻黄汤主之。"

【押题点】麻黄汤证

①太阳伤寒证（麻黄汤证）主症：头痛发热，恶寒无汗，身疼痛，呕逆，喘咳，口不渴，脉浮紧。

②"无汗而喘"的机理是风寒束表，腠理闭塞，肺气不宣。

77～78.【参考答案】A C

【解析】茵陈蒿汤证的病机是：湿热郁蒸，熏蒸肝胆，腑气壅滞。

大承气汤的病机是：燥热与有形糟粕相结，津伤热伏，腑气不通。

【押题点】

（1）"阳明病，发热汗出者，此为热越，不能发黄也。但头汗出，身无汗，剂颈而还，小便不利，渴引水浆者，此为瘀热在里，身必发黄，茵陈蒿汤主之。"

①茵陈蒿汤证主症：身黄如橘，腹微满，大便秘结，头汗出，至颈而止，小便不利。

②茵陈蒿汤证（阳明湿热发黄证）病机：湿热郁蒸，腑气壅滞。

（2）"阳明病，脉迟，虽汗出不恶寒者，其身必重，短气，腹满而喘；有潮热者，此外欲解，可攻里也。手足濈然汗出者，此大便已硬也，大承气汤主之；若汗多，微发热恶寒者，外未解也。其热不潮，未可与承气汤；若腹大满不通者，可与小承气汤，微和胃气，勿令至大泄下。"

①阳明腑实证病机为燥热与有形糟粕相结，属里热实证。

②小承气汤用于治疗阳明腑实证和厥阴热利，病机特点为痞满较甚，而燥热实邪结聚较轻。

③大承气汤用于治疗阳明腑实证和少阴水竭土燥证，病机特点为阳明燥热实邪严重内阻，痞满严重，腑气不通。

79～80.【参考答案】C A

【解析】"问曰：四饮何以为异？师曰：其人素盛今瘦，水走肠间，沥沥有声，谓之痰饮；饮后水流在胁下，咳唾引痛，谓之悬饮；饮水流行，归于四肢，当汗出而不汗出，身体疼重，谓之溢饮；咳逆倚息，短气不得卧，其形如肿，谓之支饮。"

痰饮病机为饮停胃肠，主症为身体消瘦，肠间常发出声响。

悬饮病机为饮停留两胁下，主症为咳嗽，并牵引两胁作痛。

81～82.【参考答案】B E

【解析】《素问·痹论》指出五脏痹的症状与五脏各脏功能及各脏经气失调有关。例如，肺痹症状为烦闷、喘促、呃逆；心痹表现为心烦、心悸，阵发咳喘，咽干，嗳气频作，时觉气逆恐惧；肝痹症状为夜卧惊惕不安，多饮小便频，腹部胀满如妊娠状；肾痹症状为腹胀满，身体佝偻不伸；脾痹症状为四肢懈怠无力，咳而呕清水，且脘腹痞塞。

83～84.【参考答案】D C

【解析】根据《素问·至真要大论》：诸厥固泄，皆属于下；诸痿喘呕，皆属于上。

85～86.【参考答案】A B

【解析】"阳明病，脉迟，虽汗出不恶寒者，其身必重，短气，腹满而喘，有潮热者，此外欲解，可攻里也。手足濈然汗出者，此大便已硬也，大承气汤主之；若汗多，微发热恶寒者，外未解也，其热不潮，未可与承气汤，若腹大满不通者，可与小承气汤，微和胃气，勿令至大泄下。"

87～88.【参考答案】C D

【解析】《金匮要略》水气病脉证并治第十四：师曰：诸有水者，腰以下肿，当利小便；腰以上肿，当发汗乃愈。

【押题点】本条论述水气病的两大治疗方法——开鬼门，洁净府。水气病者，腰以下肿甚，病位多在下焦，多因阳气虚弱，不能化气利水，水湿停滞于下，故应当因势利导，通利小便以除湿邪；腰以上肿甚，病位多在中上二焦，因邪气袭表，肺失宣降，水湿泛溢，故应当发汗解表利水。

89～90.【参考答案】A E

【解析】"阳明温病，下之不通，其证有五：应下失下，正虚不能运药，不运药者死，新加黄龙汤主之。喘促不宁，痰涎壅滞，右寸实大，肺气不降者，宣白承气汤主之。左尺牢坚，小便赤痛，时烦渴甚，导赤承气汤主之。邪闭心包，神昏舌短，内窍不通，饮不解渴者，牛黄承气汤主之。津液不足，无水舟停者，间服增液，再不下者，增液承气汤主之。"（中焦17条）

中医临床

中医内科学

一、A1型题

1.【参考答案】A

【解析】感冒是因六淫、时行之邪，侵袭肺卫，以致卫表不和，肺失宣肃而为病。外感风、寒、暑、湿、燥、火均能侵袭人体而致病，但风邪为主因，因风为六淫之首，流动于四时之中，故常以风邪为感冒的先导。病情轻者多为感受当令之气，称为伤风、冒风、冒寒；病情较重者多为感受非时之邪，称为重伤风。在一个时期内广泛流行、病情类似者，称为时行感冒。

2. 【参考答案】C

【解析】时行感冒的特点：病情较重，发病急，全身症状显著，可以发生传变，化热入里，继发或合并他病，具有广泛的传染性、流行性。与普通感冒相鉴别则普通感冒病情较轻，全身症状不重，少有传变。在气候变化时发病率可以升高，但无明显流行特点。若感冒一周以上不愈，发热不退或反见加重，应考虑感冒继发他病，传变入里。

3. 【参考答案】B

【解析】感冒四季皆可发病，而以冬、春两季为多。

【押题点】感冒由于临床上以冬、春两季发病率较高，故以夹寒、夹热多见而成风寒、风热之证。

主症	恶寒、发热、鼻塞、流涕、喷嚏、头痛、全身不适、脉浮等
病机	邪犯肺卫，卫表不和
鉴别诊断	时行感冒多呈流行性；风温病势急骤，热势较高
治疗原则	解表达邪
病因	六淫病邪、时行疫毒

4. 【参考答案】E

【解析】咳嗽是指肺失宣降，肺气上逆作声，或伴咳吐痰液而言。分别言之，有声无痰为咳，有痰无声为嗽，一般多为痰声并见，难以截然分开，故以咳嗽并称。咳嗽初起，不能使用收敛性质的药物，以免闭门留寇。诃子、五味子有收敛作用。

5. 【参考答案】E

【解析】咳嗽可概括为外感咳嗽和内伤咳嗽两大类。外感咳嗽分为风寒、风热、风燥咳嗽；内伤咳嗽分为痰湿、痰热、肝火、阴亏等证型。外感咳嗽，多为实证，应祛邪利肺，按病邪性质分风寒、风热、风燥论治。内伤咳嗽，多邪实正虚，标实为主者，应祛邪止咳，以痰、火为主；本虚为主者，应扶正补虚，兼顾主次，有肺虚、脾虚、肾虚等区分。

【押题点】咳嗽

病位	在肺，与肝脾有关，久则及肾
治疗	首先辨外感、内伤。除治肺外，还应治肝、脾、肾
外感咳嗽	多是新病，起病急，病程短，初起常兼肺卫症状，邪实
内伤咳嗽	多是宿病，常反复发作，病程长，多兼他脏病证，邪实正虚。其病理因素：痰与火
病因	外感六淫，内邪干肺
病机	邪犯于肺，肺气上逆
病理性质	多为虚实夹杂
病理因素	"痰"与"火"

6. 【参考答案】C

【解析】咳嗽应详细询问病史的新久，起病的缓急，是否兼有表证，判断外感和内伤。外感咳嗽，多为新病，起病急，病程短，常伴恶寒、发热、头痛等肺卫表证。内伤咳嗽，多为久病，常反复发作，病程长，可伴他脏见症。

7. 【参考答案】A

【解析】哮病的病理因素以痰为主。哮病的发生为伏痰于肺。伏痰的产生主要由于人体津液不归正化，凝聚而成，如伏藏于肺，则成为发病的潜在"夙根"，因各种诱因如气候、饮食、情志、劳累等诱发。

【押题点】哮病

概念	发作性的痰鸣气喘疾患。发时喉中哮鸣有声，呼吸气促困难，甚至喘息不能平卧
病机	宿痰伏肺→诱因引触→痰阻气道，气道挛急，肺失肃降，肺气上逆
鉴别	哮必兼喘，喘未必兼哮
病因	外邪侵袭、饮食不当、情志刺激、体虚病后
病位	主要在肺，与肝、脾、肾关系密切

8. 【参考答案】A

【解析】哮病若长期反复发作，寒痰伤及脾肾之阳，痰热耗灼肺肾之阴，则可从实转虚，在平时表现为肺、脾、肾等脏气虚弱之候。

9.【参考答案】D

【解析】哮病与喘证：哮病和喘证都有呼吸急促、困难的表现。哮必兼喘，但喘未必兼哮。哮指声响言，喉中哮鸣有声，是一种反复发作的独立性疾病；喘指气息言，为呼吸气促困难，是多种肺系急慢性疾病的一个症状。

10.【参考答案】D

【解析】喘证之正虚喘脱证。

证候主症：喘逆剧甚，张口抬肩，鼻扇气促，端坐不能平卧，稍动则咳喘欲绝，或有痰鸣，心悸，烦躁不安，面青唇紫，汗出如珠，肢冷，脉浮大无根，或脉微欲绝。

证机概要：肺气欲绝，心肾阳衰。

11.【参考答案】B

【解析】喘病可以从呼吸、声音、脉象、病势等辨虚实。呼吸深长有余，呼出为快，气粗声高，伴有痰鸣咳嗽，脉象有力，病势多急者为实喘；呼吸短促难续，深吸为快，气怯声低，少有痰鸣咳嗽，脉象微弱或浮大中空，病势徐缓，时轻时重，遇劳则甚者为虚喘。

【押题点】喘证

概念	呼吸困难，甚至张口抬肩，鼻翼扇动，不能平卧为临床特征
病因	外邪侵袭、饮食不当、情志所伤、劳欲久病
病机	肺气上逆，宣降失职，气无所主，肾失摄纳
病理性质	实喘在肺——外邪、痰浊、肝郁气逆；虚喘责之肺肾——阳气不足，阴精亏耗
病位	在肺和肾，涉及肝脾。喘证持续不已的病位在心
辨证要点	实喘——呼吸深长有余，呼出为快，气粗声高，伴有痰鸣咳嗽，脉数有力，病势多急。 虚喘——呼吸短促难续，深吸为快，气怯声低，少有痰鸣咳嗽，脉象微弱或浮大中空，病势徐缓，时轻时重，遇劳则甚

12.【参考答案】B

【解析】肺痈是肺叶生疮，形成脓疡的一种病证，属内痈之一。其治疗当以祛邪为原则，采用清热解毒，化瘀排脓的治法，脓未成应着重清肺消痈，脓已成需排脓解毒。按照有脓必排的原则，尤以排脓为首要措施。

【押题点】肺痈

主症	临床以咳嗽、胸痛、发热、咳吐腥臭浊痰甚则脓血相兼为主要特征
转归	溃脓期是病情顺逆的转折点。 血瘀是成痈化脓的病理基础；成痈期——热壅血瘀；溃脓期——血败肉腐
辨证要点	首辨病期，其次辨虚实，最后辨顺逆
诊断方法	验痰法，验口味
病因	感受外邪，痰热素盛
病机	邪热郁肺，蒸液成痰，痰热壅阻肺络，血滞为瘀，而致痰热与瘀血互结，酝酿成痈，血败肉腐为脓，肺络损伤，脓疡内溃外泄

13.【参考答案】B

【解析】肺痈溃脓期气虚不能托脓，治以排脓解毒，黄芪能温养脾胃而生肌，补益元气而托疮，故一般称为疮痈要药，临床上多用于气血不足、疮痈内陷、脓成不溃，或溃破后久不收口等症。

14.【参考答案】A

【解析】肺痨与虚劳两者均属慢性虚损性疾患。肺痨由感受痨虫而起，主要病位在肺，病理性质以阴虚为主，是独立的慢性传染性疾患；而虚劳为内伤七情，饮食劳倦所致，病位是五脏并重，以肾为主，阴阳并重，是多种慢性虚损证候的总称。

15.【参考答案】C

【解析】咯血较著者，加牡丹皮、黑山栀、紫珠草、醋制大黄，或配合十灰丸以凉血止血。

【押题点】肺痨虚火灼肺证加减，若骨蒸劳热，加秦艽、白薇、鳖甲；痰热蕴肺，咳嗽痰黏色黄，酌加桑皮、花粉、知母、海蛤粉以清热化痰。

16.【参考答案】A

【解析】肺痨由感受痨虫而起，主要病位在肺，病理性质以阴虚为主，是独立的慢性传染性疾患。

【押题点】肺痨

主症	咳嗽、咯血、潮热、盗汗及身体逐渐消瘦为主要临床特征
病因	感染痨虫，正气虚弱
病位	主要在肺。与脾肾两脏的关系密切，同时也可涉及心肝
病机	痨虫蚀肺，肺阴耗损，阴虚火旺，阴损及阳
病理性质	虚实夹杂，以虚为主
辨证要点	首辨病变之脏器，次辨虚损之性质，三辨夹火、夹痰、夹瘀之不同

17.【参考答案】B

【解析】肺胀的病理因素主要为痰浊、水饮与血瘀，且相互影响，兼见同病。

【押题点】肺胀

概念	发生于多种慢性肺病的后期。表现为胸部膨满，憋闷如塞，喘息上气
病位	首先在肺，影响脾肾，后期及心
病因	久病肺虚，感受外邪
病机	久病肺虚，六淫侵袭，以致痰饮瘀血，结于肺间，肺气胀满，不能敛降
病理性质	本虚标实，以标实为急

18.【参考答案】E

【解析】肺痿治疗总则以补肺生津为原则。虚热证，治当生津清热，以润其枯；虚寒证，治当温肺益气，而摄涎沫。治疗应时刻注意保护津液，重视调理脾胃。脾胃为后天之本，肺金之母，培土有助于生金；肾为气之根，司摄纳，温肾可以助肺纳气，补上制下。对应治则为补肺生津。应忌用祛痰峻剂。

【押题点】肺痿（助理不考）

概念	临床以咳吐浊唾涎沫、气短为主症
病机	肺虚，津气大伤，失于濡养，以致肺叶枯萎
病位	在肺，但与脾、胃、肾等脏密切相关
病因	久病损肺，误治津伤
病理性质	有肺燥津伤（虚热）、肺气虚冷（虚寒）之分

19.【参考答案】C

【解析】心悸的诊断依据为：①自觉心中悸动不安，心搏异常，呈阵发性或持续不解，神情紧张，心慌不安，不能自主。②伴有胸闷不舒，易激动，心烦寐差，颤抖乏力，头晕等症。③可见数、促、结、代、缓、沉、迟等脉象。④发病常与情志刺激如惊恐、紧张及劳倦、饮酒、饱食、服用特殊药物等有关。

"上下冲逆，发自少腹"属于奔豚的诊断要点。

【押题点】心悸

概念	患者自觉心中悸动、惊惕不安，甚则不能自主的一种病证
病机	气血阴阳亏虚，心失所养；或邪扰心神，心神不宁
病理因素	阴虚者常兼火盛或痰热；阳虚易夹水饮、痰湿；气血不足者，易见气血瘀滞
病因	体虚劳倦、七情所伤、感受外邪、药食不当
病位	在心，与肝、脾、肾、肺四脏密切相关
辨证	首先应辨虚实，虚证者要辨别脏腑气、血、阴、阳何者偏虚，实证者须分清痰、饮、瘀、火何邪为主

20.【参考答案】E

【解析】两者鉴别要点：①病因：惊悸多与情绪因素有关，可由骤遇惊恐、忧思恼怒、悲哀过极、过度紧张引发；怔忡多由久病体虚，心脏受损所致，无精神等因素亦可发作。②症状：惊悸呈阵发性，时作时止；怔忡持续心悸，心中惕惕，不能自控。③病性：惊悸实证居多，怔忡虚证居多。④病势：惊悸病情较轻；怔忡病情较重。病变部位都在心，所以病位在肝或在心不是两者鉴别要点。

21.【参考答案】C

【解析】胸痹总属本虚标实，虚实夹杂。本虚有气虚、气阴两虚及阳气虚衰；标实有血瘀、寒凝、痰浊、气滞、热蕴。

【押题点】胸痹

主症	胸部闷痛，甚则胸痛彻背，喘息不得卧
病机	心脉痹阻
病位	在心，涉及肝、肺、脾、肾等脏
辨证要点	首辨标本虚实，其次辨病情轻重
病因	寒邪内侵、饮食失调、情志失节、劳倦内伤、年迈体虚

22.【参考答案】B

【解析】心衰的基本病机为心之气血阴阳亏损，血脉瘀阻，痰浊、水饮停聚。本虚是心衰的基本病机，决定了心衰的发展趋势；标实是心衰的变动因素，影响着心衰的病情变化。

【押题点】心衰（助理不考）

概念	乏力、心悸、气喘、肢体水肿为主症，多由慢性心系疾病发展而来
辨证要点	首辨轻重缓急，次辨标本虚实
治疗原则	补虚泻实，常以益气养阴温阳、活血化痰利水为基本治法

23.【参考答案】B

【解析】本病辨证首分虚实。不寐的病理性质有虚实之分；虚证，多属阴血不足，心失所养，临床特点为体质瘦弱，面色无华，神疲懒言，心悸健忘。实证为邪热扰心，临床特点为心烦易怒，口苦咽干，便秘溲赤。

【押题点】

病位	主要在心，与肝、脾、肾密切相关
病因	饮食不节，情志失常，劳倦、思虑过度，及病后体虚等
病机	阳盛阴衰，阴阳失交
治疗原则	补虚泻实、调整脏腑阴阳为原则

24.【参考答案】C

【解析】朱砂不宜入汤剂，可冲服。

【押题点】若失眠患者心烦、心悸、梦遗失精者，加用肉桂的目的是利用其"引火归原"的功效。肉桂的功效：补火助阳，散寒止痛，温经通脉，引火归原。

25.【参考答案】D

【解析】空痛属于内伤头痛的特点。外感头痛多表现为：掣痛、跳痛、灼痛、胀痛、重痛，痛无休止。内伤头痛多表现为：隐痛、昏痛、空痛、痛势悠悠。

【押题点】头痛

病位	在头脑，与肝、脾、肾相关
病因	感受外邪、情志失调、先天不足或房事不节、饮食劳倦、头部外伤或久病入络
病理性质	有虚有实
辨外感内伤	外感——外邪致病，实证，起病急，病程短，痛剧烈，掣痛、跳痛、灼痛、胀痛、重痛 内伤——虚证多见，起病缓，病程长，痛较轻，反复发作，时轻时重。隐痛、空痛、昏痛

26.【参考答案】A

【解析】头痛分经论治：

太阳头痛，在头后部，下连于项；引经药：羌活、蔓荆子、川芎。

阳明头痛，在前额部及眉棱骨等处；引经药：葛根、白芷、知母。

少阳头痛，在头之两侧，并连及于耳；引经药：柴胡、黄芩、川芎。

厥阴头痛，在颠顶部位，或连目系。引经药：吴茱萸、藁本。

27.【参考答案】B

【解析】眩是指眼花或眼前发黑，晕是指头晕甚或感觉自身或外界景物旋转。二者常同时并见，故统称为"眩晕"。

眩晕的治疗原则是补虚泻实，调整阴阳。虚者当滋养肝肾，补益气血，填精生髓。实证当平肝潜阳，清肝泻火，化痰行瘀。

【押题点】眩晕

病机	脑髓空虚，清窍失养，或风火痰瘀，扰乱清窍
病位	头脑，与肝、脾、肾三脏相关
病理因素	风、火、痰、瘀、虚
病因	情志不遂、年老体弱、病后体虚、饮食不节、跌仆损伤、感受外邪
辨证要点	首先应辨明相关脏腑，其次辨标本虚实

28.【参考答案】E

【解析】中风气血不足或肝肾阴虚是致病之本，风火痰瘀是发病之标。

【押题点】中风

基本病机	阴阳失调，气血逆乱，上犯于脑。 虚（阴虚、气虚）、火（肝火、心火）、风（肝风、外风）、痰（风痰、湿痰）、气（气逆）、血（血瘀）为其病机六端
病位	脑，与心、肝、脾、肾密切相关
病因	内伤积损、劳欲过度、饮食不节、情志所伤
闭证与脱证	闭证—牙关紧闭，口噤不开，两手握固；脱证—目合口开，鼻息低微，手撒肢软

29.【参考答案】B

【解析】中风多急性起病，好发于40岁以上年龄。中经络者虽有半身不遂、口眼㖞斜、语言不利，但意识清楚；中脏腑则昏不知人，或神志昏糊、迷蒙，伴见肢体不用。

30.【参考答案】B

【解析】闭证当辨阳闭和阴闭，阳闭有瘀热痰火之象，阴闭有寒湿痰浊之征。二者区别在于有无火热。

【押题点】中风的鉴别

（1）中风与厥证的区别

中风多具有突然昏仆，不省人事，半身不遂，偏身麻木，口眼㖞斜，言语謇涩等特定的临床表现。轻症仅见眩晕、偏身麻木、口眼㖞斜、半身不遂等。

厥证也有突然昏仆、不省人事之表现，一般而言，厥证神昏时间短暂，发作时常伴有四肢逆冷，一般移时可自行苏醒，醒后无半身不遂、口眼㖞斜、言语不利等表现。

所以，是否有后遗症是中风与厥证最主要的鉴别点。

（2）中风与痉证鉴别要点：痉证之神昏多出现在抽搐之后，而中风患者多在起病时即有神昏，而后可以出现抽搐。

31.【参考答案】A

【解析】癫狂病理因素以气、痰、火、瘀为主，四者有因果兼夹的关系，且多以气郁为先。癫狂证病变脏腑主要在脑，与肝、心、胆、脾、肾相关。

【押题点】癫狂（助理不考）

概念	癫病以精神抑郁，表情淡漠，沉默痴呆，语无伦次，静而多喜为特征；其病机为痰气郁结，蒙蔽神机。 狂病以精神亢奋，狂躁不安，喧扰不宁，骂詈毁物，动而多怒为特征；其病机为痰火上扰，神明失主
辨证要点	首先辨癫证与狂证之不同，其次辨病性虚实，最后辨病情轻重

32.【参考答案】B

【解析】狂病以精神亢奋，狂躁不安，喧扰不宁，骂詈毁物，动而多怒为特征；其病机为痰火上扰，神明失主。

33.【参考答案】C

【解析】痫病的病理因素主要有风、火、痰、瘀，又以痰为重要。

【押题点】痫病

概念	发作性神志异常的病证。临床以突然意识丧失，甚则仆倒，不省人事，强直抽搐，口吐涎沫，两目上视或口中怪叫为特征，移时苏醒，一如常人为特征
基本病机	气机逆乱，元神失控
病理因素	风、火、痰、瘀，又以痰为重要
病位	脑，涉及肝、脾、心、肾诸脏
辨证要点	首辨病情轻重，次辨证候虚实，再辨阳痫阴痫

34.【参考答案】D
【解析】痴呆是以获得性智能缺损为特征，以善忘、失语、失认、失用、执行不能或生活能力下降等为主症的疾病，又称呆病。

35.【参考答案】E
【解析】痴呆应首辨病期，次辨虚实，再辨脏腑。
【押题点】痴呆

主症	呆傻愚笨、智能低下、善忘等为主要临床表现
基本病机	髓减脑消，神机失用
治疗原则	补虚泻实
病理性质	多属本虚标实之候，本虚为肾精不足、气血亏虚，标实为痰浊瘀血痹阻脑络

36.【参考答案】C
【解析】健忘是以记忆力减退、遇事善忘为主症的一种病证。而痴呆则以神情呆滞，或神志恍惚，告知不晓为主要表现。其不知前事或问事不知等表现，与健忘之"善忘前事"有根本区别。痴呆根本不晓前事，而健忘则晓其事却易忘，且健忘不伴有智能减退、神情呆钝。健忘可以是痴呆的早期临床表现，这时可不予鉴别。由于外伤、药物所致健忘，一般治疗后可以恢复。

37.【参考答案】A
【解析】胃痛胃阴亏耗证，其病机为胃喜润而恶燥，胃阴不足之胃痛，因胃失津液濡养所致。
【押题点】胃痛

基本病机	胃气阻滞，胃失和降，不通则痛；所以关键是"气滞"
病位	胃，与肝、脾的关系极为密切
病因	外邪侵袭、饮食不节、情志不畅和久病体虚
病理因素	气滞、寒凝、热郁、湿阻、血瘀
治疗原则	理气和胃止痛。胃以通为补（通降）

38.【参考答案】B
【解析】胃痛，又称胃脘痛，是指以上腹胃脘部近心窝处疼痛为主症的病证。外邪犯胃胃痛的发病以寒邪最为常见。

39.【参考答案】E
【解析】胃痛-肝气犯胃证：胃脘胀痛，痛连两胁，遇烦恼则痛作或痛甚，嗳气、矢气则痛舒，胸闷嗳气，喜长叹息，大便不畅，舌苔多薄白，脉弦。故"脉弦数"是错误的。

40.【参考答案】E
【解析】中焦气机不利，脾胃升降失职为胃痞发生的病机关键。
【押题点】胃痞

概念	自觉心下痞塞，胸膈胀满，触之无形，按之柔软，压之无痛为主要症状的病证
基本病位	胃，与肝、脾关系密切
病理性质	不外虚实两端，实即实邪内阻（食积、痰湿、外邪、气滞等），虚为脾胃虚弱（气虚或阴虚）
辨证要点	首辨虚实

41.【参考答案】B

【解析】胸痹是胸中痞塞不通，而致胸膺内外疼痛之证，以胸闷、胸痛、短气为主症，偶兼脘腹不舒。而胃痞则以脘腹满闷不舒为主症，多兼饮食纳运无力之症，偶有胸膈不适，并无胸痛等表现。胸痹病在胸中，胃痞病在脘腹。

【押题点】胃痞与鼓胀的鉴别：两者均为自觉腹部胀满的病证，但鼓胀以腹部胀大如鼓、皮色苍黄、脉络暴露为主症，胃痞则以自觉满闷不舒、外无胀形为特征。鼓胀发于大腹，胃痞则在胃脘；鼓胀按之腹皮绷急，胃痞却按之柔软。

42.【参考答案】A

【解析】呕吐与噎膈两者皆有呕吐的症状。呕吐之病，进食顺畅，吐无定时。噎膈之病，进食梗噎不顺或食不得入，或食入即吐，甚则因噎废食。

【押题点】呕吐

病因	外邪犯胃、内伤饮食、情志不调、病后体虚
基本病机	胃失和降，胃气上逆
病变脏腑	胃，还与肝、脾有密切的关系
辨证要点	首辨虚实，次辨呕吐特点

43.【参考答案】E

【解析】"时发时止"为虚证呕吐的症状特点。故选E。

呕吐的病理性质有虚实之分。因外邪、饮食、痰饮、肝气等犯胃，胃失和降而致呕吐者属实，实证呕吐一般起病较急，病程较短，发病因素明显，呕吐量多，呕吐物多酸臭，形体壮实，脉多实而有力；因脾胃虚寒或胃阴不足而润降失职导致呕吐者属虚，虚证呕吐，大多起病较缓，病程较长，或表现为时作时止，发病因素不甚明显，呕吐量少，无酸臭，常伴精神疲乏，倦怠乏力，脉弱无力等症。

44.【参考答案】E

【解析】噎膈的基本病机是气、痰、瘀交结，阻隔于食道胃脘而致。

【押题点】噎膈

概念	吞咽食物梗噎不顺，饮食难下，或纳而复出的疾患
病位	食道，属胃所主，病变脏腑与肝、脾、肾有关
病因	七情内伤、饮食不节、久病年老
病理性质	本虚标实
病理因素	气、痰、瘀
辨证要点	首辨虚实，次辨标本主次
类证鉴别	噎膈系有形之物瘀阻于食道，吞咽困难。 梅核气系气逆痰阻于咽喉，为无形之气，咽中梗塞不舒，无吞咽困难及饮食不下的症状。 反胃多属阳虚有寒，主要为食尚能入，但经久复出，朝食暮吐，暮食朝吐
治疗原则	理气开郁，化痰消瘀。 初期——重在治标，治当开郁启膈，和胃降逆，宜理气、消瘀、化痰、降火为主 后期——重在治本，宜滋阴润燥或补气温阳为法

45.【参考答案】D

【解析】噎膈的预防调护：①改变不良饮食习惯，戒烟酒，避免进烫食、吃饭太快、咀嚼不足以及喜食酸菜、泡菜等。②避免食用发霉的食物，如霉花生、霉玉米。③管好用水，防止污染，减少水中亚硝酸盐含量。④加强营养，多食新鲜水果、蔬菜。⑤及时治疗食管慢性疾病，如食管炎、食管白斑、贲门失弛缓症、食管疤痕性狭窄、憩室和食管溃疡等，防止癌变。⑥加强护理，嘱患者每餐进食后，可喝少量的温开水或淡盐水，以冲淡食管内积存的食物和黏液，预防食管黏膜损伤和水肿。⑦保持心情舒畅，适当锻炼身体，增强体质。

46.【参考答案】B

【解析】呃逆以胃气不降，上冲咽喉而致喉间呃呃连声，声短而频不能自制，有声无物为主要表现的病证。又名哕、发呃。呃逆之病病位在膈，病变的关键脏腑在胃，还与肝、脾、肺、肾诸脏腑有关。

【押题点】呃逆

病位	膈，关键脏腑在胃，还与肝、脾、肺、肾诸脏腑有关
病机	胃失和降，膈间气机不利，胃气上逆动膈

续表

病因	寒邪犯胃、饮食不当、情志不遂、体虚病后
治疗原则	理气和胃，降逆止呃
辨证要点	首当分清虚、实、寒、热，其次辨病情轻重

47.【参考答案】A

【解析】呃声沉缓有力——胃寒气逆；呃声洪亮有力——胃火上逆；呃逆连声——气机郁滞；呃声低长无力——脾胃阳虚；呃声短促不得续——胃阴不足。

48.【参考答案】D

【解析】腹痛是指胃脘以下、耻骨毛际以上部位发生疼痛为主症的病证，不包括胃痛。腹痛部位：胁腹、两侧少腹痛多属肝经病证；大腹疼痛，多为脾胃病证；脐腹疼痛多为大小肠病证或虫积；脐以下小腹痛多属肾、膀胱、胞宫病证。

49.【参考答案】E

【解析】腹痛久痛入络，绵绵不愈——辛润活血通络。

【押题点】腹痛

基本病机	脏腑气机阻滞，气血运行不畅，经脉痹阻，"不通则痛"，或脏腑经脉失养，不荣而痛
辨证要点	首辨腹痛性质，再辨腹痛部位
治疗原则	以"通"字立法。 实证——祛邪疏导，所谓"痛随利减"；虚痛——温中补虚，益气养血，不可滥施攻下

50.【参考答案】D

【解析】久泻不可分利太过，以防劫其阴液。久泻以脾虚为主，当重健脾。因肝气乘脾，宜抑肝扶脾；因肾阳虚衰者，宜温肾健脾。中气下陷者，宜升提；久泄不止者，宜固涩。暴泻不可骤用补涩，以免关门留寇。

【押题点】泄泻

概念	以排便次数增多，粪质稀溏或完谷不化，甚至泻出如水样为主症的病证
病机特点	脾虚湿盛，肠道功能失司
病位	主要病位在脾、胃与大小肠，同时与肝、肾密切相关
病因	感受外邪、饮食所伤、情志不调、久病体虚
病机	脾虚湿盛，肠道传导失司
病理因素	湿
病理性质	有虚实之分
治疗原则	运脾化湿。暴泻不可骤用补涩，以免关门留寇；久泻不可分利太过，以防劫其阴液
辨证要点	首辨暴泻与久泻，次辨虚实寒热，再辨证候特征

51.【参考答案】C

【解析】泄泻与痢疾：两者均为大便次数增多、粪质稀薄的病证。泄泻以大便次数增加，粪质稀溏，甚则如水样，或完谷不化为主症；大便不带脓血，也无里急后重，或无腹痛。而痢疾以腹痛、里急后重、便下赤白脓血为特征。

52.【参考答案】B

【解析】痢疾基本病机为邪客肠腑，气血壅滞，肠道传化失司，脂膜血络受伤，腐败化为脓血而为痢。

【押题点】痢疾

概念	大便次数增多、腹痛、里急后重、痢下赤白黏冻为主症，是夏秋常见的肠道传染病
病因	外感实邪疫毒、饮食不节和脾胃虚弱。感邪有三：一为疫毒之邪，二为湿热之邪，三为夏暑感寒伤湿
病位	在肠，与脾胃密切相关，可涉及肾
病理因素	以湿热疫毒为主
病理性质	寒热虚实
治疗原则	以祛邪导滞、调和气血为基本原则。赤多重用血药，白多重用气药——调气和血
治痢三忌	忌过早补涩，忌峻下攻伐，忌分利小便

53.【参考答案】E

【解析】痢疾的治疗，以祛邪导滞、调和气血为基本原则。热痢清之，寒痢温之，初痢实则通之，久痢虚则补之，寒热交错者清温并用，虚实夹杂者攻补兼施。"分利小便"属于痢疾治疗的禁忌证。古今医家提出的有关治疗痢疾之禁忌，如忌过早补涩、忌峻下攻伐、忌分利小便等，均可供临床用药之时，结合具体病情，参考借鉴。

54.【参考答案】C

【解析】刘河间提出："调气则后重自除，行血则便脓自愈。"调气和血之法，可用于痢疾的多个证型，赤多重用血药，白多重用气药。

55.【参考答案】D

【解析】便秘——大肠传导失常，有矢气和肠鸣音；肠结——大肠通降受阻所致，痛、呕、胀、闭。故"大肠通降受阻"错误。

【押题点】便秘

概述	是指大便排出困难，排便周期延长，或周期不长，但粪质干结，排出艰难，或粪质不硬，虽有便意，但便而不畅的病证
病位	在大肠，涉及肺、脾、胃、肝、肾等脏腑
病因	饮食不节、情志失调、年老体虚、感受外邪
病理性质	虚、实两个方面

56.【参考答案】B

【解析】胁痛的基本病机为肝络失和，其病理变化可归结为"不通则痛"与"不荣则痛"两类。

【押题点】胁痛

概念	以一侧或两侧胁肋部疼痛为主要表现
病位	主要在于肝胆，又与脾胃及肾相关
病因	情志不遂、跌仆损伤、饮食所伤、外邪内侵、劳欲久病
病理因素	气滞、血瘀、湿热
病理性质	有虚实之分
辨证要点	首辨在气在血，次辨属虚属实

57.【参考答案】B

【解析】黄疸的辨证，以阴阳为纲，应首辨阳黄、阴黄。黄疸是以目黄、身黄、小便黄为主症的一种病证，其中目睛黄染尤为本病的重要特征。

【押题点】黄疸

病机	湿邪壅阻中焦，脾胃失健，肝气郁滞，疏泄不利，致胆汁输泄失常，胆液不循常道，外溢肌肤，下注膀胱
病因	感受外邪，饮食所伤，脾胃虚寒，病后续发
病位	脾、胃、肝、胆
病理因素	湿邪、热邪、寒邪、疫毒、气滞、瘀血六种，但其中以湿邪为主
阳黄与阴黄	阳黄黄色鲜明，发病急，病程短，常伴身热、口干苦、舌苔黄腻、脉象弦数。 阴黄黄色晦暗，病程长，病势缓，常伴纳少、乏力、舌淡、脉沉迟或细缓
治疗原则	化湿邪，利小便

58.【参考答案】C

【解析】黄疸湿重于热的症状特点：身目俱黄，其色不如热重于湿者鲜明，头身困重，脘腹痞满，食欲减退，恶心呕吐，腹胀便溏，舌苔厚腻微黄，脉濡数或濡缓。黄疸中的黄腻苔多见于热重于湿的证型。

59.【参考答案】C

【解析】黄疸与萎黄均可出现身黄，但黄疸发病与感受外邪、饮食劳倦或病后有关；其病机为湿滞脾胃，肝胆失疏，胆汁外溢；其主症为身黄、目黄、小便黄。

萎黄之病因与饥饱劳倦、食滞虫积或病后失血有关；其病机为脾胃虚弱，气血不足，肌肤失养；其主症为肌肤萎黄不泽，目睛及小便不黄，常伴头昏倦怠，心悸少寐，纳少便溏等症状。

60.【参考答案】B

【解析】积证的基本病机是气机阻滞，瘀血内结。

【押题点】积证

概念	积属有形，腹内结块固定不移，或痛或胀，痛有定处，病在血分，是为脏病
病位	肝脾胃肠
病因	情志失调、饮食所伤、感受外邪、他病续发
辨证要点	首辨部位；次辨初中末三期；再辨标本缓急
治疗原则	初期——邪实——行气活血，软坚消积。 中期——邪实正虚——消补兼施。 后期——正虚为主——扶正为主，酌加理气、化瘀、消积之品
病理因素	气滞、瘀血、寒邪、湿浊、痰浊、食滞、虫积等，以瘀血为主
病理性质	初起多实，后期转为正虚为主

61. 【参考答案】D

【解析】聚属无形，包块聚散无常，痛无定处，病在气分，是为腑病。

【押题点】聚证

概念	聚属无形，包块聚散无常，痛无定处，病在气分，是为腑病
病机	气机逆乱
病位	肝脾
病理因素	气滞、寒湿、痰浊、食滞、虫积等，以气滞为主
病理性质	初起多实，后期转以正虚为主
治疗原则	疏肝理气，行气消聚

62. 【参考答案】E

【解析】鼓胀与水肿的鉴别：鼓胀主要为肝、脾、肾受损，气、血、水互结于腹中，以腹部胀大为主，四肢肿不甚明显。晚期方伴肢体浮肿，每兼见面色青晦，面颈部有血痣赤缕，胁下癥积坚硬，腹皮青筋显露等。水肿主要为肺、脾、肾功能失调，水湿泛溢肌肤。其浮肿多从眼睑开始，继则延及头面及肢体，或下肢先肿，后及全身，每见面色㿠白，腰酸倦怠等，水肿较甚者亦可伴见腹水。因鼓胀晚期可伴肢体浮肿，故 E 选项不能鉴别两者。

【押题点】鼓胀（助理不考）

基本病机	肝、脾、肾三脏功能受损，气滞、血瘀、水停腹中
病位	主要在肝脾，久则及肾
病因	酒食不节、情志刺激、虫毒感染、病后续发
病理因素	气滞、血瘀、水湿
病理性质	本虚标实

63. 【参考答案】B

【解析】瘿病的诊断依据：

（1）瘿病以颈前喉结两旁结块肿大为临床特征，可随吞咽动作而上下移动。

（2）多发于女性，常有饮食不节，情志不舒的病史，或发病有一定的地域性。

（3）早期多无明显的伴随症状，发生阴虚火旺的病机转化时，可见低热、多汗、心悸、眼突、手抖、多食易饥、面赤、脉数等表现。

【押题点】瘿病（助理不考）

基本病机	气滞、痰凝、血瘀壅结颈前
病位	主要在肝脾，与心有关
病因	情志内伤、饮食及水土失宜、体质因素

续表

病理因素	气滞、痰浊、瘀血
鉴别诊断	瘰疬：在颈项的两侧或颌下，肿块一般较小，约黄豆大，个数多少不等
辨证要点	首辨在气在血，次辨火旺与阴伤，三辨病情轻重
治疗原则	理气化痰，消瘿散结

64.【参考答案】B

【解析】夏秋暑湿当令之际，正是蚊毒疟邪肆虐之时，若人体被蚊蚋叮吮，则疟邪入侵致病。疟疾是因感受疟邪而引起的。感受疟邪后，疟邪一般伏藏在半表半里，疟疾的基本病机为疟邪伏于半表半里之间，内搏五脏，横连募原，出与营卫相搏，正邪交争则发作。

65.【参考答案】E

【解析】疟疾的治疗可在辨证的基础上选加截疟药物，常用的如常山、青蒿、槟榔、马鞭草、豨莶草、乌梅等。此外，服药时间一般以疟发前2小时为宜。若在疟发之际服药，容易发生呕吐不适，且难以控制发作。

【押题点】疟疾（助理不考）

概念	感受疟邪引起的以寒战、壮热、头痛、汗出、休作有时为临床特征的一类疾病
病位	少阳
治疗原则	祛邪截疟
服药时间	疟发前2小时

66.【参考答案】B

【解析】水肿其病位在肺、脾、肾，而关键在肾。

【押题点】水肿

基本病机	肺失通调，脾失转输，肾失开阖，三焦气化不利，水液泛滥肌肤
辨证要点	首辨阳水、阴水，次辨病变脏腑
治疗原则	发汗、利尿、泻下逐水。"开鬼门""洁净府""去菀陈莝"
病理因素	风邪、疮毒、水湿、湿热、气滞、血瘀

67.【参考答案】E

【解析】阳水，一般起病较快，病程较短，病因多为风邪、湿毒、水气、湿热。肿多从头面开始，由上而下，继及全身，肿处皮肤绷急光亮，按之凹陷即起，证见表、实、热证，患者一般情况较好，无正气大亏之象。阴水，一般起病较慢，病程较长，病因多为饮食劳倦、先天或后天因素所致的脏腑亏损。肿多由下而上，继及全身，肿处皮肤松弛，按之凹陷不易恢复，甚则按之如泥，证见里、虚、寒证，患者一般情况较差，脏腑功能明显受损。阴水、阳水亦可相互转化。

阴水——属虚或虚实夹杂。多由饮食劳倦、禀赋不足、久病体虚所致。病位在脾、肾。

阳水——属实。多由外感风邪、疮毒、水湿而成。病位在肺、脾。

68.【参考答案】C

【解析】淋证其病位在膀胱与肾，与肝脾相关。

【押题点】淋证

概念	以小便频数短涩，淋沥刺痛，小腹拘急或痛引腰腹为主症
基本病机	湿热蕴结下焦，肾与膀胱气化不利
病因	外感湿热、饮食不节、情志失调、禀赋不足或劳伤久病
病理因素	湿热之邪；病理性质在病初多邪实之证，久病则由实转虚，或虚实夹杂
治疗原则	实则清利，虚则补益

69.【参考答案】E

【解析】小便频数，淋沥涩痛，小腹拘急，腰部酸痛为各种淋证的主症，是诊断淋证的主要依据。而尿血而痛是血淋的特点，不是各种淋证的共同表现。

70.【参考答案】D

【解析】血淋与尿血：血淋与尿血都有小便出血，尿色红赤，甚至溺出纯血等症状。其鉴别的要点是有无尿痛。尿血多无疼痛之感，虽亦间有轻微的胀痛或热痛，但终不若血淋的小便滴沥而疼痛难忍，故一般以痛者为血淋，不痛者为尿血。

【押题点】淋证与癃闭

二者都有小便量少，排尿困难之症状，但淋证尿频而尿痛，且每日排尿总量多为正常，癃闭则无尿痛，每日排尿量少于正常，严重时甚至无尿。但癃闭复感湿热，常可并发淋证，而淋证日久不愈，亦可发展成癃闭。

71.【参考答案】A

【解析】癃闭伴小腹坠胀、乏力纳呆，辨为脾气不升证，治当升清降浊，化气行水。

【押题点】癃闭

概念	以小便量少，排尿困难，甚则小便闭塞不通为主症。 小便不畅，点滴而短少，病势较缓者称为癃。 小便闭塞，点滴不通，病势较急者称为闭
病位	膀胱与肾，与三焦、肺、脾、肝密切相关
病因	外感湿热、感受热毒、饮食不节、情志内伤、尿路阻塞、体虚久病、药毒所伤
治疗原则	腑以通为用
病理因素	湿热、热毒、气滞及瘀血

72.【参考答案】D

【解析】肾气不固是指肾气亏虚，失于封藏、固摄，表现为腰膝酸软，小便、精液、经带、胎气不固等。小便多为频数而清，或尿后余沥不尽，或遗尿，或夜尿频多，或小便失禁。故不会出现癃闭。

73.【参考答案】B

【解析】阳痿的治疗原则为实证者，肝郁宜疏通，湿热应清利；虚证者，命门火衰宜温补，结合养精，心脾血虚当调养气血，佐以温补开郁；虚实夹杂者需标本兼顾。

【押题点】阳痿（助理不考）

概念	阴茎痿软不举，或举而不坚，或坚而不久，无法进行正常的性生活
病机	肝肾心脾受损，气血阴阳亏虚，阴络失荣，或邪气郁阻，经络失畅导致宗筋不用
鉴别诊断	早泄：阴茎能勃起，但射精过早，射精后痿软，可进一步导致阳痿
病因	劳伤久病、情志失调、饮食不节、外邪侵袭
病位	宗筋，病变脏腑主要是肝、肾、心、脾

74.【参考答案】A

【解析】郁证是由于情志不舒、气机郁滞所致，初起以气滞为主，兼血瘀、化火、痰结、食滞等，属实证。故郁证形成以气郁为先。郁证的病因：七情所伤、思虑劳倦、脏气素虚。其中以情志因素最为主要。

【押题点】郁证

概念	以心情抑郁，情绪不宁，胸部满闷，胁肋胀痛，或易怒喜哭，或咽中如有异物梗塞等症为主要临床表现
基本病机	气机失常、脏腑阴阳气血失调
病位	肝，涉及心、脾、肾
辨证要点	首先辨明受病脏腑与六郁的关系；气郁、血郁、火郁主要关系于肝；食郁、湿郁、痰郁主要关系于脾；虚证与心的关系最为密切，其次是肝、脾、肾的亏虚
治疗原则	理气开郁、调畅气机、怡情易性
	六郁（朱丹溪）中总以气郁为先，而后才有湿、痰、热、血、食诸郁，且六郁相因，互为兼夹

75.【参考答案】D

【解析】郁证的病机，六郁中总以气郁为先，而后才有湿、痰、热、血、食诸郁，且六郁相因，互为兼夹。

76.【参考答案】C

【解析】血证的病机特点可以归结为火热熏灼、迫血妄行，气虚不摄、血溢脉外及瘀血阻络、血不循经等。

【押题点】血证

治疗原则	治火、治气、治血、治虚
病因	感受外邪、情志过极、饮食不节、劳欲太过、久病体虚等
病理性质	有虚有实

77.【参考答案】B

【解析】按痰饮停积的部位来分：①痰饮：心下满闷，呕吐清水痰涎，胃肠沥沥有声，形体昔肥今瘦，属饮停胃肠。②悬饮：胸胁饱满，咳唾引痛，喘促不能平卧，或有肺痨病史，属饮流胁下。③溢饮：身体疼痛而沉重，甚则肢体浮肿，当汗出而不汗出，或伴咳喘，属饮溢肢体。④支饮：咳逆倚息，短气不得平卧，其形如肿，属饮邪支撑胸肺。

78.【参考答案】E

【解析】痰饮的治疗以温化为原则，即所谓"病痰饮者，当以温药和之"。

【押题点】痰饮

病变脏腑	肺、脾、肾、三焦，脾首当其冲
病因	外感寒湿、饮食不当、劳欲体虚
病机	肺、脾、肾三脏功能失调，三焦气化失宣，津液停积机体某部位而成
辨证要点	首辨饮停部位，次辨标本的主次，三辨病邪的兼夹

79.【参考答案】B

【解析】消渴病机是阴津亏损，燥热偏盛；阴虚为本，燥热为标，久则气阴两虚，阴阳俱虚或病久入络，血脉瘀滞，无水停。

【押题点】消渴

概念	多饮、多食、多尿、乏力、消瘦，或尿有甜味为主要临床表现
病因	禀赋不足、饮食不节、情志失调、劳逸失度等
病变脏腑	肺、胃、肾，尤以肾为关键
病理因素	虚火、浊瘀
病理性质	本虚标实
治疗原则	清热润燥、养阴生津
并发症	白内障、雀盲、耳聋；疮毒痈疽；肺痨；中风；水肿

80.【参考答案】B

【解析】消渴上消的主要病机是肺热津伤，临床症状表现比较突出的是烦渴引饮。

【押题点】多饮症状较为突出——上消；多食症状较为突出——中消；多尿症状较突出者——下消。

81.【参考答案】B

【解析】汗证的基本病机为阴阳失调，腠理不固，营卫失和，汗液外泄失常。属实证者，多由肝火或湿热郁蒸所致，并非外感风热。

【押题点】汗证

病因	病后体虚、情志失调、饮食不节
病变脏腑	涉及心、肝、脾、胃、肺、肾
病理性质	有虚实之分，但虚多实少
治疗原则	益气、养阴、补血、调和营卫

82.【参考答案】D

【解析】由于自汗、盗汗均以腠理不固、津液外泄为共同病变，故可酌加麻黄根、浮小麦、糯稻根、五味子、瘪桃干、牡蛎等固涩敛汗之品，以增强止汗的功能。

83.【参考答案】B

【解析】内伤发热的基本病机是气血阴阳失衡，脏腑功能失调。

【押题点】内伤发热

病因	久病体虚、饮食劳倦、情志失调及外伤出血
病理性质	归纳为虚、实；由气郁化火、瘀血阻滞及痰湿停聚所致者属实；气血阴阳虚损导致的发热属虚
辨证要点	首先辨证候虚实，其次辨病情轻重，再辨清病位
治疗原则	属实者，治宜解郁、活血、除湿为主，适当配伍清热。属虚者，则应益气、养血、滋阴、温阳，除阴虚发热可适当配伍清退虚热的药物外，其余均应以补为主

84.【参考答案】C

【解析】虚劳的病损主要在五脏，尤以脾肾为主。

【押题点】虚劳

概念	以脏腑亏损，气血阴阳虚衰，久虚不复成劳为主要病机，以五脏虚证为主要临床表现的多种慢性虚弱证候的总称
病因	禀赋薄弱、烦劳过度、饮食不节、大病久病、误治失治
病理性质	气、血、阴、阳的亏虚
辨证要点	首先辨别五脏气血阴阳的亏虚
治疗原则	"虚则补之""损者益之"；当以补益为基本原则

85.【参考答案】D

【解析】癌病首选辨病期，其次辨正虚，最后辨邪实。

86.【参考答案】C

【解析】癌病的病因：素体内虚、六淫邪毒、饮食失调、内伤七情。

【押题点】癌病

概念	多种恶性肿瘤总称，临床以肿块逐渐增大、表面高低不平、质地坚硬、疼痛，伴发热乏力、纳差、消瘦，并进行性加重
病机	正气亏虚，脏腑功能失调，气机郁滞，痰瘀酿毒
病理性质	标实本虚、虚实夹杂，常见全身属虚而局部属实
病理因素	气郁、痰浊、湿阻、血瘀、毒聚（热毒、寒毒）
治疗原则	扶正祛邪，攻补兼施

87.【参考答案】B

【解析】由于肝藏血，主疏泄，条达气机；脾为气血生化之源；肾藏精、藏元阴元阳。因此各种癌病都与肝、脾、肾三脏功能失调密切相关。

88.【参考答案】E

【解析】厥证的病因：情志内伤（恼怒致厥为多）、饮食不节（过度饥饿或暴饮暴食）、亡血失津、体虚劳倦。

【押题点】厥证（助理不考）

概念	以突然昏倒，不省人事，或伴有四肢逆冷为主要临床表现的一种急性病证。病情轻者，一般在短时内苏醒，醒后无偏瘫、失语及口眼㖞斜等后遗症；病情重者，昏厥时间较长，甚至一厥不复而导致死亡
基本病机	气机逆乱，升降乖戾，气血阴阳不相顺接
病位	心、肝，涉及脑（清窍）、肺、脾、肾
治疗原则	厥证乃危急之候，当及时救治为要，醒神回厥是主要的治疗原则，但具体治法又当辨其虚实

89.【参考答案】A

【解析】眩晕昏厥——可由虚证导致，故不是厥之实证的特点。

实证表现为突然昏仆，面红气粗，声高息促，口噤握拳，或夹痰涎壅盛，舌红苔黄腻，脉洪大有力。

虚证表现为眩晕昏厥，面色苍白，声低息微，口开手撒，或汗出肢冷，舌胖或淡，脉细弱无力。

90.【参考答案】A

【解析】痹证与痿证的鉴别要点首先在于痛与不痛。

【押题点】痹证与痿证的鉴别

痛与不痛——痹证以关节疼痛为主，痿证为肢体力弱，无疼痛症状。 肢体活动障碍——痿证是无力运动，痹证是因痛而影响活动。 再者，部分痿证病初即有肌肉萎缩，而痹证则是由于疼痛甚或关节僵直不能活动，日久废而不用导致肌肉萎缩	

91. 【参考答案】E

【解析】痹证是由于人体正气不足，感受风、寒、湿、热等邪气，影响气血运行，使经络气血运行不畅，导致肢体筋骨、关节、肌肉等处发生疼痛、重着、酸楚麻木，日久出现关节屈伸不利、僵硬、肿大、变形等症状的病证。

【押题点】痹证

病因	正气不足，卫外不固；风寒湿热，外邪入侵
病机	邪气闭阻经脉，不通则痛
病理性质	虚实相兼
病理因素	风、寒、湿、热
辨证要点	首辨病邪，其次辨别虚实，再辨体质
治疗原则	祛邪通络，根据邪气的偏盛，分别予以祛风、散寒、除湿、清热、化痰、行瘀，兼顾"宜痹通络"。久病正虚者，应重视扶正，补肝肾、益气血

92. 【参考答案】E

【解析】痹证久病入络，抽掣疼痛，肢体拘挛者，多用虫类搜风止痛药物。

93. 【参考答案】D

【解析】痿证是指肢体筋脉弛缓，软弱无力，不能随意运动，或伴有肌肉萎缩的一种病证。

【押题点】痿证

基本病机	气血津液输布不畅，筋肉四肢失养而痿弱不能用
病位	在筋脉、肌肉
治疗原则	《内经》提出"治痿者独取阳明"，重视补脾胃、清胃火、祛湿热以调理脾胃
病因	感受温毒、湿热浸淫、饮食毒物所伤、久病房劳、跌仆瘀阻

94. 【参考答案】A

【解析】风药多苦燥。痿证多热，极易伤阴，故一般以甘寒为主，切忌苦燥伤阴。

95. 【参考答案】C

【解析】本病以热证、虚证为多，虚实夹杂者亦不少见。痿证因感受温热毒邪或湿热浸淫者，多急性发病，病程发展较快，属实证，热邪最易耗津伤正，故疾病早期就常见虚实错杂。劳倦内伤，或久病不愈，累及脏腑，主要为肝肾阴虚和脾胃虚弱，多属虚证，又常兼夹郁热、湿热、痰浊、瘀血，而虚中有实。跌打损伤，瘀阻脉络或痿证日久，气虚血瘀，因此，瘀血在疾病的发生发展过程中也属常见。痿证临床少见寒证。

96. 【参考答案】D

【解析】颤证其病位在筋脉，与肝、肾、脾等脏关系密切。

【押题点】颤证

概念	以头部或肢体摇动颤抖，不能自制为主要临床表现的一种病证
病机	肝风内动，筋脉失养
病理因素	风、火、痰、瘀
病理性质	本虚标实
病因	年老体虚、情志过极、饮食不节、劳逸失当

97. 【参考答案】A

【解析】"四肢痿软"属于痿证的临床特征。颤证的诊断依据：①头部及肢体颤抖、摇动，不能自制，甚者颤动不止，四肢强急；②常伴动作笨拙，活动减少，多汗流涎，语言缓慢不清，烦躁不寐，神识呆滞等症状；③多发生于中老年人，一般呈隐袭起病，逐渐加重，不能自行缓解。部分患者发病与情志有关，或继发于脑部病变。

98. 【参考答案】B

【解析】腰痛的基本病机是筋脉痹阻，腰府失养。

【押题点】腰痛

病因	外邪侵袭、体虚年迈、跌仆闪挫
病位	在腰，与肾及肾经、膀胱经、任、督、带脉等诸经脉相关
病理性质	虚实不同，但腰痛以肾虚为主，或见本虚标实

二、A2型题

99.【参考答案】B

【解析】感冒之气虚感冒

证候主症：恶寒较甚，发热，无汗，头痛身楚，咳嗽，痰白，咳痰无力，平素神疲体弱，气短懒言，反复易感，舌淡苔白，脉浮而无力。

治法：益气解表，调和营卫。

代表方：参苏饮加减。

【押题点】感冒辨证

辨证论治	风寒束表	恶寒重，发热轻，无汗 + 脉浮或浮紧	辛温解表，宣肺散寒	荆防达表汤或荆防败毒散
	风热犯表	身热较著，微恶风 + 咽喉乳蛾红肿疼痛，流黄浊涕 + 脉浮数	辛凉解表	银翘散或葱豉桔梗汤
	暑湿伤表	身热，微恶风 + 肢体酸重，头昏重胀痛 + 舌苔薄黄而腻，脉濡数	清暑祛湿解表	新加香薷饮
	气虚感冒	恶寒较甚，发热 + 咳痰无力，气短懒言，反复易感，脉浮而无力	益气解表，调和营卫	参苏饮
	阴虚感冒	身热，微恶风寒 + 舌红少苔，脉细数	滋阴解表	加减葳蕤汤

100.【参考答案】C

【解析】咳嗽之风燥伤肺证

证候主症：干咳，连声作呛，喉痒，咽喉干痛，唇鼻干燥，无痰或痰少而黏，不易咳出，或痰中带有血丝，口干，初起或伴鼻塞、头痛、恶寒、身热等表证，舌质红干而少津，苔薄白或薄黄，脉浮数或小数。

治法：疏风清肺，润燥止咳。

代表方：温燥——桑杏汤；凉燥——杏苏散。

【押题点】咳嗽辨证

辨证论治	外感	风寒袭肺	咳嗽声重 + 痰稀薄色白 + 舌苔薄白，脉浮或浮紧	疏风散寒，宣肺止咳	三拗汤合止嗽散
		风热犯肺	咳嗽频剧 + 咳痰不爽，痰黏稠或黄 + 舌苔薄黄，脉浮数或浮滑	疏风清热，宣肺止咳	桑菊饮
		风燥伤肺	干咳 + 喉痒，咽喉干痛，唇鼻干燥，无痰或痰少而黏 + 舌质红干而少津，脉浮数或小数	疏风清肺，润燥止咳	桑杏汤 凉燥 – 杏苏散
	内伤	痰湿蕴肺	咳嗽 + 咳声重浊，痰多，痰黏腻或稠厚成块 + 舌苔白腻，脉象濡滑	燥湿化痰，理气止咳	二陈平胃散合三子养亲汤
		痰热郁肺	咳嗽 + 痰多质黏厚或稠黄，咳吐不爽 + 舌质红，舌苔薄黄腻，脉滑数	清热肃肺，豁痰止咳	清金化痰汤
		肝火犯肺	上气咳逆阵作 + 咽干口苦，胸胁胀痛，咳时引痛，症状可随情绪波动而增减 + 脉弦数	清肺泻肝，化痰止咳	黛蛤散合加减泻白散
		肺阴亏耗	干咳，咳声短促，痰少黏白 + 口干咽燥，或午后潮热，颧红，盗汗，日渐消瘦，神疲，舌质红少苔，脉细数	滋阴清热，润肺止咳	沙参麦冬汤

101.【参考答案】C

【解析】哮病之风痰哮证

证候主症：喉中痰涎壅盛，声如拽锯，或鸣声如吹哨笛，喘急胸满，但坐不得卧，咳痰黏腻难出，或为白色泡沫痰液，无明显寒热倾向，面色青暗，起病多急，常倏忽来去，发前自觉鼻、咽、眼、耳发痒，喷嚏，鼻塞，流涕，胸部憋塞，随之迅即发作，舌苔厚浊，脉滑实。

治法：祛风涤痰，降气平喘。

代表方：三子养亲汤加味。

【押题点】哮病辨证

辨证论治	发作期	冷哮	喉中哮鸣有声＋形寒怕冷，天冷或受寒易发＋脉弦紧或浮紧	宣肺散寒，化痰平喘	射干麻黄汤或小青龙汤
		热哮	喉中痰鸣如吼＋口苦，口渴喜饮，汗出，面赤，或有身热＋舌苔黄腻，质红，脉滑数或弦滑	清热宣肺，化痰定喘	定喘汤
		寒包热哮	喉中哮鸣有声＋痰黏色黄或黄白相兼＋发热，恶寒	解表散寒，清化痰热	小青龙加石膏汤或厚朴麻黄汤
		风痰哮	喉中痰涎壅盛，声如拽锯，或鸣声如吹哨笛＋白色泡沫痰液，起病多急，常倏忽来去	祛风涤痰，降气平喘	三子养亲汤
		虚哮	喉中哮鸣如鼾，声低，气短息促，动则喘甚	补肺纳肾，降气化痰	平喘固本汤
	缓解期	肺虚	喘促气短，自汗畏风，气候变化诱发，发前喷嚏频作，鼻塞流清涕	补肺益气	玉屏风散
		脾虚	倦怠无力，食少便溏，恶心纳呆，饮食不当诱发	健脾益气	六君子汤
		肾虚	平素息促气短，呼多吸少，脑转耳鸣，腰酸腿软（或阴虚或阳虚）	补肾纳气	金匮肾气丸合七味都气丸

102.【参考答案】C

【解析】喘证之表寒肺热证

证候主症：喘逆上气，息粗，鼻扇，胸胀或痛，咳而不爽，吐痰稠黏，伴形寒，身热，烦闷，身痛，有汗或无汗，口渴，舌苔薄白或黄，舌质红，脉浮数或滑。

治法：解表清里，化痰平喘。

代表方：麻杏石甘汤加味。

【押题点】喘证辨证

辨证论治	实喘	风寒壅肺	风寒壅肺＋痰多稀薄而带泡沫＋恶寒，或有发热，口不渴，无汗，舌苔薄白而滑，脉浮紧	宣肺散寒	麻黄汤合华盖散
		表寒肺热	喘逆上气，息粗，鼻扇＋形寒，身热＋舌苔薄白或罩黄，舌边红，脉浮数或滑	解表清里，化痰平喘	麻杏石甘汤
		痰热郁肺	喘促气涌，咳嗽痰多，质黏色黄，或兼有血色＋舌质红，舌苔薄黄或腻，脉滑数	清热化痰，宣肺平喘	桑白皮汤
		痰浊阻肺	喘而胸满闷塞，痰多黏腻色白，咳吐不利＋舌苔白腻，脉象滑或濡	祛痰降逆，宣肺平喘	二陈汤合三子养亲汤
		肺气郁闭	喘促症状每遇情志刺激而诱发＋平素常多忧思抑郁＋脉弦	开郁降气平喘	五磨饮子
	虚喘	肺气虚耗	喘促短气，气怯声低＋自汗畏风	补肺益气	生脉散合补肺汤
		肾虚不纳	喘促日久，动则喘甚，呼多吸少	补肾纳气	金匮肾气丸合参蛤散
		正虚喘脱	喘逆剧甚＋端坐不能平卧，稍动则咳喘欲绝＋面青唇紫，汗出如珠，肢冷，脉浮大无根，或见歇止，或模糊不清	扶阳固脱，镇摄肾气	参附汤送服黑锡丹，配合蛤蚧粉

103.【参考答案】E

【解析】肺痈之成痈期

证候主症：身热转甚，时时振寒，继则壮热，汗出身热不解，烦躁，咳嗽气急，胸满作痛，转侧不利，咳吐浊痰，呈黄绿色，自觉喉间有腥味，口干咽燥，舌质红苔黄腻，脉滑数。

治法：清肺解毒，化瘀消痈。

代表方：千金苇茎汤合如金解毒散。

【押题点】肺痈辨证

辨证论治	初期	恶寒发热，咳嗽，痰量日渐增多，胸痛，咳则痛甚 + 舌苔薄黄，脉浮数而滑	疏散风热，清肺化痰	银翘散
	成痈期	身热转甚，时时振寒，继则壮热 + 咳吐浊痰，呈黄绿色，自觉喉间有腥味	清肺解毒，化瘀消痈	千金苇茎汤合如金解毒散
	溃脓期	咳吐大量脓痰，或如米粥，或痰血相兼，腥臭异常	排脓解毒	加味桔梗汤
	恢复期	身热渐退，咳嗽减轻，咳吐脓痰渐少 + 气短，自汗盗汗，低烧，午后潮热	益气养阴清肺	沙参清肺汤或桔梗杏仁煎

104.【参考答案】B

【解析】肺痨之肺阴亏损证

证候主症：干咳，咳声短促，或咳少量黏痰，或痰中带有血丝，色鲜红，胸部隐隐闷痛，午后自觉手足心热，或见少量盗汗，皮肤干灼，口干咽燥。舌苔薄白，舌边尖红，脉细数。

治法：滋阴润肺。

代表方：月华丸。

【押题点】肺痨辨证

辨证论治	肺阴亏损	干咳，或痰中带有血丝 + 午后自觉手足心热，或见少量盗汗	滋阴润肺	月华丸
	虚火灼肺	呛咳气急，痰少质黏，或吐痰黄稠量多，时时咯血 + 午后潮热，盗汗量多 + 性情急躁易怒	补益肺肾，滋阴降火	百合固金汤合秦艽鳖甲散
	气阴耗伤	咳嗽无力，气短声低 + 午后潮热，自汗或盗汗，纳少神疲，面白颧红	养阴润肺，益气健脾	保真汤或参苓白术散
	阴阳两虚	唇紫，肢冷形寒，或见五更泄泻 + 舌淡体胖或舌光质红少津，脉微细而数，或虚大无力	滋阴补阳，培元固本	补天大造丸

105.【参考答案】D

【解析】肺胀之肺肾气虚证

证候主症：胸部膨满，呼吸浅短难续，声低气怯，甚则张口抬肩，倚息不能平卧，咳嗽，痰白如沫，咳吐不利，胸闷心慌，形寒汗出，或腰膝酸软，小便清长，或尿有余沥，舌淡或暗紫，脉沉细数无力，或有结代。

治法：补肺纳肾，降气平喘。

代表方：平喘固本汤合补肺汤加减。

【押题点】肺胀辨证

辨证论治	外寒里饮	咳逆喘满不得卧 + 痰白量多泡沫状，恶寒无汗，脉浮紧	温肺散寒，化饮降逆	小青龙汤
	痰浊壅肺	胸部膨满，憋闷如塞 + 咳嗽痰多，色白黏腻或呈泡沫 + 苔薄腻或浊腻，脉小滑	化痰降气，健脾益肺	苏子降气汤合三子养亲汤
	痰热郁肺	胸部膨满，喘息气粗，烦躁 + 痰黄或白，黏稠难咳 + 苔黄或黄腻，脉数或滑数	清肺泄热，降逆平喘	越婢加半夏汤或桑白皮汤
	痰蒙神窍	胸部膨满 + 神志恍惚或肢体瞤动，抽搐咳痰	涤痰开窍息风	涤痰汤
	痰瘀阻肺	胸部膨满，憋闷如塞，面色灰白而暗 + 唇甲发绀，舌质暗或紫，舌下青筋增粗，苔腻或浊腻，脉弦滑	涤痰祛瘀，泻肺平喘	葶苈大枣泻肺汤合桂枝茯苓丸
	阳虚水泛	胸部膨满，憋闷如塞 + 面浮，下肢浮肿，甚则一身悉肿	温肾健脾，化饮利水	真武汤合五苓散

辨证论治	肺肾气虚	胸部膨满，呼吸浅短难续，声低气怯 + 腰膝酸软，小便清长	补肺纳肾，降气平喘	平喘固本汤合补肺汤

106. 【参考答案】B

【解析】肺痿之虚寒证

证候主症：咳吐涎沫，其质清稀量多，不渴，短气不足以息，头眩，神疲乏力，食少，形寒，小便数，或遗尿，舌质淡，脉虚弱。

证机概要：肺气虚寒，气不化津，津反为涎。

治法：温肺益气，生津润肺。

代表方：甘草干姜汤或生姜甘草汤加减。

【押题点】肺痿辨证（助理不考）

辨证论治	虚热	咳吐浊唾涎沫 + 午后潮热，形体消瘦，舌红而干，脉虚数	滋阴清热，润肺生津	麦门冬汤合清燥救肺汤
	虚寒	咳吐涎沫，其质清稀量多 + 不渴，形寒，舌质淡，脉虚弱	温肺益气，生津润肺	甘草干姜汤或生姜甘草汤

107. 【参考答案】D

【解析】心悸之阴虚火旺证

证候主症：心悸易惊，心烦失眠，五心烦热，口干，盗汗，思虑劳心则症状加重，伴耳鸣腰酸，头晕目眩，急躁易怒，舌红少津，苔少或无，脉细数。

证机概要：肝肾阴虚，水不济火，心火内动，扰动心神。

【押题点】心悸辨证

辨证论治	心虚胆怯	心悸不宁，善惊易恐，坐卧不安	镇惊定志，养心安神	安神定志丸
	心血不足	心悸 + 失眠健忘，面色无华	补血养心，益气安神	归脾汤
	心阳不振	心悸不安 + 动则尤甚，面色苍白，形寒肢冷	温补心阳，安神定悸	桂枝甘草龙骨牡蛎汤合参附汤
	水饮凌心	心悸 + 胸闷痞满 + 小便短少，面浮肢肿，舌淡胖，苔白滑	振奋心阳，化气行水，宁心安神	苓桂术甘汤
	阴虚火旺	心悸 + 五心烦热，口干，盗汗 + 舌红少津，苔少或无，脉细数	滋阴清火，养心安神	天王补心丹合朱砂安神丸
	瘀阻心脉	心悸 + 心痛时作，痛如针刺，唇甲青紫，舌质紫暗或有瘀斑，脉涩	活血化瘀，理气通络	桃仁红花煎
	痰火扰心	心悸 + 大便秘结，小便短赤，舌红，苔黄腻，脉弦滑	清热化痰，宁心安神	黄连温胆汤

108. 【参考答案】A

【解析】胸痹之心肾阳虚证

证候主症：心悸而痛，胸闷气短，动则更甚，自汗，面色㿠白，神倦怯寒，四肢欠温或肿胀，舌质淡胖，边有齿痕，苔白或腻，脉沉细迟。

治法：温补阳气，振奋心阳。

代表方：参附汤合右归饮加减。

【押题点】胸痹辨证

辨证论治	心血瘀阻	心胸疼痛，如刺如绞，痛有定处，入夜为甚 + 舌质紫暗，有瘀斑，苔薄，脉弦涩	活血化瘀，通脉止痛	血府逐瘀汤
	气滞心胸	心胸满闷，隐痛阵发，痛无定处，时欲太息，遇情志不遂时容易诱发或加重	疏肝理气，活血通络	柴胡疏肝散
	痰浊闭阻	胸闷重而心痛微，痰多 + 咳吐痰涎，舌体胖大且边有齿痕，苔浊腻或白滑，脉滑	通阳泄浊，豁痰宣痹	瓜蒌薤白半夏汤合涤痰汤
	寒凝心脉	猝然心痛如绞，心痛彻背 + 骤冷或骤感风寒而发病或加重	辛温散寒，宣通心阳	枳实薤白桂枝汤合当归四逆汤

续表

辨证论治	气阴两虚	心胸隐痛，时作时休 + 心悸气短，动则益甚，伴倦怠乏力	益气养阴，活血通脉	生脉散合人参荣汤
	心肾阴虚	心痛憋闷或灼痛，心悸盗汗，虚烦不寐 + 腰酸膝软，头晕耳鸣	滋阴清火，养心和络	天王补心丹合炙甘草汤
	心肾阳虚	心悸而痛 + 神倦怯寒，四肢欠温或肿胀	温补阳气，振奋心阳	参附汤合右归饮

109.【参考答案】B
【解析】心衰之气阴两虚证
证候：胸闷气短，喘息，心悸，动则加剧，神疲乏力，口干，五心烦热，两颧潮红，或胸痛，入夜尤甚，或伴腰膝酸软，头晕耳鸣，易汗，舌暗红少苔或少津，脉细数无力或结、代。
治法：益气养阴，活血通脉。
代表方：生脉散。
【押题点】心衰辨证（助理不考）

辨证论治	气虚血瘀	胸闷气短，喘息，心悸 + 神疲乏力自汗	益气温阳，活血化瘀	保元汤合血府逐瘀汤
	气阴两虚	胸闷气短，喘息，心悸 + 动则加剧，五心烦热，两颧潮红	益气养阴，活血通脉	生脉散
	阳虚水泛	心悸，喘息不得卧 + 面浮肢肿，畏寒肢冷	益气温阳，活血利水	真武汤合葶苈大枣泻肺汤
	喘脱危证	喘悸不休，烦躁不安 + 额汗如油，四肢厥冷	益气回阳固脱	四逆加人参汤

110.【参考答案】C
【解析】不寐之肝火扰心证
证候主症：不寐多梦，甚则彻夜不眠，急躁易怒，伴头晕头胀，目赤耳鸣，口干而苦，不思饮食，便秘溲赤，舌红苔黄，脉弦而数。
治法：疏肝泻火，镇心安神。
【押题点】不寐辨证

辨证论治	肝火扰心	不寐多梦 + 急躁易怒 + 舌红苔黄，脉弦而数	疏肝泻火，镇心安神	龙胆泻肝汤
	痰热扰心	心烦不寐 + 胸闷脘痞，舌偏红，苔黄腻，脉滑数	清化痰热，和中安神	黄连温胆汤
	心脾两虚	不易入睡，多梦易醒，心悸健忘 + 四肢倦怠，腹胀便溏，面色少华	补益心脾，养血安神	归脾汤
	心肾不交	心烦不寐 + 腰膝酸软，潮热盗汗，五心烦热	滋阴降火，交通心肾	六味地黄丸合交泰丸
	心胆气虚	虚烦不寐，触事易惊，终日惕惕 + 胆怯心悸	益气镇惊，安神定志	安神定志丸合酸枣仁汤

111.【参考答案】B
【解析】头痛之外感头痛之风热头痛
证候主症：头痛而胀，甚则头胀如裂，发热或恶风，面红目赤，口渴喜饮，大便不畅，或便秘，溲赤，舌尖红，苔薄黄，脉浮数。
治法：疏风清热和络。
代表方剂：芎芷石膏汤加减。
【押题点】头痛辨证

辨证论治	外感	风寒头痛	头痛连及项背 + 恶风畏寒 + 苔薄白，脉浮紧	疏散风寒止痛	川芎茶调散
		风热头痛	头痛而胀，甚则头胀如裂 + 发热或恶风，苔薄黄，脉浮数	疏风清热和络	芎芷石膏汤
		风湿头痛	头痛如裹，肢体困重 + 苔白腻，脉濡	祛风胜湿通窍	羌活胜湿汤
	内伤	肝阳头痛	头昏胀痛，两侧为重 + 胁痛，舌红苔黄，脉弦数	平肝潜阳息风	天麻钩藤饮
		血虚头痛	头痛隐隐，缠绵不休 + 面色少华，神疲乏力	养血滋阴，和络止痛	加味四物汤

续表

辨证论治	内伤	痰浊头痛	头痛昏蒙，胸脘满闷 + 舌苔白腻，脉滑或弦滑	健脾燥湿，化痰降逆	半夏白术天麻汤
		肾虚头痛	头痛且空，眩晕耳鸣，腰膝酸软	养阴补肾，填精生髓	大补元煎
		瘀血头痛	头痛经久不愈，痛处固定不移，痛如锥刺 + 舌紫暗，或有瘀斑、瘀点	活血化瘀，通窍止痛	通窍活血汤
		气虚头痛	头痛隐隐，遇劳加重，神疲乏力，气短懒言	健脾益气升清	益气聪明汤

112.【参考答案】A

【解析】眩晕之肾精不足证

证候主症：眩晕日久不愈，精神萎靡，腰酸膝软，少寐多梦，健忘，两目干涩，视力减退，或遗精滑泄，耳鸣齿摇。或颧红咽干，五心烦热，舌红少苔，脉细数；或面色㿠白，形寒肢冷，舌淡嫩，苔白，脉弱尺甚。

治法：滋养肝肾，益精填髓。

代表方：左归丸加减。

【押题点】眩晕辨证

辨证论治	肝阳上亢	眩晕，耳鸣，头目胀痛 + 烦劳郁怒而加重，脉弦或数	平肝潜阳，清火息风	天麻钩藤饮
	气血亏虚	眩晕动则加剧，劳累即发 + 神疲乏力，倦怠懒言，唇甲不华	补益气血，调养心脾	归脾汤
	肾精不足	眩晕日久不愈 + 腰酸膝软，耳鸣齿摇	滋养肝肾，益精填髓	左归丸
	痰湿中阻	眩晕，头重昏蒙 + 脉濡滑	化痰祛湿，健脾和胃	半夏白术天麻汤
	瘀血阻窍	眩晕时作，头痛如刺 + 面唇紫暗，舌暗有瘀斑，脉涩或细涩	活血通窍，祛瘀生新	通窍活血汤

113.【参考答案】B

【解析】癫证之痰气郁结证

证候主症：精神抑郁，表情淡漠，沉默痴呆，时时太息，言语无序，或喃喃自语，多疑多虑，喜怒无常，秽洁不分，不思饮食，舌红苔腻而白，脉弦滑。

【押题点】癫狂辨证（助理不考）

辨证论治	癫证	痰气郁结	精神抑郁，表情淡漠，沉默痴呆 + 多疑多虑，喜怒无常	疏肝解郁，化痰醒神	逍遥散合涤痰汤
		心脾两虚	神思恍惚，魂梦颠倒，善悲欲哭 + 心悸易惊	健脾益气，解郁安神	养心汤合越鞠丸
	狂证	痰火扰神	突发狂乱无知，骂詈号叫 + 舌质红绛，苔多黄腻或黄燥而垢，脉弦大滑数	镇心涤痰，清肝泻火	生铁落饮
		痰热瘀结	癫狂日久不愈，面色晦滞而秽 + 妄见妄闻，妄思离奇 + 舌质紫暗，有瘀斑	豁痰化瘀，调畅气血	癫狂梦醒汤
		火盛阴伤	癫狂久延，时作时止 + 舌尖红无苔，有剥裂，脉细数	滋阴降火，安神定志	二阴煎合琥珀养心丹

114.【参考答案】D

【解析】痫病休止期之肝肾阴虚证

证候主症：痫病频发，神思恍惚，面色晦暗，头晕目眩，伴两目干涩，耳轮焦枯不泽，健忘失眠，腰膝酸软，大便干燥，舌质红，苔薄白或薄黄少津，脉沉细数。

治法：滋养肝肾，填精益髓。

代表方：大补元煎。

【押题点】痫病辨证（助理不考）

		发作期	阳痫	突然昏仆，四肢抽搐，口吐涎沫，或发怪叫＋平素情绪急躁，口苦咽干＋舌红，苔白腻或黄腻，脉弦数或弦滑	急以开窍醒神，继以泻热涤痰息风	黄连解毒汤合定痫丸
辨证论治			阴痫	突然昏仆，面色晦暗，手足清冷，肢体拘急，或抽搐＋平素神疲乏力，恶心泛呕＋舌质淡，苔白腻，脉多沉细或沉迟	急以开窍醒神，继以温化痰涎，顺气定痫	五生饮、二陈汤加减
		休止期	肝火痰热	平时急躁易怒，面红目赤，口苦咽干＋发作时昏仆抽搐，吐涎＋舌质红，苔黄腻，脉弦滑数	清肝泻火，化痰宁心	龙胆泻肝汤合涤痰汤
			脾虚痰盛	平素神疲乏力＋发作时面色晦滞或㿠白，蜷卧拘急，呕吐涎沫＋舌淡，苔白腻，脉濡滑或弦细滑	健脾化痰	六君子汤
			肝肾阴虚	痫病频发，神思恍惚，面色晦暗，头晕目眩＋两目干涩，耳轮焦枯不泽，腰膝酸软	滋养肝肾，填精益髓	大补元煎
			瘀阻脑络	平素头晕头痛，常伴单侧肢体抽搐，或一侧面部抽动，面唇青紫＋舌质暗红或有瘀斑，脉涩或弦	活血化瘀，息风通络	通窍活血汤

115.　【参考答案】B

【解析】痴呆之髓海不足证

证候主症：忘失前后，兴趣缺失，起居怠惰，或倦怠嗜卧，行走缓慢，动作笨拙，甚则振掉，腰胫酸软，齿枯发焦，脑转耳鸣，目无所见，舌质瘦色淡，脉沉细。

治法：滋补肝肾，填精补髓。

代表方：七福饮。

【押题点】痴呆辨证

	髓海不足	忘失前后，起居怠惰，或倦怠嗜卧＋腰胫酸软，齿枯发焦，脑转耳鸣	滋补肝肾，填精补髓	七福饮
辨证论治	脾肾两虚	反应迟钝，易惊善恐，或呃逆不食，夜尿频多，或二便失禁＋舌质淡，舌体胖大有齿痕，苔白或腻，脉沉细弱	温补脾肾，养元安神	还少丹
	气血不足	不识人物，言语颠倒，多梦易惊＋倦怠少动，面唇无华，纳呆食少＋舌质淡，苔白，脉细弱	益气健脾，养血安神	归脾汤
	痰浊蒙窍	表情呆滞，不言不语，忽歌忽笑＋口吐痰涎，纳呆呕恶＋舌苔黏腻浊，脉弦而滑	化痰开窍，健脾醒神	洗心汤
		附方：言语颠倒，歌笑不休，甚至反喜污秽者，改用转呆丹		
	瘀阻脑络	喜忘，神呆不语，或妄思离奇，头痛难愈＋常伴半身不遂，偏身麻木＋舌质紫瘀斑，脉细弦或沉迟	活血化瘀，通窍醒神	通窍活血汤
	心肝火旺	急躁易怒，或举止异常，或梦寐喊叫＋头晕目眩，头痛，耳鸣如潮＋舌质红或绛，苔黄或黄腻，脉弦滑或弦数	清心平肝，安神定志	天麻钩藤饮
	热毒内盛	无欲无语，迷蒙昏睡，不识人物，神呆遗尿，或躁扰不宁，谵语妄言＋舌质红绛，苔少或苔黏腻，或腐秽厚积，脉数	清热解毒，通络达邪	黄连解毒汤

116.　【参考答案】D

【解析】胃痛之寒邪客胃证

证候主症：胃痛暴作，恶寒喜暖，得温痛减，遇寒加重，口淡不渴，或喜热饮，舌淡苔薄白，脉弦紧。

治法：温胃散寒，行气止痛。

代表方：香苏散合良附丸加减。

【押题点】胃痛辨证

	寒邪客胃	胃痛暴作，恶寒喜暖＋脉弦紧	温胃散寒，行气止痛	香苏散合良附丸
辨证论治	饮食伤胃	胃脘疼痛，胀满拒按，嗳腐吞酸	消食导滞，和胃止痛	保和丸
	肝气犯胃	胃脘胀痛，痛连两胁，遇烦恼则痛作或痛甚＋脉弦	疏肝解郁，和胃止痛	柴胡疏肝散
	肝胃郁热	胃脘灼痛，烦躁易怒，胁胀不舒，泛酸嘈杂＋口干口苦，舌红苔黄，脉弦或数	疏肝泻热，和胃止痛	化肝煎

续表

辨证论治	湿热中阻	胃脘疼痛，痛势急迫，脘闷灼热＋苔黄腻，脉滑数	清化湿热，理气和胃	清中汤
	瘀血停滞	胃脘疼痛，如针刺＋舌质紫暗或有瘀斑，脉涩	化瘀通络，理气和胃	失笑散合丹参饮
	胃阴不足	胃脘隐隐灼痛，似饥而不欲食＋舌红少津，脉细数	养阴益胃，和中止痛	益胃汤
	脾胃虚寒	胃痛隐隐，绵绵不休，喜温喜按	温中健脾，和胃止痛	黄芪建中汤

117.【参考答案】B

【解析】胃痞之脾胃虚弱证

证候主症：脘腹满闷，时轻时重，纳呆便溏，神疲乏力，少气懒言，语声低微，舌质淡，苔薄白，脉细弱。

【押题点】胃痞辨证

辨证论治	饮食内停	脘腹痞闷而胀，嗳腐吞酸	消食和胃，行气消痞	保和丸
	痰湿中阻	脘腹痞塞不舒＋身重困倦，呕恶纳呆＋舌苔白厚腻，脉沉滑	除湿化痰，理气和中	二陈平胃汤
	湿热阻胃	脘腹痞闷＋舌红苔黄腻，脉滑数	清热化湿，和胃消痞	连朴饮
	肝胃不和	脘腹痞闷，胸胁胀满＋心烦易怒，善太息	疏肝解郁，和胃消痞	越鞠丸合枳术丸
	脾胃虚弱	脘腹满闷＋喜温喜按，纳呆便溏，神疲乏力	补气健脾，升清降浊	补中益气汤
	胃阴不足	脘腹痞闷，嘈杂，饥不欲食＋舌红少苔，脉细数	养阴益胃，调中消痞	益胃汤

118.【参考答案】D

【解析】呕吐之痰饮中阻证

证候主症：呕吐清水痰涎，脘闷不食，头眩心悸，舌苔白腻，脉滑。

治法：温中化饮，和胃降逆。

代表方：小半夏汤合苓桂术甘汤加减。

【押题点】呕吐辨证

辨证论治	外邪犯胃	突然呕吐，发热恶寒＋舌苔白腻，脉濡缓	疏邪解表，化浊和中	藿香正气散
	食滞内停	呕吐酸腐	消食化滞，和胃降逆	保和丸
	痰饮中阻	呕吐清水痰涎	温中化饮，和胃降逆	小半夏汤合苓桂术甘汤
	肝气犯胃	呕吐吞酸，胸胁胀痛＋脉弦	疏肝理气，和胃降逆	半夏厚朴汤合左金丸
	脾胃虚寒	饮食稍多即吐＋喜暖恶寒，四肢不温	温中健脾，和胃降逆	理中汤
	胃阴不足	呕吐反复发作，饥而不欲食＋舌红少津，脉细数	滋养胃阴，降逆止呕	麦门冬汤

119.【参考答案】D

【解析】噎膈之气虚阳微证

证候主症：水饮不下，泛吐多量黏液白沫，面浮足肿，面色㿠白，形寒气短，精神疲惫，腹胀，舌质淡，苔白，脉细弱。

治法：温补脾肾。

代表方：补气运脾汤加减。

【押题点】噎膈辨证

辨证论治	痰气交阻	吞咽梗阻＋情志舒畅时稍可减轻，情志抑郁时则加重	开郁化痰，润燥降气	启膈散
	津亏热结	食入格拒不下，入而复出＋舌质光红，干裂少津，脉细数	滋阴清热，润燥生津	沙参麦冬汤
	瘀血内结	饮食难下，或虽下而复吐出，甚或呕出物如赤豆汁＋舌质紫暗，脉细涩	破血行瘀，滋阴养血	通幽汤

辨证论治	气虚阳微	水饮不下，泛吐多量黏液白沫 + 面色㿠白，形寒气短，精神疲惫	温补脾肾	补气运脾汤

120. 【参考答案】C

【解析】呃逆之胃火上逆证

证候主症：呃声洪亮有力，冲逆而出，口臭烦渴，多喜冷饮，脘腹满闷，大便秘结，小便短赤，苔黄燥，脉滑数。

治法：清胃泄热，降逆止呃。

代表方：竹叶石膏汤加减。

【押题点】呃逆辨证

辨证论治	胃寒气逆	呃声沉缓有力 + 遇寒更甚	温中散寒，降逆止呃	丁香散
	胃火上逆	呃声洪亮有力 + 口臭烦渴，多喜冷饮	清胃泄热，降逆止呃	竹叶石膏汤
	气机郁滞	呃逆连声，常因情志不畅而诱发或加重	顺气解郁，和胃降逆	五磨饮子
	脾胃阳虚	呃声低长无力，气不得续 + 喜温喜按，面色㿠白，手足不温	温补脾胃，降逆止呃	理中丸
	胃阴不足	呃声短促而不得续，口干咽燥 + 舌质红，苔少而干，脉细数	养胃生津，降逆止呃	益胃汤

121. 【参考答案】B

【解析】泄泻之肝气乘脾证

证候主症：腹痛而泻，腹中雷鸣，攻窜作痛，矢气频作，每因抑郁恼怒，或情绪紧张之时而作，素有胸胁胀闷，嗳气食少，舌淡红，脉弦。

治法：抑肝扶脾。

代表方：痛泻要方加减。

【押题点】泄泻辨证

辨证论治	寒湿内盛	泄泻清稀，甚则如水样 + 兼外感风寒，则恶寒，发热	芳香化湿，解表散寒	藿香正气散
	湿热伤中	泄泻腹痛，泻下急迫，或泻而不爽，粪色黄褐，气味臭秽，肛门灼热 + 苔黄腻，脉滑数	清热利湿，分利止泻	葛根芩连汤
	食滞肠胃	腹痛肠鸣，泻下粪便臭如败卵 + 嗳腐酸臭	消食导滞，和中止泻	保和丸
	肝气乘脾	腹痛而泻 + 因抑郁恼怒，或情绪紧张之时而作	抑肝扶脾	痛泻要方
	脾胃虚弱	大便时溏时泻，迁延反复 + 进油腻食物，则大便次数增加	健脾益气，化湿止泻	参苓白术散
	肾阳虚衰	黎明前脐腹作痛，肠鸣即泻，完谷不化	温肾健脾，固涩止泻	四神丸

122. 【参考答案】A

【解析】患者的主症为腹痛，里急后重，下痢赤白相杂，肛门灼热，小便短赤，舌质红苔黄腻，脉滑数，辨为痢疾的湿热痢，其治法为清肠化湿，调气和血。

【押题点】痢疾辨证

辨证论治	湿热痢	痢下赤白脓血 + 舌苔黄腻，脉滑数	清肠化湿，调气和血	芍药汤
	疫毒痢	痢下鲜紫脓血 + 壮热口渴，头痛烦躁 + 舌质红绛，舌苔黄燥	清热解毒，凉血止痢	白头翁汤合芍药汤
	寒湿痢	痢下赤白黏冻，白多赤少 + 舌苔白腻，脉濡缓	温中燥湿，调气和血	不换金正气散
	阴虚痢	痢下赤白，日久不愈，脓血黏稠 + 舌红绛少津，苔少或花剥，脉细数	养阴和营，清肠化湿	黄连阿胶汤合驻车丸
	虚寒痢	痢下赤白清稀，无腥臭，或为白冻 + 喜按喜温，形寒畏冷	温补脾肾，收涩固脱	桃花汤合真人养脏汤
	休息痢	下痢时发时止，迁延不愈	温中清肠，调气化滞	连理汤

123.【参考答案】B

【解析】便秘之气虚秘

证候主症：大便并不干硬，虽有便意，但排便困难，用力努挣则汗出短气，便后乏力，面白神疲，肢倦懒言，舌淡苔白，脉弱。

治法：补脾益肺，润肠通便。

【押题点】便秘辨证

辨证论治	热秘	大便干结，口干口臭 + 面红心烦，舌红，苔黄燥，脉滑数	泄热导滞，润肠通便	麻子仁丸
	气秘	大便干结，或不甚干结，欲便不得出 + 肠鸣矢气，腹中胀痛	顺气导滞，降逆通便	六磨汤
	冷秘	大便艰涩，腹痛拘急 + 手足不温，舌苔白腻，脉弦紧	温里散寒，通便止痛	大黄附子汤
	气虚秘	大便并不干硬，虽有便意，但排便困难 + 汗出短气，便后乏力	补脾益肺，润肠通便	黄芪汤
	血虚秘	大便干结，面色无华，口唇色淡	养血滋阴，润燥通便	润肠丸
	阴虚秘	大便干结，如羊屎状 + 舌红少苔，脉细数	滋阴增液，润肠通便	增液汤
	阳虚秘	大便干或不干，排出困难 + 面色㿠白，四肢不温，腹中冷痛	补肾温阳，润肠通便	济川煎

124.【参考答案】C

【解析】患者在黄疸消退后出现"口中干苦，小便黄赤，苔腻，脉濡数"等症状，故辨证为黄疸消退后湿热留恋证。

125.【参考答案】B

【解析】黄疸阴黄之寒湿阻遏证

证候主症：身目俱黄，黄色晦暗，或如烟熏，脘腹痞胀，纳谷减少，大便不实，神疲畏寒，口淡不渴，舌淡苔腻，脉濡缓或沉迟。

治法：温中化湿，健脾和胃。

【押题点】黄疸辨证

辨证论治	阳黄	热重于湿	身目俱黄，黄色鲜明 + 舌苔黄腻，脉象弦数	清热利湿，凉血泄热	茵陈蒿汤
		湿重于热	身目俱黄，黄色不及前者鲜明，头重身困 + 脉濡数或濡缓	化湿利小便，佐以清热	茵陈五苓散合甘露消毒丹
		胆腑郁热	身目发黄，黄色鲜明，上腹、右胁胀闷疼痛，牵引肩背	疏肝泄热，利胆退黄	大柴胡汤
		疫毒炽盛	发病急骤，黄疸迅速加深，其色如金 + 神昏谵语，烦躁抽搐	清热解毒，凉血开窍	犀角地黄汤
	阴黄	寒湿阻遏	身目俱黄，黄色晦暗，或如烟熏 + 神疲畏寒，口淡不渴	温中化湿，健脾和胃	茵陈术附汤
		脾虚湿滞	面目及肌肤淡黄，甚则晦暗不泽，肢软乏力，心悸气短，大便溏薄	健脾和血，利湿退黄	黄芪建中汤
	消退后	湿热留恋	黄疸消退后 + 口中干苦，小便黄赤，苔腻，脉濡数	清热利湿	茵陈四苓散
		肝脾不调	黄疸消退后 + 饮食欠香，大便不调	调和肝脾，理气助运	柴胡疏肝散或归芍六君子汤
		气滞血瘀	黄疸消退后 + 胁下结块，舌有紫斑或紫点，脉涩	疏肝理气，活血化瘀	逍遥散合鳖甲煎丸

126.【参考答案】B

【解析】积证之瘀血内结证

证候主症：腹部积块明显，质地较硬，固定不移，隐痛或刺痛，时有寒热，面色晦暗黧黑，面颈胸臂或有血痣赤缕，女子可见月事不下，舌质紫或有瘀斑瘀点，脉细涩。

【押题点】积证辨证（助理不考）

辨证论治	气滞血阻	腹部积块质软不坚，固定不移	理气活血，通络消积	大七气汤
	瘀血内结	腹部积块明显，质地较硬，固定不移，隐痛或刺痛	祛瘀软坚	膈下逐瘀汤
	正虚瘀阻	久病体弱，积块坚硬＋肌肉瘦削，神倦乏力，舌质淡紫，或光剥无苔	补益气血，活血化瘀	八珍汤合化积丸

127.【参考答案】B
【解析】聚证之肝郁气滞
证候主症：腹中气聚，时聚时散，攻窜胀痛，脘胁胀闷不适，苔薄，脉弦。
治法：疏肝解郁，行气散结。
代表方：逍遥散加减。
【押题点】聚证辨证（助理不考）

辨证论治	肝气郁结	腹中结块柔软，时聚时散，攻窜胀痛	疏肝解郁，行气散结	逍遥散
	食滞痰阻	腹部时有条索状物聚起＋舌苔腻，脉弦滑	理气化痰，导滞通便	六磨汤

128.【参考答案】D
【解析】鼓胀之气滞湿阻证
证候主症：腹胀按之不坚，胁下胀满或疼痛，饮食减少，食后胀甚，得嗳气、矢气稍减，小便短少，舌苔薄白腻，脉弦。
证机概要：肝郁气滞，脾运不健，湿浊中阻。
治法：疏肝理气，运脾利湿。
代表方：柴胡疏肝散合胃苓汤加减。
【押题点】鼓胀辨证（助理不考）

辨证论治	气滞湿阻	腹胀按之不坚＋食后胀甚，得嗳气、矢气稍减	疏肝理气，运脾利湿	柴胡疏肝散合胃苓汤
	水湿困脾	腹大胀满，按之如囊裹水＋下肢浮肿，脘腹痞胀，舌苔白腻	温中健脾，行气利水	实脾散
	湿热蕴结	腹大坚满，脘腹胀急，烦热口苦＋面、目、皮肤发黄	清热利湿，攻下逐水	中满分消丸
	肝脾血瘀	脘腹坚满，青筋显露＋舌质紫暗或有紫斑，脉细涩	活血化瘀，行气利水	调营饮
	脾肾阳虚	腹大胀满，形似蛙腹，朝宽暮急＋神倦怯寒，肢冷浮肿	温补脾肾，化气利水	附子理苓汤
	肝肾阴虚	腹大胀满＋舌质红绛少津，苔少或光剥，脉弦细数	滋肾柔肝，养阴利水	六味地黄丸合一贯煎

129.【参考答案】D
【解析】瘿病之肝火旺盛证
证候：颈前喉结两旁肿大，柔软光滑，烦热出汗，性情急躁易怒，眼球突出，手指颤抖，面部烘热，口苦，舌质红，苔薄黄，脉弦数。
证机概要：痰气交阻，气郁化火，壅结颈前。
治法：清肝泻火，消瘿散结。
代表方：栀子清肝汤合消瘰丸加减。
【押题点】瘿病辨证（助理不考）

辨证论治	气郁痰阻	颈前喉结两旁肿大＋胸闷、太息	理气舒郁，化痰消瘿	四海舒郁丸
	痰结血瘀	颈前喉结两旁肿大＋按之硬、有结节	理气活血，化痰消瘿	海藻玉壶汤
	肝火旺盛	颈前喉结两旁轻度、中度肿大＋急躁易怒	清肝泻火，消瘿散结	栀子清肝汤合消瘰丸
	心肝阴虚	颈前喉结两旁肿大＋舌红少苔脉细数	滋阴降火，宁心柔肝	天王补心丹或一贯煎

130. 【参考答案】B

【解析】疟疾之热瘴

证候主症：热甚寒微，或壮热不寒，头痛，肢体烦疼，面红目赤，胸闷呕吐，烦渴饮冷，大便秘结，小便热赤甚至神昏谵语，舌质红绛，苔黄腻或垢黑，脉洪数或弦数。

证机概要：瘴毒内盛，热陷心包。

治法：解毒除瘴，清热保津。

【押题点】疟疾辨证（助理不考）

辨证论治	正疟		发作症状比较典型 + 寒战鼓颔，寒罢则内外皆热	祛邪截疟，和解表里	柴胡截疟饮或截疟七宝饮
	温疟		发作时热多寒少	清热解表，和解祛邪	白虎加桂枝汤或白虎加人参汤
	寒疟		发作时热少寒多	和解表里，温阳达邪	柴胡桂枝干姜汤合截疟七宝饮
	瘴疟	热瘴	热甚寒微，或壮热不寒	解毒除瘴，清热保津	清瘴汤
		冷瘴	寒甚热微，或但寒不热	解毒除瘴，芳化湿浊	加味不换金正气散
	劳疟		疟疾迁延日久，每遇劳累辄易发作 + 倦怠乏力，短气懒言	益气养血，扶正祛邪	何人饮

131. 【参考答案】C

【解析】水肿之湿毒浸淫证

证候主症：患者因皮肤疮痍破溃而引发水肿，肿势自颜面而渐及全身，发热咽红，舌红苔薄黄，脉滑数。

治法：宣肺解毒，利湿消肿。

代表方：麻黄连翘赤小豆汤合五味消毒饮加减。

【押题点】水肿辨证

辨证论治	阳水	风水相搏	眼睑浮肿，继则四肢及全身皆肿 + 恶寒，发热	疏风清热，宣肺行水	越婢加术汤
		湿毒浸淫	眼睑浮肿，延及全身 + 身发疮痍，甚则溃烂	宣肺解毒，利湿消肿	麻黄连翘赤小豆汤合五味消毒饮
		水湿浸渍	全身水肿，下肢明显，按之没指 + 苔白腻，脉沉缓	运脾化湿，通阳利水	五皮饮合胃苓汤
		湿热壅盛	遍体浮肿，皮肤绷急光亮 + 烦热口渴，小便短赤，苔黄腻	分利湿热	疏凿饮子
	阴水	脾阳亏虚	身肿日久，腰以下为甚，按之凹陷不易恢复 + 纳减便溏	健脾温阳，行气利水	实脾饮
		肾阳衰微	水肿反复消长不已，面浮身肿，腰以下甚，按之凹陷不起 + 腰酸冷痛	温肾助阳，化气行水	济生肾气丸合真武汤
		瘀水互结	水肿延久不退 + 皮肤瘀斑，腰部刺痛，舌紫暗	活血祛瘀，化气行水	桃红四物汤合五苓散

132. 【参考答案】B

【解析】六种淋证均有小便频涩，滴沥刺痛，小腹拘急，引痛腰腹，患者主症表现有尿色深红，或夹有血块，则辨证为淋证之血淋。

133. 【参考答案】A

【解析】淋证之石淋

证候主症：尿中夹砂石，排尿涩痛，或排尿时突然中断，尿道窘迫疼痛，少腹拘急，往往突发，一侧腰腹绞痛难忍，甚则牵及外阴，尿中带血，舌红，苔薄黄，脉弦或带数。

治法：清热利湿，排石通淋。

代表方：石韦散加减。

【押题点】淋证辨证

	热淋	小便频数短涩，灼热刺痛 + 苔黄腻，脉滑数	清热利湿通淋	八正散
辨证论治	石淋	尿中夹砂石，排尿涩痛，或排尿时突然中断	清热利湿，排石通淋	石韦散
	血淋	小便热涩刺痛，尿色深红，或夹有血块	清热通淋，凉血止血	小蓟饮子
	气淋	郁怒之后，小便涩滞，淋沥不宣，少腹胀满疼痛	理气疏导，通淋利尿	沉香散
	膏淋	小便浑浊，乳白或如米泔水	清热利湿，分清泄浊	程氏萆薢分清饮
	劳淋	淋沥不已，时作时止，遇劳即发	补脾益肾	无比山药丸

134.【参考答案】A
【解析】癃闭之肺热壅盛证
证候主症：小便不畅或点滴不通，咽干，烦渴欲饮，呼吸急促，或有咳嗽，舌红，苔薄黄，脉数。
治法：清泄肺热，通利水道。
代表方：清肺饮加减。
【押题点】癃闭辨证

	膀胱湿热	小便点滴不通 + 苔黄腻，脉数	清利湿热，通利小便	八正散
辨证论治	肺热壅盛	小便不畅或点滴不通 + 烦渴欲饮，呼吸急促，或有咳嗽	清泄肺热，通利水道	清肺饮
	肝郁气滞	小便不通或通而不爽 + 情志抑郁	疏利气机，通利小便	沉香散
	浊瘀阻塞	小便点滴而下，或尿如细线，甚则阻塞不通 + 舌紫暗，或有瘀点，脉涩	行瘀散结，通利水道	代抵当丸
	脾气不升	小腹坠胀，时欲小便而不得出	升清降浊，化气行水	补中益气汤合春泽汤
	肾阳衰惫	小便不通或点滴不爽 + 畏寒肢冷，腰膝冷而酸软无力	温补肾阳，化气利水	济生肾气丸

135.【参考答案】E
【解析】阳痿之湿热下注证
证候主症：阴茎萎软，阴囊潮湿，瘙痒腥臭，睾丸坠胀作痛，尿黄灼痛，胁胀腹闷，肢体困倦，泛恶口苦，舌红苔黄腻，脉滑数。
治法：清利湿热。
代表方：龙胆泻肝汤加减。
【押题点】阳痿辨证（助理不考）

	命门火衰	阳事不举，举而不坚 + 精薄清冷，畏寒肢冷	温肾填精，壮阳起痿	赞育丸
辨证论治	心脾亏虚	阳痿不举 + 心悸，纳呆便溏	补益心脾，益气起痿	归脾汤
	肝郁不疏	阳事不举 + 心情抑郁，胸胁胀痛	疏肝解郁，行气起痿	柴胡疏肝散
	惊恐伤肾	阳痿不振 + 惊吓史	益肾宁神	启阳娱心丹
	湿热下注	阴茎萎软，阴囊潮湿	清利湿热	龙胆泻肝汤

136.【参考答案】C
【解析】患者精神恍惚，心神不宁，悲忧善哭，时时欠伸等症辨证属于郁证之心神失养证，其治法为甘润缓急，养心安神。
【押题点】郁证辨证

	肝气郁结	精神抑郁，情绪不宁 + 胁肋胀痛，痛无定处，脉弦	疏肝解郁，理气畅中	柴胡疏肝散
辨证论治	气郁化火	情绪不宁，急躁易怒，胸胁胀满，口苦而干，目赤耳鸣 + 苔黄，脉弦数	疏肝解郁，清肝泻火	丹栀逍遥散
	痰气郁结 – 梅核气	精神抑郁 + 咽中如有物梗塞，吞之不下，咳之不出	行气开郁，化痰散结	半夏厚朴汤

续表

辨证论治	心神失养 – 脏躁	精神恍惚，心神不宁，多疑易惊，悲忧善哭，喜怒无常，或时时欠伸	甘润缓急，养心安神	甘麦大枣汤
	心脾两虚	情绪不宁、多思善疑 + 心悸胆怯，失眠健忘，纳差	健脾养心，补益气血	归脾汤
	心肾阴虚	惊悸多梦，腰膝酸软 + 五心烦热，盗汗，口咽干燥，舌红少苔或无苔，脉细数	滋养心肾	天王补心丹合六味地黄丸

137.【参考答案】B

【解析】血证吐血之胃热壅盛证

证候主症：脘腹胀闷，嘈杂不适，甚则作痛，吐血色红或紫暗，常夹有食物残渣，口臭，便秘，大便色黑，舌质红，苔黄腻，脉滑数。

【押题点】血证吐血辨证

吐血	胃热壅盛	吐血 + 夹有食物残渣，口臭，便秘	清胃泻火，化瘀止血	泻心汤合十灰散
	肝火犯胃	吐血 + 口苦胁痛，心烦易怒	泻肝清胃，凉血止血	龙胆泻肝汤
	气虚血溢	吐血缠绵不止 + 神疲乏力	健脾益气摄血	归脾汤

138.【参考答案】E

【解析】悬饮之饮停胸胁证

证候：胸胁疼痛，咳唾引痛，痛势逐渐减轻，而呼吸困难加重，咳逆气喘，息促不能平卧，或仅能偏卧于停饮的一侧，病侧肋间胀满，甚则可见病侧胸廓隆起，舌苔白，脉沉弦或弦滑。

证机概要：饮停胸胁，脉络受阻，肺气郁滞。

治法：泻肺祛饮。

代表方：椒目瓜蒌汤合十枣汤或控涎丹加减。

【押题点】痰饮辨证

悬饮	邪犯胸肺	寒热往来，身热起伏 + 胸胁刺痛，呼吸、转侧疼痛加重	和解（少阳）宣利（枢机）	柴枳半夏汤
	饮停胸胁	胸胁疼痛，咳唾引痛 + 病侧肋间胀满	泻肺祛饮	椒目瓜蒌汤合十枣汤或控涎丹
	络气不和	胸胁疼痛，如灼如刺 + 病侧胸廓变形，舌质暗	理气和络	香附旋覆花汤
	阴虚内热	咳呛时作，口干咽燥，或午后潮热，颧红，心烦，手足心热 + 舌质偏红，少苔，脉小数	滋阴清热	沙参麦冬汤合泻白散

139.【参考答案】A

【解析】消渴上消之肺热津伤证

证候主症：口渴多饮，口舌干燥，尿频量多，烦热多汗，舌边尖红，苔薄黄，脉洪数。

治法：清热润肺，生津止渴。

【押题点】消渴辨证

辨证论治	上消	肺热津伤	口渴多饮，口舌干燥，尿频量多	清热润肺，生津止渴	消渴方
	中消	胃热炽盛	多食易饥，口渴，尿多，形体消瘦，大便干燥	清胃泻火，养阴增液	玉女煎
		气阴亏虚	口渴引饮，能食与便溏并见 + 四肢乏力，体瘦	益气健脾，生津止渴	七味白术散
	下消	肾阴亏虚	尿频量多，浑浊如脂膏 + 腰膝酸软，舌红苔少，脉细数	滋阴固肾	六味地黄丸
		阴阳两虚	小便频数，浑浊如膏，甚至饮一溲一 + 耳轮干枯，腰膝酸软，四肢欠温，畏寒肢冷	滋阴温阳，补肾固涩	金匮肾气丸

140.【参考答案】B

【解析】汗证之肺卫不固证

证候主症：汗出恶风，稍劳汗出尤甚，或表现半身、某一局部出汗，易于感冒，体倦乏力，周身酸楚，面白少华，舌苔薄白，脉细弱。

证机概要：肺气不足，表虚失固，营卫不和，汗液外泄。

治法：益气固表。

代表方：玉屏风散加减。

【押题点】汗证辨证（助理不考）

辨证论治	肺卫不固	汗出恶风，稍劳汗出尤甚 + 易于感冒	益气固表	玉屏风散
	心血不足	自汗或盗汗 + 心悸少寐，面色不华	养血补心	归脾汤
	阴虚火旺	夜寐盗汗，或有自汗，五心烦热，或兼午后潮热	滋阴降火	当归六黄汤
	邪热郁蒸	汗黏，汗液易使衣服黄染，面赤烘热	清肝泄热，化湿和营	龙胆泻肝汤

141.【参考答案】D

【解析】内伤发热之血虚发热证

证候主症：发热，热势多为低热，头晕眼花，身倦乏力，心悸不宁，面白少华，唇甲色淡，舌质淡，脉细弱。

【押题点】内伤发热辨证

辨证论治	阴虚发热	午后潮热，或夜间发热 + 舌质红，或有裂纹，苔少甚至无苔，脉细数	滋阴清热	清骨散
	血虚发热	发热，热势多为低热 + 心悸不宁，面白少华	益气养血	归脾汤
	气虚发热	发热，热势或低或高，常在劳累后发作或加剧	益气健脾，甘温除热	补中益气汤
	阳虚发热	发热而欲近衣，形寒怯冷，四肢不温	温补阳气，引火归原	金匮肾气丸
	气郁发热	发热多为低热或潮热，热势常随情绪波动而起伏	疏肝理气，解郁泄热	丹栀逍遥散
	痰湿郁热	低热，午后热甚 + 胸闷脘痞，舌苔白腻或黄腻，脉濡数	燥湿化痰，清热和中	黄连温胆汤合中和汤
	血瘀发热	午后或夜晚发热 + 舌质青紫或有瘀点、瘀斑	活血化瘀	血府逐瘀汤

142.【参考答案】B

【解析】虚劳之肾阳虚证

证候主症：腰背酸痛，遗精，阳痿，多尿或不禁，面色苍白，畏寒肢冷，下利清谷或五更泄泻，舌质淡胖，有齿痕，脉沉迟。

治法：温补肾阳。

代表方：右归丸加减。

【押题点】虚劳辨证

辨证论治	气虚	肺气虚	咳嗽无力，短气自汗 + 易于感冒	补益肺气	补肺汤
		心气虚	心悸，气短，劳则尤甚，神疲体倦，自汗	益气养心	七福饮
		脾气虚	饮食减少，食后胃脘不舒，倦怠乏力，大便溏薄	健脾益气	加味四君子汤
		肾气虚	神疲乏力，腰膝酸软	益气补肾	大补元煎
	血虚	心血虚	心悸怔忡，健忘，失眠，多梦，面色不华	养血宁心	养心汤
		肝血虚	胁痛，肢体麻木，筋脉拘急	补血养肝	四物汤

辨证论治	阴虚	肺阴虚	干咳，咯血，潮热，盗汗	养阴润肺	沙参麦冬汤
		心阴虚	心悸，失眠，烦躁，潮热，盗汗	滋阴养心	天王补心丹
		脾胃阴虚	口干唇燥，不思饮食，大便燥结	养阴和胃	益胃汤
		肝阴虚	目干畏光，视物不明，急躁易怒	滋养肝阴	补肝汤
		肾阴虚	腰酸，遗精＋舌红少津，脉沉细	滋补肾阴	左归丸
	阳虚	心阳虚	心悸，自汗；心胸憋闷疼痛，形寒肢冷	益气温阳	保元汤
		脾阳虚	食少，形寒＋大便溏薄，肠鸣腹痛	温中健脾	附子理中汤
		肾阳虚	腰背酸痛，遗精，阳痿，畏寒肢冷	温补肾阳	右归丸

143.【参考答案】D

【解析】厥证之痰厥

证候主症：素有咳喘宿痰，多湿多痰，恼怒或剧烈咳嗽后突然昏厥，喉有痰声，或呕吐涎沫，呼吸气粗，舌苔白腻，脉沉滑。

证机概要：肝郁肺痹，痰随气升，上闭清窍。

治法：行气豁痰。

代表方：导痰汤加减。

【押题点】厥证辨证（助理不考）

辨证论治	气厥	实证	常因由情志异常、精神刺激而发作，突然昏倒，不知人事	开窍，顺气，解郁	通关散合五磨饮子
		虚证	眩晕昏仆，面色苍白，呼吸微弱，汗出肢冷	补气，回阳，醒神	生脉注射液、参附注射液，继用四味回阳饮
	血厥	实证	因急躁恼怒而发，突然昏倒，不知人事，牙关紧闭，面赤唇紫	平肝潜阳，理气通瘀	羚角钩藤汤或通瘀煎
		虚证	因失血过多而发，突然昏厥，面色苍白，口唇无华	补养气血	急用独参汤灌服，继服人参养荣汤
	痰厥		素有咳喘宿痰，多湿多痰，恼怒或剧烈咳嗽后突然昏厥，喉有痰声	行气豁痰	导痰汤

144.【参考答案】E

【解析】气厥之实证

证候主症：常因由情志异常、精神刺激而发，突然昏倒，不知人事，或四肢厥冷，呼吸气粗，口噤拳握，舌苔薄白，脉伏或沉弦。

证机概要：肝郁不疏，气机上逆，壅阻心胸，内闭神机。

治法：开窍，顺气，解郁。

145.【参考答案】D

【解析】痹证之痛痹

证候主症：肢体关节疼痛，痛势较剧，部位固定，遇寒则痛甚，得热则痛缓，关节屈伸不利，局部皮肤或有寒冷感，舌质淡，舌苔薄白，脉弦紧。

治法：温经散寒，祛风除湿。

代表方：乌头汤加减。

【押题点】痹证辨证

辨证论治	风寒湿痹	行痹	肢体关节、肌肉疼痛酸楚，屈伸不利，疼痛呈游走性	祛风通络，散寒除湿	防风汤
		痛痹	肢体关节疼痛，部位固定，遇寒则痛甚，得热则痛缓	温经散寒，祛风除湿	乌头汤
		着痹	肢体关节、肌肉酸楚、重着、疼痛，肿胀散漫	除湿通络，祛风散寒	薏苡仁汤

续表

辨证论治	风湿热痹	游走性关节疼痛 + 局部灼热红肿，痛不可触，得冷则舒	清热通络，祛风除湿	白虎加桂枝汤或宣痹汤
	痰瘀痹阻	痹证日久，肌肉关节刺痛，固定不移，或关节肌肤紫暗、肿胀 + 舌质紫暗或有瘀斑	化痰行瘀，蠲痹通络	双合汤
	寒热错杂	关节灼热肿痛，遇寒加重，或关节冷痛喜温，手心灼热 + 恶风怕冷，口干口苦，尿黄 + 舌红，苔白或黄，脉弦或紧或数	温经散寒，清热除湿	桂枝芍药知母汤
	气血虚痹	关节疼痛酸楚，时轻时重 + 神疲乏力，面色少华，肌肤麻木，唇甲淡白 + 舌淡苔薄、脉细弱	益气养血，和营通络	黄芪桂枝五物汤
	肝肾虚痹	痹证日久不愈，关节屈伸不利，肌肉瘦削，腰膝酸软	补益肝肾，舒筋活络	独活寄生汤

146. 【参考答案】B

【解析】痿证之肺热津伤证

证候主症：发病急，病起发热，或热后突然出现肢体软弱无力，可较快发生肌肉瘦削，皮肤干燥，心烦口渴，咳呛少痰，咽干不利，小便黄赤或热痛，大便干燥，舌质红，苔黄，脉细数。

证机概要：肺燥伤津，五脏失润，筋脉失养。

治法：清热润燥，养阴生津。

代表方：清燥救肺汤加减。

【押题点】痿证辨证（助理不考）

治疗原则		《内经》提出"治痿者独取阳明"，重视补脾胃、清胃火、祛湿热以调理脾胃		
辨证论治	肺热津伤	发病急，病起发热，或热后突然出现肢体软弱无力	清热润燥，养阴生津	清燥救肺汤
	湿热浸淫	起病较缓，逐渐出现肢体困重，痿软无力 + 舌质红，舌苔黄腻，脉濡数或滑数	清热利湿，通利经脉	加味二妙散
	脾胃虚弱	起病缓慢，肢体软弱无力逐渐加重，神疲肢倦，肌肉萎缩，少气懒言，纳呆便溏	补中益气，健脾升清	参苓白术散合补中益气汤
	肝肾亏损	起病缓慢，渐见肢体痿软无力，尤以下肢明显，腰膝酸软	补益肝肾，滋阴清热	虎潜丸
	脉络瘀阻	久病体虚，四肢痿弱，肌肉瘦削，四肢青筋显露 + 舌质暗淡或有瘀点、瘀斑，脉细涩	益气养营，活血行瘀	圣愈汤合补阳还五汤

147. 【参考答案】C

【解析】颤证之痰热风动证

证候主症：头摇不止，肢麻震颤，重则手不能持物，头晕目眩，胸脘痞闷，口苦口黏，甚则口吐痰涎，舌体胖大，有齿痕，舌质红，舌苔黄腻，脉弦滑数。

治法：清热化痰，平肝息风。

代表方：导痰汤合羚角钩藤汤加减。

【押题点】颤证辨证

辨证论治	风阳内动	肢体颤动粗大，眩晕耳鸣，面赤烦躁，易激动	镇肝息风，舒筋止颤	天麻钩藤饮合镇肝息风汤
	痰热风动	头摇不止，肢麻震颤 + 胸脘痞闷，口苦口黏，甚则口吐痰涎	清热化痰，平肝息风	导痰汤合羚角钩藤汤
	气血亏虚	头摇肢颤，神疲乏力，心悸健忘，眩晕，纳呆	益气养血，濡养筋脉	人参养荣汤
	髓海不足	头摇肢颤，腰膝酸软，失眠心烦 + 舌质红，舌苔薄白，或红绛无苔，脉象细数	填精补髓，育阴息风	龟鹿二仙膏合大定风珠
	阳气虚衰	头摇肢颤，筋脉拘挛 + 畏寒肢冷	补肾助阳，温煦筋脉	地黄饮子

三、A3 型题

148～150.【参考答案】C C B

【解析】感冒之风热犯表证

证候主症：身热较著，微恶风，汗泄不畅，头胀痛，面赤，咳嗽，痰黏或黄，咽喉肿痛，鼻塞，流黄浊涕，口干欲饮，苔薄白微黄，舌边尖红，脉浮数。

代表方：银翘散或葱豉桔梗汤加减。

加减：若风热上壅，头胀痛较甚，加桑叶、菊花清利头目。

151～153.【参考答案】A D A

【解析】哮病之风痰哮证

证候主症：喉中痰涎壅盛，声如拽锯，或鸣声如吹哨笛，喘急胸满，但坐不得卧，咳痰黏腻难出，或为白色泡沫痰液，无明显寒热倾向，面色青暗，起病多急，常倏忽来去，发前自觉鼻、咽、眼、耳发痒，喷嚏，鼻塞，流涕，胸部憋塞，随之迅即发作，舌苔厚浊，脉滑实。

治法：祛风涤痰，降气平喘。

代表方：三子养亲汤加味。

加减：痰壅喘急，不能平卧，加用葶苈子、猪牙皂泻肺涤痰，必要时可暂予控涎丹泻肺祛痰；若感受风邪而发作者，加苏叶、防风、苍耳草、蝉衣、地龙等祛风化痰。

154～156.【参考答案】E A B

【解析】胸痹之心肾阳虚证

证候主症：心悸而痛，胸闷气短，动则更甚，自汗，面色㿠白，神倦怯寒，四肢欠温或肿胀，舌质淡胖，边有齿痕，苔白或腻，脉沉细迟。

治法：温补阳气，振奋心阳。

代表方：参附汤合右归饮加减。

胸痹病位在心，涉及肝、肺、脾、肾等脏。

157～159.【参考答案】C A D

【解析】头痛之血虚头痛

证候主症：头痛隐隐，时时昏晕，心悸失眠，面色少华，神疲乏力，遇劳加重，舌质淡，苔薄白，脉细弱。

治法：养血滋阴，和络止痛。

选方：加味四物汤加减。

加减：若因血虚气弱者，兼见乏力气短，神疲懒言，汗出恶风等，可选加党参、黄芪，白术；若阴血亏虚，阴不敛阳，肝阳上扰者可加入天麻、钩藤、石决明、菊花等。

160～162.【参考答案】B C C

【解析】患者以食后呕吐为主症，辨病为呕吐，呕吐物清稀无臭，伴胸脘满闷，恶寒微热，头身疼痛，舌苔白腻，脉濡缓，辨证为外邪犯胃证，治疗应选方剂为藿香正气散。

163～165.【参考答案】B D D

【解析】胁痛之肝络失养证

证候主症：胁肋隐痛，悠悠不休，遇劳加重，口干咽燥，心中烦热，头晕目眩，舌红少苔，脉细弦而数。

治法：养阴柔肝。

代表方：一贯煎加减。

【押题点】胁痛辨证

辨证论治	肝郁气滞	胁肋胀痛，走窜不定＋因情志变化而增减	疏肝理气	柴胡疏肝散
	肝胆湿热	胁肋重着或灼热疼痛＋身目发黄，舌红苔黄腻，脉弦滑数	清热利湿	龙胆泻肝汤
	瘀血阻络	胁肋刺痛，痛有定处＋舌质紫暗	祛瘀通络	血府逐瘀汤或复元活血汤
	肝络失养	胁肋隐痛，悠悠不休＋舌红少苔，脉细弦而数	养阴柔肝	一贯煎

166～168.【参考答案】C D B

【解析】阳水之风水相搏证

证候主症：眼睑浮肿，继则四肢及全身皆肿，来势迅速，多有恶寒，发热，肢节酸楚，小便不利等症。偏于风热者，伴咽喉红肿疼痛，舌质红，脉浮滑数。偏于风寒者，兼恶寒，咳喘，舌苔薄白，脉浮滑或浮紧。

治法：疏风清热，宣肺行水。

代表方：越婢加术汤加减。

加减：若见汗出恶风，则用防己黄芪汤加减，以益气行水。

169～171.【参考答案】B E A

【解析】咳血之肝火犯肺证

证候主症：咳嗽阵作，痰中带血或纯血鲜红，胸胁胀痛，烦躁易怒，口苦，舌质红，苔薄黄，脉弦数。

治法：清肝泻火，凉血止血。

代表方：泻白散合黛蛤散加减。

加减：肝火较甚，头晕目赤，心烦易怒者可加牡丹皮、栀子清肝泻火；若咳血量较多，纯血鲜红，可用犀角地黄汤加三七粉冲服，以清热泻火，凉血止血。

172～174.【参考答案】D C D

【解析】痹证之风湿热痹

证候主症：游走性关节疼痛，可涉及一个或多个关节，活动不便，局部灼热红肿，痛不可触，得冷则舒，可有皮下结节或红斑，常伴有发热、恶风、汗出、口渴、烦躁不安等全身症状，舌质红，舌苔黄或黄腻，脉滑数或浮数。

治法：清热通络，祛风除湿。

代表方：白虎加桂枝汤或宣痹汤。

加减：若皮肤有红斑者，加牡丹皮、赤芍、生地黄、紫草以清热凉血，活血化瘀；如热毒炽盛，化火伤津，深入骨节，而见关节红肿，触之灼热，疼痛剧烈如刀割，筋脉拘急抽挛，入夜尤甚，壮热烦渴，舌红少津，脉弦数，宜清热解毒，凉血止痛，可选用五味消毒饮合犀黄丸。热痹亦可由风寒湿邪内侵，郁久化热而成，若邪初化热仍兼有风寒湿邪，可用麻黄连翘赤小豆汤加味。

175～177.【参考答案】C B D

【解析】肺痿之虚热证

证候主症：咳吐浊唾涎沫，其质地黏稠，或咳痰带血，咳声不扬，甚则音嘎，气急喘促，口渴咽燥，午后潮热，形体消瘦，皮毛干枯，舌红而干，脉虚数。

治法：滋阴清热，润肺生津。

代表方：麦门冬汤合清燥救肺汤加减。

178～180.【参考答案】B A C

【解析】不寐之心肾不交证

证候主症：心烦不寐，入睡困难，心悸多梦，伴头晕耳鸣，腰膝酸软，潮热盗汗，五心烦热，咽干少津，男子遗精，女子月经不调，舌红少苔，脉细数。

治法：滋阴降火，交通心肾。

代表方：六味地黄丸合交泰丸加减。

不寐的病位主要在心，与肝、脾、肾密切相关。

181～183.【参考答案】D E C

【解析】中风中脏腑之阳闭证（痰火瘀闭证）

证候主症：突然昏仆，不省人事，牙关紧闭，口噤不开，两手握固，大小便闭，肢体偏瘫、拘急抽搐，兼见面红身热，气粗口臭、躁动不安，舌质红，苔黄腻，脉弦滑数有力。

治法：清肝息风，豁痰开窍。

代表方：羚角钩藤汤合安宫牛黄丸。

加减：痰盛神昏者合用至宝丹；热闭神昏兼有抽搐者，可加全蝎、蜈蚣或合用紫雪丹。临床还可酌情选用清开灵注射液或醒脑静注射液静脉滴注。

184～186.【参考答案】C C D

【解析】腹痛中虚脏寒证

证候主症：腹痛绵绵，时作时止，喜温喜按，形寒肢冷，神疲乏力，气短懒言，胃纳不佳，面色无华，大便溏薄，舌质淡，苔薄白，脉沉细。

治法：温中补虚，缓急止痛。

代表方：小建中汤。

选方加减：若腹痛下利，脉微肢冷，脾肾阳虚者，可用附子理中汤；疼痛不止，加吴茱萸、干姜、川椒、乌药温里止痛；若腹中大寒，呕吐肢冷，可用大建中汤温中散寒。

187～189.【参考答案】C B A

【解析】泄泻湿热伤中证

证候主症：泄泻腹痛，泻下急迫，或泻而不爽，粪色黄褐，气味臭秽，肛门灼热，烦热口渴，小便短黄，舌质红，苔黄腻，脉滑数或濡数。

治法：清热利湿，分利止泻。

代表方：葛根芩连汤加减。

190～192.【参考答案】D D D

【解析】鼓胀肝脾血瘀证

证候主症：脘腹坚满，青筋显露，胁下癥结痛如针刺，面色晦暗黧黑，或见赤丝血缕，面、颈、胸、臂出现血痣或蟹爪纹，口干不欲饮水，或见大便色黑，舌质紫暗或有紫斑，脉细涩。

治法：活血化瘀，行气利水。

代表方：调营饮。

加减：胁下癥积肿大明显，可选加地鳖虫、牡蛎；如病久体虚，气血不足，或攻逐之后，正气受损，加当归、黄芪、党参。

193～195.【参考答案】D B C

【解析】汗证肺卫不固证

证候主症：汗出恶风，稍劳汗出尤甚，或表现半身、某一局部出汗，易于感冒，体倦乏力，周身酸楚，面白少华，舌苔薄白，脉细弱。

治法：益气固表。

代表方：玉屏风散。

196～198.【参考答案】D C A

【解析】消渴下消肾阴亏虚证

证候主症：尿频量多，浑浊如脂膏，或尿甜，腰膝酸软，乏力，头晕耳鸣，口干唇燥，皮肤干燥，瘙痒，舌红少苔，脉细数。

治法：滋阴固肾。

代表方：六味地黄丸加减。

加减：消渴容易发生多种并发症，应在治疗本病的同时，积极治疗并发症。白内障、雀盲、耳聋，主要病机为肝肾精血不足，不能上承耳目，宜滋补肝肾，益精补血，可用杞菊地黄丸或明目地黄丸。对于并发疮毒痈疽者，则治宜清热解毒，消散痈肿，用五味消毒饮。在痈疽的恢复阶段，则治疗上要重视托毒生肌。

199～201.【参考答案】B C B

【解析】胃痛湿热中阻证

证候主症：胃脘疼痛，痛势急迫，脘闷灼热，口干口苦，口渴而不欲饮，纳呆恶心，小便色黄，大便不畅，舌红，苔黄腻，脉滑数。

治法：清化湿热，理气和胃。

代表方：清中汤加减。

四、B型题

202～203.【参考答案】B D

【解析】感冒采用解表达邪的治疗原则。

风寒证治法为辛温发汗；风热证治法为辛凉清解；暑湿杂感者，又当清暑祛湿解表；虚体感冒则当扶正解表。

204～205.【参考答案】B D

【解析】该症状为咳嗽之风热犯肺证，治法应疏风清热，宣肺止咳，故选B；该症状为咳嗽之痰热郁肺证，治法应清热肃肺，豁痰止咳，故选D。

206～207.【参考答案】B C

【解析】

（1）哮病发作期之寒包热哮证

证候主症：喉中哮鸣有声，胸膈烦闷，呼吸急促，喘咳气逆，咳痰不爽，痰黏色黄或黄白相兼，烦躁，发热，恶寒，无汗，身痛，口干欲饮，大便偏干，舌苔白腻，舌尖边红，脉弦紧。

（2）哮病缓解期之肺虚证

证候主症：喘促气短，语声低微，面色㿠白，自汗畏风，咳痰清稀色白，多因气候变化而诱发，发前喷嚏频作，鼻塞流清涕，舌淡苔白，脉细弱或虚大。

208～209.【参考答案】A E

【解析】

（1）喘证之风寒壅肺证

证候主症：喘息咳逆，呼吸急促，胸部胀闷，痰多稀薄而带泡沫，色白质稀，常有头痛，恶寒，或有发热，口不渴，无汗，舌苔薄白而滑，脉浮紧。

（2）喘证之肺气郁痹证

证候主症：每遇情志刺激而诱发，发时突然呼吸短促，息粗气憋，胸闷胸痛，咽中如窒，但喉中痰鸣不著。平素多忧思抑郁，失眠，心悸，心烦易怒，面红耳赤，舌质红，苔薄，脉弦。

210～211.【参考答案】B D

【解析】①肺痈成痈期为邪热壅肺，蒸液成痰，气分热毒浸淫及血，热伤血脉，血为之凝滞，热壅血瘀，蕴酿成痈。表现高热、振寒、咳嗽、气急、胸痛等痰瘀热毒蕴肺的证候。②肺痈溃脓期：痰热与瘀血壅阻肺络，肉腐血败化脓，继则肺损络伤，脓疡内溃外泄，排出大量腥臭脓痰或脓血痰。

212～213.【参考答案】C A

【解析】

（1）咳嗽之肺阴亏耗证

代表方：沙参麦冬汤加减。

证候主症：干咳，咳声短促，痰少黏白，或痰中带血丝，或声音逐渐嘶哑，口干咽燥，或午后潮热，颧红，盗汗，日渐消瘦，神疲，舌质红少苔，脉细数。

治法：滋阴清热，润肺止咳。

（2）肺痨之肺阴亏损证

代表方：月华丸加减。

证候主症：干咳，咳声短促，或咳少量黏痰，或痰中带有血丝，色鲜红，胸部隐隐闷痛，午后自觉手足心热，或见少量盗汗，皮肤干灼，口干咽燥。舌苔薄白，舌边尖红，脉细数。

治法：滋阴润肺。

214～215.【参考答案】B E

【解析】

（1）肺痨之虚火灼肺证

治法：补益肺肾，滋阴降火。

证候主症：呛咳气急，痰少质黏，或吐痰黄稠量多，时时咯血，血色鲜红，混有泡沫痰涎，午后潮热，骨蒸颧红，五心烦热，盗汗量多，口渴心烦，失眠，性情急躁易怒，或胸胁掣痛，男子可见遗精，女子月经不调，形体日渐消瘦。舌干而红，苔薄黄而剥，脉细数。

（2）肺痨之肺阴亏损证

治法：滋阴润肺。

证候主症：干咳，咳声短促，或咳少量黏痰，或痰中带有血丝，色鲜红，胸部隐隐闷痛，午后自觉手足心热，或见少量盗汗，皮肤干灼，口干咽燥。舌苔薄白，舌边尖红，脉细数。

216～217.【参考答案】B E

【解析】

（1）肺胀之阳虚水泛证

代表方：真武汤合五苓散加减。

证候主症：胸部膨满，憋闷如塞，咳痰清稀，胸闷心悸，面浮，下肢浮肿，甚则一身悉肿，腹部胀满有水，脘痞，纳差，尿少，怕冷，面唇青紫，舌苔白滑，舌体胖质暗，脉沉细。

证机概要：心肾阳虚，水饮内停。

治法：温肾健脾，化饮利水。

（2）肺胀之痰浊壅肺证

代表方：苏子降气汤合三子养亲汤加减。

证候主症：胸部膨满，憋闷如塞，短气喘息，稍劳即著，咳嗽痰多，色白黏腻或呈泡沫，畏风易汗，脘痞纳少，倦怠乏力，舌暗，苔薄腻或浊腻，脉小滑。

证机概要：肺虚脾弱，痰浊内蕴，肺失宣降。

治法：化痰降气，健脾益肺。

218～219.【参考答案】A B

【解析】①肺痿虚热证，如火盛，出现虚烦、咳呛、呕逆者，则去大枣，加竹茹、竹叶清热和胃降逆。②肺痿虚热证，如咳吐浊黏痰，口干欲饮，加天花粉、知母、川贝母清热化痰。

220～221.【参考答案】C B

【解析】

（1）心悸之阴虚火旺证

代表方：天王补心丹合朱砂安神丸加减。

证候主症：心悸易惊，心烦失眠，五心烦热，口干，盗汗，思虑劳心则症状加重，伴耳鸣腰酸，头晕目眩，急躁易怒，舌红少津，苔少或无，脉细数。

治法：滋阴清火，养心安神。

（2）心悸之痰火扰心证

代表方：黄连温胆汤。

证候主症：心悸时发时止，受惊易作，胸闷烦躁，失眠多梦，口干苦，大便秘结，小便短赤，舌红苔黄腻，脉弦滑。

治法：清热化痰，宁心安神。

222～223.【参考答案】A D

【解析】

（1）胸痹之心血瘀阻证

证候主症：心胸疼痛，如刺如绞，痛有定处，入夜为甚，甚则心痛彻背，背痛彻心，或痛引肩背，舌质紫暗，或有瘀点、瘀斑，苔薄，脉弦涩。

（2）胸痹之寒凝心脉证

证候主症：猝然心痛如绞，心痛彻背，喘不得卧，多因气候骤冷或骤感风寒而发病或加重，伴形寒，甚则手足不温，冷汗自出，胸闷气短，心悸，面色苍白，苔薄白，脉沉紧或沉细。

224～225.【参考答案】D E

【解析】

（1）气虚血瘀证

代表方：保元汤合血府逐瘀汤。

证候：胸闷气短，喘息，心悸，活动后诱发或加剧，神疲乏力，倦怠懒言，自汗，口唇发绀，或胸部闷痛，或肢肿时作，喘息不得卧，舌淡胖或淡暗有瘀斑，脉沉细或涩、结、代。

治法：益气温阳，活血化瘀。

（2）阳虚水泛证

代表方：真武汤合葶苈大枣泻肺汤

证候：心悸，喘息不得卧，面浮肢肿，尿少，神疲乏力，畏寒肢冷，腹胀，便溏，口唇发绀，胸部刺痛，或胁下痞块坚硬，颈脉显露，舌淡胖有齿痕，或有瘀点、瘀斑，脉沉细或结、代、促。

治法：益气温阳，活血利水。

226～227.【参考答案】B C

【解析】不寐是以经常不能获得正常睡眠为特征的一类病证，主要表现为睡眠时间、深度的不足，轻者入睡困难，或寐而不酣，时寐时醒，或醒后不能再寐，重则彻夜不寐，常影响人们的正常工作、生活。睡眠多梦体现了睡眠深度不够，而彻夜不寐是最严重的睡眠时间不足。

228～229.【参考答案】B E

【解析】

（1）风湿头痛

代表方：羌活胜湿汤加减。

证候主症：头痛如裹，肢体困重，胸闷纳呆，大便或溏，小便不利，苔白腻，脉濡。

治法：祛风胜湿通窍。

（2）肾虚头痛

代表药：大补元煎加减。

证候主症：头痛且空，眩晕耳鸣，腰膝酸软，神疲乏力，滑精或带下，舌红少苔，脉细无力。

治法：养阴补肾，填精生髓。

【押题点】风湿头痛的特征为头痛如裹；痰浊头痛的特征为头痛昏蒙；肾虚头痛的特征为头痛且空；瘀血头痛的特征为痛如锥刺。

230～231.【参考答案】E B

【解析】

（1）眩晕之瘀血阻窍证

证候主症：眩晕时作，头痛如刺，兼见健忘，失眠，心悸，精神不振，耳鸣耳聋，面唇紫暗，舌暗有瘀斑，脉涩或细涩。

代表方剂：通窍活血汤。

（2）眩晕之气血亏虚证

证候主症：眩晕动则加剧，劳累即发，面色淡白，神疲乏力，倦怠懒言，唇甲不华，发色不泽，心悸少寐，纳少腹胀，舌淡苔薄白，脉细弱。

代表方剂：归脾汤。

232～233.【参考答案】A B

【解析】

（1）中风中脏腑之阳闭证

治法：清肝息风，豁痰开窍。

证候主症：突然昏仆，不省人事，牙关紧闭，口噤不开，两手握固，大小便闭，肢体强痉，面赤身热，气粗口臭，躁扰不宁，痰多而黏，舌质红，苔黄腻，脉弦滑而数。

（2）中风中经络之风阳上扰证

治法：清肝泻火，息风潜阳。

证候主症：平素头晕头痛，耳鸣目眩，面红目赤，口苦咽干，尿黄便干，突发口眼㖞斜，舌强语謇，甚则半身不遂等，舌红苔黄，脉弦。

【押题点】中风

辨证论治	急性期	中经络		风痰入络	突然发生口眼㖞斜，舌强语謇 + 苔白腻，脉弦滑	息风化痰，活血通络	半夏白术天麻汤合桃仁红花煎
				风阳上扰	突然发生口眼㖞斜，舌强语謇 + 舌质红苔黄，脉弦	清肝泻火，息风潜阳	天麻钩藤饮
				阴虚风动	突然发生口眼㖞斜，言语不利，手指瞤动 + 脉弦细数	滋养肝肾，潜阳息风	镇肝息风汤
		中脏腑	闭证	阳闭证（痰火）	突然昏仆，不省人事，牙关紧闭，大小便闭 + 热像，苔黄腻	清肝息风，宣郁开窍	羚角钩藤汤合安宫牛黄丸
				阴闭证（痰浊）	突然昏仆，不省人事，牙关紧闭，大小便闭 + 四肢不温，苔白腻	豁痰息风，宣郁开窍	涤痰汤合苏合香丸
			脱证	阴竭阳亡	突然昏仆，不省人事，目合口张 + 手撒肢冷，汗多，大小便自遗	回阳救阴，益气固脱	参附汤合生脉散
	恢复期和后遗症期			风痰瘀阻	口眼㖞斜，舌强语謇或失语，半身不遂 + 苔滑腻，舌暗紫，脉弦滑	搜风化痰，行瘀通络	解语丹
				气虚络瘀	肢体偏枯不用，肢软无力 + 舌质淡紫或有瘀斑	益气养血，化瘀通络	补阳还五汤
				肝肾亏虚	半身不遂，患肢僵硬，拘挛变形 + 舌红脉细	滋养肝肾	左归丸合地黄饮子

234～235.【参考答案】A C

【解析】

（1）狂证之痰火扰神证

代表方：生铁落饮加减。

证候主症：起病先有性情急躁，头痛失眠，两目怒视，面红目赤，突发狂乱无知，骂詈号叫，不避亲疏，逾垣上屋，或毁物伤人，登高而歌，弃衣而走，不食不眠，舌质红绛，苔多黄腻，脉弦滑数。

治法：镇心涤痰，清肝泻火。

（2）狂证之痰热瘀结证

代表方：癫狂梦醒汤加减。

证候主症：癫狂日久不愈，面色晦滞而秽，情绪躁扰不安，多言不序，恼怒不休，甚至登高而歌，弃衣而走，妄见妄闻，妄思离奇，头痛，心悸而烦，舌质紫暗，有瘀斑，少苔或薄黄而干，脉弦细或细涩。

治法：豁痰化瘀，调畅气血。

236～237.【参考答案】E A

【解析】

（1）痫病发作期之阳痫

证候主症：突然昏仆，不省人事，面色潮红、紫红，继之转为青紫或苍白，口唇青紫，牙关紧闭，两目上视，项背强直，四肢抽搐，口吐涎沫，或喉中痰鸣，或发怪叫，甚则二便自遗，移时苏醒。病发前多有眩晕，头痛而胀，胸闷乏力，喜欠伸等先兆症状；平素多有情绪急躁，心烦失眠，口苦咽干，便秘尿黄。舌质红，苔白腻或黄腻，脉弦数或弦滑。

代表方：黄连解毒汤合定痫丸加减。

（2）痫病休止期之肝火痰热

证候主症：平时急躁易怒，面红目赤，心烦失眠，咳痰不爽，口苦咽干，便秘溲黄；发作时昏仆抽搐，吐涎，或有吼叫。舌质红，苔黄腻，脉弦滑而数。

代表方：龙胆泻肝汤合涤痰汤加减。

238~239.【参考答案】A D

【解析】

（1）胃痛之寒邪客胃证

证候主症：胃痛暴作，恶寒喜暖，得温痛减，遇寒加重，口淡不渴，或喜热饮，舌淡苔薄白，脉弦紧。

（2）胃痛之胃阴亏耗证

证候主症：胃脘隐隐灼痛，似饥而不欲食，口燥咽干，五心烦热，消瘦乏力，口渴思饮，大便干结，舌红少津，脉细数。

240~241.【参考答案】E D

【解析】

（1）胃痞之湿热阻胃证

代表方：连朴饮加减。

证候主症：脘腹痞闷，或嘈杂不舒，恶心呕吐，口干不欲饮，口苦，纳少，舌红苔黄腻，脉滑数。

治法：清热化湿，和胃消痞。

（2）胃痞之肝胃不和证

代表方：越鞠丸合枳术丸加减。

证候主症：脘腹痞闷，胸胁胀满，心烦易怒，善太息，呕恶嗳气，或吐苦水，大便不爽，舌质淡红，苔薄白，脉弦。

治法：疏肝解郁，和胃消痞。

242~243.【参考答案】C A

【解析】

（1）呕吐之肝气犯胃证

治法：疏肝理气，和胃降逆。

证候主症：呕吐吞酸，嗳气频繁，胸胁胀痛，舌淡红，苔薄，脉弦。

（2）呕吐之脾胃虚寒证

治法：温中健脾，和胃降逆。

证候主症：饮食稍多即吐，时作时止，面色㿠白，倦怠乏力，喜暖恶寒，四肢不温，大便溏薄，舌质淡，脉濡弱。

244~245.【参考答案】C A

【解析】

（1）外邪犯胃之呕吐，若伴见脘痞嗳腐，饮食停滞者，可藿香正气散去白术，加鸡内金、神曲以消食导滞。

（2）外邪犯胃之呕吐，如风寒偏重，症见寒热无汗，头痛身楚，加荆芥、防风、羌活祛风寒，解表邪。

246~247.【参考答案】A C

【解析】

（1）噎膈之痰气交阻证

代表方：启膈散加减。

证候主症：吞咽梗阻，胸膈痞满，甚则疼痛，情志舒畅时稍可减轻，情志抑郁时则加重，嗳气呃逆，呕吐痰涎，口干咽燥，大便艰涩，舌质红，苔薄腻，脉弦滑。

治法：开郁化痰，润燥降气。

（2）噎膈之气虚阳微证

代表方：补气运脾汤加减。

证候主症：水饮不下，泛吐多量黏液白沫，面浮足肿，面色㿠白，形寒气短，精神疲惫，腹胀，舌质淡，苔白，脉细弱。

治法：温补脾肾。

248~249.【参考答案】A E

【解析】

（1）呃逆之胃火上逆证

证候主症：呃声洪亮有力，冲逆而出，口臭烦渴，多喜冷饮，脘腹满闷，大便秘结，小便短赤，舌质红苔黄燥，脉滑数。

（2）呃逆之胃阴不足证

证候主症：呃声短促而不得续，口干咽燥，烦躁不安，不思饮食，或食后饱胀，大便干结，舌质红，苔少而干，脉细数。

250~251.【参考答案】C B

【解析】

（1）腹痛之湿热壅滞证

代表方：大承气汤加减。

证候主症：腹痛拒按，烦渴引饮，大便秘结，或溏滞不爽，潮热汗出，小便短黄，舌质红，苔黄燥或黄腻，脉滑数。

（2）腹痛之饮食积滞证

代表方：枳实导滞丸加减。

证候主症：脘腹胀满疼痛，拒按，嗳腐吞酸，厌食呕恶，痛而欲泻，泻后痛减，或大便秘结，舌苔厚腻，脉滑。

【押题点】腹痛

辨证论治	寒邪内阻	腹痛拘急，遇寒痛甚，得温痛减 + 脉沉紧	温中散寒，理气止痛	良附丸合正气天香散
	湿热壅滞	腹痛拒按，烦渴引饮，大便秘结，或溏滞不爽 + 苔黄燥或黄腻，脉滑数	泄热通腑，行气导滞	大承气汤
	饮食积滞	脘腹胀满疼痛，拒按，嗳腐吞酸	消食导滞，理气止痛	枳实导滞丸
	肝郁气滞	腹痛胀闷，痛无定处，痛引少腹，或兼痛窜两胁 + 遇忧思恼怒则剧	疏肝解郁，理气止痛	柴胡疏肝散
	瘀血内停	腹痛较剧，痛如针刺 + 舌质紫暗，脉细涩	活血化瘀，和络止痛	少腹逐瘀汤
	中虚脏寒	腹痛绵绵，时作时止，喜温喜按，形寒肢冷	温中补虚，缓急止痛	小建中汤

252～253.【参考答案】A E

【解析】

（1）泄泻之湿热伤中证

代表方：葛根芩连汤加减。

证候主症：泄泻腹痛，泻下急迫，或泻而不爽，粪色黄褐，气味臭秽，肛门灼热，烦热口渴，小便短黄，舌质红，苔黄腻，脉滑数或濡数。

治法：清热利湿，分利止泻。

（2）泄泻之肝气乘脾证

代表方：痛泻要方加减。

证候主症：腹痛而泻，腹中雷鸣，攻窜作痛，矢气频作，每因抑郁恼怒，或情绪紧张之时而作，素有胸胁胀闷，嗳气食少，舌淡红，脉弦。

治法：抑肝扶脾。

254～255.【参考答案】A E

【解析】

（1）寒湿痢

代表方：不换金正气散加减。

证候主症：痢下赤白黏冻，白多赤少，或为纯白冻，腹痛拘急，里急后重，口淡乏味，脘胀腹满，头身困重，舌质或淡，舌苔白腻，脉濡缓。

治法：温中燥湿，调气和血。

（2）泄泻–寒湿内盛证

代表方：藿香正气散加减。

证候主症：泄泻清稀，甚则如水样，脘闷食少，腹痛肠鸣，或兼外感风寒，则恶寒，发热，头痛，肢体酸痛，舌苔白或白腻，脉濡缓。

治法：芳香化湿，解表散寒。

256～257.【参考答案】A D

【解析】

（1）气虚秘

代表方：黄芪汤加减。

证候主症：大便并不干硬，虽有便意，但排便困难，用力努挣则汗出短气，便后乏力，面白神疲，肢倦懒言，舌淡苔白，脉弱。

治法：补脾益肺，润肠通便。

（2）气秘

代表方：六磨汤加减。

证候主症：大便干结，或不甚干结，欲便不得出，或便而不爽，肠鸣矢气，腹中胀痛，嗳气频作，纳食减少，胸胁痞满，舌苔薄腻，脉弦。

治法：顺气导滞，降逆通便。

258～259.【参考答案】C B

【解析】

（1）眩晕首辨相关脏腑，其次辨标本虚实，再辨缓急轻重。

（2）不寐首辨虚实，次辨病位。

260～261.【参考答案】A E

【解析】

（1）黄疸之胆腑郁热证

代表方：大柴胡汤加减。

证候主症：身目发黄，黄色鲜明，上腹、右胁肋胀闷疼痛，牵引肩背，身热不退，或寒热往来，口苦咽干，呕吐呃逆，尿黄赤，大便秘，苔黄舌红，脉弦滑数。

治法：疏肝泄热，利胆退黄。

（2）黄疸之脾虚湿滞证

代表方：黄芪建中汤加减。

证候主症：面目及肌肤淡黄，甚则晦暗不泽，肢软乏力，心悸气短，大便溏薄，舌质淡苔薄，脉濡细。

治法：健脾和血，利湿退黄。

262～263.【参考答案】D B

【解析】

（1）积证之气滞血阻证

代表方：大七气汤加减。

证候主症：腹部积块质软不坚，固定不移，胁肋疼痛，脘腹痞满，舌暗苔薄，脉弦。

治法：理气活血，通络消积。

（2）积证之正虚瘀结证

代表方：八珍汤合化积丸加减。

证候主症：久病体弱，积块坚硬，隐痛或剧痛，饮食大减，肌肉瘦削，神倦乏力，面色萎黄或黧黑，甚则面肢浮肿，舌质淡紫，或光剥无苔，脉细数或弦细。

治法：补益气血，活血化瘀。

264～265.【参考答案】C E

【解析】

（1）聚证之食滞痰阻证

证候主症：腹胀或痛，腹部时有条索状物聚起，按之胀痛更甚，便秘，纳呆，舌苔腻，脉弦滑。

（2）聚证之肝气郁结证

证候主症：腹中结块柔软，时聚时散，攻窜胀痛，脘胁胀闷不适，常随情绪变化而起伏，苔薄，脉弦。

266～267.【参考答案】B E

【解析】

水鼓：腹部胀大，状如蛙腹，按之如囊裹水，或见腹部坚满，腹皮绷急，叩之呈浊音者。

血鼓：腹胀大，内有积块疼痛，外有腹壁青筋暴露，面、颈、胸部出现红丝赤缕者。

气鼓：以腹部胀满，按压腹部，按之即陷，随手而起，如按气囊，鼓之如鼓等症为主者。

268～269.【参考答案】B D

【解析】

（1）瘿病心肝阴虚证

代表方：天王补心丹或一贯煎加减。

证候：颈前喉结两旁结块或大或小，质软，病起较缓，心悸不宁，心烦少寐，易出汗，手指颤动，眼干，目眩，倦怠乏力，舌质红，苔少或无苔，舌体颤动，脉弦细数。

治法：滋阴降火，宁心柔肝。

（2）瘿病气郁痰阻证

代表方：四海舒郁丸加减。

证候：颈前喉结两旁肿大，质软不痛，颈部觉胀，胸闷，喜太息，或兼胸胁窜痛，病情常随情志波动，苔薄白，脉弦。

治法：理气疏郁，化痰消瘿。

270～271.【参考答案】D B

【解析】

（1）热瘴

证候主症：热甚寒微，或壮热不寒，头痛，肢体烦疼，面红目赤，胸闷呕吐，烦渴饮冷，大便秘结，小便热赤，甚至神昏谵语，舌质红绛，苔黄腻或垢黑，脉洪数或弦数。

（2）温疟

证候主症：热多寒少，汗出不畅，头痛，骨节酸痛，口渴引饮，便秘尿赤，舌红苔黄，脉弦数。

【押题点】

寒疟的特点：寒多热少；冷瘴的特点：寒甚热微，或但寒不热。

272~273.【参考答案】A C

【解析】

（1）水肿之水湿浸渍证

代表方：五皮饮合胃苓汤加减。

证候主症：起病缓慢，病程较长，全身水肿，下肢明显，按之没指，小便短少，身体困重，胸闷，纳呆，泛恶，苔白腻，脉沉缓。

治法：运脾化湿，通阳利水。

（2）水肿之湿热壅盛证

代表方：疏凿饮子加减。

证候主症：遍体浮肿，皮肤绷急光亮，胸脘痞闷，烦热口渴，小便短赤，或大便干结，舌红，苔黄腻，脉沉数或濡数。

治法：分利湿热。

274~275.【参考答案】C E

【解析】膏淋：小便浑浊，乳白或如米泔水，上有浮油，置之沉淀，或伴有絮状凝块物，或混有血液、血块，尿道热涩疼痛，尿时阻塞不畅，口干，苔黄腻，舌质红，脉濡数。

膏淋与尿浊：膏淋与尿浊在小便浑浊症状上相似，但尿浊在排尿时无疼痛滞涩感，可资鉴别。

276~277.【参考答案】E D

【解析】癃闭肺热壅盛证：兼有头痛、鼻塞、脉浮等表证者，宜选用清肺饮加薄荷、桔梗宣肺解表；癃闭肺阴不足者，清肺饮加沙参、黄精、石斛；兼尿赤灼热、小腹胀满者，清肺饮合八正散上下并治。

278~279.【参考答案】D B

【解析】

（1）阳痿之命门火衰证

代表方：赞育丸。

症候：阳事不举，或举而不坚，精薄清冷，神疲倦怠，畏寒肢冷，面色㿠白，头晕耳鸣，腰膝酸软，夜尿清长，舌淡胖，苔薄白，脉沉迟或细。

治法：温肾填精，壮阳起痿。

（2）阳痿之惊恐伤肾证

代表方：启阳娱心丹。

症候：阳痿不振，心悸易惊，胆怯多疑，夜多噩梦，常有被惊吓史，苔薄白，脉弦细。

治法：益肾宁神。

280~281.【参考答案】B C

【解析】

（1）郁证之气郁化火证

代表方：丹栀逍遥散。

证候主症：情绪不宁，急躁易怒，胸胁胀痛，口苦而干，或头痛，目赤，耳鸣，或嘈杂吞酸，大便秘结，舌质红，苔黄，脉弦数。

（2）郁证之痰气郁结证

代表方：半夏厚朴汤加减。

证候主症：精神抑郁，胸部闷塞，胁肋胀满，咽中如有物梗塞，吞之不下，咳之不出，苔白腻，脉弦滑。《赤水玄珠》将本证称为"梅核气"。

282~283.【参考答案】A C

【解析】

（1）鼻衄之热邪犯肺证

代表方：桑菊饮加减。

证候主症：鼻燥衄血，其色鲜红，口干咽燥，或兼有身热，恶风，头痛，咳嗽，痰少等症，舌质红，苔薄，脉数。

治法：清泄肺热，凉血止血。

（2）鼻衄之胃热炽盛证

代表方：玉女煎加减。

证候主症：鼻衄，或兼齿衄，血色鲜红，口渴欲饮，鼻干，口干臭秽，烦躁，便秘，舌红，苔黄，脉数。

治法：清胃泻火，凉血止血。

284~285.【参考答案】A D

【解析】

（1）悬饮之邪犯胸肺证

代表方：柴枳半夏汤加减。

证候主症：寒热往来，身热起伏，汗少，或发热不恶寒，有汗而热不解，咳嗽，痰少，气急，胸胁疼痛，呼吸、转侧疼痛加重，心下痞硬，干呕，口苦，咽干，舌苔薄白或黄，脉弦数。

治法：和解宣利。

（2）悬饮之饮停胸胁证

代表方：椒目瓜蒌汤合十枣汤或控涎丹加减。

证候主症：胸胁疼痛，咳唾引痛，痛势逐渐减轻，而呼吸困难加重，咳逆气喘，息促不能平卧，或仅能偏卧于停饮的一侧，病侧肋间胀满，甚则可见病侧胸廓隆起，舌苔白，脉沉弦或弦滑。

治法：泻肺祛饮。

286～287.【参考答案】A C

【解析】

（1）汗证之肺卫不固证

证候主症：汗出恶风，稍劳汗出尤甚，或表现半身、某一局部出汗，易于感冒，体倦乏力，周身酸楚，面白少华，舌苔薄白，脉细弱。

（2）汗证之心血不足证

证候主症：自汗或盗汗，心悸少寐，神疲气短，面色不华，舌质淡，脉细。

288～289.【参考答案】B C

【解析】

（1）内伤发热之阴虚发热证

代表方：清骨散加减。

证候主症：午后潮热，或夜间发热，不欲近衣，手足心热，烦躁，少寐多梦，盗汗，口干咽燥，舌质红，或有裂纹，苔少甚至无苔，脉细数。

治法：滋阴清热。

（2）内伤发热之痰湿郁热证

代表方：黄连温胆汤合中和汤加减。

证候主症：低热，午后热甚，心内烦热，胸闷脘痞，不思饮食，渴不欲饮，呕恶，大便稀薄或黏滞不爽，舌苔白腻或黄腻，脉濡数。

治法：燥湿化痰，清热和中。

290～291.【参考答案】B C

【解析】

（1）虚劳之心气虚证

代表方：七福饮加减。

证候主症：心悸，气短，劳则尤甚，神疲体倦，自汗，舌质淡，脉弱。

治法：益气养心。

（2）虚劳之肾气虚证

代表方：大补元煎加减。

证候主症：神疲乏力，腰膝酸软，小便频数而清，白带清稀，舌质淡，脉弱。

治法：益气补肾。

292～293.【参考答案】C B

【解析】

（1）癌病气血双亏证

治法：益气养血，扶正抗癌。

证候：形体消瘦，面色无华，唇甲色淡，气短乏力，动辄尤甚，伴头晕心悸，目眩眼花，动则多汗，口干舌燥，纳呆食少，舌质红或淡，脉细或细弱。

证机概要：癌病久延，气虚血亏。

（2）癌病气阴两虚证

治法：益气养阴，扶正抗癌。

证候：神疲乏力，口咽干燥，盗汗，头晕耳鸣，视物昏花，五心烦热，腰膝酸软，纳差，大便秘结或溏烂，舌质淡红少苔，脉细或细数。

证机概要：癌病日久，邪盛正虚，气阴两虚。

【押题点】癌病辨证（助理不考）

辨证论治	气郁痰瘀	癌+太息，咳痰，舌隐紫	行气解郁，化痰祛瘀	越鞠丸合化积丸
	热毒炽盛	癌+发热，咳血，小便赤	清热凉血，解毒散瘀	犀角地黄汤合犀黄丸
	湿热郁毒	癌+身黄、目黄、尿黄，便脓血	清热利湿，解毒散结	龙胆泻肝汤合五味消毒饮
	瘀毒内阻	癌+肌肤甲错，舌有瘀斑瘀点	化瘀软坚，理气止痛	血府逐瘀汤
	气阴两虚	癌+神疲乏力，盗汗，舌红少苔，脉细数	益气养阴，扶正抗癌	生脉地黄汤
	气血两虚	癌+形体消瘦，面色无华，头昏心悸	益气养血，扶正抗癌	十全大补丸

294～295.【参考答案】A C

【解析】

（1）气厥之实证

证候主症：常因由情志异常、精神刺激而发作，突然昏倒，不知人事，或四肢厥冷，呼吸气粗，口噤拳握，舌苔薄白，脉伏或沉弦。

（2）气厥之虚证

证候主症：发病前有明显的情绪紧张、恐惧、疼痛或站立过久等诱发因素，发作时眩晕昏仆，面色苍白，呼吸微弱，汗出肢冷，舌淡，脉沉细微。

296～297.【参考答案】C B

【解析】

（1）行痹

证候主症：肢体关节、肌肉疼痛酸楚，屈伸不利，疼痛呈游走性，初起可见有恶风、发热等表证，舌苔薄白，脉浮或浮缓。

（2）着痹

证候主症：肢体关节、肌肉酸楚、重着、疼痛，肿胀散漫，关节活动不利，肌肤麻木不仁，舌质淡，舌苔白腻，脉濡缓。

298～299.【参考答案】A E

【解析】

（1）痿证之湿热浸淫证

证候主症：起病较缓，逐渐出现肢体困重，痿软无力，尤以下肢或两足痿弱为甚，兼见微肿，手足麻木，扪及微热，喜凉恶热，或有发热，胸脘痞闷，小便赤涩热痛，舌质红，舌苔黄腻，脉濡数或滑数。

（2）痿证之脉络瘀阻证

证候主症：久病体虚，四肢痿弱，肌肉瘦削，手足麻木不仁，四肢青筋显露，可伴有肌肉活动时隐痛不适，舌痿不能伸缩，舌质暗淡或有瘀点、瘀斑，脉细涩。

300～301.【参考答案】D C

【解析】颤证患者肢体颤动不止，应加用：僵蚕、全蝎，增强息风活络止颤之力。颤证患者神识呆滞，应加用：石菖蒲、远志。

302～303.【参考答案】C D

【解析】

（1）寒湿腰痛

证候主症：腰部冷痛重着，转侧不利，逐渐加重，静卧病痛不减，寒冷和阴雨天则加重，舌质淡，苔白腻，脉沉而迟缓。

（2）湿热腰痛

证候主症：腰部疼痛，重着而热，暑湿阴雨天气症状加重，活动后或可减轻，身体困重，小便短赤，苔黄腻，脉濡数或弦数。

304～305.【参考答案】B D

【解析】

（1）腰痛之肾阳虚证

代表方：右归丸加减。

证候主症：腰部冷痛，缠绵不愈，局部发凉，喜温喜按，遇劳更甚，卧则减轻，常反复发作，少腹拘急，面色㿠白，肢冷畏寒，舌质淡，脉沉细无力。

治法：补肾壮阳，温煦经脉。

（2）腰痛如无明显阴阳偏盛者，可服用青娥丸，补肾治腰痛；房劳过度而致肾虚腰痛者，可用血肉有情之品调理，如河车大造丸、补髓丹等。

【押题点】腰痛辨证

	寒湿腰痛	腰部冷痛重着，转侧不利＋寒冷和阴雨天则加重	散寒行湿，温经通络	甘姜苓术汤
辨证论治	湿热腰痛	腰部疼痛，重着而热，暑湿阴雨天气症状加重	清热利湿，舒筋止痛	四妙丸
	瘀血腰痛	腰痛如刺，痛有定处＋舌质暗紫，或有瘀斑，脉涩	活血化瘀，通络止痛	身痛逐瘀汤
	肾阴虚腰痛	腰部隐隐作痛，酸软无力，缠绵不愈＋舌红少苔，脉弦细数	滋补肾阴，濡养筋脉	左归丸
	肾阳虚腰痛	腰部冷痛，缠绵不愈，局部发凉，喜温喜按	补肾壮阳，温煦经脉	右归丸

中医外科学

一、A1型题

1.【参考答案】E

【解析】痰饮瘀血既是病理产物，又是致病因素。痰与瘀常相兼致病，互为因果。而两者致病也有区别：因痰致病者多起病缓慢，病程较长，早期症状多不明显；瘀血致病范围广，病种多，症状复杂，多具有疼痛癥块、出血紫暗等特点。

2.【参考答案】C

【解析】饮食不节致病时，常伴大便秘结、胸腹饱胀、胃纳不佳、舌苔黄腻等脾胃功能失调症状。

3.【参考答案】A

【解析】情志致病时，多夹郁夹痰，多发生于肝胆经部位，患处肿胀，或软如馒，或硬如石，常皮色不变，疼痛剧烈，或伴精神抑郁、急躁易怒、喉间梗塞等症。

4.【参考答案】D

【解析】感受特殊之毒致病：特殊之毒除虫毒、蛇毒、疯犬毒、药毒、食物毒外，尚有疫毒及未能找到明确致病原因的病邪。由毒而致病，一般发病迅速，有的可有传染性，患部焮红灼热、疼痛、瘙痒、麻木，伴发热、口渴、便秘等全身症状。

5.【参考答案】D

【解析】在发病过程中，由于风、寒、暑、燥诸邪毒均能化热生火，故外科疾病发生，尤以"热毒""火毒"最常见。

6.【参考答案】C

【解析】本题考查以局部症状辨别阴阳。皮肤肿胀，高肿突起属于阳证，平坦下陷属于阴证。

【押题点】局部辨证—辨阴阳

以局部症状辨别阴阳	阳证	阴证
皮肤颜色	红赤	苍白或紫暗或皮色不变
肿胀形势	高肿突起	平坦下陷
肿胀范围	根盘收束	根盘散漫
肿块硬度	软硬适度	坚硬如石或柔软如棉
疼痛感觉	疼痛剧烈、拒按	疼痛和缓、隐痛或不痛或酸麻
病位深浅	皮肤、肌肉	血脉、筋骨
全身症状	初期常伴形寒发热、口渴纳呆、大便秘结、小便短赤、溃后渐消	初期无明显症状，或伴虚寒症状，酿脓时，有虚热症状，溃后虚相更甚
舌苔脉象	舌红苔黄脉有余	舌淡苔少脉不足
预后顺逆	易消、易溃、易敛，多顺	难消、难溃、难敛，多逆

7.【参考答案】A

【解析】痰肿：肿势软如棉，或硬如馒，大小不一，形态各异，无处不生，不红不热，皮色不变。见于瘰疬、脂瘤等。

【押题点】局部辨证—辨肿

风肿	发病急骤，漫肿宣浮，或游走无定，不红微热，或轻微疼痛
湿肿	皮肉重垂胀急，深按凹陷，如烂棉不起，浅则光亮如水泡，破流黄水，浸淫皮肤
痰肿	肿势软如棉，或硬如馒，大小、形态各异，无处不生，不红不热，皮色不变
脓肿	肿势高突，皮肤光亮，焮红灼热，剧烈跳痛，按之应指

续表

实肿	肿势高突，根盘收束
虚肿	肿势平坦，根盘散漫

8.【参考答案】D

【解析】疮疡化脓时疼痛，即化脓痛，其疼痛性质为痛势急胀，痛无止时，如同鸡啄，按之中软应指，又称鸡啄痛。

【押题点】局部辨证—辨痛

热痛	皮色焮红，灼热疼痛，遇冷则痛减。见于阳证疮疡
寒痛	皮色不红，不热，酸痛，得温则痛缓。见于脱疽、寒痹等
风痛	痛无定处，忽彼忽此，走注甚速，遇风则剧。见于行痹等
气痛	攻痛无常，时感抽掣，喜缓怒甚。见于乳癖等
湿痛	痛而酸胀，肢体沉重，按之出现可凹水肿或见糜烂流滋。见于臁疮、股肿等
痰痛	疼痛轻微，或隐隐作痛，皮色不变，压之酸痛。见于脂瘤、肉瘤
化脓痛	痛势急胀，痛无止时，如同鸡啄，按之中软应指。见于疮疡成脓期
瘀血痛	初起隐痛，胀痛，皮色不变或皮色暗褐，或见皮色青紫瘀斑。见于创伤或创伤性皮下出血

9.【参考答案】C

【解析】发于下部的疾病常见的病因：寒湿、湿热多见。其特点：多发于臀、前后阴、腿、胫、足。起病缓慢，缠绵难愈，反复发作。一般初期多为阴证，后期虚证为主，多兼夹余邪。

【押题点】部位辨证—上、中、下疾病的病因与特点

发于上部	风温、风热	多发于颈项、上肢。来势迅猛，多见于风热证、风温证，实证、阳证居多
发于中部	气郁、火郁	多发于胸、腹、胁、肋、腰、背。常于发病前有情志不畅刺激史，或素有性格抑郁
发于下部	寒湿、湿热	多发于臀、前后阴、腿、胫、足。起病缓慢，缠绵难愈，反复发作

10.【参考答案】B

【解析】确认成脓的方法：①按触法；②透光法；③点压法；④穿刺法；⑤B超。而切开法适用于外疡，确已成脓者的一种治疗方法。

【押题点】局部辨证—辨脓

脓是皮肉之间热胜肉腐蒸酿而成。疮疡出脓是正气载毒外出的现象	
成脓的特点	疼痛、肿胀、温度、硬度
确认成脓的方法	按触法、透光法、点压法、穿刺法、B超
部位深浅	为切开引流提供进刀深度
形质、色泽和气味	

11.【参考答案】E

【解析】溃疡创面呈半月形，边缘整齐，坚硬削直如凿，略微内凹的是梅毒性溃疡。

【押题点】局部辨证—辨溃疡

化脓性	疮面边沿整齐，周围皮肤微有红肿，一般口大底小，内有少量脓性分泌物
压迫性	皮肤暗紫——变黑坏死，滋水、液化、腐烂、脓液有臭味，可深及筋膜、肌肉、骨膜
疮痨性	凹陷性或潜行空洞或漏管，疮面肉色不鲜，脓水清稀，并夹有败絮状物，疮口愈合缓慢或反复溃破，经久难愈
岩性	疮面多呈翻花如岩穴，溃疡底部可见珍珠样结节，内有紫黑坏死组织，渗流血水，伴腥臭味
梅毒性	半月形，边缘整齐，坚硬削直如凿，略微内凹，基底面高低不平，存有稀薄臭秽分泌物

12.【参考答案】E

【解析】消法是一切肿疡初起的治法总则。

【押题点】内治法消、托、补的定义和适应证

消法	使初起的肿疡得到消散，不使邪毒结聚成脓，是一切肿疡初起的治法总则。 适应证：尚未成脓的初期肿疡和非化脓性肿块性疾病以及各种皮肤疾病
托法	是用补益气血和透脓的药物扶助正气、托毒外出，以免毒邪扩散和内陷的治疗法则。 适应证：外疡中期，即成脓期。 补托法用于正虚毒盛；透托法用于毒气虽盛而正气未衰
补法	是用补养的药物恢复其正气。 适应证：适用于溃疡后期

13. 【参考答案】C

【解析】本题考查外治法中掺药的种类。

九黄丹、五五丹为提脓去腐药，红灵丹为消散药，八宝丹为生肌收口药，白降丹为腐蚀药。

【押题点】其他掺药分类

消散药	适用于肿疡初起，而肿势局限尚未成脓者
提脓去腐药	适用于溃疡初期，脓栓未溶、腐肉未脱，或脓水不净，新肉未生之际。 主要是升丹，常用九一丹、八二丹、七三丹、五五丹、九黄丹。 不含升丹的：黑虎丹，用于升丹过敏者
腐蚀药与平胬药	又称追蚀药，腐蚀组织，使不正常的组织得以腐蚀枯落。如白降丹
祛腐生肌药	适用于阴证溃疡，腐肉难脱，新肉不长者。如回阳玉龙散
生肌收口药	用于溃疡腐肉已脱、脓水将尽时。如生肌散、八宝丹
止血药	适用于溃疡或创伤出血
清热收涩药	适用于一切皮肤病急性或亚急性皮炎而渗液不多者
酊剂	于疮疡未溃及皮肤病等
洗剂	一般用于急性、过敏性皮肤病，如酒渣鼻和粉刺等

14. 【参考答案】D

【解析】清热法应用：清热解毒法用于热毒之证，症见局部红、肿、热、痛，伴发热烦躁，口咽干燥，舌红苔黄、脉数等，如疔疮、疖、痈诸疮疡。清气分热用于局部色红或皮色不变、灼热肿痛的阳证，或皮肤病之皮损焮红灼热，脓疱、糜烂并伴壮热烦躁，口干喜冷饮，溲赤便干，舌质红，苔黄腻或黄糙，脉洪数者，如颈痈、流注、接触性皮炎、脓疱疮等。清血分热用于邪热侵入营血，症见局部焮红灼热的外科疾病，如烂疔、发、大面积烧伤；皮肤病出现红斑、瘀点、灼热，如丹毒、白疕（血热型）、红蝴蝶疮等，伴有高热，口渴不欲饮，心烦不寐，舌质红绛、苔黄、脉数等。以上三法在热毒炽盛时可相互同用。养阴清热用于阴虚火旺的慢性病证，如红蝴蝶疮，有头疽溃后，蛇串疮恢复期，或走黄，内陷后阴伤有热者。清骨蒸潮热一般用于瘰疬、流痰后期虚热不退的病证。

15. 【参考答案】B

【解析】油膏适用于肿疡、溃疡，皮肤病糜烂结痂渗液不多者，以及肛门病等。金黄膏、玉露膏清热解毒，消肿止痛，散瘀化痰，适用于疮疡阳证。金黄膏长于除湿化痰，对肿而有结块，尤其是急性炎症控制后形成的慢性迁延性炎症更合适。玉露膏性偏寒凉，对焮红灼热明显，肿势散漫者效果较佳。

【押题点】

油膏	疮疡阳证	金黄膏、玉露膏
	半阴半阳证	冲和膏
	阴证	回阳玉龙膏

16. 【参考答案】E

【解析】本题考查切开法切口的选择，关节区脓肿一般选择横切口、弧形切口或"S"形切口。

【押题点】切开法的具体应用

适应证	一切外疡，确已成脓者
切口选择	选择有利时机：脓肿中央出现透脓点
	脓腔最低点或最薄弱处进刀。一般疮疡宜循经直切
	乳房部应以乳头为中心，放射状切开
	肛旁低位脓肿，应以肛管为中心做放射状切开
	面部脓肿应尽量沿皮肤自然纹理切开
	手指脓肿，应从侧方切开
	关节区附近的脓肿，切口尽量避免越过关节
	关节区脓肿，一般施行横切口、弧形切口或"S"形切口
操作方法	右手握刀，刀锋向外，拇食两指夹住刀口要进刀的尺寸，其余三指把住刀柄，并把刀柄的末端顶在鱼际上1/3处，同时左手拇食两指按在所要进刀部位的两侧，进刀时刀刃宜向上，在脓点部位向内直刺，深入脓腔即止

17.【参考答案】C

【解析】溃疡创口过小、脓水不宜排出者或已成瘘管、窦道者，应采用药线引流法。

而砭镰法适用于急性阳证疮疡，如下肢丹毒、红丝疔、疖疮痈肿初起、外伤瘀血肿痛、痔疮肿痛等。

【押题点】引流法分类及应用

药线引流	适用于溃疡创口过小，脓水不易排出者；或已成瘘管、窦道者
导管引流	适用于附骨疽、流痰、流注等脓腔较深、脓液不易畅流者，或腹腔手术后
扩创引流	适用于痈、有头疽等脓肿溃后有袋脓者，瘰疬溃后形成空腔或脂瘤染毒化脓等，经其他引流、垫棉法无效者

18.【参考答案】C

【解析】本题考查痈的概念。

痈的概念与特点：痈是指发生于体表皮肉之间的急性化脓性疾病。痈有"内痈""外痈"之分。外痈特点是局部光软无头，红肿疼痛（少数初起皮色不变），结块范围多在6～9cm，发病迅速，易肿、易脓、易溃、易敛，或伴恶寒、发热、口渴等症状。

【押题点】疮疡对比

	概念	特点
痈	发生于体表皮肉之间的急性化脓性疾病，相当于西医的皮肤浅表脓肿、急性化脓性淋巴结炎等	局部光软无头，红肿疼痛伴有恶寒、发热、口渴等全身症状，范围多在6～9cm，发病迅速，易肿、易脓、易溃、易敛
疖	发生在肌肤浅表部位范围较小的急性化脓性疾病	范围多在3cm左右；突起根浅，色红、灼热、疼痛，易脓、易溃、易敛
疔	发病迅速、易于变化而危险性较大的急性化脓性疾病。多发于颜面和手足等处	根脚坚硬，状如钉丁，病情变化迅速，易毒邪走散
有头疽	发生于肌肤间的急性化脓性疾病。相当于西医的痈	初起有粟粒样脓头，焮热红肿胀痛，迅速向深部及周围扩散，溃烂后状如莲蓬、蜂窝，范围常超过9～12cm，大者可在30cm以上，好发于项后、背部等皮肤厚韧之处
丹毒	突然发红成片、色如涂丹的急性感染性疾病，西医也称丹毒	病起突然，恶寒发热，局部皮肤忽然变赤，色如丹涂脂染，焮热肿胀，边界清楚，迅速扩大，数日内可逐渐痊愈，但容易复发

19.【参考答案】A

【解析】垫棉法的注意事项：急性炎症红肿热痛尚未消退时不可应用；所用棉垫必须比脓腔或窦道稍大，用于黏合皮肉，一般5～7天更换一次，用于袋脓，可2～3天更换一次；垫棉法无效，宜采取扩创引流手术；应用本法期间，若出现发热，局部疼痛加重者，则应立即终止使用，采取相应措施。

扩展：垫棉法适用于溃疡脓出不畅有袋脓者；或疮孔窦道形成脓水不易排尽者；或溃疡脓腐已尽，新肉已生，但皮肉一时不能黏合者。

20.【参考答案】E

【解析】红丝疔的外治：红丝细者，宜用砭镰法。局部皮肤消毒后，以刀针沿红丝行走途径，寸寸挑断，并用拇指和食指轻捏针孔周围皮肤，微令出血，或在红丝尽头挑断，挑破处均盖贴太乙膏掺红灵丹。

【押题点】疔

定义	发病迅速、易于变化而危险性较大的急性化脓性疾病。多发于颜面和手足等处	
特点	根脚坚硬，状如钉丁，病情变化迅速，易毒邪走散。 发于颜面部的疔疮，易走黄而有生命危险。 发于手足部的疔疮，易损筋伤骨而影响功能	
手足部疔疮	蛇眼疔	局限于指甲一侧边缘的近端处，2～3天成脓，沿甲旁0.2cm挑开引流
	蛇头疔	指端，10天成脓，指掌面一侧做纵形切口，务必引流通畅，必要时可对口引流
	蛇肚疔	指腹部，7～10天成脓，手指侧面做纵形切口，切口长度不得超过上下指关节面
	托盘疔	整个手掌，2周成脓，依掌横纹切开，切口应够大
	足底疔	足底部，3～5日有啄痛
红丝疔	发于四肢，皮肤呈红丝显露，迅速向上走窜的急性感染性疾病。 相当于西医的急性淋巴管炎	
	宜用砭镰法：局部皮肤消毒后以刀针沿红丝行走途径寸寸挑断，并用拇指和食指轻捏针孔周围皮肤，微令出血，或在红丝尽头挑断，挑破处均盖贴太乙膏掺红灵丹	

21.【参考答案】E
【解析】疖临床分暑疖（有头疖、无头疖）、蝼蛄疖、疖病。
【押题点】疖

定义	发生在肌肤浅表部位范围较小的急性化脓性疾病		
特点	范围多在3cm左右；突起根浅，色红、灼热、疼痛，易脓、易溃、易敛		
临床表现	分有头疖（有脓头）、无头疖（无脓头）、蝼蛄疖（儿童头部）、疖病（项后发际背部臀部）		
外治	蝼蛄疖宜做十字形剪开		
内治	热毒蕴结	清热解毒	五味消毒饮、黄连解毒汤加减
	暑热浸淫	清暑化湿解毒	清暑汤加减
	体虚毒恋，阴虚内热	养阴清热解毒	仙方活命饮合增液汤加减
	体虚毒恋，脾胃虚弱	健脾和胃，清化湿热	五神汤合参苓白术散加减

22.【参考答案】B
【解析】有头疽的特点：有头疽是发生于肌肤间的急性化脓性疾病。其特点是初起皮肤上即有粟粒样脓头，焮热红肿胀痛，迅速向深部及周围扩散，脓头相继增多，溃烂后状如莲蓬、蜂窝，范围常超过9～12cm，大者可在30cm以上。好发于项后、背部等皮肤厚韧之处，多见于中老年人及消渴病患者，并容易发生内陷。
【押题点】有头疽

定义	有头疽是发生于肌肤间的急性化脓性疾病。相当于西医的痈		
特点	初起有粟粒样脓头，焮热红肿胀痛，迅速向深部及周围扩散		
	脓头相继增多，溃烂后状如莲蓬、蜂窝，范围常超过9～12cm，大者可在30cm以上		
	好发于项后、背部等皮肤厚韧之处		
	多见于中老年人及消渴病患者，并容易发生内陷		
临床表现	分为四候，每候约7天		
	初期为一候；溃脓期为二至三候；收口期为四候		
内治	火毒凝结	清热泻火，和营托毒	黄连解毒汤合仙方活命饮加减
	湿热壅滞	清热化湿，和营托毒	仙方活命饮加减
	阴虚火炽	滋阴生津，清热托毒	竹叶黄芪汤加减
	气虚毒滞	扶正托毒	八珍汤合仙方活命饮加减
外治	采用手术扩创排毒，做"+"或"++"字形切开，务求脓泄畅达		

23.【参考答案】C

【解析】生于指甲背者，叫蛇背疗。

【押题点】手足部疗疮

蛇头疗	生于指头顶端者	指端，10天成脓，指掌面一侧做纵形切口，务必引流通畅，必要时可对口引流
蛇眼疗	发于指甲旁的	局限于指甲一侧边缘的近端处，2～3天成脓，沿甲旁0.2cm挑开引流
蛇肚疗	生于指腹，红肿疼痛，形似小红萝卜	指腹部，7～10天成脓，手指侧面做纵形切口，切口长度不得超过上下指关节面
托盘疗	生于手掌中心者	整个手掌，2周成脓，依掌横纹切开，切口应够大
足底疗	生在足掌中心者	足底部，3～5日有啄痛

24.【参考答案】E

【解析】瘰疬好发于颈部及耳后，起病缓慢，初起结核如豆，不红不痛，逐渐融合成串，溃后脓水清稀，夹有败絮状物质。

25.【参考答案】B

【解析】走黄是疗疮火毒炽盛，早期失治，毒势未能及时控制，走散入营，内攻脏腑而引起的一种全身性危急疾病。其发生主要在于火毒炽盛，毒入营血，内攻脏腑，即邪实。

【押题点】走黄与内陷的病因病机及治疗原则

疮疡阳证疾病因火毒炽盛，或正气不足，导致毒邪走散，内攻脏腑的危险证候	继发于疗疮的常称为走黄（邪盛）	治疗宜清热、凉血、解毒之品，直折其势
	疽毒或除疗以外的其他疮疡引起者称为内陷（正虚）	治疗当扶正达邪，并审邪正之消长，随证治之

26.【参考答案】D

【解析】砭镰法适用于下肢复发性丹毒，抱头火丹、赤游丹毒患者禁用。

27.【参考答案】A

【解析】丹毒是患处皮肤突然发红成片、色如丹涂的一种急性感染性疾病。临床表现为病起突然，恶寒发热，皮肤发红，色如丹涂，焮热肿胀，边界清楚，迅速扩大，数日内可逐渐痊愈，但常易复发。A选项病起缓慢为错误选项。

【押题点】丹毒

定义	患部皮肤突然发红成片、色如涂丹的急性感染性疾病，西医也称丹毒
	躯干部者，称内发丹毒；头面部者，称抱头火丹。小腿足部者，称流火；新生儿多生于臀部，称赤游丹毒
特点	病起突然，恶寒发热
	局部皮肤忽然变赤，色如丹涂脂染，焮热肿胀
	边界清楚，迅速扩大，数日内可逐渐痊愈，但容易复发
病因病机	血热火毒
外治	外敷法
	砭镰法：适用于下肢复发性丹毒，抱头火丹、赤游丹毒患者禁用
	流火结毒成脓者，可在坏死部分做小切口引流，掺九一丹，外敷红油膏

28.【参考答案】D

【解析】发是病变范围较痈大的急性化脓性疾病。常见的发有生于锁喉处的锁喉痈、生于臀部的臀痈、生于手背部的手发背、生于足背的足发背。

29.【参考答案】C

【解析】臀痈痰湿凝滞证

证候：漫肿不红，结块坚硬，病情进展缓慢，多无全身症状。舌苔薄白或白腻，脉缓。

治法：和营活血，利湿化痰。

选方：桃红四物汤合仙方活命饮加减。

【押题点】发

定义	病变范围较痈大的急性化脓性疾病，相当于西医的蜂窝组织炎		
特点	初起无头，红肿蔓延成片		
	中央明显，四周较淡，边界不清		
	灼热疼痛，有的3~5日后中央色褐腐溃，周围湿烂		
	全身症状明显		
分类	锁喉痈、臀痈、手发背、足发背		
锁喉痈	发于颈前正中结喉处的急性化脓性疾病，因其红肿绕喉故名		
	来势暴急，初起结喉处红肿绕喉，根脚散漫，坚硬灼热疼痛，范围较大，肿势蔓延至颈部两侧、腮、颊及胸前，可连及咽喉、舌下		
臀痈	发生于臀部肌肉丰厚处的发。由肌肉注射引起者俗称针毒结块		
	发病来势急，病位深，范围大，难于起发，成脓较快，但腐溃较难，收口亦慢		
锁喉痈内治	痰热蕴结	散风清热，化痰解毒	普济消毒饮
	热胜肉腐	清热化痰，和营托毒	仙方活命饮
	热伤胃阴	清养胃阴	益胃汤
臀痈内治	湿火蕴结	清热解毒，和营化湿	黄连解毒汤合仙方活命饮
	湿痰凝滞	和营活血，利湿化痰	桃红四物汤合仙方活命饮
	气血两虚	调补气血	八珍汤

30.【参考答案】D

【解析】乳痈溃后的临床表现：脓肿成熟，可破溃出脓，或手术切开排脓。若脓出通畅，则肿消痛减，寒热渐退，疮口逐渐愈合。若溃后脓出不畅，肿势不消，疼痛不减，身热不退，可能形成袋脓，或脓液波及其他乳络形成传囊乳痈。亦有溃后乳汁从疮口溢出，久治不愈，形成乳漏者。

31.【参考答案】D

【解析】乳痈热毒炽盛证

证候：乳房肿痛，皮肤焮红灼热，肿块变软，有应指感。或切开排脓后引流不畅，红肿热痛不消，有"传囊"现象。壮热，舌红，苔黄腻，脉洪数。

治法：清热解毒，托里透脓。

方药：透脓散加味。

32.【参考答案】E

【解析】脓液引流不畅，易引起袋脓；或脓液波及其他乳络形成传囊乳痈。而手术损伤乳络可形成乳漏。

33.【参考答案】C

【解析】乳痈的病因有乳汁淤积、肝郁胃热和感受外邪，其中乳汁淤积最为常见。

【押题点】乳痈

病因病机	乳汁淤积是最常见的原因；肝郁胃热；感受外邪（外感风邪，乳儿含乳热毒入侵）		
临床表现	多见于产后3~4周的哺乳期妇女		
	初起局部肿胀疼痛，皮色不红或微红，皮肤不热或微热+伴全身症状		
	成脓局部疼痛加重，或有雀啄样疼痛+全身症状		
	溃后破溃出脓，或手术切开排脓		
	脓液波及其他乳络形成传囊乳痈。亦有溃后乳汁从疮口溢出，久治不愈，形成乳漏		
内治	气滞热壅（初起）	疏肝清胃，通乳消肿	瓜蒌牛蒡汤
	热毒炽盛（成脓）	清热解毒，托里透脓	透脓散
	正虚毒恋（溃后）	益气和营托毒	托里消毒散
切开术的要求	脓肿形成时，应在波动感及压痛最明显处及时切开排脓		
	切口应按乳络方向并与脓腔基底大小一致，切口位置应选择脓肿稍低的部位		
	避免手术损伤乳络形成乳漏		

34. 【参考答案】D

【解析】男子乳头属肝，乳房属肾；女子乳头属肝，乳房属胃。

35. 【参考答案】C

【解析】乳房检查时，其顺序是先触按整个乳房，然后按照一定次序触摸乳房的四个象限：内上、外上、外下、内下象限，继而触摸乳晕部分，注意有无液体从乳头溢出。最后触摸腋窝、锁骨下及锁骨上区域。

【押题点】

检查方法	先检查健侧乳房，再检查患侧
	四指并拢，用指腹平放乳上轻柔触摸，切勿用手指去抓捏
	顺序是内上、外上、外下、内下象限，继而触摸乳晕部分，注意有无血液从乳头溢出。最后触摸腋窝、锁骨下及锁骨上区域
检查时间	月经来潮的第 7 ~ 10 天

36. 【参考答案】C

【解析】乳癖：乳房肿块可发生于单侧或双侧，大多位于乳房的外上象限，也可见于其他象限。肿块的质地中等或质硬不坚，表面光滑或颗粒状，活动度好，大多伴有压痛。肿块的大小不一，一般在 1 ~2cm，大者可超过 3cm。

乳岩为乳房内无痛肿块，边界不清，质地坚硬，表面不光滑，不易推动，常与皮肤粘连，出现病灶中心酒窝征，个别可伴乳头溢液。

37. 【参考答案】D

【解析】乳癖是乳腺组织的既非炎症也非肿瘤的良性增生性疾病。相当于西医的乳腺增生病。

【押题点】

定义	乳腺组织的既非炎症也非肿瘤的良性增生性疾病。相当于西医的乳腺增生病	
特点	单侧或双侧乳房疼痛并出现肿块，乳痛和肿块与月经周期及情志变化密切相关	
	肿块大小不等，形态不一，边界不清，质地不硬，活动度好	
类型	片块型；结节型；混合型；弥漫型	
高发人群	好发于 25 ~45 岁的中青年妇女，城市妇女的发病率高于农村妇女。社会经济地位高或受教育程度高、月经初潮年龄早、低经产状况、初次怀孕年龄大、未授乳和绝经迟的妇女为本病的高发人群	
内治	肝郁痰凝	疏肝解郁，化痰散结	逍遥蒌贝散
	冲任失调	调摄冲任	二仙汤合四物汤

38. 【参考答案】D

【解析】粉刺性乳痈也即西医的"浆细胞性乳腺炎"，是一种以乳腺导管扩张，浆细胞浸润为病变基础的慢性非细菌性感染的乳腺化脓性疾病。

【押题点】

定义	以乳腺导管扩张，浆细胞浸润为病变基础的慢性非细菌性感染的乳腺化脓性疾病。即西医的"浆细胞性乳腺炎"
特点	多在非哺乳期或非妊娠期发病
	乳头凹陷或溢液，初起肿块多位于乳晕部，化脓溃破后脓中夹有脂质样物质，易反复发作，形成瘘管，经久难愈，全身炎症反应较轻

39. 【参考答案】C

【解析】乳岩特点是乳房部出现无痛、无热、皮色不变而质地坚硬的肿块，推之不移，表面不光滑，凹凸不平，或乳头溢血，晚期溃烂，凹如泛莲，不易推动，常与皮肤粘连，出现病灶中心酒窝征，个别可伴乳头溢液。而表面光滑为乳癖乳房肿块的特点，可发生于乳房单侧或双侧，大多位于乳房的外上象限，也可见于其他象限。肿块的质地中等或质硬不坚，表面光滑或颗粒状，活动度好，大多伴有压痛。肿块的大小不一，一般在 1 ~2cm，大者可超过 3cm。

40. 【参考答案】A

【解析】乳核肿块常单个发生，也可见多个在单侧或双侧乳房内同时或先后出现。形状呈圆形或椭圆形，直径大多在 0.5 ~5cm，边界清楚，质地坚实，表面光滑，按之有硬像皮球之弹性，活动度大，触诊常有滑脱感。一般无疼痛感，少数可有轻微胀痛。

【押题点】乳癖、乳核、乳岩对比

乳癖	乳腺组织的既非炎症也非肿瘤的良性增生性疾病。相当于西医乳腺增生病	单侧或双侧乳房疼痛并出现肿块，乳痛和肿块与月经周期及情志变化密切相关。肿块大小不等，形态不一，边界不清，质地不硬，活动度好，好发于25～45岁的中青年妇女
乳核	乳房部最常见的良性肿瘤。相当于西医乳腺纤维腺瘤	肿块常单个发生，一般无疼痛感，但与月经无关。形如丸卵，边界清楚，表面光滑，推之活动，好发于20～25岁青年妇女
乳岩	相当于西医乳腺癌，是女性常见肿瘤之一	无痛、无热、皮色不变而质地坚硬的肿块，推之不移，表面不光滑，凹凸不平，或乳头溢血，晚期溃烂，凹如泛莲。发病年龄一般在40～60岁，绝经期妇女发病率相对较高

41.【参考答案】C

【解析】瘿病坚硬如石不可移动者，称为石瘿。其特点是结喉两侧结块，坚硬如石，高低不平，推之不移。故《三因方》说："坚硬不可移者，名曰石瘿。"好发于40岁以上中年人，相当于西医的甲状腺癌。

42.【参考答案】B

【解析】石瘿—瘀热伤阴证

证候：石瘿晚期，或溃破流血水，或颈部他处发现转移性结块，或声音嘶哑，形倦体瘦，舌紫暗，或见瘀斑，脉沉涩。

治法：和营养阴。

方药：通窍活血汤合养阴清肺汤加减。

【押题点】

石瘿：结喉两侧结块，坚硬如石，高低不平，推之不移。多见于40岁以上患者，女多于男，或既往有肉瘿病史	痰瘀内结证		瘀热伤阴证
	颈部结块迅速增大，坚硬如石，高低不平，推之不移，但全身症状尚不明显，舌暗红，苔薄黄，脉弦		石瘿晚期，或溃破流血水，或颈部他处发现转移性结块，或声音嘶哑，形倦体瘦，舌紫暗，或见瘀斑，脉沉涩
	解郁化痰，活血消坚		和营养阴
	海藻玉壶汤合桃红四物汤加白花蛇舌草、三棱、莪术等		通窍活血汤合养阴清肺汤加减

43.【参考答案】C

【解析】肉瘿其临床特点是颈前喉结一侧或两侧结块，柔韧而圆，如肉之团，随吞咽动作而上下移动，发展缓慢。好发于青年女性及中年人。C选项漫肿质软属于气瘿特点。

【押题点】

气瘿	单纯性/地方性甲状腺肿	甲状腺呈弥漫性肿大，腺体表面较平坦，质软不痛，皮色如常，腺体随吞咽动作而上下移动。女性发病率较高。多发生在青春期，常见于入学年龄的儿童
肉瘿	甲状腺腺瘤或囊肿	颈前喉结一侧或两侧结块，柔韧而圆，如肉之团，随吞咽动作而上下移动，发展缓慢。好发于青年女性及中年人
石瘿	甲状腺癌	结喉两侧结块，坚硬如石，高低不平，推之不移。多见于40岁以上患者，女多于男，或既往有肉瘿病史

44.【参考答案】C

【解析】气瘿的发病率，女性高于男性。初起时甲状腺呈弥漫性肿大，腺体表面较平坦，质软不痛，肿块进行性增大，可下垂，可压迫气管、食管、血管、神经等而引起各种症状。

【押题点】

气瘿，西医名为单纯性/地方性甲状腺肿。其临床表现为女性发病率略高于男性。一般多发生在青春期，在流行地区常见于入学年龄的儿童。初起时无明显不适感，甲状腺弥漫性肿大，腺体表面较平坦，质软不痛，皮色如常，腺体随吞咽动作上下移动。如肿块进行性增大，可呈下垂，自觉沉重感，可压迫气管、食管、血管、神经等而引起各种症状			
气瘿	肝郁气滞	疏肝解郁，化痰软坚	四海舒郁丸

45.【参考答案】A

【解析】慢性淋巴细胞性甲状腺炎肝气郁滞证。

证候：颈前肿块质地中等或质硬，咽喉有梗阻感，情绪抑郁，胸闷不舒，乏力，大便溏或不爽，女子月经不调，舌质红，舌苔薄黄，脉弦滑。

治法：疏肝理气，软坚散结。

方药：柴胡疏肝散。

46.【参考答案】B

【解析】气瘿之肝郁气滞证

证候：颈部弥漫性肿大，边缘不清，随喜怒消长，皮色如常，质软无压痛，肿块随吞咽动作上下移动；伴急躁易怒，善太息；舌质淡红，苔薄，脉沉弦。

治法：疏肝解郁，化痰软坚。

方药：四海舒郁丸加减。怀孕期或哺乳期，加菟丝子、首乌、补骨脂。

47.【参考答案】D

【解析】肉瘿多由于忧思郁怒，气滞、痰浊、瘀血凝结而成。情志抑郁，肝失条达，气滞血瘀；或忧思郁怒，肝旺乘土，脾失运化，痰湿内蕴。气滞、湿痰、瘀血随经络而行，留注于结喉，聚而成形，乃成肉瘿。

【押题点】

肉瘿，西医名为甲状腺腺瘤或囊肿。颈前喉结一侧或两侧结块，柔韧而圆，如肉之团，随吞咽动作而上下移动，发展缓慢。好发于青年女性及中年人。多由于忧思郁怒，气滞、痰浊、瘀血凝结而成		
气滞痰凝	理气解郁，化痰软坚	逍遥散合海藻玉壶汤
气阴两虚	益气养阴，软坚散结	生脉散合海藻玉壶汤

48.【参考答案】A

【解析】脂瘤之痰湿化热证

证候：瘤体红肿、灼热、疼痛，甚至跳痛化脓；伴发热，恶寒，头痛，尿黄；舌红，苔薄黄，脉数。

治法：清热化湿，和营解毒。

方药：龙胆泻肝汤合仙方活命饮加减。

【押题点】

脂瘤（粉瘤）相当于西医的皮脂腺囊肿。临床表现为皮肤间出现圆形质软的肿块，中央有粗大毛孔，可挤出有臭味的粉渣样物		
痰气凝结	理气化痰散结	二陈汤合四七汤
痰湿化热	清热化湿，和营解毒	龙胆泻肝汤合仙方活命饮

49.【参考答案】B

【解析】失荣是发于颈部及耳之前后的岩肿，因其晚期气血亏乏，面容憔悴，形体消瘦，状如树木枝叶发枯，失去荣华而命名。相当于西医的颈部淋巴结转移癌和原发性恶性肿瘤。多见于 40 岁以上的男性，属古代外科四大绝症之一。

【押题点】

失荣相当于西医的颈部淋巴结转移癌和原发性恶性肿瘤，是好发于颈部及耳之前后的岩肿，因其晚期气血亏乏，面容憔悴，形体消瘦，状如树木枝叶发枯，失去荣华而命名。其特点为生长较快，质地坚硬，表面不平，固定不移		
气郁痰结	理气解郁，化痰散结	化痰开郁方（经验方）
阴毒结聚	温阳散寒，化痰散结	阳和汤
瘀毒化热	清热解毒，化痰散瘀	五味消毒饮合化坚二陈丸
气血两亏	补益气血，解毒化瘀	八珍汤合四妙勇安汤

50.【参考答案】A

【解析】血瘤的特点是病变局部色泽鲜红或暗紫，或局限性柔软肿块，边界不清，触之如海绵状。相当于西医的血管瘤。

【押题点】

| 肉瘤相当于西医的脂肪瘤。是发于皮里膜外、由脂肪组织过度增生而形成的良性肿瘤。好发于肩、背、腹、臀及前臂皮下。大小不一，边界清楚，皮色不变，生长缓慢，触之柔软，呈扁平团块状或分叶状，推之可移动，基底较广阔，一般无疼痛 | | |

51.【参考答案】A

【解析】肉瘤是发于皮里膜外、由脂肪组织过度增生而形成的良性肿瘤。其特点是软似棉，肿似馒，皮色不变，不紧不宽，如肉之隆起。相当于西医的脂肪瘤。

【押题点】

脂瘤	皮脂腺囊肿	皮肤间出现圆形质软的肿块，中央有粗大毛孔，可挤出有臭味的粉渣样物
肉瘤	脂肪瘤	好发于肩、背、腹、臀及前臂皮下。大小不一，边界清楚，皮色不变，生长缓慢，触之柔软，呈扁平团块状或分叶状，推之可移动，基底较广阔，一般无疼痛
血瘤	血管瘤（毛细血管瘤和海绵状血管瘤）	体表血络扩张，纵横丛集而形成。病变局部色泽鲜红或暗紫，或呈局限性柔软肿块，边界不清，触之如海绵状

52.【参考答案】B

【解析】失荣的临床表现：一般表现为颈部淋巴结肿大，生长较快，质地坚硬。病变开始时多为单发结节，可活动；后期肿块体积增大，数量增多，融合成团块或联结成串，表面不平，固定不移。一般无疼痛，但合染毒时，可有压痛。日久癌肿溃破，疮面渗流血水，高低不平，形似翻花状。其肿痛波及范围可向面部、胸部、肩背部扩展。多见于40岁以上的男性，属古代外科四大绝症之一。

53.【参考答案】B

【解析】油风是一种头发突然发生斑块状脱落的慢性皮肤病。因头发脱落之处头皮光亮而得名，又称鬼舐头、鬼剃头。

【押题点】

油风	相当于西医的斑秃	头发突然发生斑块状脱落，因头发脱落之处头皮光亮而得名，又称鬼舐头、鬼剃头
肥疮	是头癣的一种，相当于西医的黄癣	蜡黄色，肥厚，富黏性，边缘翘起，中心微凹，上有毛发贯穿，质脆易粉碎，有特殊的鼠尿臭。久之毛囊被破坏而成永久性脱发
白秃疮	是头癣的一种，相当于西医的白癣	头皮有圆形或不规则的覆盖灰白鳞屑的斑片。病损区毛发干枯无泽，常在距头皮0.3～0.8 cm处折断而参差不齐。头发易于拔落且不疼痛，病发根部包绕有白色鳞屑形成的菌鞘。自觉瘙痒。青春期可自愈，秃发也能再生，不遗留疤痕

54.【参考答案】D

【解析】油风肝肾不足证

证候：病程日久，平素头发焦黄或花白，发病时呈大片均匀脱落，甚或全身毛发脱落；伴头昏，耳鸣，目眩，腰膝酸软；舌质淡，舌苔薄，脉细。

治法：滋补肝肾。

方药：七宝美髯丹加减。

【押题点】

概念		头发突然发生斑块状脱落，因头发脱落之处头皮光亮而得名，又称鬼舐头、鬼剃头	
辨证论治	血热风燥	凉血息风，养阴护发	四物汤合六味地黄汤
	气滞血瘀	通窍活血，祛瘀生发	通窍活血汤
	气血两虚	益气补血	八珍汤
	肝肾不足	滋补肝肾	七宝美髯丹

55.【参考答案】B

【解析】药毒的诊断：本病临床表现复杂，基本具有以下特征：

（1）发病前有用药史。

（2）有一定的潜伏期，第一次发病多在用药后5～20天内，重复用药常在24小时内发生，短者甚至在用药后瞬间或数分钟内发生。

（3）突然发病，自觉灼热瘙痒，重者伴有发热、倦怠、纳差、大便干燥、小便黄赤等全身症状。

（4）皮损形态多样，颜色鲜艳，分布为全身性、对称性，可泛发或仅限于局部。

【押题点】药毒

病因病机	禀赋不耐，邪毒侵犯
临床表现	用药史＋突然发病，自觉灼热瘙痒，重者伴有发热、倦怠、纳差、大便干燥、小便黄赤等全身症状。皮损形态多样，颜色鲜艳，分布为全身性、对称性，可泛发或仅限于局部

续表

类型	固定红斑型——圆形或椭圆形水肿性紫红斑		
	荨麻疹样型——风团		
	麻疹样或猩红热样型——密集、红色、帽针头至米粒大的斑疹或斑丘疹		
	湿疹皮炎样型		
	多形红斑型——皮损为豌豆至蚕豆大圆形或椭圆形水肿性红斑、丘疹		
	紫癜型——小腿出现针头至豆大或更大的紫红色瘀点或瘀斑，可累及四肢、躯干，有时可有风团，甚至中央有小血疱		
	大疱性表皮松解型——最严重的药疹		
	剥脱性皮炎型		
辨证论治	湿毒蕴肤	清热利湿，解毒止痒	萆薢渗湿汤
	热毒入营	清热凉血，解毒护阴	清营汤
	气阴两虚	益气养阴清热	增液汤合益胃汤

56.【参考答案】E
【解析】湿疮相当于西医的湿疹，其特征为：皮损对称分布，多形损害，剧烈瘙痒，有渗出倾向，反复发作，易成慢性等。根据病程可分为急性、亚急性、慢性三类。急性湿疮以丘疱疹为主，炎症明显，易渗出；慢性湿疮以苔藓样变为主，易反复发作。
【押题点】湿疮

临床特点	皮损对称分布，多形损害，剧烈瘙痒，有渗出倾向，反复发作，易成慢性		
分类	可分为急性、亚急性、慢性三类。急性湿疮以丘疱疹为主，炎症明显，易渗出；慢性湿疮以苔藓样变为主，易反复发作		
内治	湿热蕴肤	清热利湿止痒	龙胆泻肝汤合萆薢渗湿汤
	脾虚湿蕴	健脾利湿止痒	除湿胃苓汤或参苓白术散加紫荆皮、地肤子、白鲜皮
	血虚风燥	养血润肤，祛风止痒	当归饮子或四物消风饮加丹参、鸡血藤、乌梢蛇
外治	急性湿疮——三黄洗剂、炉甘石洗剂外搽		
	亚急性湿疮——三黄洗剂、3%黑豆馏油等外搽		
	慢性湿疮——可外搽青黛膏、5%硫黄软膏、10%~20%黑豆馏油软膏		

57.【参考答案】D
【解析】湿疮的发生与心、肺、肝、脾四经的病变有密切的关系。
58.【参考答案】C
【解析】热疮病因病机：外感风温热毒，阻于肺胃二经，蕴蒸皮肤而生；或由肝经湿热下注，阻于阴部而成疮；或因反复发作，热邪伤津，阴虚内热所致。
59.【参考答案】C
【解析】热疮阴虚内热证
治法：养阴清热。
代表方：增液汤加板蓝根、马齿苋、紫草、石斛、生薏苡仁。
【押题点】热疮

病因病机	外感风温热毒，阻于肺胃二经，蕴蒸皮肤而生
	肝经湿热下注，阻于阴部而成疮
	因反复发作，热邪伤津，阴虚内热所致
内治原则	以清热解毒养阴为主

	肺胃热盛	疏风清热	辛夷清肺饮合竹叶石膏汤
内治	湿热下注	清热利湿	龙胆泻肝汤加板蓝根、紫草、延胡索等
	阴虚内热	养阴清热	增液汤加板蓝根、马齿苋、紫草、石斛、生薏苡仁
外治	局部外用药以清热、解毒、燥湿、收敛为主。可用紫金锭或金黄散或青吹口散油膏、黄连膏等		

60.【参考答案】E
【解析】蛇串疮的特点：皮肤上出现红斑、水疱或丘疱疹，累累如串珠，排列成带状，沿一侧周围神经分布区出现，局部刺痛或伴臖核肿大。多数患者愈后很少复发，极少数患者可多次发病。

61.【参考答案】B
【解析】蛇串疮气滞血瘀证
治法：理气活血，通络止痛。
代表方：柴胡疏肝散合桃红四物汤加减。
【押题点】蛇串疮

特点	皮肤上出现红斑、水疱或丘疱疹，累累如串珠，排列成带状，沿一侧周围神经分布区出现，痛如火燎		
辨证论治	肝经郁热	清泄肝火，解毒止痛	龙胆泻肝汤加紫草、板蓝根、延胡索等
	脾虚湿蕴	健脾利湿，解毒止痛	除湿胃苓汤
	气滞血瘀	理气活血，通络止痛	柴胡疏肝散合桃红四物汤

62.【参考答案】C
【解析】本病以杀虫止痒为主要治法，必须彻底治疗。癣病以外治为主，若皮损广泛，自觉症状较重，或抓破染毒者，则以内治、外治相结合为宜。针对不同种类的癣病，又有不同的治疗方法：拔发疗法、高锰酸钾溶液浸泡法、10%水杨酸软膏厚涂、3%冰醋酸浸涂、密陀僧散、灰黄霉素等。并无肌肉注射抗生素的治疗方法。
【押题点】癣病

	头癣	白秃疮——白癣	多见于学龄儿童，男性多于女性
分类		肥疮——黄癣	多见于农村，好发于儿童
	手足癣	鹅掌风——手癣	多发于成年人
		脚湿气——足癣	
	体癣	圆癣（铜钱癣）；阴癣（股癣）	青壮年男性多见，多发于夏季
	花斑癣	常发于多汗体质青年，可在家庭中互相传染	
临床特点	白秃疮	头皮有圆形或不规则的覆盖灰白鳞屑的斑片。病损区毛发干枯无泽，常在距头皮0.3~0.8cm处折断而呈参差不齐。头发易于拔落且不疼痛，病发根部包绕有白色鳞屑形成的菌鞘。自觉瘙痒。青春期可自愈，秃发也能再生，不遗留疤痕	
	肥疮	蜡黄色，肥厚，富黏性，边缘翘起，中心微凹，上有毛发贯穿，质脆易粉碎，有特殊的鼠尿臭。久之毛囊被破坏而成永久性脱发	
	体癣	多呈钱币状、圆形，皮损特征为环形或多环形、边界清楚、中心消退、外围扩张的斑块。好发于面部、颈部、躯干及四肢近端	
	花斑癣	好发于颈项、躯干，尤其是多汗部位及四肢近心端	
治疗	癣病以外治为主，若皮损广泛，自觉症状较重，或抓破染毒者，则以内治、外治相结合为宜		
	白秃疮、肥疮采用拔发疗法。其方法为剪发后每天以0.5%明矾水或热肥皂水洗头，然后在病灶处敷药（敷药宜厚），可用5%硫黄软膏或雄黄膏，用薄膜盖上，包扎或戴帽固定		

63.【参考答案】E
【解析】体癣因皮损多呈钱币状、圆形，故名圆癣，亦称铜钱癣。发于股胯、外阴等处者，称阴癣（股癣）。以青壮年男性多见，多发于夏季，好发于面部、颈部、躯干及四肢近端。圆癣初起为丘疹或水疱，逐渐形成边界清楚的钱币形红斑，其上覆盖细薄鳞屑。病灶中央皮疹消退，呈自愈倾向，但向四周蔓延，有丘疹、水疱、脓疱、结痂等损害。圆癣的皮损特征为环形

或多环形、边界清楚、中心消退、外围扩张的斑块。愈后不留疤痕。

64.【参考答案】A

【解析】肥疮为头癣中最常见的一种，多见于农村，好发于儿童。其特征是：有黄癣痂堆积，癣痂呈蜡黄色，肥厚，富黏性，边缘翘起，中心微凹，上有毛发贯穿，质脆易粉碎，有特殊的鼠尿臭。久之毛囊被破坏而成永久性脱发。当病变痊愈后，则在头皮留下广泛、光滑的萎缩性疤痕。病变四周约 1cm 头皮不易受损。

65.【参考答案】E

【解析】粉刺好发于颜面、颈、胸背等处。皮损初起为针头大小的毛囊性丘疹，或为白头粉刺、黑头粉刺，可挤出白色或淡黄色脂栓，因感染而成红色小丘疹，顶端可出现小脓疱。愈后可留暂时性色素沉着或轻度凹陷性疤痕。严重者称聚合型痤疮，感染部位较深，出现紫红色结节、脓肿、囊肿，甚至破溃形成窦道和疤痕，或呈橘皮样改变，常伴皮脂溢出。皮疹反复发生，常因饮食不节、月经前后而加重。自觉有轻度瘙痒，炎症明显时伴疼痛。病程长短不一，部分患者青春期后可逐渐痊愈。

66.【参考答案】A

【解析】慢性淋巴细胞性甲状腺炎多见于中年女性，起病隐匿，发展缓慢。主要表现为甲状腺弥漫性肿大，或伴有结节，表面光滑，质韧。可有颈部憋闷不适。伴有甲减时，表现为乏力、怕冷、心动过缓、肿胀等；伴有甲亢时，表现为怕热、心慌、消瘦、急躁、心动过速等。

辅助检查：抗甲状腺抗体 TPOAb、TGAb 明显增高是其特征。甲状腺功能多表现为甲减，亦可出现甲亢，或正常。B 超示甲状腺弥漫性肿大，回声不均，可伴有结节。甲状腺穿刺细胞学检查有大量淋巴细胞浸润可确诊。

67.【参考答案】D

【解析】瘰疬是一种发生于颈部的慢性感染性疾病。因其结核累累如串珠状，故名瘰疬。本病相当于西医学的颈部淋巴结结核。其临床特点是多见于体弱儿童或青年人，多为女性，好发于颈部及耳后，起病缓慢，初起时结核如豆，不红不痛，逐渐增大，融合成串，溃后脓水清稀，夹有败絮样物，此愈彼溃，经久难愈，形成窦道，愈后形成凹陷性疤痕。

68.【参考答案】B

【解析】粉刺（痤疮）以清热祛湿为基本治疗原则，或配合化痰散结、活血化瘀等法，内、外治相结合。

69.【参考答案】B

【解析】湿疮的特点是对称分布，多形损害，剧烈瘙痒，渗出倾向，反复发作，易成慢性。

70.【参考答案】D

【解析】急性淋病临床表现：尿道口红肿、发痒及轻度刺痛，继而有稀薄黏液流出，引起排尿不适，24 小时后症状加剧。排尿开始时尿道外口刺痛或灼热痛，排尿后疼痛减轻。尿道口溢脓，开始为浆液性分泌物，以后逐渐变稠出现黄色黏稠的脓性分泌物，特别是清晨起床后分泌物的量较多。当病变上行蔓延至后尿道时，可出现终末血尿、血精、会阴部轻度坠胀等现象。

71.【参考答案】A

【解析】淋病的病原体为淋球菌，系革兰阴性球菌，多寄生在淋病患者的泌尿生殖系统。

【押题点】淋病押题点

病原体	淋球菌，系革兰阴性球菌，多寄生在淋病患者的泌尿生殖系统		
潜伏期	一般为 2~10 天，平均 3~5 天		
临床表现	男性——尿频、尿急、尿道刺痛 + 尿道溢脓		
	女性——无症状或不明显		
辨证论治	湿热毒蕴（急性淋病）	清热利湿，解毒化浊	龙胆泻肝汤酌加土茯苓、红藤、萆薢等
	阴虚毒恋（慢性淋病）	滋阴降火，利湿祛浊	知柏地黄丸酌加土茯苓、萆薢等
西医治疗	普鲁卡因青霉素 G 480 万 U 一次肌肉注射		

72.【参考答案】C

【解析】牛皮癣的皮损特点：皮损多为圆形或多角形的扁平丘疹融合成片，剧烈瘙痒，搔抓后皮损肥厚，皮沟加深，皮嵴隆起，极易形成苔藓样变。

【押题点】牛皮癣押题点

皮损特点	多为圆形或多角形的扁平丘疹融合成片，剧烈瘙痒，搔抓后皮损肥厚，皮沟加深，皮嵴隆起，极易形成苔藓样变		
辨证论治	肝郁化火	疏肝理气，清肝泻火	龙胆泻肝汤
	风湿蕴肤	祛风利湿，清热止痒	消风散
	血虚风燥	养血润燥，息风止痒	当归饮子

73.【参考答案】D

【解析】瘾疹的病因病机：先天禀赋不足，卫外不固，风邪乘虚侵袭所致；或表虚不固，风寒、风热外袭，客于肌表，致使营卫失调而发；或饮食不节，过食辛辣肥厚，或肠道寄生虫，使肠胃积热，复感风邪，内不得疏泄，外不得透达，郁于皮毛腠理之间而发。此外，情志内伤，冲任不调，肝肾不足，血虚生风生燥，阻于肌肤也可发生。对食物、生物制品、肠道寄生虫等过敏亦发作本病。

74.【参考答案】E

【解析】特殊类型荨麻疹包括：皮肤划痕症、寒冷性荨麻疹、胆碱能性荨麻疹、压迫性荨麻疹。

【押题点】瘾疹押题点

临床表现	急性荨麻疹——大小不等的风团，色鲜红，也可为苍白色，孤立、散在或融合成片	
	慢性荨麻疹——风团时多时少，反复发生，病程在6周以上	
辨证论治	风寒束表	疏风散寒止痒	麻黄桂枝各半汤
	风热犯表	疏风清热止痒	消风散
	胃肠湿热	疏风解表，通腑泄热	防风通圣散
	血虚风燥	养血祛风，润燥止痒	当归饮子

75.【参考答案】A

【解析】淋病的病因病机为湿热秽浊之气由下焦前阴窍口入侵，阻于膀胱及肝经。

76.【参考答案】C

【解析】疣目可选用推疣法、鸦胆子散敷贴法、荸荠或菱蒂摩擦法。

【押题点】疣

特点	千日疮、疣目、枯筋箭或瘊子	发于手背、手指、头皮等处		
	扁瘊（扁平疣）	发于颜面、手背、前臂等处		
	鼠乳（传染性软疣）	发于胸背部有脐窝的赘疣		
	跖疣	发于足跖部		
	丝状疣或线瘊	发于颈周围及眼睑部位，呈细软丝状突起		
内治	寻常疣（疣目）	风热血燥	养血活血，清热解毒	治瘊方加板蓝根、夏枯草
		湿热血瘀	清化湿热，活血化瘀	马齿苋合剂加薏苡仁、冬瓜仁
	扁平疣（扁瘊）	风热蕴结	疏风清热，解毒散结	马齿苋合剂去桃仁、红花加木贼草、郁金、浙贝母、板蓝根
		热瘀互结	活血化瘀，清热散结	桃红四物汤加生黄芪、板蓝根、紫草、马齿苋、浙贝母、薏苡仁
外治	各种疣均可选用木贼草、板蓝根、马齿苋、香附、苦参、白鲜皮、薏苡仁等中药，煎汤趁热洗涤患处，每天2～3次，可使部分皮疹脱落			
	疣目	用推疣法、鸦胆子散敷贴法、荸荠或菱蒂摩擦法		
	扁瘊	用洗涤法、涂法		
	鼠乳	消毒针头挑破患处，挤尽白色乳酪样物，再用碘酒或浓石炭酸溶液点患处		

77.【参考答案】C

【解析】白屑风风热血燥证

证候：多发于头面部，为淡红色斑片，干燥、脱屑、瘙痒，受风加重，或头皮瘙痒，头屑多，毛发干枯脱落；伴口干口渴，大便干燥；舌质偏红，舌苔薄白或黄，脉细数。

治法：祛风清热，养血润燥。

方药：消风散合当归饮子加减。

【押题点】白屑风

概念	皮肤油腻，出现红斑，覆有鳞屑。皮脂溢出部位的慢性炎症性皮肤病
特点	头发、皮肤多脂发亮，油腻，瘙痒，出现红斑白屑，脱而复生。以青壮年为主，乳儿期亦有发生

续表

| 辨证论治 | 风热血燥 | 祛风清热，养血润燥 | 消风散合当归饮子 |
| | 肠胃湿热 | 健脾除湿，清热止痒 | 参苓白术散合茵陈蒿汤 |

78.【参考答案】B

【解析】寻常型白疕的皮损特点：皮损初起为针头大小的丘疹，逐渐扩大为绿豆、黄豆大小的淡红色或鲜红色丘疹或斑丘疹，可融合成形态不同的斑片，边界清楚，表面覆盖多层干燥银白色鳞屑，刮除鳞屑则露出发亮的半透明的薄膜，为薄膜现象。再刮除薄膜，出现多个筛状出血点，为点状出血现象。在头部可出现束状发，在指甲甲板可呈顶针状凹陷。

【押题点】白疕

皮损特点	白色鳞屑＋薄膜现象＋点状出血现象		
辨证治疗	血热内蕴	清热凉血，解毒消斑	犀角地黄汤
	血虚风燥	养血滋阴，润肤息风	当归饮子
	气血瘀滞	活血化瘀，解毒通络	桃红四物汤
	湿毒蕴阻	清利湿热，解毒通络	萆薢渗湿汤
	火毒炽盛	清热泻火，凉血解毒	清瘟败毒饮

79.【参考答案】B

【解析】皮肤病外因主要是风、湿、热、虫、毒；内因主要是七情内伤、饮食劳倦和肝肾亏损。

80.【参考答案】C

【解析】皮肤病的自觉症状即患者主观的感觉。皮肤病的自觉症状取决于皮肤病的性质、病变程度以及患者个体的差异等。最常见的症状是瘙痒，其次是疼痛，此外尚有灼热、麻木、蚁走感等。

81.【参考答案】C

【解析】皮肤病的内治法包括祛风法、清热法、祛湿法、润燥法、活血法、温通法、软坚法、补肾法。

82.【参考答案】D

【解析】皮肤损害包括原发性损害、继发性损害。原发性损害是皮肤病在其病变过程中，直接发生及初次出现的皮损，有斑疹、丘疹、风团、结节、疱疹、脓疱等。

【押题点】

| 原发性损害 | 是皮肤病在其病变过程中，直接发生及初次出现的皮损，有斑疹、丘疹、风团、结节、疱疹、脓疱 |
| 继发性损害 | 是原发性皮损经过搔抓、感染、治疗处理和在损害修复过程中演变而成，有鳞屑、糜烂、溃疡、痂、抓痕、皲裂、苔藓样变、瘢痕、色素沉着、萎缩等 |

83.【参考答案】D

【解析】考查内痔分期，内痔以便血、坠胀、肿块脱出为主要临床表现。而痔核更大，大便时脱出肛外，甚至行走、喷嚏、咳嗽也会脱出，且不能自行回纳，便血不多或不出血，此为Ⅲ期内痔的表现。

【押题点】内痔分期特点

内痔分期	Ⅰ期内痔——无痔核脱出
	Ⅱ期内痔——痔核能脱出肛外，便后能自行还纳
	Ⅲ期内痔——经常脱出肛外，不能自行还纳，须用手托
	Ⅳ期内痔——手托亦常不能复位，痔核经常位于肛外，易感染

内痔、外痔、脱肛

内痔	发生于齿线上，由直肠上静脉丛瘀血、扩张、屈曲所形成。其特点为：便血、坠胀、肿块脱出；好发于膀胱截石位3、7、11点处
外痔	发生于齿线下，由痔外静脉丛扩大、曲张。其特点为：自觉坠胀、疼痛和有异物感
脱肛	直肠黏膜、肛管、直肠全层和部分乙状结肠向下移位，脱出肛门外。其特点为：分为一度、二度、三度脱出。其中一度脱出需与内痔脱出相鉴别：内痔脱出时痔核分颗脱出，无环状黏膜皱裂，暗红色或青紫色，容易出血

84. 【参考答案】A

【解析】内痔是发生于齿线上，由直肠上静脉丛瘀血、扩张、屈曲所形成的柔软静脉团，好发于肛门右前、右后和左侧正中部位即膀胱截石位3、7、11点处，以便血、坠胀、肿块脱出为主要临床表现。

【押题点】痔的分类及临床表现

临床表现	内痔——便血、坠胀、肿块脱出；好发于膀胱截石位3、7、11点处
	外痔——自觉坠胀、疼痛和有异物感
	内痔便血——周期性、无痛性、呈滴血或射血状
	血栓性外痔——肛门缘周围有暗紫色椭圆形肿块突起，表面水肿

85. 【参考答案】C

【解析】内痔分为四期，以痔核不脱出、脱出自行回纳、脱出手动回纳、脱出嵌顿于外为区别特点。

86. 【参考答案】A

【解析】一度直肠脱垂特点：直肠黏膜脱出，脱出物淡红色，长3~5cm，触之柔软，无弹性，不易出血，便后可自行回。

【押题点】脱肛三度的特点

一度脱垂	为直肠黏膜脱出，脱出物淡红色，长3~5 cm，便后可自行回纳
二度脱垂	为直肠全层脱出，脱出物长5~10cm，呈圆锥状，淡红色，表面为环状而有层次的黏膜皱襞，便后有时需用手回复
三度脱垂	直肠及部分乙状结肠脱出，长达10cm以上，呈圆柱形，触之很厚，肛门松弛无力

87. 【参考答案】B

【解析】脱肛湿热下注证

证候：肛内肿物脱出，色紫暗或深红，甚则表面溃破、糜烂，肛门坠痛，肛内指检有灼热感。舌红，苔黄腻，脉弦数。

治法：清热利湿。

方药：萆薢渗湿汤加减。

【押题点】脱肛内治、外治法

内治法	脾虚气陷	补气升提，收敛固涩	补中益气汤
	湿热下注	清热利湿	萆薢渗湿汤
外治法	熏洗——以苦参汤加石榴皮、枯矾、五倍子，煎水熏洗，每天2次		
	外敷——五倍子散或马勃散外敷		
	注射法——黏膜下注射法适用一、二度直肠脱垂；直肠周围注射法适用二、三度直肠脱垂		

88. 【参考答案】B

【解析】肛裂是指肛管的皮肤全层纵行裂开并形成感染性溃疡者。本病好发于青壮年，女性多于男性。肛裂的部位一般在肛门前后正中位，尤以后位多见，位于前正中线的肛裂多见于女性。临床上以肛门周期性疼痛、出血、便秘为主要特点。中医将本病称为"钩肠痔""裂痔"等。

【押题点】肛裂、脱肛、痔、肛瘘对比

肛裂	指肛管的皮肤全层纵行裂开并形成感染性溃疡者。本病好发于青壮年，女性多于男性。肛裂的部位一般在肛门前后正中位，尤以后位多见，位于前正中线的肛裂多见于女性。临床上以肛门周期性疼痛、出血、便秘为主要特点
脱肛	直肠黏膜、肛管、直肠全层和部分乙状结肠向下移位，脱出肛门外。即西医的直肠脱垂。分为三度，可见直肠黏膜或直肠全层等脱出
痔	直肠末端黏膜下和肛管皮下的静脉丛发生扩大曲张所形成的柔软静脉团。好发于20岁以上的成年人，分为内痔、外痔、混合痔
肛瘘	直肠或肛管与周围皮肤相通所形成的瘘管。其特点是局部反复流脓、疼痛、瘙痒，并可触及或探及瘘管通到直肠

89. 【参考答案】C

【解析】周期性疼痛是肛裂的主要症状。常因排便时，肛管扩张刺激溃疡面，引发撕裂样疼痛，或灼痛，或刀割样疼痛，持续数分钟后减轻或缓解，称为疼痛间歇期，时间一般在5分钟左右，随后括约肌持续性痉挛收缩而剧烈疼痛，可持续数小时，使患者坐卧不安，十分痛苦，直到括约肌疲劳松弛后，疼痛逐渐缓解，这一过程为肛裂疼痛周期。

【押题点】肛裂

定义	肛管的皮肤全层纵行裂开并形成感染性溃疡者称肛裂。"钩肠痔""裂痔"
部位	肛门前后正中位（截石位6、12点），尤以后位多见，位于前正中线的肛裂多见于女性
主要症状	周期性疼痛、出血、便秘
分类	早期肛裂——仅在肛管皮肤见一个小的溃疡
	陈旧性肛裂——裂口边缘变硬变厚，裂口周围组织发炎、充血、水肿及结缔组织增生。裂口上端齿线附近并发肛窦炎、肛乳头炎，形成单口内瘘及肛乳头肥大

内治	血热肠燥	清热润肠通便	凉血地黄汤合脾约麻仁丸
	阴虚津亏	养阴清热润肠	润肠汤
	气滞血瘀	理气活血，润肠通便	六磨汤加红花、桃仁、赤芍

手术治疗	扩肛法适用于早期肛裂，无结缔组织外痔、肛乳头肥大等合并症者
	切开疗法适用于陈旧性肛裂，伴有结缔组织外痔、乳头肥大等
	肛裂侧切术适用于不伴有结缔组织外痔、皮下瘘等的陈旧性肛裂
	纵切横缝法适用于陈旧性肛裂伴有肛管狭窄者

90.【参考答案】B
【解析】纵切横缝法适应证：适用于陈旧性肛裂伴有肛管狭窄者。

91.【参考答案】B
【解析】肛痈浅部脓肿可行放射状切口。
【押题点】肛痈

定义	肛管直肠周围间隙发生急慢性感染而形成的脓肿，相当于西医的肛门直肠周围脓肿
临床表现	男性多于女性，尤以青壮年为多，主要表现为肛门周围疼痛、肿胀、有结块，伴有不同程度发热、倦怠等全身症状

分类	肛门旁皮下脓肿
	坐骨直肠间隙脓肿
	骨盆直肠间隙脓肿
	直肠后间隙脓肿

内治法	热毒蕴结	清热解毒	仙方活命饮、黄连解毒汤
	火毒炽盛	清热解毒透脓	透脓散
	阴虚毒恋	养阴清热，祛湿解毒	青蒿鳖甲汤合三妙丸

手术方法	脓肿一次切开法——浅部脓肿
	一次切开挂线法——高位脓肿
	分次手术——体质虚弱或不愿住院治疗的深部脓肿

92.【参考答案】B
【解析】息肉痔是指直肠内黏膜上的赘生物，是一种常见的直肠良性肿瘤。其临床特点为：肿物蒂小质嫩，其色鲜红，便后出血。分为单发性和多发性两种，前者多见于儿童，后者多见于青壮年，息肉多数是腺瘤性。
【押题点】息肉痔

概念	直肠内黏膜上的赘生物，是一种常见的直肠良性肿瘤 分为单发性和多发性两种，前者多见于儿童，后者多见于青壮年
外治	注射疗法——适用于小儿无蒂息肉
	结扎法——适用于低位带蒂息肉
	电烙法——适用于较高位的小息肉

续表

内治	风伤肠络	清热凉血，祛风止血	槐角丸
	气滞血瘀	活血化瘀，软坚散结	少腹逐瘀汤
	脾气亏虚	补益脾胃	参苓白术散

93.【参考答案】E

【解析】锁肛痔是发生在肛管直肠的恶性肿瘤，病至后期，肿瘤阻塞，肛门狭窄，排便困难，犹如锁住肛门一样，故称为锁肛痔。相当于西医的肛管直肠癌。本病的发病年龄多在40岁以上，偶见于青年人。临床主要表现为便血、排便习惯改变、大便变形和转移征象（如排尿不畅、尿频、尿痛等），早期表现为直肠黏膜或肛门附近皮肤有小硬结，无其他明显症状，晚期会出现食欲不振、全身衰弱无力、贫血、极度消瘦等恶病质表现。

【押题点】锁肛痔

定义	发生在肛管直肠的恶性肿瘤，相当于西医的肛管直肠癌		
主要症状	初期——便血是直肠癌最常见的早期症状。排便习惯改变（次数增多，便意频繁，便不尽感）		
	晚期——大便变形		
	转移征象		
检查方法	直肠指检是诊断直肠癌的最重要的方法		
	直肠镜或乙状结肠镜检查		
治疗原则	及早采取根治性手术治疗		
内治	湿热蕴结	清热利湿	槐角地榆丸
	气滞血瘀	行气活血	桃红四物汤合失笑散
	气阴两虚	益气养阴，清热解毒	四君子汤合增液汤

94.【参考答案】B

【解析】中医称睾丸和附睾为肾子，子痈是指睾丸及附睾的化脓性疾病。临证中分急性子痈与慢性子痈，以睾丸或附睾肿胀疼痛为特点。相当于西医的急慢性附睾炎或睾丸炎。

【押题点】

子痈	指睾丸及附睾的化脓性疾病。西医的急慢性附睾炎或睾丸炎。以睾丸或附睾肿胀疼痛为特点
子痰	发于肾子的疮痨性疾病。相当于西医的附睾结核。其特点为：附睾有慢性硬结，逐渐增大，形成脓肿，溃破后脓液稀薄如痰，并夹有败絮样物质，易成窦道，经久不愈
精浊	是尿道口常有精液溢出的生殖系炎症性疾病，相当于西医的前列腺炎。其特点是：尿频、尿急、尿痛，伴有自尿道滴出少量乳白色的前列腺液
精癃	是指精室肥大所引起的一种常见的老年男性泌尿生殖系疾病，相当于西医的前列腺增生症。其特点是多见于50岁以上的中老年男性，进行性尿频，以夜间为明显，并伴排尿困难，尿线变细

95.【参考答案】D

【解析】子痈气滞痰凝证

主症：附睾结节，子系粗肿，轻微触痛，或牵引少腹不适，多无全身症状。舌淡或有瘀斑，苔薄白或腻，脉弦滑。

治法：疏肝理气，化痰散结。

方药：橘核丸加减。

【押题点】子痈

定义	指睾丸及附睾的化脓性疾病。西医的急慢性附睾炎或睾丸炎		
内治	湿热下注	清热利湿，解毒消肿	枸橘汤或龙胆泻肝汤
	气滞痰凝	疏肝理气，化痰散结	橘核丸

96.【参考答案】B

【解析】尿石症的病因病机：本病多由肾虚和下焦湿热引起，病位在肾、膀胱和溺窍，肾虚为本，湿热为标。肾虚则膀胱气化不利，尿液生成与排泄失常，加之摄生不慎，感受湿热之邪，或饮食不节，嗜食辛辣肥甘醇酒之品，致湿热内生，蕴结膀胱，煎熬尿液，结为砂石；湿热蕴结，气机不利，结石梗阻，不通则痛；热伤血络，可引起血尿。

97. 【参考答案】E

【解析】尿石症多由肾虚和下焦湿热引起，病位在肾、膀胱和溺窍，肾虚为本，湿热为标。

【押题点】尿石症

病因病机	肾虚和下焦湿热引起，病位在肾、膀胱和溺窍，肾虚为本，湿热为标		
临床表现	上尿路结石——突然发作的肾或输尿管绞痛和血尿		
	膀胱结石——排尿中断，并引起疼痛，放射至阴茎头和远端尿道		
	尿道结石——排尿困难、排尿费力，呈点滴状，或出现尿流中断及急性尿潴留		
内治	湿热蕴结	清热利湿，通淋排石	三金排石汤
	气血瘀滞	理气活血，通淋排石	金铃子散合石韦散
	肾气不足	补肾益气，通淋排石	济生肾气丸

98. 【参考答案】A

【解析】精癃的主要临床表现：本病多见于 50 岁以上的中老年男性。逐渐出现进行性尿频，以夜间为明显，并伴排尿困难，尿线变细。部分患者由于尿液长期不能排尽，致膀胱残余尿增多，而出现假性尿失禁。在发病过程中，常因受寒、劳累、憋尿、便秘等，而发生急性尿潴留。严重者可引起肾功能损伤，而出现肾功能不全的一系列症状。有些患者可并发尿路感染、膀胱结石、疝气或脱肛等。

【押题点】精癃

临床表现	多见于 50 岁以上的中老年男性，进行性尿频，以夜间为明显，并伴排尿困难，尿线变细		
内治	湿热下注	清热利湿，消癃通闭	八正散
	脾肾气虚	补脾益气，温肾利尿	补中益气汤加菟丝子、肉苁蓉、补骨脂、车前子等
	气滞血瘀	行气活血，通窍利尿	沉香散
	肾阴亏虚	滋补肾阴，通窍利尿	知柏地黄丸加丹参、琥珀、王不留行、地龙等
	肾阳不足	温补肾阳，通窍利尿	济生肾气丸
手术疗法	手术禁忌证——有严重肝肾功能不全		

99. 【参考答案】E

【解析】精浊慢性者直肠指检：前列腺多为正常大小，或稍大或稍小，触诊可有轻度压痛。有的前列腺可表现为软硬不均或缩小变硬等异常现象。

【押题点】精浊

病因病机	肾虚（本）、湿热（标）、瘀滞（变）		
临床表现	尿频、尿急、尿痛 + 自尿道滴出少量乳白色的前列腺液 （淋病——尿频、尿急、尿痛 + 尿道溢脓）		
内治	湿热蕴结	清热利湿	八正散或龙胆泻肝汤
	气滞血瘀	活血祛瘀，行气止痛	前列腺汤
	阴虚火旺	滋阴降火	知柏地黄汤
	肾阳虚损	补肾助阳	济生肾气丸
外治	温水坐浴，每次 20 分钟，每日 2 次		
	野菊花栓或前列栓塞入肛门内 3 ~ 4cm，每次 1 枚，每日 2 次		

100. 【参考答案】C

【解析】精浊病机为肾虚、湿热、瘀滞。精浊的病因病机，急性者多由饮食不节，嗜食醇酒肥甘，酿生湿热；或因外感湿热之邪，壅聚于下焦而成。而慢性者多由相火妄动，所愿不遂，或忍精不泄，肾火郁而不散，离位之精化成白浊；或房事不洁，精室空虚，湿热从精道内侵，湿热壅滞，气血瘀阻而成。病久伤阴，肾阴暗耗，可出现阴虚火旺证候；亦有体质偏阳虚者，久则火势衰微，易见肾阳不足之象。

101.【参考答案】E

【解析】子痰浊痰凝结证

证候：见于初起硬结期。肾子处酸胀不适，附睾硬结，子系呈串珠状肿硬，无明显全身症状。苔薄，脉滑。

治法：温经通络，化痰散结。

方药：阳和汤加减，配服小金丹。

【押题点】子痰

定义	发于肾子的疮痨性疾病。西医的附睾结核		
特点	附睾有慢性硬结，逐渐增大，形成脓肿，溃破后脓液稀薄如痰，并夹有败絮样物质，易成窦道，经久不愈		
内治	浊痰凝结（初起硬结）	温经通络，化痰散结	阳和汤加减，配服小金丹
	阴虚内热（中期成脓）	养阴清热，除湿化痰，佐以透脓解毒	滋阴除湿汤合透脓散
	气血两亏（后期溃脓）	益气养血，化痰消肿	十全大补汤加减，兼服小金丹
外治	未成脓者，宜消肿散结，外敷冲和膏。 已成脓者，及时切开引流。窦道形成者，选用腐蚀平胬药物制成药线或药条外用		

102.【参考答案】E

【解析】股肿的病因病机：本病的病因主要是因为创伤或产后长期卧床，以致肢体气血运行不畅，气滞血瘀，瘀血阻于脉络，脉络滞塞不通，营血回流受阻，水津外溢，聚而为湿，而发本病。

103.【参考答案】D

【解析】股肿气虚湿阻证

证候：表现为下肢肿胀日久，朝轻暮重，活动后加重，休息抬高下肢后减轻，皮色略暗，青筋迂曲；倦怠乏力；舌淡边有齿印，苔薄白，脉沉。

治法：益气健脾，祛湿通络。

代表方：参苓白术散加味。

【押题点】股肿

定义	指血液在深静脉血管内发生异常凝固，而引起静脉阻塞、血液回流障碍的疾病。 西医的血栓性深静脉炎（下肢深静脉血栓）		
发病特点	肢体肿胀、疼痛、局部皮温升高和浅静脉怒张四大症状		
	好发于下肢髂股静脉和股腘静脉		
	可并发肺栓塞和肺梗塞而危及生命		
内治	湿热下注	清热利湿，活血化瘀	四妙勇安汤
	血脉瘀阻	活血化瘀，通络止痛	活血通脉汤
	气虚湿阻	益气健脾，祛湿通络	参苓白术散

104.【参考答案】E

【解析】青蛇毒病因多由于湿热蕴结，寒湿凝滞，痰浊瘀阻，脾虚失运，外伤血脉等因素致使气血运行不畅，留滞脉中而发病。

【押题点】青蛇毒

部位	四肢多见（尤其多见于下肢），次为胸腹壁等处		
临床表现	累及一条浅静脉，沿着发病的静脉出现疼痛、红肿、灼热感，常可扪及结节或硬索状物，有明显压痛		
内治	湿热瘀阻	清热利湿，解毒通络	二妙散合茵陈赤豆汤
	血瘀湿阻	活血化瘀，行气散结	活血通脉汤
	肝郁蕴结	疏肝解郁，活血解毒	柴胡清肝汤或复元活血汤

105.【参考答案】B

【解析】股肿的发病特点：其发病特点为肢体肿胀、疼痛、局部皮温升高和浅静脉怒张四大症状，好发于下肢髂股静脉和股腘静脉，可并发肺栓塞和肺梗塞而危及生命。

106.【参考答案】D

【解析】筋瘤外伤瘀滞证

证候：青筋盘曲，状如蚯蚓，表面色紫青，患肢肿胀疼痛；舌有瘀点，脉细涩。

治法：活血化瘀，和营消肿。

方药：活血散瘀汤加减。

【押题点】筋瘤

定义	筋脉色紫、盘曲突起状如蚯蚓、形成团块为主要表现的浅表静脉病变。西医的下肢静脉曲张		
特点	筋瘤者，坚而色紫，垒垒青筋，盘曲甚者结若蚯蚓		
内治	劳倦伤气	补中益气，活血舒筋	补中益气汤
	寒湿凝筋	暖肝散寒，益气通脉	暖肝煎合当归四逆汤
	外伤瘀滞	活血化瘀，和营消肿	活血散瘀汤

107.【参考答案】C

【解析】臁疮的病因病机：本病多由久站或过度负重而致小腿筋脉横解，青筋显露，瘀停脉络，久而化热，或小腿皮肤破损染毒，湿热下注而成，疮口经久不愈。

108.【参考答案】A

【解析】臁疮湿热下注证

证候：小腿青筋怒张，局部发痒，红肿、疼痛，继则破溃，滋水淋漓，疮面腐暗；伴口渴，便秘，小便黄赤；苔黄腻，脉滑数。

治法：清热利湿，和营解毒。

代表方：二妙丸合五神汤加减。

【押题点】臁疮

西医病名	下肢慢性溃疡		
病因病机	多由久站或过度负重，或小腿皮肤破损染毒		
内治	湿热下注	清热利湿，和营解毒	二妙丸合五神汤
	气虚血瘀	益气活血，祛瘀生新	补阳还五汤合四妙汤
外治	初期局部红肿，溃破渗液较多者，宜用洗药。渗液量少者，宜金黄膏加九一丹		
	后期久不收口，皮肤乌黑，疮口凹陷，疮面腐肉不脱，时流污水，用八二丹。腐肉已脱，露新肉者，用生肌散外盖生肌玉红膏。周围有湿疹者，用青黛散调麻油盖贴		

109.【参考答案】D

【解析】脱疽的临床特点是好发于四肢末端，以下肢多见，初起患肢末端发凉、怕冷、苍白、麻木，可伴有间接性跛行，继则疼痛剧烈，日久患趾（指）坏死变黑，甚至趾（指）节脱落。

110.【参考答案】A

【解析】脱疽的临床表现：血栓闭塞性脉管炎多发于寒冷季节，以 20～40 岁男性多见；常先一侧下肢发病，继而累及对侧，少数患者可累及上肢；患者多有受冷、潮湿、嗜烟、外伤等病史。本病病程较长，常在寒冷季节加重，治愈后又可复发。根据疾病的发展过程，临床一般可分为三期。

【押题点】脱疽

定义	指发于四肢末端，严重时趾（指）节坏疽脱落的周围血管疾病，又称脱骨疽
临床表现	血栓闭塞性脉管炎多发于寒冷季节，以 20～40 岁男性多见
	多有受冷、潮湿、嗜烟、外伤等病史
分为三期	一期（局部缺血期）：间歇性跛行，足背动脉、胫后动脉搏动减弱
	二期（营养障碍期）：间歇性跛行加重，并出现静息痛。足背动脉、胫后动脉搏动消失
	三期（坏死期或坏疽期）：出现坏疽

111.【参考答案】C

【解析】破伤风发作期：典型的发作症状是全身或局部肌肉强直性痉挛和阵发性抽搐。

（1）肌肉强直性痉挛：首先从头面部开始，进而延展至躯干四肢。其顺序为咀嚼肌、面肌、颈项肌、背腹肌、四肢肌群、膈肌和肋间肌。

（2）阵发性抽搐：是在肌肉持续性痉挛的基础上，轻微的刺激，如声音、光亮、震动、饮水、注射等均可诱发强烈的阵发性抽搐。

112.【参考答案】C

【解析】破伤风潜伏期：长短不一，一般为4～14天，短者24小时之内，长者数月或数年不等。潜伏期的长短，与创伤性质、部位和伤口的早期处理方式，以及是否接受过预防注射因素有关。潜伏期越短，病情越严重，预后也越差，死亡率也越高。

【押题点】破伤风

临床表现	潜伏期——4～14天，短者24小时之内
	前驱期——下颌微感紧张酸胀，咀嚼无力
	发作期——典型的发作症状是全身或局部肌肉强直性痉挛和阵发性抽搐
治疗原则	息风、镇痉、解毒

113.【参考答案】B

【解析】根据冻疮复温解冻后的损伤程度，可将其分为四度。

【押题点】冻疮

损伤程度	Ⅰ度（红斑性冻疮）：损伤在表皮层
	Ⅱ度（水疱性冻疮）：损伤达真皮层
	Ⅲ度（腐蚀性冻疮）：损伤达全皮层或深及皮下组织
	Ⅳ度（坏死性冻疮）：损伤深达肌肉、骨骼
复温方法	38～42℃恒热温水浸泡伤肢或浸泡全身
	给予姜汤、糖水、茶水等温热饮料，但不宜给予含酒精饮料，以免散热
	严禁用雪搓、用火烤或冷水浴等

114.【参考答案】C

【解析】中国九分法：将全身体表面积分为11个9等份。成人头、面、颈部为9%；双上肢为2×9%；躯干前后包括外阴部为3×9%；双下肢包括臀部为5×9%+1%=46%。

115.【参考答案】C

【解析】浅Ⅱ度烧伤创面无感染时，1～2周愈合，无瘢痕，有色素沉着。

【押题点】烧伤

烧伤面积	手掌法——伤员本人五指并拢时，一只手掌的面积占体表面积的1%。此法常用于小面积或散在烧伤的计算			
	中国九分法——将全身体表面积分为11个9等份。成人头、面、颈部为9%；双上肢为2×9%；躯干前后包括外阴部为3×9%；双下肢包括臀部为5×9%+1%=46%			
	儿童烧伤面积——头颈面部：9+（12－年龄）；双下肢：46－（12－年龄）			
烧伤深度	分度	深度	创面表现	创面无感染的愈合过程
	Ⅰ度（红斑）	达表皮角质层	红肿热痛，感觉过敏，表面干燥	2～3天后脱屑痊愈，无瘢痕
	Ⅱ度水疱 浅Ⅱ度	达真皮浅层，部分生发层健在	剧痛，感觉过敏，有水疱，基底部呈均匀红色、潮湿，局部肿胀	1～2周愈合，无瘢痕，有色素沉着
	Ⅱ度水疱 深Ⅱ度	达真皮深层，有皮肤附件残留	痛觉消失，有水疱，基底苍白，间有红色斑点，潮湿	3～4周愈合，可有瘢痕
	Ⅲ度（焦痂）	达皮肤全层，甚至伤及皮下组织、肌肉和骨骼	痛觉消失，无弹力，坚硬如皮革样，蜡白焦黄或炭化，干燥。干后皮下静脉阻塞如树枝状	2～4周焦痂脱落，形成肉芽创面，除小面积外，一般均需植皮才能愈合，可形成瘢痕和瘢痕挛缩

续表

外治	中小面积Ⅰ、Ⅱ度烧伤可外涂京万红烫伤药膏、清凉膏、紫草膏、万花油等，暴露或包扎；或用地榆粉、大黄粉各等份，麻油调敷后包扎，隔日换药一次

116.【参考答案】C

【解析】毒蛇咬伤的局部常规处理，是指咬伤后在短时间内采取的紧急措施。包括早期结扎、扩创排毒、烧灼、针刺、火罐排毒、封闭疗法、局部用药等。而毒蛇咬伤后是有外伤的，有外伤的不能用灸法。

117.【参考答案】B

【解析】常见毒蛇种类：目前已知我国的蛇类有219种，其中毒蛇50余种。危害较大，能致人死亡的主要有10种。

（1）神经毒者有银环蛇、金环蛇、海蛇。

（2）血循毒者有蝰蛇、尖吻蝮蛇、竹叶青蛇和烙铁头蛇。

（3）混合毒者有眼镜蛇、眼镜王蛇和蝮蛇。

118.【参考答案】E

【解析】其中血循毒者有蝰蛇、尖吻蝮蛇、竹叶青蛇和烙铁头蛇。

119.【参考答案】D

【解析】有毒蛇咬伤后，患部一般有粗大而深的毒牙痕，一般有2~4个毒牙痕。

120.【参考答案】B

【解析】肠痈临床表现可分为三期，分别是初期、酿脓期、溃脓期。

二、A2型题

121.【参考答案】D

【解析】辨病：患儿前额部出现大小2cm×2cm的红肿结块，脓头未溃，辨病为疖。

辨证：肿块灼热疼痛拒按，伴有口渴便秘，尿短赤，舌苔薄腻，脉滑数，辨证为暑热浸淫证。

治法：清暑化湿解毒。

方药：清暑汤加减。

【押题点】疖证型

热毒蕴结证	常见于气实火盛患者。好发于颈后发迹、背部、臀部。轻者疖肿只有一两个，多则可散发全身，或簇集一处，或此愈彼起。伴发热，口渴，溲赤，便秘。苔黄，脉数	清热解毒	五味消毒饮、黄连解毒汤加减
暑热浸淫证	发于夏秋季节，以小儿及产妇多见。局部皮肤红肿结块，灼热疼痛，跟脚很浅，范围局限。伴发热，口干，便秘，溲赤。舌苔薄腻，脉滑数	清暑化湿解毒	清暑汤加减
体虚毒恋，阴虚内热证	疖肿常此愈彼起，不断发生。或散发全身各处，或固定已出，疖肿较大，易转变成有头疖。伴口干唇燥。舌质红苔薄，脉细数	养阴清热解毒	仙方活命饮合增液汤加减
体虚毒恋，脾胃虚弱证	疖肿泛发全身各处，成脓、收口时间均较长，脓水稀薄。伴面色萎黄，神疲乏力，纳少便溏。舌质淡或边有齿痕，苔薄，脉濡	健脾和胃，清化湿热	五神汤合参苓白术散加减

122.【参考答案】E

【解析】辨病：患者肿块为粟粒样脓头，抓破之后肿痛加重，色红灼热，脓头相继增多，溃后如蜂窝状，大小为12cm×12cm左右，伴有发热等症。可辨病为有头疽。

有头疽的特点：有头疽是发生于肌肤间的急性化脓性疾病。其特点是初起皮肤上即有粟粒样脓头，焮热红肿胀痛，迅速向深部及周围扩散，脓头相继增多，溃烂后状如莲蓬、蜂窝，范围常超过9~12cm，大者可在30cm以上。好发于项后、背部等皮肤厚韧之处，多见于中老年人及消渴病患者，并容易发生内陷。

123.【参考答案】A

【解析】乳岩的一般类型乳腺癌的临床表现：常为乳房内无痛肿块，边界不清，质地坚硬，表面不光滑，不易推动，常与皮肤粘连，出现病灶中心酒窝征，个别可伴乳头溢液。后期随着癌肿逐渐增大，产生不同程度疼痛，皮肤可呈橘皮样水肿、变色；病变周围可出现散在的小肿块，状如堆栗；乳头内缩或抬高，偶可见到皮肤溃疡。

124.【参考答案】D

【解析】辨病：患者乳中肿块，形如丸卵，边界清楚，表面光滑，推之活动，可辨病为乳核。

辨证：其伴有胸闷牵痛，烦闷急躁，月经不调，舌暗红，苔薄腻，脉弦细，故辨证为血瘀痰凝证。

治法：疏肝活血，化痰散结。

方药：逍遥散合桃红四物汤加山慈菇、海藻。

【押题点】乳核证型

肝气郁结证	肿块较小，发展缓慢，不红不热，不觉疼痛，推之可移，伴胸闷叹息。舌质正常，苔薄白，脉弦	疏肝解郁，化痰散结	逍遥散
血瘀痰凝证	肿块较大，坚硬木实，重坠不适，伴胸闷牵痛，烦闷急躁，或月经不调，痛经等。舌质暗红，苔薄腻，脉弦滑或弦细	疏肝活血，化痰散结	逍遥散合桃红四物汤加山慈菇、海藻

125.【参考答案】B

【解析】辨病：患者产后出现恶寒发热，乳房肿胀疼痛，高热，可辨病为乳痈。

辨证：其皮色微红，且无波动感，苔薄，脉数，故辨证为气滞热壅证。

治法：疏肝清胃，通乳消肿。

【押题点】乳痈证型

气滞热壅证（初起）	乳汁淤积结块，皮色不变或微红，肿胀疼痛。伴有恶寒发热，周身酸楚，口渴，便秘，苔薄，脉数	疏肝清胃，通乳消肿	瓜蒌牛蒡汤
热毒炽盛证（成脓）	乳房肿痛，皮肤焮红灼热，肿块变软，有应指感。或切开排脓后引流不畅，红肿热痛不消，有"传囊"现象。壮热，舌红，苔黄腻，脉洪数	清热解毒，托里透脓	透脓散
正虚毒恋证（溃后）	溃脓后乳房肿痛虽轻，但疮口脓水不断，脓汁清稀，愈合缓慢或形成乳漏。全身乏力，面色少华，或低热不退，饮食减少。舌淡，苔薄，脉弱无力	益气和营托毒	托里消毒散

126.【参考答案】B

【解析】辨病：患者颈部肿块柔韧且随吞咽上下移动，可辨病为肉瘿。

辨证：其伴有急躁易怒，汗出心悸，失眠多梦，消谷善饥，形体消瘦，手部震颤，故辨证为气阴两虚证。

【押题点】肉瘿证型

气滞痰凝证	颈部一侧或两侧肿块呈圆形或卵圆形，不红、不热，随吞咽动作上下移动；一般无明显全身症状，如肿块过大可有呼吸不畅或吞咽不利；苔薄腻，脉弦滑	理气解郁，化痰软坚	逍遥散合海藻玉壶汤
气阴两虚证	颈部肿块柔韧，随吞咽动作上下移动；常伴有急躁易怒、汗出心悸、失眠多梦、消谷善饥、形体消瘦、月经不调、手部震颤等；舌红，苔薄，脉弦	益气养阴，软坚散结	生脉散合海藻玉壶汤

127.【参考答案】E

【解析】患者为成年女性，无自觉症状，腹部肿块，局部皮色不变，肿块触之柔软，呈分叶状，推之可移动，无压痛，首先考虑为肉瘤。

肉瘤特点：多见于成年女性，可发于身体各部，好发于肩、背、腹、臀及前臂皮下。大小不一，边界清楚，皮色不变，生长缓慢，触之柔软，呈扁平团块状或分叶状，推之可移动，基底较广阔，一般无疼痛。多发者常见于四肢、胸或腹部。

128.【参考答案】D

【解析】血瘤是指体表血络扩张，纵横丛集而形成的肿瘤。可发生于身体任何部位，大多数为先天性，其特点是病变局部色泽鲜红或暗紫，或呈局限性柔软肿块，边界不清，触之如海绵状。相当于西医的血管瘤。常见的有毛细血管瘤和海绵状血管瘤。

129.【参考答案】B

【解析】辨病：患者皮损特点为针头大小的丘疹，逐渐扩大为绿豆大小的鲜红色斑丘疹，表面覆盖多层干燥银白色鳞屑，刮除鳞屑则露出发亮的半透明的薄膜，再刮除薄膜，出现多个筛状出血点，为点状出血现象，此为白疕（寻常型）的皮损特点。

【押题点】

牛皮癣	多为圆形或多角形的扁平丘疹融合成片，剧烈瘙痒，搔抓后皮损肥厚，皮沟加深，皮嵴隆起，极易形成苔藓样变
白疕	针头大小的丘疹，薄膜现象＋点状出血现象

续表

白屑风	头发、皮肤多脂发亮，油腻，瘙痒，出现红斑白屑，脱而复生
风疹	疹色淡红，细小稀疏，皮肤瘙痒，症状轻微
瘾疹	皮肤上突然出现淡红或淡白色丘疹，形状不一，小似麻粒，大如花瓣，皮肤瘙痒，搔之融合成片，出没迅速

130.【参考答案】A

【解析】辨证：患者白疕初起，皮损呈点滴状，颜色鲜红，瘙痒剧烈，伴有口干舌燥，便干溲黄，舌质红，苔薄黄，脉弦滑，有热象，辨证为血热内蕴证。

【押题点】白疕证型

血热内蕴证	多见于进行期，皮损呈点滴状，颜色鲜红，层层鳞屑	伴口干舌燥，瘙痒剧烈，心烦易怒，便干溲赤，舌质红，舌苔薄黄，脉弦滑或数	清热凉血，解毒消斑	犀角地黄汤
血虚风燥证	多见于静止期，皮损呈斑片状，颜色淡红，鳞屑减少	伴口干咽燥，舌质淡红，舌苔少，脉沉细	养血滋阴，润肤息风	当归饮子
气血瘀滞证	多见于静止期或消退期，鳞屑较厚	舌质紫暗有瘀点、瘀斑，脉涩或细缓	活血化瘀，解毒通络	桃红四物汤
湿毒蕴阻证	多发生于腋窝、腹股沟等皱褶部位，红斑糜烂	或掌跖红斑、脓疱、脱皮；或伴关节酸痛、肿胀、下肢沉重；舌质红，苔黄腻，脉滑	清利湿热，解毒通络	萆薢渗湿汤
火毒炽盛证	全身皮肤潮红、肿胀、灼热痒痛，大量脱皮，或有密集小脓疱	伴壮热、口渴、头痛、畏寒，大便干燥，小便黄赤；舌红绛，苔黄腻，脉弦滑数	清热泻火，凉血解毒	清瘟败毒饮

131.【参考答案】D

【解析】辨病：患者年老且长期服药，体弱，发鲜红色皮疹，辨病为药毒。

辨证：患者现症大片脱屑，伴有低热，神疲乏力，气短，口干欲饮，舌红少苔，脉细数，辨为气阴两虚证。

治法：益气养阴清热。

方药：增液汤合益胃汤加减。

【押题点】药毒证型

湿毒蕴肤证	皮疹为红斑、丘疹、风团、水疱，甚则糜烂渗液，表皮剥脱；伴灼热剧痒，口干，大便燥结，小便黄赤	清热利湿，解毒止痒	萆薢渗湿汤
热毒入营证	皮疹鲜红或紫红，甚则为紫斑、血疱，灼热痒痛，伴高热，神志不清，口唇焦躁，口渴不欲饮，大便干结，小便短赤；舌红绛，苔少或镜面舌，脉洪数	清热凉血，解毒护阴	清营汤
气阴两虚证	严重药疹后期大片脱屑；伴低热，神疲乏力，气短，口干欲饮；舌红，少苔，脉细数	益气养阴清热	增液汤合益胃汤

132.【参考答案】C

【解析】辨病：患者头发大片均匀脱落，可辨病为油风。

辨证：患者慢性肾病，病程日久，头发发白，同时伴有头昏，耳鸣，目眩，腰膝酸软等肾虚症状，舌质淡，苔薄白，故辨证为肝肾不足证。

治法：滋补肝肾。

方药：七宝美髯丹加减。

【押题点】油风证型

血热风燥证	突然脱发成片，偶有头皮瘙痒，或伴头部烘热；心烦易怒，急躁不安；舌质红，舌苔薄，脉弦	凉血息风，养阴护发	四物汤合六味地黄汤
气滞血瘀证	病程较长，头发脱落前先有头痛或胸胁疼痛等症；伴夜多噩梦，烦热难眠；舌质暗红，有瘀点、瘀斑，舌苔薄，脉沉细	通窍活血，祛瘀生发	通窍活血汤
气血两虚证	多在病后或产后头发呈斑块状脱落，且逐渐加重，范围由小而大，毛发稀疏枯槁，触摸易脱；伴唇白，心悸，气短懒言，倦怠乏力；舌质淡，舌苔薄白，脉细弱	益气补血	八珍汤

续表

肝肾不足证	病程日久，平素头发焦白或花白，发病时呈大片均匀脱落，甚或全身毛发脱落；伴头昏、耳鸣，目眩，腰膝酸软；舌质淡，舌苔薄，脉细	滋补肝肾	七宝美髯丹

133.【参考答案】D

【解析】辨病：患者双臂反复出现红斑、丘疱疹伴有瘙痒且有渗液，可辨病为湿疮。

辨证：症见丘疹、丘疱疹皮损，抓后渗出，可见鳞屑，伴有纳少、腹胀，舌淡胖，苔白腻，脉濡缓，可辨证为脾虚湿蕴证。

治法：健脾利湿止痒。

方药：除湿胃苓汤或参苓白术散加紫荆皮、地肤子、白鲜皮。

【押题点】湿疮证型

湿热蕴肤证	发病快，病程短，皮损潮红，有丘疱疹，灼热瘙痒无休，抓破渗液流脂水；伴心烦口渴，身热不扬，大便干，小便短赤；舌红，苔薄白或黄，脉滑或数	清热利湿止痒	龙胆泻肝汤合萆薢渗湿汤
脾虚湿蕴证	发病较缓，皮损潮红，有丘疹，瘙痒，抓后糜烂渗出，可见鳞屑；伴纳少，腹胀便溏，易疲乏；舌淡胖，苔白腻，脉濡缓	健脾利湿止痒	除湿胃苓汤或参苓白术散加紫荆皮、地肤子、白鲜皮
血虚风燥证	病程久，反复发作，皮损色暗或色素沉着，或皮损粗糙肥厚，剧痒难忍，遇热或肥皂水洗后瘙痒加重；伴口干不欲饮，纳差，腹胀；舌淡，苔白，脉弦细	养血润肤，祛风止痒	当归饮子或四物消风饮加丹参、鸡血藤、乌梢蛇

134.【参考答案】E

【解析】辨病：患者劳累后口角处发为群集小水疱，灼热痒痛，可辨病为热疮。

辨证：伴有周身不适，心烦郁闷，大便干，小便黄，舌红，苔黄，脉弦数，可辨证为肺胃热盛证。

治法：疏风清热。

方药：辛夷清肺饮合竹叶石膏汤加减。

【押题点】热疮证型

肺胃热盛证	群集小疱，灼热刺痒；轻度周身不适，心烦郁闷，大便干，小便黄；舌红，苔黄，脉弦数	疏风清热	辛夷清肺饮合竹叶石膏汤
湿热下注证	疱疹发于外阴，灼热痛痒，水疱易破糜烂；可伴有发热、尿赤、尿频、尿痛；苔黄，脉数等	清热利湿	龙胆泻肝汤加板蓝根、紫草、玄胡等
阴虚内热证	间歇发作，反复不愈；口干唇燥，午后微热；舌红，苔薄，脉细数	养阴清热	增液汤加板蓝根、马齿苋、紫草、石斛、生薏苡仁

135.【参考答案】E

【解析】辨病：患者遇风后全身泛发风团，色白瘙痒，温水清洗后风团消退，辨病为瘾疹。

辨证：风团色白，伴瘙痒，发无定处，成批发生，温水清洗后皮损很快消退，口不渴，舌淡苔白，脉浮紧，辨证为风寒束表证。

治法：疏风散寒止痒。

方药：麻黄桂枝各半汤加减。

【押题点】瘾疹证型

风寒束表证	风团色白，遇寒加重，得暖则减；恶寒怕冷，口不渴；舌淡红，苔薄白，脉浮紧	疏风散寒止痒	麻黄桂枝各半汤
风热犯表证	风团鲜红，灼热剧痒，遇热加重，得冷则减；伴有发热，恶寒，咽喉肿痛；舌质红，苔薄白或薄黄，脉浮数	疏风清热止痒	消风散
胃肠湿热证	风团片大、色红、瘙痒剧烈；发疹的同时伴脘腹疼痛，恶心呕吐，神疲纳呆，大便秘结或泄泻；舌质红，苔黄腻，脉弦滑数	疏风解表，通腑泄热	防风通圣散
血虚风燥证	反复发作，迁延日久，午后或夜间加剧；伴心烦易怒，口干，手足心热；舌红少津，脉沉细	养血祛风，润燥止痒	当归饮子

136.【参考答案】B

【解析】辨病：患者手背起结节 2 年，如豆般大，坚硬粗糙，表面蓬松枯槁，色黄，且有扩大趋势，辨病为疣，根据病位判断为疣目。

不同疣的特点与好发部位：

因其皮损形态及发病部位不同而名称各异：发于手背、手指、头皮等处者，称千日疮、疣目、枯筋箭或瘊子；发于颜面、手背、前臂等处者，称扁瘊；发于胸背部有脐窝的赘疣，称鼠乳；发于足跖部者，称跖疣；发于颈周围及眼睑部位，呈细软丝状突起者，称丝状疣或线瘊。

137.【参考答案】D

【解析】辨病：患者贴膏药后出现局限样红肿，后起水疱且瘙痒，治疗后皮损结痂，有色素沉着，可辨病为接触性皮炎。

辨证：其病情反复发作，皮损肥厚干燥，有鳞屑，瘙痒剧烈，舌淡红苔薄，脉沉细，可辨证为血虚风燥证。

治法：养血润燥，祛风止痒。

方药：当归饮子合消风散加减。

【押题点】接触性皮炎证型

风热蕴肤证	起病较急，好发于头面部，皮损色红，肿胀轻，其上为红斑或丘疹，自觉瘙痒，灼热；心烦，口干，小便微黄；舌红，苔薄白或薄黄，脉浮数	疏风清热止痒	消风散加紫荆皮（花）、僵蚕
湿热毒蕴证	起病急骤，皮损面积较广泛，其色鲜红肿胀，上有水疱，水疱破后则糜烂渗液，自觉灼热瘙痒；伴发热，口渴，大便干，小便短黄；舌红，苔黄，脉弦滑数	清热祛湿，凉血解毒	龙胆泻肝汤合化斑解毒汤
血虚风燥证	病程长，病情反复发作，皮损肥厚干燥有鳞屑，或呈苔藓样变，瘙痒剧烈，有抓痕及结痂；舌淡红，苔薄，脉弦细	养血润燥，祛风止痒	当归饮子合消风散

138.【参考答案】A

【解析】辨病：患者大便出血，量多，色鲜红，便时肛门内有肿物外脱，便后可自行回纳，可辨病为内痔。

辨证：伴有肛门烧灼、疼痛，伴小便黄，舌质红，苔黄腻，脉弦数。可辨证为湿热下注证。

治法：清热利湿止血。

方药：脏连丸加减。

【押题点】内痔证型

风伤肠络证	大便带血、滴血或喷射状出血，血色鲜红，或有肛门瘙痒等；舌质红，苔薄白或薄黄，脉浮数	清热凉血祛风	凉血地黄汤
湿热下注证	便血色鲜，量较多，肛内肿物外脱，可自行回缩，肛门灼热；舌质红，苔黄腻，脉弦数	清热利湿止血	脏连丸
气滞血瘀证	肛内肿物脱出，甚或嵌顿，肛管紧缩，坠胀疼痛，甚则肛缘水肿、血栓形成，触痛明显；舌质红或暗红，苔白或黄，脉弦细涩	清热利湿，祛风活血	止痛如神汤
脾虚气陷证	肛门松弛，痔核脱出须手法复位，便血色鲜或淡；面色少华，神疲乏力，少气懒言，纳少便溏；舌质淡，边有齿痕，苔薄白，脉弱	补中益气	补中益气汤

139.【参考答案】D

【解析】辨病：患者肛门突然剧烈疼痛，肛门缘周围有暗紫色椭圆形肿块突起，表面水肿可诊断为血栓性外痔。

血栓性外痔可见肛门缘周围有暗紫色椭圆形肿块突起，表面水肿。结缔组织性外痔可见肛缘有不规则赘皮突起。内痔或混合痔一般不能见之于外，当痔核发生脱出时，可见脱出痔块呈暗紫色，时有活动性出血点。

140.【参考答案】B

【解析】本题只考查选方：子痈湿热下注证方药选用枸橘汤或龙胆泻肝汤加减。疼痛剧烈者，加延胡索、金铃子。

【押题点】子痈证型

湿热下注证	多见于成年人。睾丸或附睾肿大疼痛，阴囊皮肤红肿，焮红疼痛，少腹抽痛，局部触痛明显，脓肿形成时，按之应指，伴恶寒发热。苔黄腻，脉滑数	清热利湿，解毒消肿	枸橘汤或龙胆泻肝汤
气滞痰凝证	附睾结节，子系粗肿，轻微触痛，或牵引少腹不适，多无全身症状。舌淡或有瘀斑，苔薄白或腻，脉弦滑	疏肝理气，化痰散结	橘核丸

141.【参考答案】C

【解析】辨证：患者患有慢性前列腺炎，即精浊，症状伴有排尿淋沥，腰膝酸痛，阳痿早泄，形寒肢冷。舌淡胖，苔白，脉沉细，可辨证为肾阳虚损证。

【押题点】精浊证型

湿热蕴结证	尿频、尿急、尿痛，尿道有灼热感，排尿终末或大便时偶有白浊，会阴、腰骶、睾丸、少腹坠胀疼痛。苔黄腻，脉滑数	清热利湿	八正散或龙胆泻肝汤
气滞血瘀证	病程较长，少腹、会阴、睾丸、腰骶部坠胀不适、疼痛，有排尿不净之感。舌暗或有瘀斑，苔白或薄黄，脉沉涩	活血祛瘀，行气止痛	前列腺汤
阴虚火旺证	排尿或大便时偶有白浊，尿道不适，遗精或血精，腰膝酸软，五心烦热，失眠多梦。舌红少苔，脉细数	滋阴降火	知柏地黄汤
肾阳虚损证	多见于中年人，排尿淋沥，腰膝酸痛，阳痿早泄，形寒肢冷。舌淡胖，苔白，脉沉细	补肾助阳	济生肾气丸

142.【参考答案】B

【解析】辨病：患者左足怕冷，疼痛，间歇性跛行，且日久足痛转为持续性静止痛，夜间痛剧，足背动脉搏动消失，可辨病为脱疽。

脱疽的诊断：

一期（局部缺血期）临床表现：

患肢末端发凉，怕冷，麻木，酸痛，间歇性跛行。患肢可出现轻度肌肉萎缩，皮肤干燥，皮温稍低于健侧，皮肤指压试验可见充盈缓慢，足背动脉、胫后动脉搏动减弱，部分患者小腿可出现游走性红硬条索（游走性血栓性浅静脉炎）。

二期（营养障碍期）：患肢发凉，怕冷，麻木，坠胀疼痛，间歇性跛行加重，并出现静息痛。患肢肌肉明显萎缩，皮肤干燥，汗毛脱落，趾甲增厚且生长缓慢，皮肤苍白或潮红或紫绀，患侧足背动脉、胫后动脉搏动消失。

三期（坏死期或坏疽期）：坏疽可先为一趾或数趾，逐渐向上发展，合并感染时，足趾紫红肿胀、溃烂坏死，呈湿性坏疽，或足趾发黑，干瘪，呈干性坏疽。病程日久，患者可出现疲乏无力、不欲饮食、口干、形体消瘦，甚则壮热神昏。

143.【参考答案】A

【解析】辨病：患者多年吸烟史，症状可见右下肢麻木、发凉、间歇性跛行7年。可辨病为脱疽。根据症状，可辨证为脱疽一期。此病的发生，与长期吸烟、饮食、环境、遗传和外伤因素相关。因此本题答案选A。

三、A3型题

144～146.【参考答案】C B B

【解析】辨病：患者突然上肢肿胀，表现为光软无头，皮肤焮红，红肿疼痛，范围在6～9cm。辨病为痈。

辨证：患者肿胀逐渐扩大，伴有恶寒发热，头痛，口渴，舌苔黄腻，脉弦滑，辨证为火毒凝结证。

治法：清热解毒，行瘀活血。

方药：仙方活命饮。

147～149.【参考答案】B C E

【解析】辨病：患者产后出现右乳肿胀疼痛，皮色微红，伴有恶寒发热，辨病为乳痈。

辨证：乳房肿大但无波动感，皮色微红，苔薄，脉数，可辨证为气滞热壅证。

治法：疏肝清胃，通乳消肿。

方药：瓜蒌牛蒡汤。

随病情发展，若脓肿形成时，应在波动感及压痛最明显处及时切开排脓。故155题选E。

150～152.【参考答案】D B B

【解析】辨病：患者下肢夜间痛甚，患肢暗红，皮肤发凉干燥，趺阳脉搏动消失，辨病为脱疽。

辨证：患肢皮色暗红，发凉干燥，趺阳脉搏动消失，舌质暗红，苔薄白，脉弦，辨证为血脉瘀阻证。

治法：活血化瘀，和络止痛。

方药：桃红四物汤。

153～155.【参考答案】B B C

【解析】辨病：患者突起红色风团，瘙痒，辨病为瘾疹。

辨证：全身起红色风团，灼热，剧痒，遇热加重，伴有咽喉肿痛，苔薄黄，脉浮数，辨证为风热犯表证。

治法：疏风清热止痒。

方药：消风散。

156～158.【参考答案】B B C

【解析】辨病：患者自觉阴囊坠胀，附睾有不规则的局限性结节，辨病为子痰。

辨证：患者除主症外，子系呈串珠状肿硬，无明显全身症状，苔薄脉滑，辨证为浊痰凝结证。

外治法：子痰未成脓时，宜消肿散结，外敷冲和膏，每天 1～2 次。已成脓者，及时切开引流。窦道形成者，选用腐蚀平胬药物制成药线或药条外用。

内治法：温经通络，化痰散结。

选方：阳和汤加减，配服小金丹。

159～161.【参考答案】C A C

【解析】辨病：患儿右臂见肿块，质软如海绵，色泽鲜红，边界不清，按压肿块可缩小，辨病为血瘤。

辨证：伴有尿黄便干，易口舌生疮，舌质红，苔薄黄，脉细数，辨证为心肾火毒证。

治法：清心泻火，凉血解毒。

方药：芩连二母丸合凉血地黄汤加减。

162～164.【参考答案】D C C

【解析】辨病：患者左小腿突起边界清楚红斑，迅速扩大，辨病为丹毒。

辨证：伴有发热恶寒，头痛、胃纳不佳，足癣，舌红苔黄，脉数而滑，辨证为湿热毒蕴证。

治法：清热利湿解毒。

选方：五神汤合萆薢渗湿汤加减。

165～167.【参考答案】C E C

【解析】辨病：患者热水洗手后突发皮肤剧痒，皮损对称分布，巨痒难忍，反复发作，可辨病为湿疮。

辨证：伴有口干不欲饮，纳差，腹胀，皮损色暗，粗糙肥厚，舌淡，苔白，脉弦细，可辨证为血虚风燥证。

治法：养血润肤，祛风止痒。

方药：当归饮子或四物消风饮加丹参、鸡血藤、乌梢蛇。

湿疮皮损特点：湿疮相当于西医的湿疹。皮损对称分布，多形损害，剧烈瘙痒，反复发作，易成慢性等。急性湿疮以丘疱疹为主，炎症明显，易渗出；慢性湿疮以苔藓样变为主，易反复发作。

168～170.【参考答案】C C A

【解析】辨病：患者大便点滴出血，色淡红，有肿物自肛门脱出，不能自行还纳，辨病为内痔。

辨证：伴有面色少华、神疲乏力、少气懒言、纳少便溏；舌质淡，边有齿痕，苔薄白，脉弱，辨证为内痔脾虚气陷证。

治法：补中益气。

方药：补中益气汤。

内痔特点：内痔是发生于齿线上，由直肠上静脉丛瘀血、扩张、屈曲所形成的柔软静脉团，好发于肛门右前、右后和左侧正中部位即膀胱截石位 3、7、11 点处，以便血、坠胀、肿块脱出为主要临床表现。

171～173.【参考答案】D C B

【解析】辨病：患者长期便秘，近期肛内肿物脱出，长 6cm，色紫暗，表面糜烂，辨病为脱肛二度脱垂。

辨证：肛门坠痛，肛内指检有灼热感。舌红，苔黄腻，脉滑数，辨证为湿热下注证。

治法：清热利湿。

方药：萆薢渗湿汤加减。

【押题点】脱肛

定义	直肠黏膜、肛管、直肠全层和部分乙状结肠向下移位，脱出肛门外。西医的直肠脱垂		
分为三度	一度脱垂：为直肠黏膜脱出，脱出物淡红色，长 3～5 cm，便后可自行回纳		
	二度脱垂：为直肠全层脱出，脱出物长 5～10cm，呈圆锥状，淡红色，表面为环状而有层次的黏膜皱襞，便后有时需用手回复		
	三度脱垂：直肠及部分乙状结肠脱出，长达 10cm 以上，呈圆柱形，触之很厚，肛门松弛无力		
内治法	脾虚气陷	补气升提，收敛固涩	补中益气汤
	湿热下注	清热利湿	萆薢渗湿汤
外治法	熏洗——以苦参汤加石榴皮、枯矾、五倍子，煎水熏洗，每天 2 次		
	外敷——五倍子散或马勃散外敷		
	注射法——黏膜下注射法适用一、二度直肠脱垂；直肠周围注射法适用二、三度直肠脱垂		
脱肛与内痔鉴别	脱肛是直肠黏膜、肛管、直肠全层和部分乙状结肠向下移位，脱出肛门外的一种疾病。其特点是以直肠黏膜及直肠反复脱出肛门外伴肛门松弛。内痔与一度直肠脱垂鉴别。内痔脱出时痔核分颗脱出，无环状黏膜皱裂，暗红色或青紫色，容易出血		

四、B 型题

174～175.【参考答案】E A

【解析】发：病变范围较痈大的急性化脓性疾病，相当于西医的蜂窝组织炎。初起无头，红肿蔓延成片，中央明显，四周较淡，边界不清，灼热疼痛，有的 3～5 天后中央色褐腐溃，周围湿烂。

颈痈：颈痈属于痈，发生在颈部两侧的急性化脓性疾病，多见于儿童。其特点是局部光软无头，红肿疼痛（少数初起皮色不变），可伴有恶寒、发热、口渴等全身症状，结块范围多在 6～9cm，发病迅速，易肿、易脓、易溃、易敛。

176～177.【参考答案】A C

【解析】辨证：肿块大小不一，色泽鲜红，边界不清，不痛不痒，伴五心烦热，面赤口渴，口舌生疮，可辨证为心肾火毒证。

辨证：血瘤瘤体体积不大，边界不清，表面色红，质地柔软易出血，无疼痛，伴肢软乏力，面色萎黄者，辨证属于脾统失司证。

【押题点】瘤

脂瘤	痰气凝结	脂瘤表皮中央有黑点；伴咽喉如有梅核堵塞，胸闷痞闷，情志抑郁，急躁易怒；舌淡，苔腻，脉滑	理气化痰散结	二陈汤合四七汤
	痰湿化热	瘤体红肿、灼热、疼痛，甚至跳痛化脓；伴发热，恶寒，头痛，尿黄；舌红，苔薄黄，脉数	清热化湿，和营解毒	龙胆泻肝汤合仙方活命饮
血瘤	心肾火毒	多见于初生婴儿。肿块大小不一，色泽鲜红，边界不清，不痛不痒，伴五心烦热，面赤口渴，尿黄便干，易口舌生疮。舌质红，苔薄黄，脉细数	清心泻火，凉血解毒	芩连二母丸合凉血地黄汤
	肝经火旺	多发于头面或胸胁部，肿块呈丘疹或结节状，表面呈红色，易出血，常因情志不遂或郁怒而发生胀痛，可伴心烦易怒，咽干口苦等症。舌质红，苔微黄，脉弦细数	清肝泻火，祛瘀解毒	丹栀逍遥散合清肝芦荟丸
	脾统失司	肿瘤体积不大，边界不清，表面色红，好发于下肢，质地柔软易出血，无疼痛，伴质软乏力，面色萎黄，纳食不佳等。舌质淡，苔白或白腻，脉细	健脾益气，化湿解毒	顺气归脾丸

178～179.【参考答案】D E

【解析】油风气滞血瘀证选方：通窍活血汤加减。

油风血热风燥证选方：四物汤合六味地黄汤加减。

【押题点】油风

概念	头发突然发生斑块状脱落，因头发脱落之处皮光亮而得名，又称鬼舐头、鬼剃头。		
辨证论治	血热风燥	凉血息风，养阴护发	四物汤合六味地黄汤
	气滞血瘀	通窍活血，祛瘀生发	通窍活血汤
	气血两虚	益气补血	八珍汤
	肝肾不足	滋补肝肾	七宝美髯丹

180～181.【参考答案】D A

【解析】瘾疹血虚风燥证治宜首选：当归饮子加减。

瘾疹风寒束表证治宜首选：麻黄桂枝各半汤加减。

182～183.【参考答案】E A

【解析】淋病潜伏期一般为 2～10 天，平均 3～5 天。

破伤风潜伏期为 4～14 天，短者 24 小时之内。

184～185.【参考答案】A C

【解析】注射疗法：运用具有腐蚀作用的药物注入痔核及痔核周围而产生无菌性炎症反应，使小血管闭塞和痔核内纤维组织增生，从而促使痔核硬化、萎缩或坏死、枯脱而达到痊愈的目的。

适应证：各期内痔；混合痔的内痔部分。

挂线疗法：具有操作简便、引流通畅、瘢痕小，对肛门功能无影响等优点。

适应证：适用于距离肛门 4cm 以内，有内外口的低位肛漏；亦作为复杂性肛漏切开疗法或切除疗法的辅助方法。

186～187.【参考答案】E C

【解析】尿石症气血瘀滞证选方：金铃子散合石韦散加减。

尿石症肾气不足证选方：济生肾气丸加减。

188～189.【参考答案】B E

【解析】脱疽血脉瘀阻证

证候：患趾（指）酸胀疼痛加重，夜难入寐，步履艰难，患趾（指）皮色暗红或紫暗，下垂更甚，皮肤发凉干燥，肌肉萎缩，趺阳脉搏动消失；舌暗红或有瘀斑，苔薄白，脉弦涩。

治法：活血化瘀，通络止痛。

代表方：桃红四物汤加减。

脱疽气阴两虚证

证候：病程日久，坏死组织脱落后疮面久不愈合，肉芽暗红或淡而不鲜；倦怠乏力，口渴不欲饮，面色无华，形体消瘦，五心烦热；舌淡尖红，少苔，脉细无力。

治法：益气养阴。

代表方：黄芪鳖甲汤加减。

190～191.【参考答案】B A

【解析】脱疽：指发于四肢末端，严重时趾（指）节坏疽脱落的周围血管疾病，又称脱骨疽。

臁疮：本病多由久站或过度负重而致小腿筋脉横解，青筋显露，瘀停脉络，久而化热，或小腿皮肤破损染毒，湿热下注而成，疮口经久不愈。

192～193.【参考答案】E C

【解析】肠痈热毒证选方：大黄牡丹汤合透脓散加减。

肠痈湿热证选方：复方大柴胡汤加减。

【押题点】肠痈

临床表现		转移性右下腹疼痛，局限性右下腹压痛拒按		
辨证论治	瘀滞证	转移性右下腹痛，呈持续性、进行性加剧，右下腹局限性压痛或拒按，伴恶心纳差，可有轻度发热。苔白腻，脉弦滑或弦紧	行气活血，通腑泄热	大黄牡丹汤合红藤煎剂
	湿热证	腹痛加剧，右下腹或全腹压痛、反跳痛、腹皮挛急；右下腹可摸及包块，壮热，纳呆，恶心呕吐，便秘或腹泻。舌红苔黄腻，脉弦数或滑数	通腑泄热，解毒利湿透脓	复方大柴胡汤
	热毒证	腹痛剧烈，全腹压痛、反跳痛、腹皮挛急；高热不退或恶寒发热，时时汗出，烦渴，恶心呕吐，腹胀，便秘或似痢不爽。舌红绛而干，苔黄厚干燥或黄糙，脉洪数或细数	通腑排脓，养阴清热	大黄牡丹汤合透脓散

中医妇科学

一、A1型题

1.【参考答案】B

【解析】《经效产宝》又称《产宝》，为唐代昝殷所著。成书于公元853年。该书主张妊娠期以养胎、保胎为要，治疗上重视调理气血，补益脾肾。本书是我国现存的第一部产科专著。

【押题点】中医妇科主要著作

《经效产宝》	我国现存的第一部产科专著
《妇人良方大全》	宋代陈自明。首先提出"妇人以血为基本"的观点，妇产科史上划时代巨著。（良方温经汤出处，与金匮温经汤鉴别）
《邯郸遗稿》	明代赵献可。本书重视脾肾，提倡命门学说。认为妇科病与气血失调、中气虚弱、肝脾肾三脏功能失调有关，而以命门水火的盛衰为主，治疗上以六味、八味丸为主滋水养火
《女科要旨》	清代陈修园。调经重脾胃，胎前善养血健脾，清热舒气，产后、杂病多效法《金匮要略》
《傅青主女科》	清初代傅山。治妇科着眼于肝、脾、肾三脏。妇科名方如完带汤、易黄汤、生化汤出处

2.【参考答案】D

【解析】《叶氏女科证治》又名《叶天士女科证治秘方》，原作者不详，托名清代叶桂撰。成书于1746年。全书论女科病证较全面，方药俱备，切于实用。某些病的论述能对世俗说法加以批驳，如论不孕，谓"世俗专主妇人，此不通之论也"。

3.【参考答案】A

【解析】阴户的功能：阴户是防御外邪入侵的第一道门户，是排月经、泌带下、排恶露之出口，是合阴阳之入口，又是娩出胎儿、胎盘之门户（两入两出）。阴户是一道门。C选项孕育胎儿的器官是子宫；B、D、E选项指的是阴道。

【押题点】阴户又名四边，是女性外生殖器官的解剖术语，系指女性外阴，包括阴蒂、大小阴唇、阴唇系带及前庭部位。女性生殖器官包括外生殖器（阴户）、内生殖器（阴道、子门、子宫）。

4.【参考答案】A

【解析】子门又名子户，指子宫颈口的部位。子门是排出月经和娩出胎儿的关口。故选A。玉门，又名龙门、胞门。根据《脉经》《诸病源候论》，"已产属胞门，未产属龙门，未嫁女属玉门"，说明玉门的部位相当于外生殖器的阴道口及处女膜的部位。

5.【参考答案】E

【解析】子宫的主要功能是产生、排出月经；孕育、分娩胎儿。另外还有排出余血浊液、分泌生理性带下的功能。

【押题点】

子宫	位于带脉之下，小腹正中，膀胱之后，直肠之前，下口连接阴道。形如合钵，如倒置的梨形
	功能：产生、排出月经，孕育、分娩胎儿，排出余血浊液、分泌生理性带下（即经带胎产）
	生理特点：具有明显的周期性、节律性。《黄帝内经》称之为女子胞，为"奇恒之府"

6.【参考答案】E

【解析】月经是女性最显著的生理特点，月经初潮标志着青春期的到来。初潮后30～35年间，一般每月行经一次，信而有期。世界卫生组织（WHO）规定青春期为10～19岁，为"二七"至"三七"之年，即14～21岁，可作为中医妇科学青春期的参考。

【押题点】青春期显著的生理特征表现为：

（1）全身发育、身高、体形已渐发育为女性特有的体形。

（2）内外生殖器官发育渐趋成熟，第二性征发育，呈现女性特有的体态。

（3）月经来潮是青春期开始的一个重要标志。初潮1年内，月经可能或迟或早，或多或少或停闭几个月等。据报道，初潮后头2年内，55%～95%的女子月经周期为无排卵性，待发育成熟后渐趋正常排卵。

（4）具有生育能力。此时期整个生殖系统的功能虽尚未完善，但已有生育能力。

7.【参考答案】E

【解析】肾为五脏阴阳之本：肾气调节机体的代谢和生理功能活动，是通过肾中阴阳来实现的。肾阴阳平衡协调，才能维持机体生理正常。肾通过多渠道、多层次、多位点对月经的产生发挥主导作用，所以《傅青主女科》谓："经本于肾"，"经水出诸肾"。

8.【参考答案】E

【解析】脏腑、天癸、气血、冲、任、督、带与胞宫，是月经产生的生理基础，其中肾、天癸、冲任、胞宫是产生月经的中心环节，各环节之间互相联系，不可分割，现代中医妇科学家称之为"肾－天癸－冲任－胞宫生殖轴"。

【押题点】五脏之中，肾藏精，肝藏血，脾生血，心主血，肺主气，气帅血，在月经产生中各司其职，如肾气旺盛，使天癸泌至；肝血充足，气机条达，则经候如期；脾胃健运，则血海充盈，血循常道。故在月经产生的机理中，与肾、肝、脾关系尤为密切。在月经的产生中，肝血下注冲脉，司血海之定期蓄溢，参与月经周期、经期及经量的调节。而肾为冲任之本以肾为主导。

脏腑与月经	与五脏及胃均有关系，与肾、肝、脾关系尤为密切，月经产生以肾为主导
经络与月经	同起于胞宫的三条经脉任督冲，一源三岐
胞宫与月经	肾－天癸－冲任－胞宫生殖轴（注意前后顺序）
生理节律	月经有行经期、经后期、经间期、经前期。月经周期以出血第一天为开始

9.【参考答案】B

【解析】天癸来源于先天肾气，靠后天水谷精气的滋养而逐渐趋于成熟，此后又随肾气的虚衰而竭止。

天癸，男女皆有，是肾精肾气充盈到一定程度时体内出现的具有促进人体生长、发育和生殖的一种精微物质。对妇女来说，"天癸至"，则"月事以时下，故有子"，"天癸竭，地道不通，故形坏而无子也"，说明它使任脉所司的精、血、津液旺盛、充沛、通达，并使冲脉在其作用下，广聚脏腑之血而血盛，冲任二脉相资，血海满溢，月经来潮。故天癸主宰月经的潮与止。

10.【参考答案】D

【解析】妇女一生中第 1 次月经来潮，称为初潮。初潮年龄一般为 13~15 岁，平均 14 岁，即"二七"之年。可早至 11~12 岁，迟至 16 岁。

【押题点】

月经的生理现象	"月信""月事""月水"，月经初潮，标志着青春期的到来
	月经初潮：13~15 岁，超 16 岁不来为原发性闭经
	月经周期：28~30 天。提前或推后 1 周以上则为病
	经期：正常经期为 3~7 天，多数为 3~5 天（经期延长——超 7 天以上）
	月经的量、色、质：经量 20~60mL 为适中；经色暗红，经质不稀不稠，不凝固，无血块，无特殊臭气——三不两无
	绝经：45~55 岁，妇女一生中最后 1 次行经后，停闭 1 年以上，称为绝经

11.【参考答案】C

【解析】受孕初期仍能按月经周期有少量出血而无损于胎儿者，称为"激经"，又称"盛胎"或"垢胎"，是特殊生理现象，若无不适，不影响生育，可不作病论。

【押题点】

月经特殊现象（重点）	并月：身体无病（这是前提）而月经定期 2 个月来潮一次
	居经或季经：3 个月一潮
	避年：1 年一行者
	暗经：终生不潮而却能受孕者
	激经（盛胎、垢胎）：受孕初期仍能按月经周期有少量出血而无损于胎儿者

12.【参考答案】E

【解析】带下的生理现象及作用：①带下属津液；②带下有周期性月节律；③带下量随妊娠期增多；④带下淖泽胞宫、阴道。

【押题点】带下生理

生理现象	属津液：生理性带下属液为多
	周期性月节律：月经前后、经间期，带下的量稍有增多，其余时间略少
	量随妊娠期增多：妊娠后阴血下聚，使冲任、胞宫气血旺盛，故带液较未孕时略多
	淖泽胞宫、阴道：带下生而即有，伴随女性一生
脏腑与带下	带下与肺、肾、脾关系密切
经络与带下	与任脉、带脉关系密切
胞宫与带下	带下由胞宫渗润阴道

13.【参考答案】D

【解析】妊娠的生理现象：

（1）月经停闭。

（2）脉滑。

（3）妊娠反应：孕后常出现胃纳不香或饱胀不思饮食或恶心欲呕、择食的早孕反应。气血下注，冲脉相对较旺，机体气血相对不足，则易出现倦怠、思睡、头晕等不适。一般不影响工作，3 个月内逐渐适应或消失。

（4）子宫增大：孕后子宫育胎，变化最大。早孕 40 多天，可扪及子宫增大变软，子宫颈紫蓝色质软。非孕时子宫容量为 5mL，至妊娠足月约 5000mL，增加 1000 倍。子宫重量，非孕时 50g，至足月妊娠约 1000g，增加 20 倍。

（5）乳房变化：乳房自孕早期开始增大、发胀。乳头增大变黑，易勃起。乳晕加大变黑，乳晕外周散在褐色小结节状隆起。妊娠 4~5 个月，挤压乳头可有少量乳汁。

（6）下腹膨隆。每次妊娠一般一胎。若一孕二胎者称"双胎"或"骈胎"，一孕三胎称"品胎"。

14. 【参考答案】B

【解析】妊娠全程40周，即280天。预产期的计算，现代推算的公式是：从末次月经的第一天算起，月数加9（或减3），日数加7（阴历则加14）。9-3=6（月），25+7=32（日），6月为30天，因此预产期为2021.7.2。

15. 【参考答案】C

【解析】分娩结束后，产妇逐渐恢复到孕前状态，需要6~8周，此期称为"产褥期"，又称"产后"。产后1周称"新产后"，产后1月称"小满月"，产后百日称"大满月"，即所谓"弥月为期""百日为度"。产褥期的生理特点是"多虚多瘀"。

【押题点】产褥生理

临产先兆	释重感：妊娠末期胎头入盆后，孕妇骤然释重，呼吸变得轻松，但可能感到行走不便和尿频（入盆，压迫膀胱）
	弄胎（假宫缩）：若月数已足，腹痛或作或止，腰不痛者，此名"弄胎"
正产现象	见红：接近分娩发动或分娩已发动时，阴道有少量血性分泌物和黏液
	离经脉：临产时可扪得产妇中指本节有脉搏跳动
	阵痛：从有规律的宫缩开始至产门开全（子宫颈口完全扩张）的腹部阵发性疼痛
产褥期	分娩结束后，产妇逐渐恢复到孕前状态，需要6~8周
	产褥期的生理特点是"多虚多瘀"
	恶露是产后自子宫排出的余血浊液。 红恶露（3~4天，持续太长为产后恶露不绝），浆液性恶露（7~10天），白恶露（2~3周）。 血性恶露10天以上仍未干净，应考虑子宫复旧不良或感染

16. 【参考答案】A

【解析】生活因素：①房劳多产；②饮食不节；③劳逸失常；④跌仆损伤；⑤调摄失宜。

此外，嗜烟酗酒或经常夜生活影响生物钟的调节均可致月经失调、闭经、流产、不孕。不健康、不科学的生活方式和环境因素所造成的疾病，被现代人称为"生活方式病"。

【押题点】妇科疾病的病因

病因	寒热湿邪：最易导致妇科疾病
	情志因素：七情中以怒思恐对妇科为害尤甚
	生活因素：房劳多产；饮食不节；劳逸失常；跌仆损伤；调摄失宜
	体质因素

17. 【参考答案】C

【解析】人体是以五脏为中心的有机整体，脏腑生理功能的紊乱和脏腑气血阴阳的失调，均可导致妇产科疾病，其中关系最密切的是肾、肝、脾三脏。

【押题点】妇科疾病的病机

病机	脏腑功能失常：五脏之中与妇产科疾病关系最密切的是肾肝脾三脏
	气血失调
	冲任督带损伤
	胞宫、胞脉、胞络受损
	肾-天癸-冲任-胞宫生殖轴失调

18. 【参考答案】D

【解析】寒邪致病，有外寒、内寒之分。外寒入侵冲任、子宫，进而发生经行发热、经行身痛、痛经、月经后期、月经过少、闭经、产后身痛、不孕症等证证。内寒，是机体阳气虚衰，命火不足，或阴凝之气不散，故内寒的产生，与脾肾阳虚关系最大。内寒致病常导致闭经、多囊卵巢综合征、月经后期、痛经、带下病、子肿、宫寒不孕。

而月经过多、月经先期等与寒邪无关。

19. 【参考答案】C

【解析】产后过劳可导致恶露不绝、缺乳和子宫脱垂。

【押题点】

（1）肾阴虚，冲任、胞宫胞脉失养，可致痛经、妊娠腹痛或不孕症。若肾阴虚生内热，热伏冲任，迫血妄行，发为崩漏、经间期出血、胎漏、胎动不安。

（2）肾阳虚，命门火衰，冲任失于温煦，下不能暖宫，胞宫虚寒，可致妊娠腹痛、产后腹痛、宫寒不孕。

（3）脾失统摄：脾气虚弱，中气不足，统摄无权，冲任不固，可出现月经过多、经期延长、崩漏、胎漏、产后恶露不绝、乳汁自出。脾虚气弱，健运失常，气血生化不足而脾虚血少，冲任失养，血海不盈，可出现月经后期、月经过少、闭经、胎萎不长、产后缺乳。

（4）肝郁化热化火，火热之邪下扰冲任血海，迫血妄行，可致月经先期、月经过多、崩漏、胎漏、产后恶露不绝。

（5）督脉虚损，阴阳平衡失调可致闭经、崩漏、经断前后诸证、绝经妇女骨质疏松症。

（6）带脉失约：带脉的功能主要是健运水湿，提摄子宫，约束诸经。故带脉失约可导致带下病、胎动不安、滑胎、子宫脱垂等。

20.【参考答案】C

【解析】血瘀：血寒、血热、血虚、气滞、气虚、出血、久病、肾虚等均可导致血瘀，进而发生痛经、闭经、崩漏、月经过多、经期延长、胎动不安、异位妊娠、产后腹痛、恶露不绝、产后发热、不孕、癥瘕等。

【押题点】

（1）血虚：各种原因导致的血虚，致冲任血海匮乏不能由满而溢，或失于濡养，可发生月经后期、月经过少、闭经、痛经、妊娠腹痛、胎动不安、滑胎、胎萎不长、产后缺乳、产后身痛、产后血劳、不孕。

（2）血热：是指血分伏热，热伏冲任，迫血妄行而出现月经过多、月经先期、崩漏、经行吐衄、胎漏、产后发热；若肝郁化热，热性炎上，可致经行头痛、经行情志异常；若阴虚生内热，热扰冲任，冲任不固，发生月经先期、崩漏、胎动不安、产后恶露不绝。

（3）血寒：感受寒邪，寒邪客于冲任、胞宫，或素体阳虚，寒从内生，血为寒凝，冲任失畅，功能减退，发生痛经、月经后期、月经过少、闭经、妊娠腹痛、产后腹痛、产后身痛、宫寒不孕等。

21.【参考答案】C

【解析】问产后：询问分娩情况，有无难产，产后出血量多少、输血与否。了解恶露多少、颜色、性质、气味，有无产后疾病史，以及避孕情况。

【押题点】

（1）问带下史：了解带下量、色、质、味，以及伴随症状。

（2）问既往史：对原发性痛经者应询问家族史，其母系有无痛经史（因部分痛经可能与遗传有关），个人饮食嗜好，居住环境。继发性痛经患者，应询问有无人流术、剖宫产术、盆腔炎史，因这些均可能导致继发性痛经。

22.【参考答案】B

【解析】闻气味主要了解月经、带下、恶露的气味。如月经、带下、恶露臭秽，多为湿热或瘀热；若腐臭气秽，多为热毒；若恶臭难闻，需注意子宫颈癌的可能性；妊娠剧吐致酸中毒，患者口腔有烂苹果味，多属气阴两虚。

23.【参考答案】E

【解析】月经将至或正值月经期，脉多显滑象，为月经常脉。若脉滑数而有力者，多为热伏冲任。脉沉迟而细多为阳虚内寒，生化不足。脉细数为虚热伤津，阴亏血少。脉缓弱无力多为气虚，尺脉微涩多为血虚，尺脉滑多为血实。崩中下血或漏下不止，脉应虚小缓滑，反见浮洪而数者，多属重证。

【押题点】

听胎心	妊娠20周后，运用听诊器可在孕妇腹壁相应部位听到胎心音
月经脉	月经将至或正值月经期，脉多滑利
妊娠脉	女子怀孕6周左右易见脉滑有力或滑数，尺脉按之不绝
临产脉	孕妇双手中指两旁从中节至末节，均可扪及脉之搏动（离经脉）
产后脉	因分娩失血耗气伤津，脉常滑数而重按无力

24.【参考答案】D

【解析】多虚多瘀为产后病机特点，因此产后病辨证应四诊八纲结合"产后三审"，即根据恶露的量、色、质和气味，乳汁多少、色质，饮食多少和产后大便、腹痛状况并结合全身证候舌脉为辨证依据。如恶露量多或少、色紫红、有块、小腹疼痛拒按，多属血瘀；恶露量多、色红有臭气，多属血热；恶露量多、色淡质稀、神疲乏力，多属气虚；产后大便干涩难下，大多属津血不足；而乳汁甚少、质稀薄，食少神疲，面色无华者，多属气血虚弱。

【押题点】产后病辨证

辨证方法	脏腑辨证	心、肝、脾、肺、肾
	气血辨证	气虚、气滞、气逆、气陷、血虚、血瘀、血热、血寒

续表

辨证要点	月经病	以月经期、量、色、质的变化结合全身症状、舌脉为辨证依据
	带下病	以带下量、色、质、气味的变化结合全身症状、舌脉作为依据
	妊娠病	涉及孕妇、胎儿两方面，妊娠病的辨证，应分清属母病或胎病
	产后病	四诊八纲结合"产后三审"（一审小腹痛与不痛，以辨有无恶露，再审大便通与不通，以辨津液盛衰。三审乳汁行与不行，以查胃气强弱），结合全身证候舌脉为辨证依据

25.【参考答案】D
【解析】寒邪客于冲任、胞络，影响血气运行，致瘀血形成或不通则痛，应以温经散寒法主之。常选用肉桂、桂枝、吴茱萸、小茴香、乌药、补骨脂、细辛、艾叶诸药，方如温经汤、少腹逐瘀汤、艾附暖宫丸等，其中均体现有温经散寒与化瘀止痛之品同用的治法。

26.【参考答案】B
【解析】阳化则风动，急当平肝息风，用羚角钩藤汤。
养血柔肝：营阴不足，肝血衰少，肝脉乳络失于濡养，治宜养血柔肝。常用地黄、白芍、桑椹、女贞子、枸杞子、玉竹、山茱萸、北沙参、制首乌、当归等药。代表方有一贯煎、杞菊地黄丸。肝体阴而用阳，若肝阴不足，肝阳上亢者，应于育阴之中，加入潜阳之品，如龟甲、鳖甲、珍珠母、石决明、天麻、牡蛎之类，常用方如三甲复脉汤。阳化则风动，急当平肝息风，用羚角钩藤汤。

27.【参考答案】A
【解析】治疗月经病需顺应和掌握规律。一是顺应月经周期中阴阳气血的变化规律；二是顺应不同年龄阶段论治的规律；三是掌握虚实补泻规律。顺应不同年龄阶段论治的规律，不同年龄的妇女有不同的生理病理特点，脏腑虚实各异，治疗的侧重点也不尽相同。古代医家强调青春期少年重治肾，生育期中年重治肝，更年期或老年重治脾。

28.【参考答案】B
【解析】月经病的治疗原则：①重在治本调经；治本即是消除导致月经病的病因和病机，调经是通过治疗使月经病恢复正常，采用补肾、扶脾、疏肝、调理气血、调理冲任等法以调治。②分清先病和后病的论治原则。③应本着"急则治其标，缓则治其本"的原则。
月经病的病因病机：月经病的主要病因是寒热湿邪侵袭、内伤七情、房劳多产、饮食不节、劳倦过度和体质因素。
【押题点】月经病概述

定义	一是以月经的周期、经期、经量异常为主症的疾病
	另一类是以伴随月经周期，或于经断前后出现明显症状为特征的疾病
治疗原则	一是重在治本调经，"经水出诸肾"，月经的产生和调节以肾为主导，故补肾为第一大法
	二是分清先病和后病
	三应本着"急则治其标，缓则治其本"的原则
注意问题	经后血海空虚，宜予调补；经前血海充盈，宜予疏导
	青春期少年重治肾，生育期中年重治肝，更年期或老年重治脾
	虚证月经病多以补肾扶脾养血为主；实证月经病多以疏肝理气活血为主

29.【参考答案】D
【解析】月经先期又称"经期超前""经行先期""经早""经水不及期"等。其主症是月经周期提前7天以上，甚至10余日一行，连续两个周期以上者称为"月经先期"。
【押题点】月经先期

定义	月经周期提前7天以上 + 连续两个周期以上
	"经期超前""经行先期""经早""经水不及期"
病因	气虚和血热。 气虚则统摄无权，冲任不固；血热则热伏冲任，伤及子宫，血海不宁，均可使月经先期而至。气虚可分为脾气虚和肾气虚；血热分为阳盛血热、阴虚血热、肝郁血热
病机	冲任不固，经血失于约制

30. 【参考答案】D

【解析】月经后期的发病机理有虚实之别。虚者多因肾虚、血虚、虚寒导致精血不足，冲任不充，血海不能按时满溢而经迟；实者多因血寒、气滞、痰湿等导致血行不畅，冲任受阻，血海不能如期满盈，致使月经后期而来。

31. 【参考答案】E

【解析】月经先后无定期又称"经水先后无定期""月经愆期""经乱"等，是指月经周期或提前或延后 7 天以上，连续 3 个周期以上者，称为"月经先后无定期"，本病以月经周期紊乱为特征。

【押题点】月经先后无定期

定义	月经周期或提前或延后 7 天以上，连续 3 个周期以上者。以月经周期紊乱为特征
	又称"经水先后无定期""月经愆期""经乱"
病因病机	肝、肾、脾功能失调，冲任功能紊乱，血海蓄溢失常

32. 【参考答案】B

【解析】月经过多的定义：月经量较正常明显增多，而周期基本正常者，称为"月经过多"，又称"经水过多"。一般认为月经量以 20～60mL 为适宜，超过 80mL 为月经过多。

【押题点】月经过多

定义	月经量以 20～60mL 为适宜，超过 80mL 为月经过多。而周期基本正常
病因病机	气虚（血失统摄） 血热（热扰冲任） 血瘀（瘀阻冲任，血不归经，冲任不固，经血失于制约）

33. 【参考答案】A

【解析】月经过少病因病机：月经过少的发病机理有虚有实。虚者多因精亏血少，冲任血海亏虚，经血乏源；实者多由瘀血内停，或痰湿阻滞，冲任壅塞，血行不畅而月经过少。临床以肾虚、血虚、血瘀、痰湿为多见。

【押题点】月经过少

定义	月经周期正常，月经量明显减少，或行经时间不足 2 天，甚或点滴即净者，称为"月经过少"，一般认为月经量少于 20mL 为月经过少
病因病机	虚证（不荣）：来源不足，包括肾虚，血虚 实证（不通）：瘀堵壅塞，包括血瘀，痰湿

34. 【参考答案】E

【解析】月经过少的证型为肾虚证、血虚证、血瘀证、痰湿证。

月经后期的证型为肾虚证、血虚证、血寒证（虚寒证、实寒证）、气滞证、痰湿证。

月经过少与月经后期相同的证型为肾虚证、血虚证、痰湿证。

【押题点】月经先期证型包括气虚证、血热证；月经过多证型包括气虚证、血热证、血瘀证。两者共有的证型为气虚证、血热证。

35. 【参考答案】A

【解析】经间期出血鉴别诊断：

（1）经间期出血同月经先期鉴别：月经先期的出血时间非经间期，个别也有恰在经间期这一时间段出现周期提前，经量正常或时多时少，基础体温由高温下降呈低温开始时出血；而经间期出血较月经量少，出血时间规律地发生于基础体温低高温交替时。

（2）经间期出血同月经过少鉴别：月经过少周期尚正常，仅量少，甚或点滴而下；经间期出血，常发生在两次月经的中间时期。

（3）经间期出血同赤带鉴别：赤带排出无周期性，持续时间较长，或反复发作，可有接触性出血史，妇科检查常见宫颈糜烂、赘生物或子宫、附件区压痛明显；经间期出血有明显的周期性，一般 2～3 天可自行停止。

36. 【参考答案】E

【解析】崩漏的发病是肾－天癸－冲任－胞宫生殖轴的严重失调。其主要病机是冲任不固，不能制约经血，使子宫藏泻失常。

【押题点】崩漏（重点）

定义	经血非时暴下不止（崩中）或淋漓不尽（漏下）
	崩漏是月经的周期、行经期、经量 3 个方面都出现了异常

右上角：续表

病因病机	主要病机是冲任不固，不能制约经血，使子宫藏泻失常。导致崩漏的常见病因有脾虚、肾虚、血热和血瘀。发病是肾－天癸－冲任－胞宫生殖轴的严重失调			
治疗原则	急则治其标，缓则治其本			
治崩三法	塞流：即是止血，用于暴崩之际，急当塞流止血防脱			
	澄源：即正本清源，亦是求因治本，一般用于出血减缓后的辨证论治			
	复旧：即固本善后，用于止血后恢复健康，调整月经周期，或促排卵			

37. 【参考答案】E

【解析】闭经的病因病机不外虚实两端。虚者多因肾气不足，冲任虚弱；或肝肾亏损，精血不足；或脾胃虚弱，气血乏源；或阴虚血燥等，导致精亏血少，冲任血海空虚，源断其流，无血可下，而致闭经；实者，多为气血阻滞，或痰湿流注下焦，使血流不通，冲任受阻，血海阻隔，经血不得下行而成闭经。

【押题点】对于青春期前、妊娠期、哺乳期、绝经前后的月经停闭不行，或月经初潮后 1 年内月经不行，又无其他不适者，均属于生理性闭经。

闭经的治疗原则是：根据病证，虚者补而通之，实者泻而通之。

38. 【参考答案】B

【解析】痛经是指妇女正值经期或经行前后出现周期性小腹疼痛或痛引腰骶，甚至剧痛晕厥者，又称"经行腹痛"。痛甚于胀，持续作痛属血瘀；胀甚于痛，时痛时止属气滞等。灼痛得热反剧属热，绞痛、冷痛得热减轻属寒。

39. 【参考答案】B

【解析】经行感冒以感受风邪为主，夹寒则为风寒，夹热则为风热。多由素体气虚，卫阳不密，经行阴血下注于胞宫，体虚益甚，此时血室正开，腠理疏松，卫气不同，风邪乘虚侵袭；或素有伏邪，随月经周期反复乘虚而发。经后因气血渐复，则邪去表解而缓解。常见病因有风寒、风热、邪入少阳。

40. 【参考答案】D

【解析】经行感冒风寒证

代表方：荆穗四物汤。

主要证候：每至经行期间，发热，恶寒，无汗，鼻塞流涕，咽喉痒痛，咳嗽痰稀，头痛身痛；舌淡红，苔薄白，脉浮紧。经血净后，诸证渐愈。

治法：解表散寒，和血调经。

【押题点】经行感冒

辨证论治	风寒证	经行期间，发热，恶寒＋脉浮紧	解表散寒，和血调经	荆穗四物汤
	风热证	经行期间，发热身痛，微恶风＋脉浮数	疏风清热，和血调经	桑菊饮加当归、川芎
	邪入少阳	经期即出现寒热往来	和解表里	小柴胡汤

41. 【参考答案】B

【解析】经行口糜胃热熏蒸证

代表方药：凉膈散。

主要证候：经行口舌生疮，口臭，月经量多，色深红；口干喜饮，尿黄便结；舌苔黄厚，脉滑数。

治法：清胃泄热。

【押题点】经行口糜（助理不考）

定义	每值经前或经行时，口舌糜烂，如期反复发作，经后渐愈者			
病因病机	病位主要在口、舌，而舌为心之苗，口为胃之门户，故其病机多由心、胃之火上炎所致			
辨证论治	阴虚火旺	经期口舌糜烂＋舌红，少苔，脉细数	滋阴降火	知柏地黄汤
	胃热熏蒸	经行口舌生疮，口臭＋口干喜饮，尿黄便结	清胃泄热	凉膈散

42. 【参考答案】A

【解析】经行风疹块多因风邪为患，缘于素体本虚，适值经行，气血益虚，风邪乘虚而入，郁于皮肤肌腠之间而诱发本病。本病有内风、外风之别，内风者，由血虚生风所致，外风者由风邪乘经期、产后、体虚之时，袭于肌腠所致。常见病因有血虚、风热。

【押题点】经行风疹块（助理不考）

定义	每值临经时或行经期间，周身皮肤突起红疹，或起风团，瘙痒异常，经净渐退者			
辨证论治	血虚证	经行风疹频发+面色不华，肌肤枯燥	养血祛风	当归饮子
	风热证	经行身发红色风团、疹块+感风遇热，其痒尤甚	疏风清热	消风散

43.【参考答案】B

【解析】经行情志异常心血不足证

代表方药：甘麦大枣汤合养心汤去川芎、半夏曲。

主要证候：经前或经期，精神恍惚，心神不宁，无故悲伤，心悸失眠，月经量少，色淡；舌淡，苔薄白，脉细。

治法：补血养心，安神定志。

【押题点】经行情志异常

辨证论治	心血不足	经前或经期，精神恍惚，心神不宁+月经量少，色淡	补血养心，安神定志	甘麦大枣汤合养心汤去川芎、半夏曲
	肝经郁热	经前或经期，烦躁易怒+舌红，苔黄，脉弦数	清肝泄热，解郁安神	丹栀逍遥散酌加川楝子、生龙齿、代赭石
	痰火上扰	经前或经期精神狂躁+舌质红，苔黄腻，脉滑数有力	清热化痰，宁心安神	生铁落饮加郁金、川连

44.【参考答案】C

【解析】肾阴虚绝经前后诸证

代表方药：左归丸加减。

主要证候：绝经前后，月经紊乱，月经提前量少或量多，或崩或漏，经色鲜红；头晕目眩，耳鸣，头部面颊阵发性烘热，汗出，五心烦热，腰膝酸疼，足跟疼痛，或皮肤干燥、瘙痒，口干便结，尿少色黄；舌红，少苔，脉细数。

治法：滋养肾阴，佐以潜阳。

【押题点】绝经前后诸证

定义	妇女在绝经期前后，围绕月经紊乱或绝经出现明显不适证候，如烘热汗出、烦躁易怒、潮热面红、眩晕耳鸣、心悸失眠、腰背酸楚、面浮肢肿、情志不宁等症状，称为绝经前后诸证，亦称"经断前后诸证"			
辨证论治	肾阴虚	绝经前后，月经紊乱+腰膝酸疼，足跟疼痛	滋养肾阴，佐以潜阳	左归丸
	肾阳虚	绝经前后，月经紊乱+腰背冷痛，小便清长，夜尿频数	温肾扶阳	右归丸
	肾阴阳俱虚	绝经前后，月经紊乱+乍寒乍热，烘热汗出	阴阳双补	二仙汤
	心肾不交	绝经前后+心悸，腰酸乏力，舌红少苔脉细数	滋阴补血，养心安神	天王补心丹

45.【参考答案】D

【解析】经断复来湿毒瘀结证

证候：绝经后复见阴道出血，量少，淋漓不断，夹有杂色带下，恶臭，小腹疼痛，低热起伏，神疲，形体消瘦；舌质暗，或有瘀斑，苔白腻，脉细弱。

治法：利湿解毒，化瘀散结。

代表方：萆薢渗湿汤合桂枝茯苓丸去滑石，加黄芪、三七。

【押题点】经断复来（助理不考）

定义	绝经期妇女月经停止1年及1年以上，又再次出现子宫出血，称为经断复来。亦称为"年老经水复行"，或称为"妇人经断复来"			
辨证论治	气虚证	经断后阴道出血+食少腹胀，胁肋胀满	补气养血，安冲止血	安老汤
	肾阴虚	经断后阴道出血+腰膝酸软，舌质偏红，少苔，脉细数	滋阴清热，安冲止血	知柏地黄丸加阿胶、龟甲
	湿热下注	绝经后阴道出血+外阴及阴道瘙痒+大便不爽，小便短赤；舌质偏红，苔黄腻	清热利湿，凉血止血	易黄汤加黄芩、茯苓、泽泻、侧柏叶、大小蓟
	血热证	自然绝经2年以上经水复来+大便秘结；舌红，苔黄	清热凉血，固冲止血	益阴煎加生牡蛎、茜根、地榆
	湿毒瘀结	绝经后复见阴道出血+杂色带下，舌质暗，或有瘀斑，苔白腻	利湿解毒，化瘀止血	萆薢渗湿汤合桂枝茯苓丸去滑石，加黄芪、三七

46. 【参考答案】E

【解析】在某些生理性情况下也可出现带下量增多或减少,如妇女在月经期前后、排卵期、妊娠期其带下量增多而无其他不适者,为生理性带下;绝经前后白带减少而无明显不适者,也为生理现象,均不作病论。

【押题点】带下病

定义	指带下量明显增多或减少,色、质、气味发生异常,或伴有全身或局部症状者
治疗原则	带下过多者,治疗以除湿为主。一般治脾宜运、宜升、宜燥;治肾宜补、宜固、宜涩
	带下过少者,重在滋补肝肾

47. 【参考答案】E

【解析】带下过少是指带下量明显减少,导致阴中干涩痒痛,甚至阴部萎缩者。带下过少虽有肝肾阴虚、血枯瘀阻之不同,其根本是阴血不足,治疗重在滋补肝肾之阴精,佐以养血、化瘀等。

48. 【参考答案】D

【解析】妊娠病的治疗原则:以胎元的正常与否为前提。胎元正常者,宜治病与安胎并举。安胎之法,以补肾健脾、调理气血为主。若胎元不正,胎堕难留,或胎死不下,或孕妇有病不宜继续妊娠者,则宜从速下胎以益母。

【押题点】妊娠病

定义	妊娠期间,发生与妊娠有关的疾病,称"妊娠病"
范围	妊娠恶阻、妊娠腹痛、异位妊娠、胎漏、胎动不安、堕胎、小产、滑胎、胎萎不长、胎死不下、子满、子肿、子晕、子痫、子嗽、妊娠小便淋痛、妊娠小便不通、妊娠瘙痒症、妊娠贫血、难产等
发病机理	阴血虚;脾肾虚;冲气上逆;气滞
治疗原则	胎元正常者,宜治病与安胎并举
	若胎元不正,胎堕难留,或胎死不下,或孕妇有病不宜继续妊娠者,则宜从速下胎以益母
注意事项	慎用或禁用:峻下、滑利、祛瘀、破血、耗气、散气、有毒药品
	严格掌握剂量和用药时间,"衰其大半而止",以免动胎伤胎

49. 【参考答案】D

【解析】妊娠早期出现恶心呕吐、头晕倦怠,甚至食入即吐者,称为"恶阻"。

50. 【参考答案】A

【解析】异位妊娠的临床表现:多有停经史及早孕反应,未破损型多无明显腹痛,或仅有下腹一侧隐痛;已破损型可有腹痛、阴道不规则出血、晕厥与休克等表现,当输卵管破裂时患者突感下腹一侧撕裂样剧痛,可波及下腹或全腹,有的还引起肩胛部放射性疼痛。

【押题点】异位妊娠

定义	孕卵在子宫体腔以外着床发育,称为"异位妊娠",以输卵管妊娠为最常见
病因病机	少腹宿有瘀滞,冲任胞脉、胞络不畅,或先天肾气不足,后天脾气受损等因素
临床表现	停经史及早孕反应+腹痛、阴道不规则出血+检查(B超等)

51. 【参考答案】E

【解析】异位妊娠包括输卵管妊娠、卵巢妊娠、腹腔妊娠、阔韧带妊娠、宫颈妊娠及子宫残角妊娠;宫外孕则仅指子宫以外的妊娠,不包括宫颈妊娠和子宫残角妊娠。两者含义不同。

【押题点】异位妊娠的发病机理与少腹宿有瘀滞,冲任胞脉、胞络不畅,或先天肾气不足,后天脾气受损等因素有关。由于脾肾气虚,不能把孕卵及时运送至子宫,或由于瘀阻,运送孕卵受阻,不能移行至子宫,而在输卵管内发育,以致破损脉络,阴血内溢于少腹,发生血瘀、血虚、厥脱等一系列证候。病机的本质在于少腹血瘀实证。病情发展,孕卵胀破脉络,血溢于少腹,可迅速发展为阴血暴亡、气随血脱的厥脱证,危及生命。

52. 【参考答案】E

【解析】妊娠期间阴道少量出血,时出时止,或淋漓不断,而无腰酸、腹痛、小腹下坠者,称为"胎漏",亦称"胞漏"或"漏胎"。妊娠期间出现腰酸、腹痛、小腹下坠,或伴有少量阴道出血者,称为"胎动不安"。

53. 【参考答案】A

【解析】胎漏、胎动不安发生在妊娠早期,类似于西医学的先兆流产,若发生在妊娠中、晚期,则类似于西医学的前置胎盘。

胎漏、胎动不安的主要病机是冲任损伤、胎元不固。妊娠是胚胎寄生于母体子宫内生长发育和成熟的过程。母体和胎儿必须互相适应，否则易发生流产。胎元包括胎气、胎儿、胎盘三个方面，任何一方有问题，均可发生胎漏、胎动不安。常见病因有：肾虚、血热、气血虚弱、血瘀。

54.【参考答案】C

【解析】凡妊娠12周内胚胎自然殒堕者称"堕胎"，妊娠12~28周内胎儿已成形而自然殒堕者称"小产"或"半产"，分别相近于西医学的早期流产和晚期流产。

55.【参考答案】B

【解析】堕胎、小产治疗原则：以下胎益母为主，若胎堕完全者应按产后处理，宜调养气血为主。

56.【参考答案】C

【解析】滑胎血瘀证

代表方药：桂枝茯苓丸合寿胎丸。

主要证候：素有癥瘕之疾，孕后屡孕屡堕；肌肤无华；舌质紫暗或有瘀斑，脉弦滑或涩。

治法：祛瘀消癥，固冲安胎。

【押题点】滑胎

辨证论治	肾虚证	肾气不足	屡孕屡堕+腰酸膝软	补肾健脾，固冲安胎	补肾固冲丸
		肾阳亏虚	屡孕屡堕+腰膝酸软，甚则腰痛如折，畏寒肢冷	温补肾阳，固冲安胎	肾气丸合寿胎丸
		肾精亏虚	屡孕屡堕+腰酸膝软，甚或足跟痛，舌红少苔，脉细数	补肾填精，固冲安胎	育阴汤
	气血虚弱		屡孕屡堕+头晕目眩，神疲乏力	益气养血，固冲安胎	泰山磐石散
	血热证		屡孕屡堕+舌红苔黄，脉弦滑数	清热养血，滋肾安胎	保阴煎合二至丸加白术
	血瘀证		屡孕屡堕+舌质紫暗或有瘀斑	祛瘀消癥，固冲安胎	桂枝茯苓丸合寿胎丸

57.【参考答案】B

【解析】素有滑胎病史的患者，孕前宜以补肾健脾，益气养血，调理冲任为主；孕后即应积极进行保胎治疗，并应维持超过既往堕胎、小产时间2周以上，万不可等到发生流产先兆以后再进行诊治。

58.【参考答案】D

【解析】胎萎不长气血虚弱证

代表方药：胎元饮。

主要证候：妊娠4~5个月后，腹形和宫体增大明显小于妊娠月份，胎儿存活，面色萎黄或㿠白，身体羸弱，头晕心悸，少气懒言；舌质淡嫩，苔少，脉稍滑细弱无力。

治法：补气益血养胎。

【押题点】胎萎不长（助理不考）

辨证论治	气血虚弱	妊娠腹形明显小于妊娠月份+面色萎黄或㿠白，少气懒言	补气益血养胎	胎元饮
	脾肾不足	妊娠腹形明显小于妊娠月份+腰膝酸软，纳少便溏	补益脾肾，养胎长胎	寿胎丸合四君子汤
	血寒宫冷	妊娠腹形明显小于妊娠月份+形寒怕冷，腰腹冷痛	温肾扶阳，养血育胎	长胎白术散加巴戟天、艾叶

59.【参考答案】C

【解析】子肿肾虚证

代表方药：真武汤或肾气丸。

主要证候：妊娠数月，面浮肢肿，下肢尤甚，按之如泥，腰酸乏力，下肢逆冷，小便不利；舌淡，苔白润，脉沉迟。

治法：补肾温阳，化气利水。

【押题点】子肿

子肿	又称"妊娠肿胀"，其主症是妊娠中晚期，孕妇出现肢体面目肿胀者称"子肿"
子气	自膝至足肿，小水长者

续表

皲脚	两脚肿而肤厚者			
脆脚	两脚肿而皮薄者			
辨证论治	脾虚证	妊娠数月，面肢浮肿＋脘腹胀满，食欲不振，大便溏薄	健脾除湿，利水消肿	白术散
	肾虚证	妊娠数月，面肢浮肿＋腰酸乏力，下肢逆冷	补肾温阳，化气利水	真武汤或肾气丸
	气滞证	妊娠数月，面肢浮肿＋皮色不变，随按随起，胸闷胁胀	理气行滞，化湿消肿	天仙藤散或正气天香散

60.【参考答案】E

【解析】子痫的诊断：

（1）病史：孕前可有或无高血压史、肾病史、糖尿病史、家族高血压病史；双胎、多胎妊娠，羊水过多，葡萄胎史、子痫病史等。

（2）临床表现：妊娠后期，或正值分娩时，或分娩后，忽然眩晕倒仆，昏不知人，两目上视，牙关紧闭，四肢抽搐，角弓反张，须臾醒，醒复发，甚或昏迷不醒。或者在先兆子痫的基础上出现抽搐昏迷症状为子痫。

（3）检查：妊娠前或妊娠20周前可有或无高血压史，妊娠20周后血压升高到18.7/12.0kPa（140/90mmHg），或较基础血压升高4.0kPa（30/15mmHg），伴蛋白尿、水肿即可诊断为子痫前期。

【押题点】子痫（助理不考）

定义	妊娠晚期或临产前及新产后，突然发生眩晕倒仆，昏不知人，两目上视，牙关紧闭，四肢抽搐，全身强直，须臾醒，醒复发，甚至昏迷不醒者，又称"子冒""妊娠痫证"
治疗原则	解痉、降压、镇静、合理扩容，必要时利尿、适时终止妊娠，中西医配合抢救

61.【参考答案】D

【解析】妊娠期间出现尿频、尿急、淋沥涩痛等症，称"妊娠小便淋痛"，或"妊娠小便难"，俗称"子淋"，类似于西医的妊娠合并泌尿系感染。

62.【参考答案】E

【解析】妊娠小便不通肾虚证

代表方药：肾气丸去牡丹皮、附子，加巴戟天、菟丝子。

主要证候：妊娠小便频数不畅，继则闭而不通，小腹胀满而痛，坐卧不安，腰膝酸软，畏寒肢冷；舌淡，苔薄润，脉沉滑无力，均为肾虚之象。

治法：温肾补阳，化气行水。

【押题点】妊娠小便不通（助理不考）

辨证论治	肾虚证	妊娠期间，小便不通＋腰膝酸软，畏寒肢冷	温肾补阳，化气行水	肾气丸去牡丹皮、附子，加巴戟天、菟丝子
	气虚证	妊娠期间，小便不通＋面色㿠白，神疲倦怠	补中益气，导溺举胎	益气导溺汤

63.【参考答案】A

【解析】产后三急：产后诸病，惟呕吐、盗汗、泄泻为急，三者并见必危。

产后三冲：产后冲心、冲肺、冲胃。

产后三病：产后病痉、产后大便难、产后郁冒。

64.【参考答案】B

【解析】汉代《金匮要略·妇人产后病脉证治》指出："新产妇人有三病，一者病痉，二者病郁冒，三者大便难。"

【押题点】产后病

定义	产妇在产褥期内发生与分娩或产褥有关的疾病，亦称"产褥期"，一般约为6周
产后三冲	冲心，冲胃，冲肺
产后三病	一者病痉，二者病郁冒，三者大便难
产后三急	呕吐、盗汗、泄泻

续表

产后三审	先审小腹痛与不痛，以辨有无恶露的停滞；次审大便通与不通，以验津液之盛衰；三审乳汁的行与不行及饮食之多少，以察胃气的强弱
产后三禁	禁大汗以防亡阳；禁峻下以防亡阴；禁通利小便以防亡津液
治疗原则	勿拘于产后，亦勿忘于产后

65.【参考答案】B

【解析】子痫的主症是：妊娠晚期或临产前及新产后，突然发生眩晕倒仆，昏不知人，两目上视，牙关紧闭，四肢抽搐，全身强直，须臾醒，醒复发，甚至昏迷不醒。

产后血晕：是在产妇分娩后突然头晕眼花，不能起坐，或心胸满闷，恶心呕吐，痰涌气急，心烦不安，甚则神昏口噤，不省人事。相当于西医"产后出血"和"羊水栓塞"。

产后血晕子痫虽都可见神志不清，但产后子痫除了产前有头晕目眩、头面及四肢浮肿、高血压、蛋白尿等病史以外，尚有典型的抽搐症状，可与产后血晕相鉴别。

66.【参考答案】D

【解析】产后发热是指在产褥期内，出现发热持续不退，或突然高热寒战，并伴有其他症状者，称为"产后发热"。产后发热的致病机理与产后"正气易虚，易感病邪，易生瘀滞"的特殊生理状态密切相关。由于产后胞脉空虚，邪毒乘虚直犯胞宫，正邪交争；正气亏虚，易感外邪；败血停滞，营卫不通；阴血亏虚，阳气浮散，均可致发热。常见的病因有感染邪毒、外感、血瘀、血虚。

67.【参考答案】C

【解析】产后身痛——血瘀证

代表方药：身痛逐瘀汤加毛冬青、忍冬藤、益母草、木瓜。

主要证候：产后身痛，尤见下肢疼痛、麻木、发硬、重着、肿胀明显，屈伸不利，小腿压痛；恶露量少，色紫暗夹血块，小腹疼痛，拒按；舌暗，苔白，脉弦涩。

治法：养血活血，化瘀祛湿。

【押题点】产后身痛

辨证论治	血虚证	产后遍身关节酸楚、疼痛＋面色萎黄，头晕心悸；舌淡	养血益气，温经止痛	黄芪桂枝五物汤加当归、秦艽、丹参、鸡血藤
	风寒证	产后肢体关节疼痛＋伴恶寒怕风	养血祛风，散寒除湿	独活寄生汤
	血瘀证	产后身痛，尤见下肢疼痛＋恶露色紫暗夹血块	养血活血，化瘀祛湿	身痛逐瘀汤加毛冬青、忍冬藤、益母草、木瓜
	肾虚证	产后腰膝足跟疼痛＋头晕耳鸣，夜尿多	补肾养血，强腰壮骨	养荣壮肾汤加秦艽、熟地黄

68.【参考答案】B

【解析】产后情志异常——血瘀证

代表方药：癫狂梦醒汤。

【押题点】产后情志异常（助理不考）

病因病机	主要病机是血虚或血瘀导致心神不守			
辨证论治	心血不足	产后焦虑，忧郁＋失眠多梦，健忘心悸	养血滋阴，补心安神	天王补心丹
	血瘀证	产后抑郁寡欢＋神志错乱，面色晦暗；舌暗有瘀斑	活血化瘀，镇静安神	癫狂梦醒汤
	肝郁气结	产后心情抑郁＋胸闷纳呆，善太息	疏肝解郁，镇静安神	逍遥散

69.【参考答案】B

【解析】产后小便不通——血瘀证

代表方药：加味四物汤或小蓟饮子。

主要证候：产程不顺，产时损伤膀胱，产后小便不通或点滴而下，尿色略浑浊带血丝，小腹胀满疼痛；舌正常或暗，脉涩。

治法：活血化瘀，行气利水。

【押题点】产后小便不通（助理不考）

病因病机		膀胱气化失司			
辨证论治	气虚证	产后小便不通＋倦怠乏力，少气懒言	补气升清，化气行水	补中益气汤去升麻，加桔梗、茯苓、通草。或用春泽汤
	肾虚证	产后小便不通＋腰膝酸软	温补肾阳，化气行水	济生肾气丸或金匮肾气丸
	气滞证	产后小便不通＋情志抑郁	疏肝理气，行水利尿	木通散
	血瘀证	产后小便不通＋舌正常或暗，脉涩	活血化瘀，行气利水	加味四物汤或小蓟饮子

70.【参考答案】C

【解析】产后小便淋痛—湿热蕴结证

治法：清热利湿通淋。

主要证候：产时不顺，产后突感小便短涩，淋沥灼痛，尿黄赤或浑浊，口渴不欲饮，心烦；舌红，苔黄腻，脉滑数。

治法：清热利湿通淋。

方药：加味五淋散加益母草，或八正散，或分清饮。

【押题点】产后小便淋痛（助理不考）

辨证论治	湿热蕴结	产后突感小便短涩，淋沥灼痛＋舌红，苔黄腻，脉滑数	清热利湿通淋	加味五淋散加益母草，或八正散，或分清饮
	肾阴亏虚	产后小便频数，淋沥不爽＋腰酸膝软，舌红，苔少，脉细数	滋肾养阴通淋	知柏地黄汤
	肝经郁热	产后小便艰涩而痛，余沥不尽＋情志抑郁或心烦易怒，两胁胀痛	疏肝清热通淋	沉香散
记忆：膀胱失司产后淋，化阴煎治亏肾阴。加味五淋治湿热，热郁肝经沉香申				

71.【参考答案】C

【解析】妇人下腹结块，伴有或胀、或痛、或满、或异常出血者，称为癥瘕。一般以为癥属血病，瘕属气病，但临床难以划分，故并称癥瘕。

【押题点】癥瘕

定义	妇人下腹结块，伴有或胀、或痛、或满、或异常出血者
	癥者有形可征，固定不移，痛有定处（类积）
	瘕者假聚成形，聚散无常，推之可移，痛无定处（类聚）
病因	气滞血瘀，痰湿瘀结，湿热瘀阻，肾虚血瘀

72.【参考答案】B

【解析】盆腔炎性疾病临床表现：下腹或全腹疼痛难忍，高热伴恶寒或寒战，头痛，赤白带下或恶露量多，甚至如脓血，亦可伴有腹胀、腹泻、尿频、尿急等症状。

73.【参考答案】B

【解析】盆腔炎性疾病的遗留病变，以不孕、输卵管妊娠、慢性盆腔痛、炎症反复发作为主要临床表现；分为慢性输卵管炎与输卵管积水、输卵管卵巢炎及输卵管卵巢囊肿、慢性盆腔结缔组织炎；归属于"妇人腹痛""带下病""月经不调""不孕症"等范畴。

病因病机：湿、热、瘀、寒、虚5个方面。湿热是本病主要的致病因素，瘀血阻遏为本病的根本病机，常见病因病机有湿热瘀结、气滞血瘀、寒湿瘀滞、气虚血瘀、肾虚血瘀。

诊断：病史，大多有盆腔炎性疾病发作史，或宫腔、盆腔手术史，或不洁性生活史；症状，下腹部疼痛或坠胀痛，痛连腰骶，常在劳累、性交后及月经前后加重。可伴有低热起伏，易疲劳，劳则复发，带下增多，月经不调，不孕等。

治疗：以活血化瘀，行气止痛为主，配合清热利湿、疏肝行气、散寒除湿、补肾健脾益气等治疗，内治法的基础上，配合中药直肠导入、中药外敷、中药离子导入等综合疗法。

74.【参考答案】B

【解析】子宫从正常位置沿阴道下降，宫颈外口达坐骨棘水平以下，甚至子宫全部脱出于阴道口以外，称"阴挺"。

子宫脱垂与分娩损伤有关。产伤未复，中气不足，或肾气不固，带脉失约，日渐下垂脱出。亦见于长期慢性咳嗽、便秘、年老体衰之体，冲任不固，带脉固摄无力而子宫脱出。

【押题点】阴挺

定义	子宫从正常位置沿阴道下降，宫颈外口达坐骨棘水平以下，甚至子宫全部脱出于阴道口以外		
	常合并阴道前壁和后壁膨出。也称"阴脱""阴菌""阴痔""产肠不收""葫芦颓"		
	相类于西医的"子宫脱垂"		
病因	气虚、肾虚		
分度	Ⅰ度	轻型	宫颈外口距处女膜缘 <4cm，未达处女膜缘
		重型	宫颈已达处女膜缘，阴道口可见子宫颈
	Ⅱ度	轻型	宫颈脱出阴道口，宫体仍在阴道内
		重型	部分宫体脱出阴道口
	Ⅲ度		宫颈与宫体全部脱出阴道口外

75.【参考答案】B

【解析】节育器的取出与换置：

（1）取器指征：①放置年限已到需更换者，或计划再生育；②宫内节育器并发症较重，治疗无效者；③宫内节育器变形或异位者；④要求改用其他避孕措施或节育者；⑤已绝经半年以上，或丧偶、离婚者；⑥有感染化脓、嵌顿等并发症。

（2）取器时间：月经干净后 3~7 天，或绝经后半年至一年为宜；如因为盆腔肿瘤需取出，则随时可取；带器妊娠者，妊娠终止时同时取出；疑有感染者，术前、术后应给予抗生素治疗。

（3）更换节育器：旧节育器取出后，可立即放置新的，或待下次月经干净后再放置。

76.【参考答案】B

【解析】宫内节育器：

（1）适应证：已婚育龄妇女，愿意选用而无禁忌证者均可放置。

（2）禁忌证：放置节育器前，必须排除妊娠的存在，如已发现妊娠者，应先终止妊娠；生殖器官炎症，如急性盆腔炎、阴道炎、重度宫颈糜烂等；月经紊乱，如近 3 个月月经过多、月经频发或不规则阴道出血、重度痛经等；生殖器肿瘤、宫颈口过松、重度子宫脱垂等；严重的全身性疾患，如心力衰竭、重度贫血等；严重的出血性疾患。

（3）放置时间：月经干净后 3~7 天；人工流产术后，其经过顺利且宫腔在 10cm 以内，无感染或出血倾向者；自然流产转经后；足月产及孕中期引产后 3 个月或剖宫产后半年。

77.【参考答案】A

【解析】人流不全：

（1）诊断要点：术后阴道持续或间断出血超过 10 天或出血量大于月经量，夹有黑血块或烂肉样组织；术后腰酸腹痛下坠感，且由阵发性腹痛后出血增加；妇检示子宫稍大，较软，宫口松弛；HCG 阳性或未降至正常；B 超示宫腔内有组织残留。

（2）预防及治疗：流血不多可用抗生素加中药；流血多可清宫加抗生素加缩宫剂；合并大出血、休克应抢救休克，好转后清宫；伴有急性感染可应用大量抗生素，轻轻夹出大块组织，感染控制后清宫。

78.【参考答案】E

【解析】人流综合征：

（1）诊断要点：头晕、恶心、呕吐、面色苍白、出冷汗甚至晕厥，心率减慢小于 60 次/分，心律不齐，血压下降。

（2）预防：手术动作轻柔；扩张宫颈缓慢；负压不宜过高；勿反复、过度吸刮；过于紧张者术前予止痛处理。

（3）治疗：平卧休息；心率过缓者予阿托品 0.5mg 静注并吸氧。

79.【参考答案】E

【解析】人工流产的适应证和禁忌证：

适应证	妊娠 10 周内要求终止妊娠而无禁忌证者
	妊娠 10 周内因某种疾病而不宜继续妊娠者
禁忌证	生殖器官急性炎症，如阴道炎、宫颈炎、盆腔炎等（治疗后方可手术）
	各种疾病的急性期，或严重的全身性疾病不能耐受手术者
	妊娠剧吐酸中毒尚未纠正者
	术前相隔 4 小时两次体温在 37.5℃以上者

80.【参考答案】C

【解析】绝育手术的适应证和禁忌证：

（1）适应证：①自愿接受绝育手术而无禁忌证者；②患有严重全身疾病不宜生育而行治疗性绝育术。

（2）禁忌证：①急、慢性盆腔感染，腹壁皮肤感染等，应在感染治愈后再行手术；②24 小时内有两次间隔 4 小时的体温在 37.5℃ 或以上者；③全身情况不良不能耐受手术者；④严重的神经官能症者。

81. 【参考答案】E

【解析】雌激素使阴道上皮细胞增生和角化，细胞内糖原增多，保持阴道呈弱酸性。

【押题点】

雌激素	能促进卵泡的发育
	能促使子宫发育，子宫内膜增生，肌层增厚；能增加子宫平滑肌对催产素的敏感性和收缩力；能使子宫颈管黏液分泌量增多，质变稀薄
	能促进输卵管发育，并加强卵管节律性收缩，有利于孕卵的输送
	使阴道上皮细胞增生和角化，细胞内糖原增多，保持阴道呈弱酸性
	促进乳腺腺管细胞增生，乳头、乳晕着色，乳房组织中脂肪积聚，通过对催乳素分泌的抑制而抑制乳汁分泌
	对丘脑下部和垂体的反馈调节，有抑制性负反馈，也有促进性正反馈作用，即抑制脑垂体促卵泡素的分泌，促进脑垂体产生黄体生成素
	促进水与钠的潴留
	促进骨中钙的沉积，加速骨骺闭合

82. 【参考答案】E

【解析】卵巢主要合成及分泌两种性激素，即雌激素和孕激素，也分泌少量的雄激素。

【押题点】卵巢

周期性变化	卵泡的发育及成熟，大小为 18～25mm
	排卵，数量为 400～500 个
	黄体的形成和萎缩

83. 【参考答案】B

【解析】若卵子未受精，黄体于排卵后 9～10 天（即月经周期第 24～25 天）开始萎缩，黄体消退，细胞变性，性激素的分泌量也减退，约至周期的 28 天子宫内膜不能维持而脱落，形成月经来潮。

84. 【参考答案】A

【解析】在卵泡早期，孕激素在血中含量极微，至排卵前，因卵泡开始有黄素化，血中含量略有升高，排卵后随黄体的发育，孕激素分泌显著增加，至排卵后 7～8 天黄体成熟时达高峰，每 24 小时分泌量可达 30mg，以后逐渐下降，黄体的后半期急剧下降，月经来潮前达最低水平。

【押题点】

孕激素	使子宫内膜由增生期转变为分泌期，降低子宫肌肉的兴奋性，以利孕卵植入和胚胎发育
	抑制子宫颈内膜的黏液分泌，并使之黏稠
	抑制输卵管蠕动
	使阴道上皮细胞脱落、糖原沉积和阴道乳酸杆菌减少，酸性降低
	促进乳腺腺泡发育，大剂量孕激素对乳汁的分泌有一定抑制作用
	对正常的妇女有使体温轻度升高的作用，排卵后基础体温可上升 0.3～0.5℃
	对丘脑下部和脑垂体仅有抑制性的负反馈作用，因而抑制脑垂体前叶黄体生成素和促卵泡素的释放
雄激素	促使阴毛、腋毛的生长，促进蛋白合成，促进肌肉生长和骨骼的发育，有促进红细胞生成的作用，提高性欲。大量雄激素与雌激素有拮抗的作用

85. 【参考答案】B

【解析】排卵后，卵巢内形成黄体，分泌雌激素与孕激素，能使子宫内膜继续增厚，腺体增大，弯曲，出现分泌现象。孕激素的主要生理作用有：使子宫内膜由增生期转变为分泌期，降低子宫肌肉的兴奋性以利孕卵植入和胚胎发育。

【押题点】子宫内膜的周期性变化

增生期	早期	月经周期的第 5~7 日，此期内膜较薄，为 1~2mm
	中期	月经周期的第 8~10 日
	晚期	月经周期的第 11~14 日，此期内膜增厚至 3~5mm
分泌期	早期	月经周期的第 15~19 日
	中期	月经周期的第 20~23 日
	晚期	月经周期的第 24~28 日
月经期	月经周期的第 1~4 日	

86. 【参考答案】D

【解析】诊断性刮宫禁忌证：①急性或亚急性生殖道炎症；②疑有妊娠要求继续妊娠者；③急性或严重的全身性疾病；④手术前体温大于 37.5℃者。

87. 【参考答案】B

【解析】宫颈黏液结晶的分类与周期变化：

Ⅰ型：典型羊齿状结晶，主梗直而粗硬，分支密而长。

Ⅱ型：类似Ⅰ型，但主梗弯曲较软，分支少而短，似树枝着雪后的形态。

Ⅲ型：不典型结晶，其特点为树枝形象较模糊，分支少而稀疏，呈离散状态。

Ⅳ型：主要为椭圆体或梭形物体，顺同一方向排列成行，比白细胞长 2~3 倍，但稍窄，透光度大。

宫颈黏液结晶检查的临床应用：预测排卵期，借以指导避孕与受孕。

88. 【参考答案】D

【解析】输卵管通畅检查，子宫输卵管造影术适应证：

（1）不孕症：经输卵管通液术检查，显示输卵管不通或通而不畅者；输卵管整复或粘堵手术后，观察手术效果。

（2）习惯性流产：检查有无宫颈内口松弛或子宫畸形。

（3）确定生殖器畸形的类别。

【押题点】输卵管通畅检查，子宫输卵管造影术禁忌证：①急性或亚急性生殖道炎症；②严重的全身性疾病；③产后、流产后、刮宫术后 6 周内；④停经不能排除妊娠者；⑤过敏性体质或碘过敏者。

89. 【参考答案】E

【解析】诊断性刮宫适应证：①子宫异常性出血，需排除或证实子宫内膜癌、宫颈癌者。②月经失调需了解子宫内膜变化及其对性激素的反应者。③不孕症，了解有无排卵。④疑有子宫内膜结核者。⑤因宫腔残留组织或子宫内膜脱落不完全导致长时间多量出血者。

【押题点】

妇科检查	双合诊	检查者用一手的两指或一指放入阴道，另一手在腹部配合检查的方法，是盆腔检查中最重要、最常用的方法
	三合诊	腹部、阴道、直肠联合检查
妇科特殊诊断技术	基础体温测定	检查不孕原因，指导避孕和受孕，协助诊断妊娠，协助诊断月经失调
	宫颈刮片	（防癌涂片）早期发现宫颈癌
	诊断性刮宫适应证（助理不考）	子宫异常性出血，需排除或证实子宫内膜癌、宫颈癌者
		月经失调需了解子宫内膜变化及其对性激素的反应者
		不孕症，了解有无排卵
		疑有子宫内膜结核者
		因宫腔残留组织或子宫内膜脱落不完全导致长时间多量出血者
	后穹隆穿刺（助理不考）	明确子宫直肠凹陷积液性质；明确贴近阴道后穹隆的肿块性质
	子宫输卵管造影术适应证	不孕症：经输卵管通液术检查，显示输卵管不通或通而不畅者；输卵管整复或粘堵手术后，观察手术效果
		习惯性流产：检查有无宫颈内口松弛或子宫畸形
		确定生殖器畸形的类别

二、A2型题

90.【参考答案】C

【解析】宫腔注入：将中药制成注射剂，常规外阴、阴道、宫颈消毒后，将药剂注入宫腔及输卵管腔内，以了解输卵管畅通情况，或治疗宫腔及输卵管粘连、阻塞造成的月经不调、痛经、不孕症等，治以活血化瘀为主佐以清热解毒，药如丹参、当归、川芎、红花、莪术、鱼腥草等，常用复方丹参注射液、复方当归注射液、鱼腥草注射液等注射剂。

【押题点】

（1）贴敷法：是将外治用药的水剂或制成的散剂、膏剂、糊剂，直接或用无菌纱布贴敷于患处，取得治疗作用的方法。可用于外阴血肿、溃疡、脓肿切开，也可用于乳痈或回乳，还应用于痛经、产后腹痛、妇产科术后腹痛、不孕症、癥瘕等。常选用清热解毒、行气活血、温经散寒、消肿散结、通络止痛、生肌排脓类中药。

（2）坐浴法：中药煎取汤液1000~2000mL，趁热置于盆器内，患者先熏后坐浸于药液中，起到清热解毒、杀虫止痒、消肿止痛及软化局部组织的治疗作用。适用于阴疮、阴痒、阴痛、外阴白色病变、带下量多、小便淋痛、子宫脱垂合并感染等。常以清热解毒药物如白花蛇舌草、大黄、黄柏、连翘、苦参、土茯苓、蛇床子等为主，方如蛇床子散、溻痒汤、狼牙汤等。凡阴道出血，或患处溃烂出血、月经期禁用，妊娠期慎用，注意浴具分开，以防交叉感染。

91.【参考答案】A

【解析】辨病：患者月经周期为两旬一行，一个月分为三旬。每旬大约10天。月经两旬一行即20天一行；可辨病为月经先期。辨证：量多，色紫红，胸闷心烦，口干溲赤，舌质红，脉数；可辨证为月经先期阳盛血热证。

治法：清热凉血调经。

方药：清经散。

【押题点】月经先期

辨证论治	气虚证	脾气虚证	月经周期提前+经血量多，色淡红，质清稀+纳少便溏	补脾益气，摄血调经	补中益气汤
		肾气虚证	周期提前+经量或多或少，色淡暗，质清稀+腰膝酸软	补益肾气，固冲调经	固阴煎
	血热证	阳盛血热	经来先期+量多，色深红或紫红，质黏稠+小便短黄，大便燥结，舌质红，苔黄	清热凉血调经	清经散
		阴虚血热	经来先期+量少或量多，色红，质稠+舌质红，苔少，脉细数	养阴清热调经	两地汤
		肝郁血热	月经提前+量或多或少，经色深红或紫红，质稠+少腹胀痛，乳房胀痛，烦躁易怒	疏肝清热，凉血调经	丹栀逍遥散

92.【参考答案】A

【解析】辨病：患者经行量多，色紫黑，有血块，经行小腹疼痛；可辨病为月经过多。

辨证：色紫黑，有血块，经行小腹疼痛，经前腹胀，舌质紫暗，舌边尖有瘀点，脉涩；可辨证为血瘀证。

治法：活血化瘀止血。

方药：失笑散加益母草、三七、茜草。

【押题点】月经过多

辨证论治	气虚证	经行量多+色淡红，质清稀+神疲肢倦，气短懒言	补气摄血固冲	举元煎
	血热证	经行量多+色鲜红或深红，质黏稠+舌红，苔黄，脉滑数	清热凉血，固冲止血	保阴煎加地榆、茜草
	血瘀证	经行量多+色紫暗，有血块+舌紫暗或有瘀点，脉涩	活血化瘀止血	失笑散加益母草、三七、茜草

93.【参考答案】B

【解析】辨病：患者经血过期不净，量多，色淡质稀；可辨病为经期延长。

辨证：月经量多，色淡质稀，倦怠乏力，气短懒言，小腹空坠，面色㿠白，舌淡，苔薄，脉缓弱；可辨证为气虚证。

治法：补气摄血，固冲调经。

方药：举元煎加阿胶、炒艾叶、乌贼骨。

【押题点】经期延长

辨证论治	气虚证	经行时间延长 + 倦怠乏力，气短懒言	补气摄血，固冲调经	举元煎加阿胶、炒艾叶、乌贼骨
	虚热证	经行时间延长 + 舌红，少苔，脉细数	养阴清热止血	两地汤合二至丸
	血瘀证	经行时间延长 + 舌质紫暗或有瘀点，脉弦涩	活血祛瘀止血	桃红四物汤合失笑散加味
	湿热蕴结	经行时间延长 + 苔黄腻，脉滑数	清热祛湿，止血调经	固经丸

94.【参考答案】D

【解析】辨病：患者经乱无期，时而暴下不止，时或淋漓不尽；可辨病为崩漏。

辨证：患者末次月经已行 20 多日未止，量仍较多，经色淡，质清稀；神疲气短，面浮肢肿，小腹空坠，四肢不温，纳呆便溏；舌质淡胖，苔白，脉细弱；可辨证为脾虚证。

治法：补气升阳，止血调经。

方药：举元煎合安冲汤加姜炭。

【押题点】崩漏

血热证	实热证	经血非时暴下不止，或淋漓不尽，血色深红，质稠 + 舌红，苔黄，脉滑数	清热凉血，止血调经	清热固经汤
	虚热证	经血非时而下，量少淋漓，血色鲜红 + 心烦潮热，舌红，苔薄黄，脉细数	养阴清热，止血调经	上下相资汤
肾虚证	肾阳虚	月经紊乱无期，出血量多或淋漓不尽 + 腰膝酸软 + 舌淡，苔薄白，脉沉细	温肾固冲，止血调经	右归丸去肉桂，加补骨脂、淫羊藿
	肾阴虚	月经紊乱无期，出血淋漓不尽 + 腰膝酸软 + 舌红，苔少，脉细数	滋肾益阴，止血调经	左归丸去牛膝合二至丸
脾虚证		经血非时暴下不止，或淋漓不尽 + 纳呆便溏	补气升阳，止血调经	举元煎合安冲汤加姜炭
血瘀证		经血非时，时下时止，或淋漓不尽，色紫黑有块 + 舌紫，苔薄白，脉涩或细弦	活血化瘀，止血调经	四草汤加三七、蒲黄

95.【参考答案】B

【解析】辨病：患者经期或经后小腹冷痛拒按，得热痛减，辨病为痛经。

辨证：月经推后，月经量少，经色暗而有瘀块，面色青白，肢冷畏寒，舌暗苔白，脉沉紧，辨证为寒凝血瘀证。

治法：温经散寒，化瘀止痛。

方药：少腹逐瘀汤。

【押题点】痛经辨证论治

辨证论治	气滞血瘀	经前或经期小腹胀痛拒按 + 舌质紫暗或有瘀点	理气行滞，化瘀止痛	膈下逐瘀汤
	寒凝血瘀	经前或经期小腹冷痛拒按 + 得热痛减，经色暗而有瘀块	温经散寒，化瘀止痛	少腹逐瘀汤
	湿热瘀阻	经前或经期小腹疼痛或胀痛不适 + 舌质红，苔黄腻，脉滑数或弦数	清热除湿，化瘀止痛	清热调血汤
	气血虚弱	经期或经后小腹隐隐作痛，喜按 + 面色无华，头晕心悸，神疲乏力	益气养血，调经止痛	圣愈汤
	肝肾亏损	经期或经后小腹绵绵作痛，经色暗淡，量少，质稀薄 + 腰骶酸痛	补养肝肾，调经止痛	益肾调经汤或调肝汤

96.【参考答案】B

【解析】辨病：患者经行颠顶掣痛，头晕目眩；可辨病为经行头痛。

辨证：经行颠顶掣痛，头晕目眩，口苦咽干，烦躁易怒，月经量稍多，色鲜红，舌红苔黄，脉弦细数；可辨证为肝火证。

治法：清热平肝息风。

方药：羚角钩藤汤。

【押题点】经行头痛

辨证论治	肝火证	经行头痛＋烦躁易怒，口苦咽干	清热平肝，息风止痛	羚角钩藤汤
	血瘀证	经期头痛＋痛如锥刺，经色紫暗有块＋舌暗或尖边有瘀点	活血化瘀，通窍止痛	通窍活血汤
	痰湿中阻	经前或经期头痛＋头晕目眩，形体肥胖，苔白腻，脉滑	燥湿化痰，通络止痛	半夏白术天麻汤加葛根、丹参
	血虚证	经期或经后头晕，头部绵绵作痛＋色淡，质稀；心悸少寐，神疲乏力	养血益气，活络止痛	八珍汤加首乌、蔓荆子

97. 【参考答案】B

【解析】辨病：患者经行面浮肢肿，按之没指，晨起头面肿甚；可辨病为经行浮肿。

辨证：月经推迟，经量多，色淡质薄，腹胀纳减，腰膝酸软，大便溏薄，舌淡苔白腻，脉沉缓；可辨证为脾肾阳虚证。

治法：温肾化气，健脾利水。

方药：肾气丸合苓桂术甘汤。

【押题点】经行浮肿

辨证论治	脾肾阳虚	经行浮肿＋大便溏薄，腰膝酸软	温肾化气，健脾利水	肾气丸合苓桂术甘汤
	气滞湿阻	经行浮肿＋脘闷胁胀，善叹息；舌紫暗	理气行滞，化湿消肿	八物汤加泽泻、益母草

98. 【参考答案】D

【解析】辨病：患者经期或经后，午后潮热，月经量少，色红；可辨病为经行发热。

辨证：两颧红赤，五心烦热，烦躁少寐，舌红而干，脉细数；可辨证为肝肾阴虚证。

治法：滋养肝肾，养阴清热。

方药：两地汤。

【押题点】经行发热（助理不考）

辨证论治	肝肾阴虚	经期或经后，午后潮热＋舌红而干，脉细数	滋养肝肾，育阴清热	两地汤
	气血虚弱	经行或经后发热＋神疲肢软，少气懒言	补益气血，甘温除热	补中益气汤
	瘀热壅阻	经前或经期发热＋经色紫暗，夹有血块	化瘀清热	血府逐瘀汤加牡丹皮

99. 【参考答案】C

【解析】辨病：患者带下量少，甚至全无，阴部干涩灼痛，阴部萎缩；可辨病为带下过少。

辨证：阴部干涩灼痛，阴部萎缩，性交疼痛，头晕耳鸣，腰膝酸软，烘热汗出，夜寐不安，小便黄，大便干结，舌红少苔，脉沉弦细；可辨证为肝肾亏损证。

治法：滋补肝肾，养精益血。

方药：左归丸加知母、肉苁蓉、紫河车、麦冬。

【押题点】带下过少

辨证论治	肝肾亏损	带下过少＋头晕耳鸣，腰膝酸软，舌红，少苔，脉细数	滋补肝肾，养精益血	左归丸加知母、肉苁蓉、紫河车、麦冬
	血瘀津亏	带下过少＋面色无华，头晕眼花，舌质暗，边有瘀点瘀斑，脉细涩	补血益精，活血化瘀	小营煎加丹参、桃仁、牛膝

100. 【参考答案】A

【解析】辨病：王女士，孕11周，近五天出现恶心呕吐，逐渐加剧；可辨病为妊娠恶阻。

辨证：呕吐酸水、苦水，口干口苦，头胀而晕，胸胁胀满，喜叹息，舌淡红，苔黄，脉弦滑；可辨证为肝胃不和证。

治法：清肝和胃，降逆止呕。

方药：橘皮竹茹汤或苏叶黄连汤加姜半夏、枇杷叶、竹茹、乌梅。

【押题点】妊娠恶阻

辨证论治	脾胃虚弱	妊娠早期，恶心呕吐＋食入即吐；口淡，呕吐清涎，脘痞腹胀	健脾和胃，降逆止呕	香砂六君子汤
	肝胃不和	妊娠早期，恶心，呕吐酸水或苦水＋胸满胁痛，嗳气叹息	清肝和胃，降逆止呕	橘皮竹茹汤或苏叶黄连汤加姜半夏、枇杷叶、竹茹、乌梅
	痰滞证	妊娠早期＋呕吐痰涎，脉滑	化痰除湿，降逆止呕	青竹茹汤

101.【参考答案】C

【解析】辨病：患者停经 46 天，阴道出血 5 天，色深红，B 超提示宫内妊娠 6 周；可辨病为胎漏、胎动不安。

辨证：色深红，质稠，口苦，烦渴，失眠，尿黄便秘，舌红，苔薄黄，脉滑数；可辨证为血热证。

治法：清热凉血，养血安胎。

方药：保阴煎。

【押题点】胎漏、胎动不安

	肾虚证	妊娠期阴道少量下血 + 腰酸，腹痛下坠	固肾安胎，佐以益气	寿胎丸
	气血虚弱	妊娠期阴道少量下血 + 面色㿠白，心悸气短，神疲肢倦	补气养血，固肾安胎	胎元饮
辨证论治	血热证	妊娠期阴道少量下血 + 色深红或鲜红，质稠，舌红，苔黄，脉滑数	清热凉血，养血安胎	保阴煎
	跌仆伤胎	妊娠外伤，腰酸，腹胀坠，或阴道下血，舌象正常，脉滑无力	补气和血，安胎	圣愈汤合寿胎丸
	癥瘕伤胎	宿有癥瘕，孕后阴道不时少量下血，色红或暗红，口干不欲饮，舌暗红或边尖有瘀斑，苔白，脉沉弦或沉涩	祛瘀消癥，固冲安胎	桂枝茯苓丸合寿胎丸

102.【参考答案】D

【解析】辨病：患者妊娠 8 个月，腹部异常增大，胸膈满闷，呼吸短促，神疲倦怠，小便短少，喘不得卧，舌质淡苔白，脉沉滑；可辨病为子满。

治法：健脾利水，养血安胎。子满为本虚标实证，治宜标本兼顾，治病与安胎并举，健脾消水而不伤胎。

方药：鲤鱼汤加黄芪、桑白皮或当归芍药散。

103.【参考答案】D

【解析】辨病：患者孕前常发经行头痛，现孕后眩晕；可辨病为子晕。

辨证：孕前常发经行头痛，孕后眩晕，烦躁易怒，头目胀痛，腰膝酸软，舌红，脉弦；可辨证为由肝阳上亢所致阴虚肝旺证。

治法：育阴潜阳。

代表方药：杞菊地黄丸加石决明、龟甲、钩藤、白蒺藜、天麻。

【押题点】子晕

	阴虚肝旺	妊娠中后期，头晕目眩 + 口干咽燥，手足心热；舌红或绛少苔，脉弦数	滋阴补肾，平肝潜阳	杞菊地黄丸加石决明、龟甲、钩藤、白蒺藜、天麻
辨证论治	脾虚肝旺	妊娠中后期，头晕目眩 + 面浮肢肿，倦怠嗜睡；苔白腻，脉弦滑	健脾化湿，平肝潜阳	半夏白术天麻汤加钩藤、丹参、蔓荆子
	气血虚弱	妊娠中后期，头晕目眩 + 神疲乏力，气短懒言，面色苍白或萎黄	调补气血	八珍汤加首乌、钩藤、石决明

104.【参考答案】A

【解析】产后血晕治疗：

中医治疗本病应本着"急则治其标，缓则治其本"的治疗原则。当产后血晕发生休克时，应首先抗休克，促其复苏，采取下列措施。

（1）立即将产妇置于头低脚高的仰卧体位，同时予以保温。

（2）针刺印堂、人中、涌泉等穴，强刺激以促速醒。

（3）丽参注射液、参麦注射液、参附注射液静脉推注或点滴，迅速补充血容量以抗休克。

（4）结合西医有关"产后出血"原因，即子宫收缩乏力、胎盘因素、软产道裂伤、凝血功能障碍，进行中西医结合的抢救。

105.【参考答案】B

【解析】辨病：患者产后一周小腹隐隐作痛，数日不止，喜按喜揉；可辨病为产后腹痛。

辨证：小腹隐隐作痛，数日不止，喜按喜揉，恶露量少，色淡红，质稀无块，面色苍白，头晕，眼花，心悸怔忡；舌质淡，苔薄白，脉细弱；可辨证为气血两虚证。

治法：补血益气，缓急止痛。

方药：肠宁汤。

【押题点】产后腹痛

辨证论治	气血两虚	产后小腹隐隐作痛＋喜按喜揉，恶露量少，色淡红，面色苍白	补血益气，缓急止痛	肠宁汤
	瘀滞子宫	产后小腹疼痛，拒按＋恶露色紫暗有块，块下痛减，舌质紫暗	活血化瘀，温经止痛	生化汤
	热结证	产后小腹疼痛拒按＋小便赤，大便结，舌红，起芒刺，脉弦数	泻热逐瘀，活血止痛	大黄牡丹汤

106.【参考答案】B

【解析】辨病：患者近来下腹部触及如拳大肿块，小腹胀满不适；可辨病为癥瘕。

辨证：小腹胀满不适，经血量多，有块，紫暗，胸闷不舒，脉沉涩；可辨证为气滞血瘀证。

治法：行气活血，化瘀消癥。

方药：香棱丸或大黄䗪虫丸。

【押题点】癥瘕

辨证论治	气滞血瘀	下腹部结块＋精神抑郁，胸闷不舒，舌质紫暗，或有瘀斑	行气活血，化瘀消癥	香棱丸或大黄䗪虫丸
	寒凝血瘀	下腹包块＋小腹冷，四肢冷，舌瘀斑	温经散寒，祛瘀消癥	少腹逐瘀汤
	痰湿瘀结	下腹部结块＋带下增多，胸脘痞闷，舌体胖大，紫暗，有瘀斑、瘀点	化痰除湿，活血消癥	苍附导痰丸合桂枝茯苓丸
	湿热瘀阻	下腹部结块＋带下量多，色黄如脓，舌暗红，有瘀斑	清热利湿，化瘀消癥	大黄牡丹汤
	气虚血瘀	下腹包块＋小腹坠，面色无华	补气活血，化瘀消癥	理冲汤
	肾虚血瘀	下腹部结块＋腰酸膝软，头晕耳鸣；舌暗	补肾活血，消癥散结	补肾祛瘀方或益肾调经汤

107.【参考答案】B

【解析】辨病：患者结婚5年未能怀孕，月经或前或后，经量多少不一；可辨病为不孕症。

辨证：经前烦躁易怒，胸胁乳房胀痛，精神抑郁，喜太息，舌尖边有瘀点，质暗红，脉弦细；可辨证为肝气郁结证。

治法：疏肝解郁，理血调经。

方药：开郁种玉汤。

【押题点】不孕症（重点）

辨证论治	肾虚证	肾气虚	婚久不孕＋腰膝酸软，精神疲倦，小便清长	补肾益气，调补冲任	毓麟珠
		肾阳虚	婚久不孕＋腰膝酸软，性欲淡漠，小腹冷	温肾助阳，调补冲任	温胞饮或右归丸
		肾阴虚	婚久不孕＋腰膝酸软，五心烦热，舌质稍红略干，苔少，脉细或细数	滋肾养血，调补冲任	养精种玉汤
	肝气郁结		婚久不孕＋胸胁乳房胀痛，精神抑郁，善太息	疏肝解郁，理血调经	开郁种玉汤
	瘀滞胞宫		婚久不孕＋经色紫暗，有血块，舌质紫暗或舌边有瘀点	活血化瘀，调经助孕	少腹逐瘀汤
	痰湿内阻		婚久不孕＋带下量多，色白质黏无臭，舌淡胖，苔白腻	燥湿化痰，理气调经	苍附导痰丸

108.【参考答案】B

【解析】辨病：患者外阴肌肤肿溃，色晦暗不泽，脓水淋漓，久治未愈；可辨病为阴疮。

辨证：伴畏寒肢冷，疲乏无力，舌淡苔白腻，脉沉缓；可辨证为寒湿证。

治法：温经散寒，除湿消疮。

方药：阳和汤或托里消毒散。

【押题点】阴疮（助理不考）

辨证论治	热毒证	外阴部鲜红肿胀，破溃糜烂＋便秘尿黄；舌红苔黄腻	清热利湿，解毒消疮	龙胆泻肝汤
	寒湿证	阴部肌肤肿溃，触之坚硬，色晦暗不泽＋畏寒肢冷；舌淡苔白腻	温经散寒，除湿消疮	阳和汤或托里消毒散

109.【参考答案】B

【解析】子宫穿孔诊断要点：无底感，宫腔深度超过应有深度；吸引过程中突感阻力消失或有突破感、无底感；腹痛剧烈，甚至内脏牵拉感内出血或腹膜刺激征象；吸出物有脂肪、肠管等组织。

【押题点】

人工流产并发症	人流综合征	头晕、恶心、呕吐、面色苍白、出冷汗甚至晕厥，心率减慢小于 60 次/分，心律不齐，血压下降
	子宫穿孔	无底感，宫腔深度超过应有深度；吸引过程中突感阻力消失或有突破感、无底感；腹痛剧烈，甚至内脏牵拉感内出血或腹膜刺激征象；吸出物有脂肪、肠管等组织
	人流不全	术后阴道持续或间断出血超过 10 天或出血量大于月经量，夹有黑血块或烂肉样组织；术后腰酸腹痛下坠感，且由阵发性腹痛后出血增加；妇检示子宫稍大，较软，宫口松弛，HCG 阳性或未降至正常；B 超示宫腔内有组织残留
	宫颈或宫颈管内口粘连	
	人流术后感染	
药物流产适应证	正常宫内妊娠 7 周以内；自愿要求药物终止妊娠的健康妇女；高危人流对象；对手术流产有恐惧心理者	

110.【参考答案】D

【解析】宫颈或宫颈管内口粘连诊断要点：术后闭经或月经过少，伴周期性下腹坠胀、肛门坠胀感；子宫稍大，压痛、宫颈举痛及附件压痛明显，探针探宫腔不顺，进入后流出暗紫色血液；继发不孕或反复流产或早产；子宫碘油造影示宫腔狭窄或充盈缺损或不显影；宫腔镜可观察粘连部分、形态及萎缩内膜面积。

三、A3 型题

111~113.【参考答案】D A E

【解析】辨病：患者月经提前，经血量多；可诊断为月经先期。

辨证：色红淡红，质清稀，神疲体倦，气短懒言，小腹空坠，纳少便溏，舌淡红，苔薄白，脉细弱。可辨证为脾气虚证。

治法：补脾益气，摄血调经。

方药：补中益气汤。

114~116.【参考答案】C A C

【解析】辨病：患者月经周期延后，量少；可辨病为月经后期。

辨证：量少，色暗淡质稀，腰膝酸软，头晕耳鸣，面色晦暗，舌淡苔薄白，脉沉细；可辨证为肾虚证。

治法：益精养血，补肾调经。

方药：当归地黄饮。

【押题点】月经后期

辨证论治	肾虚证		周期延后 + 量少，色暗淡，质清稀 + 腰膝酸软	益精养血，补肾调经	当归地黄饮
	血虚证		周期延后 + 量少，色淡红，质清稀 + 头晕眼花，心悸少寐，面色苍白	补血填精，益气调经	大补元煎
	血寒证	虚寒	月经延后 + 量少，色淡红，质清稀 + 喜暖喜按	温阳散寒，养血调经	温经汤（《金匮要略》）
		实寒	周期延后 + 量少，色暗有块 + 冷痛拒按	温经散寒，活血调经	温经汤（《妇人大全良方》）
	气滞证		周期延后 + 量少或正常，色暗红，或有血块 + 小腹胀痛；或精神抑郁	理气行滞，和血调经	乌药汤
	痰湿证		经期错后 + 量少，色淡，质黏 + 舌淡胖，苔白腻，脉滑	燥湿化痰，理气调经	苍附导痰丸

117~119.【参考答案】B D D

【解析】辨病：患者月经先后无定期，经量或多或少；可辨病为月经先后无定期。

辨证：经量或多或少，色暗红，经行乳房胀痛，腰膝酸软，精神疲惫，舌淡苔白，脉弦细；可辨证为肝郁肾虚证。

治法：补肾疏肝调经。

方药：定经汤。

病因病机：月经先后无定期的发病机理，主要是肝、肾功能失调，冲任功能紊乱，血海蓄溢失常。其病因多为肝郁、肾虚。

【押题点】月经先后无定期

辨证论治	肝郁证	经来先后无定 + 经量或多或少，色暗红或紫红 + 脉弦	疏肝解郁，和血调经	逍遥散
	肾虚证	经行或先或后 + 量少，色淡暗，质清 + 腰骶酸痛	补肾益气，养血调经	固阴煎
	肝郁肾虚	月经先后无定，经量或多或少，色暗红，经行乳房胀痛，腰膝酸软，精神疲惫，舌淡苔白，脉弦细	补肾疏肝调经	定经汤

120～122.【参考答案】C C B
【解析】一般认为月经量少于20mL为月经过少。
辨病：患者月经量少，色淡红，质黏腻如痰；可辨病为月经过少。
辨证：月经色淡红，质黏腻如痰；形体肥胖，胸闷呕恶，带多黏腻，舌淡，苔白腻，脉滑；可辨证为痰湿证。
治法：化痰燥湿调经。
方药：苍附导痰丸。
【押题点】月经过少

辨证论治	肾虚证	经量少 + 腰膝酸软，足跟痛	补肾益精，养血调经	归肾丸
	血虚证	经量少 + 头晕眼花，心悸怔忡	养血益气调经	滋血汤
	血瘀证	经量少 + 舌紫暗，或有瘀斑、瘀点	活血化瘀调经	桃红四物汤
	痰湿证	经量少 + 带多黏腻；舌淡，苔白腻，脉滑	化痰燥湿调经	苍附导痰丸

123～125.【参考答案】D A E
【解析】辨病：患者多次发生经间期出血，此次阴道出血量稍多，色深红，质黏腻，无血块；可辨病为经间期出血。
辨证：此次阴道出血量稍多，色深红，质黏腻，无血块，平时带下量多色黄，小腹隐痛，神疲乏力，胸闷烦躁，纳呆腹胀，小便短赤，舌红苔黄腻，脉滑数；可辨证为湿热证。
治法：清利湿热，固冲止血。
方药：清肝止淋汤去阿胶、红枣，加小蓟、茯苓。
【押题点】经间期出血

辨证论治	肾阴虚	经间期出血 + 头晕腰酸，五心烦热	滋肾养阴，固冲止血	两地汤合二至丸或加减一阴煎
	脾气虚	经间期出血 + 神疲体倦，气短懒言，食少腹胀	健脾益气，固冲摄血	归脾汤
	湿热证	经间期出血 + 舌质红，苔黄腻，脉细弦或滑数	清利湿热，固冲止血	清肝止淋汤去阿胶、红枣，加小蓟、茯苓
	血瘀证	经间期出血 + 舌紫暗或有瘀点	化瘀止血	逐瘀止血汤

126～128.【参考答案】A D B
【解析】辨病：患者月经数月不行；可辨病为闭经。
辨证：患者形体肥胖，胸脘满闷，呕恶痰多，带下量多，舌苔白腻，脉滑；可辨证为痰湿阻滞证。
治法：燥湿化痰，活血调经。
方药：苍附导痰丸。
特别需指出，闭经治疗目的不是单纯月经来潮，见经行即停药，而是恢复或建立规律的月经周期，或正常连续自主有排卵月经。一般应以3个正常月经周期为准。
【押题点】闭经

辨证论治	气血虚弱	经闭不行 + 神疲肢倦，头晕眼花，面色萎黄	益气养血调经	人参养荣汤
	肾气亏损	经闭不行 + 腰腿酸软，头晕耳鸣	补肾益气，调理冲任	大补元煎
	阴虚血燥	经闭不行 + 舌红，少苔，脉细数	养阴清热调经	加减一阴煎加丹参、黄精、女贞子、制香附
	气滞血瘀	经闭不行 + 胸胁、乳房胀痛，精神抑郁，少腹胀痛拒按，烦躁易怒	理气活血，祛瘀通经	血府逐瘀汤
	痰湿阻滞	经闭不行 + 苔腻，脉滑	燥湿化痰，活血调经	苍附导痰丸

续表

辨证论治	寒凝血瘀	经闭不行 + 小腹冷痛拒按，得热则痛缓，形寒肢冷 + 舌紫暗	温经散寒，活血通经	温经汤（《妇人大全良方》）

129 ~ 131.【参考答案】E B C

【解析】辨病：患者经行或经后两乳胀痛；可辨病为经行乳房胀痛。

辨证：经行或经后两乳胀痛，腰膝酸软，两目干涩，咽干口燥，五心烦热，舌红少苔，脉细数；可辨证为肝肾亏虚证。

治法：滋肾养肝，通络止痛。

方药：一贯煎。

【押题点】经行乳房胀痛

定义		每于行经前后，或正值经期，出现乳房作胀，或乳头胀痒疼痛，甚至不能触衣者		
辨证论治	肝气郁结	经前或经行乳房胀满疼痛 + 胸闷胁胀，精神抑郁，时叹息	疏肝理气，通络止痛	柴胡疏肝散
	肝肾亏虚	经行或经后两乳作胀作痛 + 舌淡或舌红，少苔，脉细数	滋肾养肝，通络止痛	一贯煎
	胃虚痰滞	经前或经期乳房胀痛或乳头痒痛 + 胸闷痰多，食少纳呆	健胃祛痰，活血止痛	四物汤合二陈汤去甘草

132 ~ 134.【参考答案】B C B

【解析】辨病：患者经行或经后，五更泄泻；可辨病为经行泄泻。

辨证：经色淡质稀，腰膝酸软，头晕耳鸣，畏寒肢冷，舌淡苔白，脉沉迟；可辨证为肾阳虚证。

治法：温阳补肾，健脾止泻。

方药：健固汤合四神丸。

病因病机：本病的发生主要责之于脾肾虚弱。脾主运化，肾主温煦，为胃之关，主司二便。若二脏功能失于协调，脾气虚弱或肾阳不足，则运化失司，水谷精微不化，水湿内停。经行之际，气血下注冲任，脾肾益虚而致经行泄泻。

【押题点】经行泄泻

辨证论治	脾气虚证	经行泄泻 + 脘腹胀满，神疲肢软	健脾益气，除湿止泻	参苓白术散
	肾阳虚证	经行泄泻 + 腰膝酸软，畏寒肢冷	温肾扶阳，暖土固肠	健固汤合四神丸

135 ~ 137.【参考答案】B D C

【解析】辨病：患者月经量少，经期衄血；可辨病为经行吐衄。

辨证：平素头晕耳鸣，手足心热，两颧潮红，潮热咳嗽，咽干口渴，月经量少，经期衄血，色暗红，舌红无苔，脉细数；可辨证为肺肾阴虚证。

治法：滋阴养肺。

方药：顺经汤。

定义：每逢经行前后，或正值经期，出现周期性的吐血或衄血者，"倒经""逆经"。本病相当于西医学的"代偿性月经"。

【押题点】经行吐衄

辨证论治	肝经郁火	经前或经期吐血、衄血 + 心烦易怒，或两胁胀痛，口苦咽干	清肝调经	清肝引经汤
	肺肾阴虚	经前或经期吐血、衄血 + 两颧潮红，潮热咳嗽，咽干口渴	滋阴养肺	顺经汤

138 ~ 140.【参考答案】D B C

【解析】辨病：患者带下量多，色黄质稠，秽臭，外阴瘙痒；可辨病为带下病——带下过多。

辨证：胸胁胀痛，腹胀口苦，心烦，小便短黄，大便溏热；舌红，苔黄腻，脉弦数；可辨证为湿热下注证。

治法：清利湿热，佐以解毒杀虫。

代表方药：止带方。

若症见带下过多，色黄质黏稠，或呈泡沫状，有臭气，阴痒；烦躁易怒，口苦咽干，头晕头痛；舌边红，苔黄腻，脉弦滑；可辨证为肝经湿热下注证。

治法为：清肝利湿止带。

代表方：龙胆泻肝汤。

带下过多的病因病机：湿邪伤及任带二脉，使任脉不固，带脉失约，湿邪是导致本病的主要原因；脾肾肝三脏功能失调是产生内湿之因。

【押题点】带下过多

辨证论治	脾虚证	带下量多＋纳少便溏	健脾益气，升阳除湿	完带汤
	肾阳虚	带下量多＋腰酸如折，畏寒肢冷	温肾培元，固涩止带	内补丸
	阴虚夹湿	带下量多＋色黄或赤白相兼，质稠，有气味＋舌质红，苔少或黄腻，脉细数	滋肾益阴，清热利湿	知柏地黄汤
	湿热下注	带下量多＋色黄或呈脓性，质黏稠，有臭气＋舌红，苔黄腻，脉滑数	清利湿热，佐以解毒杀虫	止带方 肝经湿热－龙胆泻肝汤 湿浊偏甚－萆薢渗湿汤
	热毒蕴结	带下量多＋黄绿如脓，或赤白相兼，或五色杂下＋舌红，苔黄或黄腻，脉滑数	清热解毒	五味消毒饮加土茯苓、败酱草、鱼腥草、薏苡仁

141～143.【参考答案】D A E

【解析】辨证：腹部有压痛及反跳痛，妇查阴道少量血污，宫颈抬举痛，子宫稍大于正常，质偏软，子宫左后方可触及界限不清的包块，触痛；可辨证为异位妊娠已破损期不稳定型。

治法：活血祛瘀，佐以益气。

方药：宫外孕Ⅰ号方。

预防与调护：

（1）减少宫腔手术及人工流产术，避免产后和流产后的感染。

（2）积极治疗慢性盆腔炎、盆腔肿瘤等疾病。有慢性盆腔炎史的患者在怀孕前宜做输卵管通畅检查，以减少异位妊娠的发病率。

（3）对曾有盆腔炎史、不孕史、放置宫内节育器而停经者，应注意异位妊娠的发生。

（4）对异位妊娠破损的患者，宜平卧或头低位，以增加脑血流量及氧的供给。给予吸氧、保暖。

（5）对有生育要求的异位妊娠术后患者，仍应积极治疗盆腔炎症以通畅输卵管。

【押题点】异位妊娠

辨证论治	未破损期		异位妊娠＋一侧附件有软性包块	活血化瘀，消癥杀胚	宫外孕Ⅱ号方加蜈蚣、全蝎、紫草
	已破损期	休克型	异位妊娠＋下腹剧痛，面色苍白，四肢厥逆，或冷汗淋漓	益气固脱，活血祛瘀	生脉散合宫外孕Ⅰ号方
		不稳定型	异位妊娠＋可触及界线不清的包块	活血祛瘀，佐以益气	宫外孕Ⅰ号方
		包块型	异位妊娠＋腹腔血肿包块形成，下腹坠胀或便意感	活血祛瘀消癥	宫外孕Ⅱ号方

144～146.【参考答案】C B D

【解析】辨病：患者结婚三年，孕3产0，自然流产3次，均在孕50天时自然殒堕，现停经7周，尿妊娠试验阳性，伴有恶心，呕吐，夜尿频多等早孕反应，2天前出现阴道少量流血，但无腰酸腹痛；可辨病为滑胎。

凡堕胎或小产连续发生3次或3次以上者，称为"滑胎"，亦称"数堕胎""屡孕屡堕"。

辨证：患者伴有头晕目眩，神疲乏力，面色㿠白，心悸气短；舌质淡，苔薄白，脉细弱，宜辨证为气血虚弱。

治法：益气养血，固冲安胎。

方药：泰山磐石散。

【押题点】滑胎

辨证论治	肾虚证	肾气不足	屡孕屡堕＋腰酸膝软	补肾健脾，固冲安胎	补肾固冲丸
		肾阳亏虚	屡孕屡堕＋腰膝酸软，甚则腰痛如折，畏寒肢冷	温补肾阳，固冲安胎	肾气丸合寿胎丸
		肾精亏虚	屡孕屡堕＋腰酸膝软，甚或足跟痛，舌红少苔，脉细数	补肾填精，固冲安胎	育阴汤
	气血虚弱		屡孕屡堕＋头晕目眩，神疲乏力	益气养血，固冲安胎	泰山磐石散
	血热证		屡孕屡堕＋舌红苔黄，脉弦滑数	清热养血，滋肾安胎	保阴煎合二至丸加白术
	血瘀证		屡孕屡堕＋舌质紫暗或有瘀斑	祛瘀消癥，固冲安胎	桂枝茯苓丸合寿胎丸

147~149.【参考答案】A B E

【解析】辨病：患者妊娠 34 周，出现头晕头重目眩；可辨病为子晕。

辨证：胸闷心烦，呕逆泛恶，面浮肢肿，倦怠嗜睡，苔白腻，脉弦滑；可辨证为脾虚肝旺证。

治法：健脾化湿，平肝潜阳。

方药：半夏白术天麻汤加钩藤、丹参、蔓荆子。

【押题点】子晕

辨证论治	阴虚肝旺	妊娠中后期，头晕目眩 + 口干咽燥，手足心热；舌红或绛少苔，脉弦数	滋阴补肾，平肝潜阳	杞菊地黄丸加石决明、龟甲、钩藤、白蒺藜、天麻
	脾虚肝旺	妊娠中后期，头晕目眩 + 面浮肢肿，倦怠嗜睡；苔白腻，脉弦滑	健脾化湿，平肝潜阳	半夏白术天麻汤加钩藤、丹参、蔓荆子
	气血虚弱	妊娠中后期，头晕目眩 + 神疲乏力，气短懒言，面色苍白或萎黄	调补气血	八珍汤加首乌、钩藤、石决明

150~152.【参考答案】D D C

【解析】辨病：患者孕 6 月余，小便频数，艰涩刺痛，尿少色黄；可辨病为妊娠小便淋痛。

辨证：伴面赤心烦，喜冷饮，舌上溃疡，舌红欠润，少苔，脉细数；可辨证为心火偏亢证。

治法：清心泻火，润燥通淋。

方药：导赤散加玄参、麦冬。

病因：总因于热，机理是热灼膀胱，气化失司，水道不利。其热有虚实之分，虚者阴虚内热；实者心火亢盛，湿热下注。

【押题点】妊娠小便淋痛

辨证论治	阴虚津亏	妊娠期间，小便频数，淋沥涩痛 + 午后潮热，手足心热，舌红少苔，脉细滑而数	滋阴清热，润燥通淋	知柏地黄丸加麦冬、五味子、车前子
	心火偏亢	妊娠期间，小便频数，淋沥涩痛 + 口舌生疮	清心泻火，润燥通淋	导赤散加玄参、麦冬
	湿热下注	妊娠期间，小便频数，淋沥涩痛 + 带下黄稠量多；舌红苔黄腻，脉弦滑数	清热利湿，润燥通淋	加味五苓散

153~155.【参考答案】C D E

【解析】辨病：患者新产后持续高热，小腹疼痛剧烈；可辨病为产后发热。

辨证：小腹疼痛剧烈，拒按，恶露较多，色紫暗，心烦口渴，尿少色黄，大便秘结，舌红苔黄，脉数有力；可辨证为感染邪毒证。

治法：清热解毒，凉血化瘀。

代表方：五味消毒饮合失笑散或解毒活血汤

若持续高热，小腹疼痛剧烈，拒按，恶露排出不畅，秽臭如脓，烦渴引饮，大便燥结；舌紫暗，苔黄燥，脉弦数。此乃热毒与瘀血互结胞中。治宜清热逐瘀，排脓通腑。方用大黄牡丹皮汤加败酱草、红藤、益母草。如有盆腔脓肿，则要切开引流；胎盘残留宫腔者，在抗炎下清宫。

【押题点】产后发热

辨证论治	感染邪毒	产后高热寒战 + 恶露色紫暗如败酱，气臭秽	清热解毒，凉血化瘀	五味消毒饮合失笑散或解毒活血汤 热瘀互结——大黄牡丹汤
	外感证	产后恶寒发热 + 舌苔薄白，脉浮紧	养血祛风，疏解表邪	荆防四物汤加防风、苏叶或参苏饮
	血瘀证	产后寒热时作 + 舌质紫暗或有瘀点，脉弦涩	活血化瘀，和营退热	生化汤加味或桃红消瘀汤
	血虚证	产后低热不退 + 恶露色淡质稀，自汗，头晕心悸；舌质淡	补血益气，和营退热	八珍汤

156~158.【参考答案】B A B

【解析】辨病：患者产后血性恶露 15 天不尽；可辨病为产后恶露不绝。

辨证：量多、色淡、质稀、无气味，神疲懒言，小腹空坠，食少便溏，舌淡苔薄白，脉细弱；可辨证为气虚证。

治法：补气摄血固冲。

方药：补中益气汤加艾叶、阿胶、益母草。

产后恶露不绝的主要病机是胞宫藏泻失度，冲任不固，血海不宁。常见病因有气虚、血热、血瘀。

【押题点】产后恶露不绝

辨证论治	气虚证	恶露过期不尽 + 量多，色淡，质稀，无臭气；面色㿠白，神疲懒言	补气摄血固冲	补中益气汤加艾叶、阿胶、益母草
	血瘀证	恶露过期不尽 + 量时多或时少，色暗有块；舌紫暗或边有瘀点	活血化瘀止血	生化汤加益母草、炒蒲黄
	血热证	恶露过期不尽 + 量较多，色紫红，质黏稠，有臭秽气，舌质红，脉细数	养阴清热止血	保阴煎加益母草、七叶一枝花、贯众

159～161.【参考答案】C B D

【解析】辨病：患者近 4 个月来少腹部胀痛，经行加重，经血量多有块；可辨病为盆腔炎性疾病后遗症。

辨证：经行加重，经血量多有块，排出痛减，伴经前情志抑郁，乳房胀痛，舌紫暗，脉弦涩；可辨证为气滞血瘀证。

治法：疏肝行气，化瘀止痛。

方药：膈下逐瘀汤。

预防与调护：

(1) 坚持经期、产后及流产后的卫生保健。

(2) 严格掌握妇产科手术指征，术前认真消毒，无菌操作，术后做好护理，预防感染。

(3) 对急性盆腔炎要彻底治愈，防止转为慢性而反复发作。

(4) 急性盆腔炎患者需要卧床休息、半卧位，饮食应加强营养，选择易于消化的食品。

(5) 慢性盆腔炎患者要积极锻炼身体，增强体质。

(6) 解除思想顾虑，正确认识疾病，增强治疗的信心。

【押题点】盆腔炎性疾病后遗症

辨证论治	湿热瘀结	少腹部隐痛，带下量多 + 色黄，质黏稠；色红，苔黄腻，脉弦数或滑数	清热利湿，化瘀止痛	银甲丸或当归芍药散加丹参、毛冬青、忍冬藤、田七片
	气滞血瘀	少腹部胀痛或刺痛，带下量多 + 情志抑郁，乳房胀痛；舌体紫暗，有瘀斑、瘀点	疏肝行气，化瘀止痛	膈下逐瘀汤
	寒湿凝滞	小腹冷痛，带下淋漓 + 喜热恶寒，得热痛缓，舌暗红，苔白腻	祛寒除湿，化瘀止痛	少腹逐瘀汤合桂枝茯苓丸
	气虚血瘀	下腹部疼痛结块，带下量多 + 疲乏无力，舌体暗红，有瘀点瘀斑	益气健脾，化瘀止痛	理冲汤
	肾虚血瘀	下腹绵绵作痛或刺痛 + 遇劳加重，畏寒肢冷，夜尿频多	温肾益气，化瘀止痛	温胞饮合失笑散

162～164.【参考答案】A E C

【解析】辨病：患者近来阴部干涩，瘙痒灼热，夜间加重；可辨病为阴痒。

辨证：伴五心烦热，烘热汗出，腰酸腿软，舌红少苔，脉细数无力；可辨证为肝肾阴虚证。

治法：滋阴补肾，清肝止痒。

方药：知柏地黄汤加当归、栀子、白鲜皮。

【押题点】阴痒

辨证论治	肝经湿热	阴部瘙痒难忍 + 心烦易怒，胸胁满痛，口苦口腻，舌体胖大，色红，苔黄腻，脉弦滑	清热利湿，杀虫止痒	龙胆泻肝汤或萆薢渗湿汤，外用蛇床子散
	肝肾阴虚	阴部瘙痒难忍 + 腰酸腿软，口干不欲饮；舌红苔少，脉细数无力	滋阴补肾，清肝止痒	知柏地黄汤加当归、栀子、白鲜皮
	湿虫滋生	阴部如虫行状 + 带下量多色黄，泡沫状	清热利湿，解毒杀虫	萆薢渗湿汤

四、B 型题

165～166.【参考答案】A D

【解析】在性成熟期，女性乳房亦发育成熟。中医认为"乳头属肝""乳房属胃"，足少阴肾经行乳内。孕期乳房充分发育，以适应产后哺乳。

167～168.【参考答案】A B

【解析】肾气虚，封藏失职，冲任不固，可致月经先期、月经过多、崩漏、产后恶露不绝。

肾气虚，胎失所系，冲任不固，可致胎漏、胎动不安、滑胎。

肾气虚，摄纳或系胞无力，则致胎动不安、子宫脱垂。

肾阳虚，命门火衰，冲任失于温煦，下不能暖宫，胞宫虚寒，可致妊娠腹痛、产后腹痛、宫寒不孕。

肾阳虚，气化失常，水湿下注任、带，使任脉不固，带脉失约，发为带下病。

肾阳虚，血失温运而迟滞成瘀，血瘀阻碍生机加重肾虚，而发生肾虚血瘀，导致子宫内膜异位症、多囊卵巢综合征等更为错综复杂的妇产科病证。

169～170.【参考答案】A　B

【解析】望月经：

经量多、经色淡红、质稀，多为气虚；若经量多、色深红、质稠，多为血热。

经量少、色淡暗、质稀，多为肾阳虚；经量少、色淡红、质稀，多为血虚。

经色鲜红、质稠，多为阴虚血热；经色紫暗有血块，多为血瘀。

经量时多时少，多为气郁。

【押题点】

望带下	带下量多，色白质清——脾虚、肾虚
	带下量少失润——津液不足
	带下色黄，量多质黏稠——湿热
	带下色赤或赤白相兼，或稠黏如脓——湿热或热毒
望恶露	恶露量多、色淡红、质稀——气虚
	色红、质稠——血热
	色紫暗、有血块——血瘀
	色暗若败酱——感染邪毒

171～172.【参考答案】A　C

【解析】补血养血：治疗妇科病，需时时顾护阴血。常用当归、熟地黄、何首乌、枸杞子、阿胶、白芍、黄精、鸡血藤之类，方如四物汤、人参养营汤、滋血汤等。

活血化瘀：常用桃仁、红花、当归、川芎、丹参、益母草、泽兰、蒲黄、五灵脂、三七，甚而三棱、莪术、水蛭、虻虫等药。代表方有桃红四物汤、少腹逐瘀汤、生化汤、大黄䗪虫丸。

173～174.【参考答案】D　A

【解析】血崩证辨证用药：血热而崩者，可选用牛膝注射液、贯众注射液、断血流片；血瘀而崩者，常选用三七注射液；脾虚气弱或肾阳不足者，选用生脉注射液静脉注射或静脉滴注，或参附注射液静脉滴注；属肾阴虚，可选生脉或参麦注射液。

175～176.【参考答案】D　A

【解析】

(1) 月经过多气虚证

主要证候：经行量多，色淡红，质清稀；神疲肢倦，气短懒言，小腹空坠，面色㿠白；舌淡，苔薄，脉细弱。

治法：补气摄血固冲。

方药：举元煎。

(2) 月经先期肾气虚证

主要证候：周期提前，经量或多或少，色淡暗，质清稀；腰膝酸软，头晕耳鸣，面色晦暗或有暗斑；舌淡暗，苔白润，脉沉细。

治法：补益肾气，固冲调经。

方药：固阴煎。

177～178.【参考答案】B　A

【解析】

(1) 月经后期虚寒证

主要证候：月经延后，量少，色淡红，质清稀，小腹隐痛，喜暖喜按；腰酸无力，小便清长，大便稀溏；舌淡，苔白，脉沉迟或细弱。

治法：温阳散寒，养血调经。

方药：温经汤（《金匮要略》）。

（2）月经后期实寒证

主要证候：月经周期延后，量少，色暗有块，小腹冷痛拒按，得热痛减；畏寒肢冷，或面色青白；舌质淡暗，苔白，脉沉紧。

治法：温经散寒，活血调经。

方药：温经汤（《妇人大全良方》）。

179～180.【参考答案】A C

【解析】月经先期的病因，主要是气虚和血热；病机是冲任不固，经血失于约制。气虚则统摄无权，冲任不固；血热则热伏冲任，伤及子宫，血海不宁，均可使月经先期而至。气虚可分为脾气虚和肾气虚；血热分为阳盛血热，阴虚血热，肝郁血热。

181～182.【参考答案】B D

【解析】

（1）带下过多脾虚证

主要证候：带下量多，色白或淡黄，质稀薄，或如涕如唾，绵绵不断，无臭；面色㿠白或萎黄，四肢倦怠，脘胁不舒，纳少便溏，或四肢浮肿；舌淡胖，苔白或腻，脉细缓。

治法：健脾益气，升阳除湿。

方药：完带汤。

（2）带下过多阴虚夹湿证

主要证候：带下量多，色黄或赤白相兼，质稠，有气味，阴部灼热感，或阴部瘙痒；腰酸腿软，头晕耳鸣，五心烦热，咽干口燥，或烘热汗出，失眠多梦；舌质红，苔少或黄腻，脉细数。

治法：滋肾益阴，清热利湿。

方药：知柏地黄汤。

183～184.【参考答案】D A

【解析】

（1）妊娠恶阻脾胃虚弱证

主要证候：妊娠早期，恶心呕吐不食，甚则食入即吐；口淡，呕吐清涎，头晕体倦，脘痞腹胀；舌淡，苔白，脉缓滑无力。

治法：健脾和胃，降逆止呕。

方药：香砂六君子汤。

（2）妊娠恶阻肝胃不和证

主要证候：妊娠早期，恶心，呕吐酸水或苦水，恶闻油腻；烦渴，口干口苦，头胀而晕，胸满胁痛，嗳气叹息；舌淡红，苔微黄，脉弦滑。

治法：清肝和胃，降逆止呕。

方药：橘皮竹茹汤或苏叶黄连汤加姜半夏、枇杷叶、竹茹、乌梅。

185～186.【参考答案】E A

【解析】滑胎治疗应本着预防为主，防治结合的阶段性原则。孕前补肾健脾、益气养血、调理冲任为主，孕后即应积极进行保胎治疗，并应维持超过既往堕胎、小产时间2周以上，万不可等到发生流产先兆以后再进行诊治。

堕胎、小产：本病的治疗原则以下胎益母为主，若胎堕完全者应按产后处理，宜调养气血为主。

187～188.【参考答案】E D

【解析】

（1）异位妊娠已破损期不稳定型

主要证候：腹痛拒按，腹部有压痛及反跳痛，但逐渐减轻，可触及界限不清的包块，兼有少量阴道流血，血压平稳，脉细缓。

治法：活血祛瘀，佐以益气。

方药：宫外孕Ⅰ号方。

（2）异位妊娠已破损期包块型

主要证候：腹腔血肿包块形成，腹痛逐渐减轻，可有下腹坠胀或便意感，阴道出血逐渐停止，脉细涩。

治法：活血祛瘀消癥。

方药：宫外孕Ⅱ号方。

189～190.【参考答案】A D

【解析】缺乳气血虚弱证治法：补气养血，佐以通乳。方药：通乳丹。

缺乳肝郁气滞证治法：疏肝解郁，通络下乳。方药：下乳涌泉散。

【押题点】缺乳

辨证论治	气血虚弱	产后乳汁少甚或全无 + 乳汁稀薄,乳房柔软无胀感;面色少华,倦怠乏力	补气养血,佐以通乳	通乳丹
	肝郁气滞	产后乳汁少甚或全无 + 乳房胀硬、疼痛,乳汁稠;伴胸胁胀满,情志抑郁	疏肝解郁,通络下乳	下乳涌泉散
	痰浊阻滞	产后乳汁少甚或全无 + 乳房硕大或下垂不胀满,乳汁不稠;形体肥胖,胸闷痰多	健脾化痰通乳	苍附导痰丸合漏芦散

191~192.【参考答案】A D
【解析】产后发热外感证
主要证候:产后恶寒发热,鼻流清涕,头痛,肢体酸痛,无汗;舌苔薄白,脉浮紧。
治法:养血祛风,疏解表邪。
方药:荆穗四物汤。
产后发热外感证复方:产后外感,若邪入少阳,症见寒热往来,口苦,咽干,目眩,默默不欲饮食,脉弦。治宜和解少阳。方选小柴胡汤加味。

193~194.【参考答案】B C
【解析】
(1)产后发热血瘀证
主要证候:产后寒热时作,恶露不下或下亦甚少,色紫暗有块,小腹疼痛拒按;舌质紫暗或有瘀点,脉弦涩。
治法:活血化瘀,和营除热。
方药:生化汤加味。
(2)产后发热血虚证
主要证候:产后低热不退,腹痛绵绵,喜按,恶露量或多或少,色淡质稀,自汗,头晕心悸;舌质淡,苔薄白,脉细数。
治法:养血益气,和营退热。
方药:八珍汤加减。

195~196.【参考答案】E C
【解析】
(1)阴挺气虚证
主要证候:子宫下移或脱出阴道口外,阴道壁松弛膨出,劳则加重,小腹下坠;身倦懒言,面色不华,四肢乏力,小便频数,带下量多,质稀色淡;舌淡苔薄,脉缓弱。
治法:补中益气,升阳举陷。
方药:补中益气汤加金樱子、杜仲、续断。
(2)阴挺肾虚证
主要证候:子宫下脱,日久不愈;头晕耳鸣,腰膝酸软冷痛,小腹下坠,小便频数,入夜尤甚,带下清稀;舌淡红,脉沉弱。
治法:补肾固脱,益气升提。
方药:大补元煎加黄芪。

197~198.【参考答案】E C
【解析】

辨证论治	热毒炽盛	下腹胀痛,高热或壮热 + 带下量多,色黄或赤白,味臭秽;大便秘结,小便短赤;舌红苔黄厚或黄燥,脉滑数或洪数	清热解毒,凉血消痈	五味消毒饮合大黄牡丹汤
	湿毒壅盛	下腹胀痛拒按 + 发热恶寒,或高热不退,腰骶部胀痛,带下黄绿如脓,味臭秽;大便溏泄,小便短少;舌红苔黄腻,脉滑数	解毒利湿,活血止痛	银翘红酱解毒汤
	湿热蕴结	下腹胀痛 + 发热,热势起伏或寒热往来,带下量多,色黄味臭;口腻纳呆,小便黄,大便溏或燥结;舌红,苔黄厚,脉滑数	清热利湿,活血止痛	仙方活命饮

中医儿科学

一、A1型题

1. 【参考答案】E

【解析】妊娠晚期13周，胎儿以肌肉发育和脂肪积累为主，体重增长快。后两个阶段若胎儿受到伤害，易发生早产。

【押题点】妊娠早期12周的胚胎期，从受精卵细胞至基本形成胎儿，最易受到各种病理因素，如感染、药物、劳累、物理、营养缺乏以及不良心理因素等伤害，造成流产、死胎或先天畸形。

妊娠中期15周，胎儿各器官迅速增长，功能也渐成熟。妊娠中晚期若胎儿受到伤害，易发生早产。

2. 【参考答案】C

【解析】小儿体重的增长不是匀速的，在青春期之前，年龄愈小，增长速率愈快。出生时体重约为3kg，出生后的前半年平均每月增长约0.7kg，后半年平均每月增长约0.5kg，1周岁以后平均每年增加约2kg。

【押题点】

体重	正常值	出生体重：约3.25kg
		3～12个月：体重 =（月龄 +9）/2
		1～6岁：体重 =8 + 年龄×2
		7～12岁：体重 =（年龄×7 –5）/2
	临床意义	体重是衡量小儿体格生长和营养状况的指标之一
		体重是临床计算用药量的主要依据之一
		体重增长过速可能为肥胖症；体重低于正常均值的85%者为营养不良
身长（高）	正常值	出生时：约50cm
		生后第一年增长约25cm，其中前3个月约增长12cm。第二年增长约10cm
		2周岁后至青春期身高增长每年约7cm。 2～12岁身高公式：身高（cm）=75 +7×年龄
	临床意义	反映骨骼发育
		身高低于正常均值的70%，应考虑侏儒症、克汀病、营养不良等

3. 【参考答案】E

【解析】从1周岁至满3周岁，称为幼儿期。这一时期小儿由于断乳后食物品种转换，容易发生吐泻、疳证等脾系疾病；户外活动增多，接触面扩大，传染病发病率增高；幼儿识别危险、自我保护能力差，故易于发生中毒、烫伤等意外事故。

【押题点】小儿年龄分期

胎儿期	受孕至分娩，共40周
新生儿期	出生至生后满28天
婴儿期	出生28天后至1周岁
幼儿期	1～3周岁
学龄前期	3周岁后至7周岁
学龄期	7周岁后至青春期来临（一般为女12岁，男12岁）
青春期	女孩自11～12岁到17～18岁，男孩自13～14岁到18～20岁
注意：婴儿期为生长发育的第一次高峰；青春期为生长发育的第二次高峰	

4. 【参考答案】D

【解析】前囟是额骨和顶骨之间的菱形间隙，以囟门对边中点间的连线距离表示，出生时为1.5～2cm，至12～18个月闭合。

【押题点】

囟门	前囟	出生时为 1.5~2cm，至 12~18 个月闭合
		是额骨和顶骨之间的菱形间隙，以囟门对边中点间的连线距离表示
	后囟	顶骨和枕骨之间的三角形间隙
		部分小儿出生时就已闭合，未闭合者正常情况应在生后 2~4 个月内闭合
	临床意义	早闭且头围明显小于正常者，为头小畸形
		迟闭及头围大于正常者，常见于解颅（脑积水）、佝偻病、先天性甲状腺功能减低症等
		凹陷多见于阴伤液竭之失水或极度消瘦者，称囟陷
		凸出反映颅内压增高，多见于热炽气营之脑炎、脑膜炎等，称囟填
头围	正常值	出生时	33~34cm
		出生~3 个月	+6cm
		3~12 个月	+6cm
		1 周岁	46cm
		2 周岁	48cm
		5 周岁	50cm
		15 岁	54~58cm（接近成人）
	临床意义	头围小者提示脑发育不良	
		头围增长过速常提示为解颅	

5.【参考答案】D

【解析】脾主运化，小儿脾常不足，表现为运化力弱，摄入的食物要软而易消化，饮食有常、有节，否则易出现食积、吐泻。

【押题点】小儿易患感冒、咳喘，其原因主要是肺脏娇嫩；肺主气、司呼吸，小儿肺脏娇嫩，表现为呼吸不匀、息数较促，易发感冒、咳喘。

小儿易受惊吓，主要是由于心神怯弱；心主血脉、主神明，小儿心气未充，心神怯弱未定，表现为脉数，易受惊吓，思维及行为的约束能力较差。

6.【参考答案】C

【解析】"纯阳"学说："纯"指小儿初生，未经太多的外界因素影响，胎元之气尚未耗散；"阳"指以阳为用，即生机。"纯阳"学说高度概括了小儿在生长发育、阳充阴长的过程中，表现为生机旺盛，发育迅速，犹如旭日之初升、草木之方萌，蒸蒸日上、欣欣向荣的生理现象。

【押题点】小儿生理、病理特点

生理特点	脏腑娇嫩，形气未充——稚阴稚阳 生机蓬勃，发育迅速——纯阳
	小儿脏腑娇嫩，是指小儿五脏六腑的形与气皆属不足，其中又以肺、脾、肾三脏不足更为突出
	"纯阳"学说："纯"指小儿初生，未经太多的外界因素影响，胎元之气尚未耗散；"阳"指以阳为用，即生机
病理特点	发病容易，传变迅速，脏气清灵，易趋康复
	肺常不足：肺系疾病发病率最高；脾常不足：脾系病发病率第二位；肾常虚：先天禀赋不足疾病。 易虚易实、易寒易热

7.【参考答案】D

【解析】面色呈黑色，阳气虚衰，水湿不化，气血凝滞所致，多为寒证、痛证、瘀证、水饮证。

【押题点】五色主病：面呈白色，是气血不荣，络脉空虚所致，多为虚证、寒证；面色红赤，因血液充盈脉络皮肤所致，多为热证；面色黄，常因脾虚失运，水谷、水湿不化所致，多为虚证或湿证；面色青，因气血不畅，经脉阻滞所致，多为寒证、痛证、瘀证、惊痫；面色黑，常因阳气虚衰，水湿不化，气血凝滞所致，多为寒证、痛证、瘀证、水饮证。

8.【参考答案】A

【解析】小儿疾病的诊断方法，与临床其他各科一样，均运用望、闻、问、切四种不同的诊查手段进行诊断和辨证。因乳婴儿不会说话，较大儿童虽已会说话，也不能正确叙述自己的病情，加上就诊时常啼哭吵闹，影响气息脉象，故小儿诊法既主张四诊合参，又特别重视望诊。

【押题点】

特点	既主张四诊合参，又特别重视望诊			
望诊	望形态	头方发稀，囟门宽大，当闭不闭		五迟证
		头大颌缩，前囟宽大，头缝开解，目珠下垂		解颅
		胸廓高耸形如鸡胸		佝偻病、哮喘
		腹部膨大，肢体瘦弱，发稀，额上有青筋显现		疳积
	望舌体	舌质绛红，有红刺		温热病邪入营入血
		舌起粗大红刺，状如草莓		见于丹痧（猩红热）
		舌苔花剥，状如地图，时隐时现，经久不愈		胃之气阴不足
		吃橄榄、乌梅、铁剂等		苔色染黑
		新生儿舌红无苔，哺乳婴儿乳白苔		正常舌象
	察口	面颊潮红，唯口唇周围苍白		猩红热
		口腔破溃糜烂		心脾积热之口疮
		口内白屑成片		鹅口疮
		两颊黏膜有针尖大小的白色小点，周围红晕		麻疹黏膜斑
		上下白齿间腮腺管口红肿如粟粒，无脓水流出		痄腮（流行性腮腺炎）
		上下白齿间腮腺管口红肿如粟粒，有脓水流出		发颐（化脓性腮腺炎）
		新生儿牙龈上有白色斑点斑块		马牙
		咽痛微红，有灰白色假膜，不易拭去		白喉
	察二便	婴幼儿大便呈果酱色，伴阵发性哭闹		肠套叠
		大便色泽灰白不黄		胆道阻滞
		小便浑浊如米泔水		脾胃虚弱，饮食不调所致，常见于积滞与疳证
闻诊	咳嗽声	咳声嘶哑如犬吠状者		白喉、急喉风
		连声咳嗽，夜咳为主，咳而呕吐，伴鸡鸣样回声		顿咳（百日咳）

9. 【参考答案】C

【解析】呼吸急迫，甚则鼻扇，咳嗽频作者，是为肺气闭郁。

呼吸声的特点及临床意义：

呼吸气粗有力，多为外感实证，肺蕴痰热。

呼吸急促，喉间哮鸣者，为风痰束肺，是为哮喘。

呼吸窘迫，面青呛咳，常为异物堵塞气道。

【押题点】

口气臭秽，多属胃热。

嗳气酸腐，多为伤食。

口气腥臭，见于血证，如齿血衄。

口气如烂苹果味，为酸中毒的表现。

10. 【参考答案】D

【解析】小儿脉诊：健康小儿脉象平和，较成人软而稍数，年龄越小，脉搏越快。小儿病理脉象主要有浮、沉、迟、数、无力、有力六种基本脉象，分别表示疾病的表、里、寒、热、虚、实。浮主表证，沉主里证；迟脉主寒，数脉主热；有力为实，无力为虚。

【押题点】望小儿指纹

	辨证纲领	浮沉分表里，红紫辨寒热，淡滞定虚实，三关测轻重	
小儿指纹	浮	指纹浮现，显露于外	病邪在表
	沉	指纹沉伏，深而不显	病邪在里
	红	纹色鲜红浮露	外感风邪
		纹色紫红	邪热郁滞
		纹色淡红	内有虚寒
	紫	纹色青紫	瘀热内结
		纹色深紫	瘀滞络闭，病情较重
	淡	指纹色淡，推之流畅	气血亏虚
		指纹色紫，推之滞涩，复盈缓慢	实邪内滞，如瘀热、痰湿、积滞
	滞	纹在风关	病邪初入，病情轻浅
		纹达气关	病邪入里，病情较重
	三关	纹进命关	病邪深入，病情加重
		指纹达指尖，透关射甲	病情危重，也可正常

11.【参考答案】C

【解析】小儿用药剂量常随年龄大小、个体差异、病情轻重、医者经验而不同。为方便掌握，中药汤剂可采用下列比例用药：新生儿用成人量的1/6，乳婴儿用成人量的1/3，幼儿用成人量的1/2，学龄期儿童用成人量的2/3或接近成人量。

12.【参考答案】B

【解析】发热3~4天出疹，疹形细小，状如麻粒，口腔黏膜出现"麻疹黏膜斑"者，为麻疹。

熏洗法是将药物煎成药液，熏蒸、浸泡、洗涤、沐浴患者局部或全身的治疗方法。熏蒸法用于麻疹、感冒的治疗及呼吸道感染的预防等，如麻疹初期透疹，用生麻黄、浮萍、芫荽子、西河柳煎煮，加黄酒擦洗皮肤。

【押题点】涂敷法是用新鲜的中药捣烂成药糊，或用药物研末加入水或醋调匀成药液，涂敷于体表局部或穴位处的一种外治法。如白芥子、胡椒、细辛研末，生姜汁调糊，涂敷肺俞穴，治寒喘；鲜马齿苋、青黛、鲜丝瓜叶等任选一种，调敷于腮部，治疗痄腮。

13.【参考答案】C

【解析】推拿疗法：具有促进气血循行、经络通畅、神气安定、脏腑调和的作用，常用于治疗脾系疾病，如泄泻、呕吐、腹痛、疳证、厌食、积滞、口疮等；肺系疾病，如感冒、咳嗽、肺炎喘嗽、哮喘等；杂病，如遗尿、痿证、痹证、惊风、肌性斜颈、五迟、五软等。推拿疗法亦有一些禁忌证，如急性出血性疾病、急性外伤、脊背皮肤感染等。

14.【参考答案】D

【解析】饮食调养，嗜好有节：孕妇的饮食，以富于营养、清淡可口、易于消化为宜，禁忌过食生冷、辛热、肥甘等食物，以免酿生胎寒、胎热、胎肥、胎毒等病证。孕妇须嗜好有节，应戒除烟酒。孕妇吸烟过多，会造成流产、早产，或胎怯、智力低下、先天性心脏病等疾病。

15.【参考答案】B

【解析】妊娠禁忌中药主要分为以下3类：

（1）毒性药类，如乌头、附子、南星、野葛、水银、轻粉、铅粉、砒石、硫黄、雄黄、斑蝥、蜈蚣等。

（2）破血药类，如水蛭、虻虫、干漆、麝香、瞿麦等。

（3）攻逐药类，如巴豆、牵牛子、大戟、芫花、皂荚、藜芦、冬葵子等。

这些药物药性峻猛，若使用于孕妇，可能引起中毒，损伤胎儿，造成胚胎早期死亡或致残、致畸，或者流产、早产等。

16.【参考答案】E

【解析】断奶时间视母婴情况而定。小儿4~6个月起应逐渐添加辅食，8~12个月时可以完全断乳。若遇婴儿患病或正值酷暑、严冬，可延至婴儿病愈、秋凉或春暖季节断奶，最迟不超过2岁。

【押题点】添加辅助食品的原则：由少到多，由稀到稠，由细到粗，由一种到多种，在婴儿健康、消化功能正常时逐步添加。

定义	生后6个月之内以母乳为主要食品者。以按需喂哺为原则

续表

优点	母乳中含有最适合婴儿生长发育的各种营养素，易于消化和吸收
	母乳中含有丰富的抗体、活性细胞和其他免疫活性物质，可增强婴儿抗感染能力
	母乳温度及泌乳速度适宜，新鲜无细菌污染，直接喂哺，简便经济
	母乳喂养有利于增进母子感情，又便于观察小儿变化，随时照料护理
	产后哺乳可促进母体子宫收缩复原，推迟月经复潮，不易怀孕，减少乳母患乳腺癌和卵巢肿瘤的可能性
断奶时间	视母婴情况而定。小儿4~6个月起应逐渐添加辅食，12个月时最适合断乳
	若遇婴儿患病或正值酷暑、严冬，可延至婴儿病愈、秋凉或春暖季节断奶

17.【参考答案】D

【解析】新生儿娩出1~2分钟，就要结扎脐带后剪断，处理时必须无菌操作，脐带残端要用干法无菌处理，然后用无菌敷料覆盖。断脐后还需护脐。脐部要保持清洁、干燥，让脐带残端在数天后脱落。在此期间，要注意勿让脐部为污水、尿液及其他脏物所侵，沐浴时勿浸湿脐部，避免脐部污染，预防脐风、脐湿、脐疮等疾病。

18.【参考答案】B

【解析】停止哺乳：若母亲患有严重疾病，如急慢性传染病、活动性肺结核、慢性肾炎、糖尿病、恶性肿瘤、精神病、癫痫或心功能不全等，应停止哺乳。乳头皲裂、急性感染等可暂停哺乳，但要定时吸出乳汁，以免乳量减少。

19.【参考答案】D

【解析】胎怯，是指新生儿体重低下，身材短小，脏腑形气均未充实的一种病证。又称"胎弱"。

胎怯的病因为先天禀赋不足，病变脏腑主要在肾与脾，发病机制为先天禀赋不足，化源未充，涵养不足，肾脾两虚，五脏失养。

【押题点】胎怯（助理不考）

定义	胎怯为新生儿常见病之一，相当于西医学低出生体重儿，临床以出生低体重为特点，以出生体重低于2500g为客观指标，患儿生后难以适应出生后的变化，易并发硬肿症、败血症、新生儿窒息、黄疸等疾病
发病特点	指新生儿体重低下（低于2500g），身材短小，脏腑形气均未充实的一种病证。又称"胎弱"
	包括早产儿和小于胎龄儿。出生体重越低，器官发育越不成熟，死亡率越高，成为围生期死亡的主要原因之一
鉴别诊断	早产儿胎龄未满37周，大多数体重低于2500g，身长不足46cm
	小于胎龄儿又称足月小样儿，胎龄满37~42周，体重低于2500g，身长、头围大多正常
	两者区别主要在于胎龄
治疗原则	补肾培元

20.【参考答案】A

【解析】硬肿症诊断要点：

（1）寒冷季节，环境温度低，保温不够，早产儿或足月小样儿，或有感染、窒息、产伤、热量摄入不足史等。

（2）低体温，全身或手足冰凉，体温<35℃，严重者<30℃，腋-肛温差由正值变为负值。硬肿为对称性，依次为双下肢、臀、面颊、两上肢、背、腹、胸部等，可有凹陷性水肿。患儿不吃、不哭、少动，严重者可伴有休克、肺出血及多脏器功能衰竭等。

（3）实验室检查：血常规红细胞压积增高，血小板减少。由于缺氧与酸中毒，血气分析pH降低、PaO_2降低、$PaCO_2$增高。由于心肌损害，心电图呈低电压、QT延长、T波低平或ST段下移。

【押题点】硬肿症

发病特点	多发生在生后7~10天的新生儿，以胎怯儿多见
	低体温（小于35℃）和皮肤硬肿（对称性）是本病的主要表现
病因病机	内因是肾阳虚衰，外因是感受寒邪
治疗原则	温阳散寒，活血化瘀

21.【参考答案】A

【解析】病理性黄疸：黄疸出现早（出生后24小时以内）、发展快（血清总胆红素每日上升幅度>85.5μmol/L或每小时上升幅度＞8.5μmol/L)、程度重（足月儿血清总胆红素＞221μmol/L，早产儿＞257μmol/L)、消退迟（黄疸持续时间足月儿＞2周，早产儿＞4周）或黄疸退而复现。伴随各种临床症状。

【押题点】

（1）生理性黄疸：生后第2~3日出现黄疸，第4~6日达高峰。足月儿在出生后2周消退，早产儿可延迟至3~4周消退。黄疸程度轻（足月儿血清总胆红素≤221μmol/L，早产儿≤257μmol/L)。在此期间，小儿一般情况良好，除偶有轻微食欲不振外，不伴有其他临床症状。

（2）新生儿病理性黄疸发生的原因很多，主要为胎禀湿蕴，如湿热郁蒸、寒湿阻滞、久则气滞血瘀。胎黄的病变脏腑在肝胆、脾胃，其发病机制主要为脾胃湿热或寒湿内蕴，肝失疏泄，胆汁外溢而致发黄，病久则气滞血瘀而黄疸日深难退。

22. 【参考答案】B

【解析】小儿感冒后出现腹胀纳呆，呕吐等为脾常不足。脾主运化，小儿脾常不足，表现为运化力弱，易出现腹胀纳呆，伴有食积、吐泻。

【押题点】感冒

特点	小儿具有肺脏娇嫩、脾常不足、肝火易亢的生理特点。 患感冒后易出现夹痰、夹滞、夹惊的兼夹证
病因病机	病因以感受风邪为主；病变部位主要在肺，可累及肝脾；病机关键为肺卫失宣
治疗原则	疏风解表

23. 【参考答案】D

【解析】小儿时邪感冒起病急，全身症状重，高热，恶寒，无汗，头痛，咽痛，肢体酸痛，或恶心、呕吐。

24. 【参考答案】E

【解析】乳蛾诊断要点：

（1）以咽痛、吞咽困难为主要症状。急乳蛾有发热，慢乳蛾不发热或有低热。

（2）急乳蛾起病较急，病程较短；反复发作则转化为慢乳蛾，病程较长。

（3）咽部检查：急乳蛾可见扁桃体充血呈鲜红或深红色，肿大，表面可有脓点，严重者有小脓肿；慢乳蛾可见扁桃体肿大，充血呈暗红色，或不充血，表面或有脓点，或挤压后有少许脓液溢出。

（4）实验室检查：急乳蛾及部分慢乳蛾者可见血白细胞总数及中性粒细胞增高。

【押题点】

病因病机	病因为外感风热，或平素过食辛辣炙煿之品，脾胃蕴热所致
	病机为风热搏结于咽喉，导致喉核赤肿疼痛
治疗原则	清热解毒，利咽消肿

25. 【参考答案】D

【解析】小儿咳嗽的病因，主要外因为感受风邪，主要内因为肺脾虚弱。病变部位在肺，常涉及脾，基本病机为肺失宣肃。外邪从口鼻或皮毛而入，首犯肺卫，肺失宣肃，气机不利，肺气上逆，发为外感咳嗽。小儿脾常不足，脾虚生痰，上贮于肺，或咳嗽日久不愈，耗伤正气，可转为内伤咳嗽。

【押题点】咳嗽

发病特点	有声无痰为咳，有痰无声为嗽，有声有痰谓之咳嗽
	小儿的外感咳嗽多于内伤咳嗽
病因病机	外因为感受风邪，内因为肺脾虚弱
	病变部位在肺，常涉及脾，基本病机为肺失宣肃
辨证要点	首辨外感内伤，次辨寒热虚实
治疗原则	宣通肺气

26. 【参考答案】D

【解析】小儿肺炎喘嗽阴虚肺热证

证候：咳喘持久，低热盗汗，手足心热，干咳少痰，面色潮红，口干便结，舌红少津，苔少或花剥，脉细数，指纹淡紫。

治法：养阴清肺，润肺止咳。

代表方剂：沙参麦冬汤。

27.【参考答案】C

【解析】本病的发病原因，外因为感受风邪，或由其他疾病传变而来。内因为小儿肺脏娇嫩，卫外不固。病机关键为肺气郁闭。

【押题点】肺炎喘嗽

发病特点	以发热、咳嗽、痰壅、气喘，肺部闻及中细湿啰音，X 线胸片见炎性阴影为主要表现，重者可见张口抬肩、呼吸困难、面色苍白、口唇青紫等症
	多见于冬春季节。好发于婴幼儿，年龄越小，发病率越高
鉴别诊断（助理不考）	儿童哮喘：呈反复发作的喘息、气促、胸闷或咳嗽，发作时双肺可闻及呼气相为主的哮鸣音，呼气相对延长，支气管舒张剂有显著疗效
治疗原则	宣肺开闭，化痰平喘

28.【参考答案】E

【解析】哮喘诊断要点：

（1）多有婴儿期湿疹史、过敏史、家族哮喘史。

（2）有反复发作的病史。发作多与某些诱发因素有关，如气候骤变，受凉受热，进食或接触某些过敏物质。发作之前多有喷嚏、鼻塞、咳嗽等先兆。

（3）常突然发作，发作时咳嗽阵作，喘促，气急，喉间痰鸣，甚至不能平卧，烦躁不安，口唇青紫。

（4）肺部听诊两肺可闻及哮鸣音，以呼气时明显，呼气延长。若支气管哮喘有继发感染，可闻及湿啰音。

（5）实验室检查：外周血嗜酸性粒细胞增高。肺功能测定显示换气率和潮气量降低，残气容量增加。

29.【参考答案】C

【解析】哮喘的发病原因有外因和内因两个方面。内因责之于肺、脾、肾三脏功能不足，导致痰饮内伏，成为哮喘之夙根。外因责之于感受外邪，接触异物、异味以及嗜食咸酸等。

【押题点】哮喘

发病特点	反复发作，发作时喘促气急、喉间哮鸣、呼吸困难、张口抬肩、摇身撷肚
	包括了西医学所称喘息性支气管炎、儿童哮喘
病因病机	内因责之于肺、脾、肾三脏功能不足，导致痰饮内伏，成为哮喘之夙根
	外因责之于感受外邪，接触异物、异味以及嗜食咸酸等
	病机为外因引动伏痰，痰气相合
鉴别诊断（助理不考）	咳嗽变异性哮喘：咳嗽持续 >4 周，常在夜间和（或）清晨及运动后发作或加重，以干咳为主。抗哮喘药物诊断性治疗有效
辨证要点	发作期以邪实为主，重点辨寒热；缓解期以正虚为主，重点辨脏腑，再辨气血阴阳

30.【参考答案】B

【解析】反复呼吸道感染肺脾气虚证

证候：反复外感，面黄少华，形体消瘦，肌肉松软，少气懒言，气短，自汗多汗，食少纳呆，大便不调，舌质淡，苔薄白，脉无力，指纹淡。而 B 选项腰膝酸软，属于肾虚症状。

【押题点】

发病特点	呼吸道感染（包括上呼吸道感染、下呼吸道感染）年发病在一定次数以上者
	反复呼吸道感染患儿简称"复感儿"
	发病年龄多见于 6 个月 ~6 岁的小儿，1 ~3 岁的婴幼儿最为常见
病因病机	病机主要在于正虚邪伏，病位主要在肺，常涉及脾肾

31.【参考答案】A

【解析】不同年龄每年呼吸道感染的次数诊断

诊断要点	年龄	上呼吸道感染	下呼吸道感染	
			气管支气管炎	肺炎
	0～2	7	3	2
	2～5	6	2	2
	5～14	5	2	2
	注：①两次感染间隔时间至少7日以上。②若上呼吸道感染次数不足，可以将上下相加，反之则不能。但若反复感染以下呼吸道为主，则应定义为反复下呼吸道感染。③确定次数需连续观察1年。④肺炎需由肺部体征和影像学证实，两次肺炎诊断期间肺炎体征和影像学改变应完全消失			

32.【参考答案】B
【解析】

合并心衰（具有前5项者即可诊断心力衰竭）	心率突然加快，婴儿超过180次/分，幼儿超过160次/分
	呼吸突然加快，超过60次/分
	突然发生极度烦躁不安
	面色明显发绀，皮肤苍白、发灰、发花、发凉，指（趾）甲微血管再充盈时间延长，尿少或无尿
	心音低钝，有奔马律，颈静脉怒张，X线检查示心脏扩大
	肝脏迅速扩大
	颜面、眼睑或下肢水肿
	治疗（助理不考）：洋地黄类药物的使用，首选西地兰或毒毛旋花子苷K或地高辛

33.【参考答案】A
【解析】鹅口疮是以口腔、舌上蔓生白屑为主要临床特征的一种口腔疾病。因其状如鹅口，故称鹅口疮；因其色白如雪片，故又名"雪口"。本病一年四季均可发生。多见于初生儿，以及久病体虚婴幼儿。
【押题点】鹅口疮的发病，可由胎热内蕴，口腔不洁，感受秽毒之邪所致。其主要病变在心脾，因舌为心之苗，口为脾之窍，脾脉络于舌，若感受秽毒之邪，循经上炎，则发为口舌白屑之症。病机关键是火热之邪，循经上炎，熏灼口舌。

34.【参考答案】B
【解析】泄泻是以大便次数增多，粪质稀薄或如水样为特征的一种小儿常见病。本病一年四季均可发生，以夏秋季节发病率为高。
【押题点】泄泻

发病特点	大便次数增多，粪质稀薄或如水样
	夏秋季节发病率为高。2岁以下小儿发病率高
病因病机	以感受外邪、伤于饮食、脾胃虚弱为多见；主要病变在脾胃
治疗原则	运脾化湿

35.【参考答案】B
【解析】厌食治疗以运脾开胃为基本原则。
【押题点】厌食

发病特点	较长时期厌恶进食、食量减少（精神、活动正常）
	本病可发生于任何季节，夏季暑湿当令多发
病因病机	脾胃失和，纳化失职
治疗原则	运脾开胃

36.【参考答案】B
【解析】疳证的主要病理改变是脾胃受损，气血津液耗伤。

【押题点】疳证

发病特点	由喂养不当或多种疾病影响，导致脾胃受损，气液耗伤，而形成的一种慢性疾病
	以形体消瘦，面色无华，毛发干枯，精神萎靡或烦躁，饮食异常为特征
	相当于营养不良。多见于5岁以下小儿
病因病机	病变脏腑在脾胃；病理改变：脾胃受损、气血津液耗伤
诊断要点	有喂养不当或病后饮食失调及长期消瘦史
	形体消瘦，体重比正常同年龄儿童平均值低15%以上
治疗原则	健运脾胃
鉴别诊断	厌食：无明显消瘦，精神尚好
	积滞：无形体消瘦，积久不消，可转化为疳证

37.【参考答案】E

【解析】小儿腹痛的发病原因较多，或因腹部中寒，或因乳食积滞，或因胃肠积热，或因素体脾胃虚寒，或因瘀血内阻所致。

【押题点】

发病特点	胃脘以下、脐周及耻骨以上部位发生疼痛
病位	脾、胃、大肠，与肝有关
病机	气机不畅，气血运行受阻
鉴别诊断	腹膜炎：腹部出现局限或全腹压痛、肌紧张、反跳痛，腹胀，肠鸣音减弱或消失
	肠梗阻：阵发性腹绞痛、呕吐、无大便
治疗原则	调理气机，和中缓急

38.【参考答案】C

【解析】本病辨证，应首辨虚实，继辨寒热。

【押题点】便秘

发病特点	大便干燥坚硬，秘结不通，排便时间间隔延长，或虽有便意但排出困难
病位	在大肠，与脾肝肾三脏相关
病因	饮食因素、情志因素、正虚因素及热病伤津
病机关键	大肠传导功能失常
治疗原则	润肠通便为基本原则

39.【参考答案】C

【解析】6个月~6岁，血红蛋白<110g/L；6岁以上，血红蛋白<120g/L。

营养性缺铁性贫血的实验室检查：

（1）贫血为小细胞低色素性，平均血红蛋白浓度（MCHC）<31%，红细胞平均体积（MCV）<80fL，平均血红蛋白（MCH）<27pg。

（2）3个月~6岁血红蛋白<110g/L，6岁以上血红蛋白<120g/L。

（3）血清铁、总铁结合力、运铁蛋白饱和度、红细胞原卟啉、血清铁蛋白等异常。

（4）铁剂治疗有效。用铁剂治疗4周后，血红蛋白上升20g/L以上。

【押题点】

发病特点	营养性缺铁性贫血，体内铁缺乏致使血红蛋白合成减少而引起的一种小细胞低色素性贫血
	多见于婴幼儿，尤以6个月~3岁最常见
病因病机	病变脏腑在脾、肾、心、肝；病理基础是血虚不荣

续表

诊断要点	缺铁病史
	皮肤黏膜逐渐苍白或苍黄，以口唇、口腔黏膜及甲床最为明显
	实验室检查：6 个月~6 岁血红蛋白<110g/L，6 岁以上血红蛋白<120 g/L
	铁剂治疗有效。用铁剂治疗 4 周后，血红蛋白上升 20g/L 以上
鉴别诊断（助理不考）	再生障碍性贫血（再障）：全血细胞减少症，临床以贫血、出血、感染等为特征
	营养性巨幼红细胞性贫血：维生素 B_{12} 缺乏或（和）叶酸缺乏，大细胞性贫血。骨髓象增生明显活跃，以红细胞系统增生为主，并有神经系统表现

40.【参考答案】A
【解析】夜啼（助理不考）

发病特点	小儿白天能安静入睡，入夜则啼哭不安，时哭时止，或每夜定时啼哭			
	多见于新生儿及婴儿			
病因病机	因脾寒、心热、惊恐所致。脾寒腹痛是导致夜啼的常见病因			
辨证论治	脾寒气滞	夜啼+四肢欠温，胃纳欠佳，大便溏薄	温脾散寒，行气止痛	乌药散合匀气散
	心经积热	夜啼+烦躁不宁，身腹俱暖，大便秘结，小便短赤	清心导赤，泻火安神	导赤散
	惊恐伤神	夜啼+似见异物状，神情不安，时作惊惕	定惊安神，补气养心	远志丸

【押题点】夜啼预防与调护：
（1）要注意防寒保暖，但勿使衣被过暖。
（2）孕妇及乳母不可过食寒凉及辛辣热性食物，勿受惊吓。
（3）不要将婴儿抱在怀中睡眠，不通宵开启灯具，养成良好的睡眠习惯。
（4）婴儿啼哭不止，要注意寻找原因，若能除外饥饿、过饱、闷热、寒冷、虫咬、尿布浸渍、衣被刺激等，则要进一步做系统检查，以尽早明确诊断。

41.【参考答案】B
【解析】汗证是指小儿在安静状态下，正常环境中，全身或局部出汗过多，甚则大汗淋漓的一种病证。多发生于 5 岁以内的小儿。小儿汗证的发生，多由体虚所致，多见于自汗、盗汗；其主要病因为禀赋不足，调护失常。汗证多属虚证。自汗以气虚、阳虚为主；盗汗以阴虚、血虚为主。

42.【参考答案】D
【解析】汗证病因病机：
小儿汗证的发生，多由体虚所致。其主要病因为禀赋不足，调护失宜。
（1）肺卫不固：小儿脏腑娇嫩，元气未充，腠理不密，若先天禀赋不足，或后天脾胃失调，肺气虚弱，均可自汗或盗汗。肺主皮毛，脾主肌肉，肺脾气虚，卫表不同，故汗出不止。
（2）营卫失调：若小儿营卫之气生成不足，或受疾病影响，或病后护理不当，营卫不和，致营气不能内守而敛藏，卫气不能卫外而固密，则津液从皮毛外泄，发为汗证。
（3）气阴亏虚：气属阳，血属阴，小儿血气嫩弱，大病久病之后，多气血亏损，或先天不足，后天失养的体弱小儿，气阴虚亏，气虚不能敛阴，阴亏虚火内炽，迫津外泄而为汗。
（4）湿热迫蒸：小儿脾常不足，若平素饮食甘肥厚腻，可致积滞内生，郁而生热。甘能助湿，肥能生热，蕴阻脾胃，湿热郁蒸，外泄肌表而致汗出。

43.【参考答案】D
【解析】病毒性心肌炎以神疲乏力、面色苍白、心悸、气短、肢冷、多汗为临床特征。
【押题点】病毒性心肌炎

发病特点	由病毒感染引起的局限性或弥漫性心肌炎性病变
	神疲乏力、面色苍白、心悸、气短、肢冷、多汗为临床特征，以 3~10 岁小儿为多

续表

病因病机	内因：小儿素体正气亏虚；外因：温热邪毒侵袭	
诊断要点	临床诊断	心功能不全、心源性休克或心脑综合征
		心脏扩大（X线、超声心动图检查具有表现之一）
		心电图改变
		CK－MB升高或心肌肌钙蛋白（cTnI或cTnT）阳性
鉴别诊断	风湿性心肌炎：链球菌感染病史＋发热、关节炎、皮下结节＋抗"O"升高 中毒性心肌炎：非病毒性病原体引起，中毒症状明显	

44.【参考答案】C

【解析】注意缺陷多动症又称轻微脑功能障碍综合征，是一种较常见的儿童时期行为障碍性疾病。以注意力不集中，自我控制差，动作过多，情绪不稳，冲动任性，伴有学习困难，但智力正常或基本正常为主要临床特征。

【押题点】

发病特点	以注意力不集中，自我控制差，动作过多，情绪不稳，冲动任性，伴有学习困难，但智力正常或基本正常为主要临床特征
	男孩多于女孩，多见于学龄期儿童
诊断要点	多动＋注意力不集中＋冲动任性
治疗原则	调和阴阳。心肾不足者，治以补益心肾；肾虚肝亢者，治以滋肾平肝；心脾气虚者，治以补益心脾。病程中见有痰浊、痰火、瘀血等兼证，则佐以化痰、清热、祛瘀等治法
病位	心、肝、脾、肾
病因	先天禀赋不足，或后天护养不当，外伤，病后，情志失调
病机关键	脏腑功能失常，阴阳平衡失调

45.【参考答案】D

【解析】注意缺陷多动障碍预防与调护：

（1）孕妇应保持心情愉快，营养均衡，禁烟酒，慎用药物，避免早产、难产及新生儿窒息。

（2）关心体谅患儿，对其行为及学习进行耐心的帮助与训练，要循序渐进，不责骂不体罚，稍有进步即应给予表扬和鼓励。

（3）训练患儿有规律地生活，起床、吃饭、学习等都要形成规律，不要过于迁就。加强管理，及时疏导，防止攻击性、破坏性及危险性行为发生。

（4）保证患儿营养，补充蛋白质、水果及新鲜蔬菜，避免食用有兴奋性和刺激性的饮料和食物。

46.【参考答案】C

【解析】抽动障碍诊断要点：

（1）起病年龄在2～12岁，可有疾病后及情志失调的诱因，或有家族史。

（2）不自主的眼、面、颈、肩及上下肢肌肉快速收缩，以固定方式重复出现，无节律性，入睡后消失。在抽动时，可出现异常的发音，如咯咯、咳声、呻吟声或粗言秽语。

（3）抽动能受意志遏制，可暂时不发作。

（4）病状呈慢性过程，但病程呈明显波动性。

（5）实验室检查多无特殊异常，脑电图正常或非特异性异常。智力测试基本正常。

47.【参考答案】C

【解析】本病病因是多方面的，与先天禀赋不足、产伤、窒息、感受外邪、情志失调等因素有关，多由五志过极，风痰内蕴而引发。

【押题点】抽动障碍（助理不考）

发病特点	不自主、无目的、反复、快速的一个部位或多部位肌群运动抽动和发声抽动，并可伴发其他行为症状（注意力不集中、多动、自伤和强迫障碍）
	起病在2～12岁，发病无季节性，男孩发病率较女孩约高3倍，病程不一，可自行缓解或加重，如长期持续，可成为慢性神经精神障碍

续表

病因病机	病机：五志过极，风痰内蕴。气郁化火、脾虚痰聚、阴虚风动
	病因：先天禀赋不足、产伤、窒息、感受外邪、情志失调
	病位主要在肝，与心、脾、肾密切相关
	肝风内动是本病的主要病理特征
治疗原则	平肝息风

48.【参考答案】C

【解析】抽动障碍病因病机：

（1）本病病因是多方面的，与先天禀赋不足、产伤、窒息、感受外邪、情志失调等因素有关，多由五志过极，风痰内蕴而引发。病位主要在肝，与心、脾、肾密切相关。肝风内动是本病的主要病理特征。

（2）病机包括：外风引动、肝亢风动、痰火扰神、脾虚肝亢、阴虚风动。

49.【参考答案】D

【解析】急惊风的主证是热、痰、惊、风，治疗应以清热、豁痰、镇惊、息风为基本原则。

【押题点】

| 惊风 | 小儿时期常见的急重病证，临床以抽搐、神昏为主要症状，1～5 岁的儿童发病率最高 |
| 惊风八候 | 搐、搦、掣、颤、反、引、窜、视 |

急惊风

发病特点	痰、热、惊、风四证俱备
	以高热、抽风、神昏为主要表现，多由外感时邪、内蕴湿热和暴受惊恐而引发
诊断要点	多见于 3 岁以下 + 四肢抽搐、颈项强直、角弓反张、神志昏迷
病因	外感时邪、内蕴湿热、暴受惊恐
病位	心肝
病机关键	邪陷厥阴，蒙蔽心窍，引动肝风
治疗原则	清热、豁痰、镇惊、息风

50.【参考答案】B

【解析】慢惊风病因病机：

（1）脾胃虚弱：由于暴吐暴泻，或他病妄用汗、下之法，导致中焦受损，脾胃虚弱。脾土既虚，则脾虚肝旺，肝亢化风，致成慢惊之证。

（2）脾肾阳衰：若胎禀不足，脾胃素虚，复因吐泻日久，或误服寒凉，伐伤阳气，以致脾阳式微，阴寒内盛，不能温煦筋脉，而致时时搐动之慢脾风证。

（3）阴虚风动：急惊风迁延失治，或温热病后期，阴液亏耗，肝肾精血不足，阴虚内热，灼烁筋脉，以致虚风内动而成慢惊。

【押题点】慢惊风

发病特点	来势缓慢，抽搐无力，时作时止，反复难愈，常伴昏迷、瘫痪等症
诊断要点	病史（反复呕吐、长期泄泻、急惊风、解颅、佝偻病、初生不啼等）+ 面色苍白，嗜睡无神，抽搐无力，时作时止，或两手颤动，筋惕肉瞤，脉细无力
治疗原则	补虚治本
病位	脾、肾、肝，病性以虚为主
病因	脾胃虚弱，土虚木亢；脾肾阳虚，失于温煦；热病伤阴，不能濡养筋脉

51.【参考答案】B

【解析】小儿痫病辨证分型的治法为：

（1）惊痫证的治法：镇惊安神。

（2）痰痫证的治法：豁痰开窍。

（3）风痫证的治法：息风止痉。

（4）瘀血痫证的治法：化瘀通窍。

（5）脾虚痰盛证的治法：健脾化痰。

（6）脾肾两虚证的治法：补益脾肾。

【押题点】痫病（助理不考）

发病特点	突然仆倒，昏不识人，口吐涎沫，两目上视，肢体抽搐，惊掣啼叫，喉中发出异声，片刻即醒，醒后一如常人为特征，具有反复发作特点
	4岁以上的儿童，男多于女
病因病机	顽痰内伏；暴受惊恐；惊风频发；外伤血瘀
治疗原则	实证：治标为本，着重豁痰顺气，息风开窍定痫；虚证：治本为重，健脾化痰，柔肝缓急

52.【参考答案】A

【解析】小儿痫病病因病机：

（1）顽痰内伏：痰之所生，常因小儿脾常不足，内伤积滞，水聚为痰，痰阻经络，上逆窍道，阻滞脏腑气机升降之道，致使阴阳气不相顺接，清阳被蒙，因而作痫。

（2）暴受惊恐：惊吓是小儿痫证的常见原因之一。小儿受惊有先天、后天之分。先天之惊多指胎中受惊，儿在母腹之中，动静莫不随母，若母惊于外，则胎感于内，势必影响胎儿，生后若有所犯，则引发痫证。

（3）惊风频发：外感瘟疫邪毒，化热化火，火盛生风，风盛生痰，风火相扇，痰火交结，可发惊风。惊风频作，未得根除，风邪与伏痰相搏，进而扰乱神明，闭塞经络，亦可继发痫证。

（4）外伤血瘀：难产手术或颅脑外伤，血络受损，血溢络外，瘀血停积，脑窍不通，以致精明失主，昏乱不知人，筋脉失养，一时抽搐顿作，发为痫证。

53.【参考答案】B

【解析】小儿水肿是由多种病证引起的体内水液潴留，泛滥肌肤，引起面目、四肢甚则全身浮肿及小便短少，严重的可伴有胸水、腹水为主要表现的常见病证，临床以肾脏疾病引发者多见。好发于2~7岁小儿，一年四季均可发病。

【押题点】水肿

发病特点	由多种病证（以肾脏疾病多见）引起的体内水液潴留，泛滥肌肤，引起面目、四肢甚则全身浮肿及小便短少，严重的可伴有胸水、腹水
病因病机	肺的通调、脾的传输、肾的开阖及三焦、膀胱的气化异常，不能输布水津
	基本病机为水液泛滥
治疗原则	利水消肿
急性肾小球肾炎	感染史＋急性起病＋水肿、少尿、血尿、高血压＋并发症（高血压脑病，严重循环充血，急性肾功能衰竭）
肾病综合征	单纯型肾病：①全身水肿；②大量蛋白尿；③低白蛋白血症；④高脂血症
	肾炎型肾病：单纯型肾病＋①明显血尿；②高血压；③持续性氮质血症；④血总补体量降低
鉴别诊断	肾病综合征与急性肾炎均以浮肿及尿改变为主要特征
	肾病综合征以大量蛋白尿为主，且伴低白蛋白血症及高脂血症，浮肿多为指陷性
	急性肾炎则以血尿为主，浮肿多为非指陷性

54.【参考答案】B

【解析】肾病综合征本病分为单纯型肾病和肾炎型肾病。单纯性肾病以大量蛋白尿和低白蛋白血症为必备条件。

55.【参考答案】C

【解析】小儿急性肾小球肾炎发病前1~4周多有呼吸道或皮肤感染、丹痧等链球菌感染或其他急性感染史。

56.【参考答案】B

【解析】遗尿又称尿床，是指5周岁以上的小儿睡中小便自遗，醒后方觉的一种病证。

【押题点】

发病特点	5周岁以上的小儿睡中小便自遗，醒后方觉
病因病机	膀胱和肾的功能失调有关，以肾气不足、膀胱虚寒多见
治疗原则	温补下元，固摄膀胱。采用温肾阳、益脾气、补肺气、醒心神、固膀胱等法，偶需泻肝清热
病机	膀胱失约
辨证要点	虚实寒热；虚寒者多，实热者少

57.【参考答案】B

【解析】语迟、发迟、肌肉软、口软，主要在心脾不足。

立迟、行迟、齿迟、头项软、手软、足软，主要在肝肾脾不足。

【押题点】五迟、五软（助理不考）

发病特点	小儿生长发育障碍的病证
	五迟指立迟、行迟、齿迟、发迟、语迟；五软指头项软、口软、手软、足软、肌肉软
辨脏腑	立迟、行迟、齿迟、头项软、手软、足软——肝肾脾不足
	语迟、发迟、肌肉软、口软——心脾不足
	伴有脑性瘫痪、智力低下者——常兼痰浊瘀血阻滞心经脑络
治疗原则	多属于虚证，以补为治疗大法
病因	先天禀赋不足、后天调护失当

58.【参考答案】C

【解析】小儿2~3岁还不能站立、行走，为立迟、行迟。

【押题点】

（1）初生无发或少发，随年龄增长，仍稀疏难长，为发迟；12个月时尚未出牙以及此后牙齿萌出过慢，为齿迟；1~2岁还不会说话，为语迟。

（2）小儿半岁前后颈项仍软弱下垂，为头项软；咀嚼无力，时流清涎，为口软；手臂不能握举，为手软；2岁以后尚不能站立、行走，为足软；皮宽肌肉松软无力，为肌肉软。

59.【参考答案】C

【解析】麻疹治疗原则以透为顺，以清为要，故以"麻不厌透""麻喜清凉"为指导原则。

【押题点】麻疹（重点）

发病特点	由麻疹时邪引起的一种急性出疹性传染病
	发热恶寒，咳嗽咽痛，鼻塞流涕，泪水汪汪，羞明畏光，口腔两颊近白齿处可见麻疹黏膜斑
	周身皮肤依序布发红色斑丘疹（皮疹自耳后发际及颈部开始，自上而下，蔓延全身，最后达于手足心）
	皮疹消退时皮肤有糠状脱屑和棕色色素沉着斑
	一年四季均可发病，以冬春季多见，6个月至5岁发病率较高，容易并发肺炎
病因病机	病因：感受麻疹时邪；病变在肺脾，肺脾热积，外发肌肤 （出疹性疾病病位大多在肺脾，只有风痧在肺卫，丹痧在肺胃）
辨证要点	首判证候顺逆
治疗原则	以透为顺，以清为要，故以"麻不厌透""麻喜清凉"为指导原则

60.【参考答案】E

【解析】麻疹阴津耗伤证（收没期）

证候：麻疹出齐，发热渐退，咳嗽减轻，胃纳增加，皮疹依布发顺序渐回，皮肤可见糠麸样脱屑，并有色素沉着，舌红少津，苔薄净，脉细无力或细数。

治法：养阴益气，清解余邪。

代表方剂：沙参麦冬汤。

61.【参考答案】A

【解析】麻疹典型皮疹自耳后发际及颈部开始，自上而下，蔓延全身，最后达于手足心。皮疹为玫瑰色斑丘疹，可散在分布，或不同程度融合。疹退后有糠麸样脱屑和棕褐色色素沉着。

62.【参考答案】D

【解析】奶麻，又称假麻，西医学称为幼儿急疹，是由人疱疹病毒 6 型感染而引起的一种急性出疹性传染病，临床以持续高热 3~5 天，热退疹出为特征。一年四季都可发病，多见于冬春两季。患病后可获持久免疫力，很少有两次得病者。

【押题点】奶麻

发病特点	又称假麻，西医学称为幼儿急疹，是由人疱疹病毒 6 型感染而引起的一种急性出疹性传染病
	以持续高热 3~5 天，热退疹出为特征（玫瑰红色皮疹），疹退后无脱屑及色素沉着斑
	好发年龄为 6~18 个月小儿，3 岁以后少见。可获持久免疫力
病因病机（助理不考）	病因：感受幼儿急疹时邪。病变在肺脾
辨证要点	以卫气营血辨证为纲
治疗原则	解表清热
辨证要点	以卫气营血辨证为纲，但病在卫分为主，可涉气分，一般不深入营血

63.【参考答案】C

【解析】风痧即风疹，是感受风痧时邪，以轻度发热，咳嗽，全身皮肤出现细沙样玫瑰色斑丘疹，耳后及枕部臖核（淋巴结）肿大为特征的一种急性出疹性传染病。风痧疾病多轻，很少有并发症的发生，但是，孕妇在妊娠早期若患本病，常可影响胚胎的正常发育，引起流产，或导致先天性心脏病、白内障、脑发育障碍等疾病。

【押题点】风痧

发病特点	即风疹，是感受风痧时邪，以轻度发热，咳嗽，全身皮肤出现细沙样玫瑰色斑丘疹，耳后及枕部臖核（淋巴结）肿大为特征的一种急性出疹性传染病
	皮疹消退后，可有皮肤脱屑，但无色素沉着
	冬春季节好发，且可造成流行。1~5 岁多见。患病后可获得持久性免疫
发病特点	孕妇在妊娠早期若患本病，常可影响胚胎的正常发育，引起流产，或导致先天性心脏病、白内障、脑发育障碍等疾病
病位	肺卫
病机	邪犯肺卫，外发肌肤
治疗原则	疏风清热

64.【参考答案】B

【解析】风疹预防与调护：

预防：

（1）风疹流行期间，不要带易感儿去公共场所。

（2）有接触史者，可口服板蓝根颗粒预防发病。

（3）保护孕妇，尤其在妊娠 3 个月内，应避免与风疹患者接触。

（4）对儿童及婚前女子进行风疹疫苗接种，可预防风疹。

调护：

（1）一般可不必采取隔离措施，但在易感儿群集的地方，须适当隔离，可隔离至出疹后 5 天。

（2）患儿在出疹期间不宜外出，防止交叉感染。

（3）注意休息与保暖，多饮开水，对体温较高者可物理降温。

（4）皮肤瘙痒者，不要用手挠抓，防止损伤皮肤导致感染。

（5）饮食需清淡而易于消化，不易吃辛辣、煎炸爆炒等食物。

65.【参考答案】D

【解析】丹痧在起病 24 小时内开始出现皮疹，先于颈、胸、背及腋下、肘弯等处，迅速蔓延全身，其色鲜红细小，并见环口苍白圈和草莓舌。

【押题点】丹痧预防措施

（1）控制传染源。发现猩红热患者应及时隔离，隔离至临床症状消失，咽拭子培养链球菌阴性时解除隔离。对密切接触的易感儿应隔离 7~12 天。

（2）切断传播途径。对患者的分泌物和污染物及时消毒处理，接触患者应戴口罩。流行期间，勿去公共场所。

（3）保护易感儿童。对密切接触患者的易感儿，可服用板蓝根等清热解毒中药。

66. 【参考答案】C

【解析】丹痧因感受痧毒疫疠之邪所引起的急性时行疾病。临床以发热，咽喉肿痛或伴腐烂，全身布发猩红色皮疹，疹后脱屑脱皮为特征。

【押题点】丹痧（猩红热）（重点）

发病特点	又称"烂喉痧""烂喉丹痧"。西医学则称为"猩红热"
	因感受痧毒疫疠之邪所引起的急性时行疾病。临床以发热，咽喉肿痛或伴腐烂，全身布发猩红色皮疹，疹后脱屑脱皮为特征
	冬春两季为多，2~8岁儿童发病率较高。少数可并发心悸、水肿、痹证等疾病
病位	肺胃二经
诊断要点	接触史
	突然高热，咽部红肿疼痛，并可化脓
	起病12~36小时内开始出现皮疹，并见环口苍白和草莓舌
	身热、皮疹渐退，伴脱屑或脱皮
	咽拭子细菌培养可分离出A族乙型溶血性链球菌
治疗原则	清热解毒，清利咽喉
病机	邪侵肺胃，热毒炽盛，内外充斥，外透肌肤

67. 【参考答案】E

【解析】水痘诊断要点：

（1）起病2~3周前有水痘接触史。

（2）初起有发热、流涕、咳嗽、不思饮食等症，发热大多不高。在发热同时1~2天内即于头、面、发际及全身其他部位处现红色斑丘疹，以躯干部较多，四肢部位较少，疹点出现后很快为疱疹，大小不等，内含水液，周围有红晕，继而结成痂盖脱落，不留瘢痕。

（3）皮疹分批出现，此起彼落，在同一时期，丘疹、疱疹、干痂往往同时并见。

（4）血常规检查及刮取新鲜疱疹基底物检查等可协助诊断。

68. 【参考答案】E

【解析】隔离水痘病儿至疱疹结痂为止。

【押题点】水痘预防措施

（1）本病流行期间，少去公共场所。

（2）易感孕妇在妊娠早期接触水痘，应给予水痘–带状疱疹免疫球蛋白被动免疫。如患水痘，则应终止妊娠。

（3）控制传染源，隔离水痘病儿至疱疹结痂为止。学校、托幼机构中已接触水痘的易感儿，应检疫3周，并立即给予水痘减毒活疫苗预防发病。

（4）已被水痘病儿污染的被服及用具，应采用曝晒、煮沸、紫外线灯照射等措施进行消毒。

（5）对使用大剂量肾上腺皮质激素、免疫抑制剂患儿，及免疫功能受损、恶性肿瘤患儿，在接触水痘72小时内可肌内注射水痘–带状疱疹免疫球蛋白，以预防感染本病。

69. 【参考答案】E

【解析】水痘疹点出现后很快为疱疹，大小不等，内含水液，周围有红晕，继而结成痂盖脱落，不留瘢痕。若疱疹相对较大，疱液浑浊，疱壁薄而易破，流血脓水，常见于脓疱疮。

【押题点】水痘

发病特点	由水痘时邪引起的一种传染性强的出疹性疾病
	以发热，皮肤黏膜分批出现瘙痒性皮疹，丘疹、疱疹、结痂同时存在为主要特征
	因其疱疹内含水液，形态椭圆，状如豆粒，故中西医均称为水痘
	一年四季均可发生，冬春二季发病率高。以6~9岁儿童最为多见，一次感染水痘大多可获终生免疫
病位	肺脾两经
治疗原则	清热解毒利湿
预防调护	隔离水痘病儿至疱疹结痂为止

70.【参考答案】D

【解析】手足口病主要表现为口腔及手足部发生疱疹，少数患儿臂、腿、臀部可出现疱疹。

【押题点】手足口病

发病特点	由感受手足口病时邪引起的发疹性传染病
	以手足肌肤、口咽部发生疱疹为特征；夏秋季节多见。常见于5岁以下小儿
病位	肺脾二经
病机	邪蕴脾肺，外透肌表
鉴别诊断	水痘：疱疹较手足口病稍大，呈向心性分布
	手足口病：呈离心性分布
辨证要点	以脏腑辨证为纲
治疗原则	清热祛湿解毒（与水痘类似）
预防调护	密切接触者隔离观察7～10天

71.【参考答案】D

【解析】手足口病诊断要点：

（1）发病前1～2周有手足口病接触史。

（2）多数患儿突然起病，于发病前1～2天或发病的同时出现发热，多在38℃左右，可伴头痛、咳嗽、流涕、口痛、纳差、恶心、呕吐、泄泻等症状。一般体温越高，病程越长，则病情越重。

（3）主要表现为口腔及手足部发生疱疹。口腔疱疹多发生在硬腭、颊部、齿龈、唇内及舌部，破溃后形成小的溃疡，疼痛较剧，年幼儿常表现烦躁、哭闹、流涎、拒食等。在口腔疱疹出现后1～2天可见皮肤斑丘疹，呈离心性分布，以手足部多见，并很快变为疱疹，疱疹呈圆形或椭圆形扁平凸起，如米粒至豌豆大，质地较硬，多不破溃，内有浑浊液体，周围绕以红晕。疱疹长轴与指、趾皮纹走向一致。少数患儿臂、腿、臀等部位也可出现疱疹，但躯干及颜面部极少。疱疹一般7～10天消退，疹退后无瘢痕及色素沉着。

（4）血象检查：血白细胞计数正常，淋巴细胞和单核细胞比值相对增高。

72.【参考答案】D

【解析】痄腮肿胀以耳垂为中心的腮部肿痛，边缘不清，触之有弹性感，压痛明显。

【押题点】流行性腮腺炎诊断要点：

（1）发病前2～3周有流行性腮腺炎接触史。

（2）发热，以耳垂为中心的腮部肿痛，边缘不清，触之有弹性感，压痛明显。常一侧先肿大，2～3天后对侧亦可肿大。腮腺管口红肿。有时颌下腺出现肿痛。

（3）血常规检查：白细胞总数可正常，或稍降低或稍增高，淋巴细胞可相对增加。

（4）血清、尿淀粉酶增高。

（5）可疑病例应做血清学检查及病原学检查以明确诊断。

73.【参考答案】C

【解析】痄腮常证病在少阳经：本病辨证以经络辨证为主，同时辨常证、变证。根据全身及局部症状，凡发热，耳下腮肿，但无神志障碍，无抽搐，无睾丸肿痛或少腹疼痛者，为常证，病在少阳经为主；若高热不退，神志不清，反复抽搐，或睾丸肿痛、少腹疼痛者，为变证，病在少阳、厥阴二经。

【押题点】痄腮

发病特点	由痄腮时邪引起的，以发热、耳下腮部肿胀疼痛为主要特征
	西医学称为流行性腮腺炎，冬春两季易于流行。多发于3岁以上儿童，2岁以下婴幼儿少见
病机	邪毒壅阻足少阳经脉，与气血相搏，凝滞于耳下腮部
诊断要点	接触史
	发热，以耳垂为中心的腮部肿痛，边缘不清，触之有弹性感，压痛明显，腮腺管口红肿
	白细胞总数可正常，或稍降低或稍增高，淋巴细胞可相对增加
	血清、尿淀粉酶增高

鉴别诊断	化脓性腮腺炎：中医名发颐。腮腺肿大多为一侧，表皮泛红，疼痛剧烈，拒按，按压腮部可见口腔内腮腺管口有脓液溢出，无传染性，血白细胞总数及中性粒细胞增高
辨证要点	以经络辨证为主，同时辨常证、变证
	常证——病在少阳经为主；变证——病在少阳、厥阴二经
治疗原则	清热解毒，软坚散结，宜采用药物内服与外治相结合
预防调护	发病期间应隔离治疗，直至腮部肿胀完全消退后 3 天为止

74.【参考答案】D

【解析】顿咳 5 岁以下小儿最易发病，年龄愈小，病情大多愈重，10 岁以上儿童较少发病。本病病程较长，如不及时治疗，可持续 2~3 个月以上。

【押题点】顿咳（百日咳）（助理不考）

发病特点	小儿时期感受时行邪毒引起的肺系时行疾病，冬春季节多见。5 岁以下小儿最易发病
	以阵发性痉挛咳嗽，咳后有特殊的鸡鸣样吸气性吼声为特征
治疗原则	重在涤痰清火，泻肺降逆
	不可妄用止涩之药，以防留邪为患
	不可早用滋阴润肺之品，以防痰火不清，病程迁延难愈
时间	初咳期 1 周、痉咳期 2~6 周、恢复期 2~4 周
预防调护	隔离 4~7 周。与顿咳病儿有接触史的易感儿应观察 3 周
病因病机	外感时行邪毒侵入肺系，夹痰交结气道，导致肺失肃降
病位	肺，继则由肺而影响肝、胃、大肠、膀胱，重者可内陷心肝

75.【参考答案】A

【解析】奶麻，又称假麻，西医学称为幼儿急疹，是由人疱疹病毒 6 型感染而引起的一种急性出疹性传染病，临床以持续高热 3~5 天，热退疹出为特征。

【押题点】麻疹、奶麻、风痧、丹痧、药疹的鉴别

病名	潜伏期	初期症状	出疹与发热关系	特殊体征	皮疹特点	周围血象
麻疹	6~12 天	发热，咳嗽，流涕，泪水汪汪	发热 3~4 天出疹，出疹时发热更高	麻疹黏膜斑	玫瑰色丘疹自耳后发际－额面－颈部－躯干－四肢，3 天左右出齐。疹退后遗留棕色色素斑、糠麸样脱屑	三者为病毒感染，白细胞总数下降，淋巴细胞升高
奶麻	7~17 天	突然高热，一般情况好	发热 3~4 天出疹，热退疹出	无	玫瑰色斑疹或斑丘疹，较麻疹细小，发疹无一定顺序，疹出后 1~2 天消退。疹退后无色素沉着，无脱屑	
风痧	5~25 天	发热，咳嗽流涕，枕部淋巴结肿大	发热 1~2 天出疹	耳后、枕部淋巴结肿大	玫瑰色小斑丘疹自头面－躯干－四肢，24 小时布满全身。疹退后无色素沉着，可见脱屑	
丹痧	1~7 天	发热，咽喉红肿，化脓疼痛	发热数小时~1 天出疹，出疹时热高	环口苍白圈，草莓舌，帕氏线	细小红色丘疹，皮肤猩红，自颈、腋下、腹股沟处开始，2~3 天遍布全身。疹退后有大片脱皮	为细菌感染，白细胞总数升高，中性粒细胞升高
药疹		原发病症状	无发热，有用药史		皮疹与用药有关，常反复出现，痒感明显，摩擦及受压部位多。皮疹呈斑丘疹、疱疹、猩红热样皮疹、荨麻疹	

76.【参考答案】B

【解析】诸虫耗气伤血：饮食不清，感染诸虫，或不良卫生习惯，使虫卵进入体内并发育为成虫，诸虫寄生体内耗伤气血，尤其是钩虫踞于肠腑直接吮吸血液，皆能形成本病。

77.【参考答案】A

【解析】蛔虫病的预防与调护：

预防：

（1）注意个人卫生，饭前便后洗手，不吃生菜及未洗净的瓜果，不饮用生水，以减少虫卵入口的机会。

（2）不随地大便，妥善处理好粪便，切断传染途径，保持水源及食物不受污染，减少感染机会。

护理：

（1）饮食宜清淡，少食辛辣肥腻之品，以免助热生湿。

（2）服驱虫药宜空腹，服药后要注意休息和饮食，保持大便通畅，注意服药后反应及排虫情况。

78.【参考答案】D

【解析】蛲虫病是由蛲虫寄生人体所致的小儿常见肠道寄生虫病，以夜间肛门及会阴附近奇痒并见到蛲虫为特征。蛲虫病治疗原则以驱虫为主，常内服、外治相结合。对病久脾胃虚弱者，在驱虫、杀虫时，应注意调理脾胃。

【押题点】蛲虫病（助理不考）

发病特点	由蛲虫寄生人体所致的小儿常见肠道寄生虫病		
	以夜间肛门及会阴附近奇痒并见到蛲虫为特征		
	集体机构的儿童高发。蛲虫的寿命不超过2个月，如果无重复感染可自行痊愈		
辨证论治	肛门、会阴部瘙痒，夜间尤甚，睡眠不宁	杀虫止痒，结合外治	驱虫粉

79.【参考答案】D

【解析】本病多见于6个月至3岁的婴幼儿，5岁以上者少见。夏季热的发病原因，在于小儿体质不能耐受夏季炎暑。病机关键为小儿正气虚弱，不耐暑气熏蒸，气阴耗伤而致。体弱小儿为暑气所伤，肌肤受灼，内侵肺胃。

【押题点】夏季热（助理不考）

发病特点	又称暑热症，是婴幼儿在暑天发生的特有的季节性疾病
	以长期发热、口渴多饮、多尿、少汗或汗闭为特征，多见于6个月至3岁的婴幼儿
	6、7、8月多发，气温愈高，发病愈多，秋凉自愈
病因病机	小儿体质不能耐受夏季炎暑，并非感受暑邪

80.【参考答案】C

【解析】夏季热诊断要点

（1）发热：多数患儿表现为暑天渐渐起病，随着气温上升而体温随之上升，可在38~40℃，并随着气温升降而波动，发热期可达1~3个月，随着气候转为凉爽，体温自然下降至正常。

（2）少汗或汗闭：虽有高热，但汗出不多，仅在起病时头部稍有汗出，甚或无汗。

（3）多饮多尿：患儿口渴逐渐明显，饮水日增，24小时可饮水2000~3000mL，甚至更多。小便清长，次数频繁，每日可达20~30次，或随饮随尿。

（4）其他症状：病初一般情况良好。发热持续不退时可伴食欲减退，形体消瘦，面色少华，或伴倦怠乏力，烦躁不安，但很少发生惊厥。

（5）实验室检查：除部分患儿血常规可呈淋巴细胞百分数增高外，其他检查在正常范围。

81.【参考答案】C

【解析】过敏性紫癜：发病前可有上呼吸道感染或服食某些致敏食物、药物等诱因。紫癜多见于下肢伸侧及臀部、关节周围，为高出皮肤的鲜红色至深红色丘疹、红斑或荨麻疹，大小不一，多呈对称性，分批出现，压之不退色。可伴有腹痛、呕吐、血便等消化道症状，游走性大关节肿痛，及血尿、蛋白尿等。血小板计数、出凝血时间、血块收缩时间均正常。应注意定期检查尿常规，可有镜下血尿、蛋白尿。

【押题点】

鉴别诊断	过敏性紫癜：发病前可有上呼吸道感染或服食某些致敏食物、药物等诱因。多见于下肢伸侧及臀部、关节周围，高出皮肤的丘疹、红斑或荨麻疹，对称性，血小板计数、出凝血时间、血块收缩时间均正常
	血小板减少性紫癜：四肢及头面部多见，一般不高出皮面，多不对称，血小板计数显著减少

82.【参考答案】D

【解析】本病病位在心、肝、脾、肾。

【押题点】紫癜

发病特点	以血液溢于皮肤、黏膜之下，出现瘀点瘀斑，压之不退色为其临床特征，常伴鼻衄、齿衄，甚则呕血、便血、尿血。本病包括西医学的过敏性紫癜和血小板减少性紫癜
	过敏性紫癜好发年龄为 3~14 岁，尤以学龄儿童多见，男性多于女性，春秋季发病多
	血小板减少性紫癜发病多在 2~5 岁，男女发病无差异，其死亡率约1%，死因为颅内出血
病因	素体正气亏虚为内因，外感风热时邪及其他异气为外因
治疗原则	实证以清热凉血为主；虚证以益气摄血、滋阴降火为主

83.【参考答案】B

【解析】皮肤黏膜淋巴结综合征的治疗原则以清热解毒、活血化瘀为主。本病为温热邪毒从口鼻而入，犯于肺卫，蕴于肌腠，内侵入气及营扰血而传变，尤以侵犯营血为甚。本病易于形成瘀血，自初期至后期始终应注意活血化瘀法的应用。

【押题点】皮肤黏膜淋巴结综合征（助理不考）

发病特点	又称川崎病，是一种以全身血管炎性病变为主要病理的急性发热性出疹性疾病
	以持续发热、多形红斑、球结膜充血、草莓舌、颈淋巴结肿大、手足硬肿为特征
	好发于婴幼儿，男女比例为（1.3~1.5）：1，病程多为6~8周
病位	肺胃为主，可累及心肝肾诸脏
治疗原则	清热解毒，活血化瘀

84.【参考答案】A

【解析】皮肤黏膜淋巴结综合征西医治疗：

（1）丙种球蛋白：在发病早期（发病10日以内）大剂量应用丙种球蛋白静脉输入，2g/kg，于10~12小时一次静脉缓慢滴入。

（2）阿司匹林：每天30~50mg/kg，退热后可减为每天3~5mg/kg，直至血沉、血小板恢复正常后停药（一般在发病后6~8周）。

（3）如有心源性休克、心力衰竭及心律失常者，予相应治疗。

85.【参考答案】B

【解析】佝偻病西医治疗：

初期每日口服维生素D 5000~10000U，连服1个月。激期每日口服维生素D 1万~2万U，连服1个月。不能坚持口服者可肌内注射维生素D2，每次40万U（或D3 30万U），连用1~3次，每次间隔1个月。在给维生素D的同时应给钙剂每次0.5~1.0g，每日2~3次，连服2~3个月。

86.【参考答案】D

【解析】本病的治疗当以调补脾肾为要。

【押题点】佝偻病：维生素D缺乏性佝偻病简称佝偻病，北方地区发病率高于南方地区，城市高于农村，人工喂养的婴儿发病率高于母乳喂养者。

发病特点	由于儿童体内维生素D不足，致使钙磷代谢失常的一种慢性营养性疾病，以正在生长的骨骺端软骨板不能正常钙化，造成骨骼病变为其特征。见于2岁以内婴幼儿
病机	主要是脾肾虚亏，常累及心肺肝
治疗原则	调补脾肾
预防调护	早期补充维生素D，每日口服400U

87.【参考答案】C

【解析】本病任何年龄均可发病，以年长儿及青少年为多见，四季均可发病，多散发或小流行。

【押题点】传染性单核细胞增多症

发病特点	简称传单，由传单时邪（EB病毒）引起，以发热，咽峡炎，淋巴结肿大，肝脾肿大，外周血中淋巴细胞增多并出现异型淋巴细胞增多为特征
	以年长儿及青少年为多见，四季均可发病
病机	热、痰、瘀互结
诊断要点	接触史＋不规则发热＋咽峡炎＋淋巴结肿大＋肝脾肿大＋皮疹＋累及心、肺、肾、脑
	实验室检查：血常规白细胞计数增高，淋巴细胞和单核细胞增多，异型淋巴细胞10%以上。嗜异凝集试验比值＞1：64，EB病毒抗体测定IgM、IgG在起病1周内即可出现
治疗原则	清热解毒，化痰祛瘀

二、A2型题

88.【参考答案】D

【解析】2～12岁身高计算公式：身高（cm）＝75＋7×年龄，故该患儿身高为96cm，正常。

根据1～6岁体重（kg）＝8＋2×年龄，3岁体重正常值应该为14kg，而题干中10kg体重低于正常均值的85%，可以判定为营养不良。

【押题点】身高低于正常均值的70%，应考虑侏儒症、克汀病、营养不良等。

出牙时间推迟或出牙顺序混乱，常见于佝偻病、呆小病、营养不良等。

89.【参考答案】C

【解析】小儿病因相对较成人单纯，以外感、食伤和先天因素居多，情志、意外和其他因素也值得注意。情志因素：小儿心怯神弱，最常见的情志所伤是惊恐。当小儿乍见异物或骤闻异声时，容易导致惊伤心神，出现夜啼、心悸、惊惕、抽风等病证。长时间的所欲不遂，缺少关爱，容易导致忧思、思虑损伤心脾，出现厌食、呕吐、腹痛、孤独忧郁等病证；家长对子女的过于溺爱，使儿童心理承受能力差，或者学习负担过重、家长期望值过高，都易于产生精神行为障碍类疾病。

【押题点】小儿易发惊惕、抽风等症，其病位在肝，肝主疏泄、主风，小儿肝气未实，经筋刚柔未济，表现为好动，易发惊惕、抽风等症。寐时眼睑张开而不闭，是脾虚气弱之露睛。两目直视，睛目不活，是肝风内动。

90.【参考答案】D

【解析】舌苔花剥，状如地图，时隐时现，经久不愈，多为胃之气阴不足所致。

【押题点】

舌红苔剥——阴虚。

舌淡苔剥或类剥——血虚或气血两虚。

镜面舌而舌色红绛——胃阴枯竭。

舌色白如镜——营血大虚，阳气虚衰。

舌苔部分脱落，未剥处仍有腻苔——正气亏虚，痰浊未化。

动态观察舌苔之剥脱：

舌苔从全到剥是胃的气阴不足，正气衰败的表现。

舌苔剥脱后，复生薄白之苔为邪去正胜，胃气渐复之佳兆。

91.【参考答案】E

【解析】婴幼儿大便呈果酱色，伴阵发性哭闹，常为肠套叠。

【押题点】

大便稀薄，夹有白色凝块，为内伤乳食。

大便稀薄，色黄臭秽，为肠腑湿热。

下利清谷，洞泄不止，为脾肾阳虚。

大便赤白黏冻，为湿热积滞，常见于痢疾。

大便色泽灰白不黄，多系肠道阻滞。

92.【参考答案】B

【解析】胎毒为胎中禀受之毒，主要指热毒。胎毒重者，初生时多有面红目赤眵多、烦闹多啼、大便秘结等表现，易发生丹毒、痈疖、湿疹、胎黄、胎热、口疮等病证。

祛除胎毒大黄法：生大黄3g。沸水适量浸泡或略煮，取汁滴入小儿口中，胎粪通下后停服。脾虚气弱者勿用。

93.【参考答案】A

【解析】辨证：患儿全身欠温，四肢发凉，肌肤硬肿，难以捏起，硬肿多局限于臀、小腿、臂、面颊等部位，色暗红、青紫，哭声较低，精神萎靡，呼吸不匀，气息微弱，指纹紫滞。可辨证为寒凝血涩证。

治法：温经散寒，活血通络。

代表方剂：当归四逆汤。

【押题点】

硬肿症 辨证论治	寒凝血涩	低体温，肌肤硬肿（局限）＋指纹紫滞	温经散寒，活血通络	当归四逆汤
	阳气虚衰	低体温，肌肤硬肿（全身）＋指纹淡红不显	益气温阳，通经活血	参附汤

94.【参考答案】C

【解析】辨病：患儿高热，恶寒，无汗，鼻塞；可辨病为感冒。

辨证：惊惕哭闹，睡卧不宁，大便干结，小便短黄，舌质红，指纹紫达于气关；可辨证为感冒兼证 – 夹惊证。

治法：解表兼以清热镇惊。

代表方剂：在疏风解表基础上加用镇惊丸。

【押题点】感冒

辨证论治	主证	风寒感冒	发热轻，恶寒重＋脉浮紧或指纹浮红	辛温解表，疏风散寒	荆防败毒散
		风热感冒	发热重，恶风＋脉浮数或指纹浮紫	辛凉解表，疏风清热	银翘散
		暑邪感冒	发热，无汗或汗出热不解＋身重困倦，胸闷泛恶	清暑解表，化湿和中	新加香薷饮
	兼证	时邪感冒	高热，恶寒，起病急＋肌肉酸痛	清瘟解毒	银翘散合普济消毒饮
		感冒夹痰	感冒兼见咳嗽较剧，痰多	风寒夹痰者，辛温解表，宣肺化痰	加二陈汤、三拗汤
				风热夹痰者，辛凉解表，清肺化痰	加桑菊饮、黛蛤散
		感冒夹滞	感冒兼见脘腹胀满，不思饮食，呕吐酸腐	解表兼以消食导滞	加用保和丸
		感冒夹惊	感冒兼见惊惕哭闹，抽风	解表兼以清热镇惊	加用镇惊丸

95.【参考答案】D

【解析】辨病：患儿，发热咳嗽 2 天，X 胸片见炎性阴影。症见发热恶风，咳嗽气急，痰多而黄；可辨病为小儿肺炎喘嗽。

辨证：发热恶风，咳嗽气急，痰多而黄，口渴咽红，舌质红苔薄白，脉浮数；可辨证为风热闭肺证。

治法：辛凉宣肺，化痰止咳。

代表方剂：麻杏石甘汤。

【押题点】肺炎喘嗽

辨证论治	常证	风寒闭肺	恶寒发热，呛咳频作，呼吸气急＋脉浮紧，指纹浮红	辛温宣肺，化痰止咳	华盖散
		风热闭肺	发热恶风，咳嗽，气促，咳吐黄痰＋脉浮数，指纹浮紫	辛凉宣肺，化痰止咳	麻杏石甘汤
		痰热闭肺	发热烦躁，咳嗽喘促，气急鼻扇，喉间痰鸣＋苔黄，脉滑数	清热涤痰，开肺定喘	麻杏石甘汤合葶苈大枣泻肺汤
		毒热闭肺	壮热不退，咳嗽剧烈，痰黄稠难咳或痰中带血＋鼻孔干燥，口唇紫绀，涕泪俱无	清热解毒，泻肺开闭	黄连解毒汤合麻杏石甘汤
		阴虚肺热	咳喘持久，低热盗汗＋舌红少津，苔少或花剥，脉细数	养阴清肺，润肺止咳	沙参麦冬汤
		肺脾气虚	久咳、咳痰无力＋多汗，易感冒，纳呆便溏	补肺益气，健脾化痰	人参五味子汤
		心阳虚衰	四肢不温，多汗，胁下痞块＋指纹紫滞，可达命关	温补心阳，救逆固脱	参附龙牡救逆汤
		邪陷厥阴	神昏谵语，双目上视，四肢抽搐	清心开窍，平肝息风	羚角钩藤汤合牛黄清心丸

96.【参考答案】C

【解析】辨病：患儿反复外感；可辨病为反复呼吸道感染。

辨证：面白颧红少华，食少纳呆，口渴，盗汗自汗，手足心热，大便干结，舌质红，苔少或花剥，脉细数；可辨证为肺脾阴虚证。

治法：养阴润肺，益气健脾。

代表方剂：生脉散合沙参麦冬汤。

【押题点】反复呼吸道感染

辨证论治	肺脾气虚	反复外感+气短，自汗多汗，食少纳呆，大便不调	补肺固表，健脾益气	玉屏风散合六君子汤
	营卫失调	反复外感+恶风、恶寒，面色少华，四肢不温，多汗易汗	调和营卫，益气固表	黄芪桂枝五物汤
	脾肾两虚	反复外感+鸡胸龟背，腰膝酸软，形寒肢冷，食少纳呆，大便稀溏	温补肾阳，健脾益气	金匮肾气丸合理中丸
	肺脾阴虚	反复外感+舌质红，苔少或花剥，脉细数	养阴润肺，益气健脾	生脉散合沙参麦冬汤
	肺胃实热	反复外感+口臭，口舌生疮	清泻肺胃	凉膈散

97.【参考答案】A

【解析】辨病：患儿极明显消瘦，面色萎黄，肚腹青筋暴露，毛发稀疏结穗，性情烦躁，夜卧不宁，吮指磨牙，嗜食异物，舌淡苔腻，脉沉细而滑；可辨为疳证——疳积证。

治法：消积理脾。

代表方剂：肥儿丸。

【押题点】疳证

辨证论治	常证	疳气证	形体略瘦，面色少华，毛发稀疏，不思饮食，精神欠佳+脉细有力	调脾健运	资生健脾丸
		疳积证	明显消瘦，面色萎黄，肚腹膨胀，甚则青筋暴露，毛发稀疏结穗	消积理脾	肥儿丸
		干疳证	极度消瘦，皮肤干瘪起皱，大肉已脱，皮包骨头，貌似老人	补益气血	八珍汤
	兼证	眼疳证	两目干涩，畏光羞明，眼角赤烂	养血柔肝，滋阴明目	石斛夜光丸
		口疳证	口舌生疮，甚或满口糜烂	清心泻火，滋阴生津	泻心导赤散
		疳肿胀	足踝浮肿，甚或颜面及全身浮肿	健脾温阳，利水消肿	防己黄芪汤合五苓散

98.【参考答案】C

【解析】辨病：患儿，3岁，突然出现神昏惊厥；可辨病为急惊风。

辨证：伴发热头痛，咳嗽流涕，咽红，舌苔薄黄，脉象浮数；可辨证为风热动风证。

治法：疏风清热，息风定惊。

代表方剂：银翘散。

【押题点】急惊风

辨证论治	风热动风	神昏、惊风+脉浮数	疏风清热，息风定惊	银翘散
	气营两燔	烦躁嗜睡，抽搐+壮热多汗，舌红苔黄，脉弦数	清气凉营，息风开窍	清瘟败毒饮
	邪陷心肝	高热不退+神志昏迷，反复抽搐，两目上视	清心开窍，平肝息风	羚角钩藤汤
	湿热疫毒	持续高热，频繁抽搐+大便黏腻或夹脓血，舌质红，苔黄腻，脉滑数	清热化湿，解毒息风	黄连解毒汤合白头翁汤
	惊恐惊风	暴受惊恐后惊惕不安，身体战栗	镇惊安神，平肝息风	琥珀抱龙丸

99.【参考答案】B

【解析】辨病：患儿，肢体拘挛或强直，时或抽搐；可辨病为慢惊风。

辨证：面色潮红，身热消瘦，手足心热，大便干结，舌光无苔，质绛少津，脉象细数；可辨证为阴虚风动证。

治法：育阴潜阳，滋肾养肝。

代表方剂：大定风珠。

【押题点】慢惊风

辨证论治	脾虚肝亢	抽搐无力＋面色萎黄，不欲饮食，大便稀溏	温中健脾，缓肝理脾	缓肝理脾汤
	脾肾阳衰	手足蠕动震颤＋四肢厥冷，溲清便溏	温补脾肾，回阳救逆	固真汤合逐寒荡惊汤
	阴虚风动	肢体拘挛或强直，抽搐时轻时重＋舌绛少津，苔少或无苔，脉细数	育阴潜阳，滋肾养肝	大定风珠

100. 【参考答案】C

【解析】辨病：患儿，6 岁，每晚尿床多次；可辨病为遗尿。

辨证：睡不安宁，烦躁叫扰，白天多动少静，五心烦热，形体较瘦，舌红，脉沉细而数；可辨为心肾失交证。

治法：清心滋肾，安神固脬。

代表方剂：交泰丸合导赤散。

【押题点】遗尿

辨证论治	肺脾气虚	遗尿＋经常感冒，食欲不振，大便溏薄	补肺益脾，固涩膀胱	补中益气汤合缩泉丸
	肾气不足	遗尿＋智力较同龄儿稍差，肢冷畏寒	温补肾阳，固涩膀胱	菟丝子散
	心肾失交	遗尿＋寐不安宁，烦躁叫扰，舌质红，苔薄少津，脉沉细而数	清心滋肾，安神固脬	交泰丸合导赤散
	肝经湿热	遗尿＋性情急躁，目睛红赤，舌质红，苔黄腻，脉滑数	清热利湿，泻肝止遗	龙胆泻肝汤

101. 【参考答案】D

【解析】辨病：患儿，1 岁，能抬头，不能独坐及站立，牙齿萌出 4 颗，头颅呈方形，囟门宽大，发稀而黄，筋骨痿弱，发育迟缓，头项痿软，天柱骨倒，目无神采，反应迟钝；可辨病为五迟五软。

辨证：筋骨痿弱，发育迟缓，头项痿软，天柱骨倒，易惊，夜卧不安，舌质淡，舌苔少，脉沉细无力，指纹淡；可辨证为肝肾亏损证。

治法：补肾填髓，养肝强筋。

代表方剂：加味六味地黄丸。

【押题点】五迟、五软（助理不考）

辨证论治	肝肾亏损	筋骨痿弱，发育迟缓，坐起、站立、行走、生齿等明显迟于正常同龄小儿，头项痿软，天柱骨倒，头型方大	补肾填髓，养肝强筋	加味六味地黄丸
	心脾两虚	语言发育迟滞，精神呆滞，智力低下，四肢痿软，肌肉松弛	健脾养心，补益气血	调元散
	痰瘀阻滞	失聪失语，反应迟钝，意识不清，动作不自主＋舌体胖有瘀斑瘀点，苔腻	涤痰开窍，活血通络	通窍活血汤合二陈汤

102. 【参考答案】E

【解析】奶麻毒透肌肤证

代表方剂：银翘散合养阴清肺汤。

证候：身热已退，肌肤出现玫瑰红色小丘疹，皮疹始见于躯干部，很快延及全身，经 1～2 天皮疹消退，肤无痒感，或有口干、纳差，舌质偏红，苔薄少津，指纹淡紫。

治法：清热生津，以助康复。

【押题点】奶麻

辨证论治	邪郁肌表	骤发高热，持续 3～4 天，神情正常或稍有烦躁，指纹浮紫	疏风清热，宣透邪毒	银翘散
	毒透肌肤	身热已退，肌肤出现玫瑰红色小丘疹	清热生津，以助康复	银翘散合养阴清肺汤
预防调护	隔离患儿，至出疹后 5 天。在婴幼儿集体场所，如发现可疑患儿，应隔离观察 7～10 天			

103. 【参考答案】D

【解析】辨病：患儿，发热，咽痛 1 天后出疹，体温 39.2℃，疹由颈、胸开始，继而弥漫全身，压之退色；可辨病为丹痧。

辨证：疹后的 1～2 天舌苔黄糙，舌质起红刺，3～4 天后舌苔剥落，舌面光红起刺，状如草莓，脉数有力；可辨证为毒炽气营证。

治法：清气凉营，泻火解毒。

代表方剂：凉营清气汤。

【押题点】丹痧

辨证论治	邪侵肺卫	咽喉红肿疼痛，皮肤潮红，痧疹隐隐 + 脉浮数有力	辛凉宣透，清热利咽	解肌透痧汤
	毒炽气营	壮热不解，皮疹密布 + 舌面光红起刺，状如草莓	清气凉营，泻火解毒	凉营清气汤
	疹后阴伤	舌红少津，苔剥落，脉细数。可见皮肤脱屑、脱皮	养阴生津，清热润喉	沙参麦冬汤
预防调护	隔离至临床症状消失，咽拭子培养链球菌阴性时解除隔离。对密切接触的易感儿应隔离 7 ~ 12 天			

104.【参考答案】E

【解析】辨病：患儿轻度发热，四肢、口部、臀部疱疹；可辨病为手足口病。

辨证：轻度发热，烦躁口渴，小便黄赤，大便秘结，疱疹色泽紫暗，分布稠密，根盘红晕显著，疱液浑浊，舌质红绛，苔黄腻，脉滑数；可辨证为湿热蒸盛证。

治法：清热凉营，解毒祛湿。

代表方剂：清瘟败毒饮。

【押题点】手足口病

辨证论治	邪犯肺脾	手足、口部疱疹 + 疱液清亮	宣肺解表，清热化湿	甘露消毒丹
	湿热蒸盛	手足、口部疱疹 + 疱液浑浊	清热凉营，解毒祛湿	清瘟败毒饮
预防调护	密切接触者隔离观察 7 ~ 10 天			

105.【参考答案】B

【解析】辨病：患儿，患百日咳后，痉咳缓解；可辨病为顿咳。

辨证：痉咳缓解，低热干咳，盗汗，夜寐不安，舌质红，苔光剥；可辨证为气阴耗伤证（恢复期）肺阴亏虚证。

治法：养阴润肺，健脾益气。

代表方剂：肺阴亏虚证用沙参麦冬汤，肺脾气虚证用人参五味子汤。

【押题点】顿咳（助理不考）

辨证论治	邪犯肺卫（初咳期）	尚未痉咳，脉浮紧或浮数，指纹浮红或浮紫在风关	疏风祛邪，宣肺止咳	三拗汤
	痰火阻肺（痉咳期）	痉咳后伴有深吸气样鸡鸣声 + 舌质红，苔薄黄，脉数，指纹紫达气关	清热泻肺，涤痰镇咳	桑白皮汤合葶苈大枣泻肺汤
	气阴耗伤（恢复期）	痉咳缓解，咳嗽逐渐减轻 + 阴虚或气虚症状	养阴润肺，健脾益气	肺阴亏虚证用沙参麦冬汤，肺脾气虚证用人参五味子汤
时间	初咳期 1 周、痉咳期 2 ~ 6 周、恢复期 2 ~ 4 周			
预防调护	隔离 4 ~ 7 周。与顿咳病儿有接触史的易感儿应观察 3 周			

106.【参考答案】C

【解析】辨病：患儿，3 岁，出现肛门、会阴部瘙痒，夜间尤甚，睡眠不宁，烦躁不安，伴食欲不振，形体消瘦，面色苍黄，舌淡，苔白，脉无力；可辨病为蛲虫病。

治法：杀虫止痒，结合外治。

代表方剂：驱虫粉。

107.【参考答案】C

【解析】辨病：患儿，7 天前有上呼吸道感染史，1 天前始出现臀部及双下肢鲜红色皮疹，呈对称分布，色泽鲜红，大小不一；可辨病为紫癜。

辨证：伴痒感，腹痛时作，双踝肿痛，尿色鲜红，舌红，苔薄黄，脉浮数；可辨证为风热伤络证。

治法：疏风散邪，清热凉血。

代表方剂：银翘散。

【押题点】紫癜

	风热伤络	紫癜＋脉浮数	疏风散邪，清热凉血	银翘散
辨证论治	血热妄行	紫癜＋舌红，脉数有力	清热解毒，凉血止血	犀角地黄汤
	气不摄血	紫癜＋神疲乏力，食欲不振	健脾养心，益气摄血	归脾汤
	阴虚火旺	紫癜＋舌光红，苔少，脉细数	滋阴降火，凉血止血	知柏地黄丸

108.【参考答案】B

【解析】辨病：患儿，诊断为传染性单核细胞增多症；可辨病为传染性单核细胞增多症。

辨证：壮热口渴，咽喉红肿疼痛，乳蛾肿大，口疮口臭，面红唇赤，红疹显露，便秘尿赤，舌质红，苔黄糙，脉洪数。可辨证为气营两燔证。

治法：清气凉营，解毒化痰。

代表方剂：普济消毒饮。

【押题点】传染性单核细胞增多症

	邪犯肺胃	传单＋脉浮数	疏风清热，宣肺利咽	银翘散
	气营两燔	传单＋壮热烦渴，乳蛾肿大，舌质红，苔黄糙，脉洪数	清气凉营，解毒化痰	普济消毒饮
辨证论治	痰热流注	传单＋颈、腋、腹股沟处浅表淋巴结肿大，苔黄腻，脉滑数	清热化痰，通络散瘀	清肝化痰丸
	湿热蕴滞	传单＋身热不扬，汗出不透，头身重痛，苔黄腻，脉濡数	清热解毒，行气化湿	甘露消毒丹
	正虚邪恋（气阴两虚）	传单日久＋低热不退，神疲气弱，咽部稍红，淋巴结、肝脾肿大逐渐缩小	益气生津，兼清余热	气虚邪恋，竹叶石膏汤；阴虚邪恋，青蒿鳖甲汤、沙参麦冬汤

三、A3型题

109～111.【参考答案】D D C

【解析】辨证：患儿气弱声低，皮肤薄嫩，胎毛细软；故为肺虚。

胎怯辨证要点：

胎怯以脏腑辨证为纲，重在辨五脏禀受不足之轻重。其肺虚者气弱声低，皮肤薄嫩，胎毛细软；心虚者神委面黄，唇爪淡白，虚里动疾；肝虚者筋弛肢软，目无光彩，易作瘛疭；脾虚者肌肉瘠薄，痿软无力，吮乳量少，呛乳溢乳，便下稀薄，目肤黄疸；肾虚者形体矮小，肌肤欠温，耳郭软，指甲软短，骨弱肢柔，睾丸不降。

胎怯的关键病机是肾脾两虚，因此，治疗以补肾培元为基本原则。

若患者，啼哭无泪，多卧少动，皮肤干皱，肌肉瘠薄，四肢不温。吮乳乏力，腹胀，指纹淡。宜辨证为脾肾两虚。

治法：健脾益肾，温运脾阳。

代表方药：保元汤。

【押题点】胎怯

	肾精薄弱	新生儿低体重＋骨弱肢柔，或先天性畸形	益精充髓，补肾温阳	补肾地黄丸
辨证论治	脾肾两虚	新生儿低体重＋腹胀腹泻，甚而水肿	健脾益肾，温运脾阳	保元汤

112～114.【参考答案】B E A

【解析】辨病：患儿，出生28天，黄疸未退，皮肤色黄无光泽；可辨病为胎黄。

辨证：皮肤色黄无光泽，精神萎靡，四肢不温，大便灰白而溏，舌淡苔白腻；可辨证为寒湿阻滞证。

治法：温中化湿退黄。

代表方剂：茵陈理中汤。

若黄疸迅速加深，嗜睡，神昏，抽搐，舌质红，苔黄腻。为黄疸变证－胎黄动风证，宜用羚角钩藤汤。

【押题点】胎黄

		湿热郁蒸	面目皮肤发黄＋色泽鲜明如橘	清热利湿退黄	茵陈蒿汤
辨证论治	常证	寒湿阻滞	面目皮肤发黄＋色泽晦暗	温中化湿退黄	茵陈理中汤
		气滞血瘀	面目皮肤发黄＋右胁下痞块质硬，舌瘀点	行气化瘀消积	血府逐瘀汤

续表

辨证论治	变证	胎黄动风	面目皮肤发黄＋神昏，抽搐	平肝息风，利湿退黄	羚角钩藤汤
		胎黄虚脱	面目皮肤发黄＋四肢厥冷，胸腹欠温	大补元气，温阳固脱	参附汤合生脉散

115～117.【参考答案】B C E

【解析】乳蛾病因为外感风热，或平素过食辛辣炙煿之品，肺胃蕴热所致。故本病病位在肺胃，病机为热毒壅结咽喉。

辨病：患儿，咽痛，喉核肿大暗红，咽干咽痒；可辨病为乳蛾。

辨证：喉核肿大暗红，咽干咽痒，日久不愈，干咳少痰，大便干结，小便黄少，舌质红，苔少，脉细数或指纹淡紫；可辨证为肺胃阴虚证。

治法：养阴润肺，软坚利咽。

代表方剂：养阴清肺汤。

【押题点】乳蛾

分证论治	风热搏结	喉核赤肿，咽喉疼痛＋脉浮数或指纹浮紫	疏风清热，利咽消肿	银翘马勃散
	热毒炽盛	喉核赤肿明显，溃烂化脓＋壮热不退	清热解毒，利咽消肿	牛蒡甘桔汤
	肺胃阴虚	喉核肿大暗红＋舌质红，苔少，脉细数或指纹淡紫	养阴润肺，软坚利咽	养阴清肺汤

118～120.【参考答案】D C A

【解析】辨病：患儿，7岁。反复咳嗽喘促2年余；可辨病为哮喘-缓解期。

辨证：咳嗽时作，喘促乏力，咳痰不爽，潮红盗汗，手足心热，大便秘结，小便少，舌质红，少苔，脉细数；可辨证为肺肾阴虚证。

治法：养阴清热，敛肺补肾。

代表方剂：麦味地黄丸。

预防：

（1）积极治疗和清除感染病灶，避免各种诱发因素如烟味、尘螨、花粉、动物皮毛、海鲜发物、冰凉饮料等。

（2）注意气候影响，做好防寒保暖工作，冬季外出防止受寒。尤其气候转变或换季时，要预防外感诱发哮喘。

（3）发病季节，避免活动过度和情绪激动，以防诱发哮喘。

（4）加强自我管理教育，将防治知识教给患儿及家属，调动他们的抗病积极性，配合长期治疗。

【押题点】哮喘

辨证论治	发作期	寒性哮喘	气喘，喉间哮鸣＋脉浮紧，指纹红	温肺散寒，涤痰定喘	小青龙汤合三子养亲汤
		热性哮喘	气喘，喉间哮鸣＋痰黏色黄难咳，舌质红，苔薄黄或黄腻，脉滑数	清肺涤痰，止咳平喘	麻杏石甘汤合苏葶丸
		外寒内热	气喘，喉间哮鸣＋流清涕，恶寒、发热，口渴，小便黄赤，大便干	解表清里，止咳定喘	大青龙汤
		肺实肾虚	气喘，喉间哮鸣＋喘促胸满，动则喘甚＋形寒肢冷，小便清长	泻肺平喘，补肾纳气	肺实，用苏子降气汤；肾虚，用都气丸合射干麻黄汤
	缓解期	肺脾气虚	反复感冒，气短自汗，咳嗽无力＋萎黄，纳差，便溏	补肺固表，健脾益气	玉屏风散合人参五味子汤
		脾肾阳虚	喘促乏力，动则气喘＋形寒肢冷，腰膝酸软，纳差，夜尿多，便溏	温补脾肾，固摄纳气	金匮肾气丸
		肺肾阴虚	喘促乏力，动则气喘＋咳嗽无力，盗汗，形体消瘦，腰膝酸软，舌红少津，苔花剥，脉细数	养阴清热，敛肺补肾	麦味地黄丸

121～123.【参考答案】A B C

【解析】泄泻治疗，以运脾化湿为基本原则。

辨病：患儿，泄泻时轻时重；可辨病为泄泻。

辨证：泄泻时轻时重，大便清稀无臭，夹不消化食物，有时便后脱肛，形寒肢冷，精神萎靡，指纹色淡；可辨证为脾肾阳虚泻证。

治法：温补脾肾，固涩止泻。

代表方剂：附子理中汤合四神丸。

【押题点】泄泻

辨证论治	常证	湿热泻证	大便水样，或如蛋花汤样 + 泻下急迫，量多次频，苔黄腻，脉滑数	清肠解热，化湿止泻	葛根黄芩黄连汤
		风寒泻证	大便清稀，夹有泡沫，臭气不甚 + 脉浮紧	疏风散寒，化湿和中	藿香正气散
		伤食泻证	大便稀溏，夹有乳凝块或食物残渣，气味酸臭，或如败卵，脘腹胀满 + 嗳气酸馊	运脾和胃，消食化滞	保和丸
		脾虚泻证	大便稀溏，色淡不臭，多于食后作泻 + 面色萎黄，形体消瘦	健脾益气，助运止泻	参苓白术散
		脾肾阳虚泻证	久泻不止，大便清稀，澄澈清冷，完谷不化 + 形寒肢冷	温补脾肾，固涩止泻	附子理中汤合四神丸
	变证	气阴两伤	泻下过度，质稀如水 + 目眶及囟门凹陷，皮肤干燥或枯瘪，舌红少津	益气养阴	人参乌梅汤
		阴竭阳脱	泻下不止，次频量多 + 四肢厥冷，舌淡无津，脉沉细欲绝	回阳固脱	生脉散合参附龙牡救逆汤

124~126.【参考答案】C E D

【解析】辨病：患儿，体重14kg，自入秋以来食欲不振，不思进食，食而不化；可辨病为厌食。

厌食是小儿时期的一种常见病证，临床以较长时期厌恶进食、食量减少为特征。本病可发生于任何季节，但夏季暑湿当令之时，可使症状加重。各年龄儿童均可发病，以1~6岁为多见。

辨证：不思进食，食而不化，面色少华，倦怠乏力，大便偏稀，夹有不消化食物，舌淡，苔薄白，脉缓无力。宜辨为脾胃气虚证。

治法：健脾益气，佐以助运。

代表方剂：异功散。

加减：大便夹不消化食物残渣加炒谷芽、炒麦芽；汗多易感加黄芪、防风。

【押题点】厌食

辨证论治	脾失健运	食欲不振，厌恶进食 + 形体尚可，精神正常，脉尚有力	调和脾胃，运脾开胃	不换金正气散
	脾胃气虚	不思进食 + 形体偏瘦，肢倦乏力，脉缓无力	健脾益气，佐以助运	异功散
	脾胃阴虚	不思进食，食少饮多 + 舌红少津，苔少或花剥，脉细数	滋脾养胃，佐以助运	养胃增液汤

127~129.【参考答案】B A A

【解析】本病治疗以消食化积、理气行滞为基本原则。本病病位以胃脾为主。

辨病：患儿，7个月，因一次加食2个蛋黄而出现腹胀，拒乳，便秘；可辨病为积滞。

辨证：大便酸臭，烦躁啼哭，手足心热，舌质红，苔厚腻。宜辨证为乳食内积-食积。

代表方剂：食积者，选保和丸。

【押题点】积滞

辨证论治	乳食内积	不思乳食，嗳腐酸馊或呕吐食物、乳片 + 脘腹胀满疼痛，大便酸臭	消乳化食，和中导滞	乳积——消乳丸；食积——保和丸
	脾虚夹积	不思乳食，腹满喜按 + 面色萎黄，形体消瘦，神疲肢倦，大便稀溏酸腥	健脾助运，消食化滞	健脾丸

130~132.【参考答案】C B D

【解析】营养性缺铁性贫血病因有：①先天禀赋不足；②后天喂养不当；③诸虫耗气伤血；④急慢性出血外伤。

辨证：有纳呆，形体消瘦，面色苍黄，唇淡舌白，脉细无力，指纹淡红；辨证为脾胃虚弱证。

代表方剂：六君子汤。

贫血的西医治疗为：使用铁剂治疗贫血。一般用硫酸亚铁口服，每次5~10mg/kg，1日2~3次，同时口服维生素C有助吸收，服用至血红蛋白达正常水平后2个月左右再停药。

【押题点】营养性缺铁性贫血

辨证论治	脾胃虚弱	长期纳食不振，神疲乏力形体消瘦，面色苍黄，唇淡甲白，大便不调	健运脾胃，益气养血	六君子汤
	心脾两虚	面色萎黄或苍白，唇淡甲白 + 心悸心慌，夜寐欠安	补脾养心，益气生血	归脾汤

续表

	肝肾阴虚	皮肤黏膜苍白，爪甲色白易脆＋舌红，苔少或光剥，脉弦数或细数	滋养肝肾，益精生血	左归丸
辨证论治	脾肾阳虚	唇舌爪甲苍白，精神萎靡不振，纳谷不馨，或有大便溏泄＋发育迟缓，毛发稀疏，四肢不温	温补脾肾，益阴养血	右归丸

133～135.【参考答案】A E D

【解析】辨病：患儿，9岁。罹患心肌炎一年半；可辨病为病毒性心肌炎。

辨证：神疲乏力，畏寒肢冷，面色苍白，头晕多汗，舌质淡胖，脉缓无力；可辨证为心阳虚弱证。

治法：温振心阳，宁心复脉。

代表方剂：桂枝甘草龙骨牡蛎汤。

治疗原则为：扶正祛邪，清热解毒，活血化瘀，温振心阳，养心固本。

西医治疗：重症患儿应卧床休息以减轻心脏负担及减少耗氧量。心脏扩大及并发心力衰竭者，应延长卧床时间，至少3～6个月。

【押题点】病毒性心肌炎

	风热犯心	心悸气短，胸闷胸痛＋鼻塞流涕，咽红肿痛	清热解毒，宁心复脉	银翘散
	湿热侵心	心悸胸闷＋肌肉酸痛，恶心呕吐，腹痛泄泻，苔黄腻	清热化湿，宁心复脉	葛根黄芩黄连汤
辨证论治	气阴亏虚	心悸＋少气懒言，神疲倦怠，舌光红少苔，脉细数	益气养阴，宁心复脉	炙甘草汤合生脉散
	心阳虚弱	心悸怔忡＋畏寒肢冷	温振心阳，宁心复脉	桂枝甘草龙骨牡蛎汤
	痰瘀阻络	心悸＋舌质紫暗，或舌边尖见有瘀点	豁痰化瘀，宁心通络	瓜蒌薤白半夏汤合失笑散
西医治疗	重症患儿应卧床休息以减轻心脏负担及减少耗氧量			
	心脏扩大及并发心力衰竭者，应延长卧床时间，至少3～6个月			

136～138.【参考答案】B C D

【解析】辨病：男孩，10岁。身体消瘦，上课注意力不能集中，多动而不暴躁，言语冒失，做事有头无尾，睡眠不实，记忆力差；可辨病为注意缺陷多动障碍。

辨证：伴自汗盗汗，偏食纳少，面色无华，舌质淡，苔薄白，脉虚弱；可辨证为心脾两虚证。

治法：养心安神，健脾益气。

代表方剂：归脾汤合甘麦大枣汤。

【押题点】

	肝肾阴虚	主症＋腰酸乏力，五心烦热、盗汗	滋养肝肾，平肝潜阳	杞菊地黄丸
辨证论治	心脾两虚	主症＋偏食纳少	养心安神，健脾益气	归脾汤合甘麦大枣汤
	痰火内扰	主症＋苔黄腻，脉滑数	清热泻火，化痰宁心	黄连温胆汤

139～141.【参考答案】B E A

【解析】辨病：患儿，男，4岁，反复浮肿月余，尿蛋白镜检（＋＋＋），尿蛋白定量＞300mg/（kg·d），血白蛋白28g/L，血胆固醇10.4mmol/L；可辨病为水肿。

辨证：腰腹下肢肿甚，面白无华，畏寒肢冷，神疲乏力，小便短少，纳少便溏，舌质淡，苔白滑，脉沉无力；可辨证为脾肾阳虚证。

治法：温肾健脾，利水消肿。

代表方剂：真武汤。

水肿预防与调护：

（1）锻炼身体，增强体质，提高抗病能力。

（2）预防感冒，保持皮肤清洁，彻底治疗各种皮肤疮毒。

（3）发病早期应卧床休息，待病情好转后逐渐增加活动。

（4）水肿期及血压升高者，应限制钠盐及水的摄入。每日准确记录尿量、入水量和体重，监测血压。

【押题点】水肿

辨证论治	常证	风水相搏	水肿先从眼睑开始，继而四肢 + 脉浮	疏风宣肺，利水消肿	麻黄连翘赤小豆汤
		湿热内侵	浮肿 + 脓疱疮、疖肿、丹毒等，苔黄腻，脉滑数	清热利湿，凉血止血	五味消毒饮合小蓟饮子
		肺脾气虚	水肿 + 纳少便溏，汗自出，易感冒	益气健脾，利水消肿	参苓白术散合玉屏风散
		脾肾阳虚	水肿 + 畏寒肢冷，大便溏	温肾健脾，利水消肿	真武汤
		气阴两虚	水肿 + 面色无华，咽干口燥，舌稍红，苔少，脉细弱	益气养阴，利水消肿	六味地黄丸加黄芪
	变证	水凌心肺	水肿 + 咳嗽气急，心悸胸闷，烦躁	泻肺逐水，温阳扶正	己椒苈黄丸合参附汤
		邪陷心肝	水肿 + 烦躁，甚则抽搐、昏迷	平肝息风，泻火利水	龙胆泻肝汤合羚角钩藤汤
		水毒内闭	水肿 + 尿少或尿闭，口中气秽，腹胀，甚或昏迷	辛开苦降，解毒利尿	温胆汤合附子泻心汤

142~144.【参考答案】D C C

【解析】辨病：患儿，女，7岁，突然出现小便频数短赤，尿道灼热疼痛，尿液淋沥浑浊；可辨病为尿频。

辨证：小便频数短赤，尿道灼热疼痛，尿液淋沥浑浊，小腹坠胀，腰部酸痛，伴有发热，烦躁口渴，甚有恶心呕吐，舌质红，苔黄腻，脉数有力；可辨证为湿热下注证。

治法：清热利湿，通利膀胱。

代表方剂：八正散。

加减变化：发热恶寒加柴胡、黄芩；小便带血，尿道刺痛，排尿中断，加金钱草、海金沙、鸡内金。

【押题点】尿频

辨证论治	湿热下注	小便频数 + 尿道灼热疼痛，舌质红，苔薄腻微黄或黄腻，脉数	清热利湿，通利膀胱	八正散
	脾肾气虚	小便频数 + 面色萎黄，食欲不振，甚则畏寒怕冷，手足不温，大便稀薄	温补脾肾，升提固摄	缩泉丸
	阴虚内热	小便频数 + 五心烦热，舌红，舌苔少，脉细数	滋阴补肾，清热降火	知柏地黄丸

145~147.【参考答案】D B B

【解析】辨病：患儿，男，4岁，麻疹已6日；可辨病为麻疹。

辨证：高热不退，咳嗽气急，鼻翼扇动，口渴烦躁，疹点密集色暗，舌红苔黄，脉数；可辨证为邪毒闭肺证。

治法：宣肺开闭，清热解毒。

代表方剂：麻杏石甘汤。

预防：按计划接种麻疹减毒活疫苗。

【押题点】麻疹

辨证论治	顺证	邪犯肺卫（初热期）	发热咳嗽，微恶风寒，喷嚏流涕 + 泪水汪汪，麻疹黏膜斑，脉浮数	辛凉透表，清宣肺卫	宣毒发表汤
		邪入肺胃（出疹期）	壮热持续，起伏如潮 + 疹点由细小稀少而逐渐稠密	清凉解毒，透疹达邪	清解透表汤
		阴津耗伤（收没期）	皮疹依布发顺序渐回，皮肤可见糠麸样脱屑，并有色素沉着	养阴益气，清解余邪	沙参麦冬汤
	逆证（助理不考）	邪毒闭肺	高热烦躁，咳嗽气促，鼻翼扇动，喉间痰鸣，疹点紫暗或隐没	宣肺开闭，清热解毒	麻杏石甘汤
		邪毒攻喉	麻疹 + 咽喉肿痛，声音嘶哑，咳声重浊，声如犬吠，喉间痰鸣	清热解毒，利咽消肿	清咽下痰汤
		邪陷心肝	高热不退，烦躁谵妄，皮肤疹点密集成片，色泽紫暗 + 神昏、抽搐	平肝息风，清营解毒	羚角钩藤汤
预防调护	按计划接种麻疹减毒活疫苗				
	隔离至出疹后5天，合并肺炎者隔离至出疹后10天。对密切接触的易感儿宜隔离观察14天				

148~150.【参考答案】A B E

【解析】辨病：患儿，发热2天后出疹，体温38.8℃，精神尚可，咽红，耳后及枕部淋巴结肿大，颜面、躯干散在淡红色丘疹；可辨病为风痧。

辨证：发热恶风，流涕喷嚏，胃纳欠佳，舌质红苔薄白，脉浮数；可辨证为邪犯肺卫证。

治法：疏风清热透疹。

代表方剂：银翘散。

【押题点】风痧

	邪犯肺卫	耳后及枕部瘰核肿大+脉浮数	疏风清热透疹	银翘散
辨证论治	邪入气营	风痧+壮热口渴，烦躁哭闹，疹色鲜红或紫暗，疹点稠密	清气凉营解毒	透疹凉解汤
预防调护	一般不隔离，但在易感儿群集的地方，须适当隔离，可隔离至出疹后5天			

151~153.【参考答案】C D A

【解析】辨病：患儿，发热1天，颜面、躯干见丘疹及水疱疹，疹色红润，疱浆清亮；可辨病为水痘。

辨证：低热，恶寒，鼻塞流涕，疹色红润，疱浆清亮，疹粒稀疏，舌质红，苔薄白，脉浮数；可辨证为邪伤肺卫证。

治法：疏风清热，利湿解毒。

代表方剂：银翘散。

本病为感受水痘时邪，主要病机为时邪蕴郁肺脾，湿邪蕴蒸，透于肌表，水痘病在肺脾两经。

【押题点】水痘

	邪伤肺卫	疹色红润，疱浆清亮，分布稀疏+脉浮数	疏风清热，利湿解毒	银翘散
辨证论治	邪炽气营	皮疹分布较密，疹色紫暗，疱浆浑浊	清气凉营，解毒化湿	清胃解毒汤
预防调护	隔离水痘病儿至疱疹结痂为止			

154~156.【参考答案】A D E

【解析】辨病：患儿，右腮部肿痛3天、反复抽搐，耳下腮部漫肿；可辨病为痄腮。

辨证：发热，耳下腮部漫肿，神昏，嗜睡，项强，呕吐，舌红苔黄，脉弦数；可辨证为邪陷心肝证。

治法：清热解毒，息风开窍。

代表方剂：清瘟败毒饮。

灯火灸法：取患侧角孙穴，用灯心草蘸麻油，点燃后，迅速按于角孙穴上。火灸后局部皮肤呈白色，或发红。1日1次。

【押题点】痄腮

		邪犯少阳	耳下腮部漫肿疼痛+脉浮数	疏风清热，散结消肿	柴胡葛根汤
	常证	热毒壅盛	耳下腮部肿胀疼痛+坚硬拒按，舌质红，舌苔黄，脉滑数	清热解毒，软坚散结	普济消毒饮
辨证论治	变证	邪陷心肝	高热，耳下腮部肿痛+神昏，嗜睡，项强，反复抽搐	清热解毒，息风开窍	清瘟败毒饮
		毒窜睾腹	腮部肿胀消退后，一侧或双侧睾丸肿胀疼痛	清肝泻火，活血止痛	龙胆泻肝汤
预防调护	发病期间应隔离治疗，直至腮部肿胀完全消退后3天为止				

157~159.【参考答案】C A B

【解析】辨病：患儿，腹痛以脐周痛为主，饮食不振，日渐消瘦，大便不调，时吐清涎，恶心、呕吐，甚则吐蛔虫，精神萎靡，睡眠不安，寐中磨牙，爱挖鼻孔，咬衣角，嗜食异物；可辨病为蛔虫病。

辨证：腹痛以脐周痛为主，饮食不振，日渐消瘦，大便不调，舌苔薄腻，舌尖红赤，舌体常见红色刺点；可辨证为肠虫证。

治法：驱蛔杀虫，调理脾胃。

代表方剂：使君子散。

若患者突然右上腹部绞痛，弯腰曲背，恶心呕吐，呈阵发性为蛔厥证，针灸治疗宜迎香透四白、胆囊、内关、足三里、中脘、人中。强刺激，泻法。

【押题点】蛔虫病

	肠虫证	肠蛔虫症状	驱蛔杀虫，调理脾胃	使君子散
辨证论治	蛔厥证	肠蛔虫症状＋腹部绞痛，弯腰屈背，辗转不宁，肢冷汗出，疼痛部位在右上腹或剑突下	安蛔定痛，继则驱虫	乌梅丸
	虫瘕证	肠蛔虫症状＋腹部可扪及质软、无痛的可移动团块	行气通腑，散蛔驱虫	驱蛔承气汤

160~162.【参考答案】D B E

【解析】

辨病：患儿，发热2周不退，朝盛暮衰，口渴多饮，无汗或少汗，精神萎靡；可辨病为夏季热。

辨证：发热2周不退，朝盛暮衰，口渴多饮，无汗或少汗，精神萎靡，面色苍白，下肢清冷，小便清长，频数无度，大便稀薄，舌淡苔薄，脉细数无力；可辨证为上盛下虚证。

治法：温补肾阳，清心护阴。

代表方剂：温下清上汤。

预防与调护：

（1）改善居住条件，注意通风，保持凉爽。有条件者室内安装空调或易地避暑。

（2）加强体格锻炼，防治各种疾病，已病者要注意调理，及时恢复健康。

（3）饮食宜清淡，注意营养物质的补充，少喝白开水，可用西瓜汁、金银花露等代茶，或以蚕茧、红枣、乌梅煎汤代茶饮。

（4）高热时可适当采用物理降温。常温水沐浴，帮助发汗降温。注意皮肤清洁，防止并发症。

【押题点】 夏季热（助理不考）

	暑伤肺胃	入夏后体温渐高＋阴虚症状	清暑益气，养阴生津	王氏清暑益气汤
辨证论治	上盛下虚	上实热＋下虚寒症状	温补肾阳，清心护阴	温下清上汤

163~165.【参考答案】C A B

【解析】 辨病：患儿，高热6天，昼轻夜重，咽红目赤，唇干赤裂，烦躁不宁，肌肤斑疹，手足硬肿，随后指趾端脱皮；可辨病为皮肤黏膜淋巴综合征（川崎病）。

辨证：昼轻夜重，咽红目赤，唇干赤裂，烦躁不宁，肌肤斑疹，手足硬肿，随后指趾端脱皮，舌质红绛，状如草莓，苔薄黄，脉数有力；可辨证为气营两燔证。

治法：清气凉营，解毒化瘀。

代表方剂：清瘟败毒饮。

【押题点】 皮肤黏膜淋巴结综合征

	卫气同病	主症＋脉浮数	辛凉透表，清热解毒	银翘散
辨证论治	气营两燔	主症＋壮热不退，昼轻夜重，舌质红绛，状如草莓	清气凉营，解毒化瘀	清瘟败毒饮
	气阴两伤	主症＋倦怠乏力，动辄汗出，咽干唇裂，口渴喜饮	益气养阴，清解余热	沙参麦冬汤

166~168.【参考答案】D A E

【解析】 辨病：早期多汗，烦躁，结合发稀枕秃，囟门增大；辨病为维生素D缺乏性佝偻病。

本病病机主要是脾肾亏虚，常累及心肺肝。

辨证：多汗夜惊，烦躁不安，发稀枕秃，囟门增大，伴有轻度骨骼改变，形体虚胖，肌肉松软，食欲不振，易反复感冒，舌淡苔薄白，脉细无力；辨证为肺脾气虚证。

治法：健脾补肺。

代表方剂：人参五味子汤。

汗多加龙骨、牡蛎；睡眠不安加远志、首乌藤。

【押题点】 佝偻病

	肺脾气虚	枕秃，囟门增大，伴有轻度骨骼改变＋肌肉松软，食欲不振，易感冒	健脾补肺	人参五味子汤
辨证论治	脾虚肝旺	枕秃，夜啼不宁，易惊多惕，甚则抽搐＋纳呆食少	健脾助运，平肝息风	益脾镇惊散
	肾精亏损	有明显的骨骼改变症状	补肾填精，佐以健脾	补肾地黄丸
预防调护	早期补充维生素D，每日口服400U			

四、B 型题

169～170.【参考答案】A E

【解析】新生儿特殊生理状态：

（1）新生儿上腭中线和齿龈部位有散在黄白色、碎米大小隆起颗粒，称为"马牙"，会于数周或数月自行消失，不需挑刮。

（2）新生儿两侧颊部各有一个脂肪垫隆起，称为"螳螂子"，有助吮乳，不能挑割。

【押题点】新生儿的特殊生理现象

螳螂子	新生儿两侧颊部各有一个脂肪垫隆起，有助吮乳，不能挑割
马牙	新生儿上腭中线和齿龈部位有散在黄白色、碎米大小隆起颗粒，称为"马牙"，会于数周或数月自行消失，不需挑刮
乳房隆起	女婴生后3～5天乳房隆起如蚕豆到鸽蛋大小，可在2～3周后消退，不应处理或挤压
假月经	女婴生后5～7天阴道有少量流血，持续1～3天自止者，一般不必处理
新生儿生理性黄疸	

171～172.【参考答案】A E

【解析】腹痛腹部中寒证：代表方剂为养脏汤。

腹痛气滞血瘀证：代表方剂为少腹逐瘀汤。

【押题点】腹痛

	腹部中寒	腹部疼痛＋得温则舒，遇寒痛甚	温中散寒，理气止痛	养脏汤
辨证论治	乳食积滞	脘腹胀满，按之痛甚＋嗳腐吞酸	消食导滞，行气止痛	香砂平胃散
	胃肠结热	腹痛胀满，疼痛拒按＋大便秘结，烦躁口渴	通腑泄热，行气止痛	大承气汤
	脾胃虚寒	腹痛绵绵＋痛处喜按，得温则舒，面白少华，精神倦怠	温中理脾，缓急止痛	小建中汤合理中丸
	气滞血瘀	腹痛＋痛有定处，痛如针刺，舌紫暗瘀点	活血化瘀，行气止痛	少腹逐瘀汤

173～174.【参考答案】C E

【解析】气滞便秘：治法为理气导滞通便。

血虚便秘：治法为养血润肠通便。

【押题点】便秘

	食积便秘	大便秘结＋不思饮食，恶心呕吐，口臭	消积导滞通便	枳实导滞丸
辨证论治	燥热便秘	大便干结＋面赤身热等热像	清热润肠通便	麻子仁丸
	气滞便秘	大便干结＋胸胁痞满，嗳气频作	理气导滞通便	六磨汤
	气虚便秘	排便时汗出气短，便后神疲乏力	益气润肠通便	黄芪汤
	血虚便秘	大便干结＋面色无华，唇甲色淡	养血润肠通便	润肠丸

175～176.【参考答案】A E

【解析】小儿脾常不足，饮食不节，感冒之后，脾运失司，乳食停滞，阻滞中焦，则腹胀纳呆，或伴吐泻，此为感冒夹滞。

小儿神气怯弱，肝气未盛，感邪之后，热扰心肝，引动肝风，扰乱心神，易致睡卧不宁，惊惕抽风，此为感冒夹惊。

小儿肺常不足，感邪之后，肺失清肃，气机不利，津液凝聚成痰，以致痰阻气道，则咳嗽加剧，喉间痰鸣，此为感冒夹痰。

故小儿感冒夹滞病位主要在于脾；而小儿感冒夹惊病位主要在于心肝；小儿感冒夹痰病位在肺。

177～178.【参考答案】C D

【解析】

（1）风热咳嗽：咳嗽不爽，痰黄黏稠，不易咳出，口渴咽痛，鼻流浊涕，伴有发热恶风，头痛，微汗出，舌质红，苔薄黄，脉浮数或指纹浮紫。

（2）痰热咳嗽：咳嗽痰多，色黄黏稠，难以咳出，甚则喉间痰鸣，或伴发热口渴，烦躁不安，小便黄少，大便干结，舌质红，苔黄腻，脉滑数或指纹青紫。

【押题点】咳嗽

辨证论治	外感	风寒咳嗽	咳嗽频作、声重，咽痒＋脉浮紧或指纹浮红	疏风散寒，宣肺止咳	杏苏散、金沸草散
		风热咳嗽	咳嗽不爽，痰黄黏稠＋脉浮数或指纹浮紫	疏风解热，宣肺止咳	桑菊饮
		风燥咳嗽	咳嗽痰少，或干咳无痰＋脉浮数或指纹浮紫	疏风清肺，润燥止咳	清燥救肺汤、桑杏汤
	内伤	痰热咳嗽	咳嗽痰多，色黄黏稠＋苔黄腻，脉滑数	清热化痰，宣肺止咳	清金化痰汤、清气化痰汤
		痰湿咳嗽	咳声重浊，痰多壅盛＋苔白腻，脉滑	燥湿化痰，宣肺止咳	二陈汤
		气虚咳嗽	咳嗽反复不已＋气短懒言，语声低微，自汗畏寒	健脾补肺，益气化痰	六君子汤
		阴虚咳嗽	干咳无痰，或痰少而黏＋舌红，少苔，脉细数	滋阴润燥，养阴清肺	沙参麦冬汤

179～180.【参考答案】D　C
【解析】口疮虚火上浮证治法：滋阴降火，引火归原。
口疮心火上炎证治法：清心凉血，泻火解毒。
【押题点】口疮

辨证论治	风热乘脾	口颊、上颚、齿龈、口角溃烂＋满口糜烂，口臭，小便短赤，大便秘结，脉浮数	疏风散火，清热解毒	银翘散
	心火上炎	舌上、舌边溃疡，色赤疼痛＋小便短黄，舌尖红	清心凉血，泻火解毒	泻心导赤散
	虚火上浮	口腔溃疡或糜烂，周围色不红或微红，疼痛不甚＋舌红，苔少或花剥，脉细数	滋阴降火，引火归原	六味地黄丸加肉桂

181～182.【参考答案】B　E
【解析】积滞：是指小儿内伤乳食，停聚中焦，积而不化，气滞不行所形成的一种胃肠疾患。以不思乳食，食而不化，脘腹胀满，嗳气酸腐，大便溏薄或秘结酸臭为特征。本病既可单独出现，也可夹杂于其他疾病中。各种年龄均可发病，但以婴幼儿为多见。禀赋不足，脾胃素虚，人工喂养及病后失调者，更易罹患。

疳证：是由喂养不当或多种疾病影响，导致脾胃受损，气液耗伤，而形成的一种慢性疾病。临床以形体消瘦，面色无华，毛发干枯，精神萎靡或烦躁，饮食异常为特征。本病发病无明显季节性，各种年龄均可罹患，临床尤多见于5岁以下小儿。

183～184.【参考答案】A　E
【解析】汗证营卫失调证：代表方剂为黄芪桂枝五物汤。
汗证湿热迫蒸证：代表方剂为泻黄散。
【押题点】汗证

辨证论治	肺卫不固	自汗为主＋头颈、胸背部汗出明显，易患感冒	益气固表	玉屏风散合牡蛎散
	营卫失调	自汗为主＋汗出遍身而抚之不温，畏寒恶风	调和营卫	黄芪桂枝五物汤
	气阴亏虚	盗汗为主＋低热、口干、手足心灼热，哭声无力	益气养阴	生脉散、当归六黄汤
	湿热迫蒸	汗出过多＋汗渍色黄	清热泻脾	泻黄散

185～186.【参考答案】A　E
【解析】小儿痫病脾虚痰盛证，治宜选方：六君子汤。
小儿痫病痰痫病证，治宜选方：涤痰汤。
【押题点】痫病（助理不考）

辨证论治	惊痫证	惊吓史＋惊惕不安，如人将捕之状	镇惊安神	镇惊丸
	痰痫证	痰涎壅盛，喉间痰鸣＋神志恍惚，手足抽搐	豁痰开窍	涤痰汤
	风痫证	颈项及全身强直，四肢抽搐＋口吐白沫，口唇及面部色青，舌苔白，脉弦滑	息风止痉	定痫丸
	瘀血痫证	神志不清，四肢抽搐＋舌红或见瘀点，舌苔少，脉涩	化瘀通窍	通窍活血汤

续表

辨证论治	脾虚痰盛	病证发作频繁＋食欲欠佳，大便稀薄，苔薄腻	健脾化痰	六君子汤
	脾肾两虚	发病年久，智力迟钝，腰膝酸软，大便稀溏	补益脾肾	河车八味丸

187～188.【参考答案】A C

【解析】本病脏腑辨证：

在肝者，易于冲动，好动难静，容易发怒，常不能自控。

在肾者，脑失精明，学习成绩低下，记忆力欠佳，或有遗尿、腰酸乏力等。

189～190.【参考答案】C D

【解析】

（1）抽动障碍脾虚肝旺证

证候：抽动无力，时轻时重，眨眼皱眉，噘嘴搐鼻，腹部抽动，喉出怪叫，精神倦怠，面色萎黄，食欲不振，形瘦性急，夜卧不安，大便不调，舌质淡，苔薄白或薄腻，脉细或脉弦。

（2）抽动障碍肝亢风动证

证候：摇头耸肩，挤眉眨眼，噘嘴踢腿，抽动频繁有力，不时喊叫，声音高亢，急躁易怒，自控力差，伴头晕头痛，面红目赤，或腹动胁痛，便干尿黄，舌红苔黄，脉弦数。

【押题点】抽动障碍

辨证论治	外风引动	挤眉眨眼，感冒后加重＋流涕、发热等表证	疏风解表，息风止动	银翘散
	肝亢风动	摇头耸肩，挤眉眨眼，抽动频繁＋急躁易怒伴面红目赤或腹动胁痛	平肝潜阳，息风止动	天麻钩藤饮
	痰火扰神	肌肉抽动，喉中痰鸣，睡眠多梦，大便干，小便赤	清热化痰，息风止动	黄连温胆汤
	脾虚肝旺	抽动无力，精神倦怠，面色萎黄	扶土抑木，调和肝脾	缓肝理脾汤
	阴虚风动	挤眉弄眼，肢体抖动＋两颧潮红，五心烦热，舌红少津	滋水涵木，柔肝息风	大定风珠

191～192.【参考答案】B D

【解析】

（1）百日咳诊断要点：①有百日咳接触史，且未接种过百日咳疫苗。②发病初期感冒症状逐渐减轻，而咳嗽反增；阵发性痉咳，咳嗽末有鸡鸣样吸气性回声，日轻夜重；面目浮肿，目睛出血，舌系带溃疡等。③实验室检查：血常规检查、细菌培养、免疫荧光检查、血清抗体检测可助确诊。

（2）肺炎喘嗽的主证：肺炎喘嗽是小儿时期常见的一种肺系疾病，临床以发热、咳嗽、痰壅、气喘，肺部闻及中细湿啰音，X线胸片见炎性阴影为主要表现，重者可见张口抬肩、呼吸困难、面色苍白、口唇青紫等症。

193～194.【参考答案】A D

【解析】

（1）麻疹：是由麻疹时邪引起的一种急性出疹性传染病，临床以发热恶寒、咳嗽咽痛、鼻塞流涕，泪水汪汪，羞明畏光，口腔两颊近臼齿处可见麻疹黏膜斑，周身皮肤依序布发红色斑丘疹，皮疹消退时有糠状脱屑和棕色色素沉着斑为特征。

（2）手足口病：是由感受手足口病时邪引起的发疹性传染病，临床以手足肌肤、口咽部发生疱疹为特征。

195～196.【参考答案】A D

【解析】足少阳胆经与足厥阴肝经互为表里，热毒炽盛者，邪盛正衰，邪陷厥阴，扰动肝风，蒙蔽心包，可见高热、抽搐、昏迷等症，此为邪陷心肝之变证。

流行性腮腺炎为感受痄腮时邪所致。当小儿机体抵抗力下降时，时邪乘虚侵入而致病。其主要病机为邪毒壅阻足少阳胆经，与气血相搏，凝滞于耳下腮部。

197～198.【参考答案】B A

【解析】紫癜的辨证：首先根据起病、病程、紫癜颜色等辨虚实。起病急，病程短，紫癜颜色鲜明者多属实；起病缓，病情反复，病情缠绵，紫癜色淡者，多属虚。其次要注意判断病情轻重，以出血量的多少及是否伴有肾脏损害或颅内出血等作为判断轻重的依据。过敏性紫癜早期多为风热伤络，血热妄行，常兼见湿热痹阻或热伤胃络，后期多见阴虚火旺或气不摄血。

针灸学

一、A1型题

1. 【参考答案】D

【解析】十二经脉和任、督二脉各自别出一络，加上脾之大络，总称十五络脉，或十五别络。

【押题点】十五络脉的作用：四肢部的十二别络，加强了十二经中相表里两经的联系，沟通了表里两经的经气，补充了十二经脉循行的不足。躯干部的任脉别络、督脉别络和脾之大络，分别沟通了腹、背和全身经气，输布气血以濡养全身组织。

2. 【参考答案】B

【解析】B选项"约束骨骼，利于关节屈伸活动"是十二经筋的作用。十二经别的作用包括：①加强表里两经的联系作用（"六合"）。②加强经脉与脏腑之间的联系。③加强十二经别与头部的联系的作用。④加强了各经与心的联系。

【押题点】十五络脉、十二经别、十二经筋、十二皮部的作用

十五络脉	十二经脉和任、督二脉各自别出一络，加上脾之大络
	沟通表里，补充经脉循行不足
十二经别 （助理不考）	离－入－出－合
	加强表里两经的联系作用（"六合"）
	加强经脉与脏腑之间的联系
	加强十二经别与头部的联系的作用
	加强了各经与心的联系
十二经筋 （助理不考）	结、聚、散、络
	约束骨骼，利于关节屈伸活动，以保持人体正常的运动功能
十二皮部 （助理不考）	是十二经脉在皮肤上分属的部位
	抗御外邪，保卫机体；反映病候，协助诊断

3. 【参考答案】B

【解析】督脉、任脉、冲脉皆起于胞中，同出会阴，称为"一源三歧"。

【押题点】

一源三歧	督脉、任脉、冲脉皆起于胞中，同出会阴
作用	督脉为"阳脉之海"；任脉为"阴脉之海"；冲脉为"十二经脉之海"和"血海"
	带脉约束了纵行躯干部的诸条经脉
	阳维脉主一身之表，阴维脉主一身之里，阴阳维脉具有维系一身阴经和阳经的作用
	阴阳跷脉主肢体两侧的阴阳，调节下肢运动与司寤寐
	对十二经脉气血有着蓄积和渗灌的调节作用

4. 【参考答案】A

【解析】任脉妊养诸阴经，总调全身阴气和精血，为"阴脉之海"。

【押题点】督脉，督领六阳经，调节全身阳经经气，故称"阳脉之海"。冲脉，涵蓄十二经气血，故称"十二经之海"或"血海"。

5. 【参考答案】C

【解析】足三阴经在足内踝上8寸以下为厥阴在前、太阴在中、少阴在后，至内踝上8寸以上，太阴交出于厥阴之前。所以，足三阴经在内踝上8寸以上肢体部的分布规律是：太阴在前、厥阴在中、少阴在后。

【押题点】十二经脉的分布规律

分布规律	与六脏相配属的六阴经分布于四肢内侧和胸腹
	与六腑相配属的六阳经，分布于四肢外侧和头面、躯干
	内侧（三阴经）："太、厥、少"
	外侧（三阳经）："阳、少、太"
	特例：足内踝上8寸以下：厥阴在前、太阴在中、少阴在后

6.【参考答案】E

【解析】相表里的阴经与阳经在手足末端交接。

【押题点】十二经的循行规律：①相表里的阴经与阳经在手足末端相交接。②同名的阳经与阳经在头面部交接。③相互衔接的阴经与阴经在胸中交接。

7.【参考答案】A

【解析】足太阴脾经与手少阴心经的循行交接部位：心中。

足少阴肾经与手厥阴心包经交接部位：胸中。

足厥阴肝经与手太阴肺经交接部位：肺中。

8.【参考答案】A

【解析】阳维脉主一身之表，具有维系一身阳经的作用。"总督六阳"或者"总督诸阳经"是对督脉的描述。

【押题点】奇经八脉循行分布和作用

奇经八脉	循行分布概况	作用、临床意义
任脉	腹、胸、颏下正中	妊养六阴经，调节全身阴经经气，故称"阴脉之海"
督脉	腰、背、头面正中	督领六阳经，调节全身阳经经气，故称"阳脉之海"
冲脉	与足少阴经并行，环绕口唇，且与任脉、督脉、足阳明经等有联系	涵蓄十二经气血，故称"十二经之海"或"血海"
带脉	起于胁下，环腰一周，状如束带	约束纵行躯干的诸条经脉
阴维脉	起于小腿内侧，并足太阴、厥阴经上行，至咽喉合于任脉	维系全身阴经
阳维脉	起于足跗外侧，并足少阳经上行，至项后会于督脉	维系全身阳经
阴跷脉	起于足跟内侧，伴足少阴经上行，至目内眦与阳跷脉会合	调节下肢运动，司寤寐
阳跷脉	起于足跟外侧，伴足太阳经上行，至目内眦与阴跷脉会合	调节下肢运动，司寤寐

9.【参考答案】E

【解析】经络的作用：①联系脏腑，沟通内外；②运行气血，协调阴阳；③抗御病邪，反映病候；④感应传导，调整虚实。

10.【参考答案】C

【解析】手少阳三焦经的主治病证：侧头、胁肋病。

【押题点】经络主治

经名	本经主治	二经相同	三经相同
手太阴经	肺、喉病		胸部病
手厥阴经	心、胃病	神志病	
手少阴经	心病		
手阳明经	前头、鼻、口、齿病		目病 咽喉病 热病
手少阳经	侧头、胁肋病	目病、耳病	
手太阳经	后头、肩胛、神志病		

续表

经名	本经主治	二经相同	三经相同
足阳明经	前头、口、齿、咽喉、胃肠病		神志病 热病
足少阳经	侧头、耳、项、胁肋、胆病	眼病	
足太阳经	后头、项、背腰、肛肠病		
足太阴经	脾胃病		腹部病 妇科病
足厥阴经	肝病	前阴病	
足少阴经	肾、肺、咽喉病		
任脉	回阳、固脱、强壮作用。 中风脱证、虚寒、下焦病	神志病、脏腑病、妇科病	
督脉	中风、昏迷、热病、头面部病		
记忆：手三阴经同治胸，手三阳经咽目热，足三阳经神志热，足三阴经腹妇科，任督二脉神脏妇，手少厥阴神志病，手少太阳目耳疾			

11. 【参考答案】C
【解析】足太阴脾经的络穴是公孙。
【押题点】

十五络穴	十二经络穴都位于肘膝关节以下，任脉之络穴鸠尾散于腹，督脉之络穴长强散于头上，脾之大络大包穴布于胸胁
歌诀	手太阴络为列缺，手少阴络即通里，手厥阴络为内关，手太阳络支正是， 手阳明络偏历当，手少阳络外关位，足太阳络号飞扬，足阳明络丰隆记， 足少阳络为光明，足太阴络公孙寄，足少阴络名大钟，足厥阴络蠡沟配， 阳督之络号长强，阴任之络号尾翳，脾之大络为大包，十五络脉君须记。 记忆：公虫大，丰光飞，偏正关，列通关，加脾大包，任鸠尾，督长强

12. 【参考答案】E
【解析】手厥阴心包经的经穴是间使。
【押题点】

经脉名称	井（金）	荥（水）	输（木）	经（火）	合（土）
手太阴肺经	少商	鱼际	太渊	经渠	尺泽
手厥阴心包经	中冲	劳宫	大陵	间使	曲泽
手少阴心经	少冲	少府	神门	灵道	少海
足太阴脾经	隐白	大都	太白	商丘	阴陵泉
足少阴肾经	涌泉	然谷	太溪	复溜	阴谷
足厥阴肝经	大敦	行间	太冲	中封	曲泉
手阳明大肠经	商阳	二间	三间	阳溪	曲池
手少阳三焦经	关冲	液门	中渚	支沟	天井
手太阳小肠经	少泽	前谷	后溪	阳谷	小海
足阳明胃经	厉兑	内庭	陷谷	解溪	足三里
足少阳胆经	足窍阴	侠溪	足临泣	阳辅	阳陵泉
足太阳膀胱经	至阴	足通谷	束骨	昆仑	委中
五输穴歌诀	少商鱼际与太渊，经渠尺泽肺相连，商阳二三间合谷，阳溪曲池大肠牵。 隐白大都太白脾，商丘阴陵泉要知，厉兑内庭陷谷胃，冲阳解溪三里随。 少冲少府属于心，神门灵道少海寻，少泽前谷后溪腕，阳谷小海小肠经。 涌泉然谷与太溪，复溜阴谷肾所宜，至阴通谷束京骨，昆仑委中膀胱知。 中冲劳宫心包络，大陵间使传曲泽，关冲液门中渚焦，阳池支沟天井索。 大敦行间太冲看，中封曲泉属于肝，窍阴侠溪临泣胆，丘墟阳辅阳陵泉。 （阴经输穴与原穴为同一个，阳经输穴后即是原穴。从后往前数，第三个即是输穴）				

13. 【参考答案】E

【解析】募穴分布在胸腹部相关经脉上，又称为"腹募穴"。多位于脏腑附近的部位。六腑六脏各有一个，共12个。

【押题点】各穴位的分布特点

五输穴	从四肢末端向肘、膝方向依次排列
原穴	分布在腕、踝关节附近的十二经上
络穴	十二经的络穴都位于肘膝关节以下，任脉之络穴鸠尾散于腹，督脉之络穴长强散于脊之大络大包穴布于胸胁，共十五穴，故称为"十五络穴"
背俞穴	分布于背腰部的膀胱经第一侧线上，六脏六腑各有一相应的背俞穴，共12个
八脉交会穴	均分布于肘膝以下，包括公孙、内关、后溪、申脉、足临泣、外关、列缺、照海
八会穴	分布于躯干部和四肢部，其中脏、腑、气、血、骨之会穴位于躯干部。筋、脉、髓之会穴位于四肢部

14. 【参考答案】B

【解析】肝的募穴为期门。

【押题点】

募穴	脏腑之气结聚于胸腹部的腧穴
募穴歌	天枢大肠肺中府，关元小肠巨阙心，中极膀胱京门肾，胆日月肝期门寻，脾募章门胃中脘，气化三焦石门针，心包募穴何处取，胸前膻中觅浅深
临床应用	腑病多选其募穴，脏病多选其背俞穴
	俞募配穴

15. 【参考答案】E

【解析】十二皮部的作用：由于十二皮部居于人体最外层，又与经络气血相通，是络脉之气（卫气）散布之处，故是机体的卫外屏障，起着保卫机体、抵御外邪和反映病候、协助诊断的作用。

E选项"加强了表里两经的联系作用"是十二经别的作用。

【押题点】

十二经别的作用	①加强了表里两经的联系作用；②加强了经脉与脏腑的联系作用；③加强了十二经别与头部的联系作用；④经别还弥补了十二经脉分布的不足
十二经筋的作用	主要的约束骨骼，利于关节屈伸活动，以保持人体正常的运动功能
奇经八脉的作用	①统率、主导作用；②沟通、联络作用；③蓄积、渗灌作用

16. 【参考答案】D

【解析】手厥阴心包经的原穴是大陵。大陵同时也是手厥阴心包经的输穴。

【押题点】

十二原穴	脏腑原气经过和留止的部位；阴经之输并于原
歌诀	肺渊包陵心神门，大肠合谷焦阳池，小肠之原腕骨穴，足之三阴三原太，胃原冲阳胆丘墟，膀胱之原京骨取

17. 【参考答案】A

【解析】正确的叙述应该为"所出为井"。

【押题点】

五输穴	井、荥、输、经、合的顺序，从四肢末端向肘、膝方向依次排列
	所出为井，所溜为荥，所注为输，所行为经，所入为合
	五行配属：阴井木、阳井金
	病在脏者，取之井；病变于色者，取之荥；病时间时甚者，取之输；病变于音者，取之经；经满而血者，病在胃及以饮食不节得病者，取之合
	井主心下满；荥主身热；输主体重节痛；经主喘咳寒热；合主逆气而泄；合治内腑

18. 【参考答案】B

【解析】公孙既是脾经的络穴，同时也是八脉交会穴，通冲脉。

【押题点】

十五络穴	络穴都位于肘膝关节以下，任脉之络穴鸠尾散于腹，督脉之络穴长强散于头上，脾之大络大包穴布于胸胁
歌诀	手太阴络为列缺，手少阴络即通里，手厥阴络为内关，手太阳络支正是， 手阳明络偏历当，手少阳络外关位，足太阳络号飞扬，足阳明络丰隆记， 足少阳络为光明，足太阴络公孙寄，足少阴络名大钟，足厥阴络蠡沟配， 阳督之络号长强，阴任之络号尾翳，脾之大络为大包，十五络脉君须记。 记忆：公虫大，丰光飞，偏正关，列通关，加脾大包，任鸠尾，督长强
八脉交会穴	公孙、内关、后溪、申脉、足临泣、外关、列缺、照海
歌诀	公孙冲脉胃心胸，内关阴维下总同，临泣胆经连带脉，阳维目锐外关逢， 后溪督脉内眦颈，申脉阳跷络亦通，列缺任脉连肺系，阴跷照海膈喉咙

19. 【参考答案】B

【解析】手太阴肺经五行属金，金的母经应该属土，故为足太阴脾经，同时金的母穴也应该属土，足太阴脾经中属土的穴位为其输穴太白。

20. 【参考答案】B

【解析】手厥阴心包经的郄穴是郄门。

【押题点】

郄穴	经气深聚的部位；治疗本经循行部位及所属脏腑的急性病证
	阴经郄穴多治疗血证，阳经郄穴多治疗急性痛证
歌诀	肺向孔最取，大肠温溜列，胃经是梁丘，脾属地机穴； 心则取阴郄，小肠养老列，膀胱金门守，肾向水泉施； 心包郄门刺，三焦会宗持，胆郄在外丘，肝经中都是； 阳跷跗阳走，阴跷交信期，阳维阳交穴，阴维筑宾知

21. 【参考答案】B

【解析】八脉交会穴中通于阳跷脉的是申脉。

22. 【参考答案】A

【解析】阴陵泉属于脾经的合穴，不是八会穴。

【押题点】

八会	脏会	腑会	气会	血会	筋会	脉会	骨会	髓会
穴位	章门	中脘	膻中	膈俞	阳陵泉	太渊	大杼	绝骨

23. 【参考答案】D

【解析】耳后两乳突之间的骨度分寸是9寸。

【押题点】骨度分寸定位法

头面部	前发际正中至后发际正中	12寸
	眉间（印堂）至前发际正中	3寸
	前额两发角之间	9寸
	耳后两乳突（完骨）之间	9寸
胸腹胁部	天突至歧骨（胸剑联合）	9寸
	歧骨至脐中	8寸
	脐中至耻骨联合上缘	5寸
背腰部	两肩胛骨内侧缘至后正中线	3寸
	大椎以下至尾骶	21椎

续表

上肢部	腋前、后纹头（腋前皱襞）至肘横纹（平尺骨鹰嘴）	9寸
	肘横纹（平尺骨鹰嘴）至腕掌（背）侧远端横纹	12寸
下肢部	耻骨联合上缘至髌底	18寸
	髌底至髌尖	2寸
	髌尖（膝中）至内踝尖	15寸
	胫骨内侧髁下方（阴陵泉）至内踝尖	13寸
	股骨大转子至腘横纹（平髌尖）	19寸
	臀沟至腘横纹	14寸
	腘横纹（平髌尖）至外踝尖	16寸

24.【参考答案】B

【解析】横指同身寸法中，以患者中指中节横纹为标准，将四指的宽度作为3寸。

【押题点】

同身寸定位	中指同身寸、拇指同身寸和横指同身寸（一夫法）
简便取穴法 （助理不考）	两耳尖连线中点取百会
	半握拳，当中指端所指处取劳宫
	垂肩屈肘，于平肘尖处取章门

25.【参考答案】A

【解析】太渊临近桡动脉，针刺注意避开血管。

【押题点】

颈项部位腧穴	天突穴，应注意针刺角度、方向和深度，避免刺伤气管、主动脉弓；人迎穴，要用押手拨开颈总动脉，缓慢进针。风府、哑门等穴，要注意掌握针刺角度、方向和深度，不宜大幅度提插、捻转，以免刺伤延髓
眼区腧穴	睛明、承泣、上明、球后等穴位的针刺，应注意针刺的方向、角度和深度，缓慢进针，仔细体察针下感觉，避免使用大幅度提插、捻转的手法。出针时动作轻柔，出针后按压针孔以防止或减少出血
腹部腧穴	上腹部近胸部的腧穴不宜深刺或向上斜刺，以免刺伤胃、肝或心脏。下腹部腧穴，应了解患者膀胱充盈状况，如有尿潴留时要掌握适当的针刺方向角度、深度等，避免误伤膀胱。对于妇女，应注意询问其怀孕情况
对胸、胁、腰、背脏腑所居之处的腧穴不宜直刺深刺，肝脾肿大、肺气肿患者更应注意		

26.【参考答案】A

【解析】列缺主治：①咳嗽、气喘、咽喉肿痛等肺系病证；②外感头痛、齿痛、项强、口眼㖞斜等头面部疾患；③手腕痛。

【押题点】

中府主治	①咳嗽、胸痛、咯血、肺胀满、胸中烦满、气喘等肺胸病证；②肩臂痛
合谷主治	①头面五官疾患；②上肢疼痛、不遂；③发热恶寒等外感病证；④热病无汗或多汗、经闭、滞产等妇产科病证；⑤针麻常用穴；皮肤瘙痒、荨麻疹等皮肤科病证；⑥小儿惊风、痉证；⑦腹痛、痢疾、便秘等肠腑病证；⑧热病；⑨无汗或多汗；⑩手术针麻常用穴

27.【参考答案】B

【解析】偏历定位：在前臂，阳溪穴与曲池穴连线上，腕背侧远端横纹上3寸处。

28.【参考答案】A

【解析】阳溪属于手阳明大肠经。后溪属于手太阳小肠经；肩髎属于手少阳三焦经；养老属于手太阳小肠经；肩髃属于手阳明大肠经。

29.【参考答案】B

【解析】孔最：在前臂前区，尺泽与太渊连线上，腕掌侧远端横纹上7寸，肘横纹下5寸。

30. 【参考答案】B

【解析】大肠经"入下齿中"；胃经"入上齿龈中"。

31. 【参考答案】C

【解析】肩髃：在三角肌区，肩峰外侧缘前端与肱骨大结节两骨间凹陷中。简便取穴法：屈臂外展，肩峰外侧缘呈现前后两个凹陷，前下方的凹陷即是本穴。

【押题点】

肩髎：三角肌区，肩峰角与肱骨大结节两骨间凹陷中。

肩贞：在肩胛区，肩关节后下方，臂内收时，腋后纹头上1寸处。

肩中俞：在背部脊柱区，当第七颈椎棘突下，旁开2寸处。

肩外俞：在背部脊柱区，当第一胸椎棘突下，旁开3寸处。

32. 【参考答案】B

【解析】厉兑：在足趾，第2趾末节外侧，趾甲根角侧后方0.1寸（指寸）。

33. 【参考答案】E

【解析】胃经的循行：与鼻、足太阳经脉、上齿龈、口唇、下唇、承浆穴、大迎穴、颊车穴、耳前、足少阳经的上关穴、额颅部、人迎穴、喉咙、缺盆、横膈、胃、脾、气冲有关。

【押题点】足阳明胃经的循行

经脉循行	体表循行：鼻旁——目下——面周围——缺盆——胸腹第二侧线——下肢外侧前——大、次、中趾。
	体内联系：属胃——络脾——腹里——气冲

34. 【参考答案】B

【解析】头维在头部，当额角发际直上0.5寸，头正中线旁开4.5寸。属于足阳明胃经。

35. 【参考答案】D

【解析】在胸部，距离前正中线的距离依次是：肾2、胃4、脾6；在腹部，距离前正中线的距离依次是：肾0.5、胃2、脾4。

36. 【参考答案】C

【解析】足太阴脾经循行：连舌本，散舌下；足少阴肾经：夹舌本。

37. 【参考答案】C

【解析】屈膝，在髌骨内上缘上2寸，当股四头肌内侧头的隆起处的腧穴为血海。

血海主治：①月经不调、痛经、经闭、崩漏等妇科病；②瘾疹、湿疹、丹毒、皮肤瘙痒等皮外科病证；③膝股内侧痛。

38. 【参考答案】E

【解析】三阴交主治：①肠鸣腹胀、泄泻、便秘等脾胃病证；②月经不调、经闭、痛经、带下、阴挺、不孕、滞产等妇产科病证；③遗精、阳痿、遗尿等生殖、泌尿系统病证；④心悸、不寐、癫狂等心神病证；⑤下肢痿痹；⑥阴虚诸证；⑦湿疹，荨麻疹等皮肤病证。

39. 【参考答案】D

【解析】手少阴心经起于极泉，止于少冲。

【押题点】

十二经起止穴	肺起中府止少商，大肠商阳止迎香；胃起承泣终厉兑，脾起隐白大包乡。
	心起极泉少冲止，小肠少泽止听宫；膀胱睛明止至阴，肾起涌泉俞府终。
	包络天池中冲止，三焦关冲止竹空；胆瞳子髎止窍阴，肝起大敦止期门

40. 【参考答案】B

【解析】"少泽"属于手太阳小肠经腧穴。少冲、通里、少海、少府属于手少阴心经腧穴。

41. 【参考答案】C

【解析】位于耳前的耳门、听宫、听会三穴，分别属于三焦经、小肠经、胆经。

42. 【参考答案】D

【解析】循行既到目内眦又到目外眦的经脉是：手太阳小肠经。

【押题点】

到达目内眦的经脉：小肠经、胃经、膀胱经、阴跷脉、阳跷脉。

到达目锐眦的经脉：胆经、三焦经、小肠经。

未与目内眦或目外眦发生联系的经脉：手阳明大肠经。

43. 【参考答案】D

【解析】秩边定位：在骶区，横平第4骶后孔，骶正中嵴旁开3寸。

【押题点】

上髎定位：在骶区，横平第 1 骶后孔。

次髎定位：在骶区，正对第 2 骶后孔。

中髎定位：在骶区，正对第 3 骶后孔。

下髎定位：在骶区，正对第 4 骶后孔。

小肠俞定位：在骶区，横平第 1 骶后孔，骶正中嵴旁开 1.5 寸。

膀胱俞定位：在骶区，约横平第 2 骶后孔，骶正中嵴旁开 1.5 寸。

44.【参考答案】B

【解析】足太阳膀胱经循行：足太阳膀胱经，起始于内眼角，向上过额部，与督脉交会于头顶。其支脉，从头顶分出到耳上角。其直行经脉，从头顶入颅内络脑，再浅出沿枕项部下行……

【押题点】络脑的经脉还有督脉。

	起始：目内眦
足太阳膀胱经经脉循行	体表循行：目内眦——头顶第一侧线——腰背第一、二侧线——下肢外侧后缘——小趾
	体内分布：络脑——络肾——属膀胱
	连接下经：足小趾外侧——足少阴肾经

45.【参考答案】D

【解析】腰阳关与大肠俞均位于第四腰椎棘突下。腰阳关在腰部，当后正中线上，第 4 腰椎棘突下凹陷中；大肠俞穴第 4 腰椎棘突下，后正中线旁开 1.5 寸。

【押题点】

肝俞定位	第 9 胸椎棘突下，后正中线旁开 1.5 寸
胃俞定位	第 12 胸椎棘突下，后正中线旁开 1.5 寸
肾俞定位	第 2 腰椎棘突下，后正中线旁开 1.5 寸
膀胱俞定位	第 2 骶椎棘突下，旁开 1.5 寸，约平第 2 骶后孔

46.【参考答案】C

【解析】膏肓定位：在脊柱区，第 4 胸椎棘突下，后正中线旁开 3 寸。

47.【参考答案】E

【解析】膈俞定位：在脊柱区，第 7 胸椎棘突下，后正中线旁开 1.5 寸。

【押题点】

脾俞定位：第 11 胸椎棘突下，后正中线旁开 1.5 寸。

胆俞定位：第 10 胸椎棘突下，后正中线旁开 1.5 寸。

48.【参考答案】D

【解析】足少阴肾经循行时发生联系的脏腑有多个：属肾，络膀胱，上贯肝，入肺中，络心。

足少阴肾经循行：足少阴肾经，起于足小趾下，斜走足心，沿小腿内侧上行，经腘窝内侧，沿大腿内侧后缘上行，贯脊柱，属于肾，络于膀胱。其直行支脉，从肾脏向上经过肝、膈，进入肺脏，沿着喉咙，夹舌根旁；另一支脉，从肺分出，联络心，流注于胸中。

综上所述，肾经在循行中，未与心包发生联系。

49.【参考答案】C

【解析】足少阴肾经循行过程中，"贯脊柱，属于肾，络于膀胱"。

【押题点】

足太阳膀胱经：起于目内眦，上额，交巅。

足少阳胆经：起于目锐眦，入缺盆，出气街。

50.【参考答案】D

【解析】肓俞定位：在腹部，脐中旁开 0.5 寸。

【押题点】

膏肓定位	在背部，当第 4 胸椎棘突下，左右旁开三寸
气海定位	脐中下 1.5 寸，前正中线上
天枢定位	在腹部，脐中旁开 2 寸
大横定位	在腹部，脐中旁开 4 寸

51. 【参考答案】C

【解析】手厥阴经主治概要：①心胸、神志病：心痛、心悸、心烦、胸闷、癫狂痫等。②胃腑病证：胃痛、呕吐等。③经脉循行部位的其他病证：上臂内侧痛，肘臂挛痛，腕痛，掌中热等。

52. 【参考答案】D

【解析】手少阳三焦经循行："其支者，从耳后入耳中，出走耳前，过客主人，前交颊，至目锐眦。"

【押题点】

足少阳胆经	其支着，从耳后入耳中，出走耳前，至目锐眦后
足少阴肾经	其支者，从肾上贯肝膈，入肺中，循喉咙，夹舌本
手阳明大肠经	其支者，从缺盆上颈，贯颊，入下齿中
手太阳小肠经	其支者，从缺盆循颈，上颊，至目锐眦，却入耳中

53. 【参考答案】D

【解析】大椎主治：①疟疾、恶寒发热等外感病证；②热病，骨蒸潮热；③咳嗽、气喘等肺气失于宣降病证；④癫狂痫、小儿惊风等神志病证；⑤风疹、痤疮等皮肤疾病；⑥项强、脊痛等脊柱病证。

54. 【参考答案】D

【解析】承浆属于任脉的穴位。

【押题点】督脉腧穴：长强、腰阳关、命门、至阳、身柱、大椎、哑门、风府、百会、上星、素髎、水沟、印堂等。

55. 【参考答案】D

【解析】任脉循行经过：小腹内，会阴部，关元，咽喉，口唇，面部，目眶下，联系于目。

56. 【参考答案】C

【解析】华佗夹脊穴定位：在脊柱区，第1胸椎至第5腰椎棘突下两侧，后正中线旁开0.5寸，一侧17穴。

57. 【参考答案】C

【解析】定喘定位：在脊柱区，横平第7颈椎棘突下，后正中线旁开0.5寸。

58. 【参考答案】D

【解析】行针基本手法包括：提插法和捻转法。

【押题点】

进针方法	指切进针法	适用于短针的进针
	夹持进针法	适用于长针的进针
	舒张进针法	用于皮肤松弛部位腧穴的进针
	提捏进针法	用于皮肉浅薄部位腧穴的进行，如印堂穴
针刺角度和深度	直刺	针身与皮肤表面呈90°刺入
	斜刺	针身与皮肤表面约呈45°刺入
	平刺	针身与皮肤表面呈约15°或沿皮以更小的角度刺入
	针刺深度	阳证、新病宜浅刺；阴病、久病宜深刺
行针手法	基本手法	提插法、捻转法
	辅助手法（助理不考）	循法、弹法、刮法、摇法、飞法、震颤法

59. 【参考答案】C

【解析】呼吸补泻的泻法是：患者吸气时进针，呼气时出针。

【押题点】

针刺补泻	捻转补泻	捻转角度小，用力轻，频率慢，操作时间短，结合拇指向前用力为主者为补法。反之为泻法
	提插补泻	先浅后深，重插轻提，提插幅度小，频率慢，操作时间短者为补法。 先深后浅，轻插重提，提插幅度大，频率快，操作时间长者为泻法
	疾徐补泻（助理不考）	进针时徐徐刺入，疾速出针者为补法。 进针时疾速刺入，徐徐出针者为泻法

续表

针刺补泻	迎随补泻	针尖随着经脉循行去的方向刺入为补法；反之为泻法（助理不考）
	呼吸补泻	患者呼气时进针，吸气时出针为补法；反之为泻法（助理不考）
	开阖补泻	出针后迅速揉按针孔为补法；出针时摇大针孔而不按为泻法（助理不考）
	平补平泻	施行均匀的提插、捻转手法

60.【参考答案】D

【解析】若针刺得气，医者的刺手能体会到针下沉紧、涩滞或针体颤动等反应。患者的针刺部位有酸、麻、胀、痛等自觉反应；若针刺后未得气，则患者无任何特殊感觉或反应，医者刺手亦感觉到针下空松、虚滑。

61.【参考答案】E

【解析】施灸的禁忌

（1）对颜面、五官和有大血管的部位以及关节活动部位，不宜采用瘢痕灸。

（2）孕妇的腹部和腰骶部也不宜施灸。

（3）一般空腹、过饱、极度疲劳和对灸法恐惧者，应慎施灸。

（4）对于体弱患者，灸治时艾炷不宜过大，刺激量不可过强，以防晕灸。一旦发生晕灸，应立即停止施灸，并做出及时处理，其方法同晕针。

62.【参考答案】E

【解析】隔姜灸有温胃止呕、散寒止痛的作用，常用于因寒而致的呕吐、腹痛以及风寒痹痛等病证。

【押题点】

隔姜灸	温胃止呕，散寒止痛，用于因寒而致的呕吐、腹痛以及风寒痹痛等病证
隔蒜灸	清热解毒，杀虫；用于治疗瘰疬、肺痨及肿疡初起等
隔盐灸	回阳，救逆，固脱；用于治疗伤寒阴证或吐泻并作、中风脱证等
隔附子饼灸	温补肾阳；用于治疗命门火衰而致的阳痿、早泄或疮疡久溃不敛等
瘢痕灸	又名化脓灸。用于治疗哮喘、肺痨、瘰疬等慢性顽疾

63.【参考答案】C

【解析】三棱针常用操作方法包括：点刺法、散刺法、刺络法、挑刺法。

【押题点】

点刺法	用于指、趾末端的十宣、十二井穴和耳尖及头面部的攒竹、上星、太阳等穴
散刺法	用于局部瘀血、血肿或水肿、顽癣等
刺络法	用于曲泽、委中等穴，治疗急性吐泻、疼痛、中暑、发热等
挑刺法	用于肩周炎、胃痛、颈椎综合征、失眠、支气管哮喘、血管神经性头痛等

64.【参考答案】C

【解析】电针配穴：电针法的处方配穴与针刺法相同。一般选用其中的主穴，配相应的辅穴。多选同侧肢体的穴位配对，以1~3对穴位为宜。

电针法：将针刺入腧穴得气后，在针具上通以适量脉冲电流，利用针和电两种刺激相结合，以防治疾病的一种方法。

65.【参考答案】D

【解析】耳针选穴原则

按相应部位选穴	当机体患病时，在耳郭的相应部位上有一定的敏感点，它便是本病的首选穴位，如胃痛取"胃"穴等
按脏腑辨证选穴	根据脏腑学说的理论，按各脏腑的生理功能和病理反应进行辨证取穴。如脱发取"肾"穴，皮肤病取"肺""大肠"穴等
按经络辨证选穴	即根据十二经脉循行和其病候选取穴位。如坐骨神经痛取"膀胱"或"胰胆"穴，牙痛取"大肠"穴等
按西医学理论选穴	耳穴中一些穴名是根据西医理论命名的，如"交感""肾上腺""内分泌"等。这些穴位的功能基本上与西医学理论一致，故在选穴时应考虑其功能，如炎性疾病取"肾上腺"穴
按临床经验选穴	临床实践发现有些耳穴具有治疗本部位以外疾病的作用，如"外生殖器"穴可以治疗腰腿痛

66.【参考答案】E

【解析】针灸选穴原则包括：近部选穴，远部选穴，辨证选穴，对症选穴。

【押题点】配穴方法：①按部配穴：远近配穴法、上下配穴法、前后配穴法、左右配穴法；②按经配穴：本经配穴法、表里经配穴法、同名经配穴法。

67.【参考答案】A

【解析】针灸治疗作用包括：疏通经络，调和阴阳，扶正祛邪。

【押题点】针灸治疗原则：补虚泻实，清热温寒，治病求本，三因制宜。

68.【参考答案】C

【解析】俞募配穴法指的是同一个脏腑的募穴和背俞穴配伍使用。而胃俞是胃的背俞穴，关元是小肠的募穴，不属于同一个脏腑，所以不是俞募配穴法。

69.【参考答案】E

【解析】癃闭的治疗操作

基本刺灸方法：膀胱充盈者，中极、关元等小腹部腧穴不能直刺，应向下斜刺、浅刺；虚证可用温针灸。

癃闭的治法：

实证：清热利湿，行气活血。以足太阳经、足太阴经穴及相应俞募穴为主。

虚证：温补脾肾，益气启闭。以足太阳、任脉穴及相应背俞穴为主。

【押题点】癃闭（助理不考）

	主穴	辨证	配穴
实证	膀胱俞 秩边 中极 阴陵泉 三阴交（膀胱之中二阴实）	膀胱湿热	委阳
		肺热壅盛	尺泽
		肝郁气滞	太冲
		浊瘀阻塞	次髎、血海
虚证	脾俞 肾俞 三焦俞 秩边 关元（三叔支援）	脾虚气弱	气海、足三里
		肾气亏虚	太溪、命门

二、A2型题

70.【参考答案】C

【解析】少商主治：①咳嗽、气喘、咽喉肿痛、鼻衄等肺系实热证；②中暑，发热；③昏迷，癫狂；④指肿，麻木。

【押题点】

太渊主治	①咳嗽、气喘、咳血、喉痹等肺系疾患；②无脉症；③胸痛，缺盆中痛，腕臂痛
尺泽主治	①咳嗽、气喘、咯血、咽喉肿痛等肺系病证；②肘臂挛痛；③小儿惊风、急性腹痛、吐泻等急症
孔最主治	①咳嗽、气喘、咯血、鼻衄、咽喉肿痛等肺系病证；②肘臂挛痛；③痔疮出血
鱼际主治	①咳嗽、气喘、咳血、失音、喉痹、咽干等肺系病证；②外感发热，掌中热；③小儿疳积

71.【参考答案】E

【解析】曲池主治：①手臂肿痛、上肢不遂等上肢病证；②热病；③头痛，眩晕；④腹痛、吐泻等肠胃病证；⑤咽喉肿痛、齿痛、目赤肿痛等五官热性病证；⑥瘾疹、湿疹、瘰疬等皮外科疾患；⑦癫狂等神志病证。

【押题点】

商阳主治	①热病，昏迷；②耳聋、青盲、咽喉肿痛、颐颔肿、齿痛等五官病证；③手指麻木
阳溪主治	①头痛、目赤肿痛、咽喉肿痛、齿痛、耳聋、耳鸣等头面五官病证；②手腕痛，手指拘急
偏历主治	①目赤、咽喉肿痛、耳聋、鼻衄等五官病证；②水肿，小便不利；③手臂酸痛；④腹部胀满
合谷主治	①头痛、目赤肿痛、鼻衄、齿痛、口眼㖞斜、耳聋等头面五官诸疾；②发热恶寒等外感病证；③热病无汗或多汗；④经闭、滞产等妇产科病证；⑤上肢疼痛、不遂；⑥牙拔除术、甲状腺手术等口面五官及颈部手术针麻常用穴；⑦腹痛、痢疾等肠腑病证；⑧皮肤瘙痒、荨麻疹等皮肤科病证；⑨小儿惊风，痉证

72.【参考答案】B

【解析】委中主治：①腰背痛、下肢痿痹等腰及下肢病证；②腹痛、急性吐泻等急症；③癃闭、遗尿等泌尿系病证；④丹毒、瘾疹、皮肤瘙痒、疔疮等血热病证。

【押题点】

委阳	①二阴及腰腿部疾患；②腹满、水肿、小便不利；③腰脊强痛、下肢体挛痛
承山	①腰腿疼痛；②痔疾，便秘；③腹痛，疝气
飞扬	①腰腿疼痛；②头痛，目眩，鼻塞，鼻衄；③痔疾
昆仑	①头面五官病、热病、神志病；②腰骶疼痛，足踝肿痛；③滞产

73.【参考答案】D

【解析】患者主症为呃逆，宜用攒竹。

攒竹主治：①头痛、面痛、眉棱骨痛、面瘫等头面病证；②眼睑𥆧动、眼睑下垂、口眼㖞斜、目视不明、流泪、目赤肿痛等眼疾；③呃逆；④急性腰扭伤。

74.【参考答案】A

【解析】复溜主治：①腹胀、泄泻、癃闭、水肿等胃肠病证；②盗汗、汗出不止或热病无汗等津液输布失调病证；③腰脊强痛，下肢痿痹。

【押题点】

然谷 （助理不考）	①咽喉肿痛；②大便难，小便不利；③足心热；④咯血；⑤小儿脐风，口噤；⑥消渴，泄泻
太溪	①阴虚性疾患；②大便难，小便不利；③足心热；④肾虚证；肺系；消渴，小便频数，便秘；月经不调
大钟	①遗尿、癃闭、便秘等前后二阴病证；②咽痛、咳血、气喘；③痴呆；④腰脊强痛，足跟痛

75.【参考答案】B

【解析】根据患者症状，辨病为口疮，宜用劳宫施治。

劳宫主治：①中风昏迷、中暑等急症；②心痛、烦闷等心疾；③癫狂痫等神志病证；④口疮，口臭；⑤鹅掌风。

【押题点】

内关主治	①心痛、心悸、胸闷等心胸病证；②胃痛、呕吐、呃逆等胃腑病证；③不寐、郁病、癫狂痫等神志病证；④中风，眩晕，偏头痛；⑤胁痛，胁下痞块，肘臂挛痛
外关主治	①耳聋、耳鸣、耳痛、目赤肿痛、目生翳膜、目眩、咽喉肿痛、口噤、齿痛、面痛等头面五官病证；②头痛，颈项及肩部疼痛，胁痛，上肢痹痛；③热病，疟疾，伤风感冒；④瘰疬
间使主治	①心痛、心悸等心疾；②胃痛、呕吐等胃腑病证；③热病，疟疾；④癫狂痫等神志病证；⑤肘臂挛痛

76.【参考答案】D

【解析】支沟是治疗便秘的经验效穴。

【押题点】支沟定位：在前臂后区，腕背侧远端横纹上3寸，尺骨与桡骨间隙中点。主治：①便秘；②热病；③耳鸣、耳聋、咽喉肿痛、暴喑、头痛等头面五官病证；④肘臂痛，胁肋痛，落枕；⑤瘰疬。

77.【参考答案】E

【解析】针刺环跳穴的最佳体位是侧卧位。侧卧位：适宜取身体侧面少阳经腧穴和上、下肢部分腧穴，如针刺肾俞、足临泣、环跳。

【押题点】

仰卧位	适宜取头、面、胸、腹部腧穴和上下肢部分腧穴
俯卧位	适宜取头、项、背、腰骶部腧穴和下肢背侧及上肢部分腧穴
仰靠坐位	适宜取前头、颜面和颈前等部位的腧穴，如针刺人迎、廉泉、通里
俯伏坐位	适宜取后头和项、背部的腧穴
侧伏坐位	适宜取头部的一侧、面颊及耳前后部位的腧穴

78.【参考答案】D

【解析】气海主治：①中风脱证、虚劳羸瘦、脱肛、阴挺等气虚病证；②水谷不化、绕脐疼痛、腹泻、痢疾、便秘等肠腑病证；③遗尿、癃闭等泌尿系病证；④遗精、阳痿、疝气等男科病证；⑤月经不调、痛经、经闭、崩漏、带下、阴挺、产后恶露不止、胞衣不下等妇科病证；⑥保健要穴。

【押题点】

下脘主治	胃痛、呕吐、完谷不化、食欲不振、腹胀、泄泻、小儿疳积等脾胃病证
建里主治	①胃痛、呕吐、食欲不振、腹胀、腹痛等脾胃病证；②水肿，小便不利
归来主治	①小腹胀痛，疝气；②月经不调、经闭、痛经、带下、阴挺等妇科病证
中极主治	①遗尿、小便不利、癃闭等泌尿系病证；②遗精、阳痿、不育等男科病证；③月经不调、崩漏、阴挺、阴痒、不孕、产后恶露不止、带下等妇科病证

79.【参考答案】A

【解析】养老为郄穴，主治急性痛证，可治急性腰痛。

80.【参考答案】C

【解析】根据描述，应诊断为痔疾，宜用承山。

承山主治：①腰腿拘急、疼痛；②痔疾，便秘；③腹痛，疝气。

81.【参考答案】B

【解析】晕针处理：立即停止针刺，将针全部起出。使患者平卧，注意保暖，轻者仰卧片刻，给饮温开水或糖水后，即可恢复正常。重者在上述处理基础上，可刺人中、素髎、内关、足三里，灸百会、关元、气海等穴，即可恢复。若仍不省人事，呼吸细微，脉细弱者，应配合其他治疗或采用急救措施。

【押题点】针刺异常情况：晕针、滞针、血肿、断针、弯针、刺伤内脏、刺伤脑与脊髓、外周神经损伤。

82.【参考答案】E

【解析】三阴交、合谷、昆仑、至阴等腧穴，在怀孕期亦应予禁刺，针刺不当，可能引起流产等不良后果。

【押题点】

针刺注意事项	妇女行经时，若非为了调经，三阴交、合谷、昆仑、至阴等一些通经活血的腧穴应慎刺
	妇女怀孕3个月以内者，不宜针刺小腹部的腧穴；若怀孕3个月以上者，腹部、腰骶部腧穴也不宜针刺。三阴交、合谷、昆仑、至阴等腧穴，在怀孕期亦应予禁刺

83.【参考答案】A

【解析】根据患者症状诊断为面瘫，宜用闪罐法。

【押题点】走罐法适用于面积较大，肌肉丰厚部位，如脊背、腰臀、大腿等部位。

刺血拔罐法多用于热证、实证、瘀血证及某些皮肤病，如神经性皮炎、痤疮、丹毒、扭伤、乳痈等。

闪罐法多用于局部皮肤麻木、疼痛或功能减退等疾患，尤其适用于不宜留罐的部位，如小儿、年轻女性的面部。

上述拔罐操作时，应根据部位选择大小合适的罐，注意避免烧伤患者皮肤，留罐过程中应注意观察，一般避免出现水疱。皮肤有过敏、溃疡、水肿现象的部位，以及孕妇的腹部和腰骶部不宜拔罐。

84.【参考答案】A

【解析】根据患者症状诊断为面痛，治疗主穴为攒竹、四白、下关、地仓、合谷、太冲、内庭。下颌支痛配承浆、颊车。

面痛配穴：眼部疼痛配丝竹空、阳白、外关；上颌支痛配颧髎、迎香；下颌支痛配承浆、颊车、翳风。外感风寒配风池、列缺；外感风热配曲池、外关；气血瘀滞配内关、三阴交；肝胃郁热配行间、内庭；阴虚阳亢配风池、太溪。

85.【参考答案】D

【解析】根据患者症状诊断为腰痛，治疗主穴为大肠俞，阿是穴，委中。

【押题点】腰痛

治法	通经止痛。取局部阿是穴及足太阳经穴为主	
主穴	辨证	配穴
大肠俞 阿是穴 委中（是常委）	督脉病证	后溪
	足太阳经证	申脉
	腰椎病变	腰夹脊
	寒湿腰痛	命门、腰阳关
	瘀血腰痛	膈俞、次髎
	肾虚腰痛	肾俞、太溪

86. 【参考答案】D

【解析】根据患者症状，宜辨证为不寐 - 心胆气虚证，宜配穴心俞、胆俞。

【押题点】心脾两虚配心俞、脾俞；心肾不交配太溪、肾俞；心胆气虚配心俞、胆俞；肝火扰神配行间、侠溪；脾胃不和配足三里、内关。噩梦多配厉兑、隐白；头晕配风池、悬钟；不寐重者配夹脊、四神聪。

87. 【参考答案】E

【解析】根据患者症状诊断为：实证哮喘，风寒外袭证，治疗宜配用风门、合谷。

【押题点】哮喘（助理不考）

治法	实证——祛邪肃肺，化痰平喘。取手太阴经穴及相应背俞穴为主 虚证——补益肺肾，止哮平喘。取相应背俞穴及手太阴、足少阴经穴为主		
	主穴	辨证	配穴
实喘	肺俞 中府 列缺 尺泽 定喘 ［肺中（痰）烈，尺泽定喘］	风寒外袭	风门、合谷
		痰热阻肺	丰隆、曲池
		喘甚	天突
虚喘	太渊 太溪 足三里 膏肓 肾俞 肺俞 定喘 （二太足膏，二叔定喘）	肺气虚	气海
		肾气虚	关元

88. 【参考答案】E

【解析】根据题干症状辨证为脾胃虚寒之呕吐。呕吐的针灸治疗，主穴选中脘、足三里、内关，脾胃虚寒配胃俞、脾俞。

【押题点】呕吐、胃痛针灸主穴与配穴

主穴 （二者相同）	呕吐（助理不考）		胃痛	
	辨证	配穴	辨证	配穴
足三里 中脘 内关 （三中内）	寒邪客胃	上脘、胃俞	寒邪客胃	胃俞
	热邪内蕴	合谷、金津、玉液	饮食伤胃	梁门、下脘
	饮食停滞	梁门、天枢	肝气犯胃	期门、太冲
	肝气犯胃	期门、太冲	瘀血停胃	膈俞、三阴交
	痰饮内停	丰隆、公孙	脾胃虚寒	关元、脾俞、胃俞
	脾胃虚寒	脾俞、胃俞	胃阴不足	胃俞、三阴交、内庭

89. 【参考答案】E

【解析】胃痛主穴为：中脘、足三里、内关。

90. 【参考答案】E

【解析】根据患者症状宜诊断为急性泄泻，治疗主穴为：天枢、上巨虚、阴陵泉、水分。

配穴为：寒湿内盛配神阙；肠腑湿热配内庭、曲池；食滞肠胃配中脘。泻下脓血配曲池、三阴交、内庭。

【押题点】慢性泄泻

主穴：神阙、天枢、足三里、公孙。

配穴：脾气虚弱配脾俞、太白；肾阳虚衰配肾俞、关元；肝气乘脾配肝俞、太冲。久泻虚陷者配百会。

91. 【参考答案】C

【解析】根据患者症状诊断为：癃闭 - 肺热壅盛证，治疗主穴为中极、膀胱俞、秩边、阴陵泉、三阴交、尺泽。

【押题点】癃闭（助理不考）

治法	实证——清热利湿，行气活血。以足太阳、足太阴经穴及相应俞募穴为主 虚证——温补脾肾，益气启闭。以足太阳、任脉穴及相应背俞穴为主		
	主穴	辨证	配穴
实证	膀胱俞 秩边 中极 阴陵泉 三阴交 ［膀胱之中二阴（实）］	膀胱湿热	委阳
		肺热壅盛	尺泽
		肝郁气滞	太冲
		浊瘀阻塞	次髎、血海
虚证	脾俞 肾俞 三焦俞 秩边 关元 （三叔支援）	脾虚气弱	气海、足三里
		肾气亏虚	太溪、命门

92. 【参考答案】D
【解析】根据题干症状诊断为：消渴之胃热津伤证。
针灸治疗：胃热津伤配内庭、地机。
【押题点】消渴（助理不考）

主穴	辨证	配穴
肺俞 脾俞 肾俞 三阴交 胃脘下俞（胰俞）太溪（三叔三姨太）	肺燥津伤	太渊、少府
	胃热津伤	内庭、地机
	肾阴亏虚	复溜、太冲
	阴阳两虚	关元、命门
	上肢痛麻	肩髃、曲池、合谷
	下肢痛麻	风市、阳陵泉、解溪
	皮肤瘙痒	风池、曲池、血海

93. 【参考答案】B
【解析】患者月经提前7天以上，连续2个月经周期。诊断为月经先期，伴有面红口干，心胸烦热，舌红，苔黄，脉数者为实热证，宜配用行间。虚热配太溪；气虚配足三里、脾俞。月经过多配隐白。

94. 【参考答案】E
【解析】根据患者症状诊断为痛经实证气滞血瘀证，配穴为太冲、血海。
【押题点】痛经

治法	实证——行气活血，调经止痛。取任脉、足太阴经穴为主 虚证——调补气血，温养冲任。取任脉、足太阴、足阳明经穴为主		
配穴	主穴	辨证	
实证	三阴交 次髎 中极 地机 十七椎（三次中地十七椎）	气滞血瘀	太冲、血海
		寒凝血瘀	关元、归来
虚证	三阴交 关元 足三里 十七椎 次髎（三元三次十七椎）	气血虚弱	气海、脾俞
		肾气亏损	太溪、肾俞

95. 【参考答案】B
【解析】根据患者症状诊断为带下病湿热下注，宜配用阴陵泉、水道、次髎。
【押题点】带下病

治法	利湿化浊，固摄带脉。取足少阳、足太阴穴为主。		
主穴	辨证	配穴	
三阴交 中极 带脉 白环俞（阴中带环）	湿热下注	阴陵泉、水道、次髎	
	脾虚	气海、足三里、脾俞	
	肾虚	关元、肾俞、照海	
	阴痒	蠡沟、太冲	

96. 【参考答案】C
【解析】根据患者症状诊断为注意缺陷多动障碍，治疗主穴为印堂、四神聪、太溪、风池、神门、内关。
【押题点】注意缺陷多动障碍（助理不考）

治法	调和阴阳，安神定志。取督脉及手少阴、手厥阴经穴为主	
主穴	辨证	配穴
印堂 四神聪 太溪 风池 神门 内关（四太关门封印）	肝肾阴虚	三阴交、太溪
	心脾两虚	心俞、脾俞
	痰火内扰	丰隆、劳宫
	烦躁不安	照海、神庭
	记忆力差	悬钟
	盗汗	阴郄、复溜
	纳少	中脘、足三里
	遗尿	中极、膀胱俞

97.【参考答案】D
【解析】根据患者症状诊断为乳癖，宜理气化痰调理冲任。取局部腧穴、足阳明、足厥阴经穴为主。
【押题点】乳癖（助理不考）

治法	理气化痰，调理冲任。取局部腧穴、足阳明、足厥阴经穴为主	
主穴	辨证	配穴
乳根 膻中 屋翳 期门 太冲 足三里（乳中武器充足）	肝郁气滞	肝俞、内关
	痰浊凝结	丰隆、中脘
	冲任失调	关元、肝俞、肾俞

98.【参考答案】C
【解析】根据患者症状诊断为落枕，颈肩部疼痛，头歪向右侧，颈肩部压痛明显者为少阳经证。
【押题点】落枕

治法	疏经活络，调和气血。取局部阿是穴和手太阳、足少阳经穴为主		
主穴	辨证		配穴
天柱 后溪 悬钟 外劳宫 阿是穴（天后选老公）	经络辨证	督脉，太阳经	大椎、束骨
		少阳经	肩井、外关
	八纲辨证	风寒袭络	风池、合谷
		气滞血瘀	内关、合谷
	兼证	肩痛	肩髃
		背痛	天宗

99.【参考答案】E
【解析】相关部位扭伤的针灸处方
主穴：阿是穴、局部腧穴。
腰部：阿是穴、大肠俞、腰痛点、委中。
颈部：阿是穴、风池、绝骨、后溪。
肩部：阿是穴、肩髃、肩髎、肩贞。
肘部：阿是穴、曲池、小海、天井。
腕部：阿是穴、阳溪、阳池、阳谷。
髋部：阿是穴、环跳、秩边、居髎。
膝部：阿是穴、膝眼、膝阳关、梁丘。
踝部：阿是穴、申脉、解溪、丘墟。
100.【参考答案】E

【解析】漏肩风的针灸治法：通经活络，舒筋止痛。取局部穴位为主，配合循经远端取穴。
【押题点】漏肩风

治法	通经活络，舒筋止痛。取局部穴位为主，配合循经远端取穴	
主穴	辨证	配穴
肩贞 阳陵泉 条口透承山 肩髃 肩髎 阿是穴 （预料真是条山泉）	经络辨证	手阳明经 → 合谷
		手少阳经 → 外关
		手太阳经 → 后溪
		手太阴经 → 列缺
	八纲辨证	外邪内袭 → 合谷、风池
		气滞血瘀 → 内关、膈俞
		气血虚弱 → 足三里、气海

101.【参考答案】D
【解析】肘关节内下方（肱骨内上髁周围）明显压痛，俗称高尔夫球肘，为手太阳经证。
【押题点】肘劳
肘关节外上方（肱骨外上髁周围）明显压痛者，俗称网球肘，为手阳明经证。
肘关节内下方（肱骨内上髁周围）明显压痛者，俗称高尔夫球肘，为手太阳经证。
肘关节外部（尺骨鹰嘴处）明显压痛者，俗称学生肘或矿工肘，为手少阳经证。
治疗：
主穴：阿是穴。
配穴：手阳明经证配曲池、手三里；手太阳经证配阳谷、小海；手少阳经证配外关、天井。

102.【参考答案】A
【解析】根据患者症状诊断为目赤肿痛，治疗以局部腧穴及手阳明、足厥阴经穴为主。
【押题点】目赤肿痛（助理不考）

治法	疏风散热，消肿止痛。以局部腧穴及手阳明、足厥阴经穴为主	
主穴	辨证	配穴
睛明 太阳 合谷 风池 太冲 [何风太冲，阳明（肿痛）]	外感风热	少商、外关
	肝胆火盛	行间、侠溪

103.【参考答案】A
【解析】根据题干症状诊断为牙痛之风火牙痛。
牙痛的针灸处方：
主穴：合谷、颊车、下关。
配穴：风火牙痛配外关、风池；胃火牙痛配内庭、二间；虚火牙痛配太溪、行间。

104.【参考答案】E
【解析】患者，突然昏仆，四肢厥冷应辨证为晕厥，应苏厥醒神，主穴为水沟、百会、内关、足三里。
【押题点】晕厥（助理不考）

治法	苏厥醒神。以督脉穴、手厥阴经穴为主	
主穴	辨证	配穴
内关 水沟 涌泉 （泉水内）	虚证	气海、关元
	实证	合谷、太冲

105.【参考答案】B
【解析】根据题干症状诊断为：心绞痛之气滞血瘀。
心绞痛的针灸治疗：
主穴：内关、郄门、阴郄、膻中。

配穴：气滞血瘀配太冲、血海；寒邪凝滞配神阙、至阳；痰浊阻络配中脘、丰隆；阳气虚衰配心俞、至阳。

三、A3型题

106~108.【参考答案】B A C

【解析】该患者辨证为偏头痛－肝阳上亢证，宜疏肝泄胆，通经止痛。取手足少阳、足厥阴经穴以及局部穴为主。

主穴：率谷、外关、风池、足临泣、太冲、阿是穴。

配穴：肝阳上亢配百会、行间；痰湿偏盛配中脘、丰隆；瘀血阻络配血海、膈俞。

109~111.【参考答案】E A A

【解析】该患者诊断为坐骨神经痛，宜通经止痛，疼痛以下肢后侧为主者，为足太阳经证，主穴为腰夹脊、阿是穴、秩边、委中、承山、昆仑。

【押题点】坐骨神经痛

治法	通经止痛。足太阳、足少阳经穴为主	
主穴	辨证	配穴
足太阳经证：腰夹脊 秩边 委中 承山 昆仑 阿是穴（要昆山位置） 足少阳经证：腰夹脊 环跳 阳陵泉 悬钟 丘墟 阿是穴（要环球宣扬）	寒湿	命门、腰阳关
	瘀血阻络	血海、阿是穴
	气血不足	足三里、三阴交

112~114.【参考答案】B A E

【解析】该患者辨证为中风－中经络－肝阳暴亢证。

中风中经络：取督脉、手厥阴及足太阴经穴为主；主穴选水沟、内关、三阴交、极泉、尺泽、委中；肝阳暴亢配太冲、太溪。

【押题点】

中风中经络的针灸治疗配穴：肝阳暴亢配太冲、太溪；风痰阻络配丰隆、风池；痰热腑实配曲池、内庭、丰隆；气虚血瘀配气海、血海、足三里；阴虚风动配太溪、风池。上肢不遂配肩髃、曲池、手三里、合谷；下肢不遂配环跳、足三里、风市、阳陵泉、悬钟、太冲。病侧肢体屈曲拘挛者，肘部配曲泽、腕部配大陵、膝部配曲泉、踝部配太溪；足内翻配丘墟透照海；足外翻配太溪、中封；足下垂配解溪。口角㖞斜配地仓、颊车、合谷、太冲；语言謇涩配廉泉、通里、哑门；吞咽困难配廉泉、金津、玉液。

115~117.【参考答案】B C C

【解析】该患者诊断为痿证，上肢肌肉萎缩针灸治疗以配合手阳明经排刺。

若见发热多汗，热退后突然出现肢体软弱无力，舌红，苔黄，脉细数，为肺热津伤。宜配用尺泽、大椎。

若采用皮肤针法，宜沿患肢阳明经及相应夹脊穴反复叩刺，以微出血为度，隔日一次。

【押题点】痿证（助理不考）

治法	祛邪通络，濡养筋脉。手足阳明经穴和夹脊穴为主；治痿独取阳明	
主穴	辨证	配穴
上肢：肩髃 曲池 外关 合谷 颈、胸段夹脊穴（关谷坚持颈胸段） 下肢：髀关 足三里 阳陵泉 悬钟 三阴交 解溪 腰部夹脊穴[钟姐要泉，三里（过）三关]	肺热津伤	尺泽、大椎
	湿热浸淫	阴陵泉、内庭
	脾胃虚弱	脾俞、胃俞
	肝肾亏虚	肝俞、肾俞
	上下肢肌肉萎缩	手足阳明经排刺

118~120.【参考答案】C D E

【解析】该患者辨证为郁证，治疗主穴为水沟、内关、神门、太冲、百会、印堂。伴见咽部异物梗塞感明显者宜配天突、照海。采用穴位注射法，取心俞、内关，用丹参注射液，每穴0.3~0.5mL。

【押题点】郁证（助理不考）

治法	调神解郁，疏利气机。取督脉、手足厥阴、手少阴经穴为主	
主穴	辨证	配穴
内关 神门 印堂 水沟 太冲 百会 ［关门引水冲白（玉）］	肝气郁结	膻中、期门
	气郁化火	行间、侠溪
	痰气郁结	丰隆、天突、阴陵泉
	心神惑乱	通里、心俞、三阴交
	心脾两虚	心俞、脾俞、足三里、三阴交
	肝肾阴虚	肝俞、肾俞、太溪、三阴交
	咽部异物感明显	天突、照海

121～123.【参考答案】E A C

【解析】该患者辨证为心悸 – 阴虚火旺证，治疗主穴为神门、心俞、内关、郄门、巨阙；阴虚火旺配太溪、肾俞。心脉瘀阻者膈俞可用刺络拔罐法。

【押题点】心悸（助理不考）

治法	宁心安神，定悸止惊。取手少阴、手厥阴经穴及相应脏腑俞募穴为主	
主穴	辨证	配穴
心俞 巨阙 内关 神门 郄门 （郄神拒关心）	心虚胆怯	胆俞
	心脾两虚	脾俞、足三里
	阴虚火旺	太溪、肾俞
	水气凌心	气海、阴陵泉
	心脉瘀阻	膻中、膈俞

124～126.【参考答案】C B D

【解析】该患者辨证为外感咳嗽 – 风寒袭肺，宜疏风解表，宣肺止咳。取手太阴、手阳明经穴为主。主穴为肺俞、列缺、合谷。风寒袭肺配风门、太渊。

若患者咳嗽反复发作，干咳声短，痰中带血，潮热盗汗，舌红，少苔，脉细数。为内伤咳嗽，主穴为三阴交、太渊、肺俞。

【押题点】咳嗽

治法		外感咳嗽——疏风解表，宣肺止咳。取手太阴、手阳明经穴为主 内伤咳嗽——肃肺理气，止咳化痰。取手、足太阴经穴为主	
配穴		主穴	辨证
外感咳嗽	肺俞 列缺 合谷 （肺外缺谷）	风寒袭肺	风门、太渊
		风热犯肺	曲池、大椎
		咽喉肿痛	少商
内伤咳嗽	三阴交 太渊 肺俞 （肺内太娇）	痰湿阻肺	丰隆、阴陵泉
		肝火灼肺	行间、鱼际
		肺阴亏虚	膏肓
		咯血	孔最
		胁痛	阳陵泉
		咽喉干痒	太溪
		盗汗	阴郄
		气短乏力	足三里、气海

127～129.【参考答案】B A D

【解析】该患者辨证为泄泻－慢性泄泻－肾阳虚衰证。

慢性泄泻：取任脉、足阳明、足太阴为主；主穴选神阙、天枢、足三里、公孙；肾阳虚衰配肾俞、关元。

【押题点】

	主穴	辨证		配穴
急性泄泻	天枢 上巨虚 阴陵泉 水分 （天上泉水）	实证	寒湿内盛	神阙
			肠腑湿热	内庭、曲池
			食滞胃肠	中脘
			泻下脓血	曲池、三阴交、内庭
慢性泄泻	神阙 天枢 足三里 公孙 （公孙天神住山里）	虚证	脾气虚弱	脾俞、太白
			肾阳虚衰	肾俞、关元
			肝气乘脾	肝俞、太冲
			久泻虚陷	百会

130～132.【参考答案】A D B

【解析】该患者辨证为崩漏－实证，若月经时多时少，色紫暗有块，舌暗，脉弦涩宜辨证为血瘀证。

实证，清热利湿，固经止血。主穴：关元、三阴交、隐白。配穴：血热配中极、血海；血瘀配血海、膈俞；湿热配中极、阴陵泉；气郁配膻中、太冲。

虚证，健脾补肾，固冲止血。主穴：气海、三阴交、肾俞、足三里。配穴：脾虚配百会、脾俞；肾虚配肾俞、太溪。

133～135.【参考答案】E A B

【解析】该患者诊断遗尿－肺脾气虚，主穴为关元、中极、膀胱俞、三阴交。肺脾气虚宜配用肺俞、气海；关元为任脉与足三阴经交会穴，培补元气，固摄下元。

【押题点】遗尿

治法	调理膀胱，温肾健脾。取任脉、足太阴经穴及膀胱的背俞穴、募穴为主	
主穴	辨证	配穴
膀胱俞 中极 三阴交 关元 （关中三叔）	肾气不足	肾俞、命门、太溪
	肺脾气虚	肺俞、气海、足三里
	肝经郁热	行间、阳陵泉
	夜梦多	百会、神门

136～138.【参考答案】D C D

【解析】该患者辨证为瘾疹，宜疏风和营。取手阳明、足太阴经穴为主。

若见风疹反复发作，午后或夜间加重，口干，舌红，少苔，脉细数无力为血虚风燥。宜配用脾俞、足三里。

若见恶心呕吐，宜配内关。

【押题点】瘾疹（助理不考）

治法	疏风和营。取手阳明、足太阴经穴为主	
主穴	辨证	配穴
合谷 曲池 膈俞 血海 委中 （膈海合中曲）	风热袭表	大椎、风池
	风寒袭表	风门、肺俞
	胃肠积热	天枢、足三里
	血虚风燥	三阴交、足三里
	呼吸困难	天突
	恶心呕吐	内关

139~141.【参考答案】E C C

【解析】该患者诊断为蛇串疮，针灸治法：泻火解毒，清热利湿。取局部阿是穴及相应夹脊穴为主。

出现的疱疹可用三棱针刺破，使疱内液体流出，并拔火罐，令出血。

若患处皮损鲜红，灼热刺痛，疱壁紧张；口苦咽干，心烦易怒，大便干燥，小便黄，舌质红，苔薄黄，脉弦滑数为肝胆火盛，宜配用行间、侠溪。

【押题点】蛇串疮

治法	泻火解毒，清热利湿。取局部阿是穴及相应夹脊穴为主	
主穴	辨证	配穴
	肝经火毒	行间、侠溪
	脾经湿热	阴陵泉、血海
局部阿是穴 夹脊穴	瘀血阻络	血海、合谷
	便秘	天枢
	心烦	神门

142~144.【参考答案】D E A

【解析】患者自觉耳鸣如蝉，时作时止，劳累则加剧，按之鸣声减弱。为耳鸣耳聋虚证，兼头晕，遗精，带下，腰膝酸软，脉虚细者为肾精亏损；虚证宜补肾养窍。取局部腧穴及足少阴经穴为主。穴位注射法，取翳风、完骨、肾俞、阳陵泉等穴，选用丹参注射液或维生素 B_{12} 注射液，每穴0.5~1mL。

【押题点】耳鸣耳聋

治法	实证——疏风泻火，通络开窍。取局部腧穴及手足少阳经穴为主 虚证——补肾养窍。取局部腧穴及足少阴经穴为主		
	主穴	辨证	配穴
实证	侠溪 听会 中渚 翳风 （中医听侠溪）	外感风邪	外关、合谷
		肝胆火盛	行间、丘墟
		痰火郁结	丰隆、阴陵泉、侠溪
虚证	肾俞 听宫 太溪 翳风 （太医挺肾虚）	脾胃虚弱	气海、足三里

四、B型题

145~146.【参考答案】B D

【解析】任脉的别络，从胸骨剑突下鸠尾分出后，散布于腹部；督脉的别络，从尾骨下长强分出后，散布于头部，并走向背部两侧的足太阳经。

【押题点】十五络脉的分布：十二经络脉在四肢肘膝关节以下本经的络穴分出均走向其相表里的经脉，阴经络脉走向阳经，阳经络脉走向阴经；脾之大络，出于腋下大包穴，散布于胸胁部。

147~148.【参考答案】E B

【解析】带脉的功能是约束纵行躯干的诸条经脉；冲脉的功能是涵蓄十二经气血。

【押题点】奇经八脉的组成及各自作用

组成	任脉、督脉、冲脉、带脉、阴跷脉、阳跷脉、阴维脉、阳维脉（一源三歧：任脉/督脉/冲脉）
生理功能	①密切十二经脉之间的联系。 ②调节十二经脉气血。 ③与女子胞、脑、髓及肾脏等关系较为密切
督脉	①调节阳经气血，为"阳脉之海"：督脉与六条阳经在大椎穴相交会。 ②与脑、髓、肾的功能有关：督脉属脑，络肾。肾生髓，脑为髓海
任脉	①调节阴经气血，为"阴脉之海"。 ②任主胞胎
冲脉	①调节十二经气血，为十二经脉之海。 ②与女子月经及孕育功能有关，冲脉又称"血海"

续表

带脉	①约束纵行诸经；②固护胞胎；③主司带下
跷脉	①主司眼睑开合；②主司下肢运动
维脉	阳维脉维系联络全身阳经；阴维脉维系联络全身阴经

149～150.【参考答案】E A

【解析】奇经八脉指督脉、任脉、冲脉、带脉、阴维脉、阳维脉、阴跷脉、阳跷脉八条经脉，因与十二经脉不同而别道奇行，故称为奇经八脉。奇经八脉与十二正经不同，既不直属脏腑，也无表里配合关系，且"别道奇行"，故称"奇经"。

【押题点】

经络
├─ 经脉
│   ├─ 十二经别
│   ├─ 十二经筋
│   ├─ 十二经部
│   ├─ 十二经脉
│   │   ├─ 手三阴经（手太阴肺经、手厥阴心包经、手少阴心经）
│   │   ├─ 手三阳经（手阳明大肠经、手少阳三焦经、手太阳小肠经）
│   │   ├─ 足三阳经（足阳明胃经、足少阳胆经、足太阳膀胱经）
│   │   └─ 足三阴经（足太阴脾经、足厥阴肝经、足少阴肾经）
│   └─ 奇经八脉（督脉、任脉、冲脉、带脉、阴维脉、阳维脉、阴跷脉、阳跷脉）
└─ 络脉（十五脉络、浮络、孙络）

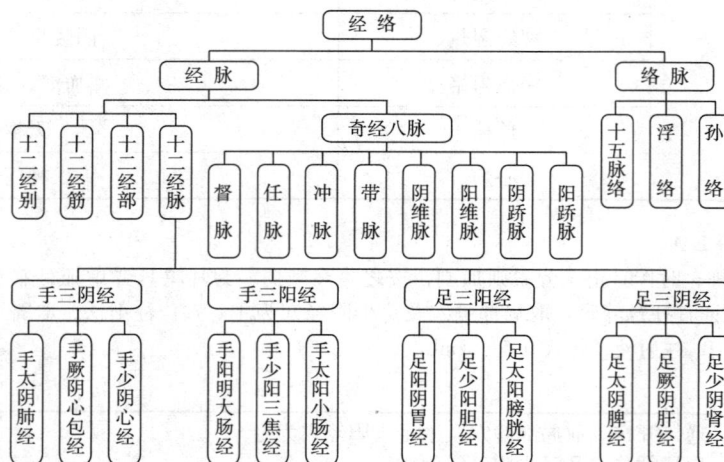

151～152.【参考答案】D A

【解析】十二经脉的循行走向规律是：手三阴经从胸走手，手三阳经从手走头，足三阳经从头走足，足三阴经从足走腹胸。

153～154.【参考答案】E E

【解析】阿是穴既无具体名称，又无固定位置，多位于病变附近，也可在与病变距离较远处。奇穴是在"阿是穴"的基础上发展起来的，这类腧穴的主治范围比较单一，多数对某些病证有特殊疗效，如百劳穴治瘰疬、四缝穴治小儿疳积等。

【押题点】

十四经穴	总称"经穴"。固定的名称和位置，有明确的主治病证。362个
奇穴	有固定的位置和名称的经验效穴
阿是穴	又称天应穴、不定穴等，无名称，无固定位置，无归经

155～156.【参考答案】C A

【解析】手三阴经筋起于手指，循臑内上行结于贲（胸）；手三阳经筋起于手指，循臑外上行结于角（头）。

【押题点】足三阴经筋起于足趾，循股内上行结于阴器（腹）；足三阳经筋起于足趾，循股外上行结于頄（面）；足厥阴经除结于阴器外，还能总络诸筋。

经筋还有刚筋、柔筋之分。刚（阳）筋分布于项背和四肢外侧，以手足阳经经筋为主；柔（阴）筋分布于胸腹和四肢内侧，以手足阴经经筋为主。

157～158.【参考答案】C D

【解析】大椎退热、至阴矫正胎位等，都属于腧穴特殊治疗作用。具有远治作用的腧穴，主要指十二经脉在四肢肘、膝关节以下的经穴，即"经脉所过，主治所及"。如合谷穴，不仅能治上肢病证，而且能治颈部和头面部病证等。

159～160.【参考答案】B C

【解析】太渊：桡动脉的桡侧凹陷即腕掌侧横纹中间位置。

阳溪：桡骨茎突远端即腕背侧横纹桡侧，解剖学"鼻烟窝"凹陷中。

【押题点】

| 腕掌侧横纹上，由桡侧到尺侧，依次为：太渊、大陵、神门 |
| 腕背侧横纹上，由桡侧到尺侧，依次为：阳溪、阳池、阳谷 |

161～162.【参考答案】B A

【解析】以腓骨小头为标志，在其前下方凹陷中定阳陵泉，此种取穴方法属固定标志定位法。半握拳，当中指端所指处取劳宫，此种取穴方法属简便取穴法。

【押题点】腧穴的定位方法：骨度分寸定位法、体表解剖标志定位法、手指同身寸定位法、简便定位法。

163～164.【参考答案】C A

【解析】（1）内庭主治：①齿痛、咽喉肿痛、鼻衄等五官热性病证；②热病；③胃痛、吐酸、腹泻、痢疾、便秘等胃肠病证；④足背肿痛、跖趾关节痛。

（2）丰隆主治：①头痛、眩晕等头部病证；②癫狂；③咳嗽、哮喘、痰多等肺系病证；④下肢痿痹。

165～166.【参考答案】E C

【解析】腕掌侧远端横纹上0.5寸，尺侧腕屈肌腱的桡侧缘的腧穴是：阴郄。

腕掌侧远端横纹上1寸，尺侧腕屈肌腱的桡侧缘的腧穴是：通里。

【押题点】

少海定位	在肘前区，横平肘横纹，肱骨内上髁前缘
神门定位	腕前区，腕掌侧远端横纹尺侧端，尺侧腕屈肌腱的桡侧凹陷处

167～168.【参考答案】A E

【解析】《灵枢·经脉》：膀胱足太阳之脉，起于目内眦，上额交颠（头顶最高处）。

《灵枢·经脉》：胆足少阳之脉，起于目锐眦，上抵头角（指额结节部，一般称额角），下耳后，循颈，行手少阳之前，至肩上，却交出手少阳之后，入缺盆。

169～170.【参考答案】D C

【解析】位于外踝直下方凹陷中的腧穴是：申脉。位于内踝高点正下缘凹陷处的腧穴是：照海。

【押题点】

昆仑	在踝区，外踝尖与跟腱之间的凹陷中
太溪	在踝区，内踝尖与跟腱之间的凹陷中

171～172.【参考答案】D A

【解析】足临泣主治：①偏头痛、眩晕、目赤肿痛、眼涩、耳鸣、耳聋等头面五官病证；②乳痈、乳胀、月经不调等妇科病证；③瘰疬；④疟疾；⑤胁肋胀痛，足跗肿痛。

悬钟主治：①中风、颈椎病、腰椎病等骨、髓病；②颈项强痛，偏头痛，咽喉肿痛；③胸胁胀痛；④下肢痿痹，脚气。

173～174.【参考答案】B D

【解析】肩髎主治：①肩臂挛痛、不遂；②风疹。

定位：在腕后区，腕背侧远端横纹中，指伸肌腱尺侧缘凹陷中。

中渚主治：①头痛、耳鸣、耳聋、目赤、喉痹等头面五官病证；②热病，疟疾；③手指屈伸不利，肘臂肩背痛。

定位：在手背，第4、5掌骨间，第4掌指关节近端凹陷中。

【押题点】

阳溪主治	①头痛、目赤肿痛、咽喉肿痛、齿痛、耳聋、耳鸣等头面五官病证；②手腕痛，手指拘急
照海主治	①月经不调、痛经、阴痒、赤白带下等妇科病证；②癫痫、不寐、嗜卧、癔症等神志病证；③咽喉干痛，目赤肿痛；④小便频数，癃闭；⑤便秘
支正主治	①头痛、眩晕、项强等头项病证；②肘臂酸痛；③热病；④癫狂；⑤疣症

175～176.【参考答案】B C

【解析】丘墟定位：在踝区，外踝的前下方，趾长伸肌腱的外侧凹陷中。

悬钟定位：在小腿外侧，外踝尖上3寸，腓骨前缘。

177～178.【参考答案】A E

【解析】足厥阴、足少阳、足少阴经皆与肝相联系。足厥阴、手太阳、足太阴经皆与胃相联系。

179～180.【参考答案】B E

【解析】大敦主治：①疝气，少腹痛；②遗尿、癃闭、淋证等泌尿系病证；③月经不调、崩漏、经闭、阴挺等妇科病证；

④癫痫。

曲泉主治：①月经不调、痛经、带下、阴挺、阴痒、产后腹痛、腹中包块等妇科病证；②遗精、阳痿、疝气等男科病证；③小便不利、淋证、癃闭等泌尿系病证；④膝股疼痛。

【押题点】

期门主治	①胸胁胀痛；②腹胀、呃逆、吞酸等肝胃病证；③郁病，奔豚气；④乳痈
隐白主治	①月经过多、崩漏等妇科病证；②鼻衄、便血、尿血等出血病证；③腹满、呕吐、泄泻等脾胃病证；④癫狂、多梦等神志病证；⑤惊风
章门主治	①腹胀、泄泻、痞块等胃肠病；②胁痛、黄疸、痞块等肝胆脾病证

181～182.【参考答案】A D

【解析】风府主治：①中风、头痛、眩晕、痴呆等内风所致病证；②恶寒发热、项强等外感病证；③癫狂痫、癔症等神志病证；④目痛、鼻衄、咽喉肿痛、失音等五官病证。

命门主治：①腰脊强痛，下肢痿痹；②月经不调、赤白带下、痛经、经闭、不孕等妇科病证；③遗精、阳痿、精冷不育等男科病证；③五更泄泻、小便频数、癃闭等肾虚病证。

【押题点】

上星主治	①头痛、眩晕、目痛、鼻渊、鼻衄等头面部病证；②热病，疟疾；③癫狂
承山主治	①腰腿拘急疼痛；②痔疾便秘；③腹痛、疝气
哑门主治	①暴喑，舌强不语，聋哑；②癫狂痫、癔症等神志病证；③头痛，项强

183～184.【参考答案】D B

【解析】太阳定位：在头部，当眉梢与目外眦之间，向后约一横指的凹陷处。

主治：①头痛；②目疾：目赤肿痛，眼睑瞤动，色盲；③面瘫，面痛。

外劳宫定位：在手背，第2、3掌骨间，掌指关节后0.5寸（指寸）凹陷中。

主治：①落枕；②手背红肿，手指麻木；③脐风。

185～186.【参考答案】A B

【解析】侧伏坐位适宜取：头部一侧、面颊及耳前后部位的腧穴。侧卧位适宜取：身体侧面腧穴和上、下肢部分腧穴。

187～188.【参考答案】D C

【解析】提捏进针法：用押手拇、食二指将欲针刺腧穴部位的皮肤提起，刺手持针，从捏起皮肤的上端将针刺入。本法主要用于皮肉浅薄部位腧穴的进行，如印堂穴。

夹持进针法：或称骈指进针法，即用押手拇、食二指持捏无菌干棉球，夹住针身下端，将针尖固定在所刺腧穴的皮肤表面位置，刺手捻动针柄，将针刺入腧穴。本法适用于长针的进针。如：针刺环跳穴可以采用此法。

189～190.【参考答案】A C

【解析】

（1）颞前线

部位：在头的颞部，从胆经额厌穴至悬厘穴的连线。

主治：偏头痛、运动性失语、周围性面神经麻痹和口腔疾病。

（2）额中线

部位：在额部正中，前发际上下各0.5寸，即从督脉神庭穴向下前1寸。

主治：癫痫、精神失常、鼻病等。

191～192.【参考答案】E B

【解析】连续波中的密波易产生抑制效应，常用于止痛、镇静、缓解肌肉和血管痉挛等。断续波，常用于治疗痿证、瘫痪等。

【押题点】

电针法	疏密波	用于出血、扭挫伤、关节周围炎、气血运行障碍、坐骨神经痛、面瘫、肌无力、局部冻伤等
	断续波	治疗痿证、瘫痪等
	连续波	密波易产生抑制反应，常用于止痛、镇静、缓解肌肉和血管痉挛等。疏波兴奋作用明显，刺激作用强，常用于治疗痿证和各种肌肉关节、韧带、肌腱的损伤等

193～194.【参考答案】D A

【解析】

（1）神门

部位：在三角窝后1/3的上部，即三角窝4区。

主治：失眠、多梦、戒断综合征、癫痫、高血压、神经衰弱。

（2）肾上腺

部位：在耳屏游离缘下部尖端，即耳屏2区后缘处。

主治：低血压、风湿性关节炎、腮腺炎、链霉素中毒、眩晕、哮喘、休克。

195～196.【参考答案】B C

【解析】本经配穴法：是指某一脏腑、经脉发生病变时，即遵循"不盛不虚，以经取之"的治疗原则，选用本经脉的腧穴配伍组成处方的方法。头痛取头维、丰隆属于本经配穴。

同名经配穴法：是将手足同名经的腧穴相互配合组成处方的方法。本法是基于同名经"同气相通"的理论，即名称相同的经络相互沟通、交会。牙痛取合谷、内庭属于同名经配穴。

197～198.【参考答案】A D

【解析】

（1）补虚泻实包括三方面的含义：①虚则补之，陷下则灸之；②实则泻之，菀陈则除之；③不盛不虚以经取之。

（2）治病求本包括三方面的含义：①急则治标；②缓则治本；③标本同治。

【押题点】

（1）清热温寒包括：①热则疾之；②寒则留之。

（2）三因制宜包括：①因人制宜；②因地制宜；③因时制宜。

199～200.【参考答案】D B

【解析】两侧头部疼痛者为少阳头痛；颠顶痛或连于目系者为厥阴头痛。厥阴头痛配四神聪、太冲、内关。少阳头痛配率谷、外关、足临泣。

【押题点】头痛主治穴位

主穴	辨证		配穴
百会 风池 阿是穴 合谷 ［百风合阿（头痛）］	经络辨证	太阳头痛	天柱、后溪、昆仑
		阳明头痛	阳白、内庭
		少阳头痛	率谷、外关、足临泣
		厥阴头痛	四神聪、太冲、内关
	外感头痛	风寒头痛	风门、列缺
		风热头痛	曲池、大椎
		风湿头痛	头维、阴陵泉
	内伤头痛	肝阳上亢	太冲、太溪
		痰浊头痛	丰隆、中脘
		瘀血头痛	血海、膈俞
		血虚头痛	脾俞、足三里
		肾精不足	肾俞、太溪、三阴交

西医综合

诊断学基础

一、A1型题

1.【参考答案】D

【解析】体温调节中枢功能失常多见于脑出血、脑外伤、中暑、安眠药中毒等直接损害体温调节中枢，使其功能失常而发热。

【押题点】发热病因

病因	感染性发热：最多见。病毒、细菌、真菌、寄生虫、支原体、立克次体、螺旋体
	非感染性发热： （1）无菌性坏死物质吸收：术后、内出血、恶性肿瘤、大面积烧伤、心肌梗死。 （2）抗原—抗体反应：风湿热、系统性红斑狼疮、皮肌炎、类风湿关节炎。 （3）内分泌代谢障碍：甲亢。 （4）皮肤散热减少：广泛性皮炎、慢性心功能不全。 （5）体温调节中枢功能失常：脑外伤、中暑、脑出血。 （6）自主神经功能紊乱：产热＞散热，多为低热

2.【参考答案】B

【解析】非感染发热包括：无菌性坏死物质吸收、抗原－抗体反应、内分泌与代谢障碍、皮肤散热减少、体温调节中枢功能失常、自主神经功能紊乱。变态反应包括抗原－抗体反应，除B选项外，其余选项均为感染性发热病因。

3.【参考答案】D

【解析】头痛的性质：三叉神经痛多表现为颜面部持续数秒至数十秒的刺痛或电击样痛；舌咽神经痛的特点是咽后部发作性疼痛并向耳及枕部放射；血管性头痛为搏动样头痛。

4.【参考答案】B

【解析】头痛的时间：紧张性头痛多在下午或傍晚出现。鼻窦炎引起的头痛多为上午重下午轻；颅内占位性头痛在早上起床时较明显；丛集性头痛常在夜间发生；药物引起的头痛一般出现在用药后15～30分钟，持续时间与药物半衰期有关。

5.【参考答案】C

【解析】带状疱疹引起的胸痛，表现为成簇的水疱沿一侧肋间神经分布，呈阵发性的灼痛或刺痛。

A选项心脏神经症：胸痛在体力活动后减轻；B选项非化脓性肋软骨炎：多侵犯第1、2肋软骨；D选项食管炎症：胸骨后疼痛，呈刺痛或灼热感，服用抗酸剂减轻或消失。

6.【参考答案】C

【解析】食管炎常呈灼痛或灼热感，且食管疾病常于吞咽时出现或加剧。

【押题点】胸痛的性质

食管炎常呈灼痛或灼热感；带状疱疹呈阵发性的灼痛或刺痛；肌痛常呈酸痛；骨痛呈刺痛；心绞痛常呈压榨样痛，可伴有窒息感；心肌梗死疼痛更为剧烈，并有恐惧、濒死感；干性胸膜炎常呈尖锐刺痛或撕裂痛，呼吸时加重，屏气时消失；原发性肺癌、纵隔肿瘤可有胸部闷痛；肺梗死为突然的剧烈刺痛或绞痛，常伴有呼吸困难与发绀。

7.【参考答案】E

【解析】急性穿孔可见刀割样、烧灼样疼痛。

【押题点】

（1）胃溃疡与十二指肠溃疡：慢性、周期性、节律性中上腹隐痛或灼痛。胃溃疡疼痛多发生在进食后半小时左右，至下次进餐前缓解。十二指肠溃疡腹痛多发生在空腹时，进食或服用碱性药物后缓解。

（2）急性胰腺炎：疼痛位于中上腹部，发作前常有暴饮暴食、酗酒史。

（3）急性阑尾炎：早期疼痛在脐周或上腹部，数小时后转移至右下腹。

（4）急性弥漫性腹膜炎：持续性、广泛性、剧烈的全腹痛，伴腹肌紧张或板状腹。

（5）胆道蛔虫梗阻：剑突下钻顶样痛。

（6）肠梗阻：多呈剧烈绞痛，疼痛于呕吐或排气后缓解。并伴有腹胀、呕吐、停止排气排便。

8.【参考答案】A

【解析】腹痛伴寒战、高热，可见于急性化脓性胆管炎、肝脓肿、腹腔脏器脓肿等。

【押题点】腹痛的伴随症状

（1）伴寒战、高热，可见于急性化脓性胆管炎、肝脓肿、腹腔脏器脓肿等。

（2）伴黄疸，提示肝、胆、胰腺疾病，以及急性溶血等。

（3）伴血尿，多见于尿路结石。

（4）伴休克，常见于腹腔内脏大出血、急性胃肠穿孔、急性心肌梗死、中毒性菌痢等。

（5）伴腹胀、呕吐隔餐或隔日食物，见于幽门梗阻；伴腹胀、呕吐、停止排便排气，提示肠梗阻。

（6）伴腹泻，见于急性肠炎、急性细菌性痢疾，以及慢性胰腺及肝脏疾病引起的吸收不良等。

（7）伴血便，急性者见于急性细菌性痢疾、肠套叠、绞窄性肠梗阻、急性出血性坏死性结肠炎、过敏性紫癜等；慢性者可见于慢性菌痢、肠结核、结肠癌等；柏油样便提示上消化道出血，鲜血便提示下消化道出血。

（8）直肠病变的疼痛常伴里急后重。

9.【参考答案】E

【解析】咳嗽的音色：

（1）声音嘶哑的咳嗽多见于声带炎、喉炎、喉癌，以及喉返神经受压迫。

（2）犬吠样咳嗽多见于喉头炎症水肿或气管受压。

（3）无声（或无力）咳嗽可见于极度衰弱或声带麻痹的患者。

（4）带有鸡鸣样吼声常见于百日咳。

（5）金属调的咳嗽可由于纵隔肿瘤或支气管肺癌等直接压迫气管所致。

10.【参考答案】D

【解析】支气管扩张症与肺脓肿患者痰量多时，痰可出现分层现象：上层为泡沫，中层为浆液或浆液脓性，下层为坏死性物质。

【押题点】痰的性质：

痰有恶臭气味——厌氧菌感染。

黄绿色痰——铜绿假单胞菌感染。

11.【参考答案】B

【解析】每日咯血超过500mL为大量咯血，主要见于空洞型肺结核、支气管扩张症和肺脓肿。

【押题点】

大量咯血（每日超过500mL或一次咯血量超过100mL）：空洞型肺结核、支气管扩张症和肺脓肿。

中等咯血（每日100~500mL）：二尖瓣狭窄。

小量咯血（每日100mL以内）或仅为痰中带血。

咳铁锈色痰——肺炎链球菌肺炎。

痰中带血——浸润型肺结核。

咯血量大而骤然停止——支气管扩张。

咳粉红色泡沫痰——急性左心衰竭（肺水肿）。

多次少量反复咯血——警惕支气管肺癌。

12.【参考答案】D

【解析】小量咯血为每日在100mL内，或仅为痰中带血；中等咯血为每日100~500mL；大量咯血为每日超过500mL或一次咯血量超过100mL。

13.【参考答案】B

【解析】患者为呼气性呼吸困难，主要见于小支气管或肺泡的病变，且反复发作，故选择支气管哮喘。

【押题点】肺源性呼吸困难

吸气性呼吸困难	"三凹征"（胸骨上窝、锁骨上窝、肋间隙）	见于喉部、气管、大支气管的狭窄与阻塞，如急性喉炎、喉水肿、气管异物及支气管肿瘤等
呼气性呼吸困难	呼气费力，常伴呼气期哮鸣音	见于小支气管或肺泡的病变，如支气管哮喘、慢性阻塞性肺气肿、喘息性慢性支气管炎
混合性呼吸困难	吸气与呼气均感费力，频率浅而快	见于呼吸面积减少的严重病变，如重症肺炎、重症肺结核、大面积肺不张、大块肺梗死、大量胸腔积液和气胸等

14.【参考答案】B

【解析】心源性水肿见于右心衰（最常见）、慢性缩窄性心包炎等。

【押题点】全身性水肿

（1）心源性水肿：见于右心衰、慢性缩窄性心包炎等。

（2）肾源性水肿：见于各种肾炎、肾病综合征等。

（3）肝源性水肿：见于肝硬化、重症肝炎等。

（4）营养不良性水肿：见于低蛋白血症和维生素 B_1 缺乏。

（5）内分泌源性水肿：见于甲状腺功能减退症、垂体前叶功能减退症等。

15.【参考答案】E

【解析】内分泌源性水肿：见于甲状腺功能减退症等黏液性水肿，特点是非凹陷性，颜面及下肢较明显，患者常伴有精神萎靡、食欲不振。

16.【参考答案】D

【解析】呕吐隔餐或隔日食物，并含腐酵气味，见于幽门梗阻。

【押题点】呕吐物的性质

（1）呕吐物呈咖啡色，见于上消化道出血。

（2）呕吐隔餐或隔日食物，并含腐酵气味，见于幽门梗阻。

（3）呕吐物含胆汁者多见于十二指肠乳头以下的十二指肠或空肠梗阻。

（4）呕吐物有粪臭者提示低位肠梗阻。

（5）呕吐物中有蛔虫者见于肠道蛔虫、胆道蛔虫。

17.【参考答案】B

【解析】上消化道大出血前四位的病因是：消化性溃疡、食管与胃底静脉曲张破裂、急性胃黏膜病变、胃癌。

估计出血量：①出血量 >5mL，大便潜血阳性；②出血量 >50mL，出现黑便；③胃内蓄积血量达 250～300mL，出现呕血；④出血量一次达 500～800mL，出现全身症状；⑤出血量达 800～1000mL 或以上，出现周围循环衰竭。

18.【参考答案】E

【解析】咯血与呕血的鉴别

	咯血	呕血
病史	肺结核、支气管扩张症、肺癌、心脏病等	消化性溃疡、肝硬化等
出血前症状	喉部痒感、胸闷、咳嗽等	上腹不适、恶心、呕吐等
出血方式	咯出	呕出，可为喷射状
出血颜色	鲜红	棕黑或暗红色，有时鲜红色
血内混有物	泡沫和（或）痰	食物残渣、胃液
黑便	无（如咽下血液时可有）	有
酸碱反应	碱性	酸性

19.【参考答案】B

【解析】各型黄疸实验室检查特点：

	血清胆红素定量（μmol/L）		尿液		其他实验室检查
	UCB	CB	尿胆原	尿胆红素	
正常人	1.7～10.2	0～6.8	（+）	（－）	—
溶血性黄疸	明显增加	正常或轻度增加	明显增加	阴性	贫血、网织红细胞增多
阻塞性黄疸	轻度增加	明显增加	减少或缺如	强阳性	血清碱性磷酸酶增高
肝细胞性黄疸	中度增加	中度增加	正常或轻度增加	阳性	转氨酶升高等

20.【参考答案】C

【解析】各型黄疸的临床表现：

溶血性黄疸	黄疸较轻，呈浅柠檬色。急性溶血：寒战、高热，尿呈酱油色。慢性溶血：贫血、黄疸、脾肿大
阻塞性黄疸	黄疸深而色泽暗。伴皮肤瘙痒、心动过缓、粪便颜色变浅呈白陶土色
肝细胞性黄疸	肝功能受损：乏力、食欲下降、恶心呕吐，甚至出血

21.【参考答案】C

【解析】浅昏迷：意识大部分丧失，强刺激也不能唤醒，但对疼痛刺激有痛苦表情及躲避反应。角膜反射、瞳孔对光反射、吞咽反射、眼球运动等都存在。

【押题点】

（1）嗜睡：最轻的意识障碍。持续睡眠，易唤醒，能准确作答简单问题。

（2）意识模糊：具有简单的精神活动，但定向力障碍。

（3）昏睡：强刺激可唤醒，不能回答问题或答非所问。

（4）昏迷：任何刺激都不能唤醒。

浅昏迷：对疼痛刺激有反应，角膜反射、瞳孔对光反射、眼球运动存在。

中度昏迷：对强刺激反应减弱，角膜反射、瞳孔对光反射迟钝，眼球运动消失。

深昏迷：疼痛刺激无反应。角膜反射、瞳孔对光反射、眼球运动均消失，可出现病理反射。

（5）谵妄：兴奋性增高。临床常见定向力障碍、错觉、幻觉、躁动不安、谵语。

22.【参考答案】E

【解析】血中胆红素主要来源于血红蛋白。正常情况下，衰老的红细胞被单核－巨噬细胞系统破坏，释放出血红蛋白并分解为胆红素、铁、珠蛋白。此时的胆红素为不溶于水的、非结合状态的胆红素，称为非结合胆红素或游离胆红素（UCB），非结合胆红素随血流到达肝脏。在肝内形成结合胆红素（CB）。

23.【参考答案】A

【解析】主诉：指患者就诊的主要原因，即感觉最明显、最痛苦的症状或体征及持续时间。记录主诉要简明，尽可能用患者自己的言辞，不用诊断用语。如"反复上腹隐痛8年，解黑大便2天""活动后心慌气短2年，下肢水肿1周""进行性吞咽困难1月余"等。对当前无症状表现，诊断资料和入院目的又十分明确的患者，也可用以下方式记录主诉。如"血糖升高2个月，入院进一步检查""发现胆囊结石2个月，入院接受手术治疗"。

24.【参考答案】E

【解析】深部滑行触诊主要适用于腹腔深部包块和胃肠病变的检查。

【押题点】

	浅部触诊	检查体表浅在病变
触诊	深部触诊	深部滑行触诊：检查腹腔深部包块和胃肠病变
		双手触诊：检查肝、脾、肾、子宫和腹腔肿物
		深压触诊：探测腹部深在病变及确定压痛点
		冲击触诊：适用于大量腹水而肝、脾难以触及时

25.【参考答案】E

【解析】呼气味：

（1）浓烈的酒味见于酒后或醉酒。

（2）刺激性蒜味见于有机磷农药中毒。

（3）烂苹果味见于糖尿病酮症酸中毒。

（4）氨味见于尿毒症。

（5）肝腥味见于肝性脑病。

26.【参考答案】A

【解析】高血压绝大多数见于高血压病（亦称原发性高血压）；继发性高血压少见（<5%），见于肾脏疾病、肾上腺皮质或髓质肿瘤、肢端肥大症、甲状腺功能亢进症、妊娠高血压综合征等所致的血压增高。

低血压主要见于休克、急性心肌梗死、心力衰竭、心包填塞、肾上腺皮质功能减退症等。

27.【参考答案】C

【解析】脉压增大和减小：

（1）脉压>40mmHg称为脉压增大，见于主动脉瓣关闭不全、动脉导管未闭、动静脉瘘、高热、甲状腺功能亢进症、严重贫血、动脉硬化等。

（2）脉压<30mmHg称为脉压减小，见于主动脉瓣狭窄、心力衰竭、休克、心包积液、缩窄性心包炎等。

28.【参考答案】C

【解析】面容检查：

急性（热）病容	面色潮红，兴奋不安，呼吸急促，表情痛苦	急性感染性疾病
慢性病容	面容憔悴，面色晦暗或苍白，双目无神	慢性消耗性疾病

续表

肝病面容	面颊瘦削，面色灰褐	慢性肝病、肝硬化等
肾病面容	面色苍白，眼睑、颜面浮肿	慢性肾炎、慢性肾盂肾炎、慢性肾衰等
甲亢面容	眼裂增大，眼球突出，呈惊恐貌	甲状腺功能亢进症
黏液性水肿面容	睑厚面宽，颜面浮肿，反应迟钝，毛发稀疏	甲状腺功能减退症
二尖瓣面容	面色晦暗，双颊紫红，口唇发绀	风湿性心瓣膜病二尖瓣狭窄
伤寒面容	表情淡漠，反应迟钝，呈无欲状态	伤寒、脑炎等
苦笑面容	牙关紧闭，面肌痉挛，呈苦笑状	破伤风
满月面容	面圆如满月，皮肤发红，伴痤疮和小须	库欣综合征及长期应用肾上腺皮质激素
面具面容	面部呆板、无表情，似面具样	帕金森病等

29.【参考答案】D

【解析】辗转体位：患者坐卧不安，辗转反侧。见于胆绞痛、肾绞痛、肠绞痛等。

【押题点】体位检查

自动体位	身体活动自如，不受限制。见于正常人或轻症
被动体位	不能随意变换体位。见于极度衰弱或意识丧失者
强迫体位	为减轻疾病所致的痛苦而被迫采取： ①急性腹膜炎——强迫仰卧位；②一侧胸膜炎及大量胸腔积液——强迫患侧卧位； ③心、肺功能不全者——强迫坐位；④发绀型先心病——强迫蹲位； ⑤胆绞痛、肾绞痛等——辗转体位；⑥脊柱疾病——强迫俯卧位。 ⑦破伤风、小儿脑膜炎——角弓反张位

30.【参考答案】C

【解析】醉酒步态：行走时重心不稳，左右摇晃，状如醉汉。见于小脑病变、酒精中毒等。

【押题点】步态检查

痉挛性偏瘫步态	脚尖拖地，向外划半个圆圈并跨前一步	急性脑血管疾病后遗症
醉酒步态	行走时重心不稳，左右摇晃，状如醉汉	小脑病变、酒精中毒等
慌张步态	身体前倾，起步动作慢，但越走越快，难以止步	帕金森病
蹒跚步态（鸭步）	左右摇摆似鸭行	佝偻病、大骨节病、进行性肌营养不良、先天性双髋关节脱位等
共济失调步态	起步时一脚高抬，骤然垂落，两脚间距很宽	小脑或脊髓后索病变
剪刀步态	行走时两腿交叉呈剪刀状	脑瘫或截瘫
间歇性跛行	因下肢突发疼痛而停止前行	闭塞性动脉硬化、高血压动脉硬化等
跨阈步态	先将膝关节、髋关节屈曲，患肢抬很高才能起步	腓总神经麻痹出现足下垂

31.【参考答案】E

【解析】颈静脉怒张，提示体循环静脉血回流受阻或上腔静脉压增高，见于右心衰竭、缩窄性心包炎、心包积液及上腔静脉梗阻等。单纯的左心功能不全导致的是肺循环淤血，呼吸困难。

32.【参考答案】D

【解析】气管检查：正常人的气管位于颈前正中部。大量胸腔积液、气胸或纵隔肿瘤及单侧甲状腺肿大，可将气管推向健侧；肺不张、肺硬化、胸膜粘连时，气管被牵拉向患侧。肺气肿气管位置居中。

33.【参考答案】D

【解析】语颤增强：①肺实变：见于肺炎链球菌肺炎、肺结核、肺脓肿及肺癌等。②压迫性肺不张：见于胸腔积液上方受压而萎瘪的肺组织及受肿瘤压迫的肺组织。③较浅而大的肺空洞：见于肺结核、肺脓肿、肺肿瘤所致的空洞。（语颤增强与管状呼吸音出现的临床意义一样）

语颤减弱或消失：①肺气肿、支气管哮喘发作时；②阻塞性肺不张；③胸腔积液、气胸、胸膜高度增厚等；④体质衰弱。

34. 【参考答案】A

【解析】正常呼吸音：

①支气管呼吸音：分布于喉部、胸骨上窝、背部第6颈椎至第2胸椎附近。

②肺泡呼吸音：分布于除支气管呼吸音及支气管肺泡呼吸音以外的区域。

③支气管肺泡呼吸音：分布于胸骨角附近、肩胛间区第3、4胸椎水平及右肺尖。

35. 【参考答案】D

【解析】湿啰音（水泡音）临床意义：湿啰音是肺与支气管有病变的表现。

湿啰音两肺散在性分布，常见于支气管炎、支气管肺炎、血行播散型肺结核、肺水肿；两肺底分布，多见于肺淤血、肺水肿早期及支气管肺炎；一侧或局限性分布，常见于肺炎、肺结核、支气管扩张症、肺脓肿、肺癌及肺出血等。

36. 【参考答案】C

【解析】干啰音是支气管有病变的表现。

两肺都出现干啰音，见于急慢性支气管炎、支气管哮喘、支气管肺炎、心源性哮喘等。局限性干啰音是由局部支气管狭窄所致，常见于支气管局部结核、肿瘤、异物或黏稠分泌物附着。局部而持久的干啰音见于肺癌早期或支气管内膜结核。

37. 【参考答案】C

【解析】心脏常见震颤的临床意义

时　期	部　位	临床意义
收缩期	胸骨右缘第2肋间	主动脉瓣狭窄
	胸骨左缘第2肋间	肺动脉瓣狭窄
	胸骨左缘第3、4肋间	室间隔缺损
舒张期	心尖部	二尖瓣狭窄
连续性	胸骨左缘第2肋间及其附近	动脉导管未闭

38. 【参考答案】B

【解析】二尖瓣狭窄时，心尖部可闻及舒张中晚期隆隆样杂音。会引起相对性肺动脉瓣关闭不全，表现为肺动脉瓣区舒张期杂音，称为格-斯杂音。

【押题点】心脏杂音

心尖部舒张期杂音——二尖瓣狭窄。

心尖部收缩期杂音——二尖瓣关闭不全。

胸骨右缘第2肋间收缩期杂音——主动脉瓣狭窄。

胸骨左缘第3、4肋间舒张期杂音——主动脉瓣关闭不全。

39. 【参考答案】C

【解析】P_2增强见于肺动脉高压、二尖瓣狭窄、左心衰竭、室间隔缺损、动脉导管未闭、肺心病；P_2减弱见于肺动脉瓣狭窄或关闭不全。A_2增强见于高血压病；A_2减弱见于低血压、主动脉瓣狭窄和关闭不全。

40. 【参考答案】D

【解析】胸膜摩擦音在吸气和呼气时皆可听到，一般以吸气末或呼气开始时较为明显。屏住呼吸时胸膜摩擦音消失，可借此与心包摩擦音区别。

41. 【参考答案】A

【解析】麻痹性肠梗阻患者腹胀显著，无阵发性绞痛等，肠蠕动减弱或消失。而机械性肠梗阻早期肠鸣音亢进呈金属调。

42. 【参考答案】B

【解析】转移性淋巴结肿大：

左锁骨上淋巴结肿大——腹腔脏器（肝脏、胃肠）肿瘤。

右锁骨上淋巴结肿大——胸腔脏器（肺）肿瘤。

颈部淋巴结肿大——鼻咽癌。

同侧腋窝淋巴结肿大——乳腺癌。

43. 【参考答案】C

【解析】正常胆囊不能触到。当胰头癌压迫胆总管导致胆囊显著肿大时无压痛，但有逐渐加深的黄疸，称为库瓦西耶征阳性。而急性胆囊炎时胆囊肿大，呈囊性感，压痛明显，常有墨菲征阳性。

44. 【参考答案】C

【解析】触诊脾脏超过脐水平线或前正中线，为高度脾大。高度脾大，表面光滑者，见于慢性粒细胞白血病、慢性疟疾等。

【押题点】脾脏分度方法及临床意义

脾脏触诊：正常脾脏不能触及。

脾肿大分度：

①轻度肿大：肋下≤2cm者，见于慢性肝炎、伤寒、感染性心内膜炎等。

②中度肿大：超过2cm但在脐水平线以上，见于肝硬化、慢性淋巴细胞白血病等。

③高度肿大：超过脐水平线或前正中线，又称巨脾，见于慢性粒细胞白血病、慢性疟疾等。

45.【参考答案】B

【解析】拉赛格征为坐骨神经根受刺激的表现，又称坐骨神经受刺激征。阳性见于腰椎间盘突出症、坐骨神经痛、腰骶神经根炎等。

【押题点】神经反射检查

病理反射	包括巴宾斯基征、奥本海姆征、戈登征、查多克征、霍夫曼征、髌阵挛和踝阵挛。 病理反射阳性见于锥体束病变。
脑膜刺激征	包括颈强直、凯尔尼格征、布鲁津斯基征。 脑膜刺激征阳性见于各种脑膜炎、蛛网膜下腔出血。 颈强直——颈椎病；凯尔尼格征——坐骨神经痛、腰骶神经根炎等
拉塞格征	阳性——腰椎间盘突出症、坐骨神经痛、腰骶神经根炎等

46.【参考答案】D

【解析】腹膜慢性炎症时腹壁紧张度增加，触诊时如揉面团一样，不易压陷，称为揉面感。常见于结核性腹膜炎、癌性腹膜炎。

【押题点】腹部触诊检查

触诊	（1）腹壁紧张度增加：①揉面感——结核性腹膜炎、癌性腹膜炎；②板状腹——胃肠穿孔所致的急性弥漫性腹膜炎。 （2）压痛：①广泛压痛见于弥漫性腹膜炎；②局限压痛：麦氏点——急性阑尾炎，胆囊点——胆囊病变。 （3）反跳痛：反跳痛表示炎症已波及腹膜壁层。 （4）腹膜刺激征：腹肌紧张伴压痛、反跳痛，是急性腹膜炎的可靠体征
	肾脏触诊压痛点（助理不考）： ①季肋点：在第10肋骨前端。 ②上输尿管点：在脐水平线上，腹直肌外缘。 ③中输尿管点：在两侧髂前上棘水平，腹直肌外缘。 ④肋脊点：在背部脊柱与第12肋所成的夹角顶点，又称肋脊角。 ⑤肋腰点：在第12肋与腰肌外缘的夹角顶点，又称肋腰角。 季肋点、肋脊点、肋腰点的压痛或反跳痛——肾脏病变；上、中输尿管压痛——输尿管的结石或炎症

47.【参考答案】A

【解析】正常瞳孔直径2~5mm，两侧等大等圆，病理情况下，出现瞳孔散大（>5mm），可见于外伤、青光眼绝对期、视神经萎缩、完全失明、濒死状态、颈交感神经刺激和阿托品、可卡因等药物影响。若出现瞳孔缩小（<2mm）常见于虹膜炎，有机磷农药中毒、毒蕈中毒，以及吗啡、氯丙嗪、毛果芸香碱等药物影响。故选A。

【押题点】

瞳孔	（1）对光反射消失：昏迷患者。 （2）调节反射与集合反射消失：动眼神经损害

48.【参考答案】A

【解析】双上眼睑下垂见于重症肌无力、先天性上眼睑下垂；单侧上眼睑下垂常见于各种疾病引起的动眼神经麻痹，如脑炎、脑脓肿、蛛网膜下腔出血、白喉、外伤等。

【押题点】眼部检查——眼睑

眼睑	上睑下垂：双侧见于重症肌无力；单侧见于各种疾病引起的动眼神经麻痹。 眼睑闭合不全：双侧常见于甲状腺功能亢进症；单侧见于面神经麻痹

49.【参考答案】E

【解析】甲状腺功能亢进，最有意义的体征是可触及震颤或能听到连续性血管杂音。

【押题点】甲状腺检查

甲状腺检查	甲状腺肿大分为三度： Ⅰ度，不能看出肿大，但能触及。 Ⅱ度，能看到肿大，又能触及，但在胸锁乳突肌以内。 Ⅲ度，超过胸锁乳突肌
	甲状腺肿大的临床意义：生理性见于女性青春期、妊娠和哺乳期；病理性见于甲状腺功能亢进症、甲状腺炎、单纯性甲状腺肿及甲状腺肿瘤

50. 【参考答案】A

【解析】正常时腹壁静脉一般不显露。门脉高压时，腹壁曲张的静脉以脐为中心向周围伸展，肚脐以上腹壁静脉血流方向从下向上，肚脐以下腹壁静脉血流方向自上而下。

【押题点】

蛙腹见于腹腔积液；尖腹见于结核性腹膜炎、肿瘤浸润；舟状腹见于恶性肿瘤等消耗性疾病
腹壁静脉的血流方向判断： ①门脉高压——脐以上向上、脐以下向下。 ②上腔静脉梗阻——自上向下。 ③下腔静脉梗阻——自下而上
胃肠梗阻——胃肠形及蠕动波

51. 【参考答案】B

【解析】肌力检查：

0级：无肌肉收缩。

1级：有肌肉收缩，无肢体活动。

2级：肢体可在床面上做水平活动。

3级：肢体能抬离床面，但不能抗阻力。

4级：能抗阻力，但较正常差。

5级：正常肌力。

其中，0级为全瘫，1~4级为不完全瘫痪（轻瘫），5级为正常肌力。

52. 【参考答案】B

【解析】周围性面神经麻痹临床表现为：病灶同侧全部面肌瘫痪，从上到下表现为不能皱额、皱眉、闭目，角膜反射消失，鼻唇沟变浅，不能露齿、鼓腮、吹口哨，口角下垂，多见于受寒、耳部或脑膜感染，神经纤维瘤。

【押题点】中枢性与周围性面神经麻痹的鉴别（助理不考）

	中枢性面神经麻痹	周围性面神经麻痹
临床表现	病灶对侧颜面下部肌肉麻痹。鼻唇沟变浅，口角歪向病灶侧，不能吹口哨和鼓腮	病灶同侧全部面肌瘫痪。不能皱眉闭目，角膜反射消失，鼻唇沟变浅，不能露齿、鼓腮、吹口哨，口角歪向病灶对侧
临床意义	多见于脑血管病变、脑肿瘤和脑炎等	多见于受寒、耳部或脑膜感染、神经纤维瘤等

53. 【参考答案】D

【解析】直接、间接角膜反射均消失为受刺激侧三叉神经病变；深昏迷患者角膜反射也消失。

【押题点】深、浅反射

浅反射	角膜反射	①直接角膜反射存在，间接消失——受刺激对侧面神经瘫痪。 ②直接角膜反射消失，间接存在——受刺激侧面神经瘫痪。 ③直接、间接角膜反射均消失——受刺激侧三叉神经病变
	腹壁反射	①上、中、下腹壁反射减弱或消失分别对应于同侧胸髓7~8、9~10、11~12节病损。 ②一侧上、中、下腹壁反射同时消失，见于同侧锥体束病损。 ③双侧上、中、下腹壁反射均消失，见于昏迷和急性腹膜炎患者
	提睾反射	双侧提睾反射消失，见于腰髓1~2节病损；一侧反射减弱或消失，见于锥体束损害

续表

	①肱二头肌反射/桡骨骨膜反射——颈髓5~6节。
深反射	②肱三头肌反射——颈髓6~7节。
	③膝反射——腰髓2~4节。
	④踝反射——骶髓1~2节。
	临床意义：深反射减弱或消失，见于相应脊髓节段或脊神经的病变；深反射亢进，见于锥体束病变

54. 【参考答案】E

【解析】血红蛋白（Hb）参考值：男性130~175g/L；女性115~150g/L。单位容积循环血液中血红蛋白量、红细胞数低于参考值低限称为贫血。以血红蛋白为标准，成年男性 Hb<130g/L，成年女性 Hb<115g/L，即为贫血。

【押题点】临床上根据血红蛋白减低程度将贫血分为4级：

（1）轻度：Hb<参考值低限，但>90g/L。

（2）中度：Hb 90~60g/L。

（3）重度：Hb 60~30g/L。

（4）极重度：Hb<30g/L。

55. 【参考答案】A

【解析】成人白细胞总数（3.5~9.5）×10^9/L；成人白细胞数>9.5×10^9/L 称为白细胞增多，<3.5×10^9/L 称为白细胞减少。白细胞总数的增减主要受中性粒细胞数量的影响。

56. 【参考答案】B

【解析】引起中性粒细胞减少的感染性疾病中病毒感染最常见，如流行性感冒、病毒性肝炎、麻疹、风疹、水痘等；某些革兰阴性杆菌感染如伤寒及副伤寒等；某些原虫病，如恙虫病、疟疾等。肾综合征出血热、流行性乙型脑炎、狂犬病等虽是病毒感染，但可引起中性粒细胞增多。

57. 【参考答案】A

【解析】核左移：当周围血中杆状核粒细胞增多>5%，并出现晚幼粒、中幼粒、早幼粒等细胞时，称为核左移。常见于感染，特别是急性化脓性感染，也可见于急性大出血、急性溶血反应、急性中毒等。核左移伴白细胞总数增高，称为再生性左移。表示机体反应性强，骨髓造血功能旺盛。核左移而白细胞总数不增高，甚至减少，称为退行性左移。表示机体反应性低下，骨髓造血功能减低，见于再生障碍性贫血、粒细胞缺乏症。

【押题点】核右移：正常人血中的中性粒细胞以3叶者为主，若5叶者超过3%时称为核右移。常伴有白细胞总数减少，为骨髓造血功能减低或缺乏造血物质所致。常见于巨幼细胞贫血，恶性贫血，也可见于应用抗代谢药物（如阿糖胞苷、6-巯基嘌呤）之后。在感染的恢复期出现一过性核右移是正常现象；若在疾病进展期突然出现核右移，提示预后不良。

58. 【参考答案】E

【解析】网织红细胞计数反映骨髓造血功能状态，对贫血的鉴别诊断及指导治疗有重要意义。

①增多：表示骨髓红细胞系增长旺盛。溶血性贫血和急性失血性贫血时明显增多；缺铁性贫血和巨幼细胞贫血时可轻度增多。②减少：表示骨髓造血功能减低，见于再生障碍性贫血、骨髓病性贫血（如急性白血病）。

59. 【参考答案】C

【解析】血小板计数参考值：（125~350）×10^9/L。

（1）增多：①反应性增多：见于急性大出血及溶血之后、脾切除术后等。②原发性增多：见于原发性血小板增多症、真性红细胞增多症、慢性粒细胞白血病、骨髓纤维化早期等。

（2）减少：①生成障碍：见于再生障碍性贫血、急性白血病、急性放射病、骨髓纤维化晚期等。②破坏或消耗增多：见于原发性血小板减少性紫癜、脾功能亢进、系统性红斑狼疮、淋巴瘤、DIC、血栓性血小板减少性紫癜等。③分布异常：见于脾肿大，如肝硬化。

60. 【参考答案】D

【解析】红细胞沉降率（血沉）是指在一定条件下红细胞沉降的速度。

参考值：成年男性0~15mm/h；成年女性0~20mm/h。

生理性增快：妇女月经期、妊娠、老年人。

病理性增快：①各种炎症：细菌性急性炎症、风湿热和结核病活动期；②损伤及坏死（急性心肌梗死血沉增快；而心绞痛时血沉则正常）；③恶性肿瘤；④各种原因导致的高球蛋白血症：如系统性红斑狼疮、慢性肾炎、多发性骨髓瘤、肝硬化等；⑤贫血和高胆固醇血症。

61. 【参考答案】D

【解析】活化部分凝血活酶时间（APTT）测定（反映内源性凝血系统）

APTT 延长：①血浆Ⅷ、Ⅸ、Ⅺ因子缺乏（重症 A、B 型血友病）；②凝血酶原严重减少；③纤维蛋白原严重减少；④纤溶亢进；⑤APTT 是监测肝素治疗的首选指标。

62. 【参考答案】B

【解析】血浆凝血酶原时间（PT）测定

PT 延长：①先天性凝血因子异常：因子Ⅱ、Ⅴ、Ⅶ、Ⅹ减少及纤维蛋白原减少；②后天性凝血因子异常：严重肝病、维生素 K 缺乏、DIC 后期及应用抗凝药物。

PT 缩短：主要见于血液高凝状态，如 DIC 早期、脑血栓形成、心肌梗死、深静脉血栓形成、多发性骨髓瘤等。

63.【参考答案】B

【解析】骨髓增生程度的分级

增生程度	成熟红细胞：有核细胞	有核细胞（%）	常见原因
极度活跃	1：1	>50	各种白血病
明显活跃	10：1	10～50	白血病、增生性贫血、骨髓增殖性疾病
活跃	20：1	1～10	正常骨髓、某些贫血
降低	50：1	0.5～1	非重型再障、粒细胞减少或缺乏症
极度减低	200：1	<0.5	重型再障

64.【参考答案】E

【解析】血清总蛋白及球蛋白增高：主要是因球蛋白增高引起，其中以 γ 球蛋白增高为主。高蛋白血症见于：①慢性肝病：如肝硬化、慢性肝炎等。②M 球蛋白血症：如多发性骨髓瘤、淋巴瘤、原发性巨球蛋白血症等。③自身免疫性疾病：如系统性红斑狼疮、类风湿关节炎、风湿热等。④慢性炎症与慢性感染：如结核病、疟疾、黑热病等。而肾病综合征会因为蛋白质丢失过多，出现血清总蛋白及白蛋白减低。

65.【参考答案】B

【解析】当血清总胆红素 >17.1μmol/L 时，可诊断为黄疸，但在 17.1～34.2μmol/L 范围内时为隐性黄疸；>34.2μmol/L 时为显性黄疸。当血清总胆红素浓度为 34.2～171μmol/L 范围内时，为轻度黄疸；在 171～342μmol/L 范围内时，为中度黄疸；>342μmol/L 时，为高度黄疸。

66.【参考答案】D

【解析】血清胆红素代谢检查

	血清胆红素定量（μmol/L）			尿液	
	总胆红素	非结合胆红素	结合胆红素	尿胆原	尿胆红素
溶血性黄疸	↑↑	↑↑↑	轻度↑或正常	（+++）	（-）
阻塞性黄疸	↑↑↑	轻度↑或正常	↑↑↑	（-）	（+++）
肝细胞性黄疸	↑↑	↑↑	↑↑	（+）	（++）

67.【参考答案】B

【解析】①γ-GT 显著增高见于肝癌；②γ-GT 中度增高见于急性病毒性肝炎；③非活动期慢性肝炎、肝硬化 γ-GT 活性一般正常；若 γ-GT 活性持续增高，提示病变活动或病情恶化；④γ-GT 明显或中度以上增高见于急性和慢性酒精性肝炎、药物性肝炎。⑤其他疾病，如脂肪肝、胰腺炎、胰腺肿瘤、前列腺肿瘤等，γ-GT 可轻度增高。

68.【参考答案】D

【解析】ALP 临床意义：①胆道阻塞：各种肝内、外胆道阻塞性疾病，如胰头癌、胆道结石、原发性胆汁性肝硬化、肝内胆汁淤积等，ALP 明显升高；②肝细胞性黄疸：ALP 轻度增高；③骨骼疾病如纤维性骨炎、骨肉瘤、佝偻病、骨软化症、骨转移癌及骨折愈合期等，ALP 亦可增高。

69.【参考答案】D

【解析】急性病毒性肝炎：ALT 与 AST 均显著增高，ALT 增高更明显，ALT/AST >1。急性重型肝炎 AST 增高明显，但在病情恶化时，黄疸进行性加深，酶活性反而降低，称为胆-酶分离，提示肝细胞严重坏死，预后不良。在急性肝炎恢复期，如血清氨基转移酶活性不能降至正常或再增高，提示急性病毒性肝炎转为慢性。

70.【参考答案】E

【解析】乙型病毒性肝炎标志物检查：

（1）HBsAg：HBV 感染的标志，见于 HBV 携带者或乙肝患者，无传染性。

（2）抗-HBs：注射过乙肝疫苗或曾感染过 HBV，是一种保护性抗体。

（3）HBeAg：病毒复制的标志，传染性强。

（4）抗-HBe：乙肝病毒复制减少，传染性降低。

（5）抗 – HBc：曾经或正在感染 HBV，抗 HBc – IgM 是诊断急性乙肝和判断病毒复制活跃的重要指标，强传染性。

（6）HBcAg：病毒复制活跃，强传染性。

71. 【参考答案】C

【解析】内生肌酐清除率（Ccr）测定：Ccr 是指肾脏在单位时间内把若干毫升血浆中的内生肌酐全部清除出去。Ccr 是测定肾小球滤过功能最常用的方法，也是反映肾小球滤过功能的主要指标。其参考值为：成人（体表面积以 1.73㎡计算）80 ~ 120mL／min。

72. 【参考答案】D

【解析】昼夜尿比密试验（莫氏试验）可了解肾脏的稀释 – 浓缩功能，是反映远端肾小管和集合管功能状态的敏感试验。

【押题点】反映肾小球滤过功能的指标：Ccr、Cr、BUN、血 β_2 – MG、GFR。

反映肾小管重吸收功能：尿 β_2 – MG、昼夜尿比密试验。

73. 【参考答案】C

【解析】血尿酸（UA）增高可见于：①肾小球滤过功能损伤：见于急性或慢性肾炎、肾结核等。在反映早期肾小球滤过功能损伤方面，血 UA 比血 Cr 和 BUN 敏感。②痛风：血 UA 明显增高是诊断痛风的主要依据，主要是由嘌呤代谢紊乱而使体内 UA 生成异常增多所致。③恶性肿瘤、糖尿病、长期禁食等血 UA 也可增高。

血 UA 减低可见于：①各种原因所致的肾小管重吸收 UA 功能损害。②肝功能严重损害所致的 UA 生成减少。

74. 【参考答案】D

【解析】空腹血糖（FPG）增高：生理性增高见于餐后 1 ~ 2 小时、高糖饮食、剧烈运动、情绪激动等。病理性增高见于：①各型糖尿病。②内分泌疾病：如甲状腺功能亢进症、肢端肥大症、巨人症、嗜铬细胞瘤、肾上腺皮质功能亢进症、胰高血糖素瘤等。③应激性因素：如颅脑外伤、急性脑血管病、中枢神经系统感染、心肌梗死、大面积烧伤等。④肝脏和胰腺疾病：如严重肝损害、坏死性胰腺炎、胰腺癌等。⑤其他：如呕吐、脱水、缺氧、麻醉等。而急性酒精中毒会导致空腹血糖减低。

75. 【参考答案】D

【解析】血清总胆固醇（TC）增高：①动脉粥样硬化的危险因素之一，常见于动脉粥样硬化所致的心、脑血管疾病。②各种高脂蛋白血症、甲状腺功能减退症、糖尿病、肾病综合征、阻塞性黄疸等。③长期高脂饮食、精神紧张、吸烟、饮酒等。而其余选项均会导致 TC 减低。

76. 【参考答案】C

【解析】血钾 > 5.3mmol/L 称为高钾血症。高钾血症见于：

①排出减少：如急性或慢性肾衰竭少尿期、肾上腺皮质功能减退症。

②摄入过多：如高钾饮食、静脉输注大量钾盐、输入大量库存血液。

③细胞内钾外移增多：如严重溶血、大面积烧伤、挤压综合征、组织缺氧和代谢性酸中毒等。

77. 【参考答案】E

【解析】Tfs 增高：①铁利用障碍：如再生障碍性贫血、铁粒幼细胞性贫血。② 血色病：Tfs > 70% 为诊断血色病的可靠指标。

78. 【参考答案】E

【解析】急性胰腺炎时：可在发病后 2 ~ 3 小时血清淀粉酶（AMS）开始增高，12 ~ 24 小时达高峰，2 ~ 5 天后恢复正常。如达 3500U/L 应怀疑此病，超过 5000U/L 即有诊断价值。尿 AMS 于发病后 12 ~ 24 小时开始增高，尿中 AMS 活性可高于血清中的 1 倍以上，多数患者 2 ~ 10 天恢复到正常。

79. 【参考答案】A

【解析】血清甲胎蛋白（AFP）测定的临床意义：

（1）原发性肝癌：AFP 是目前诊断原发性肝细胞癌最特异的标志物，血清中 AFP > 400μg/L 可作为诊断肝癌的条件之一。

（2）病毒性肝炎、肝硬化 AFP 可有不同程度的增高，但常 < 300μg/L。

（3）生殖腺胚胎肿瘤、胎儿神经管畸形 AFP 可增高。

80. 【参考答案】E

【解析】抗链球菌溶血素 "O"（ASO）增高见于活动性风湿热、风湿性关节炎、链球菌感染后急性肾小球肾炎、急性上呼吸道感染、皮肤或软组织感染等。

81. 【参考答案】C

【解析】

（1）正常尿量为 1000 ~ 2000mL/24h。

①尿量超过 2500mL/24h 者称为多尿，见于糖尿病、尿崩症等。

②尿量少于 400mL/24h（或 17mL/h）者称为少尿；尿量少于 100mL/24h 者，称为无尿。见于肾前性（休克、脱水），肾性（急性肾炎、慢性肾衰），肾后性（尿道梗阻）。

（2）正常人在普通膳食情况下，尿比重在 1.015 ~ 1.025。

①尿比重增高：见于急性肾炎、糖尿病、肾病综合征及肾前性少尿等。

②尿比重减低：见于慢性肾炎、慢性肾衰竭、尿崩症等。

82.【参考答案】A

【解析】尿液颜色检查：

（1）血尿见于泌尿系统的炎症、结核、结石、肿瘤及血液系统疾病。

（2）血红蛋白尿（浓茶色或酱油色），见于蚕豆病、阵发性睡眠性血红蛋白尿、血型不合的输血反应等。

（3）胆红素尿见于肝细胞性黄疸及阻塞性黄疸。

（4）乳糜尿见于丝虫病。

（5）脓尿和菌尿见于泌尿系统感染，如肾盂肾炎、膀胱炎。

83.【参考答案】E

【解析】常见管型的组成成分及意义

管型	透明管型	偶见于正常人；肾实质病变时，明显增多
	细胞管型	①红细胞管型见于急性肾炎、狼疮肾炎。 ②白细胞管型见于肾盂肾炎、间质性肾炎。 ③肾小管上皮细胞管型提示肾小管病变
	颗粒管型	见于慢性肾炎、肾盂肾炎或药物中毒引起的肾小管损伤
	脂肪管型	见于肾病综合征、慢性肾炎急性发作、中毒性肾病
	蜡样管型	肾小管病变严重，预后较差。见于慢性肾炎晚期、慢性肾衰竭等

84.【参考答案】C

【解析】粪便性状见黏液和脓血考虑为细菌性痢疾、溃疡性结肠炎、直肠癌；镜检见大量白细胞，考虑为细菌性痢疾、溃疡性结肠炎，故选C。

85.【参考答案】E

【解析】大便隐血试验正常为阴性。阳性见于消化性溃疡活动期、胃癌、钩虫病、消化道炎症、出血性疾病等。消化道癌症呈持续阳性，消化性溃疡呈间断阳性。

86.【参考答案】D

【解析】痰液标本收集：留痰前应先漱口，用力咳出气管深处的痰液，以清晨第一口痰为宜，注意避免混入唾液和鼻咽分泌物。

87.【参考答案】C

【解析】漏出液为非炎性积液。形成主要原因：①血浆胶体渗透压降低：如肝硬化、肾病综合征、重度营养不良等；②毛细血管内压力升高，如慢性心力衰竭、静脉栓塞；③淋巴管阻塞，丝虫病或肿瘤压迫。

渗出液为炎性积液，形成主要原因：①感染性，如胸膜炎、腹膜炎、心包炎等；②化学因素，如血液、胆汁、胃液等化学性刺激；③恶性肿瘤；④风湿性疾病及外伤等。

【押题点】渗出液和漏出液鉴别

	漏出液	渗出液
原因	非炎症所致	炎症、肿瘤或物理、化学刺激
外观	淡黄、浆液性	不定，可为黄色、脓性、血性、乳糜性
透明度	透明或微浑	多浑浊
比重	<1.015	>1.018
凝固	不自凝	能自凝
黏蛋白定性	阴性	阳性
蛋白质定量	25g/L 以下	30g/L 以上
葡萄糖定量	与血糖相近	常低于血糖水平
细胞计数	常 $<100 \times 10^6/L$	常 $>500 \times 10^6/L$
细胞分类	以淋巴细胞为主	不同病因，分别以中性粒细胞或淋巴细胞为主
细菌学检查	阴性	可找到致病菌
乳酸脱氢酶	<200U/L	>200U/L

88.【参考答案】C

【解析】脑脊液检查的适应证：①有脑膜刺激症状需明确诊断者；②疑有颅内出血；③疑有中枢神经系统恶性肿瘤；④有剧烈头痛、昏迷、抽搐及瘫痪等表现而原因未明者；⑤中枢神经系统手术前的常规检查。而颅内压明显增高属于脑脊液检查的禁忌证。

89.【参考答案】A

【解析】目测法是根据Ⅰ、Ⅲ导联QRS波群的主波方向进行判断。①如果Ⅰ、Ⅲ导联QRS波群的主波方向均向上，则电轴不偏；②若Ⅰ导联QRS波群的主波方向向上，而Ⅲ导联QRS波群的主波方向向下，则心电轴左偏；③若Ⅰ导联QRS波群的主波方向向下，而Ⅲ导联QRS波群的主波方向向上，则为心电轴右偏；④如果Ⅰ、Ⅲ导联QRS波群的主波方向均向下，则为心电轴极度右偏或不确定电轴。

（口诀：尖对尖向右偏，口对口往左走）

90.【参考答案】A

【解析】QRS波群：为左、右心室除极的波，反映左、右心室除极过程中的电位和时间变化。

【押题点】心电图各波段意义

P波：心房除极波。

PR间期：激动从心房传导到心室所需时间。

QRS波群：左、右心室除极的波。

ST段：心室早期缓慢复极。

T波：心室复极波。

QT间期：左右心室除极与复极的全过程。

91.【参考答案】C

【解析】三度房室传导阻滞（完全性房室传导阻滞）：①P波和QRS波群无固定关系，PP与RR间距各有其固定的规律性；②心房率＞心室率；③QRS波群形态正常或宽大畸形。

【押题点】"大炮音"见于三度房室传导阻滞。

92.【参考答案】A

【解析】心肌梗死的基本图形：

（1）缺血型T波改变：T波高而直立；或出现对称性T波倒置，称"冠状T波"。

（2）损伤型ST段改变：ST段明显抬高，可形成单相曲线。

（3）坏死型Q波出现：面向坏死区的导联出现异常Q波。

93.【参考答案】B

【解析】左室肥大的心电图表现：

（1）QRS波群电压增高：胸导联R_{V5}或R_{V6}＞2.5mV，R_{V5}或R_{V6}＋S_{V1}＞4.0mV（男）或＞3.5mV（女）。

（2）心电轴轻、中度左偏。

（3）QRS波群时间延长到0.10～0.11s，V_5或V_6导联R峰时间≥0.05s。

（4）ST－T改变，以R波为主的导联中，ST段下移≥0.05mV，T波低平、双向或倒置。

左心室肥大常见于高血压心脏病、二尖瓣关闭不全、主动脉瓣病变、心肌病等。

94.【参考答案】A

【解析】右房肥大心电图表现为：P波尖而高耸，肢体导联上其幅度≥0.25mV，以Ⅱ、Ⅲ、aVF导联表现最为突出，常见于慢性肺源性心脏病，故称"肺型P波"；也可见于某些先天性心脏病。

【押题点】异常心电图——心房心室肥大

左心房肥大	①P波增宽（时间≥0.12s），常呈双峰，两峰距≥0.04s；②多见于二尖瓣狭窄，故又称"二尖瓣型P波"（左房肥大两个尖）
右心房肥大	①P波尖而高耸（肢体导联上电压≥0.25mV）；②多见于慢性肺源性心脏病，故又称"肺型P波"（右房肥大高而尖）
左心室肥大	①QRS波群电压增高：胸导联R_{V5}或R_{V6}＞2.5mV，R_{V5}或R_{V6}＋S_{V1}＞4.0mV（男性）或＞3.5mV（女性）；②电轴左偏；③常见于高血压心脏病（左室肥大高电压）
右心室肥大	①QRS波群主波方向改变：V_1主波方向向上；V_5主波方向向下；②电轴右偏；③R_{V1}＋S_{V5}＞1.05mV（重症＞1.2mV）（1上5下右室大）

95.【参考答案】E

【解析】前壁心肌梗死特征性心电图改变出现的导联是V_3～V_5。

【押题点】

部位	特征性 ECG 改变导联	对应性改变导联
前间壁	$V_1 \sim V_3$	
前壁	$V_3 \sim V_5$	
广泛前壁	$V_1 \sim V_6$	
下壁	Ⅱ、Ⅲ、aVF	Ⅰ、aVL
右室	$V_3R \sim V_5R$	多伴下壁梗死

96.【参考答案】E

【解析】二尖瓣狭窄的 M 型超声心动图表现：①二尖瓣曲线增粗，回声增强；②二尖瓣前叶曲线双峰消失，呈城墙样改变，EF 斜率减低；③二尖瓣前、后叶呈同向运动，后叶曲线套入前叶；④左心房增大。

97.【参考答案】C

【解析】风湿性心脏病

（1）单纯二尖瓣狭窄：X 线表现为左心房及右心室增大，左心耳部凸出，肺动脉段突出，主动脉结及左心室变小，心脏外形呈鸭梨状。

（2）主动脉瓣关闭不全：左心室明显增大，升主动脉、主动脉弓普遍扩张，心脏呈靴形。

98.【参考答案】D

【解析】高血压心脏病：X 线表现为左心室扩大，主动脉增宽、延长、迂曲，心脏呈靴形。

【押题点】心脏形态变化

（1）左心室增大（靴形心）：主动脉瓣关闭不全，高血压性心脏病。

（2）左心房增大合并肺动脉瓣扩张（梨形心）：二尖瓣狭窄。

（3）右心室增大：二尖瓣狭窄、肺心病。

（4）左、右心室增大（普大心）：扩张型心脏病。

（5）心包积液（烧瓶形）。

99.【参考答案】C

【解析】原发性支气管肺癌（肺癌）周围型：X 线表现为密度增高，轮廓模糊的结节状或球形病灶，逐渐发展可形成分叶状肿块；发生于肺尖的癌称为肺沟癌。HRCT 可见分叶征、毛刺征、胸膜凹陷征、空泡征或支气管充气征（直径小于 3cm 以下的癌，肿块内见到的小圆形或管状低密度影），同时发现肺门或纵隔淋巴结肿大更有助于肺癌的诊断。

【押题点】原发性支气管肺癌中心型：肺门肿块影是肺癌直接征象。发生于右上叶的肺癌，肺门肿块及右肺上叶不张连在一起可形成横行"S"状下缘。

100.【参考答案】D

【解析】包裹性胸腔积液特点是 X 线表现为圆形或半圆形密度均匀影，边缘清晰。包裹性积液局限在叶间裂时称为叶间积液。

101.【参考答案】B

【解析】食管癌 X 线钡剂造影可见：①黏膜皱襞改变：由于肿瘤破坏黏膜层，使正常皱襞消失、中断、破坏，形成表面杂乱的不规则影像。②管腔狭窄。③腔内充盈缺损。④不规则的龛影，早期较浅小，较大者表现为长径与食管长轴一致的长形龛影。⑤受累食管呈局限性僵硬。

【押题点】食管静脉曲张：食管中下段黏膜皱襞增宽、迂曲，呈蚯蚓状或串珠状充盈缺损。

102.【参考答案】B

【解析】X 线摄影（又称平片）：这是目前最常用的 X 线检查方法。优点是影像清晰，对比度及清晰度均较好，可使密度与厚度较大或密度差异较小部分的病变显影，并可留作客观记录，便于复查对比。其缺点是不能观察人体器官的动态功能改变。

【押题点】X 线的特性（记忆口诀：穿成荧光透视装感受摄影）

（1）穿透性：X 线成像的基础。

（2）荧光效应：进行透视检查的基础。

（3）感光效应：X 线摄影的基础。

（4）电离效应：放射防护学和放射治疗学的基础。

103.【参考答案】A

【解析】X 线平片可显示的结石称为阳性结石，约占 90%，怀疑肾或输尿管结石时，首选腹部 X 线平片检查，必要时选用 CT。

104. 【参考答案】D

【解析】骨肿瘤：

（1）骨巨细胞瘤（破骨细胞瘤）：多见于 20 ~ 40 岁青壮年，良性多见。X 线平片可见在长骨干骺端偏侧性的膨胀性骨质破坏透亮区。

（2）骨肉瘤：多见于 11 ~ 20 岁男性，好发于股骨下端、胫骨上端及肱骨上端干骺端，恶性肿瘤。X 线表现为骨髓腔内不规则的骨破坏和骨增生。可见软组织肿块以及其中的云絮状、斑块状肿瘤骨形成，以及骨膜增生被破坏形成的 Codman 三角。根据 X 线表现的不同，可分为溶骨型、成骨型和混合型三种类型。

（3）转移性骨肿瘤：乳腺癌、甲状腺癌、前列腺癌、肾癌、肺癌及鼻咽癌等癌细胞，通过血行转移至胸椎、腰椎、肋骨、股骨上段，以及颅骨等处。

105. 【参考答案】D

【解析】慢性化脓性骨髓炎 X 线表现：X 线可见明显的修复，即在骨破坏周围有骨质增生硬化现象；骨膜的新生骨增厚，并同骨皮质融合，呈分层状，外缘呈花边状；骨干增粗，轮廓不整，骨密度增高，甚至骨髓腔发生闭塞；可见骨质破坏和死骨。

106. 【参考答案】D

【解析】脑血管的影像检查方法目前最常用的是 CT 检查。

【押题点】常见中枢神经系统疾病

脑出血	最常见的病因：高血压性脑出血。 急性期 CT 示血肿呈圆形、椭圆形或不规则均匀密度增高影，周围有环形密度减低影（水肿带）
蛛网膜下腔出血	CT 示脑沟、脑池、脑裂内密度增高影
脑梗死	缺血性脑梗死在 12 ~ 24 小时之内，CT 无异常所见，之后表现为低密度灶，部位和范围与闭塞血管供血区一致。MRI 检查发病后 1 小时即可见局部脑回肿胀，脑沟变浅

107. 【参考答案】C

【解析】门诊病历书写时，病史内容连贯书写，不必标明"主诉""现病史"等。

门诊病历：①首页逐项填写；②每次诊疗注明日期；③初诊病历书写注意事项：内容连贯，详细记录系统体格检查、诊断、药物、随访等内容；④复诊病历记录病情变化、药物疗效、送检结果、处理等；⑤签全名。

108. 【参考答案】D

【解析】建立正确的诊断，一般要经过"调查研究、搜集资料""综合分析、初步诊断"和"反复实验、验证诊断"3 个步骤。

二、A2 型题

109. 【参考答案】C

【解析】弛张热：体温在 39℃ 以上，但波动幅度大，24 小时内体温波动在 2℃ 以上，最低时仍高于正常水平。常见于败血症、风湿热、重症肺结核、化脓性炎症等。

【押题点】发热热型

稽留热	没有无热期，最高温在 39℃ 以上		24 小时波动范围 ≤1℃	见于肺炎链球菌肺炎、伤寒高热期
弛张热			24 小时波动范围 >2℃	见于败血症、风湿热、重症肺结核、化脓性炎症
间歇热	有高热期和无热期	骤升骤降	高热期很短，持续数小时，无热期持续一天至数天	见于疟疾、急性肾盂肾炎
回归热			高热期与无热期各持续数日	见于回归热、霍奇金淋巴瘤
波状热		渐升渐降	高热期与无热期各持续数天	见于布氏杆菌病

110. 【参考答案】C

【解析】金属调的咳嗽可由于纵隔肿瘤或支气管肺癌等直接压迫气管所致，结合病例，该患者有长期吸烟史及杵状指，首先考虑为肺癌。

111. 【参考答案】C

【解析】患者瞳孔缩小，且可闻及大蒜味，考虑为有机磷中毒。

【押题点】

异常气味	（1）痰液：恶臭味——支气管扩张症或肺脓肿。 （2）脓液：恶臭味——气性坏疽。 （3）呕吐物：粪臭味——肠梗阻；浓烈酸味——幽门梗阻或狭窄。 （4）呼气味：刺激性蒜味——有机磷农药中毒；烂苹果味——糖尿病酮症酸中毒；氨味——尿毒症；肝腥味——肝性脑病
瞳孔检查	正常瞳孔：直径 2～5mm，两侧等大等圆。 （1）双侧瞳孔缩小：虹膜炎，有机磷农药中毒、毒蕈中毒，吗啡、氯丙嗪、毛果芸香碱等药物影响。 （2）双侧瞳孔散大：见于外伤、青光眼绝对期、濒死状态、颈交感神经刺激、阿托品中毒。 （3）瞳孔大小不等：脑外伤、脑肿瘤、脑疝。 （4）对光反射消失：昏迷患者。 （5）调节反射与集合反射消失：动眼神经损害

112.【参考答案】D

【解析】听诊见心尖区舒张早期奔马律，提示心脏有器质性病变；且患者出现夜间呼吸困难，查体见端坐呼吸，双肺底干湿啰音，此为心源性呼吸困难，多由于左心衰竭引起。故该题选 D。

113.【参考答案】D

【解析】急性腹膜炎视诊可见急性面容，强迫仰卧位，腹式呼吸消失，肠麻痹时腹部膨隆；触诊时腹壁紧张、压痛及反跳痛；若鼓肠或有气腹时，肝浊音区缩小或消失，移动性浊音阳性；听诊可见肠鸣音减弱或消失。根据患者查体情况，故选 D，急性腹膜炎。

114.【参考答案】A

【解析】考查水肿伴随症状：伴颈静脉怒张、肝脏肿大和压痛、肝颈静脉回流征阳性，见于心源性水肿；伴高血压、蛋白尿、血尿、管型尿，见于肾源性水肿；伴肝掌、蜘蛛痣、黄疸、腹壁静脉曲张、脾肿大，见于肝源性水肿。

115.【参考答案】B

【解析】吸烟史 + 慢性咳嗽、咳痰 + 双肺呼吸音减弱 + 肺下界下移，最有可能的是肺气肿。

116.【参考答案】B

【解析】患者胆红素升高，以结合胆红素为主，故为阻塞性黄疸；阻塞性黄疸可见于胆石症、胰头癌、肝癌。故选 B。

【押题点】

溶血性黄疸	以非结合胆红素升高为主	见于新生儿黄疸、溶血性贫血，如蚕豆病、珠蛋白生成障碍性贫血
肝细胞性黄疸	结合胆红素、非结合胆红素均匀升高	见于病毒性肝炎、中毒性肝炎、肝癌、肝硬化
阻塞性黄疸	以结合胆红素升高为主	见于胆石症、胰头癌、肝癌等

三、B 型题

117～118.【参考答案】D C

【解析】呼吸困难伴有意识障碍者，主要见于肺性脑病、肝性脑病、尿毒症、各种中毒、脑膜炎、脑出血等。

呼吸困难伴有发热、胸痛，多见于肺炎、胸膜炎等肺部感染的情况。

119～120.【参考答案】A D

【解析】意识障碍伴呼吸缓慢：见于吗啡、巴比妥类、有机磷杀虫剂等中毒、颅内高压；若伴瞳孔散大：见于脑疝、脑外伤、颠茄类、酒精、氰化物中毒，癫痫，低血糖昏迷。

121～122.【参考答案】E C

【解析】抽搐的伴随症状：

（1）伴高热：颅内及全身感染性疾病，小儿高热惊厥。

（2）伴脑膜刺激征：脑膜炎、蛛网膜下腔出血。

（3）伴瞳孔散大、无意识、二便失禁：癫痫大发作。

（4）不伴意识丧失：破伤风、狂犬病、低钙抽搐、癔症性抽搐。

（5）伴偏瘫：脑血管病变、颅内占位性病变。

123～124.【参考答案】A D

【解析】

（1）间歇热：体温骤升达高峰后持续数小时，又骤降至正常持续一天至数天。见于疟疾、急性肾盂肾炎。

（2）弛张热：体温 39℃以上；24 小时波动范围 >2℃。见于败血症、风湿热、重症肺结核及化脓性炎症。

125～126.【参考答案】A A

【解析】大量咯血见于空洞型肺结核、支气管扩张症和肺脓肿，咯血量大而骤然停止见于支气管扩张症。

清晨或夜间平卧时（即改变体位时）加剧伴咳痰：慢性支气管炎、支气管扩张症、肺脓肿。

127～128.【参考答案】E C

【解析】问诊内容：①一般项目；②主诉：患者感觉最明显、最痛苦的症状或体征及持续时间；③现病史：起病情况、主要症状特征、病情发展与演变过程、伴随症状、诊治经过、患者一般情况；④既往史：既往健康状况、患病史、外伤手术、预防接种、过敏史等；⑤个人史：社会经历（出生地及居留地）、职业和工作条件、习惯与嗜好、冶游史；⑥婚姻史；⑦月经生育史；⑧家族史。

129～130.【参考答案】B C

【解析】心脏血管检查：

（1）点头运动、颈动脉搏动明显、毛细血管搏动征、水冲脉、枪击音与杜氏双重杂音（脉压增大）——主动脉瓣重度关闭不全、严重贫血及甲亢。

（2）交替脉（助理不考）——心力衰竭。

（3）奇脉（吸停脉）（助理不考）——心包填塞、缩窄性心包炎。

（4）颈静脉搏动——三尖瓣关闭不全。

（5）脉搏短绌——房颤。

【押题点】循环系统常见疾病的体征

病变	视诊	触诊	叩诊	听诊
二尖瓣狭窄	二尖瓣面容，心尖搏动左移	心尖部触及舒张期震颤	梨形心	心尖部 S_1 亢进，舒张期杂音。可伴开瓣音
二尖瓣关闭不全	心尖搏动左下移位	心尖搏动左下移位，呈抬举性	心浊音界左下扩大	心尖部 S_1 减弱，收缩期杂音
主动脉瓣狭窄	心尖搏动左下移位	心尖搏动左下移位，呈抬举性，主动脉瓣区收缩期震颤	心浊音界左下扩大	主动脉瓣区收缩期杂音
主动脉瓣关闭不全	颈动脉搏动明显，点头运动，心尖搏动左下移位	左下移位，抬举性心尖搏动。周围血管征阳性	心浊音界左下扩大，靴形心	主动脉瓣第二听诊区舒张期杂音
右心衰竭	颈静脉怒张，口唇发绀，浮肿	肝大，肝－颈静脉回流征阳性	心脏扩大，可有胸水或腹水	心率增快，剑突下可闻及舒张早期奔马律
大量心包积液	心尖搏动减弱或消失，颈静脉怒张	心尖搏动减弱或消失；肝大，肝－颈静脉回流征阳性；奇脉	"烧瓶状"	心音遥远，心率加快

131～132.【参考答案】C D

【解析】①肝浊音界消失，代之以鼓音，是急性胃肠穿孔的重要征象，亦可见于人工气腹；②肝浊音界上移，见于右肺不张、气腹及鼓肠等。

【押题点】肝脏检查

肝脏触诊：正常一般触不到，或触及肝下缘（肋弓下<1cm、剑突下<3cm），表面光滑、质软、无压痛。
肝肿大——肝炎、早期肝硬化、肝脓肿、肝肿瘤；肝脏缩小——急性和亚急性重型肝炎、晚期肝硬化

肝脏叩诊：肝上下界之间距离，正常为9～11cm。
肝浊音界上移，见于右肺不张、气腹及鼓肠等。
肝浊音向下移位见于肺气肿、右侧张力性气胸等。
肝浊音界扩大见于肝炎、肝脓肿、肝淤血、肝癌和多囊肝等。
肝浊音界缩小见于急性肝坏死、晚期肝硬化和胃肠胀气等。
肝浊音界消失，代之以鼓音，是急性胃肠穿孔的重要征象，亦可见于人工气腹

133～134.【参考答案】B D

【解析】肺气肿特征：桶状胸、语颤减弱、叩诊过清音、听诊呼气延长。

气胸特征：患侧胸廓饱满，呼吸动度减弱或消失，触诊语颤减弱或消失，叩诊时呈鼓音。

【押题点】呼吸系统常见疾病的体征

	视诊		触诊		叩诊	听诊	
	胸廓	呼吸动度	气管位置	语颤		呼吸音	听觉语音
肺实变	对称	局限性减弱或消失	居中	患侧增强	患侧呈实音	呼吸音消失，可闻及病理性支气管呼吸音	患侧增强
肺气肿	桶状胸	减弱	居中	减弱	过清音，肺下界下降，移动度减低	呼吸音减弱，呼气延长	减弱
气胸	患侧饱满	患侧减弱或消失	推向健侧	患侧减弱或消失	鼓音	减弱或消失	减弱或消失
胸腔积液	患侧饱满	患侧减弱或消失	推向健侧	患侧减弱或消失	浊音或实音	减弱或消失	减弱或消失
阻塞性肺不张	患侧下陷	患侧减弱或消失	移向患侧	患侧减弱或消失	浊音或实音	消失	减弱或消失

135～136.【参考答案】B C
【解析】负性心尖搏动可见于粘连性心包炎，也可见于右心室肥大；高血压性心脏病会引起左心室肥大，可见抬举性搏动。

137～138.【参考答案】E A
【解析】不自主运动：
（1）震颤：静止性震颤见于帕金森病；动作性震颤见于小脑病变；扑翼样震颤主要见于肝性脑病。
（2）舞蹈症：多见于儿童脑风湿病变。
（3）手足搐搦：见于低钙血症和碱中毒。

139～140.【参考答案】E B
【解析】类风湿关节炎可引起梭形关节；杵状指（趾）常见于支气管扩张、支气管肺癌、慢性肺脓肿、脓胸以及发绀型先天性心脏病、亚急性感染性心内膜炎等。
【押题点】①匙状指（反甲）：常见于缺铁性贫血，偶见于风湿热；②肢端肥大：见于腺垂体功能亢进、生长激素分泌过多引起的肢端肥大症；③爪形手：见于尺神经功能障碍；④膝内翻、膝外翻：膝内翻为"O"形腿，膝外翻为"X"形腿，常见于佝偻病及大骨节病；⑤足内翻、足外翻：多见于先天畸形、脊髓灰质炎后遗症等。

141～142.【参考答案】D C
【解析】正常成人的粪便为黄褐色圆柱状软便，婴儿粪便呈金黄色。异常粪便表现：
（1）黏液脓样或脓血便：见于痢疾、溃疡性结肠炎、直肠癌等。阿米巴痢疾时呈暗红色果酱样；细菌性痢疾则以黏液脓样或脓血便为主。
（2）冻状便：见于肠易激综合征、慢性菌痢。
（3）水样或粥样稀便：见于各种感染性或非感染性腹泻，如急性胃肠炎、甲状腺功能亢进症等。
（4）米泔样便：见于霍乱。
（5）鲜血便：多于肠道下段出血，如痔疮、肛裂、直肠癌等。
（6）柏油样便：见于各种原因引起的上消化道出血。
（7）羊粪样便：多见于老年人及经产妇排便无力者。
（8）细条状便：多见于直肠癌。
（9）灰白色便：见于阻塞性黄疸。
（10）绿色粪便：提示消化不良。

内科学（师承或确有专长人员不测试）

一、A1型题

1.【参考答案】D
【解析】吸烟是COPD最重要的环境发病因素，细菌感染是导致COPD急性加重的常见原因。

2.【参考答案】A
【解析】肺功能检查是判断持续气流受限的主要客观指标。吸入支气管扩张剂后，$FEV_1/FVC < 70\%$ 可确定为持续气流受限，是诊断慢阻肺的必备条件。

3.【参考答案】D
【解析】根据COPD患者肺功能 FEV_1 占预计值的百分比来进行肺功能分级，如下表所示：

肺功能分级	1 级：轻度，$FEV_1\% \geqslant 80\%$
	2 级：中度，$50\% \leqslant FEV_1\% < 80\%$
	3 级：重度，$30\% \leqslant FEV_1\% < 50\%$
	4 级：极重度，$FEV_1\% < 30\%$

4. 【参考答案】D

【解析】部分患者因肺气肿使胸腔内压升高，阻碍腔静脉回流，可有颈静脉充盈甚至怒张，或使横隔下降致肝界下移（A正确）。三尖瓣区出现收缩期杂音，或剑突下触及心脏收缩期搏动，都提示右心室肥厚，故 D 错误。

5. 【参考答案】B

【解析】慢性肺源性心脏病 X 线检查：有原发疾病及急性肺部感染的特征，同时能发现肺动脉高压及右心室肥大的征象，具体表现为：①右下肺动脉干扩张，其横径 $\geqslant 15\text{mm}$；②肺动脉段明显突出或其高度 $\geqslant 3\text{mm}$；③心脏向左扩大等。

6. 【参考答案】E

【解析】呼吸系统感染是引起慢性肺心病急性加重致肺、心功能失代偿的常见原因，需积极控制感染。所以正确选用抗生素是至关重要的。

【押题点】肺心病的治疗

治疗	（1）控制感染（关键措施）：联合应用敏感抗生素；改善呼吸功能，纠正呼吸衰竭。 （2）控制心力衰竭：利尿（氢氯噻嗪联合螺内酯）、强心、血管扩张剂（硝酸酯类）。 （3）控制心律失常（避免应用 β 阻断剂）。 （4）改善呼吸功能，纠正呼吸衰竭（必要时施行机械通气）。 （5）并发肺性脑病出现兴奋、躁动时，慎用镇静剂

7. 【参考答案】D

【解析】支气管哮喘典型表现：主要表现为发作性伴哮鸣音的呼气性呼吸困难，其发作常与吸入外源性变应原有关，大多有季节性，春秋易发且日轻夜重（下半夜和凌晨易发）。

8. 【参考答案】D

【解析】β 受体阻断剂（如普萘洛尔）可以诱发支气管痉挛，导致病情发作，故不宜选用。

9. 【参考答案】C

【解析】初期为刺激性干咳，继而咳白色黏痰或痰带血丝，1～2 日后可咳出黏液血性或铁锈色痰，铁锈色痰为其特征性临床表现之一，也可呈脓性痰，进入消散期痰量增多，痰黄而稀薄。

10. 【参考答案】A

【解析】肺炎支原体肺炎：抗感染治疗首选大环内酯类抗菌药，常用红霉素、罗红霉素和阿奇霉素等。

11. 【参考答案】D

【解析】中央型肺癌以鳞状上皮细胞癌较多见。早期常见临床症状为：咳嗽、痰血或咯血。而胸痛、声音嘶哑、上肢及颜面部肿胀、呼吸困难等症状主要是由于肿瘤在肺外胸内扩散引起的。

【押题点】支气管肺癌的临床表现

（1）原发肿瘤引起的症状：刺激性干咳，肿瘤导致远端支气管狭窄：呈持续性高音调金属音，常间断或持续痰中带血，局限性喘鸣，有胸闷、气急等
（2）局部扩展引起的症状：①胸痛；②吸气性呼吸困难（压迫大气道）；③咽下困难（侵及食管）；④声音嘶哑（压迫喉返神经）；⑤上腔静脉压迫综合征（上腔静脉回流受阻，出现头、颈、前胸部及上肢水肿淤血）；⑥Horner 综合征（肺上沟瘤压迫颈部交感神经引起同侧眼睑下垂、眼球内陷、瞳孔缩小等）
（3）远处转移：锁骨上淋巴结是肺癌常见的转移部位
（4）副癌综合征：表现为杵状指（趾）和肥大性骨关节病等

12. 【参考答案】A

【解析】PaO_2 主要用于判断是否缺氧及其程度。PaO_2 低于同龄人正常值低限者，称为低氧血症。$PaO_2 < 60\text{mmHg}$，机体已处于失代偿边缘，也是诊断呼吸衰竭的标准。

【押题点】呼吸衰竭分类

按动脉血气分类	Ⅰ 型呼吸衰竭	$PaO_2 < 60\text{mmHg}$，$PaCO_2$ 降低或正常。 换气功能障碍。见于严重肺部感染性疾病、急性肺栓塞等
	Ⅱ 型呼吸衰竭	$PaO_2 < 60\text{mmHg}$，$PaCO_2 > 50\text{mmHg}$。 肺泡通气不足。见于慢阻肺等

13. 【参考答案】C

【解析】急性心衰患者 Killip 心功能Ⅲ级指肺部有啰音，且啰音的范围 >50%。

14. 【参考答案】A

【解析】Ⅱ型呼吸衰竭患者存在慢性缺氧和二氧化碳潴留，他们的呼吸中枢对二氧化碳的刺激已经适应，主要依赖缺氧来刺激呼吸中枢。所以要采取控制性氧疗，最适宜的氧流量是 1~2L/分钟。这个流量既能改善缺氧，又能避免呼吸抑制和二氧化碳潴留的加重。

15. 【参考答案】B

【解析】呼吸道感染是心力衰竭最重要、最常见的诱因。房颤是器质性心脏病最常见的心律失常之一，也是诱发心力衰竭的重要因素。

16. 【参考答案】D

【解析】慢性左心衰呼吸困难一般是渐进性，顺序是：劳力性呼吸困难 – 夜间阵发性呼吸困难 – 端坐呼吸 – 急性肺水肿。

【押题点】慢性心衰的临床表现

左心衰竭	(1) 症状：①劳力性呼吸困难（最早）；②夜间阵发性呼吸困难；③端坐呼吸；④急性肺水肿（心源性哮喘）；⑤体能下降、乏力疲倦、焦虑失眠、尿量减少等。 (2) 体征：①肺底部湿性啰音，严重可闻及散在哮鸣音；②肺动脉瓣区 S_2 亢进、奔马律、交替脉等
右心衰竭	(1) 症状：①胃肠道及肝脏淤血症状，食欲不振、腹胀、恶心呕吐等，是最常见的症状；②长期肾脏淤血，夜尿增多、少尿和蛋白尿；③可有呼吸困难。 (2) 体征：凹陷性水肿（身体低垂处）；颈静脉搏动增强、充盈、怒张，肝颈静脉反流征阳性；肝脏淤血肿大伴压痛；发绀等

17. 【参考答案】D

【解析】洋地黄中毒所致的室性早搏，应立即停用洋地黄，给予苯妥英钠或氯化钾等治疗。

18. 【参考答案】E

【解析】抗心律失常药：

Ⅰa 类：奎尼丁、普鲁卡因胺等；Ⅰb 类：美西律、苯妥英钠、利多卡因等；Ⅰc 类：普罗帕酮等。

Ⅱ类：美托洛尔、阿替洛尔。

Ⅲ类：胺碘酮、索他洛尔。

Ⅳ类：维拉帕米、地尔硫草。

19. 【参考答案】E

【解析】室性期前收缩的心电图特点：

(1) 提前出现的 QRS 波群，前无相关 P 波。

(2) 提前出现的 QRS 波群宽大畸形，时限超过 0.12s，T 波的方向与 QRS 波群的主波方向相反。

(3) 代偿间歇完全。

【押题点】室性期前收缩的治疗

治疗	室性期前收缩多选用Ⅰ类和Ⅲ类药（心梗出现室早，选用利多卡因）。 洋地黄中毒所致的室性早搏，应立即停用洋地黄，给予苯妥英钠或氯化钾等治疗（停药予钠补钾）。 心动过缓时出现室早给予阿托品，山莨菪碱

20. 【参考答案】D

【解析】三度房室传导阻滞的心电图表现为：①PP 与 RR 间隔各有其固定的规律，两者之间毫无关系；②心房率 > 心室率；③心室率慢而规则，心室起搏点如在房室束分叉以上，心室率为 40~60 次/分，QRS 波群正常；心室率常在 40 次/分以下，QRS 波群增宽。

【押题点】房室传导阻滞的心电图表现

一度阻滞	二度Ⅰ型阻滞 （文氏现象）	二度Ⅱ型阻滞 （莫氏现象）	三度阻滞
P 波后有相应的 QRS 波群，但是 PR 间期长于 0.20s	PR 间期进行性延长，直至下一个 P 波受阻不能下传到心室	PR 间期恒定，部分 P 波后无 QRS 波群	P 波与 QRS 波群互不相关，心室率 40~60 次/分。 （听诊：大炮音）

21. 【参考答案】D

【解析】降压治疗方案：

①无并发症者可以单独或者联合用药，治疗应从小剂量开始，逐步递增剂量。

②2 级高血压在治疗开始时就应采用两种降压药物联合治疗，如：利尿剂与 ACEI 或 ARB。

③三种降压药合理的联合治疗方案，除有禁忌证外一般应包含利尿剂。

22.【参考答案】C

【解析】钙通道阻滞剂，对于血管痉挛性心绞痛的患者可作为首选用药。

23.【参考答案】E

【解析】不稳定型心绞痛分类：

①静息型心绞痛：休息时发作，持续时间通常＞20 分钟。

②初发型心绞痛：通常在首发症状 1~2 个月内、很轻的体力活动即可诱发。

③恶化型心绞痛：在相对稳定的劳力性心绞痛基础上心绞痛逐渐增强（疼痛更剧烈、时间更长或更频繁）。

④变异型心绞痛：特征为静息心绞痛，表现为一过性 ST 段抬高的动态改变，是一种特殊类型。其发病机制为冠脉痉挛。

24.【参考答案】A

【解析】高血压急症应静脉使用短效降压药物。常用硝普钠加入 5% 葡萄糖注射液中静滴，作为高血压急症的首选药物，但急性肾功能不全者慎用。

25.【参考答案】C

【解析】脑血管并发症是我国原发性高血压最主要的并发症。

26.【参考答案】A

【解析】冠心病的危险因素包括：年龄、性别、血脂异常、高血压、吸烟、糖尿病和糖耐量异常、肥胖、家族史。血红蛋白异常不是冠心病的危险因素。

27.【参考答案】E

【解析】冠心病心绞痛以发作性胸痛为主要临床表现，典型部位是在胸骨体中、上段之后，可累及心前区，界限不很清楚。常放射至左肩、左臂内侧达无名指和小指。

【押题点】心绞痛的临床表现

（1）部位：在胸骨体上段或中段之后，可放射至左肩、左臂内侧甚至达无名指和小指。
（2）性质：常为压迫感、紧缩感、压榨感，多伴有濒死感。
（3）持续时间：3~5 分钟，很少超过 15 分钟。
（4）诱因：体力劳动、情绪激动、饱食、寒冷、心动过速。
（5）缓解方式：去除诱因及舌下含服硝酸甘油可迅速缓解

28.【参考答案】B

【解析】急性心肌梗死时，最先出现和最突出的症状是胸骨后剧烈疼痛。

【押题点】心肌梗死的临床表现

（1）先兆表现：最常见的是原有的稳定型心绞痛变为不稳定型，或突然出现心绞痛发作等。
（2）症状：①疼痛：最早出现和最突出的症状，疼痛剧烈，持续时间长，含服硝酸甘油多不能缓解。患者常有恐惧、濒死感；②心律失常：以室性心律失常最多；③低血压和休克；④心力衰竭：主要是急性左心衰竭；⑤胃肠道症状：恶心呕吐、上腹胀痛和肠胀气，部分患者出现呃逆。
（3）体征：可出现舒张期奔马律；早期血压可增高，随后均降低

29.【参考答案】D

【解析】周围血管征是主动脉关闭不全的特征性表现。

【押题点】

主动脉瓣狭窄	主动脉瓣关闭不全
症状：常见的典型三联征为呼吸困难、心绞痛和晕厥。 体征：心尖搏动增强、弥散；主动脉瓣区收缩期震颤；心浊音界向左下扩大；胸骨右缘第 2 肋间听到喷射性收缩期杂音	①心尖搏动向左下移位、增强呈抬举样。 ②心浊音界向左下扩大，呈靴形心。 ③胸骨左缘第 3、4 肋间可听到舒张期叹气样杂音，前倾坐位、呼气末明显；A$_2$ 减弱或消失；心尖部闻及舒张中晚期隆隆样杂音，称 Austin－Flint 杂音。 ④周围血管征阳性（水冲脉、毛细血管搏动征、枪击音、杜氏双重杂音、颈动脉搏动明显、点头运动）

30.【参考答案】E

【解析】严重主动脉瓣关闭不全时，因血液从主动脉反流致相对性二尖瓣狭窄，可在心尖部闻及舒张中晚期隆隆样杂音，称为 Austin－Flint 杂音。

31.【参考答案】D

【解析】慢性活动性胃炎主要病因是幽门螺杆菌感染。

32.【参考答案】E

【解析】B 型胃炎多见于胃窦部，胃酸及血清胃泌素常为正常或偏低，一般不伴有贫血症状。

【押题点】

	A 型胃炎（胃体胃炎／自身免疫性胃炎）	B 型胃炎（胃窦胃炎）
主要原因	自身免疫反应	Hp 感染
贫血	有，甚至恶性贫血	无
胃酸	明显减少或缺如	减少或正常
抗壁细胞抗体及抗内因子抗体	阳性	阴性
胃泌素	升高	降低

33.【参考答案】C

【解析】Hp 根治常选用四联疗法：PPI + 铋剂 + 两种抗生素。

【押题点】慢性胃炎的治疗

> （1）抗菌治疗：根除 Hp 四联疗法：一种 PPI（奥美拉唑）+一种胶体铋剂（枸橼酸铋钾）+2 种抗生素（阿莫西林、替硝唑、克拉霉素）。
> （2）十二指肠－胃反流：应用胃黏膜保护药、促胃动力药等。
> （3）对症处理：腹胀明显者，可用多潘立酮或西沙必利；伴发恶性贫血者应予维生素 B_{12} 治疗

34.【参考答案】A

【解析】消化性溃疡最主要的症状：慢性、周期性、节律性上腹部疼痛。
胃溃疡：中上腹部或偏左侧，餐后痛；十二指肠溃疡：中上腹部偏右侧，空腹痛、饥饿痛、夜间痛。

35.【参考答案】C

【解析】上腹疼痛是消化性溃疡的主要症状，但部分患者可症状轻或无症状。穿透性溃疡，即慢性穿孔，DU 易发，疼痛较重，向背部放射，经抗酸治疗不能缓解者，应考虑后壁慢性穿透性溃疡。

【押题点】消化性溃疡特殊类型

> （1）复合性溃疡：胃和十二指肠同时存在溃疡，易并发幽门狭窄和上消化道出血。
> （2）幽门管溃疡：发生于幽门孔 2cm 以内的溃疡，易并发幽门痉挛、幽门狭窄及出血。
> （3）球后溃疡：发生于十二指肠球部以下的溃疡，夜间痛及背部放射痛常见，易并发出血。
> （4）难治性溃疡：DU 正规治疗 8 周或 GU 正规治疗 12 周后未愈合

36.【参考答案】A

【解析】确诊胃十二指肠溃疡首选检查是胃镜 + 活检。

【押题点】确诊检查

	确诊检查
上消化道疾病	胃镜 + 活检
下消化道疾病	结肠镜 + 活检

37.【参考答案】C

【解析】外科治疗的适应证有：①大量或反复出血，内科治疗无效者；②急性穿孔；③瘢痕性幽门梗阻；④GU 癌变或癌变不能除外者；⑤内科治疗无效的顽固性溃疡。

38.【参考答案】D

【解析】①癌前病变：异型增生及肠型化生；②癌前疾病：萎缩性胃炎、腺瘤型息肉、胃溃疡、残胃炎、胃黏膜巨大皱襞症。

39.【参考答案】D

【解析】早期胃癌多数患者无明显症状，少数人有恶心、呕吐或是类似溃疡病的上消化道症状，无特异性。疼痛与体重减轻是进展期胃癌最常见临床症状。

40.【参考答案】B

【解析】多尿不属于肝硬化的临床表现。

【押题点】肝硬化的临床表现

（1）代偿期：乏力、食欲减退、恶心、上腹部隐痛、轻微腹泻等，症状多呈间歇性。 体征：肝脏轻度肿大，质地偏硬，无或轻度压痛，脾轻度或中度肿大。肝功能检查多数正常或轻度异常。 （2）失代偿期： 肝功能减退： ①全身症状：消瘦、纳减、乏力、精神萎靡、浮肿等。 ②消化道症状：上腹饱胀不适、恶心呕吐、易腹泻；肝脏缩小、质硬、黄疸。 ③出血倾向和贫血：皮肤黏膜出血、贫血。 ④内分泌失调：男性乳房发育、性欲减退，女性月经失调、闭经、不孕等，肝掌、蜘蛛痣；面色晦暗。 门静脉高压： ①脾肿大。 ②侧支循环开放：食管、胃底静脉曲张，腹壁和脐周静脉曲张，痔静脉曲张。 ③腹水：肝硬化失代偿期最突出的指征之一

41.【参考答案】C

【解析】肝硬化并发症中，肝性脑病为最严重并发症（最常见死因）。

【押题点】肝硬化的并发症

（1）急性上消化道出血：最常见，是主要死因。

（2）肝性脑病：晚期肝硬化最严重的并发症，也是最常见死亡原因之一。

（3）原发性肝癌。

（4）感染。

（5）其他：门脉高压性胃病、肝肾综合征、电解质和酸碱平衡紊乱、肝肺综合征、门静脉血栓形成等。

42.【参考答案】B

【解析】溃疡性结肠炎：

（1）腹泻：最主要的症状，黏液血便是本病活动期的重要表现。可有里急后重。

（2）腹痛：部位多在左下或下腹部，亦可涉及全腹，有疼痛→便意→排便→缓解的规律。

（3）可有发热、消瘦、贫血、低血钾等全身症状，以及关节炎、结节性红斑等肠外表现。

43.【参考答案】C

【解析】血行转移，以肺转移率最高，因肝静脉中瘤栓延至下腔静脉，经右心达肺动脉，在肺内形成转移灶。

【押题点】肝癌转移

肝内转移	易侵犯门静脉及分支并形成癌栓；脱落后肝内引起多发性转移灶	
肝外转移	血行转移：肺（最常见）、脑、肾上腺、肾及骨骼	
	淋巴转移：肝门淋巴结	
	种植转移：腹膜、横膈、盆腔	

44.【参考答案】C

【解析】原发性肝癌的临床表现：

（1）肝区疼痛：最常见，呈持续性胀痛或隐痛，癌结节破裂可突然引起剧痛，出现急腹症表现。

（2）消化系统症状：食欲减退最常见。

（3）全身症状：进行性消瘦、乏力、发热较多见。

（4）体征：进行性肝肿大是特征性体征之一，肝质地坚硬，边缘不规则，表面呈结节状，部分伴有明显压痛。晚期出现黄疸。

45.【参考答案】D

【解析】甲胎蛋白（AFP）为首选、适用于普查，是发现早期肝癌的基本措施。

【押题点】肝癌的辅助检查

（1）甲胎蛋白（AFP）：是诊断肝细胞癌最特异的标志物。AFP检查诊断肝细胞癌的标准为：①AFP＞500μg/L持续4周；②AFP由低浓度逐渐升高不降；③AFP＞200μg/L持续8周。 （2）异常凝血酶原（DCP）：对原发性肝癌有较高的特异性。 （3）超声检查：目前肝癌筛查的首选方法；CT、MRI。 （4）肝动脉造影：是目前诊断小肝癌的最佳方法。 （5）肝组织活检或细胞学检查：目前获得2cm直径以下小肝癌确诊的有效方法

46.【参考答案】A

【解析】无广泛肝外转移性肿瘤，肝癌合并肝硬化患者在未明显损害肝功能情况下，可以手术。

47.【参考答案】B

【解析】胆石症及胆道感染是我国急性胰腺炎的主要病因，西方国家以酒精为主。

48.【参考答案】D

【解析】急性胰腺炎：腹痛是本病主要和首发症状。常于饱餐、饮酒后突然发生，初起疼痛位于中上腹或左上腹部，可迅速扩至全腹。腹痛轻重不一，持续性疼痛伴阵发性加剧，可向腰背部呈束带状放射。

【押题点】常见的疼痛类型

脐周阵发性疼痛，停止肛门排便和排气	机械性肠梗阻
上腹部剧烈疼痛，向左上臂内侧放射	急性心肌梗死
腹部烧灼样疼痛，进食后可缓解	十二指肠溃疡
阵发上腹部钻顶样疼痛，辗转体位	胆道蛔虫症

49.【参考答案】A

【解析】血清淀粉酶于起病后 6~12h 开始升高，48h 开始下降，持续 3~5 天。

50.【参考答案】B

【解析】慢性肾炎临床表现呈多样性，以血尿、蛋白尿、高血压和水肿为基本临床表现，有急性发作的倾向，感染、过度疲劳为常见诱因。

51.【参考答案】C

【解析】糖皮质激素和细胞毒药物一般不主张积极应用，除非患者肾功能正常或仅轻度受损，病理类型较轻，而且尿蛋白较多，无禁忌证可试用。

52.【参考答案】B

【解析】革兰阴性杆菌为尿路感染最常见的致病菌，其中以大肠埃希菌最为常见。

53.【参考答案】C

【解析】尿路感染的途径

（1）上行感染（占尿路感染的 95%）。
（2）血行感染（最常见病菌：金黄色葡萄球菌）。
（3）直接感染。
（4）淋巴道感染

54.【参考答案】A

【解析】出现白细胞管型提示上尿路感染，见于急性肾盂肾炎。

55.【参考答案】A

【解析】慢性肾炎控制高血压：首选 ACEI 或 ARB。除具有降低血压作用外，还有减少尿蛋白和延缓肾功能恶化的肾脏保护作用。

56.【参考答案】C

【解析】引起肾衰的病因：原发性慢性肾小球肾炎、糖尿病肾病、高血压肾病、多囊肾、梗阻性肾病等。而题目询问最常见继发性肾脏病，应选择糖尿病肾病。

57.【参考答案】A

【解析】慢性肾功能不全水、电解质紊乱表现：①稀释性低钠血症和水钠潴留；②高血钾；③低钙血症和高磷血症；④高镁血症；⑤代谢性酸中毒。

【押题点】慢性肾功能不全的临床表现

（1）水、电解质及酸碱平衡紊乱：代谢性酸中毒、水肿、高钾血症、低钙血症、高磷血症。
（2）各系统表现：
心血管系统（最常见死亡原因）：血压升高、心力衰竭、尿毒症性心肌病和心包病变等。
消化系统：食欲不振、恶心、呕吐常为首发症状，晚期口有尿臭味、呕血、便血及腹泻。
神经系统：毒素蓄积的表现，乏力、精神不振，晚期可出现构音困难、扑翼样震颤、意识模糊、昏迷等。
血液系统：贫血（肾脏分泌促红素减少）、出血倾向。
呼吸系统：呼吸困难、深大呼吸；胸膜炎

58.【参考答案】A

【解析】再障是一种可能由不同病因和机制引起的骨髓造血功能衰竭症。主要表现为骨髓造血功能低下、全血细胞减少及所致的贫血、出血、感染综合征。

59.【参考答案】A

【解析】重症再生障碍性贫血（重型再障）诊断标准为贫血进行性加重，常伴严重感染和出血。血象具有以下特点：网织红细胞绝对值 $< 15 \times 10^9/L$，中性粒细胞 $< 0.5 \times 10^9/L$ 和血小板 $< 20 \times 10^9/L$。一般无肝、脾大。

60.【参考答案】D

【解析】几乎所有骨髓增生异常综合征患者都有贫血症状，半数以上有中性粒细胞减少，40%～60%有进行性血小板减少。

61.【参考答案】D

【解析】成人患者中急性粒细胞白血病最多见，儿童患者中急性淋巴细胞白血病多见。

62.【参考答案】E

【解析】急性白血病的临床表现

（1）正常血细胞减少的表现： ①发热和感染：感染以咽峡炎、口腔炎最多见，严重感染可致败血症，是急性白血病最常见的死亡原因之一。 ②出血：牙龈出血、鼻出血、皮肤瘀斑为常见症状。晚期可出现颅内出血，内脏出血亦多见。 ③贫血：呈正细胞正色素性贫血。 （2）白血病细胞增多的表现： ①淋巴结和肝脾肿大；②胸骨中下段压痛；③中枢神经系统白血病以脑膜浸润最多见；④齿龈肿胀、皮疹或皮下结节等

63.【参考答案】B

【解析】病因：

（1）铁的丢失过多：慢性失血是成年人引起缺铁性贫血的最常见原因。见于溃疡病、月经过多等。

（2）铁需求增加而摄入量不足：儿童、妊娠和哺乳期妇女需铁量增加等。

（3）铁吸收不良：胃大部切除术或胃空肠吻合；萎缩性胃炎；长期腹泻。

64.【参考答案】E

【解析】血清铁蛋白 $< 14\mu g/L$ 可作为缺铁依据。由于血清铁蛋白浓度稳定，与体内贮铁量的相关性好，可用于早期诊断和人群铁缺乏症的筛选。

65.【参考答案】D

【解析】慢性髓系白血病的中性粒细胞碱性磷酸酶（NAP）缺如或降低，形成 BCR – ABL 融合基因（Ph 染色体）；类白血病反应 NAP 强阳性，Ph 染色体及 BCR – ABL 融合基因阴性。

66.【参考答案】E

【解析】白细胞减少症的诊断标准是外周血白细胞总数低于 $4.0 \times 10^9/L$。

67.【参考答案】C

【解析】如有感染应尽早使用抗菌药物，并争取在用药前留取感染灶分泌物、痰等进行培养和药敏试验，以指导治疗。若致病菌尚不明确，可根据病史、病情、感染来源选用抗菌药物，一般以广谱抗菌药物为宜。应多采用抗菌效力不依赖粒细胞数的抗菌药物如羧苄西林与氨基糖苷类抗生素。

68.【参考答案】A

【解析】慢性型 ITP 一般起病隐匿，多在常规检查血时偶然发现，出血多数较轻而局限，但易反复发生，表现为皮肤、黏膜出血，鼻出血、牙龈出血、月经过多亦很常见。严重内脏出血较少见。

69.【参考答案】E

【解析】原发性 MDS 的病因尚不明确，继发性 MDS 见于烷化剂、放射线、有机毒物等密切接触者。MDS 是起源于造血干细胞的克隆性疾病，异常克隆细胞在骨髓中分化、成熟障碍，出现病态造血，在骨髓原位或释放入血不久被破坏，导致无效造血。

70.【参考答案】E

【解析】脾脏肿大（巨脾），是慢性髓系白血病的主要特征。

71.【参考答案】E

【解析】MDS 尚无满意的治疗方法，对于低危患者治疗主要是改善造血功能、提高生活质量，采用支持治疗、促进造血、诱导分化和生物反应调节剂等治疗，中高危患者以改善病情提高存活率为主，应用联合化疗方案和造血干细胞移植。

72.【参考答案】B

【解析】甲亢是指甲状腺腺体本身产生甲状腺激素过多而引起的甲状腺毒症，其病因包括弥漫性毒性甲状腺肿（Graves病）、结节性毒性甲状腺肿和甲状腺自主高功能腺瘤等。甲亢的患病率为1%，其中80%以上是 Graves 病引起。

73.【参考答案】B

【解析】Graves 病大多数患者有程度不等的甲状腺肿大。甲状腺肿为弥漫性、质地中等（病史较久或食用含碘食物较多者可坚韧），无压痛。甲状腺上、下极可以触及震颤，闻及血管杂音。

【押题点】甲状腺功能亢进临床表现

（1）高代谢综合征及多系统兴奋性增高：多汗、低热、多食易饥、体重减轻、烦躁易怒、手震颤、心悸等。（心动过速，休息睡眠时仍快；S_1 亢进；脉压增大、可见周围血管征。）
（2）甲状腺肿大：弥漫性、对称性肿大，质地多柔软，无压痛。
甲状腺可触及震颤，闻及血管杂音，为甲状腺功能亢进症的特异性体征。
（3）眼征：分为单纯性突眼和浸润性突眼

74.【参考答案】A

【解析】手术治疗禁忌证：伴严重 Graves 眼病；合并较重心、肝、肾疾病，不能耐受手术；妊娠初 3 个月和第 6 个月以后。

75.【参考答案】C

【解析】抗甲状腺药物治疗：不良反应有粒细胞减少、药疹和中毒性肝病。

76.【参考答案】D

【解析】甲状腺功能减退症的病因如下：

（1）自身免疫性损伤（最常见）：包括桥本甲状腺炎、产后甲状腺炎、萎缩性甲状腺炎等。
（2）甲状腺手术及 ^{131}I 治疗使甲状腺破坏。
（3）摄碘过量。
（4）抗甲状腺药物：见于服用锂盐、咪唑类、硫脲类药物

77.【参考答案】D

【解析】甲状腺功能减退症的体征表现为脉率缓慢、跟腱反射时间延长。

78.【参考答案】C

【解析】因为 T_3 主要来源于外周组织 T_4 的转换，所以不作为诊断原发性甲减的必备指标。

79.【参考答案】C

【解析】T1DM 的主要死因是糖尿病肾病，T2DM 的主要死因是心血管并发症。

【押题点】糖尿病的实验室检查

（1）尿糖：为诊断的重要线索。
（2）血糖：是诊断的主要依据。
（3）口服葡萄糖耐量试验（OGTT）：当血糖高于正常范围而又未达到糖尿病诊断标准，须在清晨空腹做 OGTT。
（4）糖化血红蛋白 A_1（GHbA$_1$）测定：GHbA$_1$ 反映取血前 8~12 周的平均血糖状况，是监测糖尿病病情的重要指标。GHbA$_1 \geqslant 6.5\%$ 有助于糖尿病的诊断。
（5）血浆胰岛素、C 肽测定：1 型糖尿病者明显降低；2 型糖尿病可呈现升高、正常及降低的变化

80.【参考答案】E

【解析】糖尿病酮症酸中毒的临床表现：早期三多一少加重；酸中毒失代偿后，疲乏、食欲减退、恶心呕吐，多尿、口干、头痛、嗜睡、呼吸深快，呼气中有烂苹果味；后期严重失水，尿量减少、眼眶下陷、皮肤黏膜干燥，血压下降、心率加快，四肢厥冷；晚期不同程度意识障碍、昏迷。少数患者表现为腹痛。

81.【参考答案】D

【解析】糖尿病酮症酸中毒治疗原则：快速静脉补液恢复有效循环血容量，以适当速度降低血糖，纠正电解质及酸碱平衡失调，积极查明和消除诱因，防治并发症，降低病死率。故立即补液为救治本病的关键性措施；然后小剂量（短效）胰岛素治疗。

82.【参考答案】B

【解析】磺脲类药物不良反应：①低血糖反应最常见。②体重增加。③皮肤过敏反应。④消化系统症状。⑤心血管系统症状。

【押题点】常用药物不良反应

双胍类	消化道反应（最常见）；乳酸性酸中毒（最严重）
磺脲类	低血糖反应（最常见且重要）；体重增加、皮肤过敏

格列奈类	低血糖反应
噻唑烷二酮类	体重增加、水肿
α－葡萄糖苷酶抑制剂	胃肠道反应（最常见）

83.【参考答案】E

【解析】血脂异常是指血浆中脂质的量和质发生异常，一般指血浆胆固醇或/和甘油三酯升高，或高密度脂蛋白胆固醇降低，也称为血脂紊乱，但不能用"高脂血症"代替该疾病。

84.【参考答案】E

【解析】血脂异常的药物治疗分为：①主要降低胆固醇的药物，如他汀类、肠道胆固醇吸收抑制剂、胆酸螯合剂、普罗布考；②主要降低甘油三酯的药物，如贝特类、烟酸类、高纯度鱼油制剂。

85.【参考答案】B

【解析】类风湿关节炎常伴有晨僵，受累关节于静止后尤其是清晨出现较长时间（＞1h）的僵硬，如胶黏着样感觉，为本病活动性指标之一。在骨性关节炎和强直性脊柱炎也可有晨僵，但持续时间较短。感染性和风湿性关节炎患者无明显的晨僵。

【押题点】类风湿关节炎的临床表现

（1）关节表现：①晨僵：持续1小时以上。②关节痛：最早出现的症状。最常出现的部位为腕关节、掌指关节，近端指间关节。多呈对称性、持续性，同时伴有压痛。③关节肿胀：亦呈对称性。④关节畸形：尺侧偏斜、鹅颈样、纽扣花畸形等。⑤特殊关节：颈痛，肩、髋关节受累，颞颌关节炎。⑥关节功能障碍。
（2）关节外表现：①类风湿结节：较常见关节外表现，提示疾病处于活动阶段。②类风湿血管炎。③肺间质病变等肺脏受累表现。④心包炎等心脏病变。⑤神经系统：神经受压，如正中神经。⑥可伴贫血、活动期血小板增多、干燥综合征等

86.【参考答案】A

【解析】类风湿关节炎疼痛的特点：出现最早的表现。最常出现的部位为腕、掌指关节，近端指间关节，其次是趾、膝、踝、肘、肩等关节。多呈对称性、持续性，但时轻时重。

87.【参考答案】E

【解析】类风湿关节炎发病高峰年龄为35~50岁。多以缓慢、隐匿方式发病。

88.【参考答案】E

【解析】与系统性红斑狼疮发病有关的因素：遗传、紫外线、药物和化学试剂、雌激素、微生物病原体。

89.【参考答案】D

【解析】狼疮肾炎是SLE最常见、最严重的临床表现，几乎见于100%的SLE患者，表现为无症状性蛋白尿和（或）血尿、高血压，甚至肾病综合征、急进性肾炎综合征等，病情可逐渐进展为尿毒症，个别患者首诊时已重达慢性肾衰竭，是SLE常见的死亡原因。而颊部蝶形红斑是SLE最具特征性的皮疹。

【押题点】糖皮质激素：具有强大的抗炎作用和免疫抑制作用，是治疗系统性红斑狼疮的基础药。

90.【参考答案】A

【解析】脑电图是诊断癫痫最重要的辅助诊断依据。

91.【参考答案】D

【解析】①苯妥英钠：对全面性强直-阵挛发作及部分性发作有效；②卡马西平：为部分性发作的首选药物；③丙戊酸：全面性强直-阵挛发作合并典型失神发作的首选药物。④苯巴比妥：为小儿癫痫的首选药物。⑤地西泮：主要用于癫痫持续状态的救治。

92.【参考答案】E

【解析】瞳孔散大，对光反射消失是癫痫发作的表现。

【押题点】癫痫发作与假性癫痫发作的鉴别

鉴别要点	癫痫发作	假性癫痫发作
发作场合	任何场合，突然及刻板式发作	多有精神诱因，有人在场，发作形式呈多样化
眼部表现	上睑抬起，眼球上翻或者转向一侧	眼睑紧闭，眼球乱动
瞳孔	瞳孔散大，对光反射消失	瞳孔正常，对光反射存在
面色	面色发绀	面色呈苍白或者发红
抗阻力运动	不能完成	可以完成
伴随情况	常有摔倒、舌咬伤、尿失禁	无

续表

鉴别要点	癫痫发作	假性癫痫发作
持续时间和终止方式	1~2分钟，自动终止	可长达数小时
Babinski 征	常为阳性	阴性
发作时脑电图	痫样放电	无痫样放电

93.【参考答案】B

【解析】脑出血最重要病因是长期高血压导致脑小动脉动脉硬化，也称为高血压性脑出血。

94.【参考答案】B

【解析】脑出血手术适应证：①基底核区中等量以上出血（壳核出血≥30mL，丘脑出血≥15mL）；②小脑出血≥10mL 或直径≥3cm，或合并明显脑积水；③重症脑室出血；④合并脑血管畸形、动脉瘤等血管病变。

95.【参考答案】C

【解析】蛛网膜下腔出血常见的病因为颅内动脉瘤。

【押题点】常见脑卒中鉴别表

鉴别要点	动脉血栓性脑梗死	脑栓塞	脑出血	蛛网膜下腔出血
发病年龄	60 岁以上多见	青壮年多见	50~60 岁多见	不定
常见病因	动脉粥样硬化	心脏病、房颤	高血压及动脉粥样硬化	动脉瘤、血管畸形
起病状态	安静时、血压下降时	不定	活动、情绪激动、血压升高时	活动、激动时
起病速度	较缓（小时、天）	最急（秒、分）	急（分、小时）	急（分）
意识障碍	较少	少、短暂	常有、进行性加重	少、轻、谵妄
头痛、呕吐	少有	少有	常有	剧烈
偏瘫等	有	有	多有	多无
脑膜刺激征	无	无	偶有	明显
头颅 CT	脑内低密度灶	脑内低密度灶	脑内高密度灶	蛛网膜下腔高密度影
脑脊液	多正常	多正常	血性、压力高	均匀血性
DSA	可见阻塞的血管	可见阻塞的血管	可见破裂的血管	可见动静脉畸形或动脉瘤

96.【参考答案】D

【解析】判断休克患者补液充分的指标：收缩压正常或接近正常，脉压 >30mmHg；CVP 升高 >12cmH$_2$O；尿量≥30mL/h；临床症状好转如神志恢复，皮肤、黏膜红润、温暖等。

97.【参考答案】C

【解析】上消化道出血的典型临床表现是：呕血、黑粪、血容量循环障碍。

98.【参考答案】E

【解析】成人每日消化道出血达 5~10mL，粪便潜血试验出现阳性。

【押题点】

出血量 5~10mL	粪便潜血试验出现阳性
出血量 >50mL	黑粪
出血量 250~300mL	呕血
出血量 >400mL	出现头晕、心慌、乏力等全身症状
出血量 >1000mL	出现周围循环衰竭

99.【参考答案】A

【解析】胃镜检查是目前诊断上消化道出血病因的首选检查方法，可直视病灶、取活检、及时准确止血治疗，多主张在出血后 24~48 小时内进行检查。

100.【参考答案】A

【解析】急性一氧化碳中毒：有导致急性一氧化碳中毒的情况存在，结合临床表现以及血碳氧血红蛋白测定超过10%，可以确定诊断。

101.【参考答案】E

【解析】中暑的病因包括：①环境温度过高；②机体产热增加；③散热障碍；④汗腺功能障碍。空气干燥不是中暑的病因。

二、A2 型题

102.【参考答案】B

【解析】慢性肺心病的诊断：根据患者有慢性阻塞性肺疾病、其他胸肺疾病或肺血管病变病史，并已引起肺动脉高压、右心室增大或右心功能不全的症状和体征，心电图、X 线、超声心动图有右心增大肥厚的征象，可以做出诊断。该患者"反复咳嗽、咳痰 20 年，气短 10 年（提示患者有慢阻肺的病史），近 3 天来发热，夜间不能平卧而入院，唇发绀，P₂亢进，剑突下见心脏搏动，三尖瓣区可闻及收缩期杂音（提示右心功能不全）"，考虑该患者为慢性肺心病。

【押题点】肺心病的临床表现

（1）肺、心功能代偿期：
原发病表现：慢性咳嗽、咳痰或喘息病史，活动后心悸、气促 + 肺气肿体征 + 肺动脉高压 + 右心室肥大体征。
（2）肺、心功能失代偿期：
①呼吸衰竭：胸闷、心悸、发绀、头痛、意识障碍。
②右心衰竭：颈静脉怒张，肝肿大，肝颈静脉反流征阳性，下肢水肿

103.【参考答案】C

【解析】支气管哮喘表现为反复发作喘息、气急胸闷或咳嗽，多与接触变应原、冷空气、物理、化学性刺激、病毒性上呼吸道感染、运动等有关，考虑该患者为支气管哮喘。患者就诊时肺功能正常，最有价值的进一步检查是支气管激发试验。

【押题点】支气管哮喘的诊断

（1）反复发作喘息、气急胸闷或咳嗽，夜间及晨间多发，多与接触变应原、冷空气、物理或化学性刺激、病毒性上呼吸道感染、运动等有关。
（2）发作时在双肺可闻及散在或弥漫性、以呼气相为主的哮鸣音，呼气相延长。
（3）上述症状可经平喘药物治疗后缓解或自行缓解。
（4）除外其他疾病引起的喘息、气急、胸闷和咳嗽。
（5）三项中的一项：①支气管激发试验阳性；②支气管舒张试验阳性；③平均昼夜 PEF 变异率 >10% 或 PEF 周变异率 >20%。
符合（1）~（4）条或者（4）（5）条可以诊断为哮喘

【押题点】常见疾病用于确诊的实验室检查

疾病名称	检查项目
怀疑慢阻肺	查肺功能
怀疑气胸	做胸片
怀疑呼吸衰竭	查血气
怀疑支气管哮喘	正在发病：做支气管舒张试验；没发病：做支气管激发试验
怀疑支气管肺癌	痰脱落细胞——早期诊断；支气管镜——确诊肺癌

104.【参考答案】A

【解析】考虑该患者诊断为支气管哮喘，首选吸入 β 受体激动剂：沙丁胺醇。

【押题点】支气管哮喘的治疗

（1）脱离变应原环境：部分有明确变应原的患者立即脱离变应原环境是防治哮喘最有效的方法。
（2）药物治疗：
控制性药物（长期使用）：吸入型糖皮质激素、白三烯调节剂、长效 β₂受体激动剂、缓释茶碱等。
缓解性药物（缓解急性发作）：短效 β₂受体激动剂、短效吸入型抗胆碱药物、短效茶碱、静脉用糖皮质激素等。
①β₂受体激动剂：短效（SABA，沙丁胺醇、特布他林）用于支气管哮喘急性发作。
②糖皮质激素：控制哮喘最有效的药物。吸入型糖皮质激素（ICS）是目前哮喘长期治疗的首选药物。
③茶碱类药物：口服常用茶碱缓释片或控释片；茶碱静脉注射应缓慢进行。
④抗胆碱药物：短效（异丙托溴铵）主要用于哮喘急性发作的治疗，多与 β₂受体激动剂联用。

续表

（3）急性发作期的治疗：治疗目标是尽快缓解气道痉挛，纠正低氧血症，恢复肺功能。
①轻度：SABA 定量喷雾吸入，同时增加 ICS 的剂量。
②中度：雾化吸入 SABA，联合短效抗胆碱药、激素混悬液，也可联合静脉注射茶碱。如果疗效欠佳，尽早口服激素。
③重度至危重度：持续雾化吸入 SABA，联合短效抗胆碱药、激素混悬液，以及静脉注射茶碱类药物，吸氧。尽早静脉应用激素。若 pH < 7.20 且合并代酸，应适当补碱。如果经治疗患者无改善，应及时机械通气

105. 【参考答案】D
【解析】肺癌 = 中老年 + 消瘦、贫血貌 + 痰中带血丝 + X 线占位性病变。该患者"男性，64 岁，有刺激性咳嗽，痰中偶有血丝，有时发热，右肺上叶前段有 2cm × 2.5cm 的块状阴影，边缘不整呈分叶状"，考虑为肺癌。

106. 【参考答案】E
【解析】急性左心衰患者表现为呼吸困难 + 粉红色泡沫样痰 + 双肺湿啰音。患者"呼吸困难，端坐呼吸，双肺闻及湿啰音，心电图 ST 段压低"，依据症状及体征考虑急性左心衰竭。

107. 【参考答案】B
【解析】患者表现为"体力活动明显受限"，考虑为 NYHA 分级Ⅲ级。

分级	NYHA 分级	Killip 分级
	非急性心肌梗死者	急性心肌梗死者
分期	Ⅰ级：有心脏病，体力活动不受限 Ⅱ级：有心脏病，体力活动轻度受限 Ⅲ级：有心脏病，体力活动明显受限 Ⅳ级：有心脏病，休息时就有症状	Ⅰ级：无心力衰竭临床症状体征 Ⅱ级：肺部湿啰音范围 <50% Ⅲ级：肺部湿啰音范围 >50%（急性肺水肿） Ⅳ级：心源性休克 "一无二啰半，三全四麻烦"

108. 【参考答案】A
【解析】该患者"心电图示心率 198 次/分，节律规整，QRS 波群形态正常，可见逆行 P 波"，考虑患者为阵发性室上性心动过速。急性发作期宜首选机械刺激迷走神经，如压迫眼球、按压颈动脉、刺激会厌引起恶心。

109. 【参考答案】E
【解析】房颤患者女性，脑卒中病史，需抗凝治疗，首选口服华法林。

110. 【参考答案】D
【解析】患者胸痛 8 小时，CK - MB 可于发病后 4 小时开始升高，特异性、敏感性较高。
【押题点】血清心肌坏死标志物

（1）肌红蛋白发病后 2h 内升高，12h 内达高峰，24 ~ 48h 内恢复正常。出现最早，敏感性强，特异性差。
（2）肌钙蛋白Ⅰ（cTnI）或 T（cTnT）：3 ~ 4h 内升高，是诊断 AMI 的敏感指标。
（3）肌酸激酶同工酶（CK - MB）敏感性弱于肌钙蛋白，但其增高程度可以较准确地反映梗死范围，其高峰出现时间是否提前有助于判断溶栓治疗是否成功

111. 【参考答案】E
【解析】患者"胸痛超过 30 分钟 + ST 段抬高 0.3mV"提示急性心肌梗死。急性心梗应进行积极的再灌注治疗，选用溶栓药物（rt - PA），溶栓的时间窗是 12 小时左右，发病时间已经达到 12 ~ 24 小时，但仍有明显缺血性胸痛、广泛性 ST 抬高者，也可以考虑溶栓治疗。
【押题点】

急性 MI 心电图表现	ST 段弓背向上抬高≥0.1mV；病理性 Q 波；T 波倒置	
定位	导联	位置
	$V_1 \sim V_3$	前间壁
	$V_3 \sim V_5$	局限前壁
	$V_1 \sim V_6$	广泛前壁
	$V_7 \sim V_8$	后壁
	Ⅰ、aVL	高侧壁
	Ⅱ、Ⅲ、aVF	下壁

112. 【参考答案】C

【解析】患者"乏力、劳累时胸骨后闷痛，左室增大伴升主动脉扩张，心尖抬举样搏动，听诊于胸骨左缘第三肋间闻及高调递减型叹气样舒张早期杂音，主动脉瓣区第二心音减弱"，为典型的主动脉瓣关闭不全的杂音表现，考虑患者为主动脉瓣关闭不全。

113. 【参考答案】D

【解析】胃镜检查同时活检是诊断慢性萎缩性胃炎最可靠的诊断方法。内镜下慢性萎缩性胃炎患者可见黏膜呈颗粒状、黏膜血管显露、黏膜苍白或灰白色、皱襞变细小。该患者胃镜表现为"胃黏膜呈白色样变，透见黏膜下血管分布"，考虑为慢性萎缩性胃炎。

114. 【参考答案】A

【解析】患者"间断上腹痛4年，出现呕吐，呕吐物为宿食"，考虑为消化性溃疡合并幽门梗阻。溃疡急性发作时可因炎症水肿和幽门部痉挛而引起暂时性梗阻，可随炎症的好转而缓解，慢性梗阻主要由于瘢痕收缩而成永久性。体检发现上腹部振水音，进一步提示幽门梗阻的存在。

115. 【参考答案】A

【解析】血管紧张素转换酶抑制剂：特别适用于伴有心力衰竭、心肌梗死后、糖耐量异常或糖尿病肾病的高血压患者。常用药物有卡托普利、依那普利、苯那普利、福辛普利等。妊娠、肾动脉狭窄、肾功能衰竭（血肌酐 $>265\mu mol/L$）者禁用。

116. 【参考答案】B

【解析】该患者"HBsAg阳性、蜘蛛痣、肝大质硬，肝脏表面有血管杂音，脾大"，考虑患者为病毒性肝炎→肝硬化→原发性肝癌。

117. 【参考答案】A

【解析】急性膀胱炎 = 尿频、尿急、尿痛 + 排尿困难 + 耻骨上方疼痛或压痛。该患者"青年女性，出现尿频、尿急、尿痛 + 双肾区无叩击痛 + 尿 WBC 25～30/HP，RBC 5～10/HP"，考虑急性膀胱炎。

【押题点】

	急性膀胱炎	急性肾盂肾炎
尿路刺激征	尿频、尿急、尿痛	尿频、尿急、尿痛
全身症状	无	寒战、高热
腰痛	无	有
肾区叩击痛	无	有
白细胞管型	无	有
治疗	3天疗法，首选喹诺酮	2周疗法，首选喹诺酮

118. 【参考答案】E

【解析】口服铁剂为治疗缺铁性贫血的首选方法。最常用硫酸亚铁片。

119. 【参考答案】B

【解析】雄激素：为治疗非重型再障的首选药物。常用药物有司坦唑醇、十一酸睾酮、达那唑、丙酸睾酮等。

120. 【参考答案】D

【解析】甲减 = 畏寒、乏力、表情淡漠、反应迟钝 + T_3/T_4降低，TSH升高。该患者"畏寒、少汗、乏力、反应迟钝"，考虑是甲状腺功能减退。

【押题点】甲状腺功能减退症临床表现

（1）症状主要以代谢率减低、交感神经兴奋性下降为主，典型患者表现为畏寒、乏力、手足肿胀感、嗜睡、记忆力减退、便秘、女性月经紊乱等。
（2）体格检查：典型患者可有表情呆滞、反应迟钝、声音嘶哑、听力障碍，面色苍白、水肿、胫前黏液性水肿、本病累及心脏可出现心包积液、心力衰竭。

121. 【参考答案】D

【解析】双胍类降糖药物是2型糖尿病患者治疗的一线用药，且适用于肥胖，超重患者。该患者"老年男性，体检发现血糖升高。既往体健（考虑患者为2型糖尿病），BMI 30kg/m^2，腹型肥胖"，考虑使用二甲双胍。

【押题点】糖尿病的治疗药物

双胍类： 代表药物二甲双胍	作用机制	抑制肝葡萄糖输出，增加对葡萄糖的摄取和利用
	适应证	2 型糖尿病一线用药及联合用药；肥胖 2 型糖尿病
磺脲类： 代表药物格列本脲、格列美脲	作用机制	刺激 β 细胞分泌胰岛素
	适应证	2 型糖尿病非肥胖患者，饮食和运动控制不理想
格列奈类： 代表药物瑞格列奈、那格列奈	作用机制	刺激胰岛素的早期分泌而降低餐后血糖
	适应证	2 型糖尿病早期餐后高血糖阶段或餐后血糖高的老年人
噻唑烷二酮类（格列酮类）： 代表药物罗格列酮	作用机制	胰岛素增敏剂，增加靶组织对胰岛素作用的敏感性而降低血糖
	适应证	单独或与其他降糖药物合用治疗 2 型糖尿病，尤其肥胖及胰岛素抵抗者
α - 葡萄糖苷酶抑制剂（AGI）： 代表药物阿卡波糖	作用机制	抑制 α - 葡萄糖苷酶，从而延迟碳水化合物吸收，降低餐后血糖。应在进食第一口后立即服用
	适应证	主要用于空腹血糖正常（或不太高）而餐后血糖明显升高者，降低餐后高血糖

122.【参考答案】D

【解析】第一跖趾关节剧烈疼痛就是痛风。该患者"左足第一跖趾关节剧烈疼痛 1 天"，故应是急性痛风性关节炎，此期间的治疗首选药物有：秋水仙碱、非甾体抗炎药等，可迅速止痛。

【押题点】痛风的治疗预防

（1）高尿酸血症降尿酸治疗：促尿酸排泄药（苯溴马隆）、注意有尿路结石的禁用排尿酸药物；抑制尿酸生成药（别嘌醇）、碱性药物（碳酸氢钠）。
（2）急性痛风性关节炎治疗：非甾体抗炎药（抗炎镇痛）、糖皮质激素（泼尼松）、秋水仙碱。
（3）发作间歇期和慢性期处理：小剂量应用降尿酸药，逐渐加量。
（4）预防：控制饮食总热量，限制饮酒或高嘌呤食物大量摄入，每天饮水至少 2000mL，慎用抑制尿酸排泄的药物，避免诱发因素、积极治疗相关疾病

123.【参考答案】B

【解析】蛛网膜下腔出血患者表现为突发的剧烈头痛，伴剧烈恶心呕吐，体检可见明显的脑膜刺激征，颈项强直，Kernig 征阳性。该患者发病前"与丈夫争吵，颈项强直，脑膜刺激征阳性，头痛，恶性呕吐"，符合蛛网膜下腔出血的表现。

124.【参考答案】C

【解析】脑栓塞多在活动中急骤发病，无前驱症状，局灶性神经功能缺损体征在数秒至数分钟即达到高峰。该患者"发病急，既往有房颤史"，心房颤动为心源性脑栓塞最常见原因，符合脑栓塞的表现。

125.【参考答案】E

【解析】急性有机磷中毒 = 针尖样瞳孔 + 口有大蒜臭味 + 农药服用病史。该患者"身边有空瓶，瓶内有刺激性气味，呼吸有蒜臭味，瞳孔针尖大小"，考虑为急性有机磷中毒。

【押题点】有机磷杀虫药中毒的临床表现

（1）毒蕈碱样症状（最早出现）：瞳孔缩小呈针尖样；恶心、呕吐；流涎、多汗、大汗淋漓；心跳减慢。
（2）烟碱样症状：肌纤维、肌束震颤从小肌群开始，发展至全身抽搐。
（3）中枢神经系统症状：头晕、头痛

126.【参考答案】A

【解析】患者"进食较硬的食物后突发上消化道大出血"且有"慢性肝炎、肝硬化病史"，由此诊断患者可能是处于肝硬化失代偿期，门静脉高压引起食管胃底静脉曲张，在进食较硬食物后引起静脉曲张破裂大出血，此种出血常用垂体后叶素静脉注射进行止血，故选 A。

127.【参考答案】C

【解析】急性一氧化碳中毒 = 口唇为樱桃红色 + 密闭空间 + 煤炉。此病例"目前昏迷状态，呼吸困难，面色潮红，口唇呈轻度发绀，$SpO_2 85\%$"，考虑为急性一氧化碳中毒。应立即行高压氧舱治疗，可迅速纠正组织缺氧，缩短昏迷时间和病程，预防 CO 中毒引起的迟发性脑病。

【押题点】急性一氧化碳中毒的治疗

（1）立即将患者移至空气新鲜处，保持呼吸道通畅。
（2）纠正吸氧：关键性治疗。高压氧舱治疗为最有效的治疗方法。
（3）防治脑水肿：应用 20% 甘露醇或/和糖皮质激素、利尿剂治疗。
（4）昏迷患者头部可用冰敷降温

128.【参考答案】E

【解析】热痉挛＝高温下剧烈运动＋大量出汗＋饮用无盐水＋肌肉痉挛。患者"青年男性，烈日下剧烈运动大汗后出现头痛、头晕、胸闷、心悸，恶心，并有腹肌疼痛"。可诊断为热痉挛。

【押题点】中暑的临床表现

热射病：典型临床表现为高热，体温常＞41℃，无汗和意识障碍（中暑高热三联征）。

热痉挛：大量出汗后四肢肌肉、腹壁肌肉甚至胃肠道平滑肌发生阵发性痉挛和疼痛。

热衰竭：头痛、头晕恶心，口渴、面色苍白，冷汗淋漓，脉搏细缓、血压偏低。危重者有周围循环衰竭表现

三、A3型题

129~131.【参考答案】B C E

【解析】Ⅱ型呼吸衰竭指缺氧同时伴有二氧化碳的潴留，动脉血气分析提示 $PaO_2 < 55mmHg$，同时伴有 $PaCO_2 > 75mmHg$，考虑该患者属于Ⅱ型呼吸衰竭。COPD 疾病的患者，肺泡通气不足，可以出现Ⅱ型呼吸衰竭，但同时患者还有肺及呼吸道感染，因此同时存在换气功能障碍，可以进一步加重缺氧。故是二者并存。该患者为 COPD 后感染，主要治疗即是控制感染与改善呼吸功能。

132~134.【参考答案】D E D

【解析】肺炎链球菌肺炎＝寒战、高热＋咳嗽、铁锈色痰＋肺实变体征（支气管呼吸音）＋X 检查（右上肺大片密度阴影）。可诊断为肺炎链球菌肺炎。铁锈色痰为本病特征性临床表现之一，也可出现白色黏液痰或痰带血丝。本病一经诊断应予抗菌药物治疗，首选青霉素 G，对青霉素过敏者，可用红霉素或阿奇霉素、林可霉素等。

【押题点】

诊断	寒战、高热＋咳嗽、铁锈色痰＋肺实变体征＋X 线检查
临床表现	冬春季节多发，常有受凉、劳累等诱因，好发于青壮年男性，起病急骤，病程 7~14 天。 症状：寒战高热（稽留热）；咳嗽咳痰（铁锈色痰）；患侧胸痛，随咳嗽加剧；呼吸困难。 体征：急性热病面容，患侧呼吸运动减弱、语颤增强、叩诊呈浊音、听诊呼吸音减低或消失，可出现支气管呼吸音
治疗	抗菌药物治疗：首选青霉素 G。青霉素过敏者，可用红霉素或阿奇霉素等。 疗程 5~7 天，或热退后 3 天可由静脉用药改为口服，维持数日

135~137.【参考答案】A D E

【解析】根据初步判断，该患者可能是心绞痛，典型的临床表现是确诊的重要依据，所以采集病史时应特别注意询问胸痛的所有特点，而其余情况的询问对诊断意义较小。冠状动脉造影：对冠心病具有确诊价值。心电图负荷试验：通过运动增加心肌氧耗从而激发心肌缺血，常用运动负荷试验。运动中监测心电图改变，运动中止后即刻及此后每 2 分钟重复记录心电图，直至心率恢复至运动前水平。试验结果以 ST 段水平型或下斜型压低≥0.1mV（J 点后 60~80ms）持续 2 分钟作为阳性标准。而选项中只有稳定性心绞痛发作有体力劳动等诱因引发，故选择 E。

138~140.【参考答案】B B C

【解析】二尖瓣狭窄症状有呼吸困难（最早期、最常见）；咳嗽、咯血；二尖瓣面容（颊红唇绀）；心尖区闻及亢进的第一心音，呈拍击样等，特征性杂音为心尖区舒张中晚期低调隆隆样杂音。该患者"劳累后心悸、气短，双颊紫红，心尖部可闻及舒张期隆隆样杂音"。超声心动图检查有助于确诊及判断狭窄程度。风心病并发心律失常最多见的是房颤。

【押题点】二尖瓣狭窄

体征	①视诊：二尖瓣面容（颊红唇绀）；②触诊：心尖部可触及舒张期震颤； ③叩诊：心浊音界向左扩大，心脏呈梨形心；④听诊：心尖部舒张期隆隆样杂音；心尖区 S_1 亢进，可闻及开瓣音；出现肺动脉瓣区舒张期杂音，称 Graham - Steell 杂音
并发症	①心房颤动（最常见）；②急性肺水肿；③血栓栓塞：20% 的患者可发生体循环栓塞； ④右心衰竭：主要的死亡原因；⑤感染性心内膜炎；⑥肺部感染
诊断	呼吸困难＋心尖部舒张期杂音＋"梨形心"＋风湿热病史＋超声心动图
治疗	①抗风湿治疗（苄星青霉素）；②预防感染性心内膜炎；③定期复查（6~12 个月）；④并发右心衰：限制钠盐摄入，应用利尿剂；⑤并发房颤：控制心室率，预防栓塞。 介入和手术治疗：实施瓣膜置换术为根本性治疗

141~143.【参考答案】A E B

【解析】溃疡性结肠炎＝慢性反复发作性腹痛、腹泻，黏液脓血便＋粪检无病原体（抗生素无效）＋结肠镜。应首选氨基

水杨酸制剂：柳氮磺吡啶（SASP）。溃疡性结肠炎紧急手术指征：严重出血、肠穿孔、重型患者合并中毒性巨结肠伴有严重毒血症状者。

【押题点】溃疡性结肠炎

诊断	慢性反复发作性腹痛、腹泻、黏液脓血便＋粪检无病原体（抗生素无效）＋结肠镜
治疗	①氨基水杨酸制剂：柳氮磺吡啶（SASP），用于轻中型患者及重型经激素治疗缓解者，同时应补充叶酸。 ②糖皮质激素：适于重型或暴发型，常用泼尼松口服。 ③免疫抑制剂：上述两类药物治疗无效者可试用环孢素。 ④手术治疗： 紧急手术指征：严重出血、肠穿孔、重型患者合并中毒性巨结肠伴有严重毒血症状者。 择期手术指征：并发癌变以及长期内科治疗无效者

144~146. 【参考答案】C D E

【解析】根据题干，患者酗酒后出现中上腹疼痛，放射至两侧腰部，伴恶心呕吐。腹部有压痛、反跳痛、肌紧张及两侧腰腹部出现蓝棕色斑。最有可能的诊断是重症急性胰腺炎。确诊应首先选择的检查是血清淀粉酶测定。针对该患者的治疗，目前不主张过早手术治疗。

【押题点】

辅助检查	（1）血清标志物： ①首选检查：血清淀粉酶，6~12h开始升高，48h开始下降，持续3~5天。 ②血清脂肪酶：4~8h开始升高，持续8~14天。 （2）B超常规筛查；确诊CT；增强CT是诊断胰腺炎坏死的最佳方法
诊断	胆道疾病、饮酒暴饮暴食＋中上腹部剧烈疼痛，向背部放射＋血清淀粉酶/脂肪酶增高
治疗	（1）①禁食；②抑制胃酸；③减少胰液分泌：生长抑素，奥曲肽；④抑制胰酶活性：抑肽酶。 （2）防治感染：喹诺酮类或头孢类联合甲硝唑。 （3）手术适应证：目前不主张过早手术治疗

147~149. 【参考答案】C A D

【解析】患者出现血尿、蛋白尿、水肿和高血压，应怀疑慢性肾小球肾炎。饮食治疗：优质低蛋白饮食，蛋白质摄入量0.6~1.0g/（kg·d），以优质蛋白（牛奶、蛋、瘦肉等）为主，控制磷的摄入，适量增加碳水化合物的摄入量，低蛋白饮食2周后使用必需氨基酸或α-酮酸。尿蛋白低于1.0g/d时，血压应控制在130/80mmHg以下。尿蛋白在1.0g/d或以上者，血压应控制在125/75mmHg以下。

【押题点】慢性肾小球肾炎

临床表现	①血尿：多为镜下血尿。 ②蛋白尿：尿蛋白多在1~3g/d。 ③水肿：以眼睑及脚踝部晨起水肿为特点，严重时可呈现全身性水肿。 ④高血压：可为首发表现，严重时出现高血压脑病及高血压心脏病
诊断	血尿、蛋白尿、水肿、血压升高
治疗	①饮食治疗：优质低蛋白饮食，蛋白质摄入量0.8~1g/（kg·d），低蛋白饮食2周后使用必需氨基酸或α-酮酸。 ②控制高血压：首选ACEI或ARB。 尿蛋白<1g/d时，血压应控制在<130/80mmHg；尿蛋白≥1g/d者，血压应控制在<125/75mmHg。 ③抗血小板聚集：常用双嘧达莫、肠溶阿司匹林。 ④糖皮质激素和细胞毒药物：不做常规应用

150~152. 【参考答案】D B A

【解析】患者头晕、心悸，异食癖，Hb 50g/L，可诊断为缺铁性贫血。缺铁性贫血的实验室检查：血清铁降低，总铁结合力升高，转铁蛋白饱和度降低，血清铁蛋白降低。口服铁剂有效者，5~10天内网织红细胞升高。

【押题点】缺铁性贫血

诊断	①有缺铁的病因及临床表现。 ②小细胞低色素性贫血：男Hb<120g/L，女Hb<110g/L。MCV<80fl，MCHC<32%。 ③骨髓象及铁代谢检查异常。 ④铁剂治疗有效

续表

贫血程度	轻度贫血：男性 Hb 90～120g/L，女性 Hb 90～110g/L。 中度贫血：Hb 60～90g/L。 重度贫血：Hb 30～60g/L。 极重度贫血：Hb ＜30g/L
治疗	①口服铁剂：首选方法。最常用硫酸亚铁片。 口服铁剂有效的患者，5～10 天内网织红细胞升高，2 周后血红蛋白上升，2 个月左右恢复正常。 贫血纠正后仍需治疗 3～6 个月以补充体内原有的贮存铁。 ②注射铁剂：口服铁剂不耐受或无效，需要迅速纠正的缺铁，严重消化道疾患、不易控制的慢性出血。 常用右旋糖酐铁和山梨醇枸橼酸铁，臀部深位肌注

153～155.【参考答案】E C E

【解析】凡有不明原因的持续性白细胞数增高，根据典型的血象、骨髓象改变，脾大，Ph 染色体阳性或 BCR‑ABL 融合基因阳性即可做出诊断。Ph 染色体阳性 + 脾大，直接考虑慢性粒细胞白血病。该患者"脾肋下 8cm，骨髓细胞 Ph 染色体阳性"考虑为 CML。慢性粒细胞白血病 9 号染色体长臂上 C‑ABL 原癌基因易位至 22 号染色体长臂的断裂点簇集区（BCR）形成 BCR/ABL 融合基因。分子靶向治疗（伊马替尼）是目前治疗该病的首选药物；羟基脲单独使用仅限于高龄患者，或有合并症、不能耐受前类药物的患者；异基因造血干细胞移植是唯一可治愈 CML 的方法。

156～158.【参考答案】E E A

【解析】ITP 患者的特点有：①广泛出血累及皮肤、黏膜及内脏；②多次检验血小板计数减少；③脾不大；④骨髓巨核细胞增多或正常，有成熟障碍；⑤泼尼松或脾切除治疗有效；⑥排除其他继发性血小板减少症。ITP 骨髓象：①骨髓巨核细胞数量轻度增加或正常，慢性型显著增加；②巨核细胞发育成熟障碍，表现为巨核细胞体积变小，胞浆内颗粒减少，幼稚巨核细胞增加；③有血小板形成的巨核细胞显著减少（＜30%）；④红系及粒、单核系正常。糖皮质激素作为一般情况下的首选治疗。

【押题点】ITP 的治疗

一般 ITP 的治疗	糖皮质激素：是首选药物，以泼尼松效果较好
	脾切除
	免疫抑制剂治疗
急症 ITP 的治疗	血小板成分输注
	静脉注射免疫球蛋白
	应用甲泼尼龙
	血浆置换

159～161.【参考答案】E A B

【解析】脑出血患者常于体力活动或情绪激动时发病，常伴有反复呕吐、头痛和血压升高的症状，病情发展迅速，出现意识障碍、偏瘫和神经系统局灶症状。急性期脑 CT 可见高密度血肿，可有占位效应或脑组织移位。该患者"与儿子争吵过程中出现头痛、反复呕吐和血压升高，随之意识模糊，一侧肢体瘫痪，既往有高血压病史，CT 可见高密度血肿"，考虑该患者为脑出血。MRI 可明确出血部位、范围、脑水肿和脑室情况。脑出血患者如果血压显著升高，血压超过 200/110mmHg 时，在降颅压的同时可进行慎重平稳的降压治疗，一般应用静脉给药降压。呋塞米为降压药物。

【押题点】

检查	①CT 检查（首选）示：圆形与卵圆形均匀高密度血肿，边界清楚。 ②脑脊液检查：不作为常规检查，压力增高，呈均匀血性
诊断	50 岁以上 + 高血压病史 + 活动或激动时发病 + 剧烈头痛、呕吐、血压明显升高 + CT 密度增高影
治疗	（1）内科治疗： ①安静卧床、严密观察生命体征、保持呼吸道通畅。 ②减轻脑水肿，降低颅内压。 ③控制血压：平均动脉压 ＞130mmHg 或收缩压 ＞180mmHg 时应给予降压治疗。 ④亚低温治疗。 ⑤并发症处理：控制抽搐首选苯妥英钠或地西泮静脉注射。 （2）外科治疗：清除血肿、制止出血

162～164.【参考答案】E D B

【解析】根据患者高血压、糖尿病病史，并出现发作性偏身瘫痪，伴有感觉障碍，短时间恢复，考虑诊断为短暂性脑缺血发作（TIA），定位在颈内动脉系统。

患者要积极有效控制高血压、糖尿病、血脂异常等情况。非心源性栓子为病因的患者，口服肠溶阿司匹林可预防卒中和降低死亡率；心源性栓子的患者常用低分子量肝素皮下注射，随后改为华法林口服。对于既往6个月内有TIA发作的患者，颈动脉狭窄超过70%，经评估可行颈动脉内膜切除术，或颈动脉血管成形术及支架置入术。故D选项是错误的。

TIA患者近1周内发生卒中的风险为4%～10%，90天内发生卒中的风险为10%～20%，患者易发生脑梗死，此外也有心肌梗死的风险。

四、B型题

165～166.【参考答案】E A

【解析】脑出血定位：小脑出血常有眩晕、频繁呕吐、共济失调与眼震，而无瘫痪；重症迅速出现昏迷、中枢性呼吸困难，常因枕骨大孔疝死亡。

脑桥出血：一侧脑桥出血，表现为交叉性瘫痪；累及两侧脑桥，迅速出现深度昏迷、双侧瞳孔针尖样缩小、四肢瘫痪和中枢性高热。

167～168.【参考答案】D E

【解析】肺癌的X线表现：①中心型：肺门肿块影是肺癌直接征象。发生于右上叶的肺癌，肺门肿块及右肺上叶不张连在一起可形成横行"S"状下缘；②周围型肺癌：密度增高，轮廓模糊的结节状或球状病灶。HRCT可见分叶征、毛刺征。支原体肺炎：肺纹理增多，肺实质可有多形态的浸润，以下叶多见，也可呈斑点状，斑片状或均匀模糊阴影。

169～170.【参考答案】D A

【解析】慢性左心衰竭症状：①劳力性呼吸困难（最早）；②夜间阵发性呼吸困难；③端坐呼吸；④急性肺水肿（心源性哮喘）；⑤体能下降、乏力疲倦、焦虑失眠、尿量减少等。慢性右心衰竭症状：食欲不振、腹胀、恶心、呕吐等，是右心衰最常见的症状，伴有夜尿增多、轻度气喘等。

171～172.【参考答案】E B

【解析】溃疡性结肠炎多自直肠开始，逆行向近段发展，为倒灌性的结肠炎症改变。胃溃疡多发生在胃角和胃窦小弯。

173～174.【参考答案】A B

【解析】AML诱导缓解治疗常用DA（3+7）、IA、HA方案，总完全缓解率为65%～80%。ALL基本诱导缓解方案是VDLP方案，维持治疗以6-巯基嘌呤、甲氨蝶呤为基本药物。

【押题点】急性白血病

诊断	发热、感染、出血、贫血＋淋巴结和肝脾肿大＋胸骨后压痛＋骨髓增生活跃（原始细胞≥20%）
治疗	分诱导缓解治疗（化疗）和缓解后治疗（化疗和造血干细胞移植）两个阶段。 骨髓移植是当前将白血病完全治愈最有希望的措施。 ①急性早幼粒细胞白血病：诱导缓解治疗首选维A酸。 ②AML治疗诱导缓解治疗常用DA（3+7）、IA、HA方案。 ③急性淋巴细胞白血病：基本诱导缓解方案是VDLP方案，维持治疗以6-巯基嘌呤、甲氨蝶呤为基本药物

175～176.【参考答案】C A

【解析】血清TSH浓度的变化是反映甲状腺功能最敏感的指标。亚临床甲亢：T_3、T_4正常，只有TSH降低；亚临床甲减：T_3、T_4正常，只有TSH升高。TSH受体抗体（TRAb）是鉴别甲亢病因、诊断GD的重要指标之一。

177～178.【参考答案】B D

【解析】蛛网膜下腔出血的病因是颅内动脉瘤和脑（脊髓）血管畸形。脑梗死的病因是动脉粥样硬化、心源性栓塞和小动脉硬化。

179～180.【参考答案】B A

【解析】休克时，精神状态能反映脑组织灌注情况。肢体温度、色泽能反映体表灌流情况。

181～182.【参考答案】A C

【解析】抗核抗体：约95%SLE患者呈阳性，特异性较差，不能作为SLE和其他结缔组织疾病的鉴别依据。抗Sm抗体：为标记性抗体之一。阳性率约25%，特异性强，阳性患者病情缓解后继续呈阳性，故可作为回顾性诊断的依据。

183～184.【参考答案】A A

【解析】急性房颤控制心室律，静注毛花苷C，控制在100次/分以下，随后地高辛口服维持。急性心梗合并急性左心衰时：以应用吗啡（或哌替啶）和利尿剂为主，亦可选用血管扩张剂减轻左心室的负荷，或用短效血管紧张素转换酶抑制剂从小剂量开始等。梗死发生后24小时内宜尽量避免使用洋地黄制剂。

传染病学

一、A1型题

1.【参考答案】B

【解析】显性感染又称临床感染，即传染病发病。感染后不但引起机体免疫应答，还导致组织损伤，引起病理改变和临床表现。故选B。

【押题点】感染过程的表现

（1）病原体被清除：病原体在入侵部位即被消灭，或排出体外，不出现病理损害和疾病的临床表现。
（2）隐性感染（亚临床感染）：最常见。无症状、无体征、无辅助检查异常，有特异抗体（三无一有）。
（3）显性感染（临床感染）：最少见。病原体引起机体免疫应答，出现临床表现而发病（全有）。
（4）病原携带状态：不出现临床症状，但能排出病原体。在许多传染病中为重要传染源。
（5）潜伏性感染：病原体寄生在人体某些部位不引起临床表现。当机体免疫功能下降时，潜伏的病原体才引起显性感染

2.【参考答案】C

【解析】人体同时感染两种或两种以上的病原体，此为混合感染。

【押题点】感染分类

首发感染：初次感染某种病原体。
重复感染：在感染某种病原体基础上，再次感染同一病原体。
混合感染：人体同时感染两种或两种以上的病原体。
重叠感染：在感染某种病原体基础上又被其他病原体感染。原发感染和继发性感染

3.【参考答案】D

【解析】传染病的流行过程就是传染病在人群中发生、发展和转归的过程。流行过程的构成需要有三个基本条件，包括传染源、传播途径和易感人群。同时流行过程又受到自然因素、社会因素和个人行为因素的影响。

4.【参考答案】C

【解析】IgM抗体最先出现，是近期感染的标志，持续时间不长。

【押题点】IgA：呼吸道、消化道局部抗体；IgE：原虫和蠕虫感染；IgM：近期感染；IgG：既往感染；IgD：不明。

5.【参考答案】C

【解析】病原体的致病作用主要包括四个方面：侵袭力、毒力（外毒素和内毒素）、数量、变异性。

6.【参考答案】C

【解析】传染病与其他疾病的主要区别在于其具有下列四个基本特征：病原体、传染性、流行病学特征、感染后免疫。

【押题点】流行病学特征：①流行性：散发（一般水平）、流行（高于一般水平）、大流行（流行范围广）、暴发（时间高度集中）；②季节性；③地方性；④外来性。

7.【参考答案】E

【解析】甲硝唑，主要用于治疗或预防厌氧菌引起的系统或局部感染，属于抗菌药。

【押题点】抗病毒药物分类

广谱抗病毒药物	利巴韦林
抗RNA病毒药物	奥司他韦
抗DNA病毒药物	阿昔洛韦、更昔洛韦；恩替卡韦、替诺福韦

8.【参考答案】D

【解析】对易感人群按免疫程序实施计划免疫及必要时强化免疫接种，是降低人群易感性最重要的措施，对提高人群免疫力起到关键作用。

9.【参考答案】B

【解析】HBV DNA常采用PCR检测，是HBV存在和复制最可靠的直接证据，反映病毒复制程度及传染性强弱，也常用来监测抗病毒药物的疗效。

10.【参考答案】E

【解析】戊型肝炎病毒与甲型肝炎病毒一样，粪-口传播是其主要传播途径。

【押题点】病毒性肝炎的流行病学特点

病毒类型	乙肝为 DNA 病毒；甲、丙、戊为 RNA 病毒；丁肝为缺陷 RNA 病毒
传播途径	甲、戊肝为粪 – 口传播；乙、丙、丁肝为血液及体液传播。（两头粪口，中间血行）
病程特点	甲、戊肝为急性起病；乙、丙、丁肝易发展为慢性

11.【参考答案】B

【解析】临床用于肝病诊断的转氨酶主要有两种，一是丙氨酸氨基转移酶（ALT），另一种是天门冬氨酸氨基转移酶（AST）。其中 AST 存在于体内多种组织细胞中，心肌细胞含量最高，其次为肝细胞；而 ALT 主要存在于肝细胞浆中，ALT 为目前诊断肝炎最有价值的酶活力测定。

12.【参考答案】D

【解析】对 HBsAg 阳性产妇所生婴儿，乙肝疫苗与乙肝免疫球蛋白联合使用可提高保护率。

13.【参考答案】C

【解析】重型肝炎（肝衰竭）是由肝细胞大量坏死导致肝功能严重受损及多组织或器官功能障碍的一种临床综合征，为病毒性肝炎的主要死因。免疫损伤、缺血、缺氧及内毒素损伤等"三重打击"是导致 HBV 所致肝衰竭的主要机制。

14.【参考答案】E

【解析】奥司他韦在发病初期使用，能特异性抑制甲、乙型流感病毒的神经氨酸酶，从而抑制病毒的释放。金刚烷胺、甲基金刚烷胺属于离子通道 M2 阻断剂，抑制病毒复制，只对甲型流感病毒有效。

15.【参考答案】D

【解析】流行性感冒起病多急骤，主要以全身中毒症状为主，呼吸道症状轻微或不明显，故选 D。

16.【参考答案】B

【解析】流行性感冒最常见的是单纯型流感，其他类型都较为少见。

【押题点】流行性感冒的临床表现

潜伏期通常为 1～3 日。
（1）单纯型：最常见。①起病急；②全身重：畏寒发热、头痛、全身酸痛等症状明显；③局部轻：咳嗽、流涕、鼻塞、咽痛等呼吸道症状轻微，偶见恶心呕吐。
（2）肺炎型：较少见，多见 2 岁以下的小儿。发病后 24 小时内出现高热、烦躁、呼吸困难、咳血痰和明显发绀，可进行性加重，可因呼吸循环衰竭而死亡。
（3）其他类型：较少见。①中毒型；②胃肠型；③脑炎型。
（4）并发症：①呼吸道并发症；②肺外并发症

17.【参考答案】C

【解析】严密隔离适用于经飞沫、分泌物、排泄物直接或间接传播的烈性传染病及传播途径不明的传染病，如鼠疫（肺鼠疫）、肺炭疽、传染性非典型肺炎、霍乱等的隔离。凡传染性强、病死率高的传染病均需采取严密隔离。

18.【参考答案】C

【解析】流行性感冒的预防：

（1）控制传染源：早发现、早报告、早隔离、早治疗，隔离时间为 1 周或热退后 2 日。

（2）切断传播途径：流感流行期间，尽量少去公共场所，注意通风，加强对公共场所进行消毒。医务人员在工作期间戴口罩，勤洗手，防止交叉感染。流感患者的用品要彻底消毒。

（3）保护易感人群：易感高危人群和医务人员接种流感疫苗，接种时间为每年流感流行季节前 1 个月，每年接种一次；应用抗病毒药物预防，药物预防不能代替疫苗接种，可作为未接种疫苗的并发症高风险人群的紧急临时预防措施，奥司他韦可用于甲型和乙型流感的预防。

19.【参考答案】D

【解析】人禽流感主要经呼吸道传播，也可通过密切接触感染的禽类及其分泌物、排泄物或病毒污染的环境而被感染。

【押题点】人禽流感

流行病学	①传染源主要为被甲型禽流感病毒感染的禽类动物，被感染的哺乳动物也可能具有一定传染性。尚无持续人际间传播的证据。 ②主要经呼吸道传播。 ③目前人对禽流感病毒并不易感。高危人群主要有禽类及其排泄物接触者、实验室禽流感病毒感染材料接触者，以及与人禽流感患者密切接触者等。 ④全年均可散发，无明显季节性

20.【参考答案】C

【解析】人感染高致病性禽流感重症患者胸部 X 线检查可显示单侧或双侧肺炎，严重者呈"白肺"，少数可伴有胸腔积液等。

21.【参考答案】A

【解析】鼠疫分类

（1）腺鼠疫：最为常见，患者突发寒战、高热、头痛等，受侵部位淋巴结炎，好发于腹股沟淋巴结，表现为淋巴结肿大，伴显著的红、肿、热、痛。

（2）肺鼠疫：急起高热、寒战，全身中毒症状明显，数小时后剧烈胸痛、咳嗽、咳大量粉红色泡沫痰或鲜红色血痰、呼吸困难、发绀等。肺部体征与全身症状严重程度不一致。

（3）败血症型鼠疫：最凶险，又称暴发型鼠疫。患者高热寒战，迅速出现谵妄或昏迷，面色苍白、血压下降、皮肤黏膜广泛出血等。患死后尸体呈黑紫色，故俗称"黑死病"。

（4）轻型鼠疫，又称小鼠疫。

（5）其他：皮肤鼠疫、肠鼠疫、眼鼠疫、脑膜炎型鼠疫等。

【押题点】鼠疫

流行病学	（1）传染源：自然感染鼠疫的动物均可成为传染源，主要是鼠类和其他啮齿动物。褐家鼠、黄胸鼠是人间鼠疫的主要传染源，各型鼠疫患者均是传染源，以肺鼠疫患者最为重要。 （2）传播途径：①媒介传播（蚤叮咬是鼠疫最主要的传播途径）；直接接触传播；呼吸道传播；消化道传播。 （3）人群对鼠疫普遍易感，病后可获持久免疫力

22.【参考答案】B

【解析】鼠疫病原治疗：早期、联合、足量应用敏感抗菌药物，以链霉素为首选，常联合其他类型抗菌药物，如喹诺酮、多西环素、β－内酰胺类或磺胺等。若无法获得或不能使用链霉素者，可考虑选用庆大霉素、氯霉素、四环素、多西环素、环丙沙星等。

23.【参考答案】E

【解析】HIV 在 CD_4^+ T 淋巴细胞内大量复制，导致 CD_4^+ T 淋巴细胞溶解和破坏，引发免疫缺陷。

24.【参考答案】D

【解析】AIDS 急性期以发热最为常见，可伴有头痛咽痛、恶心呕吐、皮疹、关节痛、淋巴结肿大以及神经系统症状。

25.【参考答案】A

【解析】艾滋病无症状期：可从急性期进入此期，或无明显的急性期症状而直接进入此期。此期持续时间一般为 4～8 年，其时间长短与各种因素有关。此期由于 HIV 在感染者体内不断复制，临床虽无明显症状，但血中可检出病毒及抗体，具有传染性。

26.【参考答案】C

【解析】艾滋病传播途径：性接触传播（主要传播途径）、血源传播、母婴传播，其他如人工授精，器官移植等。无日常接触、食物、水传播证据。

27.【参考答案】D

【解析】流行性出血热发热期主要表现为感染中毒症状、毛细血管损伤和肾脏损害。起病急骤，突然畏寒、发热，体温在 1～2 日内可达 39～40℃，热型多为弛张热和稽留热，一般持续 3～7 日。同时出现全身中毒症状，高度乏力，周身酸痛，常有典型的"三痛"：头痛、腰痛、眼眶痛，常伴较突出的胃肠道症状。

28.【参考答案】A

【解析】少尿期多发生于第 5～8 病日，持续时间一般为 2～5 日。24 小时尿量少于 400mL 为少尿，少于 50mL 为无尿。可引起尿毒症、酸中毒和水电解质素乱，重者可出现高血容量综合征和肺水肿，故选 A。

【押题点】流行性出血热临床表现

发热期	发热、三痛（头痛、腰痛、眼眶痛）、三红（颜面部、颈部及上胸部弥漫性潮红）、醉酒貌，条索状出血点、蛋白尿。 口诀：三痛三红醉酒貌，条索出血蛋白尿
低血压休克期	主要为低血容量休克的表现。热退后病情反而加重是本期的特点
少尿期	24 小时尿量少于 400mL 为少尿，少于 50mL 为无尿。导致水电解质素乱、酸中毒，严重者出现高容量血症。临床见厌食，恶心呕吐，腹胀，头痛，烦躁不安，甚至昏迷。 口诀：尿毒症与酸中毒，高血钾症容量足
多尿期	（1）多尿期水电解质素乱达到高峰。 （2）根据尿量和氮质血症情况可分为： ①移行期：每天尿量 400mL 增至 2000mL。血尿素氮和肌酐等升高，症状加重。 ②多尿早期：每天尿量超 2000mL，氮质血症未改善，症状仍重。 ③多尿后期：尿量每天超 3000mL 且逐日增加，氮质血症下降。可发生低钠血症、低钾血症，甚至再次引发休克

续表

恢复期	一般在病程的 3 ~ 4 周开始，随着肾功能的恢复，每日尿量逐渐恢复至 2000mL 以内

29.【参考答案】D

【解析】流行性出血热发病 1 ~ 2 日即可出现肾脏损害，表现为蛋白尿、血尿和少尿倾向，其中显著的尿蛋白是本病的重要特点，也是肾损害的最早表现。

30.【参考答案】B

【解析】血常规：第 3 病日后，白细胞计数逐渐升高，可达（15 ~ 30）×10⁹/L；早期中性粒细胞增多，核左移，有中毒颗粒，出现异型淋巴细胞；血小板减少，休克期与少尿期最低，并可见异型血小板。发热后期至低血压休克期血红蛋白和红细胞数升高。

【押题点】虽然是病毒感染，但白细胞、中性粒细胞会增多的疾病：肾综合征出血热、狂犬病、流行性乙型脑炎。

31.【参考答案】D

【解析】麻痹期痉挛减少或停止，患者逐渐安静，出现弛缓性瘫痪，尤其以肢体软瘫多见。

32.【参考答案】A

【解析】狂犬病的临床表现

（1）前驱期：发热、头痛、周身不适，对痛、声、风、光等刺激开始敏感，并有咽喉紧缩感。伤口及附近有麻木刺痛或虫爬蚁走感，由于病毒刺激周围神经元引起。
（2）兴奋期：高度兴奋，极度恐惧，恐水、恐风。恐水是本病的特殊症状，可引起严重咽喉肌痉挛。
（3）麻痹期：出现弛缓性瘫痪，尤以肢体软瘫为多见，最终因呼吸麻痹和循环衰竭而死亡

33.【参考答案】E

【解析】狂犬病毒易被紫外线、甲醛、高锰酸钾、碘酒、70% 乙醇、汞和季胺类化合物（如苯扎溴铵）等灭活，加热 100℃，2 分钟可灭活。在冰冻干燥条件下可保存数年。

34.【参考答案】D

【解析】被患病动物咬伤后，伤口一般不予缝合或包扎，以便排血引流，同时注射抗狂犬病免疫球蛋白或免疫血清，故选 D。

【押题点】狂犬病的治疗及预防

治疗	咬伤后及时预防性治疗，发病后对症综合治疗
预防	①发现病犬立即捕杀，对疑似狂犬者，应设法捕获，并隔离观察 10 日。 ②伤口一般不予缝合或包扎，以便排血引流，注射抗狂犬病免疫球蛋白或免疫血清。 ③预防接种：疫苗接种；免疫球蛋白注射

35.【参考答案】B

【解析】中毒型菌痢与乙脑均多发生于夏秋季，10 岁以下儿童多见。但起病较乙脑更急，常在发病 24 小时内迅速出现高热、抽搐、意识障碍和循环衰竭。脑膜刺激征常阴性，脑脊液多正常。大便镜检，可见大量白细胞或脓细胞。故 B 选项作为辅助检查结果，最具有鉴别意义。

36.【参考答案】D

【解析】乙脑是人畜共患的自然疫源性疾病，人和动物感染乙脑病毒后可发生病毒血症，成为传染源；其中猪的感染率高，感染后血中病毒含量多，病毒血症期长，且猪的饲养范围广，更新快，是本病主要的传染源。可记忆口诀"乙脑病毒，蚊子咬猪"，蚊虫叮咬为主要传播途径。

37.【参考答案】C

【解析】流行性乙型脑炎的流行特征：温带和亚热带地区，主要集中在 7 ~ 9 月份，这主要与蚊虫繁殖、气温、雨量及人口流动（如大学新生入学、新兵入伍）、交通状况、卫生措施（防蚊灭蚊）等因素有关。

38.【参考答案】A

【解析】乙脑中枢性呼吸衰竭可用呼吸兴奋剂，首选山梗菜碱，静脉注射或静脉滴注。

39.【参考答案】B

【解析】头痛是流行性乙型脑炎最常见和最早出现的症状，疼痛部位不定。

【押题点】流行性乙型脑炎的临床分期及表现

（1）初期：病程第 1 ~ 3 日，起病急、高热，39 ~ 40℃，伴头痛恶心呕吐，嗜睡，少数颈项强直及抽搐，小儿腹泻。
（2）极期：病程第 4 ~ 10 日，全身中毒症状加重，突出表现为脑实质受损的症状，高热、抽搐和呼吸衰竭三大症状，同时还有意识障碍，脑膜刺激征及颅内压增高。
（3）恢复期：极期过后，体温经 2 ~ 5 日正常，神志清，语言、表情、运动及神经反射逐渐正常。
（4）后遗症期：少数重症患者半年后仍留有精神神经症状，以失语、强直性瘫痪、扭转痉挛、精神失常等多见

40. 【参考答案】D

【解析】流行性乙型脑炎病程的4～10日为极期，具有诊断意义的症候多在此期出现，多为脑实质损害的表现。

41. 【参考答案】D

【解析】呼吸衰竭为流行性乙型脑炎最严重的表现之一，也是最主要的死亡原因（占70%～80%），多见于深度昏迷的患者。

42. 【参考答案】E

【解析】流脑普通型败血症期多数起病后迅速出现寒战、高热、头痛、呕吐、全身乏力、肌肉酸痛及精神萎靡等症状。幼儿则见哭闹拒乳、烦躁不安、皮肤感觉过敏及惊厥等。此期重要的体征是皮疹，约70%的患者可有皮肤黏膜的瘀点、瘀斑。

43. 【参考答案】A

【解析】普通型流脑：青霉素为首选药，较大剂量青霉素能使脑脊液内药物达到有效浓度，从而获得满意疗效。

44. 【参考答案】B

【解析】流脑是由脑膜炎奈瑟菌引起的一种急性化脓性脑膜炎，该菌是革兰染色阴性的双球菌，中以A、B、C三群最常见；该菌在体外能形成自溶酶，易死亡，对寒冷、干燥、阳光、紫外线及一般消毒剂均敏感。

45. 【参考答案】E

【解析】普通型流脑主要临床表现有发热，头痛、呕吐、皮肤瘀点及颈项强直等脑膜刺激征，脑脊液呈化脓性改变。

【押题点】流行性脑脊髓膜炎的临床分型及表现

（1）普通型
①前驱期（上呼吸道感染期）：此期传染性最强。
②败血症期：突发寒战高热、头痛呕吐、全身乏力、肌肉酸痛，此期重要体征是皮疹（瘀点瘀斑）。
③脑膜炎期：头痛欲裂、频繁呕吐、意识障碍，脑膜刺激征阳性。
④恢复期：体温渐降至正常，症状好转。
（2）暴发型
①休克型：瘀点瘀斑严重，伴中央坏死；休克严重（面色苍灰、唇指发绀、皮肤发斑、血压下降、尿少）；脑膜刺激征多缺如，脑脊液多无异常（全身重，局部轻）。
②脑膜脑炎型：高热、头痛、剧烈呕吐（脑膜炎）+严重意识障碍、惊厥、脑疝、呼吸衰竭（脑炎）。
③混合型：兼有上述两型的临床表现，是本病最严重的一型，病死率最高。
（3）轻型：多发生于本病流行后期，病变轻微。
（4）慢性型：极少见，多为成人。以间歇发热、皮疹及关节疼痛为特征

46. 【参考答案】E

【解析】①尽早应用抗菌药物；②迅速纠正休克；③DIC的治疗；④肾上腺皮质激素的使用：适应证为毒血症症状明显的患者；⑤保护重要脏器功能。

47. 【参考答案】B

【解析】若肥达反应阴性，不能排除伤寒，细菌培养才是确诊伤寒的主要手段，主要包括：①血培养病程第1周阳性率最高，可达80%～90%，是诊断伤寒最可靠的依据；②骨髓培养：阳性率较血培养为高，且受病程及应用抗菌药的影响小；③粪便培养：3～4周阳性率最高，可达75%；④尿培养：早期为阴性，3～4周阳性率约为25%。

48. 【参考答案】A

【解析】伤寒的主要病变部位在回肠末段集合淋巴结与孤立淋巴滤泡。

【押题点】病变部位区别于菌痢，菌痢的主要病变部位是乙状结肠和直肠。

49. 【参考答案】E

【解析】排菌3个月以上为慢性带菌者，慢性带菌者是本病不断传播或流行的传染源。

50. 【参考答案】C

【解析】伤寒患者给予消化道隔离，隔离治疗至体温正常后的两周，或症状消失后5日和10日，粪便培养连续两次阴性，可解除隔离。

51. 【参考答案】D

【解析】伤寒最常见的并发症是肠出血；最严重的并发症是肠穿孔。

【押题点】伤寒的临床表现

典型伤寒：
（1）初期（侵袭期）：第1周，发热是最早出现的症状，呈弛张热型，伴全身不适、乏力。
（2）极期：病程2～3周，持续高热，多为稽留热型。伴右下腹压痛、表情淡漠、脑膜刺激征（虚性脑膜炎）、相对缓脉、肝脾大、玫瑰疹。此期极易出现肠出血和肠穿孔等并发症。
（3）缓解期：第4周，本期仍可出现肠穿孔、肠出血等并发症。
（4）恢复期：第5周，体温正常，食欲好转，常有饥饿感

续表

再燃：伤寒缓解期患者，体温开始下降，但尚未达到正常时，又再度升高，持续 5～7 日后退热。 复发：患者进入恢复期，体温正常 1～3 周后，发热等临床症状再度出现		
慢性带菌者：多为胆囊带菌		

52.【参考答案】D

【解析】痢疾治疗以氟喹诺酮类药物为首选，常用的有环丙沙星、左氧氟沙星、加替沙星等，不能口服者也可静脉滴注。二线药物主要为三代头孢菌素；黄连素有减少肠道分泌的作用，在使用抗菌药物的同时使用。

53.【参考答案】B

【解析】志贺菌的主要致病物质是内毒素。内毒素吸收入血后，不但可以引起发热和毒血症，还可直接作用于肾上腺髓质、交感神经系统和单核－吞噬细胞系统，释放各种血管活性物质，引起微循环障碍，进而引起感染性休克、DIC 及重要脏器功能衰竭，临床上表现为中毒型菌痢。

54.【参考答案】B

【解析】细菌性痢疾主要通过粪－口途径传播，终年散发，夏秋季可引起流行。志贺菌随感染者粪便排出后，通过污染食物、水、手及生活用品等经口感染，也可经苍蝇或其他昆虫（如蟑螂等）媒介传播。食物或饮用水被污染可引起暴发或流行。

【押题点】肠道传染病

	主要致病因素	传染源	传播途径	好发季节
伤寒	内毒素	患者及带菌者	粪－口途径	夏秋季节
菌痢				
霍乱	外毒素（霍乱肠毒素）			

55.【参考答案】E

【解析】霍乱出现剧烈腹泻和呕吐，导致体内水和电解质大量丢失，迅速出现脱水、电解质和酸碱平衡紊乱，严重者可出现循环衰竭，若不及时纠正，由循环衰竭造成的肾缺血，以及低钾和毒素对肾脏的直接作用，可引起急性肾衰竭。

【押题点】肾衰竭：霍乱最常见的严重并发症，也是常见的死因。

56.【参考答案】E

【解析】确诊霍乱的主要依据是病原学检查，吐泻物中检出霍乱弧菌。

57.【参考答案】D

【解析】霍乱临床表现：

（1）泻吐期多以剧烈腹泻开始，病初大便尚有粪质，迅速成为黄色水样便、米泔水样便或洗肉水样血便，无粪臭，每日可达数十次，甚至失禁。一般无发热和腹痛（O_{139}群除外），无里急后重。呕吐多在腹泻数次后出现，常呈喷射状，呕吐物初为胃内容物，后为水样，严重者亦可为米泔水样，轻者可无呕吐。

（2）脱水期：皮肤弹性差、血压降低、少尿或无尿；酸中毒（深大呼吸）、低钠（肌肉痉挛，多见于腓肠肌和腹直肌）、低钾（肠胀气、心律失常）。

（3）恢复期或反应期。

58.【参考答案】C

【解析】霍乱治疗的关键是及时足量补液，从而纠正脱水、电解质平衡紊乱和酸中毒。补液的原则是早期、快速、足量，先盐后糖，先快后慢，纠酸补钙，见尿补钾。其他治疗手段：抗菌治疗目前常用药物为氟喹诺酮类（环丙沙星）；糖皮质激素和血管活性药物等对症治疗。

59.【参考答案】E

【解析】结核病的基本病理变化是炎性渗出、增生和干酪样坏死。结核病的病理过程特点是破坏与修复常同时进行，也可以某一变化为主，而且可相互转化。这主要取决于结核分枝杆菌的感染量、毒力大小以及机体的抵抗力和变态反应状态。

60.【参考答案】D

【解析】临床诊断病例：亦称为涂阴肺结核，即三次痰涂片阴性，同时胸部影像学检查显示与活动性肺结核相符的病变且伴有咳嗽、咳痰、咯血等肺结核可疑症状，故选 D。

【押题点】肺结核的诊断：

（1）确诊病例：涂阳肺结核病例需符合下列三项之一：

①2 份痰涂片抗酸杆菌镜检阳性。

②1 份痰涂片抗酸杆菌镜检阳性＋肺部影像学检查。

③1 份痰涂片抗酸杆菌镜检阳性＋1 份痰培养阳性。

（2）临床诊断病例：亦称为涂阴肺结核，即三次痰涂片阴性，同时需符合下列条件之一：

①胸部影像学检查 + 可疑症状。

②肺部影像学检查 + 结核菌素试验强阳性或 γ - 干扰素释放试验阳性。

③胸部影像学检查 + 肺外病灶的组织病理学检查。

④经诊断性治疗或随访排除其他疾病。

（3）疑似病例：

①5 岁以下儿童，有可疑症状同时有与涂阳患者密切接触史。

②仅胸部影像学检查。

61.【参考答案】C

【解析】卡介苗是一种无毒牛结核分枝杆菌活菌疫苗，利用人结核分枝杆菌与牛结核分枝杆菌的抗原交叉免疫原性提供免疫保护。

62.【参考答案】C

【解析】布鲁菌病的传播途径：经皮肤及黏膜接触传染、经消化道传染、经呼吸道传染，其他如苍蝇携带、蜱虫叮咬也可传播本病。人与人之间罕有传播。

63.【参考答案】B

【解析】布鲁菌病的诊断与治疗：

（1）病原治疗：

①成人及 8 岁以上儿童——首选多西环素联合利福平。

②8 岁以下儿童/孕妇——利福平联合复方新诺明。

（2）脱敏治疗：用于慢性感染患者，少次多量注射布鲁菌抗原。

64.【参考答案】B

【解析】布鲁菌病实验室检查可见白细胞计数正常或偏低。淋巴细胞相对或绝对增加。红细胞沉降率在急性期加快，慢性期则正常或偏高，持续增高提示有活动性。故选 B。

【押题点】传染病细菌感染性疾病的特殊血象：①淋巴细胞会增多：结核病、布鲁菌病；②白细胞减少，嗜酸性粒细胞减少或消失：伤寒。

65.【参考答案】B

【解析】消毒的种类包括预防性消毒及疫源性消毒。预防性消毒指未发现传染源的情况下进行（A/C 错），饭前便后洗手即属于预防性消毒（D 错）。疫源地消毒指对有传染源存在的地区进行消毒。可分为终末消毒与随时消毒。死亡患者应用消毒液浸湿的棉球塞住口、鼻、肛门及阴道，尸体用消毒液浸湿的尸单包裹，放入有"传染"标记字样的不透水袋子内送火葬，属于疫源地消毒的终末消毒（B 对）。消毒是指清除或杀灭体外环境中的病原微生物，使其达到无害化程度的过程，并非无菌（E 错）。

66.【参考答案】D

【解析】传染病患者的隔离期限原则是根据传染病的最长传染期而确定的。

【押题点】隔离的种类

（1）严密隔离：适用于烈性传染病及传播途径不明的传染病，如鼠疫、肺炭疽、非典、霍乱等。

（2）呼吸道隔离：适用于以空气中的飞沫传播为主的传染病，如肺结核、流脑等。

（3）肠道隔离：适用于以粪 - 口途径传播为主的传染病，如伤寒、细菌性痢疾、甲肝、戊肝等。

（4）接触隔离：适用于经体表或伤口直接或间接接触而感染的疾病，如破伤风、气性坏疽等。

（5）血液 - 体液隔离：用于预防直接或间接接触传染性血液或体液的传染性疾病，如乙肝、丙肝、艾滋病等。

（6）虫媒隔离：适用于以昆虫为媒介而传播的疾病，如乙脑等。

（7）保护性隔离：适用于抵抗力低或极易感染的患者，如严重烧伤、早产儿、白血病患者等

67.【参考答案】E

【解析】医务人员进行有可能接触患者体液、血液的诊疗和护理操作时必须戴手套。操作完毕，脱去手套后应立即洗手，必要时进行手消毒。

68.【参考答案】C

【解析】医院感染包括：①无明确潜伏期的感染，入院 48h 后发生；有明确潜伏期的感染，自入院起超过平均潜伏期发生；②本次感染与上次住院有关；③在原有感染的基础上出现新的感染；④新生儿在分娩过程中和产后获得的感染；⑤诊疗措施激活的潜在性感染；⑥医务人员在工作期间获得的感染。

【押题点】

下列情况不属于医院感染：

（1）不是感染：①皮肤黏膜开放性伤口只有细菌定殖而无炎症表现；②由于创伤或非生物性因子刺激而产生的炎症表现。

（2）不是院内：①新生儿经胎盘获得（出生后 48 小时内发病）的感染，如单纯疱疹、弓形体、水痘等；②患者原有慢性感染在医院急性发作；③潜在感染激活

69.【参考答案】E

【解析】含氯消毒剂：常用的有漂白粉、次氯酸钠、氯胺及二氯异氰尿酸钠等。

【押题点】

化学消毒法	含氯消毒剂：常用的有漂白粉、次氯酸钠、氯胺及二氯异氰尿酸钠等。 对金属制品有腐蚀作用。 氧化消毒剂：过氧乙酸、过氧化氢、臭氧、高锰酸钾等。 对金属、纺织物等有较强腐蚀性和刺激性。 醛类消毒剂：甲醛和戊二醛等。 戊二醛适用于精密仪器内镜的消毒，但对皮肤、黏膜有刺激性。 杂环类气体消毒剂：环氧乙烷、环氧丙烷等。 碘类消毒剂：碘酊、碘伏等。 醇类消毒剂：75%乙醇、异丙醇等。 其他消毒剂：酚类；季胺盐类（新洁尔灭、消毒净）；氯己定

70.【参考答案】E

【解析】野生动物为传染源的传染病，称为自然疫源性传染病，如鼠疫、钩端螺旋体病、流行性出血热、乙脑、布氏杆菌病等，其中霍乱的主要传染源是患者和带菌者。

二、A2 型题

71.【参考答案】B

【解析】急性重型肝炎：特征是起病急，发病 2 周内出现以Ⅱ度以上肝性脑病为特征的肝衰竭症候群。患者"高度乏力、腹胀""黄疸进行性加深"，出现精神症状"躁动，神志不清"，"重度黄疸，肝界缩小"。故考虑为急性重型肝炎。

【押题点】判断急、慢、重、淤

（1）急性肝炎：病程 2 ~ 4 个月 + 乏力纳差恶心厌油 + ALT 升高 + 有/无黄疸。 （2）慢性肝炎：病程 > 半年。 （3）重型肝炎：黄疸（胆红素每日上升≥17.1μmol/L 或血清总胆红素≥171μmol/L）、出血（PTA≤40%）、肝性脑病。 急性重型肝炎（急性肝衰竭）：病程在 2 周以内出现Ⅱ度以上肝性脑病。 亚急性肝衰竭：病程在 2 ~ 26 周。出血、黄疸，伴或不伴有肝性脑病。 慢性重型肝炎（慢性肝衰竭）。 （4）淤胆型肝炎：黄疸 > 3 周 + 皮肤瘙痒 + 大便变浅 + PTA > 60%。 （5）肝炎肝硬化：慢性肝炎史 + 消化系统症状 + 肝功能受损、门静脉高压

72.【参考答案】C

【解析】患者乏力、食欲不振、厌油，腹胀，且无黄疸，肝脏压痛，丙氨酸转氨酶升高，此为急性无黄疸型肝炎。

73.【参考答案】E

【解析】抗 HCV（＋）是丙型肝炎病毒感染的标志，该患者"抗 HBs（＋），抗 HCV（＋）"，提示丙型肝炎。丙型肝炎的传播途径包括：①输血及血制品以及使用污染的注射器或针刺器具等传播。②母婴传播。③性接触传播。该患者"50 天前因手术输血 800mL"，因此考虑为由输血所致。综上考虑该患者为急性丙型肝炎，输血所致。

74.【参考答案】A

【解析】东南亚打工 + 外阴疱疹 + 消耗表现，慢性病容 = HIV。该患者"东南亚某国打工 4 年""肛门周围有疱疹""稀便，大便每日 7 ~ 10 次，伴乏力，体重减轻 6kg"，故考虑为艾滋病。

【押题点】艾滋病的临床表现

急性期	发生在初次感染 HIV 的 6 个月内。临床表现以发热最为常见，可伴全身不适、头痛、恶心呕吐、腹泻、咽痛、关节痛、皮疹、淋巴结肿大及神经系统症状
无症状期	持续时间一般为 4 ~ 8 年，临床无明显症状，血中可检出病毒及抗体，有传染性
艾滋病期	CD4$^+$T 淋巴细胞计数明显下降，HIV 血浆病毒载量明显升高。持续 1 个月以上的发热、盗汗、腹泻，体重减轻 10% 以上

75.【参考答案】C

【解析】患者来自农村（接触鼠类及排泄物概率较大）。肾综合征出血热的临床表现有发热、中毒症状、"三痛症""三红症"、醉酒貌，皮肤黏膜出血及肾损害。该患者"高热""醉酒貌，猫爪样出血，肾区叩痛"，故考虑为流行性出血热。

【押题点】流行性出血热的诊断：流行性出血热 = 发病前 2 个月到过疫区 + 三大主症及五期经过、热退后症状加重和肾脏

损害 + 早期大量蛋白尿 + IgM、IgG 抗体检测。

76. 【参考答案】B

【解析】发热、头痛 + 大量瘀点瘀斑 = 流行性脑脊髓膜炎。（提示：看见瘀点和瘀斑就考虑流行性脑脊髓膜炎。）该患者"发热、头痛、皮疹""全身可见大量瘀点瘀斑""血压测不出，右侧瞳孔散大，对光反射消失"，故该患者诊断为流行性脑脊髓膜炎暴发型。

77. 【参考答案】C

【解析】伤寒患者治疗时，饮食应注意给予高热量、高维生素、易消化、低糖、低脂肪的无渣饮食。进入缓解期，病情开始好转，体温波动性下降，食欲逐渐增强，腹胀逐渐消失，但此时仍有肠出血或肠穿孔的危险。故应继续进食一段时间无渣饮食，以防诱发肠出血和肠穿孔。注意维持水、电解质平衡。

【押题点】伤寒的诊断：伤寒 = 夏秋季节、接触史 + 稽留热 + 伤寒面容、右下腹痛及腹泻、相对缓脉、肝脾大 + 玫瑰疹 + 可并发肠出血或肠穿孔 + 嗜酸性粒细胞减少 + 肥达反应阳性 + 细菌培养阳性。

78. 【参考答案】A

【解析】细菌性痢疾多发于夏秋季，有不洁饮食或与菌痢患者接触史。急性期临床表现为发热腹痛、腹泻、里急后重及黏液脓血便，左下腹有明显压痛。该患者"吃水果后出现腹痛腹泻，伴里急后重，体温 38.5℃""便常规：脓液（++），红细胞 6 个/HP，白细胞 10 个/HP"，故考虑为细菌性痢疾。

【押题点】细菌性痢疾的临床表现

（1）急性菌痢

①典型菌痢：发热、左下腹痛、腹泻、里急后重、黏液或脓血便。

②轻型：无发热或低热，水样或稀糊便，无脓血，腹痛较轻。

③重型：急性发热，腹泻 > 30 次/天，为稀水脓血便，甚至大便失禁，可出现严重腹胀及中毒性肠麻痹。

④中毒性菌痢：畏寒高热、全身中毒症状重，意识障碍、抽搐、可发生呼衰，肠道症状不明显。分为休克型（周围循环衰竭型）和脑型（呼吸衰竭型）以及混合型。

（2）慢性菌痢（病程 > 2 个月）：包括慢性迁延型、急性发作型和慢性隐匿型。

79. 【参考答案】E

【解析】从患者"接触史、吐泻、无腹痛、脱水、腓肠肌痉挛"等临床特征可以看出，最有可能的诊断是霍乱。

80. 【参考答案】B

【解析】肺结核的临床表现为长期午后低热、夜间盗汗、倦怠、乏力、消瘦，咳嗽轻微，干咳或仅有少量黏痰。该患者"近 2 月来常有低热、乏力、干咳、少量咯血、消瘦"且"使用抗生素和镇咳药物未见明显效果"，可初步诊断为肺结核。

【押题点】肺结核的诊断：接触史 + 咳嗽、咳痰、咯血或痰中带血 + 抗菌无效 + 长期低热、盗汗、消瘦 + 病原学/免疫学/影像学检查。

81. 【参考答案】A

【解析】流行性脑脊髓膜炎主要临床表现是突发高热、剧烈头痛、频繁呕吐、皮肤黏膜瘀点瘀斑及脑膜刺激征，严重者可有败血症休克和脑实质损害，脑脊液呈化脓性改变，儿童易患。

82. 【参考答案】A

【解析】从患者"发热、腹泻、相对缓脉（体温 39℃、心率 76 次/分），肝脾肿大，嗜酸性粒细胞缺如"等临床特征上，诊断为伤寒。注意：患者血清抗 - HBs 阳性提示对于乙肝病毒有抵抗力。

83. 【参考答案】B

【解析】细菌性痢疾急性期临床表现为发热腹痛、腹泻、里急后重及黏液脓血便，左下腹有明显压痛。该患者"体温 39.2℃，腹泻十余次，伴里急后重，便为稀便，很快转化为脓血便，便常规红细胞 5 个/HP，白细胞 10 个/HP，脓液（++）"，故考虑为细菌性痢疾。治疗首选药物为喹诺酮类药物：抗菌谱广，口服吸收好，不良反应小，耐药菌株相对较少，可作为首选药物。首选环丙沙星，不能口服者也可静脉滴注。

【押题点】抗菌药物总结

疾病	病原体	首选抗菌药
流行性脑脊髓膜炎	脑膜炎奈瑟菌	青霉素
伤寒	伤寒杆菌	
细菌性痢疾	志贺菌	喹诺酮类药物（如环丙沙星）
霍乱	霍乱弧菌	
注意：霍乱首要的治疗不是应用抗菌药，及时足量补液才是治疗霍乱的关键		

三、B 型题

84 ~ 85.【参考答案】C E

【解析】甲类为强制管理的烈性传染病，要求发现后 2 小时内通过传染病疫情监测信息系统上报。乙类传染病要求诊断后 24 小时内上报。

86 ~ 87.【参考答案】C D

【解析】传播途径是指病原体由传染源排出后，到达另一个易感者所经过的途径。其中流脑的病原菌主要通过咳嗽、喷嚏、说话等由飞沫借空气经呼吸道传播，故选 C；而流行性乙型脑炎通过节肢动物叮咬吸血（媒介昆虫）传播，故选 D。

【押题点】流脑与乙脑的鉴别诊断

	流行性脑脊髓膜炎	流行性乙型脑炎
病原体	脑膜炎奈瑟菌	乙脑病毒
传染源	患者和带菌者	猪
传播途径	呼吸道 - 飞沫传播	蚊虫叮咬
好发季节	冬春季	夏秋季
临床表现	高热、头痛、呕吐，皮肤瘀点、脑膜刺激征	高热、抽搐、呼吸衰竭
脑脊液检查	外观多浑浊；白细胞 $>1000 \times 10^6$/L；蛋白明显增高；糖及氯化物减低	外观清亮；白细胞（50 ~ 500）$\times 10^6$/L；蛋白轻度增高；糖及氯化物正常

88 ~ 89.【参考答案】C B

【解析】消毒的种类

（1）预防性消毒（未发现传染源而消毒）：如餐具消毒、饭前便后的洗手、公共场所消毒、手术室的消毒等
（2）疫源地消毒： ①随时消毒（传染源仍然存在）：如患者住院时对其呕吐物、粪便的消毒处理；对病室空气、地面的消毒；接触患者后的洗手等。随时消毒是防止交叉感染的重要措施之一。 ②终末消毒（传染源离开）：如患者转科、转院、痊愈出院或死亡后，对含有病原体的物品及场所进行的最后一次彻底消毒。包括对患者和病室单位的终末处理

90 ~ 91.【参考答案】E B

【解析】抗 – HBs 是感染 HBV 后产生的唯一保护性抗体，对 HBV 具有中和作用，一般在 HBsAg 消失后隔一段时间才出现，见于乙肝恢复期、HBV 既往感染者和乙肝疫苗接种后，故选 E。HBeAg 仅存在于 HBsAg 阳性者血液中，是病毒活动性复制的重要指标，传染性强，故选 B。

【押题点】乙肝实验室检查

HBsAg	最早出现的血清学标志，提示现症感染
抗 – HBs	唯一保护性抗体，见于乙肝恢复期、HBV 既往感染者和乙肝疫苗接种后
HBcAg	血液中检测不到
抗 – HBc	最早出现的抗体，抗 – HBc IgM 提示现症感染，抗 – HBc IgG 提示既往感染
HBeAg	病毒复制活跃、传染性强的标志
抗 – HBe	病毒复制减少或终止，传染性减弱
HBV DNA	病毒存在和复制最可靠的直接证据

92 ~ 93.【参考答案】D A

【解析】霍乱患者将新鲜粪便做悬滴暗视野显微镜检，可见穿梭运动的弧菌，为动力实验阳性，随后加入 O$_1$ 群抗血清，如细菌停止运动，为制动试验阳性，提示标本群中有 O$_1$ 群霍乱弧菌；如细菌仍活动，则还需加 O$_{139}$ 群血清做制动试验。

肥达反应阳性有助于伤寒诊断，确诊有赖于血或骨髓培养出伤寒杆菌。

94 ~ 95.【参考答案】A C

【解析】细菌性痢疾主要表现为腹痛、腹泻、排黏液脓血便以及里急后重等，可伴有发热及全身毒血症状，严重者可出现感染性休克和（或）中毒性脑病。而霍乱患者典型的临床表现为起病急，腹泻剧，泻吐期可见黄色水样便、米泔水样便或洗肉水样便，无粪臭，多伴呕吐，并可由此导致脱水、肌肉痉挛，严重者可发生循环衰竭和急性肾衰竭。故菌痢大便性状为黏液脓血便，选A；霍乱大便性状为米泔水样便，选C。

96~97.【参考答案】B C

【解析】狂犬病的病理表现在镜下显示为在肿胀或变性的神经细胞浆中可见到一至数个圆形或卵圆形直径3~10μm的嗜酸性包涵体，即内基小体。内基小体为病毒集落，是本病特异且具有诊断价值的病变。

伤寒的病理改变主要为全身单核－吞噬细胞系统的炎性增生反应，镜下见以巨噬细胞为主的细胞浸润，吞噬细胞内可见被吞噬的淋巴细胞、红细胞、伤寒杆菌及坏死组织碎屑，被称为"伤寒细胞"，是本病的特征性病变。若伤寒细胞积聚成团，则成为"伤寒结节"。

98~99.【参考答案】C B

【解析】流行性出血热治疗原则：①发热期：控制感染，减轻外渗，改善中毒症状和预防DIC；②低血压休克期：积极补充血容量，注意纠正酸中毒和改善微循环功能；③少尿期："稳、促、导、透"；④多尿期：移行期和多尿早期的治疗同少尿期。多尿后期主要是维持水和电解质平衡，防治继发感染。

100~101.【参考答案】D C

【解析】人感染高致病性禽流感病理改变以肺部最明显，可见到肺泡和支气管黏膜损伤严重，肺实质出血和坏死，肺泡内大量淋巴细胞浸润，肺泡内有透明膜形成，有严重的弥漫性损伤，并伴有间隔纤维形成。而流行性出血热的基本病理变化为全身小血管和毛细血管变性、坏死。以肾脏病变最明显。

102~103.【参考答案】D A

【解析】志贺菌在体外生存力较强，通常温度越低，志贺菌生存时间越长，其中，宋内志贺菌抵抗力最强。四型志贺菌死亡后均可释放内毒素，痢疾志贺菌还可产生外毒素。

【押题点】

A群	痢疾志贺菌	病情重，产生外毒素的能力最强。抵抗力最弱
B群	福氏志贺菌	易转为慢性，我国最多见
C群	鲍氏志贺菌	——
D群	宋内志贺菌	病情轻。抵抗力最强

104~105.【参考答案】D A

【解析】皮肤瘀点涂片是早期诊断流脑的重要方法。伤寒检查：骨髓培养阳性率较血培养为高，且受病程及应用抗菌药的影响小。

106~107.【参考答案】C E

【解析】布鲁菌病患者的典型热型是波状热，故选C；伤寒极期症状表现为高热，持续性高热达39~40℃，多为稽留热型，故选E。

108~109.【参考答案】D E

【解析】灭菌法是指可以杀灭包括细菌芽孢的一切微生物。该类消毒方法有热力、电离辐射、微波等物理方法和甲醛、戊二醛、过氧乙酸、环氧乙烷等化学灭菌剂。

高效消毒法是指能杀灭一切细菌繁殖体（包括分枝杆菌）、病毒、真菌及其孢子，并对细菌芽孢有显著杀灭作用。主要有紫外线消毒法和臭氧、含氯消毒剂、过氧化氢等。

医学人文

医学伦理学

一、A1型题

1.【参考答案】E

【解析】生物－心理－社会医学模式认为人的心理与生理、精神与躯体、机体内外环境互相作用，心理社会因素与疾病的发生、发展、转化有着密切的联系。

2.【参考答案】E

【解析】我国传统医德的集大成者孙思邈曾在《千金要方》中对医德有这样的叙述："人命至重，贵于千金，一方济之，德逾于此。"

3. 【参考答案】D

【解析】内心信念是指医务人员发自内心地对道德义务的深刻认识、真诚信仰和强烈的责任感，故为主观形式；是医务人员对自己行为进行善恶评价的内在动力，是医德品质构成的基本要素，也是医德评价的重要方式。

4. 【参考答案】B

【解析】考查医务人员之间关系的道德要求。医务人员之间应当互相尊重、互相支持、互相监督、互相学习。其中互相监督可以避免疏忽、防范差错和事故。

5. 【参考答案】B

【解析】知情同意原则：受试者本人或家属知晓研究的目的、过程、可能承担的风险后同意参加试验是人体试验的必要前提。

6. 【参考答案】E

【解析】医学道德原则包括尊重原则、有利原则、无伤原则。

7. 【参考答案】C

【解析】医学道德良心是医务人员道德情感的深化，是医务人员在履行义务的过程中形成的道德责任感和自我评价能力。

8. 【参考答案】B

【解析】医学道德范畴的内容有权利与义务、情感与良心、审慎与保密、荣誉与幸福等。

9. 【参考答案】D

【解析】医学道德规范的主要内容包括救死扶伤，忠于医业，钻研医术、精益求精，一视同仁、平等待患，慎言守密、礼貌待人，廉洁奉公、遵纪守法，爱岗敬业、团结协作。

10. 【参考答案】A

【解析】1976 年美国学者萨斯和荷伦德在《医生 – 病人关系的基本模型》的文章中，根据医生和患者的地位、主动性大小，将医患关系划分为三种模型：主动 – 被动型，指导 – 合作型，共同参与型。

【押题点】医患关系的模式

（1）主动 – 被动型：适用于昏迷患者及全麻手术等。
（2）指导 – 合作型：适用于急性患者。
（3）共同参与型：适用于慢性患者

---

11. 【参考答案】E

【解析】临床诊疗道德原则包括最优化原则、知情同意原则、保密原则、生命价值原则。科学对照原则是人体实验的道德原则。

12. 【参考答案】A

【解析】中医临床诊断的道德要求中四诊的道德要求为安神定志、实事求是。

【押题点】临床诊断工作中的道德要求

（1）中医四诊的道德要求：安神定志、实事求是。
（2）体格检查的道德要求：①全面系统，认真细致；②关心体贴，减少痛苦；③尊重患者，心正无私。
（3）辅助检查的道德要求：①目的明确，诊治需要；②知情同意，尽职尽责；③综合分析，切忌片面；④密切联系，加强协作。

---

13. 【参考答案】E

【解析】医学科研道德基本要求是：①实事求是，真诚协作；②严肃的治学态度，严格的工作作风，严密的科学手段。

14. 【参考答案】D

【解析】人体实验的道德原则包括，知情同意原则、维护患者利益原则、医学目的原则、特殊保护原则、伦理审查与科学审查统一原则。

15. 【参考答案】A

【解析】医学道德评价标准有疗效标准、社会标准、科学标准。

16. 【参考答案】B

【解析】正确处理医务人员之间关系的道德原则有互相尊重，互相支持，互相监督，互相学习。

17. 【参考答案】E

【解析】医学道德教育的意义包括：①有助于形成医务人员的内在品质，把医学道德原则和规范转化为内心信念；②有助于医务人员对患者的尊重、理解、关心，形成良好的医德医风；③有助于医疗服务水平的提高，促进卫生健康事业发展。

18. 【参考答案】D

【解析】医德修养是在学习医学和医疗活动中确立、巩固、提高的。①以历史上的现实医疗活动优秀医师为榜样，确立医德修养。②在医疗活动中不断反思自己的言行，巩固医德修养。③伴随医学的发展，在提高医疗水平的过程中提高医德修养。

19.【参考答案】C

【解析】《吉汉宣言》坚决主张科技必须考虑公共利益。宣言意识到生物学与医学取得巨大进展，滥用这个进展可能给人权带来危险，保证人权的需要迫在眉睫。

20.【参考答案】E

【解析】《赫尔辛基宣言》于 2000 年修订，其伦理准则包括：①必须保护受试者准则；②必须符合医学目的准则；③必须经受试者知情同意准则；④必须接受伦理审查准则。E 选项为干扰选项。

21.【参考答案】D

【解析】卫生部于 2003 年 6 月 27 日颁布《人类辅助生殖技术和人类精子库伦理原则》。

22.【参考答案】B

【解析】人类胚胎干细胞研究和应用伦理原则包括尊重原则、知情同意原则、安全和有效原则、防止商品化原则。

23.【参考答案】C

【解析】实施人类辅助生殖技术的伦理原则有：①有利于患者的原则；②夫妻双方自愿和知情同意的原则；③确保后代健康的原则；④维护社会公益的原则；⑤互盲和保密的原则；⑥严防精子、卵子商品化的原则；⑦伦理监督原则。

24.【参考答案】E

【解析】人体实验必须以维护患者利益为前提，不能只顾及医学研究而牺牲患者的根本利益。

25.【参考答案】E

【解析】临床诊疗的道德原则

（1）最优化原则（最佳方案原则），是最普通、最基本的治疗原则。
（2）知情同意原则：患者或家属应知晓患者病情，自主取舍医务人员提供的防治措施。
（3）保密原则：不泄露患者隐私。
（4）生命价值原则：尊重人的生命，注重生命质量，是诊疗行为选择的重要伦理依据

26.【参考答案】E

【解析】医患沟通的原则为：尊重原则、自律原则、科学原则。

【押题点】与患者沟通的原则、方法

（1）原则：
①尊重原则：尊重患者是与患者沟通的前提。
②自律原则：医务人员严格自律是与患者沟通的基础。
③科学原则：与患者沟通的目的是正确诊断、及时治疗，必须严谨、规范、有序。
（2）方法：
①认真、仔细地倾听。
②有针对性地说明。
③在沟通中深入分析、及时诊断

二、B 型题

27~28.【参考答案】C B

【解析】16~17 世纪，受工业革命影响，把人比作机器，用机械观解释一切人体现象，把疾病看作人体某部分零件失灵。这种医学模式忽视了生命的生物复杂性和社会复杂性。

自然哲学医学模式是以古代朴素的唯物论和辩证法为指导，根据经验、直觉或思辨推理进行医疗活动的医学模式。

【押题点】医学模式的类型

（1）神灵主义医学模式：疾病和灾祸是由天谴神罚或鬼魂附体等原因造成的。
（2）自然哲学医学模式：中医阴阳五行学说和西方"四体液"学说。
（3）机械论医学模式：当时把人比作机器，疾病是机器某部分零件失灵。
（4）生物医学模式：外界特定的生物或理化因素导致疾病的发生。
（5）生物－心理－社会医学模式：强调生物、心理、社会三因素是相互联系、不可分割的

29~30.【参考答案】A C

【解析】药物治疗的道德要求为：对症下药，剂量安全；合理配伍，细致观察；节约费用，公正分配；康复治疗的道德要求为：理解患者，热爱康复工作；躯体康复与心理康复并重；密切合作。

31~32.【参考答案】A B

【解析】诊治急症患者的道德要求：①争分夺秒，果敢坚定。抓住诊治患者的黄金时间，保持沉着冷静，当机立断。②团结协作，全力抢救。多科室通力合作，密切配合，竭尽全力抢救。

临终关怀的道德要求：①尊重患者的人格、权力；②照顾为主，缓解患者的疼痛；③给患者以心理支持；④给患者家属以安慰。

卫生法规

一、A1型题

1. 【参考答案】C

【解析】现行的由全国人民代表大会常务委员会制定的卫生法律有十多部：《食品安全法》《药品管理法》《医师法》《国境卫生检疫法》《传染病防治法》《红十字会法》《母婴保健法》《献血法》《职业病防治法》《人口与计划生育法》《基本医疗卫生与健康促进法》等。

2. 【参考答案】B

【解析】卫生法的基本原则有：①卫生保护原则；②预防为主原则；③公平原则；④患者自主原则；⑤保护社会健康原则。

【押题点】卫生法的基本原则和作用

基本原则	（1）卫生保护原则：时刻将保护公民生命健康权益放在首位。 （2）预防为主原则：我国卫生工作的基本方针和政策。 （3）公平原则：保证每个社会成员普遍能得到卫生保健。 （4）患者自主原则：患者根据病情深思熟虑做决定，维护患者权利。 （5）保护社会健康原则：协调个人利益与社会健康利益的关系，它是世界各国卫生法公认的目标
作用	（1）维护社会卫生秩序 （2）保证公共卫生利益 （3）规范卫生行政行为

3. 【参考答案】D

【解析】卫生法所涉及的民事责任以"赔偿损失"为主要形式。

4. 【参考答案】E

【解析】有下列情形之一的，不予注册：①不具有完全民事行为能力的；②因受刑事处罚，自刑罚执行完毕之日起至申请注册之日止不满二年的；③受吊销医师执业证书行政处罚，自处罚决定之日起至申请注册之日止不满二年的；④有国务院卫生行政部门规定不宜从事医疗、预防、保健业务的其他情形的。

5. 【参考答案】B

【解析】具有高等学校医学专科学历，取得助理证书后，在医疗机构工作满两年时间可报考执业医师。

【押题点】医师资格考试制度

执业医师考试条件	高等学校相关医学专业本科以上学历	医学专业工作实践满一年
	高等学校相关医学专业专科学历	在医疗卫生机构执业满二年
执业助理医师考试条件	高等学校相关医学专科学历	医学专业工作实践满一年

师承学习中医满3年或经多年实践医术确有专长者，可参加中医医师资格考试。
以师承方式学习中医或者多年实践医术确有专长的，由至少两名中医医师推荐，经省级考核合格后，可取得中医医师资格及相应的资格证书

6. 【参考答案】D

【解析】有下列情形之一的不予注册：①不具有完全民事行为能力的；②因受刑事处罚，自刑罚执行完毕之日起至申请注册之日止不满二年的；③受吊销医师执业证书行政处罚，自处罚决定之日起至申请注册之日止不满二年的；④因医师定期考核不合格被注销注册不满一年；⑤法律行政法规规定不得从事医疗卫生服务的其他情形。

7. 【参考答案】D

【解析】执业医师的义务：①树立敬业精神，恪守职业道德，履行医师职责，尽职尽责救治患者，执行疫情防控等公共卫生措施。②遵守临床诊疗指南，遵守临床技术操作规范和医学伦理规范等；③尊重、关心、爱护患者，依法保护患者隐私和个人信息；④提高专业技术能力水平，提升医疗卫生服务质量；⑤宣传推广健康科普知识，对患者进行健康教育。

【押题点】执业医师的权利有：①在注册的执业范围内，合理合法地进行医学诊疗工作；②获取劳动报酬，享受国家规定

的福利待遇；③获得符合国家规定标准的职业基本条件和执业防护装备；④从事医学教育、研究、学术交流；⑤参加专业培训，接受继续医学教育；⑥对所在医疗单位提出意见和建议，依法参与其民主管理；⑦法律、法规规定的其他权利。

8.【参考答案】C

【解析】一般违法由县级以上卫生行政部门给予警告或者责令暂停六个月以上一年以下执业活动；情节严重者，吊销其医师执业证书。

9.【参考答案】E

【解析】有下列情形之一的，为劣药：①药品成分的含量不符合国家药品标准；②被污染的药品；③未标明或者更改有效期的药品；④未注明或者更改产品批号的药品；⑤超过有效期的药品；⑥擅自添加防腐剂、辅料的药品；⑦其他不符合药品标准的药品。

【押题点】有下列情形之一的为假药：①药品所含成分与国家药品标准规定的成分不符；②以非药品冒充药品或者以他种药品冒充此种药品；③变质的药品；④药品所标明的适应证或者功能主治超过规定范围。

10.【参考答案】E

【解析】处方一般不得超过7日用量。

【押题点】处方管理规定

> （1）医师开具处方、药师调剂处方应当遵循安全、有效、经济的原则。
> （2）处方一般不超过7日用量，急诊不超过3日。
> （3）药师必须做到"四查十对"：查处方，对科别、姓名、年龄；查药品，对药名、剂型、规格、数量；查配伍禁忌，对药品性状、用法用量；查用药合理性，对临床诊断

11.【参考答案】C

【解析】医疗单位的有关人员在药品购销中，收受给予财物或者其他利益，由卫生行政部门或者本单位给予处分，没收违法所得；对违法行为情节严重的执业医师，由卫生行政部门吊销其执业证书；构成犯罪的，依法追究刑事责任。

12.【参考答案】E

【解析】乙类甲管疾病：肺炭疽、传染性非典型性肺炎。

13.【参考答案】A

【解析】国家对儿童实行预防接种制度。国家对免疫规划项目的预防接种实行免费。

14.【参考答案】C

【解析】传染病疫情报告应遵循疫情报告属地管理原则，按照国务院规定的或者国务院卫生行政部门规定的内容、程序、方式和时限报告。

15.【参考答案】E

【解析】突发公共卫生事件应急工作，应贯彻统一领导、分级负责、反应及时、措施果断、依靠科学、加强合作的原则。

16.【参考答案】C

【解析】《突发公共卫生事件应急条例》第四十二条规定：有关部门、医疗卫生机构应当对传染病做到早发现、早报告、早隔离、早治疗，切断传播途径，防止扩散。

17.【参考答案】E

【解析】突发公共卫生事件，是指突然发生，造成或者可能造成社会公众健康严重损害的重大传染病疫情、群体性不明原因疾病、重大食物和职业中毒以及其他严重影响公众健康的事件。

18.【参考答案】E

【解析】患者死亡，医患双方当事人不能确定死因或者对死因有异议的，具备尸体冻存条件的，可以延长至7天。

19.【参考答案】C

【解析】医疗机构篡改、伪造、毁灭病历资料，对有关医务人员责令暂停6个月以上1年以下执业活动。

20.【参考答案】E

【解析】《医疗机构从业人员行为规范》适用于各级各类医疗机构内所有从业人员，包括：管理人员、医师、护士、医技人员、药学技术人员、其他人员。

21.【参考答案】E

【解析】《医疗机构从业人员行为规范》第二十五条规定：开展医疗新技术时，保障患者及家属在充分知情条件下对诊疗决策的决定权，不违规进行试验性医疗。

22.【参考答案】C

【解析】中医药服务体系和能力建设：

县级以上人民政府应当将中医医疗机构建设纳入医疗机构设置规划，举办规模适宜的中医医疗机构，扶持有中医药特色和优势的医疗机构发展。合并、撤销政府举办的中医医疗机构或者改变其中医医疗性质，应当征求上一级人民政府中医药主管部门的意见。

政府举办的综合医院：妇幼保健机构和有条件的专科医院、社区卫生服务中心、乡镇卫生院，应当设置中医药科室。

县级以上人民政府应当采取措施，增强社区卫生服务站和村卫生室提供中医药服务的能力。

国家支持社会力量举办中医医疗机构。社会力量举办的中医医疗机构在准入、执业、基本医疗保险、科研教学、医务人员职称评定等方面享有与政府举办的中医医疗机构同等的权利。

23.【参考答案】D

【解析】《中医药法》制定目的：继承和弘扬中医药，保障和促进中医药事业发展，保护人体健康。

24.【参考答案】B

【解析】医疗卫生与健康事业应当坚持以人民为中心，为人民健康服务。医疗卫生事业应当坚持公益性原则。

二、B 型题

25~26.【参考答案】D C

【解析】卫生行政处罚的种类主要有警告、罚款、没收非法财物、没收违法所得、责令停产停业、暂扣或吊销有关许可证等；卫生行政处分的种类主要有警告、记过、记大过、降级、降职、撤职、留用察看、开除等形式。

【押题点】卫生行政责任

概念	卫生行政部门违反法律规范，但未构成犯罪	
分类	卫生行政处罚	对违反卫生行政管理秩序而未构成犯罪的公民、法人和其他组织的卫生行政制裁。 承担方式：警告、罚款、没收非法财物、没收违法所得、责令停产停业、暂扣或吊销有关许可证等
	卫生行政处分	国家机关或企事业单位对所属一般违法失职人员的一种行政制裁。 承担方式：警告、记过、记大过、降级、降职、撤职、留用察看、开除等

27~28.【参考答案】B E

【解析】根据《中华人民共和国药品管理法》规定被污染的药品为劣药。

特殊药品包括麻醉药品、精神药品、医疗用毒性药品、放射性药品，国家对这四类药品实行特殊管理。

29~30.【参考答案】E B

【解析】生产符合国家规定条件的来源于古代经典名方的中药复方制剂，在申请药品批准文号时，可以仅提供非临床安全性研究资料。

仅应用传统工艺配制的中药制剂品种，向医疗机构所在地省、自治区、直辖市人民政府药品监督管理部门备案后即可配制，不需要取得制剂批准文号。